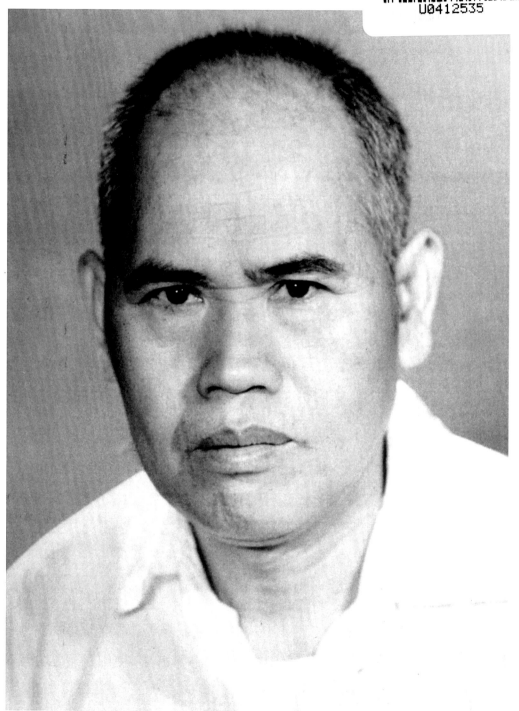

国医大师班秀文教授

人贵有志
业在于勤

班秀文
1988.3.24.

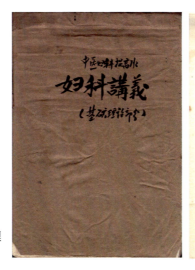

班秀文教授《妇科讲义（基础理论部分）》手稿

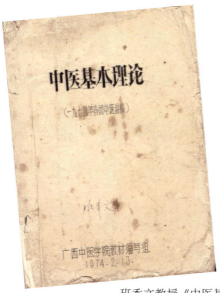

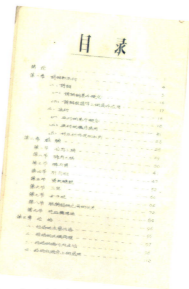

班秀文教授《中医基本理论》手稿

班秀文教授《中医基本理论》油印本

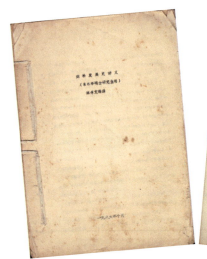

《妇科发展史讲义》铅印本

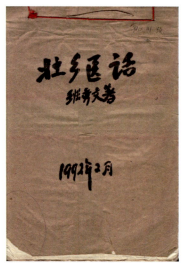 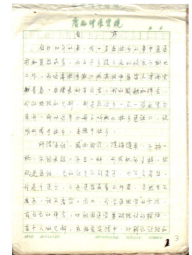

班秀文教授《壮乡医话》手稿

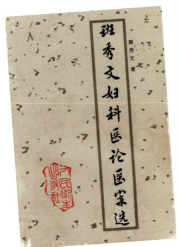 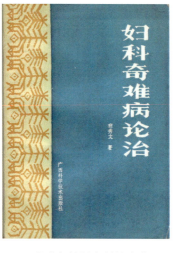 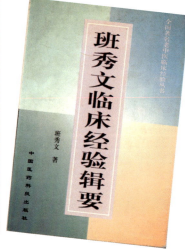

班秀文教授出版的专著

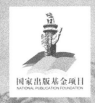

"十二五"国家重点图书出版规划项目

国医大师临床研究

中华中医药学会 组织编写

班秀文医学著作集

戴铭 主编

科学出版社

北京

内 容 简 介

班秀文教授为我国首届国医大师，是我国当代著名的中医学家、中医妇科专家和中医教育家。本书收录了班秀文教授在不同时期编撰的《班秀文妇科医论医案选》、《壮族医药》、《妇科奇难病论治》、《壮乡医话》、《班秀文临床经验辑要》、《中医基本理论》、《妇科讲义》、《妇科发展史讲义》8部医学著作，分为学术专著、讲义讲稿和附录三部分，主要涉及妇科论治与医案、中医基本理论、妇科发展史、壮族医药、学术探讨等方面内容，比较全面地体现了班秀文教授的学术思想、学术成就和临床经验，具有很高的学术价值和临床实用价值。

本书可供中医药临床、教学、科研工作者，中医药院校学生，中医药爱好者阅读参考。

图书在版编目（CIP）数据

班秀文医学著作集／戴　铭主编. —北京：科学出版社，2015.4
（国医大师临床研究）
国家出版基金项目·"十二五"国家重点图书出版规划项目
ISBN 978-7-03-044094-5

Ⅰ. 班… Ⅱ. 戴… Ⅲ. 中医学–文集　Ⅳ. R2-53

中国版本图书馆 CIP 数据核字（2015）第 076936 号

责任编辑：刘　亚　曹丽英／责任校对：张小霞　赵桂芬
责任印制：李　彤／封面设计：黄华斌　陈　敬

科学出版社 出版
北京东黄城根北街16号
邮政编码：100717
http://www.sciencep.com

北京捷迅佳彩印刷有限公司 印刷
科学出版社发行　各地新华书店经销

*

2015年5月第 一 版　开本：787×1092　1/16
2021年10月第三次印刷　印张：44 1/2　插页：2
字数：1 228 000

定价：228.00 元
（如有印装质量问题，我社负责调换）

《国医大师临床研究》丛书编辑委员会

顾　问　王玉川　　王永炎　　邓铁涛　　石学敏
　　　　　朱良春　　苏荣扎布　李大鹏　　李连达
　　　　　李济仁　　李振华　　李辅仁　　吴以岭
　　　　　吴咸中　　张　琪　　张伯礼　　张灿玾
　　　　　张学文　　陆广莘　　陈可冀　　陈凯先
　　　　　周仲瑛　　胡之璧　　贺普仁　　班秀文
　　　　　徐景藩　　郭子光　　唐由之　　程莘农
　　　　　路志正　　颜正华　　颜德馨

主　编　王国强
副主编　马建中　　王新陆　　吕玉波　　孙树椿
　　　　　严世芸　　李俊德　　李清杰　　杨明会
　　　　　吴　浈　　张大宁　　陈传宏　　林　鹏
　　　　　徐镜人　　高思华　　曹洪欣　　谢阳谷

编　委　王　健　　王之虹　　王垂杰　　王麟鹏
　　　　　布仁达来　权　红　　朱婉华　　刘小斌
　　　　　次旦久美　李　军　　李　艳　　李炜弘
　　　　　李郑生　　杨金生　　吴　坚　　张　冰
　　　　　张佩青　　张增敏　　陆为民　　阿古拉
　　　　　范永升　　范春琦　　周海哲　　洪　净
　　　　　徐丹华　　徐光星　　郭淑云　　黄　辉
　　　　　曹正逵　　巢国俊　　彭　斌　　韩天雄
　　　　　程海英　　谢　钟　　谢新才　　颜乾麟
　　　　　戴　铭

学术秘书　庄乾竹　曹丽英

（以上名单均按姓氏笔画排序）

本书编委会

主　　编　戴　铭
副 主 编　艾　军　班兆根　班　胜
编　　委（按姓氏笔画排序）

马　丽　艾　军　刘玉筠　刘秋霞
李　莉　员晓云　余知影　张　岚
张淑贤　张璐砾　林　怡　罗　俊
罗　婕　金　勇　周祖亮　班　胜
班兆根　莫清莲　夏　琰　曹　云
梁艳红　彭君梅　赖洪燕　戴　铭

《国医大师临床研究》丛书序

2009年6月19日，人力资源和社会保障部、卫生部和国家中医药管理局在京联合举办了首届"国医大师"表彰暨座谈会。30位从事中医临床工作（包括民族医药）的老专家获得了"国医大师"荣誉称号。这是新中国成立以来，中国政府部门第一次在全国范围内评选国家级中医大师。国医大师是我国中医药事业发展宝贵的智力资源和知识财富，在中医药的继承创新中发挥着不可替代的重要作用。将他们的学术思想、临床经验、医德医风传承下来，并不断加以发展创新，发扬光大，是继承发展中医药学，培养造就高层次中医药人才，提升中医药软实力与核心竞争力的重要途径。

为了弘扬中华民族文化，广泛传播和充分利用中医药文化资源，满足中医药人才队伍建设的需要；进一步完善中医药传承制度，将国医大师的学术思想、经验、技能更好地发扬光大。科学出版社精心组织策划了"国医大师临床研究"丛书的选题项目，这个选题首先被新闻出版总署批准为"十二五"国家重点图书出版规划项目，后经科学出版社遴选后申报国家出版基金项目，并在2012年获得了基金的支持。这是国家重视中医药事业发展的重要体现，同时也为中医药学术传承提供良好契机。国家出版基金是国家重大常设基金，是继国家自然科学基金、国家社会科学基金之后的第三大基金，旨在资助"突出体现国家意志，着力打造传世精品"的重大出版工程，在"弘扬中华文化，建设中华民族共有精神家园"方面与中医药事业有着本质和天然的相通性。国家出版基金设立六年以来，对中医药事业给予了持续的关注和支持。

作为我国成立最早、规模最大的中医药学术团体，中华中医药学会长期以来为弘扬优秀民族医药文化、促进中医药科学技术的繁荣、发展、普及推广发挥了重要作用。本丛书编辑出版工作得到了中华中医药学会大力支持。国家卫生和计划生育委员会副主任、国家中医药管理局局长、中华中医药学会会长王国强亲自出任丛书主编。

作为中国最大的综合性科技出版机构，60年来科学出版社为中国科技优秀成果的传播发挥了重要作用。科学出版社为本丛书的策划立项、稿件组织、编辑出版倾注了大量心血，为丛书高水平出版起到重要保障作用。

本丛书同时还得到了各位国医大师及国医大师传承工作室和所在单位的大力支持，并得到各位中医药界院士的支持。在此，一并表示感谢！

本丛书从重要论著、临床经验等方面对国医大师临床经验发掘整理，涵盖了中医原创思维与个性诊疗经验两个方面。并专设《国医大师临床研究概览》分册,总括国医大师临床研究成果,从成才之路、治学方法、学术思想、技术经验、科研成果、学术传承等方面疏理国医大师临床经验和传承研究情况。这既是对国医大师临床研究成果的概览,又是研究国医大师临床经验的文献通鉴,具有永久的收藏和使用价值。

  文以载道,以道育人。丛书将带您走进"国医大师"的学术殿堂,领略他们深邃的理论造诣,卓越的学术成就,精湛的临床经验;丛书愿带您开启中医药文化传承创新的智慧之门。

《国医大师临床研究》丛书编辑委员会
2013 年 5 月

我的历程（代序）

我是壮族人民，名叫班秀文，字壮，1920年1月10日出生于广西壮族自治区南宁地区隆安县雁江乡长安村那料屯一个农民家庭。祖父是个又医又农的乡间医生，对骨伤科有一技之长，在人民群众中享有一定的威望，乡间数十里之内，凡是跌打刀伤或虫兽所伤的伤员，都喜欢找我祖父诊治，疗效很好。可惜当我7岁时，由于瘟疫病的流行，大难来临，家庭突变，我的祖父和父亲在1个月之内先后得急病而逝世。为了埋葬祖父和父亲，母亲忍心将家里的几亩薄田和房屋都变卖了！在极度饥寒交迫的时刻，为了能活下去，我母子三人暂时地分离了！我的母亲带着幼小的妹妹到果德县城（现在平果县城）挑水卖过活。我则到隆安县留德乡忎岬村母亲的一个远房姐姐家养牛，开始过着牧童的生活。

我年幼无知，什么事都不懂，姨妈一家对我还好，每天要我养好2匹水牛，便算完成了我的工作。可是，我虽然出生在农村，但对于如何养牛，也是一窍不通的。幸好在放牧的过程中，我很快和放牛的同伴们结识了，他们的年纪都比我大，有的是10多岁，也有老人，其中一位年近花甲的梁伯伯，他为人忠厚，曾读过几年私塾，他很同情我的处境，亲自指点我，告诉我牛喜欢吃些什么草，什么时候应该让牛到河里淋浴。当牛群在青山麓或绿水河畔逍遥自在吃草时候，我们坐在石头上，他常常讲一些有趣的故事，如刘关张桃园结义、关公单刀赴会、岳飞精忠报国等，他讲得很通俗，很生动，我和同伴们听得津津有味。只要牛群悠悠自在吃草，我们就请他讲一两段故事。有一次，他突然把牛鞭在地上画了几画，问我们这是什么，我们几个人都目瞪瞪不知所答。最后还是他一画一画地告诉我们，这是"牛"字。我当即拿着牛鞭，也在地上跟着画起来。以后每天跟他学1个字，由牛字到牛角、牛肠、牛肚、牛尾巴……在10多天里，把牛的名称都牢记下来，他老人家看我有心学习，勤学苦练，也很乐意教我，不仅教我知道一些日常的字，有时也教起"人之初，性本善"，"天地玄黄，宇宙洪荒"之类。我在四年多的牧童生活里，虽然不知什么是"文房四宝"，但由于梁伯伯的耐心教诲，加上我自己的勤学苦练，以牛鞭为笔，以大地泥沙为纸，我这个苦难的牧童，不仅知道写我的名字，也粗识许多生字。

我在姨妈家，母亲每年来看望我一次，当她知道我跟梁伯学字时，她非常的高兴和感动。在我十二岁时，她便接我回家，决心节衣缩食送我上学读书。我一开始便读三年级，老师和同学都担心我跟不上，但由于我有牧童时"牛鞭启蒙"的基础，加上我有求知的毅力，日夜攻读，不仅很快跟上同班同学，而且对于某些问题还有突出的体会，到第四年级，我以优秀的成绩而免交学费。

在旧社会，果德全县只有2所高级小学，每所学校每年招生一班，60名。当我读完四年级之后，由于家道贫穷、生活艰辛，也不想升学了。但在老师和同学们的鼓励下，姑且参加考试。谁知在将近五百人考生中，我侥幸以第一名而被破格录取。以我仅读二年书的人，竟能名列前茅，更引起许多老师、同学和亲戚的爱护和同情，有些帮助买书，有些送衣服，有些送蚊帐或棉被日用品等。在师友和亲戚的帮助下，我不仅把学校老师所教的书学好，认真完成各种作业，而且每天还利用课余的时间到县图书馆去看报、读书，增加各方面的知识。由于刻苦用功、勤奋学习，我从入学到毕业，一直保持优异的成绩，没有辜负老师、同学、亲戚的期望。

我以优异的成绩于高小毕业，照理升上一级学校是没有问题的，但当时县里还没有中学，要读中学必须到南宁或百色。我家穷得可怜，一日两餐都靠母亲一条扁担来维持，而爱护我的师友和亲戚，他们的家境并不富裕，要大力支援是不可能的。在穷困的窘境下，对于升学，只是可望而不可及了。好在我数年来学习的优异成绩，在数十里之内，已引起一些人的注意，当我升学无望的时候，村里一位老者来到我家，邀请我到村里去当教员。这个学校是热心公益的群众自己筹资举办的，全校学生30多人，分四个年级上课，每月薪俸铜板三千枚。我平素以勤俭为怀，除了维持生活、买些书之外，每月还能接济家里一些钱。白日和小朋友上课，晚上则自学，阅览多方面的书籍，不断充实自己的才干。

1937年秋，广西省立南宁医药研究所在果德县招考两名本科学生，一共60多人报考，其中有我高小时的老师。我以同等学力参加考试，结果我以优秀的成绩而名列第一。经过学校的复试，成绩符合取录标准，我终能顺利地由乡里到省会南宁来了。学校名是公费，但仅仅供给最低的伙食费，其他的零用钱，一概不管。以我家的贫困，仍然无法维持，幸得一些同学和亲戚的大力支持，我能辛苦地完成了三年的学习。

在医药研究所的三年学习，我常常以"书山有路勤为径，学海无涯苦作舟"来鞭策自己，深深体会到：要学到一点知识，尤其是医学上的知识，除了勤奋和虚心之外，没有别的捷径可走。我抱着"三人行，必有我师"的态度，除了日夜不懈地自我攻读之外，又随时随地请教老师和同学。我总感觉每一位老师和同学，都有"绝招"的地方，在见习及实习时，我不但注意揣摩老师的辨证方法、用药特点，也注意同学中的学习方法，因而不论在基本理论，或在临床实践，都打下比较踏实的基础。

1940年秋，经过三年的艰苦学习，我终于领到医学毕业文凭了。我被分配到桂西山区凌云县东和乡医务所当所长兼医师。这个医务所要管三个乡的防病治病工作。由于旧社会的统治者很不关心人民的疾苦，更不重视中医，因而所里的药品很少，很多的疾病，要依靠针灸和草药来解决。在困难的环境下，我的针灸疗法，得到了不断地发挥，不仅能治慢性病，也能治急性传染病，例如疟疾、痢疾、回归热等。在草药方面，也越用越广，外治和内治都有很好的疗效，例如急性乳腺炎，以鲜芭蕉根捣烂加温外敷，一到二小时见效；食滞泄泻，以蕃桃嫩苗治之，则极度神速。我兢兢业业地工作，是深得群众好评的。但个人的能力终归是渺小的，但是政府既不重中医，不重视山区的医药卫生，我又何必当这个"不称职"的所长？于是在职9个多月，便以患病为借口辞职还乡。

回到果德之后，先后在县医务所、县中学医务室、县卫生院工作，但由于旧社会的黑暗，人与人之间的勾心斗角，实在不寒而栗！因此自1946年起，我便在县城自开诊所，以医生为职业。由于经过多年的临床实践，加上我对病人，不论是贵贱贫富，一视同仁，以病人的痛苦当作自己的痛苦，不论病的新旧轻重，都认真负责，细心辨证，因而疗效日见提高，逐渐为群众所赞颂。随着生活安定，初步摆脱贫穷的窘境。

解放后，上级卫生部门要求"中医科学化"，强调中医要学习西医。因此，我分别于1951年6月和1952年7月被保送到广西省立第六医士学校及中南抗疟人员训练班学习。当时强调思想改造和政治学习，在一年多的时候里，主要是学习社会发展史及有关政治理论，对于业务，只学过一些西医最基本的知识，如解剖、生理、寄生虫、流行病学之类。1952年9月分配到广西民族卫生工作队当医生，深入壮乡苗寨，为少数民族防病治病。由于工作流动性大，只能携带一部分常用的中成药，在解决较复杂的疾病时，多采用针灸和草药治疗。如针灸、草药不能解决的疾病，则送医院治疗。1955年调百色地区人民医院当医师，负责筹办中医科及诊疗工作。1957年调到广西中医学院前身——广西省立南宁中医学校从事中医教学和医疗工作。28年来，在教学和医疗的战线上，一直不懈地工作，先后讲授过诊断、内科、伤寒论、金匮要略、温病、妇科、中基、内经、各家学说等课程，认真备课，注意教学方法，能深入浅出，深得学生的好评。1978年晋升为中医副教授。1982年经同行名家评定，自治区有关部门审核，拟晋升为教授，已上报教育部待批。1979年至1984年任广西中医学院教务处副处长，广西壮族自治区第四届政协委员。1980年当选为南宁市城北区第五届人民代表，1983年当选为六届全国人民代表。我现在除担任六届全国人民代表和广西中医学院中医学史、各家学说、金匮要略综合教研室主任，壮医研究室主任之外，在社会兼职方面，还担任广西高教学会理事、广西医药卫生委员会委员、广西科学技术协会常务委员、广西中西医结合研究会顾问、中国南阳张仲景学说研究会顾问、中华全国中医学会理事、妇科委员、中华医史学会理事、广西中医学会副会长、妇科主任委员、南宁中医学会理事长、《广西中医药》编委会副主任委员、《广西医学》编委、广西民族医药研究所顾问等10多种社会职务。

我置身杏林之中，从事中医临床和教学工作凡四十余年，一向勤奋自勉，治医治学严谨，对四大经典著作的研究下过很大的苦功，平时注意临床经验的总结，因而理论能较全面的发展，临床疗效在不断地提高，内、妇、儿、针灸科均有增长，其中对妇科造诣尤深，不仅在区内和国内有较高的声誉，在国外也有一定的影响，我经常应邀到区内各地讲学之外，还先后应邀到太原、芜湖、广州讲学，我撰写的《论六经辨证在妇科病的运用》、《论治肝特点与妇科病的治疗》、《试论心与妇科的关系》等论文曾在全国会议上宣读。其中《论六经辨证在妇科病的运用》一文，已为日本东洋学术出版社摘要出版。我的妇科临床经验，为日本人所赏识，最近来桂林旅游的日本妇女山本妙子和高田久美子二人，特地从桂林来南宁找我看病。在写作方面，先后参加南京中医学院组织的《伤寒论教学参考资料》、《温病教学参考资料》、《金匮教学参考资料》的编写工作，这些参考资料在1959年、1961年分别由江苏人民出版社和上海科技出版社出版。主编《中医基本理论》、《妇科讲义》，作为西医学习中医的教材。在区内外的中医杂志上发表过将近50篇的学术论文及医案医话。有些论文有突出的见解，曾为其他刊物所引用。最近撰写脱稿的《班秀文妇科医论医案选》，是我数十年来在妇科学习的体会和临床经验总结，已为出版社选中，将于近期内印行。

在长期的教学和医疗实践中，我深深体会：要在医学的领域里有所作为，必须老老实实地从经典著作开始，因为只有学好经典著作，根基才牢固，日后才能根深叶茂。而经典著作，首要是学好《内经》和《伤寒论》，前者是解决基本理论问题，后者则是理论结合实践的规范。从《内经》来说，他所阐明的阴阳五行、脏腑、经络、病因、病机、辨证、治则等有关的理论，是我们的祖先在长期的医疗实践中积聚起来的经验总结，这些理论一直到今天仍然指导我们临床。一个医生如果不很好领会《内经》的理论，就等于无本之木，无源之水，要在医疗的领域里有所作为，是比较困难的。对于如何读《内经》，才能较快地领会它的精神实质，各人有各人的经验。我个人主张，第一是粗读和精读并重，只有通过粗读，才能初步了解《内经》的全貌，找出它的重要篇章和关键的段句，为精读打下好的基础；只有刻苦地精读才能深入研究某一句某一章节的精髓所在，才能更好地应用于临床。第二是学与用紧密的结合，才能深刻领会原文的精神实质。例如学习《素问·六节藏象论》："肾者，主蛰、封藏之本，精之处也"一文时，对于"主蛰、封藏"，一时很难理解它的深义。后来通过临床实践，在妇女崩漏阴道出血量少，或出血停止之后，后期巩固疗效，往往从补肾而收到满意的效果；屡孕屡堕之妇，在辨证论治的基础上，孕前注意补益气血，孕后未病先防，以调补肝肾之法治之，多能足月顺产。可见主蛰、封藏的重要性。又如"肝者，罢极之本，……以生血气"，历来的说法，都不大统一，对"罢极"，有从取类比象来解释"如熊罢之任劳"，有从肝主筋来解释。其实，只要结合临床实际，就能叫全面地解释。肝主血，主疏泄，主筋，内寄相火，为将军之官，肝的调达如何，直接影响到人体的活动，肝气壮，则活动强劲有力；肝气衰，则萎靡不振。对于"以生气血"历来多是随文敷衍。我认为这句话很重要，很有意义。曾治一个与苯长期接触的女性紫癜患者，脉虚弱，苔薄白，舌质淡嫩，全身困倦，四肢乏力，下肢有散在不一的紫癜，月经超前，量多，色淡质稀。西医血常规检查，红血球、白血球偏低。根据其脉证，按脾不统血论治，先后以归脾汤、十全大补汤、人参养荣汤之类出入，连续治疗二月余，效果不显著。后在肝生血气、肝主升发的启示下，以傅青主之调肝汤和朱丹溪之五子衍宗丸出入加减，治疗月余而收功。此二方之所以疗效显著，实由于有平补阴阳、滋养肝肾之功，能促进肝的生发蓬勃，肾精充沛，血脉畅通，激发各个脏腑的功能活动。

以上是对《内经》学习的一些体会。至于对《伤寒论》的学习，我认为贵在"灵活"二字下功夫，也就是说一要正确评价《伤寒论》，二要学以致用，把《伤寒论》的辨证论治和各科很好的结合起来。我很赞同《伤寒来苏集》："六经为百病立法，不专伤寒一科"的提法。固然，《伤寒论》是一部以六经辨证为核心，论述外感热性病辨证论治规律的书，但它的理论、辨证、方法、遣方，不仅能用于外感伤寒，而且也适用于各科杂病。我在临床中曾碰到这样的病例：一女15岁，平时带下量多，色白，质稀，经将行少、小腹胀痛剧烈，按之更甚，疼痛剧烈时汗出肢冷，唇面发青，经行错后，色泽暗红，有紫块，脉沉紧，苔白，此属寒凝经痛之变，我以少阳篇之附子汤加肉桂、吴萸、当归治之。取附子之辛热，通走十二经脉，以温经散寒；肉桂之甘温，与附子同用，缓急相济，能走能守，既能补火归元以温养冲任，又能逐湿止痛，是阳虚阴盛不可少之品；吴萸、当归入肝，以散厥阴之寒邪而温养肝血，从而达到温肝暖宫。本方配伍得宜，肝、脾、肾并治，故药到病除。总之，《伤寒论》是法中之法、方中之方，只要能学以致用，善于结合实践，融会贯通，则其效益彰。

妇女以血为本，以气为用，而妇女由于有月经、胎孕、分娩、哺乳等"数脱血"的关系，以致形成"有余于气，不足于血"的生理特点，所以对妇女病的治疗，既要着眼于阴血的濡养，又要考虑到阳气的温煦，务必做到"治血不忘气，治气要顾血"，注意"清热勿过寒，化瘀勿专攻，解毒勿偏散，消导要扶脾"，立法遣方，以甘平或甘温为佳，因甘能生血而养营，温则生发通行，从而达到攻邪不伤正，补虚不滞瘀的目的。

解放以来，党的中医政策是英明的，可惜由于种种原因，中医工作受到不少的阻折，目前还后继乏人，甚至有乏术之趋势。我建议：一、从中央卫生部到地方卫生行政，必须加强对中医的领导，要热爱中医、熟悉中医业务的人当权；二、中医院校的课程设置，必须突出中医特色，突出继承为主；三、中医的科研，必须以中医理论为主，以临床实践为主的基础上，适当结合现代科学的手段；四、对于跟师学习或自学成才的人，既要严格考核，加强管理，又要注意培养提高，以适应四化建设的需要。

我庸庸碌碌置身医林40余年，虽然为党的教育事业，为人民的健康做了一些的工作，但距离党和人民的要求还很远。以上的叙述，既是检查过去，更是鞭策未来，当本"余热"之绵力，为党和人民的事业而奋斗终身。

班秀文
于南宁·广西中医学院
1985年6月
乙丑年5月

前　言

班秀文（1920—2014），字壮，壮族，广西中医学院终身教授，全国优秀教师，享受国务院特殊津贴专家，中华中医药学会终身理事，首批全国继承老中医药专家学术经验指导老师，首届全国国医大师，中华中医药学会终身成就奖获得者。

班秀文教授生长于壮乡，服务于壮乡，成就于壮乡。1940年7月从广西省立南宁医药研究所本科班毕业后，即投身中医药民族医药事业，行医执教逾70载。班老胸怀大志，勤奋自勉，坚持实践，勇于探索，治学严谨，师古不泥，医德高尚，医术精湛，为人师表，诲人不倦，德高望重，学验俱丰，是我国当代著名中医学家、壮医学家、中医壮医教育家。为了充分展现壮乡国医大师的风采，全面反映班秀文教授的生平事迹、学术思想、学术成就和临床经验，更好地学习、继承、研究和发扬中医药民族医药，我们搜集整理了班秀文教授有关医学论著，于2012年1月编纂出版了《班秀文医学文集》。

《班秀文医学文集》收录了班秀文教授除医案外绝大多数著作，包括论文、文章、讲话、讲稿、医案、讲义、专著等，相当部分是第一次公开发表。本书出版后，颇受读者欢迎。为了满足读者的不同需要，现在《班秀文医学文集》的基础上，以著作、医论医话和医案为专题，分别编纂《班秀文医学著作集》、《班秀文医论医话集》、《班秀文临证医案集》。《班秀文医学著作集》收录了班秀文教授编著的学术专著和讲义讲稿，其体例和内容如下。

一、学术专著

1. 《班秀文妇科医论医案选》　1987年11月由人民卫生出版社出版。本书上篇为医论，下篇为医案，汇集班秀文教授40余年教学和临床之所得，既有理论，又有临床，是一部医理与临床紧密结合的妇科佳作，具有重要的学术价值。

2. 《壮族医药》　原是黄现璠、黄增庆、张一民编著《壮族通史》中第十章第八节内容，由班秀文教授及其学生钟以林、黄冬玲等执笔编写，1988年11月由广西民族出版社出版。该篇可以说是首部全面系统探讨壮医药的专著，具有较高的学术与文献价值。

3. 《妇科奇难病论治》　1989年6月由广西科学技术出版社出版。本书专论妇科奇难病的证治，是班秀文教授长期从事妇科理论研究和临床实践的总结，自成一家，影响较大。

4. 《壮乡医话》　1992年2月定稿并交出版社，后因故未出版。本书是班秀文教授从事中医工作50余年的学术与经验结晶，内容丰富而充实，对学习和研究中医有重要的参考价值。

5. 《班秀文临床经验辑要》　2000年8月原由中国医药科技出版社出版。本书是班秀文教授从事中医工作60余年临床经验的系统总结，内容翔实，选案精当，可启迪后学，指导临床工作。由于《壮乡医话》因故未出版，所以班秀文教授在著《班秀文临床经验辑要》时，将《壮乡医话》部分"医话"收录其中。此次汇编出版，本着精简实用原则，删除该书与《壮乡医话》重复的内容。其中，"医理琐谈"篇删除了"神明之心"、"心开窍于耳"、学习《伤寒论》贵在融会贯通、读书与临床、继承和发扬、辨证与辨病、切脉识病、治本与治标、谈"上病下取"、脾以升为健、治郁不离肝、治水与治血、虚痰治肾、古方能治今病、治带不忘瘀、妊娠病要养血、富贵病——肺痨、治麻贵透、婴病治母、漫话痞积、肚腹三里留、浅谈冠心病的治与防、漫话老年病的饮食疗法23篇文章；"医论医话"篇删除了功能性子宫出血的证治、盆腔炎的治疗、更年期综合征的论治、当归芍药散在妇科的临床应用4篇文章；"药物漫谈"篇删除了浅谈生草药、动物药在不孕症中的应用、益母草是妇科良药、附子临床应用点滴体会、漫谈土茯苓、漫话糯稻根须、车前草运用体会、蕹菜解药8篇文章；"验方撷英"篇删除了清宫解毒饮、滋阴降逆汤、解毒止痒汤3篇文章。

二、讲义讲稿

1. 《中医基本理论》 1974年2月由广西中医学院刻印。本书为班秀文教授1974年春西学中班讲稿，后作为广西中医学院教材使用。此次收录对个别章节做了调整。

2. 《妇科讲义》（基础理论部分） 1985年6月由广西中医学院刻印。本书先在广西中医学院第一期中医妇科进修班试用，后作为广西中医学院教材使用。

3. 《妇科发展史讲义》 1986年10月由广西中医学院刊印。本书始用于1986年硕士研究生授课，后作为广西中医学院硕士研究生教材使用。

三、附　　录

本部分有"班秀文传略"、"班秀文年谱大事记"等内容，展示了班秀文教授成长过程和学术成就，具有重要的文献价值。

本书编纂动始于2012年下半年，由于我们用心不专、用功不逮，迟迟未能付梓发行。其间，国医大师班秀文教授于2014年4月14日溘然长逝，从容地走完了九十五载辉煌人生，永远离开了我们。对此，我们尤其感到痛心疾首和追悔莫及。往者不可谏，来者犹可追。一代宗师班秀文教授用毕生的努力，为我们留下了丰厚的学术财富。让这些财富保值增值，我们后学责无旁贷。

班秀文教授医学文献的整理研究与编纂出版，得到广西中医药大学、科学出版社及有关部门和单位的关心、支持和指导，班老生前及其家属一直给予了全力支持和无私奉献，广西中医药大学部分师生付出了辛勤的汗水。在此一并致以衷心感谢！

谨以此书悼念国医大师班秀文教授逝世1周年。

戴　铭

2014年11月18日

总　目　录

《国医大师临床研究》丛书序
我的历程（代序）
前言
学术专著 ……………………………………………………………………………… 1
　　班秀文妇科医论医案选 ………………………………………………………… 3
　　壮族医药 ……………………………………………………………………… 121
　　妇科奇难病论治 ……………………………………………………………… 139
　　壮乡医话 ……………………………………………………………………… 219
　　班秀文临床经验辑要 ………………………………………………………… 293
讲义讲稿 …………………………………………………………………………… 487
　　中医基本理论 ………………………………………………………………… 489
　　妇科讲义 ……………………………………………………………………… 613
　　妇科发展史讲义 ……………………………………………………………… 655
附录一　班秀文传略 ……………………………………………………………… 687
附录二　班秀文年谱大事记 ……………………………………………………… 691

学术专著

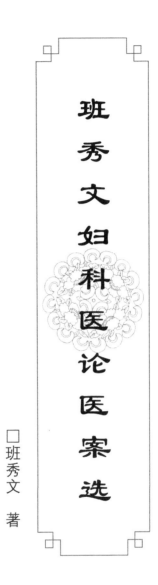

班秀文妇科医论医案选

□ 班秀文 著

前　言

　　我从事中医临床和教学工作四十余年，在继承整理前哲宝贵遗产和学习研究时贤经验的基础上，经过长期的临床实践，对中医妇科的理论有了一些个人见解，在立法用药方面也有肤浅的体会。尽管这些见解和体会还是初步的，很不成熟，有待于今后进一步的验证，但它终究是实践经验的总结，对于开拓理论思路，提高临床疗效，也许有一定的指导意义。为了便于交流，互相学习，特整理成书，付之剞劂以问世。如幸而能"抛砖引玉"，引起海内同道的共鸣，促进医学的发展，为广大妇女解除疾苦，则平生之愿也。

　　本书在整理过程中，得到我院的韦宗奎老师、廖崇文老师及有关同志的大力支持，在此表示衷心的感谢！

班秀文谨志
1984 年甲子夏于桂壮邕垣

《班秀文妇科医论医案选》目录

上篇 医论

- 一、论胞宫 …………………………（9）
- 二、论奇经 …………………………（10）
- 三、论脏腑学说与妇科的关系 ………（12）
- 四、论妊脉 …………………………（15）
- 五、论六经辨证在妇科病的运用 ……（16）
- 六、论治肝特点及其在妇科病中的应用…（21）
- 七、活血化瘀法在妇科病应用的体会 …（24）
- 八、月经病的防治 …………………（27）
- 九、从肾治经 ………………………（31）
- 十、崩漏的治法 ……………………（35）
- 十一、带下病的治疗 …………………（37）
- 十二、从肾治带 ………………………（39）
- 十三、胎前病防治的体会 ……………（40）
- 十四、产后病治疗的几个问题 ………（42）
- 十五、论《金匮要略》妇科三篇 ………（44）
- 十六、《金匮要略》方在妇科病的运用…（47）
- 十七、逍遥散在妇科临床中的应用 …（52）
- 十八、论四物汤 ………………………（54）
- 十九、张景岳妇科学术思想初探 ……（57）
- 二十、试论胎教 ………………………（58）

下篇 医案

- 一、月经疾病 ………………………（61）
- 二、带下疾病 ………………………（87）
- 三、胎产疾病 ………………………（96）
- 四、妇科杂病 ………………………（106）

上 篇 医 论

一、论 胞 宫

胞宫，又有女子胞、胞脏、子宫、子脏、子处等之称，各种名称都有所侧重，均有一定的意义。但笔者认为还是叫"女子胞"为好。理由有二：一是女子胞为"奇恒之腑"之一，"脑、髓、骨、脉、胆、女子胞，此六者，地气之所生也，皆藏于阴而象于地，故藏而不泻，名曰奇恒之腑"（《素问·五脏别论》）。二是女子胞为妇女生理结构特有的脏器，若以女子胞名之，既点出它的特性属阴，是藏而不泻，又显出它是妇女独特的生理器官，因而女子胞不仅是子宫，而且包括一部分与生殖有关的组织，其生理活动和病理变化如何，都直接影响到妇女的经、带、胎、产是否正常。

胞宫的作用，概括起来有三：一是月经的运行，按时来潮；二是孕育胎元，妊养分娩；三是施泄生理带下，润泽阴部。这些作用之所以能实现，与脏腑、经络、气血有极为密切的关系，特别是肾气的盛衰、天癸的至否、冲任脉的通盛，更是息息相关。所谓"胞络者，系于肾"（《素问·奇病论》）。肾为先天之本，是元阴元阳之所出，储藏先后天的精气，只有肾气充盛，才能使天癸充盈，任脉通畅，太冲脉盛，月事按时而下，胎产有期。肾气对妇科的作用，固然极为重要，但也不能忽视其他脏腑的作用，这因为每一个脏腑与胞宫都有直接或间接的联系，如"胞脉者属心而络于胞中"（《素问·评热论》）。肝、脾、肺三脏通过冲任起于胞中的联系作用，与胞宫有间接的联系。只有肝藏血而疏泄、脾气健运而统血、肺主气而朝百脉的功能正常，同时，心能主神明和血脉，心气下降，心血下行，保证血海满溢，才能实现经、带、胎、产的正常活动。从这里分析，说明胞宫的作用直接或间接受到五脏气血盈亏的影响，但这只是问题的一方面；另一方面，人们应该看到，胞宫既然是妇女独特的脏器，自然有它特殊的生理功能，胞宫虽是"奇恒之腑"之一，但形态中空而壁厚，能藏阴精而不受糟粕，有藏与泻的作用。在不行经期间及孕育胎元的整个时期，可以说是"藏精气而不泻"，主要是"藏"的功能；反之，当月经来潮及临盆分娩期间，是以"泻"的作用为主要表现。可见胞宫的"藏"，既不同于五脏；胞宫的"泻"，也不同于六腑。正是由于胞宫具有该藏的藏、该泻的泻的特殊功能，才能保持精气充实，气血调和，从而达到以通畅为顺、以行为常的生理状态，完成其产生月经、孕育胎元、施泄生理带下的独特功能。要是没有胞宫的独特功能，冲脉为血海而司月经的运行便不可能实现；任脉主胞胎的妊养也无法完成；纵然肾气旺盛，肝的藏血、疏泄，脾的健运、统血，心主神明和血脉，肺主气而朝百脉的五脏功能正常，气血调和旺盛，仍然不能实现行经、带下、孕育、产乳等一系列妇女特有的生理功能。这些情况，在临床中时有所见，如古称螺、纹、鼓、角、脉的"五不女"的先天性生理缺陷，或现代医学所称的无卵巢、无子宫的原发性无月经及子宫摘除后的妇女，虽然六脉平和，体质强壮，仍无经、带、胎、产的可能。

由于过去在生理上一贯强调"经源于肾"，强调月经来源于五脏气血的化生，因而在病理上，也偏重从五脏不和、气血失调、冲任亏损等着眼。其实从妇科临床来看，妇女的病变，应该是有两方面：一是由于脏腑功能的不和与冲任的亏损，特别是肝、脾、肾三脏和冲任二脉功能的失常，最易导致妇女的病变，但这是间接的影响；二是胞宫本身的病变，这是直接的病变。由于胞宫居下焦阴湿之地，其生理结构又相当复杂，下口接连阴道而通于阴门，而阴门开口于外，除房室纵欲，可以损伤胞脉、影响子宫之外，凡外界六淫之邪和污秽邪毒，均可侵袭而客于胞宫，与血相互搏结，以致胞宫的"藏"、"泻"功能失常，因而使经、带、胎、产发生各种病变。本来，胞宫自身直接感受邪毒而发生的病变前哲早有论述，例如，月经不调，《诸病源候论》认为可因"风冷之气客于胞内"；对经闭不行，《金匮要略》简称《金匮》早有"脏坚癖不止，中有干血"之论述；对于病理带下，《诸病源候论》认为是"经行产后，风邪入胞门"，以致胞络之间的秽液与血相兼而形成。对妊娠腹痛，《金匮要略》创"子脏开"之说；胎萎不长和产后胞衣不出，《诸病源候论》以"胞藏冷"与"胞冷血涩"立论。仅仅从以上的举例，可见我们的祖先很早就很重视胞宫自身直接感受邪毒所引起的病变。人们应该在继承的基础上，加以整理提高。当然，强调胞宫自身发病的病因病机，并不否认脏腑、经络、气血对妇科特有生理、病理的影响。脏腑经络发生了病变，可以导致胞宫藏泻功能的失常，同样，胞宫发生了病变，也可以引起脏腑经络功能的不和。根据临床所见，五脏不和而导致妇科的病变，属虚属寒或虚实夹杂的为多；胞宫感受外界邪毒，自身直接发生的病变，往往多属实属瘀。胞宫病变的发生，既然有直接和间接两方面，因而对于妇女的生理特点，从广义来说，是经源于肾，是五脏之精气所化；从狭义来说，应该是经生于胞宫，行于胞宫；以人体而言，五脏是构成人体的核心，是生命的主宰；从妇科特有的生理来说，则当以胞宫为中心，没有胞宫的存在，便没有月经、带下、孕育、分娩等生理现象。

经、带、胎、产的发病，既然有直接和间接两方面因素，因而在治疗上，便有所不同。间接因素方面，其治疗当以调理脏腑气血为主，如肝失疏泄，不能贮藏调节血量，当以疏肝解郁、养血柔肝为法；脾虚不健，运化统摄无能，宗乎健脾升清，益气固摄；肾虚不固，当别阴阳，阴虚者滋，阳虚者温，协调其阴阳，以固其主蛰、封藏之本；心血亏损，神不安宁，当以益气养血、补心宁神为法；肺失宣发，治节失司，不外乎补气或清润为佳。总以达到五脏功能正常，气血调和为贵。若是六脉平和，神色形态无异常，脏腑气血本无病变，而由外界邪毒秽浊之气直接损伤胞宫而为病者，当辨别其寒热虚实、瘀之久暂、毒之轻重、邪之深浅，然后论治立法。如癥瘕积聚属寒凝者，当温经散寒、暖宫化瘀；属热结者，又当以清化行血为佳；新伤瘀血，多以行血活血为法；瘀积日久，正虚邪实者，当以温脏暖宫为主，佐以活血；湿浊停滞，带下黄白相兼，质稠秽臭，阴痒难忍者，当以清热燥湿、解毒杀虫为法。由于胞宫自身感受邪毒而发生的病变，偏重在局部，除了内服药之外，还要结合外治之法，如熏、蒸、洗、敷等，则疗效尤佳。人体是有机联系的整体。在对胞宫局部治疗的同时，应注意不能忽视各个脏腑对胞宫的作用。如有些病例由于寒湿侵袭胞宫而引起的经痛或经闭，往往通过"温肾暖宫"而收到预期的效果。目前最大的困难，除了部分外用药能直接用于胞宫病变之外，在内服药方面，究竟哪些对胞宫病变的直接作用最大，它的药理如何，则有待今后进一步地探讨。

总之，胞宫是"奇恒之腑"之一，能藏能泻，以行为常，以通畅为顺，经源于肾而生于胞宫。

二、论奇经

奇经，就是督脉、冲脉、任脉、带脉、阳维、阴维、阳跷、阴跷八脉的简称。由于这八脉的循行、分布、配属与十二经脉有所不同，在生理上有其独特的作用，在病理的变化上亦有其特殊的表现，所以称之为"奇经"，即是说与十二正经有所区别。现在就奇经的重要性、奇经与妇科的关系、奇经的用药等问题，谈谈个人的肤浅体会。

1. 奇经的重要性

奇经八脉是经络的重要组成部分，它在人体的重要性，可以从以下三方面来理解。

其一，辅助正经，调节气血。奇经八脉的循行，交叉贯串于十二经脉之间，与十二经有直接的联系。督脉之大椎穴，为手、足三阳经脉汇合之处，而手、足三阴经脉，则皆会于任脉之膻中穴，故称督脉"督一身之阳"、"为阳脉之海"，任脉"主一身之阴"，为"阴脉之海"。任、督二脉分别贯穿于人身的腹背中线，上头入脑，统辖着阴阳十二经脉。冲脉下行至足，上行至头，为总领气血的要冲，故有"冲脉为血海"、"冲脉为十二经之海"之谓。其他五脉亦交贯于十二经脉之间，当十二经脉气血满溢之时，则可流注于奇经八脉，储蓄备用；不足之时，则由奇经灌注以补充。《难经》喻之十二经脉如"沟渠"，奇经八脉为"深湖"，确是切当。足见奇经八脉能辅助十二经脉，调节一身的气血。

其二，维系阴阳，保持平衡。奇经八脉通过十二经与脏腑有间接的联系，所以奇经八脉对人体阴阳的协调、气血的平和，起着重要的作用。例如，带脉环腰一局，有如束带，能约束前后左右诸脉；阳维则维系诸阳，主一身之表；阴维则维系诸阴，主一身之里。阴阳自相维持，则全身之经脉调和；阴跷和阳跷，有轻健矫捷之意，阳跷主人身左右之阳，阴跷主人身左右之阴。只有奇经八脉的功能正常，才能维系一身之阴阳，促进气血流通，保持平衡矫健。要是两跷、两维失调，就会产生运动失常的病态，人的站行，便会摇摆不稳。

其三，胞宫和脑，直接相关。奇经八脉与奇恒之腑有密切的联系，尤其是冲、任、督、带四脉与胞宫、脑髓的关系更为突出。因为带脉环绕腰部一局，能约束冲、任、督三脉的协调。冲、任二脉皆源于腰中而上行至头；督脉起于会阴，沿脊椎上行至风府穴，进入脑中，并由项上巅循前额下行鼻柱至人中，与任脉交会于承浆穴，负责阴阳营卫气血津液的调节。奇恒之腑之所以能贮藏阴精，头之所以能舒爽精明、审辨万物，除了依赖五脏六腑的功能之外，亦与奇经八脉的作用分不开。在这里，还要特别说明，在强调奇经与脑、髓、胞宫直接关系的同时，并不否认奇经与五脏六腑的间接关系。例如，胃和冲脉同是五脏六腑之海，但前者储藏水谷，后者储藏精血，水谷精微为精血的物质基础，没有水谷的精微，精血便无从化生，所以习惯叫做"冲脉隶阳明"。张景岳把胃和冲脉同属月经之本，叶天士有"八脉隶肝肾"之说，足见奇经与脏腑的关系，虽然是间接的，但仍然很重要。

2. 奇经与妇科

妇女以血为本、以血为用，奇经八脉既然能辅助十二经调节气血，又与胞宫、脑、髓等有直接的联系，因而妇女的经、带、胎、产都与奇经八脉息息相关。"女子二七而天癸至，任脉通，太冲脉盛，月事以时下，故有子……"妇女月经的正常来潮，婚后受孕而能足月顺产，除了依赖肾的封藏功能之外，还与任脉的通畅、太冲的旺盛、督脉的统摄、带脉的约束有密切的关系。如冲脉血海空虚，则月经不调、经行量少，或孕则胎萎不长；血海气滞不利，则少腹、小腹胀痛，月经不行；任脉气虚，则不能妊养胎元，可引起月经过多、崩漏、胎漏等冲任亏损之变；督虚不固摄，带脉失约，即有腰腿酸痛、月经漏下不止，或带下绵绵、不孕、堕胎、小产等。阴阳维脉和阴阳跷脉，有维系调节全身左右表里阴阳的作用，如阴阳维、阴阳跷发生了病变，则阴阳经失去固束维系之力，因而气血不和，阴阳失调，在妇女也会发生经、带、胎、产的病变。

在探讨奇经对妇科重要性的同时，不要忽视五脏在妇科中的作用。一方面，脏腑的功能是否正常，可以影响到奇经，进而影响到妇女的经、带、胎、产。另一方面，人们应看到，奇经八脉既然有它独特的生理作用，因而也有它独特的病变。脏腑的病变，可导致奇经的病变；而奇经的病变，同样也可以引起脏腑的病变。例如，肝不藏血，脾不统血，肾气亏损，可导致冲任不固而有月经过多、崩漏、胎漏、滑胎等病；冲任的损伤，除了经、带、胎、产的病变外，还可导致脏腑功能失常而出现寒热、呕吐、头晕、失眠、心烦、心悸等症。所以不能强调某一方面而忽视另一方面，应该局部与整体并重，奇经与脏腑并重。

3. 妇科的奇经用药

任何疾病的治疗，都离不了辨证论治，但在辨证论治的基础上，根据脏腑经络的特性，采取对某脏某经有特殊作用的药物，也是很重要的。奇经既与十二经、胞宫、脑髓有直接的联系，因而治妇科病，必须注意奇经用药。人们不能仍然囿于"八脉隶肝肾"，治肝肾之药便是奇经之药。从临床实践看，有些治肝肾之药，并不能尽达奇经。所以，清代温病大师叶天士有"论女科，须究奇经"之说，他对奇经的用药，有较全面的论述。现在结合个人的体会，举出一些临床中常用的奇经用药。

冲脉用药：冲脉为血海，冲脉为病，以血为主，多用补血、活血、通络、化瘀、镇逆之品，如当归、何首乌、桃仁、益母草、延胡索、香附、半夏、紫石英等。

任脉用药：任主胞宫，任脉为病，与阴血有关，多用滋阴养血之品，如龟板（胶）、阿胶、杜仲、沙蒺藜、菟丝子、枸杞子、茺蔚子、核桃肉等。

督脉用药：督为阳脉之海，主持一身之阳经，若督脉阳虚，多用益阳温煦之品，如鹿角胶、鹿角霜、紫河车、龙眼肉、熟附子、肉桂、巴戟天、锁阳等。

带脉用药：带脉为病，多用温涩之品，如桑螵蛸、鹿角霜、覆盆子、金樱子、白术、淮山药、赤石脂等。

以上冲、任、督、带用药的举例，亦不外乎是肝、脾、肾的常用药。但人们应该看到，如果从脏腑出发用药，必须有脏腑亏损的病变，若是依据奇经用药，不一定伴有脏腑病变。例如，阳虚宫寒不孕之妇，往往脉证并无明显的异常，仅仅有性欲低落、月经色淡等变，便可用温暖奇经之品，如紫河车、鹿角胶、蛤蚧、当归身、小茴香、熟附子、肉桂等。至于阴维、阳维和阴跷、阳跷的病变，相对来说，与妇科的病变关系不大，历代对其用药论述不多，个人体会亦肤浅，这里也就从略了。

总之，奇经八脉有独特的生理作用，也有独特的病变，尤其是与妇科关系密切。人们既要重视到"八脉隶肝肾"，治肝肾之药即是治奇经之药外，还要注意奇经的病变及其用药的特殊性。事实证明，在妇科疾病的治疗上，如果脏腑、奇经并重，既注意通过治肝肾达到治奇经，又注意奇经用药的特殊性，则其疗效较为迅速。目前，亟待人们探讨的是进一步充实提高奇经用药，以便更好地解除患者的痛苦。

三、论脏腑学说与妇科的关系

脏腑学说主要是研究人体生理功能、病理现象及其相互关系的一门学说。人体的生命活动，都是起源于内脏的生理功能活动，内而饮食消化、血液循环，外而视听言行、肢节运动。实质上就是人体整个的生命活动。妇女以血为本，血旺则经调子嗣。心主血，肝藏血，脾统血，而血来源于水谷的精微所化。可见妇女的经、带、胎、产与脏腑的关系极为密切。

肝为风木之脏，内寄相火，体阴而用阳，具有疏泄气机、储藏调节血液的作用，为冲任二脉之所系。肝气条达，则脏腑安和，气血津液生生不息；肝血充足，气机冲和，则冲任脉通盛，月事得以时下，已婚育龄妇女，易孕而胎壮，分娩顺利，产后乳汁充溢。倘若肝失疏泄，肝郁则诸脏皆郁，气机怫结，则诸病丛生，如经行前后不定、量多少不一，甚则崩漏或经闭不行，已孕则多有胎萎不长、堕胎、小产等之变。不论从肝的生理功能或病理变化，都说明肝在妇科中的地位是十分重要的。所以叶天士强调"女子以肝为先天"，确是卓识之论。

病例1 黄某，女，21岁，学生。

13岁月经初潮，一向周期、色、量、质正常，经期中无不适。近因毕业考试将临，情绪紧张,作息失常,已2个月无经行。3天来头晕腰痛,心烦易躁,夜难入寐,寐则多梦,胃纳不振,大便干结,小便淡黄,脉象细弦,舌质淡红,苔薄黄。

处方 当归身12g 柴胡5g 白芍9g 枳实6g 香附6g 川芎6g 益母草20g 黄精12g 薄荷3g(后下) 淮牛膝6g 甘草3g

此为肝体、肝用合治之法,并用益母草、牛膝之通降,服药2剂,经水即来潮,诸症消失,精神舒爽。

按语 肝藏血而主谋虑,患者因思虑过度,思则气结,以致肝气抑郁,故月事不能以时下;郁久则化热,相火内动,经水欲行而不能行之际,故心烦易躁、腰痛楚楚。本《笔花医镜》"养血疏肝"之法,以柴胡疏肝散加味治之。

心为火热之脏,为五脏六腑之主,主血脉而司神明。"主明则下安",心的功能正常,能协调各个脏腑的功能活动,气血流通,神志爽朗,思维敏捷,保持人体的健康。反之,"主不明则十二官危",不仅发生神志和血脉的各种病变,而且导致各个脏腑的功能失调,所谓"心动则五脏六腑皆摇"。妇女以阴血为主,胞脉属心而络于胞中,心主血脉、神明的功能如何,将直接影响到妇女的生理活动和病理变化。心神畅达,心阳之气下降,心血下交于胞中,则月经按期来潮、胎孕有期。倘若忧愁思虑太过,以致暗耗心阴,营血不足,神志郁结,胞脉不通,气血不能下达于胞宫,血海空虚,则月经不调,甚或闭止不行,胎孕艰难,如《素问·评热病论》:"月事不来者,胞脉闭也。胞脉者,属心而络于胞中,今气上迫肺,心气不得下通,故月事不来也。"月经的通行或闭塞,虽然有多种的原因,但总的来说,是与心主血脉的运行息息相关。

病例2 韦某,女,36岁,南宁某厂干部。

往时月经基本正常,经中并无不适。自随爱人调邕工作迄今半年,月经闭止不行,自觉并无所苦,睡眠、胃纳、二便一般,脉细数有力,苔薄白,舌质如常。

处方 当归9g 川芎5g 桃仁6g 红花6g 老葱9g 桂枝6g 佛手9g 石菖蒲5g 远志5g 益母草15g 炙甘草5g

上方水煎服3剂,经水即行。

按语 患者平时月经本无异常,自调邕工作之后,实由于环境变迁,生活骤变,公私事务,肇端从新,难免暴喜多思,"喜则气缓","思则气结",以致心阳之气不能下达胞脉,胞脉闭塞,故月事不行。其所以无所苦者,以病在神而不在形故耳。拟芳香辛开、温通血脉为法,以通窍活血汤加减治之。

脾居中焦,性属湿土,为后天之本,主运化而升清,输送水谷精微于心肺,化为津液气血,故称脾为气血生化的源泉。脾气健运,则气血的生化源源不息,使气血循经脉运行,上输心肺,下达肝肾,外灌四旁,保证各个脏器和四肢百骸得到充足的营养,从而支持人体的生命活动。倘若脾气虚弱,运化失常,统摄无能,往往月经来潮前后不定,量或多或少,甚则崩漏或闭经等之变;脾阳不摄,不能运化水湿,湿浊下注,则带下绵绵,湿邪泛溢于肌肤,在孕妇则为子肿;脾气下陷,血亏不养胎,往往有堕胎、小产之虞。可见脾气的盛衰盈亏,都直接影响到妇女的经、带、胎、产。

病例3 赵某,女,32岁,南宁市某门市部售货员。

经期前后不定、量多少不一、色淡质稀,经期眼胞及四肢轻度浮肿,平时带下量多、色白质稀,神倦嗜卧,四肢乏力,纳差,便溏,舌苔薄白,舌质淡嫩,脉象虚迟。

处方 制附子9g(先煎) 白茯苓9g 白芍12g 党参15g 益智仁9g 台乌药9g 当归身12g 炒谷芽15g 炙甘草6g

上方为经、带合治之法，守方出入，每日水煎服1剂，连服9剂，胃纳转佳，大便正常，精神良好，经行周期、色、量均正常。

按语 脾虚不统血，故经行前后不定、量多少不一，脾阳虚则不化湿，故带下绵绵、经行浮肿，余亦为脾虚之征。拟温肾健脾之法，药用附子汤加味。

肺为乾金，主持一身之气而朝百脉，有宣发肃降的作用。肺气宣发，才能输送气血津液于全身，以营养各个脏器；肺气肃降，才能通调水道，下输膀胱，保持人体水液的输布排泄；肺主气而朝百脉，气为血之帅，气行则血行，周流全身，循环不息。若肺虚气弱，宣发肃降功能失常，不能朝通百脉，则心主血脉不畅，常有胸胁苦满，甚则闭痛；肝失疏泄，不能储藏调节血液，因而常常有月经不调、崩漏或闭经；子病及母，以致脾失健运、湿浊下注、带下绵绵；脾不统血，则月经前后不定、量多少不一，甚则经闭不行；肺主气，气之根在肾，肺气虚弱，则可导致肾气封藏无能，便有月经过多、崩漏；在孕妇则多有堕胎、小产之变。

病例4 孙某，女，28岁，南宁市某中学教师。

患肺结核病2年，经治疗肺结核病灶钙化，但尚感疲劳，四肢乏力，经行错后2～3周、量少而色淡、两天即净，胃纳一般，二便正常，脉虚细，苔薄白，舌质淡，体质消瘦。

处方 炙北黄芪20g 潞党参20g 当归身9g 川芎6g 熟地黄15g 白芍5g 佛手5g 益母草9g 红枣10g

上方每日1剂，连续守方出入煎服半月，经行周期、色、量正常，再以异功散善后。

按语 肺痨虽有好转，但元气尚未恢复，肺气未充，治节无能，故疲倦乏力、经行错后而量少，拟益气养血为法，药用圣愈汤加味。

肾为先天，乃水火之脏，是元阴元阳之所出，有藏精、主水、主骨及生髓的作用。肾的功能正常，则能主宰人体的生长发育及其生殖的活动。所谓"肾气盛……天癸至，任脉通，太冲脉盛，月事以时下，故有子"。要是肾气不足，精血衰少，肾的主蛰封藏无能，则往往经行量多、崩漏、带下质稀如水；"胞脉系于肾"，在孕妇则多有小产、滑胎之患。所以肾气的强弱，是决定经、带、胎、产的关键。肾气充沛，作强封藏功能正常，则康健无恙；肾气虚弱，则百病丛生。

病例5 黄某，女，35岁，南宁市公共汽车售票员。

结婚10年，堕胎3次，现又受孕2个月余，阴道出血已3天、色淡红，小腹胀堕、隐隐而痛，腰脊酸痛，腿膝软弱，面色苍白，头晕耳鸣，胃纳一般，大便正常，小便较多，脉虚细，苔薄白，舌质淡。

处方 菟丝子20g 桑寄生9g 川续断9g 川杜仲9g 阿胶珠12g 太子参30g 荷叶蒂6g 缩砂仁3g

上方每日煎服1剂，连服3剂，出血即止。以后转用泰山盘石散出入，以善其后，足月顺产一婴。

按语 患者多次堕胎，其原因未明，但据现在脉证，乃属肾气虚弱，封藏不固，故孕后2个月余而漏红，此为胎漏之兆，仿寿胎丸加味。

除了以上从五脏的生理及病理说明五脏与妇科病的密切关系外，六腑的传化和奇恒之腑的藏泻功能如何，当然也影响到妇女的生理和病理，其中以胃、女子胞及冲脉的关系更为密切。不过五脏与六腑互为表里，奇恒之腑通过经脉与五脏相连，所以以五脏为中心，也包括六腑和奇恒之腑在内。

总而言之，心主血，肝藏血，脾统血，肺主气而朝百脉，肾藏精，精血同源。妇女以血为主，其经、带、胎、产、乳等与血有密切的关系，而血来源于水谷的精微，尤其是血的生成和运行循环，更要有脾的生化、心的总统、肝的藏受、肺的宣布、肾的施泄的协同作用，才能完成。所以说五脏的生理活动和病理变化,都直接或间接影响到妇女经、带、胎、产的变化,它们的关系是非常密切的。

四、论 妊 脉

妇女以血为主,以血为用,脉为血之府。当妇女受孕之后,由于生理上的特大变化,除了有月经停止、厌食、恶阻、疲倦等一系列的妊期表现之外,在脉象上也有一定的变化。一般认为妊脉多滑,其实孕妇脉象的表现如何,虽然有多方面的原因,但笔者个人的体会,主要取决于三方面的因素:一是体质的强弱;二是季节的次序;三是妊期的早晚。

人的禀赋有刚柔勇怯之分,体质有强壮与羸弱之别,凡是气血充盛、阴阳洽调、活跃喜动之妇,孕后脉象多见滑而略数;反之,若是气血不足,身体瘦弱,静顺少动之孕妇,虽然同样受孕,其脉仍不见滑象,甚或反现沉细虚弱。可见,受孕后脉象之所以有滑数与虚弱之分,和气血的盈亏、阴阳的盛衰有密切的关系。阳生阴长,气能生血,阳足气充,则其脉多滑而略数,阳衰气弱,阴血生化不力,则其脉多现不足之象,即所谓"有诸内必形于外"之意。

四时气候有春温、夏热、秋凉、冬寒之不同,人是自然界生物之一,不可能脱离自然界而孤立存在,无论是生活起居、精神活动,都与四时的生、长、收、藏有极为密切的关系。春夏气候,由温到热,阳气升发,人体腠理疏泄,气血趋向于外;秋冬气候,由凉而寒,阳气潜藏,人体腠理致密,气血趋向于内,故《黄帝内经》(简称《内经》)对脉象有春浮、夏洪、秋毛、冬石之分。当朔风砭骨、天寒地冻冬令来临之际,纵然是禀赋本强之怀孕妇女,其表现的脉象亦多见沉滑或和缓;若是气血不足,体质本弱,其脉多是沉细,甚或虚弱。同时,由于方土有东、南、西、北、中之分,水土环境不尽相同,人们有不同的风俗和生活习惯,因而对人体的生理变化、气血的运行、孕妇的脉象,也都有一定的影响,这是必须加以注意的。

前哲对妊脉有不少的论述,各有见地,如《内经》有"少阴脉动甚"之说,《金匮要略》则认为"妇人得平脉,阴脉小弱"。《脉经》则云"脉平而虚者,乳子法也"。《四言举要》则云"尺脉滑利,妊娠可喜"。这些脉象的叙述,"动甚"、"滑利"是有余之脉;"小弱"、"虚"为不足之征。一为有余,一为不足,究竟孰是孰非?笔者个人的体会,两者都有道理,其说法之所以不同,关键在于孕妇在受孕初、中、晚期生理上的不同变化。一般来说,当受孕初期,在1~3个月之内,胎元初结,胎气未盛之时,气血骤然归宫养胎,相对来说,尺脉仍较寸脉、关脉为弱,所以"妇人得平脉,阴脉小弱",意即尺脉虽然小弱,但寸关之脉是平脉,亦即《素问·腹中论》"身有病而无邪脉"之意,虽"平而虚",仍然是正常的生理状态。妊娠到中期、后期,胎元愈长,胎气旺盛,脉搏便逐渐出现滑象,亦即《素问·平人气象论》"妇人手少阴脉动甚"之意。总而言之,在受孕的初期,纵然禀赋本强之体,滑脉也是不多见,必待中期、后期,胎元长大,胎气旺盛,这时的脉象,不仅滑而且略数。如果体质瘦弱,怀孕到中期、后期,脉搏仍然是虚细不足之象。说明气血不足以养胎,就要注意养胎保胎,防止堕胎、小产之变。

妇女怀孕,本是生理的现象,其脉搏的表现,应该是平脉,而不是邪脉。但由于人体禀赋的不同,方土环境、生活习惯、时序变更等的差异,往往出现虚实相反的脉象,在临证时,既要注意"必知天地阴阳,四时经纪",又要详审"贵贱贫富、各异品理;问年少长、勇怯之理"(《素问·疏五过论》),"切脉动静而视精明,察五色,观五脏有余不足,六腑强弱,形之盛衰"(《素问·脉要精微论》)。结合孕妇体质的强弱,妊期体征的表现及气候变化、地理环境等全面地分析归纳,然后加以肯定,不要一见滑脉,便谓是妊娠。因为滑脉既主生理,也主病理。同时还要注意体质羸弱的妇女,虽然不见滑脉,但出现月经停止、厌食、恶阻、疲倦等一系列妊娠的体征,也应加以详审,不要孟浪从事,反而招致不良的后果。

五、论六经辨证在妇科病的运用

六经辨证是《伤寒论》的核心，是其主要构成部分，它固然是探讨外感疾病的传变规律和论治的依据，同样可用于其他杂病的辨证论治。

(一) 外感病和内伤病证候的产生，都是邪正斗争的表现

疾病的发生和变化，虽然是非常错综复杂，但总的来说，是人体生理功能在某种程度上受到破坏，以致形成气血不和、阴阳失调的异常局面。导致这种异常局面有两种原因：一是脏腑功能的失常；二是各种致病因素对人体的影响。前人认为"正气存内，邪不可干"（《素问·刺法论》），"邪之所凑，其气必虚"（《素问·评热病论》）。这里所指的"正"、"气"，便是指脏腑经络气血津液的盛衰盈亏而言；所谓"邪"，即是指外感六淫之邪，或七情过极，房室劳倦等而言。疾病发生和发展的全过程，即是病邪与人体正气斗争的过程，邪正的消长，决定疾病的寒热虚实，"邪气盛则实，精气夺则虚"（《素问·通评虚实论》）。一个证候的产生，就是生理异常和病理变化的反映。不论外感疾病或内伤杂病，都是以经络脏腑为基础的。《伤寒论》的六经辨证，也不能局限于经脉，因为经络是全身气血运行的道路，它内属脏腑，外络肢节，内脏发生了病变，可通过它所属的经脉和苗窍反映出来；同样，某一条经脉气血运行的失调，也会影响到它所属的脏腑。所以《伤寒论》的六经病变，不仅有循经传、越经传、直中三阴等之分，而且有合病、并病和由经传腑等之别。例如，太阳经邪热传里，邪热与血搏结于下焦而出现少小腹硬痛，小便自利等之蓄血证。

外感病和内伤病有极为密切的联系，是能相互影响的。一个多年哮喘的患者，每逢气交之变，最易外感，同样，外感咳嗽久治不愈，最易损伤肺络，甚或导致肺痨之变，外感之中有内伤，内伤之中有外感，两者致病因素来源，尽管有所不同，但在病变上仍然很难绝对分开。因为六经辨证的三阳病属阳，在经在腑，多具有恶寒发热或往来寒热或但热不寒等表、热、实证；三阴病属阴，病变多在脏，常见但寒不热等里、虚、寒证。三阳经病，虽然以实证为主，但尚有太阳为表，阳明为里，少阳半表半里之别。而三阴经病，虽然以里虚为主，但太阴则以脾土虚寒为主证；少阴则以心肾阳虚为多见，并有寒化、热化之分；厥阴则以虚实互见、寒热错杂，而且以发厥为特点。由于六经辨证与八纲辨证有密切关系，在《伤寒论》中，汗用麻、桂，吐用瓜蒂，下用承气等，和用小柴胡，温用理中、四逆，清用白虎汤，消用桃核承气，补用复脉等方剂。

总之，疾病的发生和发展及其治疗等的全过程，都说明了外感疾病，虽然邪是自外而入，主要以六经辨证为主，但仍然离不了以脏腑经络辨证为基础，所以说外感病和内伤病的致病来源，尽管有内、外之分，但其归根均是以脏腑经络为基础，是邪正斗争的表现。

(二) 六经病变与妇科病变的联系

妇女经、带、胎、产等的病变，一般来说由于脏腑和奇经八脉功能失常、气血不和、冲任亏损所引起，因而在临床上多以脏腑辨证为主，《伤寒论》的六经辨证，是以脏腑经络为基础，所以六经辨证同样可以说明妇女的病变。

太阳为六经之藩篱，主人身之体表，当外邪自表而入，首先表现的是头项强痛、恶寒、脉浮等的太阳经病，又称表证。但太阳之腑，便是膀胱，如经证不解，邪热内传膀胱，邪热与水或血搏结，就有太阳蓄水证或蓄血证等之变。妇女以血为主，其月经的病变，虽然有多种原因，但经者血也，治经不离治血，凡属瘀积引起的经行错后，少腹、小腹硬痛，均可仿蓄血证之法施治。又太阳经脉分布在项背而统摄营卫，与少阴相为表里。腰为肾之府，背俞为脏腑气血转注之处，不仅太阳表邪可见于项背，同样，内脏的病变，也可以从项背反映出来，如屡次滑胎之妇，多有

腹脊胀坠如折之感，治之当用温养冲任、固肾安胎之法。又太阳寒水主气，其见证以寒、水、湿为多。妇女的带下病，其原因虽多，但均以水、湿为主，治之多用温肾利水或扶阳化湿之法；婚后多年不孕，如属阳虚宫寒，每每用温肾暖宫之法而收功。总之，"背为太阳之主"，"心为太阳之里"，"太阳之根，即是少阴"（《伤寒论翼·太阳病解》）。太阳的病变，不仅局限于经脉，而且与脏腑气血息息相关，所以同样可用于妇科病的辨证论治。

阳明为多气多血之经，燥金主令，病多燥热，但由于阳明为传化之腑，与太阳湿土相为表里，因而也有属于虚寒的。脾胃是气血生化之源，而冲脉主血海，隶属阳明。凡属脾胃虚弱，血源不足而致月经不调者，每每用调养脾胃，建其中气而收功。又妇女经前呕恶、头晕目眩、如坐船中，多属水饮不化、停聚中州、浊气上逆而致之，常用温中化饮、降逆止呕之法，如吴茱萸汤之类治之；胃为燥土，以和降为顺，如产后恶露不尽，瘀血内阻，以致胃失和降而燥实发热、大便不通、少腹硬痛者，亦可用桃核承气汤泻热通便、活血化瘀，从而收到大便通、瘀血尽之效。总之，"阳明居中，主土也，万物所归"，不论阳明之燥热或虚寒，均可导致妇女的病变，所以根据阳明病的传变规律，同样可以在妇科病临床中应用。

少阳分布于胸胁，位居半表半里，与厥阴风木相为表里，内寄相火，故论中有经水适来适断，邪热内陷血室，与血相搏，因而有用小柴胡汤和解少阳；有针刺期门，以泻肝经之邪。在临床中，凡是经行前后不定，胸胁苦满，乳房胀痛，或经行之时头晕目眩，乍寒乍热如疟状者，常用和解少阳、调理肝气而收到预期的效果。总之，少阳主枢，能开能阖，凡是又表又里、寒热错杂、虚实互见之病变，均可用和解之法，故小柴胡汤不仅为少阳病立，亦为其他杂病之宗方。

太阴湿土主气，病变多为中焦虚寒，内属脾、肺二脏，脾肺气虚，不能宣化水湿，则不能食而带下绵绵；脾虚不统血，则导致月经过多，甚或崩漏；脾虚不升，则有胎漏之虞。故健脾调经、温中止带、益气安胎，均为临床常用之法。总之，妇女以阴血为本，但有余于气而不足于血，太阴为阴中之至阴，主运化水谷，而为气血生化之源，妇女经、带、胎、产的病变，多与脾虚不运不升有关。

邪入少阴，总的来说，是属全身性虚寒证，以无热恶寒、但欲寐、脉微细等为主要脉证。但少阴内属心肾二脏，兼水火二气，故亦有"心烦、自利、呕渴"等的热化证。肾为作强之官，为先天的根本，肾气盛则太冲脉血海充溢，任脉通畅，月事以时下；反之，肾气亏损，则经闭不行或崩中漏下；肾主水而为封藏之本，肾阳虚衰，则水湿不化而形成湿浊带下，在孕妇则有堕胎、小产之变。心为君主之官而主血脉，心阳抑郁或虚弱，不能生血通脉，则有经闭不行等之变。总之，少阴为水火兼气，证多寒热杂居，其病变多在心肾二脏，肾藏精，心主血，精血互化，妇女以血为主，其经、带、胎、产的病变，可与心肾有关，故常用温肾扶阳或养血宁心之法。

厥阴为三阴之尽，是风木主气，其见证以厥、利为主。厥阴内属肝脏和心包。肝失疏泄，心神抑郁，均能导致月经、胎产等的病变，如肝血不足，则胎萎不长；心神抑郁，则月事不行；产时出血过多，精明失养则有血晕、郁冒等之变。总之，厥阴是阴尽阳生，证为寒热错杂，虚实互见，病情骤急而变化多端，故仿其法以治妇女虚瘀并见的产后病或变化无常的月经病，均收到满意的效果。

（三）六经辨证在妇科病运用的举例

妇女经、带、胎、产的病变，一般来说，多属内伤为病，因而当以脏腑辨证为主，但六经辨证也离不了以脏腑为基础，所以也可以根据六经辨证的法则来进行论治。兹举例如下。

1. 经行感冒

病例 黄某，女，36岁，某厂工人。

1年来经行周期基本正常、色量一般，仅每逢经行之时则感冒。现经行第1天，头晕痛，鼻塞，泛恶欲呕，肢节腰脊酸疼，苔薄白，舌质淡润，脉沉不浮，证属经行正虚，"荣弱卫强"，腰理不密，邪得乘虚而入，脉之所以沉而不浮，是血虚不充形，故可仿桂枝汤治之。

处方 当归身12g 川芎5g 桂枝5g 白芍5g 生姜5g 炙甘草5g 大枣5g

每日水煎服1剂，连服3剂，嘱经前服3剂，防病重于治病。坚持半年，病不再发。

按语 桂枝汤本为太阳中风表虚证而设，本例取其解肌发汗、调和营卫而收功，所以加入归、芎者，妇女以血为主，治经不离血，归、芎温而辛窜，温则生血，辛则通血脉，桂枝汤得之，则其效益彰。

2. 经漏不止

病例 农某，女，32岁，某小学教师。

3年来经行前后不定、量或多或少、色黯红而夹紫块，每次持续7~12天始净。本次经行已8天，仍淋漓不绝、色暗淡、夹小块，小腹绵绵冷痛，脉涩而不匀，苔少舌干，证属阴血亏损、气虚不摄血，拟益气养阴、补血止漏之法为治。

处方 太子参15g 生地黄20g 炙甘草12g 麦门冬10g 阿胶珠12g（烊化服） 老姜炭2g 肉桂丝2g（后下） 益母草10g 冬大枣12g

每日水煎服1剂，连服3剂而漏止。以后复以《金匮要略》胶艾汤而善其后。

按语 本方乃根据《伤寒论》之炙甘草汤化裁而成。复脉汤本为治伤寒脉结代、心动悸之主方。本例多年经漏过多，脉涩不匀，乃气血已虚之证。故师其方意加减化裁，去桂枝、生姜之温通，改取肉桂、姜炭之温涩，复加益母草之辛苦微寒，实取其化瘀不动血、止漏不留瘀，以其大便不秘，故去麻仁之润通。全方以益气滋阴为主，又佐以姜炭、肉桂之温涩，既能生血复脉，又有化瘀止漏之功。

3. 经前浮肿

病例 韦某，女，40岁，家庭妇女。

经行错后、量少色淡而质稀已3年，每逢月经将行或经中，眼睑及上肢微肿，时呕恶吐涎，大便溏薄、每日1~2次，脉虚细，苔薄白，舌质淡。证属脾肾阳虚，水饮内停，月经将行之时，相火内动，肝木横逆脾土，水饮溢于肌表苗窍。宜温阳补血、化饮止呕为治。

处方 党参20g 吴茱萸3g 制附子9g（先煎） 炒白术12g 当归身12g 川芎5g 白芍9g 炙甘草5g 大枣10g 生姜6g

每日水煎服1剂，连服3剂，并嘱以后经将行时连服3~6剂。

按语 "太阴之为病，腹满而吐，食不下，自利益甚"。本例为脾肾阳虚、气血不足、水饮不化之变，故仿温中补虚之人参汤、温中降逆之吴茱萸汤和补血之四物汤化裁而成，既能温中健脾、降逆化饮，又能收到养血扶正之功。

4. 经行发热

病例 李某，女，24岁，已婚，汽车司机。

经行第3天，量多、色暗红，乍寒乍热，口渴，胸胁苦满，入夜加剧，脉弦数，苔薄黄，舌质红，此为热入血室之变也，拟和解少阳之枢，泻其邪热为治。

处方 柴胡10g 黄芩5g 党参10g 天花粉10g 竹茹5g 当归10g 瓜蒌壳10g 南丹皮10g 生姜5g 炙甘草5g 大枣10g

每日水煎服1剂，连服3剂。

按语 经行正虚，邪热乘虚陷入血室，厥阴与少阳相表里，故以小柴胡汤加减化裁和解少阳，枢机一转，则正气振奋，邪热自退。

5. 湿浊带下

病例 马某，女，30岁，已婚，农民。

平时带下量多、色白或黄、质稠秽，近日因田间劳动，复为暴雨淋湿，现腰脊酸胀欲折，肢节烦痛，带下量多、质如涕而有臭秽之气，小便短涩，脉缓，苔白黄厚腻，舌质如平。证属湿热下注，兼有外邪，仿太阳蓄水证之法为治。

处方 绵茵陈20g 桂枝5g 土茯苓20g 白术6g 泽泻12g 猪苓12g 防风5g 独活5g

每日水煎服1剂，连服3剂。

按语 《傅青主女科》有"夫带下俱是湿症"之说，本例平素带下量多，足见早有内湿为患，今又为暴雨外湿所犯，内外合邪，阻遏气机，以致湿浊带下，且有化热之势，故仿太阳蓄水证之法为治。以五苓散化气行水，防风、独活、桂枝外解风湿，重用绵茵陈，取其清热渗湿，内外合治，水湿既有去路，则带下自止。

6. 阳虚带下

病例 杨某，女，48岁，蔬菜售货员。

5年来经行前后不定、色淡、量少，平素带下量多、色白质稀如水、多时必须用卫生纸，伴有腰酸胀坠，腿膝困软，尿多，便溏，脉沉细迟，苔薄白，舌质淡嫩。证属肾阳虚衰，不能化气行水。药用温肾扶阳、固涩止带之法。

处方 制附子12g（先煎） 茯苓15g 白术12g 益智仁10g 党参15g 白芍10g 台乌药9g 淮山药15g 桑螵蛸5g

每日水煎服1剂，连续3剂。

按语 少阴病有热化、寒化之分，本例乃一派脾肾阳虚之证，故宗"少阴病，得之一二日，口中和，其背恶寒者，当灸之，附子汤主之"之旨，取附子汤温肾健脾。肾主水，脾主湿，湿泉并治，复加缩泉丸、桑螵蛸之温涩，则其效可期。

7. 妊娠恶阻

病例 赵某，女，28岁，卫生院护士。

受孕2个月余，恶闻食臭，每食入则吐，心烦，时吐痰涎、质稀薄，脉细缓，苔薄白，舌质如平。证属胎气上逆，胃失和降。拟桂枝汤调和阴阳，洽其营卫为治。

处方 桂枝5g 白芍5g 生姜10g 炙甘草5g 大枣10g

每日水煎服1剂，连服3剂。

按语 《金匮要略》有"妇人得平脉，阴脉小弱，其人渴（呕），不能食，无寒热，名妊娠，桂枝汤主之"。本例所见脉证，乃属胃气虚弱、胎气上逆、不能和降而导致的呕吐，故取桂枝汤之辛甘以化气而调营卫，和阴阳，胃气得降，则呕吐可止。

8. 妊娠失眠

病例 莫某，女，30岁，某印刷厂工人。

平素夜难入寐，寐则多梦，孕后4个月余，经常失眠，每晚仅能入睡2~3小时，头晕目眩，心烦心悸，口苦咽干，但不多饮，脉细数，苔少，舌红。证属阴虚于下，阳亢于上，心肾不交之变。仿《伤寒论·辨少阴病脉证并治法》"少阴病，得之二、三日以上，心中烦，不得卧，黄连阿胶汤主之"之意为治。

处方　川黄连3g　黄芩5g　白芍10g　阿胶（烊化）12g　鸡子黄2枚（另焗冲服）　夜交藤15g　麦冬10g

每日水煎服1剂，连服5剂。

按语　心火肾水，水火相济，心肾相交，则寤寐正常，今肾阴不足于下，心阳独亢于上，故不得眠而心烦，特以芩连配鸡子黄清心中之火而补血，阿胶、芍药、麦冬、夜交藤补肝肾之阴而敛神，使水升火降，心肾交合，则当能入寐。

9. 产后汗多

病例　凌某，女，35岁，某旅社服务员。

产后3天，自汗不止，遍身湿透，四肢不温，小腿拘急，恶风寒，小便短少，脉沉细，唇舌淡白。证属营卫两虚，卫阳不固。拟益气扶阳、调和营卫、敛汗止漏之法。

处方　北黄芪30g　制附子10g（先煎）　桂枝9g　当归身12g　白芍5g　生姜10g　大枣10g

每日水煎服1剂，连服3剂，汗止肢温，嘱用当归生姜羊肉汤调养善后。

按语　《伤寒论·辨太阳病脉证并治》有"太阳病，发汗，遂漏不止，其人恶风，小便难，四肢微急，难以屈伸者，桂枝加附子汤主之"。本例产后自汗不止，汗血同源，阴血亏损太过，则损及卫阳，卫外不固，故汗漏不止而恶风。《难经》云"气主煦之，血主濡之"，阳虚不温养，血虚不濡润，故小腿时拘急；阳虚血少，故脉沉细而唇舌淡白。仿太阳病过汗伤阳之法，以桂枝汤调和营卫，加附子温经回阳，北黄芪、当归身益气补血，阳回表固，腠理致密，其汗自止。

10. 产后腹痛

病例　廖某，女，25岁，公共汽车司机。

第1胎剖腹产术后5天，恶露量少、色暗红、夹紫块，少腹、小腹硬痛，按之加剧，潮热，口渴，大便3天未解，苔薄黄干，脉沉实。证属瘀血内停，邪热积滞。拟活血祛瘀、通便泻热之法。

处方　桃仁10g　熟军5g（后下）　桂枝5g　元明粉5g　益母草10g　延胡索10g　炙甘草5g

水煎服1剂，大便通，少腹、小腹疼痛减轻，防其滑脱，改用桃红四物汤活血化瘀治之。

按语　《伤寒论·辨太阳病脉证并治》曰："太阳病……外已解，但少腹急结者，乃可攻之，宜桃核承气汤。"本例剖宫产后，少腹硬痛，且有潮热便秘，故仿太阳病邪热传腑之蓄血证而用桃核承气汤加益母草、延胡索治之。

11. 产后肢节烦疼

病例　韦某，女，30岁，某技术员。

婚后15年，曾堕胎半产5次，第6胎足月顺产已月余，现头晕、目眩、耳鸣、关节酸痛，指节有麻感、入夜加剧，气短懒言，精神不振，胃纳、二便尚可，脉虚细，苔薄白，舌质淡嫩。证属气血两虚，筋脉失养。治宜养血通阳之法。

处方　当归15g　炙北黄芪20g　桂枝9g　白芍5g　北细辛5g（后下）　通草5g　炙甘草5g　大枣10g

每日水煎服1剂，连服3剂。

按语 《伤寒论·辨厥阴病脉证并治》有"手足厥寒，脉细欲绝者，当归四逆汤主之"。本例多次堕胎半产，且值新产之后，其气血亏虚可知，故以黄芪、当归益气补血，通草行血中之滞，桂枝汤去生姜之辛散而加细辛，取其通血脉而和营卫，营卫调和，气血通畅，筋脉得养，则疼痛麻木之症即可消失或减轻。

12. 血虚阴吹

病例 韦某，女，34岁，某中学教师。

多次人工引产，大产两胎，现头晕耳鸣，肢体困倦，腿膝乏力，口干不欲饮，经行错后、量少色淡，大便干结、3～5日一解，小便正常，但前阴出气有声，如放屁样、无臭味，每日发作次数不等，多则十余次、少则3～5次，脉细弱，唇舌淡白。证属血虚风动。以养血柔肝法为治。

处方 当归身15g　白芍30g　何首乌15g　生甘草15g

每日水煎服1剂，连服3剂。

按语 阴吹一证，《金匮要略》有"猪膏发煎导之"为治之法。本例多胎之后，津血亏虚，风木失养，肝主风而脉络阴器，血虚而风动于下，故前阴簌簌有声如矢气，血虚则失于濡养，故大便干结、头晕耳鸣诸症丛生。仿《伤寒论》酸甘化阴之芍药甘草汤养其肝阴，缓其肝气，复加当归身、何首乌加强养血滋阴之功，阴血恢复，肝木得养，疏泄功能正常，则阴吹自停。

六、论治肝特点及其在妇科病中的应用

任何疾病的治疗，都离不了辨证论治。肝病的治疗，当然也和其他疾病一样，"治病必求其本"。肝为风木之脏，内寄相火，体阴而用阳，主藏血，司疏泄，性喜条达，恶抑郁，主生发阳气，以升为用。同时，肝又为将军之官，易动易升，所以在治肝时，必须根据肝阴易亏、肝阳易亢的特点，多宗以柔养为法。

治肝之法，前人已留下极为丰富的经验。如《素问·脏气法时论》："肝苦急，急食甘以缓之……肝欲散，急食辛以散之，用辛补之，酸泻之。"《素问·六元正纪大论》："木郁达之。"《难经》："损其肝者缓其中。"《金匮要略》："见肝之病，知肝传脾，当先实脾。"清时王泰林在《西溪书屋夜话录》分有肝气、肝风、肝火三大证治，提出治肝三十法。这些丰富的内容，叶天士归纳为"治用、治体、治阳明"三法。

肝体阴而用阳，治肝必须体、用并重；阳明为水谷之海，主津液的来源，土润而木荣，故治用、治体之外，必须兼及阳明。所谓治用，即是调理肝的功能，舒其肝气。因为"气有余便是火"。肝用不仅有太过，也有不及，但由于肝为刚脏，所以肝用之变，一般多指实证，如头晕、头痛、口苦、吐酸、目赤、耳聋或耳肿等症，是属于肝经实热、肝火上扰、功能亢进的病变，治之当用龙胆泻肝汤以泻肝清热。肝胆相为表里，泻肝即是泻胆通腑，使邪热从胆下泄。又如七情过极，暴怒伤肝，气逆动火，胸胁胀疼，烦热目赤等症，治之常用左金丸、金铃子散之类清肝泻火之外，又常加丹皮、栀子泻胆火而凉血，从而使肝胆之火下降，脏病以通腑气而有出路。此即叶桂所说的"肝用宣泄"之意。

治体，即是指滋补肝血和肝阴的亏损。肾水滋生肝木之体，津血来源于脾胃水谷之精微，肝实质之所以受到损害，除了其他的因素外，实与肾和脾胃有密切的关系。例如，脾虚不能健运，肝脏藏血不足，不能濡养肝木而致肝气郁结，证见胸胁胀痛、头晕目眩、神困食少等症，常用逍遥散疏肝扶脾，解郁和营。血虚太甚则加熟地、何首乌、黄精之类；血虚而生内热，则加丹皮、

栀子，使火从胆腑降泻。又如肝肾阴虚，肝木失养，导致肝气横逆，或肝火上逆，因而证见头晕目眩、胁肋疼痛、目赤、耳聋、苔少、舌红、脉弦细数等，治之当用一贯煎或归芍地黄丸以养肝肾之阴。

《临证指南》："治肝不应，当取阳明。"《沈绍九医话》："柔肝当养胃阴，疏肝当通胃阳。"可见治阳明是治肝病的重要法则之一。所谓阳明，这里包括脾和胃，因为脾胃是津液、气血生化的来源，当肝脏藏血不足，或肝阴亏损之时，必须通过健脾养血以调达肝气，滋养胃阴以濡润肝急，前者如黑逍遥散治血虚肝郁所致的脘胁作痛；后者如一贯煎滋养肝肾肺胃之阴，以治肝气不舒，胸胁、脘腹胀痛等，都是通过治阳明达到治肝的。

以上论述治肝要治用、治体、治阳明三个方面，其中以治肝用、肝体为主要，前者以疏泄清降为主，如丹栀逍遥散，既能养血解郁，又能清泻胆火，使邪热从胆腑出，亦即"肝欲散，急食辛以散之，辛以补之"之意；后者以柔养阴血为主，如归芍地黄丸以滋阴生肝体，一贯煎以养肝胃之阴以荣肝木，亦即"肝苦急，急食甘以缓之"。

总之，肝木以"敷和"为荣，但肝为风木之脏，为将军之官，主动主升，有刚脏之称，在病变上，肝阴易亏，肝阳易亢。所谓"治肝不难，难在肝阴不足"，即是指此而言。故《类证治裁》有"大抵肝为刚脏，职司疏泄，用药不宜刚而宜柔，不宜伐而宜和"之说。以柔养之剂，木得之则荣；以调和之法，则肝阳不偏亢。

治肝的方法，既然是以治肝用、治肝体、治阳明为纲，用药以柔和为贵，当妇女的经、带、胎、产发生病变时，是否要治肝？如何治肝？对于这个问题，笔者认为应该从生理上的相互依赖和病变上的相互影响来研究。

在生理上，肝藏血而司疏泄，为罢极之本；能生血气，以血为体，以气为用。肝脉络阴器，肝主筋，前阴为宗筋之所会，而妇女以血为本，以肝为先天，"奇经八脉隶于肝肾为多"。肝的功能活动，直接影响到奇经八脉，因为奇经八脉均汇集于小腹下焦，为足厥阴肝和足少阴肾所属地带，督脉、冲脉、任脉皆起于胞中，一源而三歧。督脉行于身之后，总督一身之阳，维护人身的元气，这除了与肾的命门有密切的联系外，还与肝息息相关；冲脉从中直上，主血海，涵养精血，温濡表里；任脉行于身之前，主一身之阴经，主胞胎生育，冲任的功能，除了取决于肾气的盛衰之外，是和肝的生发血气分不开的。带脉环腰一周，能约束诸脉，有赖于脾气的升清和肝气的生发。肝"罢极之本"之极和主筋的功能，能促阴跷、阳跷对人体的跷腱活动；阳维起于诸阳之会，阴维起于诸阴之交，能维系全身的经脉，也是依赖肝肾的功能才能完成。可见奇经八脉与肝肾的关系甚为密切，正如《温病条辨·解产难》所指出："盖八脉隶于肝肾，如树木之有本也；阴阳交构，胎前产后，生生化化，全赖乎此。"肝肾的功能既直接影响奇经八脉，当然也影响到妇女的经、带、孕、育。

在生理上，肝肾与奇经八脉息息相关，因而肝肾功能的失常，必然要波及奇经八脉。奇经八脉失其正常的功能，则导致妇女经、带、胎、产诸病的发生。如肝的疏泄太过，肾失固藏，冲任固摄无能，则月经超前、量多，甚或崩漏不止；肾阴不足，肝血亏少，血海空虚，则经行错后、量少，甚或经闭不行；七情过极，肝气横逆，木强土弱，脾失健运，因而带下绵绵、色黄或赤；"胎之生发，主乎肾肝"，肝肾阴虚，肝的藏血不足，冲任亏损，肝的生发之气不振，常常导致胎元不长；肝火旺盛，疏泄太过，肾的开合失职，督脉失其统摄，带脉不能约束，往往有堕胎、小产之变；临产忧思惊恐，情志抑结，肝不疏泄，常常有滞产或难产之变。《医学心悟》曾有保产无忧散为"撑开"之法，实取其养肝血、舒肝气以催产之意。总而言之，妇女的病变，就是奇经八脉的病变，其原因有两方面：一是脏腑气血的亏损（尤其肝与肾），导致奇经八脉的失常；二是奇经八脉自身的病变，如房室纵欲、产育频多、手术损伤、药物局部刺激等，均能直接损伤冲、任二脉。但局部与整体有密切的联系，经脉离不了脏腑，脏腑的病变，固然可以影响到经脉，而经脉的损伤，同样也可以累及脏腑。奇经八脉之所过，主要是肝肾之所属，故不论是生理或病理，肝肾与奇经八脉之间的关系，尤为密切。

根据以上的分析，可见肝在妇女病变中的重要性。现就个人多年来的临床实践，谈谈治肝在妇女病中的应用。

肝的病变，对妇女病的影响，虽然是错综复杂的，但总的来说，主要是气滞血瘀、肝血不足、阴虚阳亢、阳虚不振等方面，因而其治疗在治用、治体、治阳明的大原则下，不外乎调气、化瘀、补血、滋阴、温肝等。

1. 舒肝解郁

肝喜条达而恶抑郁。凡证见月经将行，胸胁、乳房、少腹、小腹胀疼，经行前后不定，量多少不一等。此属素性抑郁，或忿怒过度，导致肝气逆乱之变，治宜本法，可用《太平惠民和剂局方》逍遥散治之。《傅青主女科》谓"逍遥散最能解肝之郁与逆"。以归、芍养血平肝，苓、术、草和中培土，柴胡、薄荷舒肝解郁，陈皮、煨姜暖振胃气，实为"木郁达之"之旨，是治用、治体、治阳明之妙剂。如肝郁乘脾，经行量少或多、色淡质稀，平时带下色白、四肢不温等，宜用《金匮要略》之当归芍药散养血舒肝，健脾渗湿。有血块者，则加香附、延胡索、莪术、益母草以调气化瘀；腰脊胀痛者，则加桑寄生、川续断、川杜仲以壮腰补肾。

2. 温血化瘀

血气喜温而恶寒，凡证见经行不调，经行时少小腹胀痛剧烈，唇青肢冷，经行不畅而夹血块者，此属冲任气虚、寒凝血瘀之变，可用《金匮要略》温经汤加益母草、三棱、莪术治之，从而达到温养冲任、补血化瘀之功。如阳虚宫寒，少腹、小腹冷痛，脉沉紧者，可加鹿角霜、制附子、小茴香、艾叶之类以温肾暖肝。祛瘀之剂，本属攻伐之品，最易耗气伤血，何况妇女本属娇嫩之体，不堪受药物之偏颇，故祛瘀之法，以温化为佳。

3. 健脾柔肝

脾统血，为气血生化之源；肝藏血，为冲任脉之所系。凡是血海空虚而证见经行后期、量少色淡，甚或经闭不行者，宜用八珍汤或人参养荣汤治之，以四物汤滋养肝血，四君健脾和中，气血双补。冲任旺盛，血海充溢，则经期自调。人参养荣汤本是五脏交养之方，能促进五脏气血的修复，但其重点仍在归、芍、地养血，参、芪、术、苓、草补气，故名之"养荣"，即含有健脾益气、柔肝养营之意。

4. 疏肝清热

带下的病变，有寒热虚实之分，但其终归均为湿邪下注，故《傅青主女科》有"夫带下俱是湿症"之说。凡是证见带下赤白、质稠黏而臭秽，时有阴痒，口干口苦，溲黄而痛，抑郁胁痛者，为肝郁化火，湿热停滞下焦，治之轻则用丹栀逍遥散加蕺菜、土茯苓、龙胆草以调肝解郁，清热化湿；湿热过盛，质稠秽而阴痒难忍者，宜清肝泻热，以龙胆泻肝汤治之。肝属脏，主藏，邪无可出之路，名为泻肝，实则利胆（胆属腑，以通降为用，肝胆相为表里）泻心（心为肝之子，实则泻其子）以清肝邪，下焦湿热一除，则带下、阴痒自止。

5. 滋肾养肝

肾藏精，肝藏血，肝与肾为母子关系，又为精血同源的关系。凡是证见经行或前或后，量多少不一、色淡质薄，面色苍白或晦暗，头晕耳鸣，小腹不温而坠痛，腰膝酸软者，多属房室纵欲，或多孕多产，以致损伤冲任、肝肾亏损之变，治之可用定经汤。傅青主称"此方舒肝肾之气，补肝肾之精"，有调有养，以养为主，养中有舒，肝肾同治，精血充足，则经行正常。又肝肾阴虚，冲任损伤，经行淋漓不断、量少色红，头晕耳鸣或口鼻出血者，宜滋养肝肾以摄血，可用六味地黄丸配二至丸加当归、白芍、桑叶治之。如阴虚生内热，舌红苔少，脉细数者，宜两地汤配二至丸治之。水旺阴复，其虚火自平。

6. 温肾暖肝

肾为水脏而主津液，肝肾同是内寄相火，如命门火衰，不能化气行水，因而证见带下量多、质稀清冷、终日淋漓不断，面色晦暗，便溏溺多者，此为肾阳不足、下元亏损、带脉失约、任脉不固摄之变，当用《伤寒论》附子汤加川椒、小茴香、菟丝子、桑螵蛸、益智仁、鹿角霜之类，以温肾暖肝、健脾温涩之法治之，以温则能化气行水，涩则能收敛培元，温涩并用，邪去正复，其效可期。又肾为经水之源，胞宫系于肾，如婚后多年不孕，经行衍期，性欲淡漠，甚或厌惧者，此多属肾阳虚衰、肝阳不振、阳虚宫寒、卵子发育不良之变，治宜温养肝肾，可用张景岳之右归九加茺蔚子、蛇床子、淫羊藿治之，以调动肾的"作强"、肝的"罢极"生发功能，肾阳振作，肝木得温，生机之气蓬勃，子脏温暖，经行正常，卵子活跃，受孕有期。

7. 补肝固胎

肝者主升主动，主开主散；肾者主沉主静，主合主伏。肝肾洽合，则肝能生发，肾能主蛰封藏，孕后胎元长养，足月顺产。如素体本虚，肝肾不足，或其他原因损伤冲任，则孕后胎元不固，往往1~2个月而堕胎。治之当于未病之先，补养肝肾，调摄冲任，可用《医学衷中参西录》寿胎丸加川杜仲、沙苑子、覆盆子之类治之。根据《临证指南医案》"治肝不应，当取阳明"之意，也可用泰山磐石散健脾益气，温补气血，使土厚木荣，肝血充足，血海盈满，则能荫养胎元，其胎自固。

8. 调肝顺产

胎之未生，有赖于肝肾精血以长养；胎之将生，有赖于肝肾之气以运载。如孕妇临盆之时，忧思惊恐，情志抑结，则肝不疏泄，肾的开合失常，往往导致滞产或难产，可用益气补血、舒肝解郁之法，以保产无忧散治之。本方既能益气补血、扶助运胎之力，又有舒肝解郁、促进开合之功能，血足郁解，其胎自下。

总而言之，妇女以阴血为主，以肝为先天，妇女经、带、胎、产的病变，均属带脉以下肝肾所管地带的病变，因而从肝论治妇科的疾病，是很广泛的，以上仅说其梗概而已。

七、活血化瘀法在妇科病应用的体会

活血化瘀是治疗血证大法之一，历来为临床医家所重视和应用。清代王清任著《医林改错》一书，根据《素问·阴阳应象大论》"血实宜决之，气虚宜掣引之"之旨，立活血化瘀和补气化瘀之说。唐宗海《血证论》强调"凡血证，总以祛瘀为要"，使治瘀之法日臻完善。近年来，由于中西医结合，活血化瘀法被广泛应用于内、外、妇、儿各科各系统的疾病，都取得相当高的疗效。

妇科疾病，尽管是错综复杂的，不过总的来说，主要是经、带、胎、产等的病变，其致病的因素有外感六淫、内伤七情、多产房劳等之分，其病情亦有寒热虚实的不同。而妇女以血为主，病变均与血分的虚、瘀息息相关。故活血化瘀之法，是治疗妇女疾病的重要法则之一。笔者在学习古人及前贤经验的基础上,谈谈个人的一些肤浅体会,以就正于同道。

(一)掌握瘀血的本源是治疗的关键

《内经》有"治病必求其本"和"必伏其所主,而先其所因"之说。要掌握好活血化瘀之法,首先要深入了解瘀血的本源,也就是说导致瘀血的因素。妇女瘀血的病因,在临床上常见的有气滞、气虚、寒凝、热郁、湿困、撞伤及出血处理不当等。

(1) 气滞与气虚:血为气之母,气为血之帅,气赖血载,血赖气行,气行则血行,气滞则血瘀,故《素问·举痛论》云:"百病生于气也。"朱丹溪则谓:"气血冲和,万病不生,一有怫郁,百病生焉。"气滞则气机不宣,升降失常,以致经脉不利,血行受阻;气虚则气机鼓动乏力,不能运通血液。可见气滞与气虚,虽然是一虚一实的不同,但均能导致血液运行障碍而形成瘀血停滞,所以《素问·调经论》有"血气不和,百病乃变化而生"的论述。

(2) 寒凝与热郁:寒为阴邪,其性收引凝滞,故血得温则行,遇寒则凝,正如《素问·调经论》所说:"血气者,喜温而恶寒,寒则泣而不能流,温则消而去之……寒独留,则血凝泣,凝则脉不通。"妇科寒凝血瘀的病症,临床上是多见的。关于热郁血瘀,自从《伤寒论》提出"瘀热在里"、"下血乃愈"的理论之后,热瘀便为后人所重视。张洁古、李东垣治疗妇人血瘀经闭(热瘀),皆主和血泻火;唐容川《血证论》对"热瘀经闭"的病理和治法,分析得比较细致,给人们启示了寒凝血瘀之外,热郁血瘀也不能忽视。所以寒之与热,虽然有属阴、属阳的不同,但过寒、过热均能导致血液运行不畅而成血瘀。

(3) 湿困气机:妇女疾病的发生,俱是带脉以下的病变,为下焦阴湿之地,湿为阴邪,其性重浊黏腻,既能阻遏阳气,使气机升降失常,五脏气血不和,经络阻滞不畅,复能直接阻滞胞脉而损害胞宫。所以瘀血的病变,亦与湿邪浑浊息息相关。

(4) 跌仆损伤:《灵枢·邪气脏腑病形》:"有所堕坠,恶血内留。"凡是刀伤跌仆、虫兽咬伤等,直接损伤肌肤经脉,或损及五脏六腑,血液溢脱于经脉之外,停滞于组织间隙而为瘀积之患。

(5) 出血处理不当:出血的病变,虽有寒热虚实的不同,但均有离经之血。《血证论·瘀血》认为:"吐衄便漏,其血无不离经。……然既是离经之血,虽清血鲜血,亦是瘀血。"出血的病变,如果处理不当,则留瘀为患。如过早服用炭药(包括一切收敛药),离经之恶血不清,残留阻塞经隧,导致新血不得归经,因而留瘀遗患。

(二)根据病血的不同病因,应当采取不同的治则

活血化瘀之法,总的来说,具有疏通经络、祛瘀生新、行血止痛、软坚散结、止血归经等作用。但由于瘀血的形成与多种因素有关,因此必须在活血化瘀的基础上,针对其不同的性质,采取权宜通变的办法,方能达到预期的目的。常用的方法如下。

(1) 理气化瘀:凡是七情所伤,气机不宣,升降失常而致血瘀不畅者宜之。如妇女经行衍期,经将行时,胸胁、乳房、少腹、小腹胀痛剧烈,经色紫红有块者,此为气滞血瘀之患,可本《素问·至真要大论》"疏其血气,令其条达而致和平"之精神,采取疏肝理气、活血化瘀之法,方选柴胡疏肝散合金铃子散、失笑散之类。肝主疏泄而藏血,是冲任之所系,在妇女与肾同为先天,理气必疏肝,肝能条达,则经血自调,但肝体阴而用阳,肝阴易亏而肝阳易亢,疏肝理气之品,性多升散香燥,最易损伤肝阴,所以在疏肝理气之剂中,宜酌加甘润之品,以防其偏弊。笔者曾治一乳癖患者(某医院诊为乳腺小叶增生症),连续使用逍遥散合失笑散加桃仁、红花、路路通之类出入,连服三十多剂,乳块有所缩小,但胁痛、乳痛未减,后审察其脉细而略数,苔少,舌尖红,伴有头晕、夜寐不佳等之变,显系肝阴已亏之兆,乃改用滋润疏肝之一贯煎合润化消块之消瘰丸,加泽兰、苏木、瓜蒌皮之类,取其既能疏肝理气,又能滋养柔肝,破瘀不伤正,连续

服二十余剂，乳块消失，诸痛俱除。

（2）益气化瘀：正气衰弱，气虚不运，血行不畅而致癥瘕积聚者，均可用益气化瘀之法，王清任之补阳还五汤，为本法公认之代表方剂。笔者常用本方或桂枝茯苓丸（汤）合当归补血汤加减出入治气虚而有卵巢囊肿者，有一定疗效。对于气虚血瘀引起的月经不调，常用桃红四物汤加黄芪、益母草、鸡血藤治之，收到较好的疗效。黄芪甘温，能益气生血，与化瘀药同用，既能扶正，又能化瘀；黄芪不仅能益气生血，而且善于运阳利水，如脾气虚弱、水湿不化而带下绵绵者，配用黄芪治之，则效果较佳。如口干口渴者，为气津不足之象，宜配党参以益气生津。

（3）温经化瘀：凡是由于寒邪凝滞而引起的月经不调、经痛、经闭、不孕等，都可用"寒者热之"，以温经化瘀之法治之。不过寒有实寒、虚寒之别，前者宜温经化瘀并用，后者则宜温肾扶阳、补消兼施。例如，经行错后、量少、色暗红而夹块，小腹绞痛，得热或血块出稍舒，伴有畏寒肢冷，唇面发青，苔薄白，脉沉紧者，此为实寒引起的月经不调，常用温经汤（《妇人大全良方》）加益母草、延胡索之类，以达到温经化瘀、行气止痛的目的。如属阳气不足，寒从中生而致宫寒血凝者，宜扶阳温经、补虚化瘀并用。曾治一肾虚多年不孕的患者，经行错后量少、血色紫暗而夹块，小腹疼痛、按之则减，腰腿酸软，四肢乏力，小便清长，苔薄白而滑润，脉沉迟等。用毓麟珠与少腹逐瘀汤，轮换服用，连续半年而月经正常，以后受孕足月顺产。

（4）凉血化瘀：郁热火毒之邪，炽盛于胞脉之中而致血液沸溢妄行，或灼伤津液，以致阴血受损而血液停滞为瘀者，均可用"热者寒之"，以清热凉血化瘀之法治之。如素体阳盛，经行超前量多、色红而夹紫块，口苦苔黄，舌红脉数者，宜用地骨皮饮去当归、川芎之辛窜，加白茅根、荷叶、鸡血藤、丹参、泽兰、益母草之辛甘凉以治之。盖妇女以阴血为主，苦寒之剂，虽能退热，但用之不当，容易化燥伤阴，戕伐脾胃之生机，若投以辛甘凉之品，则不仅能退热，且有养营益血之功，对于顾护正气、祛除瘀块，都有极大的作用。

（5）滋阴化瘀：阴虚火旺而致月经超前夹块者，当用此法治之。笔者曾治一女年16岁，月经超前量少，夹有小血块，经行时心烦易躁，夜寐不佳，小腹胀痛，平时皮肤发痒，身上、面部、四肢时起红疹，以面部较多，形如蝴蝶（经某医院诊断为系统性红斑狼疮），当时以阴虚不能制火、邪毒内结而致血液停滞论治，以滋阴解毒、清热化瘀之法治之，用杞菊地黄丸（汤）加丹参、红花、凌霄花、紫花地丁、野菊花、赤芍之类加减，守方连服3个月余，月经周期正常，红疹亦得到近期的控制。

（6）补血化瘀：气血不足，又有血瘀之患者，当用补血化瘀之法。如新产妇人，气血骤虚，一时尚未能恢复，又有离经之恶血停滞，证属虚瘀夹杂之体，生化汤为常用之方。顾名思义，本方有生血化瘀的作用，素为各地临床医生和民间所广泛应用，实践证明确有疗效。对于虚瘀夹杂的患者，随证加减用药方面，最好选用补中有化、化中有补之品，如鸡血藤、丹参之类，盖鸡血藤甘、平、微温、涩，能补血活血，且有舒筋活络的作用。丹参苦而微寒，前人曾有"丹参一味，功同四物，能补血活血"之说。虽然言过其实，但其活血化瘀之力较为平稳，确为虚而瘀者之良药。此外，如苏木之甘咸平、泽兰之苦而微温，均为化瘀而不伤正之品，用之得当，实能收到事半功倍之效。

（7）燥湿化瘀：既有血瘀月经的病变，又有带下绵绵者，当用燥湿化瘀之法。《傅青主女科》："夫带下俱是湿症。"可见带下多与湿有关。湿为阴邪，其性黏腻重浊，湿之不去，则带下不止，血瘀难化，故《丹溪心法》论带下的治法，有"主治燥湿为先"之说。一妇年30岁，已婚5年不孕，体胖，经行错后、量少而夹紫块，经行时腰酸胀，少腹、小腹胀痛，肛门有坠胀感，平时带下绵绵、质稀如水，大便溏薄，诊其脉濡缓，苔薄白，舌质淡嫩。按阳气虚弱、阴盛于内论治，以附子汤合缩泉丸（汤）加泽兰、苏木治之，调治数月，带止经调而受孕。盖附子汤之温化，缩泉丸之固涩，泽兰、苏木之活血化瘀，治湿又治瘀，面面俱到，故药到病除。

以上仅就妇科常见的瘀血病变，谈些治疗原则。至于跌仆损伤及出血处理不当而导致的瘀血，如属正气未衰，可直接用活血行血、破瘀导滞之品。总而言之，在具体应用时，应当根据病情的变化，采取既有原则性，又有灵活性的办法，才能收到预期的效果。

（三）徐图缓攻　时时顾护正气

在治瘀的过程中，必须正确处理正气与瘀血的关系，因为正气是本而瘀血是标。一般来说，瘀血的病变，多是顽固之疾，首先要根据正气的强弱，采取徐图缓攻之法，或温化，或凉散，或行血，或软坚，或滋润，或攻补兼施，或先补后攻，务必时时顾护正气，才能收到瘀去正复的目的。如果猛破峻攻，妄图收效于旦夕之间，则往往伤伐生机，反而导致病情的加重。同时，在瘀血已基本消除之时，应该适可而止。正如《素问·五常政大论》："大毒治病，十去其六，常毒治病，十去其七……无使过之，伤其正也。"笔者曾治一体壮的癥瘕患者（某医院妇科诊断为慢性附件炎、附件增厚），开始时冀图速效，用桂枝茯苓丸（汤）加穿山甲、水蛭、虻虫、当归尾、红花等品大破猛攻，以为药到病除，可收到立竿见影之功。讵知服药十多剂之后，少腹、小腹疼痛加剧，腰酸胀如折，且有头晕、眼花、耳鸣、四肢乏力等之变，显系攻伐太过，瘀血未除，正气已伤。乃改用桃仁四物汤加鸡血藤、茺蔚子、黄芪治之，又补又攻，徐图缓攻，扶正祛邪并重，调治月余而收效。

总而言之，在应用活血化瘀法的过程中，必要时时顾护正气，而保护正气的方法，除了慎用活血破瘀之品，切忌峻破猛攻之外，还要注意适当的营养，所谓"毒药攻邪，五谷为养，五果为助，五畜为益，五菜为充，气味合而服之，以补益精气"（《素问·脏气法时论》）。治病与调养，是不可偏废的。

八、月经病的防治

月经病包括的内容很多，简而言之，不外是期、色、质、量的改变，并伴有胀痛不适，甚则崩漏不绝，或闭止不行等。

月经病是妇女四大疾病之一，它不仅影响妇女的身体健康，而且妨碍胎孕生育，因此，对月经病的防治，有着十分重要的意义。

（一）月经病的预防

月经是妇女的正常生理现象，在月经将行及行经期间，由于生理上的变化，一般来说，身体的抵抗力较差，如果生活起居稍一不慎，往往外邪得以乘虚而入，容易引起各种病变。所以在平时，尤其是行经期间，必须注意预防，以避免月经病的发生。月经病的预防具体如下所述。

（1）注意保持下半身的温暖，以免寒湿冷气侵袭。

（2）在行经期间，禁止游泳、冷水盆浴及过食生冷之品，避免经血骤然凝滞，留瘀为患。

（3）防止长期不良的精神刺激，以保持脏气的平和，从而达到气血调调、经行舒宜的目的。

（4）在行经期间及月经刚净时，绝对禁止性交，以防止损伤冲任，造成瘀血停聚胞脉等不良的后果。

（5）外阴要保持清洁，月经带要勤洗勤换，并在阳光下晒干。月经纸要干净，质要柔软，以免擦伤肌肤。

（6）在行经期间，不宜阴道用药。平时阴道用药，应避免使用辛辣助阳或寒腻阴柔之品，以免动血或寒凝血滞。

（7）定期进行妇科检查，做到早期发现疾病，早期进行治疗。

疾病的发生，原因虽然是多方面的，但内因是主要的，是起决定作用的因素。正如《内经》所说："邪之所凑，其气必虚。"如果能够很好地贯彻"预防为主"的方针，做到未病先防，已病防变，保持正气充沛，便可防止或减少月经病的发生。

（二）月经病的病因

月经病发生的原因，也和其他各种疾病一样，主要是外感与内伤。根据妇女的生理特点，外感六淫之中，常以寒、湿、热为主。寒、湿都是阴邪，寒性收引凝滞，易伤阳气，影响血液的运行，湿邪重浊黏腻，困阻气机，导致血液运行不畅，故寒湿之患，常常造成经痛、经行错后，甚则经闭不行等之变。热为阳邪，过热则迫血妄行，故临床上可出现月经先期、量多，甚则经行吐衄、崩漏等之变。

内伤，主要是指体质的强弱，不良的精神刺激，饮食不节，多产房劳而言。这些因素，都可直接或间接影响到脏腑、气血、冲任的正常生理功能，因而导致各种月经病的发生。禀赋不足，肾气本虚，往往造成月经后期或闭止不行。长期的不良精神刺激，可导致气血失调，如肝气郁滞，则经行疼痛或不行；肝火过旺，则经行超前或崩漏。饮食是维持人体健康的营养物质，是气血的来源，但如果暴饮暴食，或恣食生冷辛热之品，损伤脾胃，不能统摄和生化血液，也会影响月经的病变，如过寒则血凝，经行受阻。过热则血妄，经行先期、量多，甚则崩漏。房事孕产，与胞宫和冲任二脉有着密切的关系。房事过劳，孕产过多，都直接损伤胞宫和冲任二脉，致使血液妄行而造成各种月经的病变，所以应提倡晚婚和实行计划生育。

（三）月经病的诊断

月经病的诊断，也同其他疾病一样，要通过四诊搜集，找出局部病变和全身症状，加以综合分析，分清寒热虚实，明确在脏在腑，才能做出正确诊断。这里着重谈谈从月经的期、色、量、质的变化，辨别寒热虚实、病邪在脏在腑。

(1) 经行的先后：经者血也，常也。月经的周期，一般是28天左右。凡超前或错后1周以上，并伴有不适感觉者，便是月经的病变。经行超前，多为实、为热；经行错后，多为虚、为寒。但必须注意从全身的兼证和脉舌的变化来判定。经行超前、量多、色红，苔黄，舌质红，脉数，则属于热；而经行超前、量多、色淡、质稀，脉虚，舌质淡嫩，则是气虚不摄血之故。经行错后、量少、色淡，四肢不温，脉虚细，舌质淡，则属虚寒之候。如果经行错后，量或多或少，经行时少腹、小腹疼痛，按之不减，经色紫暗而夹块，则是瘀血阻滞胞脉、经行不畅之患。

(2) 经血的淡紫：月经的正色，全过程中依次为淡红、深红、淡红。一般来说，色紫者多为热，色如米泔者多为寒，紫黑成块而鲜明者多为热。当然，还要结合全身脉证来定。正如叶天士所说：血黑属热，此其常也；亦有风冷外束者，十中尝见一、二。盖寒主收引，小腹必常冷寒，经行时或手足厥冷、唇青、面白、尺脉迟，或微而虚，或大而无力。热则尺脉洪数，或实而有力，参之脉证为的。

(3) 经量的多少：月经的量，一般是50～100ml，每次经行时间为3～5天。经量过多或过少，都是病变的表现。凡是月经过多而色淡质稀者，为气虚不摄血；量多而紫黑鲜明者，为热邪迫血妄行。月经过少而色淡者，为气血两虚；血紫而夹块者，多为瘀热之变。当然，量的多少，证的虚实，还应结合全身的情况来判断。例如，体型肥胖，平时带下量多，虽然经行错后而量少，此为阳气不伸，痰湿凝滞经隧，以致血行不畅之故；反之，体弱形瘦，心烦少寐，虽经行超前而量多，此多属阴虚不济阳，虚火内动，血室不宁谧所致。

(4) 经质的浓稀：月经的质，是以不稠不稀、无凝结、无血块、无特殊的臭味为正常。经质稠黏如脂如膏而有臭秽者，为血热之证，经质清稀而无臭味者，乃气血不足之候。

总之，对于一个月经病的判断，不仅要看局部，也要注意到整体，除了对月经的期、色、质、量的变化要有细致的了解外，还要考虑患者的全身脉证的情况，尤其是体质的强、弱、肥、瘦、黑、白，更不应有所忽略。体质强者多呈阳证、实证，体质弱者多呈阴证、寒证。肥白之体，证多寒化、湿化；瘦黑之人，证多热化、火化。

（四）月经病的治疗

月经病的治疗，同样是要辨证论治，根据证的寒热虚实，决定治疗的方法。在治疗月经病的过程中，有几个问题要特别加以注意。

1. 治病要求本，求本要调经

"治病必求其本"，这是治疗疾病的根本原则。治疗月经病，当然也不例外。前人曾说过："妇人有先病而后经不调者，有因经不调而后生病者。如先因病而后经不调者，当先治病，病去则经自调；若经不调而后生病者，当先调经，经调则病自除矣。"这里虽有治病调经和调经治病先后之分，但都是治本的要求，其最终目的是为了达到月经的调和。例如，虫积日久而导致气血不足，经行错后，甚或经闭不行者，治之当用祛积杀虫之法以治本；每次经行血量过多，以致气血亏损者，当用益气补血、止漏调经之法。两者的致病因素尽管有所不同，但其结果均是造成气血不足的病变，所以它的治疗，既要治本，又要调经，才能收到预期的效果。

2. 调经要顺气，顺气要舒肝

血液是月经的主要成分。血与气，是息息相关的。气为血之帅，血为气之配，血随气而行，气赖血以载，气行则血行，血到则气到，气滞则血凝，气热则血热，气寒则血寒，气升则血升，气降则血降。所以调经必须要养血，养血要顺气，顺气要从舒肝着眼，因为肝藏血而主疏泄、升发，是体阴而用阳之脏，肝气是否舒适，与月经有密切的关系，肝气愉悦舒畅，则气机疏利，则经行如期；肝气郁结，则气机抑滞，血行亦不畅，常常导致月经不调，甚或经闭不行，故合欢花、素馨花、柴胡等舒肝开郁的药品，常为顺气调经之品。

3. 健脾和胃，以利经血之生化

胃主容纳腐熟，为水谷之海，脾主运化而统摄血液。脾胃同为后天之本，是人体营养之仓库，是气血的来源，脾升胃降，则气血来源充沛，经行正常。反之，脾胃虚损，不能腐熟运化食物，则气血来源匮乏，以致月经不调，甚或经闭不行。所以调经之法，除了舒肝外，还要补养脾胃，使经源充足，经行可期。

4. 滋补肾气，以固经血之根基

肾藏精而主蛰封藏，为阴阳气血之根源，是先天之根本。肾气的强弱，直接与月经的通行固藏有密切的关系。所以《内经》有"肾气盛，天癸至，任脉通，太冲脉盛，月事以时下"之说。尤其是崩漏的病变，往往与肾气不全、固藏无能有关。在治病求因的基础上，酌加菟丝子、覆盆子、五味子等平补阴阳之品，不仅止漏摄血较快，而且疗效巩固。这是因为肾为水火之脏，水足精充，则肾气旺盛，根基牢固，不仅能治经病，而且可治不孕等病证。所以调经之法，必须注意滋补肾气，治调其阴阳，从而达到调养经血的目的。

5. 治经要及带，治带可调经

月经病和带下病，是妇女常见的疾病，两者往往同时并见。在治疗月经病时，必须考虑其与带下病的相互影响，尤其是湿热引起的病变。湿热熏蒸，壅滞胞宫，既能导致水精不化，湿浊下注而绵绵带下，又能损伤冲、任、带诸脉，以致经行失常。所以在治疗之时，不仅要治经，还要治带，甚或湿浊带下严重之时，还要通过治带来调经，才能收到预期的效果。

6. 调经要分型论治

证既有寒热虚实之分，人的体质又有强弱肥瘦之别，因而治疗时除了掌握治疗的基本原则之外，还要结合患者的具体情况和临床见证分型论治。月经病在临床上一般常有以下的类型。

（1）血热证：本型的主要证候，为经行超前、量多、色深红或紫黑，经质稠浓，伴口渴、心烦，舌红苔黄，脉滑数有力等。根据"热者寒之"的原则，本型的治疗应以清热凉血为主，可用《景岳全书》之"清化饮"治之。方中生地、丹皮、赤芍、黄芩既能清热，又能凉血，石斛和麦冬养胃生津，茯苓等健脾宁心神。全方清中有润，诚是清热凉血之良方。月经将行，少腹、小腹及乳房胀痛，证属肝郁化火，可酌加川楝子、合欢花、柴胡、山栀子之类以解郁清热。经量过多而夹血块者，可加益母草、藕节、旱莲草之类以化瘀止血。如月经超前、量少、色红，潮热颧红，舌红少苔，脉细数者，此为阴虚血热之象，可用《傅青主女科》之两地汤以养阴清热，方中之增液汤、白芍、阿胶滋阴养血，地骨皮清虚浮之热邪。全方以滋养益阴为主，达到"壮水之主，以制阳光"之目的。还可酌加旱莲草、女贞子、茺蔚子之类，以加强其补肾滋阴的功能。

（2）血寒证：本型的主要证候，为经行错后、量少、色黯，小腹疼痛，得热则减，畏寒肢冷，面色苍白，大便溏薄，小便清长，舌苔薄白，舌质淡，脉沉细等。"寒者热之"，本型的治疗原则，宜温经散寒，可用《金匮要略》之温经汤（吴茱萸、当归、川芎、白芍、党参、桂枝、阿胶、丹皮、制半夏、麦冬、炙甘草、生姜）治之。本方不仅能温经散寒，且有益气养血的作用。凡血虚寒凝之证，均可用本方加减治之。寒性收引，如小腹疼痛剧烈者，可加小茴香、香附、艾叶之类以温经止痛；有血块者，加莪术、泽兰、益母草以化瘀消块。

（3）血虚证：本型的主要证候，为月经后期、量少、色淡，甚或经枯不行，面色萎黄，头晕心悸，舌淡苔少，脉虚细等。"虚者补之"，本型的治疗原则，宜补血益气，可用《太平惠民和剂局方》之人参养荣汤（党参、北黄芪、茯苓、白术、当归、熟地、白芍、肉桂、陈皮、远志、五味子、甘草、大枣，生姜）治之。本方偏重补养后天脾胃。可酌加菟丝子、覆盆子、鹿角胶等，以温养先天之根，促进血液生成之源。如血枯经闭者，当用补而通之的方法，宜一贯煎（当归身、生地、枸杞子、沙参、麦冬、川楝子）酌加人参、黄芪、牛膝、枳实治之。

（4）气虚证：本型的主要证候，为月经先期、量多、色淡质稀，肢体困倦，面色㿠白，心悸多汗，舌质淡，苔薄白，脉虚弱无力等。"衰者补之"，本型的治疗原则，以补气摄血为主，佐以升提之法，可用《脾胃论》中之补中益气汤加减治之。方中黄芪、白术、甘草健脾益气，当归补血调经，陈皮理气，升麻、柴胡升提。如出血过多，伴有头晕目眩者，可加何首乌、枸杞子以滋阴养血，荆芥炭、棕榈炭固涩止血。经后小腹绵绵而痛，为气血不足、筋脉失养之证，可用参芪四物汤加小茴香、香附治之。

（5）气滞证：本型的主要证候，为月经后期、量少、色黯红或正常，间或夹血块，经将行或经行之时，少腹、小腹胀过于痛，按之不减，胸脘痞闷，乳胁胀疼，触之更剧，舌质紫暗或有瘀点，脉沉弦或涩等。"抑者散之"，本型的治法，当以行气活血为主，佐以化瘀，可用紫苏饮（紫苏、当归、白芍、党参、陈皮、大腹皮、甘草）与失笑散（五灵脂、蒲黄）加莪术、甘松治之。气滞多血瘀，延胡索、桃仁、红花之类，常配合使用。

（6）瘀血证：本型的主要证候，为经前及经行时少腹、小腹疼痛，按之不减，经行前后不定，量多少不一，有时经行量少淋漓不断，有时突然下血量多，色紫黯有块，块出则疼痛减轻，舌质紫黯或边尖有瘀点，脉沉涩或沉紧等。"结者散之"，本型的治疗原则，宜行气化瘀为主，佐以止痛摄血，可用桃红四物汤与失笑散治之。经痛剧烈者，宜加金铃子散、木香、香附以理气行滞；出血淋漓不断或量多者，宜酌加既能化瘀又能止血之品，如三七、茜根、益母草、藕节、阿胶之类。

（7）痰湿证：本型的主要证候，为月经错后、量少、色淡，甚或经闭不行，带下量多，色白质稀，形体肥胖，胸闷泛恶，肢体倦怠，苔白腻，脉滑或细缓等。根据《金匮要略》所说的"病痰饮者，当以温药和之"，本型的治疗原则，宜健脾燥湿，行气化痰，可用苍附导痰丸（茯苓、制半夏、陈皮、甘草、香附、苍术、胆星、枳壳、生姜）治之。带下色黄而稠秽者，宜加黄柏、连翘、苦参、薏苡仁之类；经闭不行者，酌加活血引通之药，如当归、川芎、牛膝、枳实之类。务必达到痰湿得化、经脉得通的目的，此即"治经要及带，治带可及经"之意。

（8）脾虚证：本型的主要证候，为经行先后无定期，或暴崩下血，或淋漓不绝，色淡质稀，气短乏力，面色苍白或虚浮，四肢不温，纳差便溏，舌质淡嫩，脉细弱或虚迟等。"劳者温之"，本型的治疗原则，宜健脾益气，养血止漏之法，可用理中汤加北黄芪、益母草、当归治之。如暴崩下血，不宜当归之动血，可加海螵蛸、荆芥炭、阿胶之类。带下量多色白质稀者，宜用附子汤与缩泉丸温暖脾肾以固涩温化。

（9）肾虚证：本型的主要证候，为经行先后无定期、量少、色淡，甚或经闭不行，或淋漓不断，腰膝酸软，头晕耳鸣，精神不振，面色晦黯，便溏溺长，苔薄白，舌质淡，脉细弱等。"损者益之"，本型属虚损之证，治宜补养肾气、养血调经，可用固阴煎（党参、熟地、淮山药、山萸肉、菟丝子、远志、五味子、炙甘草）加鹿角霜、覆盆子、茺蔚子、当归身治之。如经闭不行者，则加牛膝、枳实引降下行。出血量多或淋漓不断，此为崩漏之兆，当分其为阳虚或阴虚，阳虚则加北黄芪、川续断、桑螵蛸、姜炭、艾叶以温肾止血；阴虚则加玄参、女贞子、旱莲草、阿胶以滋肾摄血。

总之，疾病是千变万化的，用药选方亦要随证而灵活加减。以上的分型论治，仅就临床常见者而言，在临证之时，还须根据患者体质的强弱、病情的变化及地理环境、气候的寒热温凉而决定治疗的原则，才能收到预期的效果。

九、从肾治经

经者血也，血者阴也，冲任二脉主之。冲任二脉皆起于胞中，俱通于肾；肾主蛰，有藏精、系胞的作用。故妇女的月经病变，凡属虚证者，多与肾有直接或间接的联系，所以临床上治肾与治经有着极为密切的关系。月经的盛衰盈亏与五脏都有关系，但与肾的关系尤为密切。《素问·上古天真论》说："女子七岁，肾气盛，齿更发长；二七而天癸至，任脉通，太冲脉盛，月事以时下；……七七，任脉虚，太冲脉衰少，天癸竭，地道不通，故形坏而无子也。"又《女科经纶》也说："况月水全赖肾水施化，肾水既乏，则经水日以干涸。"

肾藏真阴而寓元阳，为水火之脏，是人体十分重要的器官，故称之为"先天之本"。它的主要作用是"藏精"。精，既是生命的原始物质，又是生活的最基本物质，只宜固藏，不宜泄露。所以一般来说，肾无表证，无实证，其病变多属阴虚或阳虚之证。根据"虚则补之"的原则，阴虚宜甘润壮水以滋养，阳虚宜甘温益气以温养。但阴阳有互根之密切关系，无阴则阳无以生，无阳则阴无以长，所以张景岳有"善补阳者，必于阴中求阳；善补阴者，必于阳中求阴"之说。他所制的左归丸、右归丸，便是补阴以配阳、补阳以配阴的代表方剂。

从肾的阴阳偏盛或偏衰来说，不是泻其有余，就是补其不足，通过治调阴阳的偏颇，才能达到培源固本的目的。

月经既与肾有着密切的关系，因而对月经的病变，除了综合分析，辨别其寒热虚实及病在何脏何腑而进行施治外，还必须固肾培本，以善其后，下面谈谈治肾法在妇女月经病中的应用。

1. 月经不调

本症为常见的妇女月经病。凡属经行前后不定，量多少不一，断断续续不净而腰酸膝软者，多属肝肾亏损所引起，治宜滋肾壮水、养阴摄血，可用麦味地黄丸（麦冬、五味子、熟地、泽泻、山茱萸、丹皮、淮山药、茯苓）与二至丸（旱莲草、女贞子）加益母草治之。经行超前，量少而色红，心烦潮热而脉细数者，此为阴水不足而火旺于中之变，可用地骨皮饮（当归、白芍、生地、川芎、地骨皮、丹皮）或两地汤（地骨皮、麦冬、玄参、生地、白芍、阿胶）治之，待其肾水一足则火自消，经行自调。如阳虚宫寒，经行错后，量少而色淡，经后绵绵而痛者，治宜温肾暖宫，选用桂附四物汤（肉桂、附子、归身、川芎、白芍、熟地）加味治之。不仅由肾虚引起的月经病变要从肾论治，即使是脾虚肝郁引起的月经不调，治疗仍不离于肾。盖"肾为先天，脾非先天之气不能化"，肝为肾之子，肝郁则肾亦郁。故脾虚则健脾温肾并用，如助仙丹（茯苓、白术、陈皮、白芍、淮山药、菟丝子、杜仲、甘草）之类。肝郁则舒肝肾之气，补肝肾之精，如定经汤（当归、白芍、熟地、菟丝子、淮山药、茯苓、荆芥穗、柴胡）加减治之。既调其郁结之气，又滋其肝肾之阴，疏中不忘养，肝肾并治，血足精充，其精自调。

病例1 魏某，女，20岁，南宁某学校学生。1977年8月初诊。

16岁月经初潮，一向超前7~10日，量一般，色暗淡，间或夹紫块，经后腰及小腹有胀感，并且绵绵而痛，持续3~5日。平时带下量多，色白或黄，无特殊气味。诊其脉细缓，苔薄白而润，舌质淡。证属脾肾两虚，冲任不足，肝木失荣之变，拟温肾、补脾、调肝之法为治。

处方 菟丝子9g 白芍9g 鸡血藤15g 当归身9g 覆盆子9g 党参12g 淮山药18g 益母草9g 茯苓9g 荆芥穗2g 甘草5g

上方每日水煎服1剂，连续6日，次月经行周期正常，腰及少腹、小腹无胀痛，平时带下亦极少。

病例2 曾某，女，37岁，南宁某幼儿园教师。1977年2月初诊。

多年来经行超前量多，色淡紫。经行少腹、小腹轻微胀痛，口干而饮不多，能寐而多梦，大便干结，小便多而混浊，诊其脉虚细，苔薄白，舌质淡红，皮肤干燥，体质瘦弱。证属水亏而火旺之变。拟滋阴清热，壮水以制火之法为治。

处方 地骨皮10g 生地12g 玄参15g 白芍10g 益母草10g 葛根15g 旱莲草15g 茜根10g 鸡血藤18g

上方水煎服，连服3剂，每日1剂，以后守本方出入加减，连服10余剂，经行周期正常，色红不紫，量一般。

2. 痛经

引起本病的原因，虽有气滞、血瘀、寒湿、血虚、肝肾亏损等之分，但总而言之，不外乎虚实两方面的原因。对实证病变应根据病情，分别采取疏肝调气、活血化瘀、温经散寒、健脾渗湿等方法治之；对虚证的病变，本《女科经纶》"调经莫如养血，而养血莫如滋水养火"之说，其治疗之法，当着眼于肾，以促进经水之生化，待其经本一足，筋脉得养，肝肾之气得舒，则经痛自除。例如，经行量少而色淡，经后少腹、小腹绵绵而痛，腰酸膝软，舌质淡，脉细弱者，此为肝肾不足，经后血海空虚，不能濡养筋脉之变，治之常用《傅青主女科》中之调肝汤（当归、白芍、淮山药、山茱萸、阿胶、巴戟天、甘草）益精柔肝并用，酌加川续断、川杜仲、小茴香之类，则本方既能补肝肾之阴，又能舒肝肾之气，治本不忘标，药能对症，其病自愈。

病例 彭某，女，19 岁，某大学学生。1977 年 8 月初诊。

14 岁月经初潮，一向错后 4～6 日，经量一般，色紫暗有块，经行时少腹、小腹胀痛剧烈，不能工作和学习，伴有头晕，唇青肢冷，不能食，甚则呕吐。直至经行第 3 日之后，上述症状始得缓解。现经行第 4 日，经量已少，但少腹、小腹仍胀痛，得温则舒，口淡不食，大便两日 1 次，小便正常。平时带下量多，色白质稀，脉虚细，苔薄白，舌质淡，面色萎黄。证属脾肾阳虚，寒凝血滞经痛。拟温经散寒，养血调经之法为治。

处方　制附子 9g（先煎）　当归 9g　川芎 5g　白芍 9g　熟地 12g　艾叶 5g　党参 12g　益母草 9g　小茴香 2g　吴茱萸 2g　炙甘草 6g

上方连续煎服 3 剂，每日 1 剂，以后根据本方加减，共服 12 剂，次月经行疼痛消失。

3. 崩漏

崩漏是月经病中常见而比较重的病变。引起本病的原因，虽有瘀、虚、寒、热之别，但肾为封藏之本，是胞宫之所系，肾功能之盛衰，直接影响月经的或多或少，甚则崩漏不绝或闭止不通。尤其是生育过密之妇女，或青春初动之少女，其所以崩漏者，前者多为冲任损伤、肾气不固之变，既虚且瘀，治宜滋阴养血，佐以化瘀之法，常用两地汤加益母草、三七花、泽兰之类治之；后者多属发育未全、肾气未充所致，常用五子衍宗丸（菟丝子、车前子、覆盆子、五味、川枸杞子）加益母草、旱莲草、淮山药之类治之，以调养其冲任而洽调阴阳，待肾充本固，则崩漏自愈。

对于崩漏疗效的巩固，历来有治脾与治肾之说。脾主运化而统血，为气血生化之源；肾主蛰而为封藏之本。治脾与治肾，都有理论可为依据，在临床上亦确有疗效。但脾与肾有先后天的关系，脾的运化，有赖于肾阳的温煦；肾藏五脏六腑之精，有赖于脾的健运。正如《傅青主女科·妊娠》所说："然脾为后天，肾为先天，脾非先天之气不能化，肾非后天之气不然生……补先后二天之脾与肾，正所以固胞胎之气与血，脾肾可不均补乎！"故对崩漏的固本治疗，如能以肾为主，脾肾并治，则较单独治脾或治肾的疗效为佳。

病例 黄某，女，49 岁，平果县城关公社人。1977 年 12 月 8 日初诊。

初诊　1977 年 9 月因阴道反复出血而到当地某医院留医，经治疗 10 多日，阴道出血停止而出院。但 20 日之后阴道再次出血，第 1～4 日量多，色紫红有血块，以后逐渐减少，经中西药治疗，效果不满意。现阴道仍淋漓出血，色淡红，量不多，每日换纸 3～4 次，无腹痛，无血块。寝食一般，二便正常。诊见其脉虚细，舌苔薄白，舌质淡嫩，面色萎黄少华，神态不振。据以上脉证，乃属老年经漏、气虚血滞之变。由于多次反复出血，已转为气血两虚之证。拟先后天并补，以温肾补脾、益气摄血之法治之。

处方　生党参 18g　白术 9g　淮山药 18g　北黄芪 12g　茜草根 9g　覆盆子 9g　菟丝饼 9g　益母草 9g　升麻 5g　荆芥炭 2g　甘草 5g

2 剂，每日一剂，水煎服。

二诊（1977 年 12 月 10 日）　服上方后，精神较好，阴道出血已少，每日换纸两次，脉舌如上。守上方去荆介炭，加鹿角霜 9g，以加强温肾固涩之功。连续水煎服 3 剂。

三诊（1977 年 12 月 15 日）　服上方第 1 剂后，阴道出血完全停止，精神良好，寝食俱佳，二便正常。诊其脉象细缓，苔薄白，舌质淡红，仍以补肾养阴，佐以固涩以善其后。

处方　菟丝子 9g　川枸杞子 12g　党参 12g　覆盆子 9g　鸡血藤 15g　淮山药 15g　旱莲草 15g　地骨皮 9g　白及 9g　白果 9g

每日 1 剂，连服 6 剂。观察月余，病不再发。

4. 闭经

闭经之形成，有虚实之分，实者多由气滞血瘀或寒湿凝滞，胞脉受阻，经血不能通行所致；虚者多由脾肾气虚，气血生化不足，以致经源亏少，血海空虚，故闭经不行。根据"虚则补之"、"实则泻之"的原则，治疗时当然要针对病情的虚实而立法用药，但经源于肾，虚与实均和肾及冲、任、督三脉有关，故其治疗之补与泻，仍本乎肾，如寒湿凝滞而引起经闭不行，本是实闭之证，其治法仍宜温肾扶阳，佐以通行之剂。盖肾为水脏，是元阳之所出，肾阳温煦，其气蒸腾，则寒湿自化。常用《伤寒论》附子汤加益母草、巴戟天、益智仁、牛膝之类，取其扶阳、祛寒、化湿之功，从而达到温通经行之目的。如属脾肾两虚，精血不足而经闭不行者，当宗张景岳之左归丸或右归丸之类加减治之，以收滋水养血或温经暖宫之功，从而促进经水的来潮。

病例 黄某，女，32 岁，南宁某门市部售货员。1973 年 9 月 5 日初诊。

初诊 自 28 岁分娩第 1 胎之后，迄今 4 年未孕。两年来经行错后 10～20 日，量少，色暗淡，少腹、小腹有冷感，平时带下量多，色白质稀，无特殊气味。最近半年来，经闭不行，除仍带下之外，余无不适。苔薄白，舌淡嫩，脉虚细，体胖。证属肾阳不足、寒湿停滞之经闭。宜温阳化湿之法治之。

处方 制附子 9g 益智仁 9g 茯苓 12g 台乌药 9g 炒淮山药 15g 白术 9g 鸡血藤 15g 益母草 9g 白芍 9g 潞党参 12g 广陈皮 5g

水煎服，每日 1 剂，连服 6 剂。

二诊（1973 年 9 月 20 日） 服上方后，小腹不冷，带下较少，脉舌变化不大。仍守上方，再服 6 剂，每日 1 剂。

仍无经水来潮，但小腹已温暖，带下已消失，仍守上方加牛膝 9g、枳实 6g、川朴 5g，益母草加至 30g，以加强其引降通行之力。服药 3 剂之后，经水来潮，量一般，色紫暗夹块。

5. 倒经

倒经又称经行吐衄。它的形成，虽有肝郁化火、气逆血热、脾虚气弱、血失统摄、肺肾阴虚、心火独亢等方面的原因，但从临床所见，属肝肾阴虚、火旺而冲逆于上之变居多。《素问·至真要大论》说："诸逆冲上，皆属于火。"火有虚火与实火之别。实火多为六淫之邪所化，虚火则为肾水不足所致，故倒经之治，常用滋阴降火，佐以潜行之剂，如知柏八味丸（汤）加牛膝、益母草之类，待水足火消，其经自下。

病例 莫某，女，25 岁，南宁某学院工人。1976 年 4 月初诊。

月经周期正常，色量一般。但最近两个月来，经将行前 1～2 日，鼻孔出血，量少色红，平时头微晕，入寐欠佳，寐则多梦，腰酸胀而膝软，胃纳不振，二便正常，体瘦，脉弦细而略数，舌苔薄白，舌边尖红。证属肾水不足，虚火内动，以致经逆于上。拟滋阴降火之法为治，方取麦味地黄丸（汤）加减。

处方 生地黄 12g 泽泻 9g 丹皮 9g 白茅根 15g 茯苓 12g 淮山药 15g 五味子 6g 麦冬 12g 玄参 15g 甘草 5g

每日 1 剂，连服 6 剂。次月经水来潮，经前已无上逆之变。守本方出入，再服 6 剂，观察 1 年，病不再发。

综上所述，月经病的治疗，固然要根据病情的寒热虚实而采取不同的治法，但由于经源于肾，月经与肾有极为密切的关系,因此,治肾在月经病的治疗中占有非常重要的位置,只要在辨证施治的基础上,很好地着眼于肾功能的调整,培其根基,则经病可愈。

十、崩漏的治法

在正常的情况下,妇女的月经周期,是三旬一至,月月如此。如果不在行经期间,骤然大量阴道出血,或持续淋漓出血不止的,称为崩漏。崩和漏在临床症状上有一定区别,前者为阴道忽然大量出血,来势暴急,酷似山岳的崩溃,所以叫做经崩;后者来势较缓,血量不多,但淋漓不绝,故称经漏。不过,由于两者的病因及治法基本相同,而且在病变的过程中,又可以互相转化,"漏者崩之渐,崩者漏之甚",所以历来常崩漏并称。

由于本病是月经病中比较常见而严重的疾病,所以祖国医学早有比较完整的治法。如明代万全《妇人秘科》说:"凡妇人女子,初得崩中暴下之病者,宜用止血之剂,乃急则治其标也,四物调十灰散治之,以血止为度。血止即服清热之剂,用凉血地黄汤主之。如血未尽,再吞十灰丸。血已尽止,里热已除,宜用补中之剂,加味补中益气汤主之。"方约之阐述得更为详细,他说:"治崩次第,初用止血以塞其流,中用清热凉血以澄其源,末用补血以还其旧。若止塞其流而不澄其源,则滔天之势不可遏;若止澄源而不复旧,则孤子之阳无以立。故本末不遗,前后不紊,方可言治。"简而言之,即是"初止血,次清热,后补其虚"。这些治疗方法,是前人长期临床实践经验的结晶,是治疗崩漏的大法,一贯为医者所推崇。

现结合笔者自己在临床实践中灵活运用上述方法治疗崩漏的肤浅体会介绍如下。

(1) 塞流:暴下失血过多,患者有生命危险者,应本着"急则治其标"的原则,首先塞流止血,乃是治疗上最迫切而正确的措施。但在塞流止血中,宜酌加活血化瘀之品,如参三七、益母草、五灵脂、延胡索之类。因为有塞有化,既能阻止其源之继续崩溃泛滥,更可以化其已离经之败血。倘若只塞流而不化瘀,则离经之血既不能复归故道,又不能与好血相合,反而停积于中,壅塞经脉气道,阻滞生机,贻患绵绵,甚则导致积聚等病变。

一般说来,塞流止血是治标的方法,但有时也是治本。例如,由于气虚不摄血而引起崩漏的患者,投以独参汤而收到益气固脱、塞流止血之功,便是标本合治之法。

病例 李某,女,已婚,36岁,手工业工人,融水苗族自治县人。

平素体质羸瘦,怀孕3个月余,因不慎跌仆而小产。此后两个月内,阴道淋漓出血不绝,血色紫暗,间或夹有小块。腰膝酸软,小腹硬痛,按之亦不减。胃纳呆滞,肢体困倦,面色苍白带紫,舌淡,脉虚细涩。小产之后,漏红不绝,血紫有块,小腹硬痛而不喜按,是瘀血积滞之征,本应化瘀止血为治,然患者为羸瘦之躯,面色苍白,脉象虚细而涩,此又属病久正虚,气虚不能摄血所致。证属实中有虚,虚中夹实,单攻既不可,纯补更非所宜。拟宗《傅青主女科》"逐瘀于补血之中,消块于生血之内"之法为治,投生化汤加党参15g、益母草15g、丹参12g、红花3g、参三七3g,连服5剂,血止痛消。继用圣愈汤加益母草10剂而善其后。

(2) 澄源:病之所起,必有所因。崩漏之治,也和其他治法一样,"治病必求其本"。在出血较少或停止的情况下,应进一步找出它的致病原因,辨其属虚属实,随证而论治。血热宜清热凉血;气虚的宜补气摄血;劳损的宜补气固中;气郁的宜疏肝理气;瘀血的宜化瘀止血。务必做到辨证求因,审因论治,从根本上去解决疾病的症结。如果仅仅拘泥于"次清热"之法,一概投以清热凉血之剂,无异削足适履,致犯虚虚实实之戒!纵然症情确属热证,亦不可过用苦寒之剂,以免伤伐生发之机。张景岳说得好:纵当清热,止有地榆、紫草、柏叶、柏皮、丹皮、栀子之类择用一二,宜于芩连者已不多见,本无用寒凉之理,况失血之后,阳气已馁,更无频服寒凉之法。

总之，崩漏一症，有虚实寒热之分，更有气滞血瘀之别。因而清热之法，亦只宜根据症情属火热者而用，不可盲目乱投，以免发生不幸的病变。

(3) 复旧：善后调理，巩固疗效，主要是调理脾胃。李东垣认为，凡下血证，无不由于脾胃之首先亏损，不能摄血归源。张景岳《景岳全书·妇人规》中说："故凡见血脱等证，必当用甘药先补脾胃，以益生发之气。盖甘能生血，甘能养营，但使脾胃强，则阳生阴长，而血自归经矣，故曰脾统血。"脾胃为气血生化之源，是后天的根本，其功能正常与否，对血脱证的关系很大，所以善后调理，巩固疗效，历来重视脾胃功能的恢复，是宝贵的经验总结。另外，肾为水火之脏，是一身元阴元阳之根源，藏精而系胞，为主蛰封藏之本。血气皆始于肾，冲主血海，任主诸阴，二脉皆起于胞中。血之所以异乎寻常的崩中漏下，和肾的开合闭藏、冲任二脉的亏损，有着极为密切的关系。所以有"治崩不忘肾"之说，也的确是经验之谈。唐宗海著《血证论·用药宜忌论》说："血证之补法……当补脾者十之三、四，当补肾者十之五、六。"唐氏此说虽然是指一般血证的用药宜忌而言，但也可看出血证治肾的重要性。经者血也，经病即是血病。所以本证在巩固疗效，促进健康恢复方面，除了注意调理脾胃之外，还要顾及肾的固藏，审明肾阴肾阳的偏亏，给予及时的治疗。

病例1 黄某，女，24岁，未婚，职工，平果县人。

1年来，阴道反复出血，淋漓不绝，血色淡红，每选用清热止血或健脾固中之剂而血止。但往往相隔半月或1月之后，又同样发作，屡治屡发，延绵不绝。就诊时阴道漏红已3日，量少色淡红，头晕目眩，心悸耳鸣，四肢困倦，口干不欲饮，舌淡红而少苔，脉象虚细。

根据脉症，作气虚不能摄血论治，投归脾汤加益母草12g、阿胶12g，连服3剂而血止，继续服用人参养荣汤10剂，以期促进气血恢复而善其后。

1个月之后，患者复来，诉阴道又开始漏红，量少色红，腰腹略感胀痛，心悸不寐，下午有微热感，口干不喜饮，苔少而舌尖红，脉象虚细而略数。

此案用调理脾胃之法而收功，但愈而不固，显系与肾的主蛰封藏有关，复查证伴微热、心悸不寐、脉细数等症，乃是肾阴不足之征。肾阴虚则火动于中，冲任不固而漏红。故宗六味地黄丸（汤）加当归身6g、白芍9g、柴胡2g、何首乌15g、阿胶12g、龟板20g、茺蔚子9g、参三七3g等化裁，连服5剂，果然血止神爽，继服10余剂以善其后，观察1年，病未再发。

病例2 杨某，女，15岁，中学生，南宁市人。

月经初潮已将近1个月，开始3～5日，出血量多，色红，无腹痛，近1个月来仍漏下不止，色红，量比开始时少，脉沉细，苔薄白而微黄。余无特殊感觉。患者虽是二七之年，但由于肾气的发育未全，冲任主血主阴之力不足，故经潮虽行而不能自止。拟补肾益气、固脱止漏之法，用《金匮要略》胶艾汤加减。

处方　当归身6g　川芎3g　白芍6g　熟地12g　艾叶2g　生党参12g　菟丝子9g　何首乌18g　阿胶9g（烊化）　甘草3g　旱莲草18g

上药嘱连服3剂，第2次来诊时，据云服第1剂后，月经即止。转用补气固肾之法，以圣愈汤加菟丝子12g、何首乌15g、覆盆子9g，嘱连服2剂。

10日后复诊，诉阴道又有少量血液排出，无腹痛，诊之脉沉细，苔薄白，余无特殊。考虑到证本由肾气不足而引起，仍以补肾之法为治。

处方　何首乌30g　茜草根9g　女贞子9g　桑椹子9g　旱莲草18g　生党参9g　杭白芍9g　甘草5g

上药连服5剂，并嘱自取鲜嫩益母草、黑豆各适量（加油盐）煲作菜吃。观察4个多月，病未再发。

总之，崩漏一症，有虚有实，有寒有热，有冲任损伤不能摄血者，有因热在下焦、迫血妄行者，有因元气大亏、不能收摄其血者，有因血瘀内阻、新血不得归经而下者。所以其治疗之法，除遵循"塞流、澄源、复旧"之大法为准绳外，应该结合病情的具体情况，或消逐瘀血，或寒凉降火，或收敛固涩，或健脾扶胃，或补气摄血，不可拘泥而一成不变。同时，在巩固疗效、恢复健康方面，更要注意温补肾气，调养冲任，加强肾的固藏能力。在用药方面，亦宜慎用辛温行血之品，虽川芎、当归之类，也以少用为宜，以其性味辛温，为血中之阳药，往往走窜而易动血故也。此外，药物的炮制，亦应加注意，例如，升麻、荆芥用醋炒，不但能入肝升提，而且有收敛固脱之功；又如诸类炭药，取其固涩的能力，有塞流止血的作用，但亦不宜早用或过用，以免留瘀贻患。

十一、带下病的治疗

带下有生理性和病理性之分。妇女发育成熟以后，于经期前后或妊娠期间，阴道内有少量白色无臭的分泌物，此属生理性带下，不以病论。如带下量过多，色泽或黄或赤或白，有秽臭气味，甚则腰部酸痛，少腹、小腹辣胀，阴道瘙痒等，便是病理性带下，宜及早治疗。

带下病有广义和狭义的不同。前者泛指妇科的经、带、胎、产等病变而言，不属本文讨论范围。后者则专指阴道内分泌物增多，色泽异常，质或稀或稠，或有特殊气味，并伴有一定的症状而言，本文主要讨论后者。

根据带下的色泽和伴有的症状，临床上把它分为白带、黄带、赤带、黑带、青带、五色带等不同的名称，其中以白带、黄带、赤带为多见，五色带多是阴道和胞宫内久生恶疮之候，病较难治。

带下病是妇女四大疾病之一，一般来说，没有严重的危害，但长年累月，绵绵而下，津液长期暗耗，阴精亏损，不仅可导致筋骨失养而有腰酸，少腹、小腹辣痛，肢体乏力等之变，而且还可以造成经行紊乱、胎孕困难或受孕之后易坠小产等不良后果。所以对此病要未病先防，已病防变，彻底根治，以保障妇女的健康。

1. 病因多端，以湿为主

带下病的致病因素，主要有以下四方面。

（1）肝郁化火：肝主疏泄，肝脉绕阴器。肝郁化火，则导致脾失健运，肾失封藏，因而湿热下注，壅滞胞宫，任脉不固，带脉不能约束，故绵绵带下，色白黄，质秽或阴痒。

（2）脾失健运：脾统血而主运化水湿，脾健则升，津液得以输布全身。脾气虚弱，则中气下陷，不能运化水谷精微使其敷布全身，反而潴留中焦变为湿邪，湿浊下注胞宫，带任脉功能失常，故带下量多色白，质如涕如唾。

（3）肾气虚弱：肾藏精而主水，为封藏之本。肾气虚弱，下元寒冷，既不能温煦升腾津液以敷布，又不能闭藏以固本，以致形成水津不化，滑脱下流。

（4）湿毒内侵：经行产后，胞脉空虚，或药物、器械损伤，或阴道用具不洁，外界湿浊秽恶之毒乘虚内侵，郁滞阴户胞宫，郁久则化热生虫，故滞下黄白而臭秽，阴道瘙痒、灼痛。

总的来说，带下病的原因，虽有上述种种，但均是由于水谷之精微不能输布生血，反而潴留为湿，流注下焦，停滞胞宫，损伤冲、任、带诸脉而引起的病变。湿的轻重多少，直接关系到病情的深浅程度：湿重带多，湿轻带亦少。《傅青主女科·带下》有"夫带下俱是湿证"之言，也说明了湿与带下病的密切关系。

2. 治疗多法，祛湿为先

带下病的治疗，根据病情虚实寒热的不同，虽有温化、清热、燥湿、祛痰、补虚、泻实之分，但因其病因以湿为主，故其治法当以祛湿为先。一般来说，治湿之法，湿在上在外者，宜微汗以解之；湿在下在内者，则宜温肾健脾以利之，亦即《素问·阴阳应象大论》所说"其在皮者，汗而发之"，"其下者，引而竭之"。具体说来，湿从寒化，宜温燥利湿；湿从热化，宜用苦寒清利；脉证俱实，水湿壅盛，宜攻逐利水；脉证俱虚，形气不足，宜扶正培元。本证是湿邪在内在下的病变，根据"诸湿肿满，皆属于脾"，"脾苦湿，急食苦以燥之"之说，本病的治疗原则以健脾、升阳、除湿为主，这早已为临床医生所公认。但湿邪的病变，不仅与脾弱有关，而且与其他脏腑的功能失常亦有关系。例如，肾为水火之脏，元阴元阳之所出，主藏精而系胞，肾虚则水冷，下元不固，带下清冷。所以对本病的治疗，不仅要健脾，还要温养肾气。

祛湿的方法，方书中记载颇多。从本病来说，笔者以为最重要的是温化和清利。因为湿为阴邪，重浊而黏腻，只有通过温肾健脾，加强脾的健运，肾的温煦，才能使水湿之清者输布全身，滋养各个脏器组织，浊者从膀胱排出体外。水液代谢正常，湿去则带自止。湿邪最易抑遏阳气，郁久则化热生虫，故清热利湿、解毒杀虫之法又为治疗本病时所常用。当然，人们强调温化与清利，并不否认其他的治法，例如，赤带之变，不仅要用苦寒燥湿，还要用活血化瘀摄血之法；带下虽多，质稠秽臭，又多用芳淡宣化以祛湿；久带正虚，每每选用扶正固涩之品。

3. 辨证论治，兼予熏洗

本病有全身症状，又有局部病灶，因而治疗时既要重视辨证论治，又须注意局部的外治熏洗。下面介绍本病各种类型的一些基本的治法。

（1）脾虚证：带下色白或淡黄，无臭，量多质稀如水，有时如米泔，绵绵不断，面色苍白或萎黄，四肢不温，甚则二足浮肿，纳差便溏，舌质淡，苔薄白，脉缓弱等。本型乃脾失健运、湿留下焦的病变，治宜健脾升阳除湿为主，佐以舒肝解郁之品，可用《傅青主女科》之完带汤加味治之。方中人参、白术、甘草、淮山药补脾益气，气行则湿化；二术同用，则健脾燥湿之功倍增，白芍、柴胡、陈皮舒肝解郁、理气升阳；车前子甘寒滑利，降泄除湿；黑荆芥入血分，既能舒肝，又能祛风胜湿。全方补而不滞邪，消而不伤正，正如《傅青主女科》所说："此方脾、胃、肝三经同治之法，寓补于散之中，寄消于升之内。"若腰痛加骨碎补、菟丝子、杜仲；少腹、小腹胀痛加小茴香、香附、艾叶；久带量多，色白质稀如水加巴戟天、鹿角霜、补骨脂之类以温肾扶阳。若带下色黄质稠秽者，属脾虚夹热之证，可用二妙散、四妙散之类加减治之。

（2）肾虚证：本证有阳虚与阴虚之分。阳虚者，带下色白而量多，冷稀如水，淋漓不绝，腰酸如折，小腹冷痛，小便频数清长，夜间尤甚，舌质淡，脉细迟。阴虚者，带下量或多或少，色黄或赤白相兼，或伴有阴痒，甚至有灼热感，心烦易怒，头晕目眩，口干耳鸣，失眠心悸，时而汗出，腰酸困，舌红少苔，脉细数或弦数等。本型的治疗，阳虚者，宜温肾扶阳、固涩止带之法，可用《伤寒论》之附子汤加鹿角霜、桑螵蛸之类治之。阳密则固，气旺则湿化。久带多虚，酌加北黄芪、扁豆、芡实、覆盆子等扶正敛涩之品。阴虚多火旺，阴虚者，宜壮水以制火，可用《医宗金鉴》之知柏八味丸加谷精草、夜交藤、白芍、灯心草之类治之。

（3）肝火证：带下色赤，或赤白相兼，或黄绿，质稠而秽，淋漓不断，月经先后无定期，精神抑郁易怒，胸胁胀满，口苦咽干，舌红苔黄，脉弦数等。本型乃肝经湿热下注胞宫的病变，宜用《医宗金鉴》之龙胆泻肝汤治之。方中龙胆草、黄芩、栀子、柴胡疏肝清热泻火，木通、车前子、泽泻祛湿利水，当归、生地黄养血补肝，使邪去而正不伤，甘草调理脾胃而和诸药。全方具有泻肝火、利湿热之功，凡是肝郁化火、带下色赤或黄绿之实证，均可用之。

（4）湿毒证：带下黄色如脓，或浑浊如米泔，或如豆腐渣，或混有血液，秽臭，阴部灼热、瘙痒，小便赤涩，唇干口苦，舌红苔黄，脉弦数或滑数等。本型乃湿毒内侵，损伤冲任胞宫，以致蕴而生热化浊的病变，宜用《世补斋不谢方》之止带方加减治之。方中茵陈、栀子、猪苓、茯苓、车前子、泽泻清热解毒、通泄利水，赤芍凉血解毒，牛膝走而能补、能引诸药下行。全方具有清热解毒、祛湿止带之功。可酌加黄柏、金银花藤、连翘、鱼腥草、地肤子之类，以加强其清热、解毒、利湿的功能。阴部瘙痒者，多为湿热生虫之变，除内服药之外，宜用苦参、蛇床子、土茯苓、槟榔、黄柏、枯矾之类煎水，乘热熏洗，每日2～3次。

总之，治疗带下病，应以健脾温肾为宗，以祛湿为先，结合不同的脉症，分别佐以疏肝泻火、清热解毒、活血化瘀、扶正培元之品，适当结合外治之法。只要治法对证，用药中的，则疗效可期。

十二、从肾治带

根据多年的实践体会，笔者认为健脾升阳除湿确实是治带的大法之一。但从探本求源，治病必求其本方面来说，治肾与治带的关系尤为密切。这点可以从下列三方面来理解。

（1）胞宫系于肾，冲任二脉源于肾，肾气的盛衰，直接影响到冲脉的盈亏、任脉的通涩及胞宫的功能。肾气充沛，才能保证太冲脉盛，任脉通畅，胞宫功能旺盛，月经正常来潮。如果肾气不足，就会导致太冲脉虚，任脉衰少，胞宫功能失常，从而发生带下及其他病变。所以《素问·骨空论》有"任脉为病……女子带下瘕聚"之说。

（2）带下病的原因虽有多端，如肝郁化火、脾失健运、肾气虚弱、湿毒内侵等，但其转归都是由于肾不能蒸化津液，开阖失司，冲任不固，带脉不约，水湿下流，壅滞胞宫所致。这是因为人体水液的潴留、分布、排泄等虽与脾、肺、胃等各个脏器都有关，但与肾的关系尤为密切。肾为水火之脏，开窍于二阴，与膀胱水府相为表里，是三焦主持水道的动力来源，有司开阖的功能。肾气充足，才能保证水液的吸收、施布、排泄正常运行。故古人有"水之本在肾"的说法。

（3）肾主水，脾主湿，水与湿关系甚为密切，治湿必治水，治水即可达到治湿。脾必须升清而健运，才能不断地运化水湿。而其主升健运，有赖于肾阳的温煦。故水湿过盛引起的带下病变，必须温肾健脾之剂并用，才能收到预期效果。因为带下病的发生与肾有着密切的关系，所以治带与治肾也有密切的关系。对于带下病的辨证论治，必须立足于肾功能的调节，着眼于水与湿的运化。

根据带下的不同临床表现，下面着重从治肾的角度谈谈本病的治疗。

（1）症见带下色白或淡黄，量多无臭，质稀如水或如米泔，伴见面色苍白或萎黄，四肢不温，甚或下肢浮肿，胃纳不香，大便溏薄，舌质淡嫩，苔薄白润，脉细缓者，为脾失健运，湿流下焦，注入胞宫，带任二脉功能失常的病变。治宜温肾健脾，升阳除湿。方选完带汤，如酌加巴戟天、补骨脂、鹿角霜、川椒之类，以温肾扶阳，则化湿止带之力尤捷。

（2）症见带下色白量多，冷稀如水，终日淋漓不绝，伴有腰酸如折，少腹、小腹冷痛，小便频数清长，舌质淡，脉细迟者，为肾气虚弱，下元寒冷，既不能温煦蒸腾津液以敷布，又不能闭藏以固本，以致形成水精不化、湿浊流注胞宫的病变。治宜温肾扶阳，温化水湿，方选《伤寒论》附子汤加巴戟天、益智仁、北黄芪、肉苁蓉、鹿角霜、川椒等温肾暖宫，固摄冲任。

（3）症见带下色赤，或赤白相兼，或黄绿，质稠而秽浊，淋漓不断，伴有胸胁胀满，心烦易怒，口苦咽干，苔黄舌红，脉弦数者，为肝郁化火，导致脾失健运，肾失闭藏，湿热下注胞宫，冲任不固，带脉失约的病变。治宜清热利湿，芳香化浊，一般常用龙胆泻肝汤。方中之木通、泽泻、车前子气味甘苦寒，功能泻肾经之火，泻膀胱之热。肝为肾之子，肝脉络阴器，根据《难经》关于"实则泻其子"的论述,龙胆草、黄芩、栀子、柴胡清肝泻火,名为泻肝,实则泻肾。湿热混浊,性极黏腻,除以栀子、龙胆草、黄芩"以苦燥之"外,本着"肝欲散,急食辛以散之"的原则,可酌加石菖蒲、佩兰、藿香之为佐药,取其芳香化浊的性能,从而促进水湿的蒸化,以达到治带的目的。

(4) 症见带下色白黄如脓,或浑浊如米泔,或如豆腐渣,或夹有血液,臭恶腥秽,阴部灼热,瘙痒如虫咬,小便赤涩,口苦唇干,舌红苔黄,脉弦数或滑数者,多属经行产后,胞脉空虚之时,或受药物、器械损伤,或阴道用具不洁,外界湿浊秽恶之毒乘虚内侵,郁滞阴户胞宫,郁久化热生虫,损伤冲任之变。治宜清热解毒,通泻利水,多用止带方(《世补斋不谢方》)加金银花藤、鱼腥草、地肤子、土茯苓之类。

总之,带下之变,虽有寒热虚实之不同,其治法尽管有扶正培元、疏肝泻火、清热解毒、活血化瘀等之分,但由于其病变均波及胞宫和冲、任、带三脉,湿邪流注下焦为患,故温化则以温肾健脾为宗,清利亦以泻肾泻肝为法。

十三、胎前病防治的体会

妇女从妊娠到分娩前的一段时期,称为胎前。在这段时期内,由于生理上的特殊变化,往往容易产生一些与妊娠有关的疾病,这就叫做胎前病。常见的胎前病有恶阻、肿胀、腹痛、胎漏下血、胎动不安、子痫、转胞、滑胎、堕胎等。这些病如不及时防治,严重者可危及胎儿和孕妇的安全,所以历代医家把胎前病列为妇女四大病之一。

1. 防重于治,劳逸适宜

我国历代劳动人民在长期与疾病作斗争的过程中,对于胎前病的预防积累了一定的经验。如有"勿乱服药,勿过饮酒,勿妄针灸,勿向非常地便,勿举重登高涉险,勿恣欲行房;勿多睡卧,时时行步;衣毋太温,食毋太饱;若脾胃不和,荣卫虚怯,子必羸瘦多病"等论述,就是针对预防胎前病而言的。从今天的观点来看,这些论述虽然不够全面,但仍然有一定的指导意义。现根据前人的经验,结合自己的体会,对胎前病的预防,提出以下几点。

(1) 注意保持精神饱满,身心愉快,以促进气血畅通,气机舒宜,从而增加抗病的能力。

(2) 参加适当的体力劳动,多接触新鲜空气和阳光,以温润肌肤,坚壮筋骨,预防疾病。但要避免过重的操作。

(3) 作息有定时,睡眠要充足。

(4) 饮食有定量,宜吃有营养易消化的食物,勿过饱过饥,勿食辛温香辣和肥甘厚味等刺激滞腻之品,避免损伤脾胃,影响气血生化。

(5) 衣着不宜过紧,注意大小便的通畅,以免造成气血的凝滞,影响胎儿的生长发育。

(6) 节性欲,慎房事,防止堕胎小产。有习惯性流产史的孕妇尤宜注意。

(7) 做好产前定期检查,及早发现疾病,及早治疗或矫正。

(8) 有病要去医疗机构诊治,勿擅自服药,勿妄行针灸,以免造成不应有的痛苦和严重的不良后果。

2. 辨证论治,胎气着眼

妇女在受孕期间,一方面要供给胎儿的血液营养,容易形成阴血的偏虚;另一方面,胎儿逐渐长大,影响气机的升降,容易导致气滞痰郁等病变。诊治时除了通过四诊的搜集和八纲的分辨,找出疾病的病因、病位、病性及邪正消长情况之外,还必须着眼于胎气的情况,这是因为母病可影响胎儿，胎病也可以引起母病。辨证时应辨别是母病引起胎病，还是胎病引起母病，然后决定治疗的原则。例如，孕妇感受热邪而致胎漏下血者，治疗当以清其母热为主，热退而漏血自止；胎气壅滞而致母病腹痛者，当以顺气安胎之法治之，气顺则腹痛自除。同时，为了安胎，凡属峻下、滑利、走窍、行血、破血、耗气、散气及一切有毒的药品，都要慎用或忌用。

病例 1 农某，女，30 岁，南宁市人。1971 年 4 月 1 日初诊。

受孕 6 个月，阴道出血已 2 日，色鲜红无块，量或多或少，小腹轻度坠痛，心烦易躁，夜难入寐，口干渴而喜冷饮，小便短黄，大便正常。脉滑数，肤热面红，苔黄而干，舌红唇燥。

根据以上脉证，此乃热伏冲任，以致血海不固、迫血妄行之变，故胎漏下血、色红而量或多或少。胎动不安，故小腹坠痛。热邪熏心，神不安谧，故心烦易躁、夜难入寐、肤热面红。热为阳邪而耗伤津液，故唇口干渴而喜冷饮、苔黄而干、小便短黄。心主血脉而开窍于舌，舌红脉数，乃属火动于中、热迫血脉之征。拟用清热养阴、凉血止血之法为治。

处方 生地 12g 白芍 9g 玄参 15g 麦冬 12g 地骨皮 9g 黄芩 9g 黄柏 5g 旱莲草 18g 桑寄生 12g 阿胶 9g（烊化） 川续断 9g

水煎服，每日 1 剂，连服 3 剂。

方中以黄芩、黄柏、地骨皮消除火热之邪以安胎；白芍、增液汤生津、和血、敛阴，阿胶、旱莲草补肾滋阴，敛血止漏；川续断、桑寄生固肾安胎。全方有清热养阴、凉血止漏、补肾安胎的作用。服第 1 剂而血少，第 2 剂而血止，第 3 剂而胎安。

病例 2 唐某，女，28 岁，钦州镇人。1972 年 5 月 6 日初诊。

受孕第 5 胎 5 个月余，时感胸脘痞闷，嗳气频作，偶或小腹绵绵而痛，胃纳不振，二便如常，脉弦滑，苔薄白。

根据以上脉证，此属胎气壅滞，致使气机升降失常，脾失升健而形成的病变。拟顺气安胎，仿紫苏饮加减为治。

处方 紫苏 9g 当归身 6g 白芍 9g 枳壳 2g 砂仁壳 2g 广陈皮 5g 荆芥 2g 甘草 3g

上药连服 2 剂，气顺胎安。

3. 脾肾为主，兼以养肝

胎前的疾病，病因虽然也有内伤、外感等之别，但总的来说，多由于受孕之后，生理上发生的特殊变化，导致脏腑、气血、阴阳的偏盛或偏衰而致病。故治疗多从调治脏腑气血阴阳、矫其偏盛偏衰入手，其中以补肾扶脾为主。因为肾藏精而系胞，是先天之根，补肾实为固胎之本；脾主运化，是后天之本，扶脾则能益气血之源。本固血足，则胎自安。肝藏血而主生发，是体阴而用阳之脏，为冲脉之所系，故柔肝、养肝之法，亦在所常用。肝和木荣，生机蓬勃，对胎儿的生长发育，也有良好的作用。

病例 董某，女，31 岁，来宾县人。1975 年 11 月 1 日初诊。

1970 年结婚，翌年足月顺产一胎，1974 年 11 月及 1975 年 5 月先后两次流产，现怀孕已 2 个月余，头晕眼花，腰酸膝软，精神不振，纳差，大便干结，小便正常。因恐再次流产，故来就诊。诊见体质瘦弱，脉沉细滑，舌苔薄白，舌形瘦小，舌边齿痕，舌质淡嫩。

根据以上脉证，此属气虚之证。拟补肾扶脾、养肝之法为治，以防其漏脱。

处方 菟丝子 9g 川枸杞子 9g 覆盆子 9g 川杜仲 9g 当归身 9g 桑寄生 12g 何首乌 15g 炙潞党参 15g 淮山药 15g 炙黄芪 12g 炙甘草 6g

水煎服。

方中菟丝子、枸杞子、覆盆子、当归、何首乌滋养肝肾,党参、黄芪、甘草、淮山药扶脾益气,桑寄生、杜仲固肾安胎。全方温而不燥、补而不腻,有洽调阴阳、温养气血之功,能收扶正安胎之效。以后根据本方出入加减,每月服3~5剂,已于1976年5月顺产一男婴。

4. 标本同治,防漏安胎

"急则治其标,缓则治其本",这是一般的治疗法则。根据胎前病治疗的特点,既要治母病,又要安胎,以标本同治较好。因为只有标本同治,才能杜绝病邪的传变,促进气血阴阳的相对协调,从而达到母安胎固的目的。如只是治本而不治标,则恐有留邪之弊;只治标祛邪而不顾本,则有伤正、胎动或胎漏之虞。

病例 陈某,女,35岁,桂林市人。1974年10月5日初诊。

已孕4个月余,平时胃纳不振,肢体疲乏,近3日来头晕痛,鼻塞,流清涕,偶或咳嗽,少量白色痰、质稀,大小便正常。脉虚浮,苔薄白,舌淡,体瘦,面色苍白。体瘦、神疲、舌淡、脉虚,此乃气血不足之候。头晕痛,鼻塞流涕,咳嗽有痰,为新感外邪,经气受阻,肺气失宣之征。证属正虚邪实,为血虚外感之变。拟扶正以祛邪,用益气、养血、疏解之法为治。

处方 当归身9g 党参12g 生黄芪15g 炒白术9g 葱白9g 紫苏叶9g 广陈皮5g 桔梗5g 老生姜3g

水煎服。

方中党参、黄芪、当归、白术益气补血以扶正安胎;陈皮、桔梗止咳化痰;葱白、苏叶、生姜疏解以祛邪,标本同治,药2剂后,邪去胎安。

5. 谷肉果菜,食养尽之

药物固然是治疗疾病的重要手段,但如果用之不当,往往造成不良的后果。《素问·五常政大论》说:"大毒治病,十去其六;常毒治病,十去其七;小毒治病,十去其八;无毒治病,十去其九;谷肉果菜,食养尽之。"也就是说,在用药物治疗疾病时,不仅药要对证,而且还要严格掌握剂量,做到适可而止,避免用药太过而耗伤正气。胎前的疾病,主要是由于脏腑气血阴阳失调而引起,故可通过饮食进行调养。例如,有些长期便秘的孕妇,以地瓜当饭或地瓜叶当菜,可使大便畅通;亦有个别孕妇浮肿,以玉米粥当餐而收小便通利、浮肿消退之功。地瓜甘润而玉米甘淡,甘能滋阴养血以扶正,淡润则能疏利以祛邪,邪去而正不伤,正不伤则胎固。总之,谷、肉、果、菜是饮食调养的基本物质,必须根据疾病的情况,研究邪正的盛衰,善于利用各种饮食疗法,以促进脏腑气血充沛,阴阳洽调,从而达到母安胎固的目的。

十四、产后病治疗的几个问题

产后疾病,是泛指妇女分娩后(包括堕胎、小产后)1个月内所患的病变。孕妇足月分娩,本是瓜熟蒂落的正常生理过程,但由于产伤出血,元气亏损,抗病力减弱,容易发生各种疾病。所以对产后的护理,要有足够的注意;对于产后疾病,要及时发现和治疗。

同其他疾病的治疗一样,对产后病同样是要根据病因、病理及邪正消长的情况来决定治疗的原则。产后一般具有又虚又瘀的特性,故对产后病的治疗,笔者认为必须正确掌握和运用补血与化瘀、柔养与息风、通利与固涩、温药与凉药等治疗原则。下面分别从这4个方面谈一些肤浅的看法。

1. 补血与化瘀

对于产后病的治疗，前人有主虚主瘀之说。如朱丹溪认为："产后无不虚，当大补气血为先，虽有他证，以末治之。"但张子和则认为："产后慎不可作诸虚不足治之。"朱、张两家的提法，都有它的理由，但都不够全面。因为产后气血多虚，当以补虚为主；而产后又多瘀血阻滞胞脉，又宜活血通络以化瘀，两者都是不可偏废的。例如，产后腹痛一证，虽有血虚与血瘀之分，但两者之治既要养血扶正，又要活血祛瘀，使瘀去而正安，故生化汤为常用之方。本方既能生血，又能祛瘀。如属血虚腹痛，可酌加参、芪、香附、小茴香之类；血瘀则加延胡索、红花、益母草之类，亦即是根据血虚与血瘀之不同，在治疗上便有补中有化、化中有补之分。

病例 陈某，女，32岁，南宁市某门市部售货员。

自述停经将近2个月，突然少腹、小腹剧烈疼痛，阴道出血，经某医院确诊为"宫外孕"，使用"宫外孕汤"加味治疗。治后少腹、小腹疼痛减轻，阴道出血停止，但多次妊娠试验仍为阳性，乃进行手术治疗。术后一般情况尚好，但刀口处不时闪痛或刺痛，入夜加剧，神疲，纳差，脉沉细涩，舌淡带紫。证属虚中夹实。拟扶正祛瘀并用。

处方　当归身18g　川芎6g　炮姜2g　桃仁5g　益母草9g　苏木9g　延胡索9g　北黄芪18g　山楂9g

水煎服，每日1剂。

上方连服20剂，瘀消正复，身体健康。

2. 柔养与息风

产后阴血骤虚，阳气浮散，故其病变既是亡血伤津，又有瘀血内阻，多是虚实夹杂并见。《金匮要略》把"痉"、"郁冒"、"大便难"等列为新产三病，后人将其概括为神病、筋病、液病，其实就是亡血伤津、筋脉失养、虚风内动之变。所以治疗产后疾病，柔养和息风之品在所常用。但柔养之品多遏阳滞瘀，息风之药易化燥伤阴，应用时必须注意养血不碍瘀，息风不过燥。

病例 黄某，女，36岁，百色县某公社社员。

爱人代诉患者一向禀赋不足，分娩后第2日，神疲，少言或不言，手指不时蠕动，饮食少进，3日无大便，小便短少。诊见体质瘦弱，面色萎黄，皮肤不润，手指时或蠕动，问之答或不答，舌淡，脉虚细。证属新产血虚，筋脉失养，神呆不振，虚风内动之变，拟养血、息风、安神之法为治。

处方　当归身18g　白芍9g　麦冬12g　肉苁蓉15g　炙龟板24g　钩藤9g　石菖蒲5g　益母草9g

水煎服，每日1剂。

上方连服3剂，大便得通，手指蠕动次数减少。药既对症，二诊守上方去肉苁蓉，继服3剂，手指已不蠕动，神志清醒，后用人参养荣汤加减以善其后。

3. 通利与固涩

产后的病变，由于虚实夹杂，常常漏脱与闭塞并见。例如，产后肾阳不足，可引起小便不通、小便频多或失禁，治之可用肾气丸温肾扶阳，但前者为阳虚不化水、水气不运所致，除温肾助阳之外，宜佐以通利之品如猪苓、通草之类；后者为阳虚不固、闭藏无能所致，宜加桑螵蛸、覆盆子、补骨脂之类以补命门之火，加强温肾固涩之功。又如瘀血可引起恶露不下或恶露不绝，治当用活血祛瘀之法，但前者宜利中有涩（化中有止），防其偏激，使瘀去而正不伤；后者则宜涩中有利（止中有化），防其敛塞过用，保证血止而不留瘀。

病例 曾某，女，28岁，南宁市某厂工人。

自诉小产已月余，阴道流血不止，量不多，色紫暗，间或夹小块，少腹、小腹胀痛，腰酸膝软，曾用固涩止血之剂（药品不详），效果不明显。诊见脉象细涩，舌淡，精神委靡。证属气血两虚，瘀血未净，新血不得归经之变。拟滋养肝肾、固摄冲任为主，佐以祛瘀之法，标本同治。

处方　菟丝子9g　当归身9g　白芍9g　覆盆子6g　太子参15g　淮山药15g　川枸杞子9g　茜草根9g　泽兰9g　益母草15g　鸡血藤15g　红枣5枚

水煎服，每日1剂。

上方连服3剂，阴道出血即止。复以异功散加减调理脾胃，促进气血生化恢复而善其后。

4. 温药与凉药

产后的疾病，本有虚实之分和寒热之别，但由于受到"胎前宜凉，产后宜温"的影响，一般方书对于产后疾病的治疗，往往用药多偏重于温燥，如仅仅从产后气血耗伤来说，这是无可非议的。然证既有虚实寒热之不同，用药当有补、泻、温、清之别，所以对产后疾病用药的寒凉温热，仍宜以疾病的具体情况而定。一般而言，寒证不过温，以甘温为宜；热证不过寒，以甘凉为佳，盖甘则能养营生血，有利于气血的再生。

病例 刘某，女，35岁，南宁市某小学教师。

初诊：分娩后两日，发热恶寒，头身疼痛，腰酸背楚，口干不欲饮，无汗，苔白，舌淡，脉浮。证属新产血虚外感。拟养血祛风之法为治。

处方　当归9g　川芎5g　白芍9g　生地12g　荆芥6g　防风9g　苏叶9g　秦艽6g　甘草3g

水煎服，每日1剂。

二诊　上方服2剂后，证反不解而口渴引饮，脉浮而略数，苔薄白黄，舌质淡红。此为温药过用，邪将入里之变。转用养血辛凉苦甘法为治。

处方　当归身9g　丹参9g　白芍9g　生地12g　金银花9g　连翘9g　黄芩6g　桑枝18g　蕺菜9g（另包后下）　甘草5g

水煎服，每日1剂。

上方连服3剂，诸症悉退，后用人参养荣汤以善其后。

总之，"治病必求其本"，对于产后病的治疗，"勿拘于产后，亦勿忘于产后"，虚者补之，实者泻之，寒者当温，热者宜清，既照顾产后气血多虚之一面，又要注意瘀血停留的一面，根据病邪的盛衰进退，审证用药，才能达到扶正祛邪的目的。

十五、论《金匮要略》妇科三篇

《金匮要略》是汉代张仲景在"感往昔之沦丧，伤横夭之莫救，乃勤求古训，博采众方"的基础上根据长期临床实践而著的《伤寒杂病论》中的杂病部分，既有理，又有法，选方圆活，用药广泛而多变，一直到今天，对临床的辨证论治，仍然有极其重要的指导意义。现对其中的妇科三篇，结合笔者个人体会加以论述。

1. 内容扼要，简而精谨

所谓妇科三篇，即《妇人妊娠病脉证并治》、《妇人产后病脉证治》、《妇人杂病脉证并治》。

这三篇的原文，一共只四十三节，不仅论述了妇女经、带、胎、产的常见疾病，而且还涉及与妇女情志有关疾病，如脏躁、梅核气等。

孕妇的病变，既影响母体的健康，又妨碍胎元的正常发育，甚或堕胎夭折，所以仲师在《妇人妊娠病脉证并治》中，除了论述妊娠的诊断、怀孕与癥病的鉴别之外，并对妊娠呕吐、妊娠腹痛、妊娠下血、妊娠小便难、水气等疾病，从病因、病机及辨证、方药等方面加以论述，其中特别着重于妊娠腹痛和妊娠下血的阐发，因为腹痛和下血，既可以互相影响，又多是同时互见，最能直接影响胎元的发育，甚或导致堕胎之变。故对于妊娠腹痛的病机，原文中归纳有阳虚阴盛、冲任虚寒、肝脾不和等，因而治之便有附子汤温经散寒、胶艾汤温养冲任、当归芍药散调养肝脾等之别。妇人下血，原因多端，而在孕妇则有"半产"、有"胞阻"、有"癥痼害"等，治之针对病情，凡瘀血停滞胞脉，以致漏下不止，证属实属瘀者，当用桂枝茯苓丸之类以活血化瘀，瘀血消除，则新血自然归经而漏下自止；凡属阳虚宫寒，冲任亏虚不能摄血者，以胶艾汤温养冲任、固肾止漏。尤其值得提出的是，本篇同样贯彻"治未病"的思想，注意养胎、安胎之法，凡是孕妇素体血虚而湿热内蕴者，治以健脾养血、清热化湿之法，药用当归散；脾气虚弱，运化失常，寒湿停留不化者，治以白术散，从而达到温中健脾、除湿安胎的目的。若孕妇素体本虚，或过去曾有堕胎、小产者，根据禀赋的盛衰盈亏，预先适当采取养胎、安胎之法，亦是上策。总而言之，"妊娠百病，以安胎为主"。治病可达到安胎，安胎亦可达到治病，两者是相互影响的。

新产之妇，一方面是气血耗损，元气虚弱；另一方面是离经之血，停止于胞脉。由于气血的亏损，抗病力弱，最易为外邪贼风乘虚侵袭，所以《妇人产后病脉证治》针对新产妇虚瘀并见、寒热错杂的特殊情况，首先提出新产有"病痉、病郁冒、大便难"等津血亏虚三大病之外，继而叙述虚瘀夹杂之产后腹痛，以及产后抗病力弱，易为外邪所感的中风、下利、烦乱呕逆等产后的兼证。在本篇中，充分体现了辨证论治的指导思想。例如，产后腹痛一症，就有虚实的不同。凡是血虚内寒，筋脉失于温养而引起的腹痛，则用当归生姜羊肉汤养血散寒，扶正祛邪；气血郁滞、经脉不利的腹痛，则用枳实芍药散调理气机、宣通血脉；瘀血内停、疼痛剧烈者，则用下瘀血汤以活血化瘀、通经活络；甚至"少腹坚痛，此恶露不尽；不大便，烦躁发热……"的瘀血内阻而兼有阳明腑实的病变，虽是产后，仍然用苦寒下夺的大承气汤治之。总之，本篇抓住产后又虚又瘀的特点，本着"勿拘产后，勿忘产后"的原则，有是病当用是药，虽"产后下利虚极"，仍然以白头翁汤之苦寒以清热燥湿，但又考虑到产后阴血亏损，故加甘草以缓中补虚，阿胶以养血补血，扶正祛邪，标本并治，其效可期。

《妇人杂病脉证并治》是三篇中论述最广泛的一篇。所谓"妇人杂病"，是指除了上面讲到的妊娠病、产后病以外的妇人疾病而言。本篇的内容，论述经水不利、带下、漏下、腹痛、热入血室、梅核气、脏躁和前阴疾患等十多种疾病。经行腹痛有虚实之分，凡瘀血内阻而夹风邪者，治以红兰花酒活血止痛，夹风而不治风，实取血行风自灭之义；血行不畅而兼水湿，既要调理气血，又要祛除水湿，宜当归芍药散治之；中气虚寒，温养失常，则宜小建中汤治之，以温养中脏、补虚和里。瘀血内阻，可以引起月经不调，甚或经闭不行，前者宜土瓜根散活血化瘀；后者则宜抵当汤逐瘀通经；水血互结于血室而导致月经不行、小便不利者，宜大黄甘遂汤破结逐水；冲任虚寒而兼瘀血内阻，以致血不归经而漏下不止者，宜用温经汤以温经散寒、补虚化瘀为法；漏下色黑而属虚寒，宜以胶姜汤以温养止血。带下为病，有湿热和寒湿之分，前者宜矾石丸，后者宜蛇床子散。带下虽有寒热的不同，实则均以治湿着眼，盖湿除则带自止。至于脏躁、阴吹、梅核气等病变，多与情志化火、耗伤阴血等有关，治之当用滋养润燥或理气化痰之法。总而言之，本篇虽然是指胎、产以外的疾病而言，实际上有些疾病也是由胎产而引起的，如转胞、漏下。同样，杂病久治不愈，亦可引起胎产的病变，所以三篇的内容，虽然各有所侧重，但仍然是有密切联系的。

从以上看来，可见《金匮要略》妇科三篇对妇女的经、带、胎、产病变的辨证论治作出了扼要而恰当的论述，系统地阐明了理、法、方、药，既有重点又有一般，所以说其扼要精谨，虽简而不略。

2. 抓住关键，辨明疑似

《金匮要略》妇科三篇的原文，也同其他篇一样，往往上下关联，此详彼略或彼详此略，同中有异，异中有同。例如，《妇人妊娠病脉证并治》第二节"妇人宿有癥病，经断未及三月，而得漏下不止，胎动在脐上者，为癥痼害。妊娠六月动者，前三月经水利时，胎也。下血者，后断三月衃也。所以血不止者，其癥不去故也，当下其癥，桂枝茯苓丸主之"。对于这一节的原文，由于有"胎动在脐上者，为癥痼害"，历来注家有不同的看法，一种认为原有癥病而又受孕，是癥胎互见之证。另一种则认为主要是癥与胎的鉴别，而不是癥胎互见。诚然，妇女妊娠胎漏或杂病致使胞宫瘀血停滞，血不归经，均可导致漏下出血之变。但细读原文，以第二种说法为适，因为原文在点出"经断未及三月，而得漏下不止，胎动在脐上，为癥痼害"的同时，接着又指出"妊娠六月动者，前三月经水利时，胎也"。这里"漏下不止"，两者都有可能，是相似的，但"经断未及三月"，而"胎动在脐上"和"妊娠六月而动者"，便是辨别的关键。按之实践，纵然癥胎互见，受孕未及三个月，不会有胎动的感觉，更不会动在脐上，而受孕至六个月，胎动是正常的生理现象。又如产后腹痛，有血虚、寒凝、气滞、血瘀、瘀血兼阳明腑实的不同，其辨别的关键，当归生姜羊肉汤证则在"腹中疠痛"；枳实芍药散证则在"烦满不得卧"；下瘀血汤证则在用枳实芍药散之后，"假令不愈者，此为腹中有干血着脐下"；大承气汤证则在"小腹坚痛，此恶露不尽，不大便"。在《妇人杂病脉证并治》论述经水不利的有三节，均是由于瘀血而引起，但在治疗上则有活血消瘀、逐瘀行水、逐瘀下血之分，其关键在于，土瓜根散证是"经一月再见者"，经虽行而不利，不利则必有所留，留则成瘀，故着眼在消瘀，而不是在通行，瘀积消失，则经行自调；大黄甘遂汤证在"生后者，水与血俱结在血室也"，为水瘀互结之证，故不但要逐瘀，而且要行水；抵当汤证着眼"经水不利下"，故以逐瘀通结之法治之。以上三方，均有活血消瘀之功，其所不同者，土瓜根散是又和又通，为三方中较为平和之剂；大黄甘遂汤既破瘀逐水，又能滋阴补血，为攻补并施之剂；抵当汤则功专攻逐，为三方中峻破之剂。

学习《金匮要略》不仅要掌握辨明疑似之关键，还要注意"从药测证"，才能区别各证的异同点。例如，矾石丸和蛇床子散，都是治疗带下病的外用药，有关其主治的原文都很简单，从中很难理解带下属寒属热，但从药物的功用加以分析，矾石祛寒，能燥湿杀虫解毒，可见适用于湿热带下，而蛇床子味辛苦温，能燥湿杀虫，适用于寒湿带下。

3. 立法选方，不忘血本

《金匮要略》妇科三篇的用药很广泛，既有药物，又有针灸，在内治的剂型则有汤、丸、散、酒之分，在外治则有熏、坐、洗、敷之别，可以说八法之中，除了吐法之外，其余均兼而有之。虽说疾病有寒、热、虚、实的不同，但治疗妇女疾病应始终本着妇女以血为主，以血为用，气有余而不足于血的特殊情况，在遣方用药上不忘以血为宗。血虚不足者，固然以温养之法治之；而血实者，在活血化瘀之中仍然时刻照顾气血的盈亏。例如，产后腹痛，有虚、实、寒三种不同的类型，血虚而寒者，以当归生姜羊肉汤温经散寒、养血止痛；若气血郁滞或瘀血停滞者，前者以枳实芍药散调理气机、宣通气血，后者则以下瘀血汤润燥活血、化瘀破结。但攻伐之品，常有损伤正气之虞，故枳实芍药散以麦粥送服，以和其胃气；下瘀血汤以蜜炼为丸，酒煎送服，实取丸以缓之，酒以引药入血之意，防其攻伐太过。又如产后热利，既用白头翁汤以清热燥湿，又用阿胶、甘草滋阴养血、甘缓和中，以期达到祛邪不伤正的目的。它如妊娠小便难而用当归贝母苦参丸以解郁养血、清热利水；漏下出血之用温经汤温经散寒、补虚化瘀，均是本着既要祛邪治病，又要扶助正气的精神。总而言之，妇科三篇同其他的篇章一样，同样是辨证论治的，有是病则用是药，但为了照顾妇女的生理和病理特点，不论在遣方用药或在煎服法上，均时刻不忘血本，采取扶正不滞邪、祛邪不伤正的原则，促进病邪消除，元气恢复。

4. 药用慎忌，贵在对症

在治疗妊娠疾病中，有后世认为孕妇禁用的药物，如桃仁、丹皮、桂枝、附子、干姜、半夏、蜀椒、葵子等。这些药物有的行血破血（桃仁、丹皮），有的辛热有毒、温燥伤阴（附子、干姜、蜀椒），有的滑利通降（半夏、葵子），如果用之不当，即使不致于堕胎小产，亦对于胎元的发育有一定的影响。所以对于这类药物的应用，必须掌握两个原则：一是辨证明确；二是配伍切当。只要能分清疾病的寒、热、虚、实，在配伍上又能照顾胎元，虽温热如干姜人参半夏丸，用之不仅不犯胎，且能达到温中化饮、降逆止呕的目的。因为方中干姜、半夏之温燥，能化饮祛寒；人参之甘调，能和中补虚。一燥一润，刚柔相济，凡是证属胃气虚寒、痰饮上逆而致的恶阻病变，用之甚合。有是症而用是药，即《内经》"有故无殒"之意。当然不可否认，辛热有毒和破血逐瘀之品，终归对胎元有不利的一面，必须在辨证周详的基础上，审慎用药，药一定要对症，并且要适可而止，尤其是曾经多次滑胎之妇，更要特别注意，务必做到既能治病，又能顾护胎元，保证母健胎安。

总而言之，《金匮要略》的妇科三篇，概括了妇女经、带、胎、产及杂病等的理、法、方、药，为妇科疾病的辨证论治做出了严谨的规范。但也并不等于说"妇科三篇"就是白璧无瑕，例如，"怀身七月，太阴当养不养，此心气实，当刺泻劳宫和关元"一条，妇人怀孕七月，行刺泻劳宫和关元，殊属不当，这可能由于《金匮要略》是从破旧残简中整理出来的，在文字上有以讹传讹之误，这是应该注意的。

十六、《金匮要略》方在妇科病的运用

《金匮要略》是以整体观念为指导思想，以脏腑经络为依据，论述内伤杂病辨证施治的经典著作。妇女月经、带下、胎前、产后病变，均属杂病的范畴，因而《金匮要略》方广泛地应用于治疗妇女的疾病，疗效卓著，兹略陈其梗概如次。

（一）月经病

经者血也，凡月经的病变，俱与血有关，故治经必治血，而气血之间又有"载运"与"统帅"的密切关系，因而月经的病变，虽有寒、热、虚、实等的不同，治之当有温、清、补、泻之分，但其终归的目的，仍在调理气血，使之平和而已。

1. 血虚湿滞，经带并病

"妇人怀娠腹中㽲痛，当归芍药散主之"（《金匮要略·妇人妊娠病脉证并治》）。

"妇人腹中诸疾痛，当归芍药散主之"（《金匮要略·妇人杂病脉证并治》）。

当归芍药散原为肝虚血滞而引起的"诸疾痛"而设，以当归、芍药、川芎养血柔肝，且重用芍药敛肝止痛，白术、茯苓健脾益气，复合泽泻以渗淡利湿。凡月经前后不定，经行疼痛而平时带下绵绵、色白质稀者，可加益母草、海螵蛸、素馨花或佛手花治之。妇人妊娠腹痛则宜加砂仁、桑寄生为治。综合全方，实有调和气血、祛除水湿的作用。

2. 阳虚宫寒，冲任不足

"问曰：妇人年五十所，病下利数十日不止，暮即发热，少腹里急，腹满，手掌烦热，唇口干燥，何也？师曰：此病属带下。何以故？曾经半产，瘀血在少腹不去。何以知之？其证唇口干燥，故知之，当以温经汤主之"（《金匮要略·妇人杂病脉证并治》）。

温经汤原为妇人冲任虚寒，兼有瘀血而引起的崩漏而设。但从本方的构成，方中以吴茱萸、桂枝、生姜温经散寒，归、芍、芎、胶、丹皮养血化瘀，麦冬、半夏润燥降逆，参、草补益中气。全方合用，实有温养冲任、补血化瘀之功。凡是阳虚寒凝经痛、经行前后不定、宫寒不孕等均可用之。

3. 冲任脉虚，阴血失守

"师曰：妇人有漏下者，有半产后因续下血都不绝者，有妊娠下血者，假令妊娠腹中痛，为胞阻，胶艾汤主之"（《金匮要略·妇人妊娠病脉证并治》）。

本条指出妇人出血有三种情况，一是月经淋漓不绝；二是半产之后下血不止；三是妊娠后胞阻而下血，有"胞漏"或"漏胞"之称。这三种的出血，虽然有一定的区别，但均属冲任脉虚、阴血不能内守所致，治之当用温养冲任、调经止漏，以胶艾汤治之。方中以四物养血和血，阿胶滋阴止血，艾叶温经暖宫，甘草以调诸药，既可和血止血，亦可暖宫调经，凡是冲任气虚而引起的经行淋漓不止、妊娠胎漏、经后疼痛等均可用之。

4. 胞脉瘀积，经闭不利

"妇人经水不利，抵当汤主之"（《金匮要略·妇人杂病脉证并治》）。

按妇人经闭有虚实之分，虚者则补而通之，实者则破而行之，凡是瘀血停滞胞脉，以致月经闭而不行者，先用理气化瘀之法（血府逐瘀汤、少腹逐瘀汤之类）而不效者，可用本方治之。对方中之水蛭、虻虫，张锡纯在《医学衷中参西录》中谓"水蛭、虻虫皆为破瘀血之品"，以生用效果好，盖水蛭"原得水之精气而生。炙之，则伤水之精气"。

5. 气虚湿重，经行浮肿

"风湿脉浮身重，汗出恶风者，防己黄芪汤主之"（《金匮要略·痉湿暍病脉证》）。

"风水脉浮，身重汗出恶风者，防己黄芪汤主之，腹痛者加芍药"（《金匮要略·水气病脉证并治》）。

"心下有痰饮，胸胁支满，目眩，苓桂术甘汤主之"（《金匮要略·痰饮咳嗽病脉证并治》）。

防己黄芪汤本为风湿表虚或风水表虚而设，苓桂术甘汤为温化痰饮之主方，其用虽然有所区别，但其致病之机制是湿、水、饮为患，三者异名同类均属阴邪，性属黏腻，治之当用温化为法，凡见月经将行而眼睑、下肢微肿者，此属脾气本虚，经水将行，肝木内动而乘克脾土，以致脾失运化功能，宜健脾益气、温化水湿为法，可用此二方合剂，上则加苏叶，下则加木瓜，以加强其调气渗湿之功。

6. 阴阳失调，经断前后诸症

"百合病者，百脉一宗，悉致其病也。意欲食复不能食，常默默，欲卧不能卧，欲行不能行，饮食或有美时，或有不用闻食臭时，如寒无寒，如热无热，口苦，小便赤，诸药不能治，得药则剧吐利，如有神灵者，身形如和，其脉微数"（《金匮要略·百合狐惑阴阳毒病脉证治》）。

"百合病不经吐、下、发汗，病形如初者，百合地黄汤主之"（《金匮要略·百合狐惑阴阳毒病脉证治》)。

"呕而胸满者，茱萸汤主之"（《金匮要略·呕吐哕下利病脉证治》)。

"妇人脏躁，喜悲伤欲哭，象如神灵所作，数欠伸，甘麦大枣汤主之"（《金匮要略·妇人杂病脉证治》)。

妇人经断前后，为肾气衰怯，冲任亏虚，常有头晕头痛、失眠、胸痞、不能食，甚则泛恶、欲呕、昏冒等。证有寒热虚实之分，但均属阴阳失调本虚标实之变，治之当以协调阴阳为本，凡是阴液亏损而出现头晕、头痛、口干口渴、心烦不寐、溺黄便结者，宜百合地黄汤配甘麦大枣汤加当归、白芍、夜交藤治之，从而达到滋阴养血、调其冲任的目的。所谓"肝苦急，急食甘以缓之"，服此二方之柔润甘缓，不仅能养其阴血，且能敛收其浮动之虚阳。凡体质肥胖、舌质淡嫩、经行前后头晕目眩、时吐涎沫或泛恶欲呕、胸痞肢麻者，此属正虚标实，为肾阳不足、厥阴肝寒犯胃之变，本着"急则治其标"之旨，以吴茱萸汤治之，方中之吴茱萸苦温，能降肝胃之寒逆；生姜辛温，能散胃中寒饮水气，参、枣甘温，补脾胃气。全方综合，参、草扶正益气，萸、姜散寒化饮。饮化胃和，其呕吐、目眩自止。

（二）带下病

带下是妇科的常见病，其致病因素多端，其病性当有寒热虚实之别。但均有不正常的排泄物，故《傅青主女科》有"带下俱是湿症"之说。历来治带，除针对其病因之外，俱不离于湿。脾为土脏，位居中州，上输心肺，下达肝肾，外灌四旁，主升而运化水湿，故治湿必先治脾，脾气健运则湿化，而带下自止。但探本求源，治病必求其本，肾主水，主津液，治肾与治带的关系尤为密切。故温肾健脾为治带的主要法则。

"伤寒八九日，风湿相搏，身体疼烦，不能自转侧，不呕不渴，脉浮虚而涩者，桂枝附子汤主之。若大便坚，小便自利者，去桂加白术汤主之"（《金匮要略·痉湿暍病脉证治》)。

"风湿相搏，骨节疼烦，掣痛不得屈伸，近之则痛剧，汗出短气，小便不利，恶风不欲去衣，或有微肿者，甘草附子汤主之"（《金匮要略·痉湿暍病脉证治》)。

"肾著之病，其人身体重，腰中冷，如坐水中，形如水状，反不渴，小便自利，饮食如故，病属下焦，身劳汗出，衣（一作表）里冷湿，久久得之，腰以下冷痛，腹重如带五千钱，甘姜苓术汤主之"（《金匮要略·五脏风寒积聚病脉证并治》)。

桂枝附子汤、白术附子汤、甘草附子汤本为湿证之方，前者重在祛风，中者偏于祛湿，后者则表里阳气皆虚，风湿并重宜之，三方均有温化祛湿的作用。

肾着汤重用干姜配甘草以温中散寒，苓、术健脾除湿，全方有温中散寒、健脾祛湿的作用。凡阳虚寒湿，带下绵绵、色白质稀如水者，可用此四方化裁治之，以此四方合用，则表里之湿尽化，可达到治带目的。

（三）胎前病

胎前的疾病，虽然有多种原因，但胎之所生，赖母之精血以养之，故胎前诸疾，除针对其致病之因以施治外，尚必须注意补肾养血、培元安胎。

1. 妊娠呕吐

"火逆上气，咽喉不利，止逆下气，麦门冬汤主之"（《金匮要略·肺痿肺痈咳嗽上气病脉证并治》)。

本方原为虚热肺痿、肺胃津液亏损而设的主方，如妇女怀孕之后，肺胃阴虚，虚火上炎，呕吐不止，可用本方治之。本方重用麦冬为主药，养胃润燥，并清虚火，用半夏下气化痰，参、草、枣、粳米养胃益气，胃气得养而生津，津液充足，则虚火自敛、呕吐自止、胎之自安。

"卒呕吐，心下痞，膈间有水，眩悸者，小半夏加茯苓汤主之"（《金匮要略·痰饮咳嗽病脉证并治》）。

小半夏加茯苓汤，本为痰饮之邪上犯而设，妇人孕后，心烦胸痞、泛恶时呕清水者，宜此方和胃降逆、温化止呕。

"妊娠呕吐不止，干姜人参半夏丸主之"（《金匮要略·妇人妊娠病脉证并治》）。

此方为胃虚寒饮之主方，凡孕妇呕吐属虚寒者，均可用之。盖方中干姜温中散寒，人参扶正益气，半夏、姜汁蠲饮降逆，中阳得振，寒除饮化，胃气得降，则呕吐得止。但方中之干姜、半夏均为孕妇禁用之品，用者慎之。

2. 妊娠腹痛

"妇人怀妊，腹中疠痛，当归芍药散主之"（《金匮要略·妇人妊娠病脉证并治》）。

本方为妊娠脾胃不和而腹痛的证治，如小便自利、无脚肿者，当去泽泻，可加佛手、砂仁、甘松之类为治。

3. 安胎防漏

"妇人妊娠，宜常服当归散主之"（《金匮要略·妇人妊娠病脉证并治》）。

本方原为妊娠之妇血虚湿热胎动不安的治法，凡妇人屡次堕胎者，可用本方配寿胎丸（菟丝子、桑寄生、川续断、白芍、阿胶）交换服用，有防漏安胎之用。

（四）产后病

产后的疾病，其原因多端，但总的来说，是亡血伤津，又虚又瘀，虚实夹杂的病变，因而产后病的治疗，既要补养气血扶正以固本，又要活血通络化瘀以去其标，所以要扶正祛邪并重。

1. 产后腹痛

"产后腹中疠痛，当归生姜羊肉汤主之；并治腹中寒疝，虚劳不足"（《金匮要略·产后病脉证治》）。

产后腹痛，有虚实之分。凡腹痛喜按、按之则舒者，此属血虚内寒，宜当归生姜羊肉汤以养血散寒。而实证则有气郁、血瘀之分，而气血郁滞，则宜宣通气血，以枳实芍药散治之；血瘀者，宜活血逐瘀，可用下瘀血汤。虽然此两方均有一定的效果，但与产后气血亏耗不甚相当，故常用生化汤加减为治。

2. 产后尿闭

"虚劳腰痛，少腹拘急，小便不利，八味肾气丸主之"（《金匮要略·血痹虚劳病脉证并治》）。

"夫短气有微饮，当从小便去之，苓桂术甘汤主之。肾气丸亦主之"（《金匮要略·痰饮咳嗽病脉证并治》）。

"男子消渴，小便反多，以饮一斗，小便一斗，肾气丸主之"（《金匮要略·消渴小便不利淋病脉证并治》）。

"问曰：妇人病，饮食如故，烦热不得卧，而反倚息者，何也？师曰：此名转胞，不得溺也。以胞系了戾，故致此病，但利小便则愈，宜肾气丸主之"（《金匮要略·妇人杂病脉证并治》）。

《金匮要略》用肾气丸者有五：一是"脚气上入，少腹不仁"；二是治虚劳腰痛，少腹拘急，小便不利；三是短气微饮，当从小便去者；四是治男子消渴，小便反多，以饮一斗，小便一斗；

五是治妇人烦热不得卧，但饮食如故之转胞不得溺者。以上的临床症状，虽然有所区别，但其病机皆属肾阳虚衰、气化功能减退之故，故均用肾气丸治之。

产后小便不通，是常见的疾病，凡属阳气不足者，均可用肾气丸为汤治之，以温阳化气，阳振则水自行，如加入大腹皮一味，醒升脾气，则其效尤佳。

3. 产后肢麻

"血痹，阴阳俱微，寸口关上微，尺中小紧，外证身体不仁，如风痹状，黄芪桂枝五物汤主之"（《金匮要略·血痹虚劳病脉证并治》）。

本方有通阳行痹的作用，凡是分娩时出血过多、正气虚衰而出现四肢麻木者，均可用之，平时常加当归身、通草以加强其养血行滞的功效。

（五）妇科杂病

1. 乳痈痛热

千金苇茎汤原为"治咳有微热，烦满，胸中甲错，是为肺痈"之剂。方中苇茎清肺泄热，薏苡仁、瓜瓣下气排脓，善消内痈，桃仁活血祛瘀。全方有清肺化痰、活血排脓的作用，是治疗肺痈之常用方。新产之妇，调节不慎，或外感六淫之邪，或过食辛热香燥、肥甘厚味，以致郁热而形成乳痈者，可用本方加当归尾、赤芍、蒲公英、紫花地丁、金银花、连翘治之。

2. 梅核气滞（痰凝气滞）

"妇人咽中如有炙脔，半夏厚朴汤主之"（《金匮要略·妇人杂病脉证并治》）。

妇人七情郁结，痰凝气滞，上逆于咽喉之间，在证候表现上，自觉咽中梗塞，有异物之感，咯之不出，吞之不下，后人有"梅核气"之称，即可用半夏厚朴汤治之。方中之半夏、厚朴、生姜辛以散结，苦以降逆，配茯苓利水化痰，苏叶芳香、宣气解郁。

3. 阴虚脏躁

"妇人脏躁，喜悲伤欲哭，象如神灵所作，数欠伸，甘麦大枣汤主之"（《金匮要略·妇人杂病脉证并治》）。

凡七情郁结，日久不解，以致气郁化火，导致脏阴不足，宜甘麦大枣汤滋养心脾、润燥缓急，亦即"肝苦急，急食甘以缓之"。

4. 湿毒阴痒

"蛇床子散，温阴中坐药"（《金匮要略·妇人杂病脉证并治》）。

妇人带下，有寒热之分，凡带下色白、质稀而阴痒者，此为湿毒下注，宜本方配土茯苓、槟榔，以加强其苦温燥湿、杀虫解毒之功。

5. 癥瘕积聚

"病疟以月一日发，当以十五日愈，设不差，当月尽解；如其不差，当云何？师曰：此结为癥瘕，名曰疟母，急治之，宜鳖甲煎丸"（《金匮要略·疟病脉证并治》）。

"五劳虚极羸瘦，腹满不能饮食，食伤、忧伤、饮伤、房室伤、饥伤、劳伤、经络荣卫气伤，内有干血，肌肤甲错，两目黯黑。缓中补虚，大黄䗪虫丸主之"（《金匮要略·血痹虚劳病脉证并治》）。

"妇人宿有癥病，经断未及三月，而得漏下不止，胎动在脐上者，为癥痼害。妊娠六月动者，前三月经水利时，胎也。下血者，后断三月衃也。所以血不止者，其癥不去故也，当下其癥，桂枝茯苓丸主之"（《金匮要略·妇人妊娠病脉证并治》）。

鳖甲煎丸、大黄䗪虫丸、桂枝茯苓丸为治瘀血停滞而引起的癥瘕积聚常用之方剂，但前两者由于药味较多，来源困难，以致不能很好使用，目前最常用为桂枝茯苓丸。本方有活血化瘀的作用，凡由血瘀引起的瘀证，如月经过多、崩漏、痛经、堕胎、小产或胞衣不下，或恶露绵绵，日久不绝者，均可加减用之。

十七、逍遥散在妇科临床中的应用

逍遥散始载于宋代《太平惠民和剂局方》，系由张仲景《伤寒论》之四逆散加减化裁而成。本方的适应证范围很广，内、外、妇、儿各科的许多疾病，都可根据病情运用此方加减进行治疗，尤其是在妇科疾病中用得更广泛，为治疗各种妇科疾病的常用代表方剂之一。

（一）原方的组成

逍遥散由柴胡、当归、白芍、白术、茯苓、甘草组成，方中除甘草一味用量为五钱之外，其余诸味用量均为一两，共为粗末，每服二钱，水一盏，烧生姜一块切破，薄荷少许，同煎至七分，去渣热服，不拘时候。近代多数改为水煎剂或丸剂使用。作水煎剂时，笔者常用药量如下：柴胡5g、当归9g、白芍9g、白术9g、茯苓9g、薄荷2g、甘草3g、生姜3片。

（二）适应证范围

关于本方的适应证，历代名医论述很多。《太平惠民和剂局方》指出："治血虚劳倦，五心烦热，肢体疼痛，头目昏重，心忪烦赤，口燥咽干，发热盗汗，减食嗜卧，及血热相搏，月水不调，脐腹胀痛，寒热如疟，又疗室女血弱阴虚，荣卫不和，痰嗽潮热，肢体羸瘦，渐成骨蒸。"明代赵献可《医贯·郁病论》说："予以一方治其木郁，而诸郁皆因而愈。一方者何？逍遥散是也。……凡外感者，俱作郁看，以逍遥散加减出入，无不获效。"徐灵胎《医略六书·女科指要》说本方："治肝脾血虚，临经腹痛，脉弦虚者。……治血虚潮热，月事不调，脉弦虚者。"综上所述，凡症见两胁胀痛，胸闷不舒，嗳气吞酸，营卫不和，寒热往来，头目晕眩，口燥咽干，神倦纳差，妇女月经不调，经行少腹、小腹胀痛，乳房作胀，平时带下量多，色白黄赤稀等，都可应用本方加减治疗。

（三）方义简释

对本方的配方用意，《医宗金鉴·删补名医方论》曾有很精要的解释："肝木之所以郁，其说有二：一为土虚不能升木也，二为血少不能养肝也。盖肝为木气，全赖土以滋培，水以灌溉。若中土虚，则木不升而郁，阴血少，则肝不滋而枯。方用白术、茯苓者，助土德以升木也；当归、芍药者，益荣血以养肝也；薄荷解热，甘草和中，独柴胡一味，一以为厥阴之报使，一以升发诸阳。经云：木郁则达之。遂其曲直之性，故名曰逍遥。"根据肝属风木，性喜条达，为藏血之脏，体阴而用阳的理论，笔者认为柴胡是全方的主药，有疏肝解郁、开枢清热之功。配薄荷之辛凉，则其疏解之力更佳；当归、白芍养血敛阴以柔肝，茯苓、白术、甘草健脾和中，煨姜与归、芍配用，能调和气血。全方有补有疏，以补为主，凡属脾气虚弱、血虚肝郁的病变，均可辨证应用。

(四) 在妇科临床中的应用

1. 月经不调

经者血也，治经必治血，活血先治气，气血与脏腑息息相关，肝藏血而主疏泄，为冲脉之所系，肝气是否条达，直接影响月经的来潮。

(1) 经行先期：肝郁化火，热扰血室，症见经行超前，量多，色深红或暗，质稠秽，伴有口苦咽干，心烦易怒，胸闷乳胀，苔黄舌红，脉弦数者，宜本方去生姜加丹皮、栀子、益母草、藕节、白茅根之类以疏肝解郁、凉血调经。

(2) 经行后期：肝气郁结，疏泄失常，症见经行错后，量多或少，色紫红夹血块，伴有胸胁、乳房、少腹胀甚于痛，心烦失眠，脉细涩，苔薄白，舌质边尖紫暗者，宜本方加合欢花、佛手花、香附、益母草、泽兰之类以疏肝解郁、消滞化瘀。经行量少，色淡质稀夹紫块，脉细弱，舌质淡紫者，此为虚中夹实之证，宜加入何首乌、熟地、益母草、北黄芪之类。

(3) 经行胀痛：肝经经脉循于两胁及少腹，下络阴器，乳头属肝，乳房为阳明胃经所属，凡因肝气郁滞，气机不利，症见经前或经中乳房胀痛，甚至痛不能触，少腹胀痛连及胸胁，烦躁易怒，经行前后不定，量多少不一，色暗红甚或夹块者，宜本方加素馨花、佛手花、香附、益母草治之。舌红脉数者，为肝郁化火，宜去生姜之温，加丹皮、栀子、川楝子之类，以凉血止痛。少腹、小腹疼痛剧烈，唇面发青，肢冷汗出，脉沉紧，苔薄白，舌暗淡者，为寒凝气滞，肝气受遏，宜加肉桂、艾叶、小茴香、台乌药之类，以加强其温经止痛之功。

2. 带下量多

带下以湿为主，治之多责于脾肾二脏。但肝与脾，在生理上有"相克"关系，在病理上有"相乘"、"相侮"之变，而肝之与肾，又是"乙癸"同源关系，故治带亦与肝有关。凡月经不调，经行胸胁不舒，乳房、少腹胀痛，平时带下量多、色白或青、质稀或稠，脉弦细，苔白滑，舌质正常或淡嫩带紫者，可用本方加青皮、炒薏苡仁、扁豆花、黄饭花、马鞭草之类治之。

3. 胎动不安

妇人在妊娠期间，肝血注入胞宫以养胎元。常导致肝气有余，而失其条达之性。如妊娠数月，症见少腹、小腹胀痛或腰腹胀坠，胸胁痞闷，心烦易怒，嗳气纳差，脉弦滑，苔厚腻而舌暗红者，即为此患，治宜本方加鲜苏叶、佛手花、砂仁壳之类疏肝扶脾、顺气安胎。

4. 新产寒热

新产之后，气血骤虚，营卫不和，邪易乘虚而入，症见发热恶寒，鼻塞头痛，肢节烦痛，脉虚浮，苔薄白，舌淡者，治当扶正祛邪，可用本方加鲜苏叶、生葱白、北荆芥等药。

5. 乳癖

乳头属肝，乳房为阳明胃经所属，七情偏激伤肝，肝病及脾，形成肝脾郁怒，气滞血瘀，积累而成小块于乳房内，初起不痛或胀痛，经将行或经行之时胀痛剧烈，甚至手不能触，经后虽然胀痛有所减轻，但块核依然，触之疼痛加重，此为乳癖。治疗既要软坚消块，又要照顾气血，可用本方加瓜蒌仁、生牡蛎、玄参、浙贝、王不留行、夏枯草之类治之。

(五) 体会

郁证包括气、血、痰、火、食、湿等六郁，均与肝脏有直接关系。因肝主疏泄而性喜条达，气机舒畅或抑结不利，直接与肝有关，故有"治郁不离肝"之说，确属经验之谈。

妇人以血为本，气常有余而血常不足，肝藏血而为冲脉之所系。妇人的病变，尤其是中年妇女月经的疾患，多责之于肝，直接和肝的条达有关，故本方为常用的代表方剂。

本方虽为疏肝扶脾、养血和营、养中有疏之方，但妇女的病变，多属阴血不足，故常加何首乌、熟地、麦冬、沙参之类，以加强柔养之功。即使疏肝理气之品，亦多用辛平香淡如合欢花、素馨花之类，防止过燥伤阴。

柴胡为本方主药，但其性偏于升发，清代叶天士曾有柴胡劫阴之说。故临床上有寒热往来、胸胁苦满、口苦咽干等症者，每剂可用9~15g。其余用作调肝疏气者，笔者认为用3~5g即可，这样既能疏解，又不伤阴。

十八、论四物汤

四物汤首载于《太平惠民和剂局方》，是从《金匮要略·妇人妊娠病脉证并治》篇中的胶艾汤衍化而来，具有补血行血、滋阴敛血的作用。凡一切血证的病变，如妇女的经、带、胎、产、乳诸疾，均可用之，为临床常用主要方剂之一。

（一）药物配伍与方义

四物汤是由熟地、当归、白芍、川芎四味组成，《太平惠民和剂局方》中用量原为等份，以便医者在临证时根据病情有所增减。后世医家在实践中不断地总结化裁，在剂量的应用上亦有所出入，如宋代陈自明的《妇人良方》中用量为当归3g、熟地9g、白芍3g、川芎6g。近代谢利恒之《中国医学大字典》用熟地、当归各9g，白芍6g，川芎4.5g。

方中之熟地性味甘温，能滋阴养血、补肾填精，为本方的主药；当归性味甘温而润，辛香行走，能补血活血，补中有行；川芎辛温，气味芳香，有活血通络、行血导滞之功，能调和肝用；白芍酸寒，养肝和营、滋阴敛血，能和肝之阴。四药相合，有阴有阳，刚柔相济，补中有行，行中有补，使营血调和，周流无阻，则血证诸疾自解。故柯琴认为本方"具生长收藏之用，为血分立法"，确属卓论。

（二）治血证的专剂

血证的致病因素，虽然有外感六淫、内伤七情、饮食劳倦等之不同，但究其病机，不外乎邪盛正衰、阴阳升降失调、脏腑功能失常、营卫气血不和而已。气血不和，气病则血病，血病则气亦病，所谓"百病生于气，血为百病之胎"。血病错综复杂，在病位有上下内外之分，在病性则有虚实寒热之别，故在临床上常常概括为血虚、血瘀、血热、血寒四类。四物汤中之地、芍为血中之阴药，芎、归是血中之阳药，两者相合，可升可降，行中有养，补而不滞，是补血活血的良方。肝藏血而主生发，心生血而主血脉，脾主运化而统血，肾藏精而为气血之始，本方既能入肝，又入心脾，更能入肾，故为治疗血证的专剂。根据病证的寒热虚实，病位的上下内外，均可灵活应用，如血瘀加桃仁、红花；血闭加大黄、芒硝；血寒加肉桂、附子；血热加黄连、黄芩；虚热加地骨皮、丹皮；血虚加参、芪等。

（三）妇科的通用方

妇女以血为主，以血为用，妇女的经、孕、产、乳的生理活动，是与血的盛衰、盈亏、通闭息息相关。任脉通畅，太冲脉盛，血海充盈，由满而溢，月事应时而下；要是任脉虚，太冲脉衰少，血海空虚，经源不足，则月经不行；若瘀血停滞，则月经不调、痛经、崩漏，甚或癥瘕等病均可发生。血足气旺才能摄精以受孕，妊娠之后，又需母血不断以养胎，才能保证正常长养而足月顺产；分娩时产妇气血旺盛，则瓜熟蒂落，容易娩出，气血损耗不多，产后恶露正常排出而自止；乳为血所化，哺乳期气血旺盛，则乳汁充沛。若体质瘦弱，气血不足，虽交合而不摄精，以致不孕；纵然偶或受孕，亦是胎萎不长，或分娩艰难；产后也将乳汁不足，质稀薄而少，喂养困难。若妊娠期有瘀血内留，则往往临产时大出血；产后胞宫瘀血内阻，则见恶露不下或不绝、腹痛等之变。可见妇女的病变，绝大部分是血分的病变。四物汤虽然"不专为女科套剂"，但因其既能补血，又能活血，并入心肝脾肾，以入肝为主，故为一切血证的专剂，历代妇科学家都非常重视此方的运用。如清代武之望的《济阴纲目》将四物汤列于调经诸方之首，并于方后列举加减用法一百三十余条，用之临床，确有疗效，所以也可以说本方是妇科疾病的通用方，对确属于血证的妇科病变，以四物汤随证加减，则疗效可期。

（四）加减运用举例

本方组织配伍严密，久经临床考验，疗效可靠。但证情变化多端，方可用而不可泥，如加减不得法，则疗效亦不高。兹将笔者临证加减运用举例如下。

1. 血热诸证

（1）经行超前，量多色红而夹血块，脉滑数，舌红苔黄者，去归、芎加鸡血藤15g、丹参10g、阿胶6~9g（烊化）、鲜白茅根20~30g、山栀子6g、益母草15g，熟地易生地。以芎、归辛窜动火，容易导致出血增多，故以辛甘微温之鸡血藤、苦而微寒之丹参代之，既能补血化瘀，又可防芎、归动血之弊；益母草辛苦微寒，能止血化瘀，以化为主；阿胶甘平滋阴止血，白茅根甘凉，栀子苦寒，取其甘苦同用以清热止血。

（2）经行超前，量多，色红，入夜潮热，脉细数，苔少，舌边尖红者，去芎、归，加鸡血藤15g、藕节20g、地骨皮9g、丹皮9g、生地15g、桑椹9g。

（3）经行前后不定，量多少不一，经将行乳房胀痛，心烦胸闷，苔薄白，舌边尖红，脉弦细者，配丹栀逍遥散加合欢花、素馨花、佛手花各6g。

（4）血热致瘀，经将行乳房、少腹、小腹胀痛，经行前后不定，量多少不一，经色暗红而夹紫块，脉弦涩，苔薄白，舌边尖有瘀点者，配金铃子散，加泽兰9g、苏木9g、莪术5g。

（5）经行淋漓不净，量或多或少，色淡红，伴头晕、失眠、唇舌干燥，舌红苔少，脉细数者。去芎、归，配二至丸、两地汤。

（6）经行吐衄，多属虚火内动、肝不藏血之变。去芎、归之温升，熟地易为生地，配两地汤，加鸡血藤15g、丹参15g、丹皮6g、旱莲草15g。

2. 血寒诸证

（1）经行错后，量多少不一，色暗红夹块，经行时少腹、小腹胀痛剧烈、按之不减，汗出肢冷，唇面发青，苔白脉沉紧者，此为寒凝血瘀。加制附子9g、小茴香3g、吴茱萸6g、艾叶6g、益母草15g、莪术6g。

（2）经行错后，量少色淡，腰膝酸软，平时带下量多、色白质稀，脉细弱，苔薄白，舌质淡者，此为肾阳虚衰，生化无能，加党参15g、北黄芪15g、制附子9g、苍术9g、白术12g。

（3）经将行或经中眼胞及下肢浮肿，经行量多、色淡质稀，平时白带量多，大便溏薄，脉虚迟，苔白，舌质淡嫩者，此为脾阳不足，健运失常，配四君子汤，加苍术9g、干姜3g、防风6g、北黄芪12g。如泄泻的次数较多，宜去当归之滑润、熟地之温腻，改用鸡血藤15g、何首乌12g。

（4）经行量多，色淡，持续不净，腰膝酸软，脉虚，苔薄白，舌质淡嫩者，此为脾肾阳虚，统藏无能,加党参、北黄芪各15g、桑螵蛸6g、覆盆子9g、鹿角霜20g。

(5) 经闭不行,小腹冷,四肢不温,唇面苍白,脉细,苔白,舌质滑润者,此为阳虚宫寒,宜加党参、北黄芪各15g、制附子9g、肉桂丝3g(冲服或后下)、巴戟天9g、桃仁6g、红花2g。

3. 血虚诸证

(1) 经行错后、量少色淡,经后小腹绵绵而痛,脉虚细,苔薄白,舌质淡,唇面苍白者,此为血海空虚,经源不足,宜加党参、北黄芪各15g、龙眼20~30g、远志3g、佛手3g。

(2) 经闭不行,腰脊胀酸,膝腿乏力,脉虚细迟,苔薄白,舌质嫩胖者,此为气血亏损、冲任虚衰,宜加党参、北黄芪各15g、紫河车15g、制附子9g(先煎)、肉桂丝3g(冲服或后下)、巴戟天、补骨脂各9g。

(3) 多次受孕而屡次堕胎小产,体质瘦弱,脉细弱,舌质淡,苔薄白者,多属气血虚衰、不足以生养胎元,宜加党参、北黄芪各15g、桑寄生15g、菟丝子20g、川杜仲15g、川续断6g。

(4) 产后潮热,头晕目眩,动则心悸,夜难入寐,脉细数无力,苔薄白,舌边尖红者,此为分娩时气血耗损过多,以致营血不和,宜加党参、生北黄芪各15g、枸杞子12g、山萸肉9g、柴胡6g、红枣9g。

4. 血瘀诸证

(1) 经行前后不定期,量或多或少,行而不畅,色暗红而夹块,少腹、小腹胀痛剧烈,按之不减,脉沉涩、苔薄白,舌边尖有瘀点者,此属气滞血瘀,宜加丹参15g、莪术10g、延胡索6g、香附6g、益母草15g、郁金9g。

(2) 经闭不行,舌边尖有瘀点,脉迟涩者,此为瘀积内停、胞脉不通,宜加桃仁、红花各6g、路路通15g、牛膝6g、水蛭粉1.5g(冲服)。

(3) 漏下日久,经血紫黑夹块,少腹、小腹胀痛剧烈,唇舌有紫斑,脉沉紧或迟涩者,此为瘀积为患、新血不得归经,宜加海螵蛸9g、茜根9g、益母草、鸡血藤各15g、失笑散。

(4) 产后胞衣不下,多由气血不足、瘀积内停,宜去熟地之腻,白芍之收,加党参、北黄芪各15g、枳实、牛膝、厚朴各6g、益母草30g。

(5) 癥瘕肿块,是由于血瘀结聚,宜配桂枝茯苓丸、失笑散、益母草、丹参、莪术、猫爪草之类。

总而言之,四物汤是治疗血证的专剂,是妇科疾病的通用方,不论对配伍和方义的研究,还是在加减运用方面,前贤都有全面的论述,只要能结合实际,针对病情,它的疗效是很好的。

(五) 小结

(1) 血以调和为贵,以通畅为用。四物汤既能补血,又能活血,故为血证的专剂;又因妇女以血为主,以血为用,经、胎、产、乳等与血有极为密切的关系,故四物汤又是妇科疾病的通用方。

(2) 妇女虽然"有余于气而不足于血",但由于血与气有相互为用的密切关系,阳生则阴长,气旺即能生血,故治血不忘治气,常常配合气药应用。

(3) 血本属阴,血虚则阴亏,养血常与滋阴并用,如肝肾亏损引起的月经不调,既要养血柔肝,又要滋阴补肾。

(4) 四物汤的组成,虽然阴阳配合,刚柔相济,但总的来说,仍偏重于温养,凡出血量多者,用之宜加重甘柔之品,以防川芎、当归之辛窜动血。

(5) 以上根据寒热虚实证而进行的加减运用,仅指一般而言,其实临床所见,往往寒热相兼，虚瘀错杂，务宜辨别其新旧先后，标本缓急，审详而用之。

十九、张景岳妇科学术思想初探

张景岳为明代一大医家，博学多才，医理精通，技术高明，经验丰富，对妇女的月经、带下、胎孕、产后等病变，曾有极为精辟的论述。兹根据《景岳全书·妇人规》的内容，结合笔者个人学习的体会，加以扼要的介绍，有错误之处，请斧正。

（一）月经三本，其根在肾

经者血也。血为五脏精气之所化，其"生化于脾，总统于心，藏受于肝，宣布于肺，施泄于肾"（《妇人规·经脉类·经不调》）。在脏腑经脉之中，胃主受纳腐熟而为水谷之海，是水谷精微之源泉；脾主运化而统血，为气血生化之源；心为阳中之阳而生血，为胞脉之所属；冲脉隶阳明而为五脏六腑之血海，所以景岳特别强调"月经三本，所重在冲脉，所重在胃气，所重在心脾生化之源耳"（《妇人规·经脉类·月经之本》），血旺则经行自调，然三本之中，以冲脉为首。冲脉是否旺盛，一赖于五脏六腑阴血的来源；二赖于肾气的强弱，既要五脏功能正常、阴血生化不息，又要"肾气盛……天癸至，任脉通，太冲脉盛，月事以时下"《素问·上古天真论》。天癸是否依时而至，任脉是否通畅，太冲脉是否旺盛，取决于肾气的盛衰。所以说冲脉、胃气、心脾虽然均为月经之本，若是进一步溯本求源，分清来龙去脉，则月经的根源在于肾，只有先天济后天，后天养先天，两者相互为用，精血充沛而经行自调。

（二）淋带微甚，总由命门

带浊为病，证情错综而复杂，有因外感六淫为患，有因内伤七情所致。景岳特别强调"不遂"、"太遂"、"遂而不遂"及房室之劳等病因，如其在《妇人规·带浊遗淋类·带下》中指出："凡妇人淋带，虽分微甚，而实为同类，盖带其微而淋其甚者也，总由命门不固。而不固之病，其因有六：盖一心旌之摇之也，心旌摇则命门应，命门应则失其所守，此由于不遂者也；一以多欲之滑之也，情欲无度，纵肆不节则精道滑而命门不禁，此由于太遂者也；一以房室之逆之也，凡男女相临，迟速有异，此际权由男子，妇人情兴，多致中道而止，止则逆，逆则为浊为淋，此由于遂而不遂，乃女子之最多，而最不肯言者也。以上三证，凡带浊之由乎此者十居八九。"这里景岳指出淋带虽为同类而有微甚之分，总由命门之不固。当然，景岳在强调房室为患引起病变的同时，并不否认其他的致病因素，所以他接着便说："此三者之外，则尚有湿热下流者，有虚寒不固者，有脾肾亏陷而不能收摄者。"景岳此论，固然不能囊括带浊的所有病因，但对临床仍有重要指导意义。盖带浊者，不外乎水湿不化和精液津血的滑脱。脾为土脏，主运化水湿而升清，肾主水而为封藏之本，脾虚不运，则水湿不化，清气不升，反而下流；肾气亏虚，则蒸腾、封藏无能，故带浊绵绵。"命门总主乎两肾，而两肾皆属命门"。脾肾的亏虚，致命门不固，所以治带、治淋，除随证施治之外，还要着眼于脾和肾，着眼于命门。

（三）胎病多端，以虚为主

胎孕之为病，有内因，也有外因，其证甚为复杂。"盖胎气不安，必有所因，或虚或实，或寒或热，皆能为胎气之病。去其所病，便是安胎之法，故安胎之方不可执，亦不可泥其月数，但当随证随经，因其病而药之，乃为至善。若谓白术、黄芩乃安胎之圣药，执而用之，鲜不误矣"（《妇人规·胎孕类·安胎》）。这里景岳明确指出胎孕之病有寒、热、虚、实的不同，治之应当药随证用，不可执泥固定之方，以治灵活多变之病，否则纵然如白术、黄芩之所谓"安胎圣药"，亦非所宜。可是，景岳在强调"当察其所致之由，因病而调"的同时，又特别指出胎病"总不离于气血之虚"。如言"凡胎孕不固，无非气血损伤之病，盖气虚则提摄不固，血虚则灌溉不周"（《妇人规·胎孕类·数堕胎》），"胎不长者，亦惟血气之不足耳"（《妇人规·胎孕类·胎不长》）。诚然，妇女在怀孕期间，由于气血骤然汇集胞宫以温养胎元，母体气血相对地不足，以致往往有偏虚的现象。但气血不足之原因多端，有先天之影响，如禀赋本虚；也有后天之因素，如外感六淫之邪、七情过极所伤、房室不慎、跌仆损伤、药食不当等，是故证当有寒热虚实之分，或虚中夹实，或实中有虚，或寒热错杂。以景岳之博学而识广，当明乎此，决不会以纯虚、纯补立论，其所以言胎病"总不离于血气之虚"，亦不外乎告诫同仁以至后学，在辨证立法之时，要从照顾气血的生发着眼，凡是阻碍气机，耗伤气血之品，均非所宜。学习先贤，务必领其要旨，神而明之，不可执而不化，否则便要犯"虚虚实实"之戒。

（四）产后为病，毋泥于虚

对产后之病，丹溪曾有"产后无得令虚，当大补气血为先，虽有杂证，以末治之"（《丹溪心法·产后》）之论。景岳初时，亦非常信服之，随着临床实践不断深入，学验俱增，便逐渐对其产生怀疑，他说"凡产后气血俱去，诚多虚证，然有虚者，有不虚者，有全实者，凡此三者，但当随证随人辨其虚实，以常法治疗，不得执有诚心概行大补，以致助邪，此辨之不可不真也"（《妇人规·产后类·论产后当大补气血》）。景岳此说，指出新产妇"有虚"、"有不虚"、"有全实"之分，确是符合临床实际的，是公允之评论。盖新产之妇，气血耗损过多，固然常有虚证之变，但产褥过程，不无离经之血，"既是离经之血，虽清血鲜血，亦是瘀血"（《血证论·瘀血》）。另外，外感客邪，内伤七情，饮食不慎等，亦可引起产后病。故产后之病，多是寒热错杂，虚实并见，临证当察其寒热虚实，辨其虚瘀之孰轻孰重，权其标本缓急，以虚为主者，当调补气血为先；瘀血停滞胞宫，以致恶露不止，或乍寒乍热，或小腹硬痛者，当祛瘀以生新，俾瘀血去则新血自生，营卫调和而正气可复。倘若不能知常达变，拘泥于"虽有杂证，以末治之"之说，则难免贻误病情，悔之莫及。

（五）治妇人病，重在脾肾

景岳认为妇女之病变，"病之肇端，则或由思虑，或由郁怒，或以积劳，或以六淫、饮食，多起于心肺肝脾四脏，及其甚也，则四脏相移，心归脾肾。盖阳分日亏，则饮食日减，而脾气胃气竭矣；阴分日亏，则精血日涸，而冲任肾气竭矣，故子曰：阳邪之至，害必归阴；五脏之伤，穷必及肾，此源流之必然，即治疗之要着"（《妇人规·经脉类·经脉诸脏病因》）。外感客邪，郁怒忧思内伤，或房室劳倦等，可导致脏腑功能失常，气血生化无源，所以他主张"治妇人之病，当以经血为先"（《妇人规·经脉类·经脉诸脏病因》）。因为，妇女以血为主，又以血为用，五脏功能不和，气血失调，均足致疾病丛生，应从调理气血着眼。而脾为后天，是气血生化之源，肾为先天，是气血之始，气血之盈亏，尤与脾肾密切相关。故在治疗上，必须重在脾与肾，正如景岳所说"调经之要，贵在补脾胃以资血之源，养肾气以安血之室，知斯二者，则尽善矣"（《妇人规·经脉类·经不调》）。温补脾肾，既可以促进气血生化之恢复，又能调节气血储藏运行，经脉旺盛，营卫调和，则诸病不生。

二十、试论胎教

妇女从怀孕到分娩这段时间，孕妇本身除了注意起居适度、饮食有节、心悦神怡、不妄作劳、防止外邪侵犯、保证身心健康之外，同时还要加强自身精神品德的修养和教育，使之"外象而内感"，借以促进胎儿的智力发育。这就叫做胎教。

胎教之说，由来已久。早在汉代《史记》中对妇女妊娠就有关于胎教的记载。嗣后不少的医家，在此基础上，逐步有所发展。到了宋代，便有"胎教"的专篇论述，其内容日益完善，不仅指出了胎教有利于胎儿发育和聪明才智的一面，也指出了不注意胎教危害无穷的一面。

胎教的学说，本来是祖先从长期的生活和医疗实践中总结起来的理论，是经得起实践考验的。但由于当时的社会环境等因素，难免掺杂了一些不健康的内容，因此长期以来，不为人们所重视，甚或诬之为迷信、糟粕。其实，只要人们能深入研究，它确有科学的价值。胎儿在母腹之中，依赖孕妇气血津液的滋养，才能逐渐发育长大。所以孕妇体质的强弱、气血的盈亏、神志的喜怒、禀赋的勇怯等，都直接影响到胎儿；同时外界环境的清静或喧扰，空气的新鲜或污浊，各种良性或恶性的刺激，都能影响孕妇的身心健康，间接影响胎儿，导致贤智或不肖，这便是"外象而内感"的结果。

胎教的内容相当广泛，现在综合扼要分述如次。

父强母壮，适时而婚。人类下一代的健康或羸瘦、聪明才智或愚智不肖，在很大的程度上取决于父母的体质是否健康、心灵是否善良。这因父母的精血是凝成胚胎的基本物质。父母体质的强弱、情志的喜怒等，直接影响到胎儿，"禀于清者，其子聪明智慧，寿而且康；禀于浊者，愚智不寿"。同时，还要注意父母的婚配年龄是否及时恰当、体质的强弱是否相称，古人有"父少母老，产女必羸；母壮父衰，生男必弱"和"羸女及时而嫁，弱男宜待壮而婚"之言。当然，从唯物辩证的观点看来，世界上没有不可改变的事物，人们的健康及聪明才智，是可以从实践锻炼和不断的学习中得来的，但也不可否认，从遗传的角度看来，先天因素不容忽视，而父母的婚配和健康如何，便是先天因素的主要内容。父母的体质强壮，心地善良，婚配合时，则所生子女多数玲珑活泼、健康可爱；否则纵能生育，其子女往往虚弱不堪，或痴呆不灵。

调摄精神，防御外邪。历代医家根据《内经》"虚邪贼风，避之有时，恬憺虚无，真气从之，精神内守，病安从来"（《素问·上古天真论》）的预防思想，强调人们的情志活动与疾病发生有极为密切的关系。精神上过度的强烈刺激或长期的忧郁，都足以影响人体脏腑气血的正常功能活动，因而引起疾病，尤其是妇人受孕后生理上的急剧变化，往往情志容易波动，所以更需强调"调心神，和情性"。同时，还要"寝兴以时，出处以节，可以高明，可以周密，使雾露之邪，不得投间而入"。要保持情志舒畅，气血调达，精神充沛，才能防止外邪的侵袭，从而杜绝疾病的发生，促进胎儿的正常发育生长。

独居静室，节忌房事。孕妇的语言行动、思想的起伏、环境的清浊、均与胎儿的发育息息相关。如果心地善良，洁身自爱，居住环境优美，则生育男女，多是健康敏捷的；反之，胎儿多是中途夭折，纵或能足月生下，往往是呆笨或凶恶。所以古人强调孕妇要做到居住简静，目不视邪色，耳不听淫声。当然，我们国家的底子还薄，目前的住房还有一定的困难，不可能每一孕妇休息睡眠时都能独居静室，但知有所节制，减少可为可不为之事，避免邪恶之声和淫秽之色，建立善良、诚恳的人生观，还是可以做到的，这对孕妇的身心健康、对胎儿的发育和成长，都是有利的。

劳逸结合，气血通畅。《素问·宣明五气篇》云："久视伤血，久卧伤气，久坐伤肉，久立伤骨，久行伤筋。"指出了过劳过逸，有损于人体，不利于健康。平人尚且如此，孕妇更要注意劳逸适度。前人主张"胎孕须要频步行，宽缓日行三千步"的同时，要"作劳不妄"，达到气血调和，使诸邪不得干忤。对于劳与逸的问题，汉代名医华佗曾明确地指：人体欲得劳动，但不当使之极耳。动摇则谷气得消，血脉流通，病不得生，譬犹户枢不朽也。可见在怀孕期间，适当参加轻微的体力劳动，经常散步于园林之中，沐浴朝阳，做到劳中有逸，逸中有劳，既不过劳，也不过逸，对保证孕妇的健康、促进胎儿的成长有积极的意义。

慎用药饵，中病即止。防病重于治病，这是积极的措施，但万一孕妇起居失常，或饮食不节等，那就免不了要用针药治疗。古人强调孕妇不能随便擅自用药，必须遵照医嘱服药，同时要中病即止。治疗孕妇的疾病，不仅要治病，而且要安胎，也就是说，既要设法驱除病邪、调和气血、恢复母体的健康，又要保护胎儿、使之不断成长，若是用药不当，过用耗气伤血之品，都会导致胎儿的夭折，或生后畸形怪象。

"胎教"之说，由来已久，具有一定的科学性。愿"胎教"这朵久经风霜的奇葩，永远在优生的园地里芬芳吐艳。

下 篇 医 案

一、月 经 疾 病

月经疾病，是指月经的周期、经量、经色、经质的改变，并伴有一定的症状，如经行浮肿、经行吐衄、经行腹痛剧烈等。

月经病的致病因素，虽然有虚实寒热等多方面，但终归是气血的失调、脏腑的不和、冲任的亏损。故月经病的治疗，在辨证的基础上，总以调理气血为主。气血协调，五脏安和，冲任旺盛，经脉通畅，则经行正常。

1. 月经不调（8例）

病例1 覃某，女，22岁，某学院工人，未婚。1972年12月13日初诊。

初诊 长期以来，经行错后，2～3个月1行，量少面色红，经将行乳房及少腹、小腹胀疼，胀过于痛，按之不减，经之后则舒。平时腰酸，入寐不佳，余无特殊，脉弦细，苔薄白，舌边尖有黯黑点。

诊断 月经不调。

辨证 肝气郁滞，血行不畅。

治则 疏肝理气，活血化瘀。

处方 当归9g 川芎6g 生地12g 赤芍9g 桃仁6g 红花2g 益母草9g 柴胡5g 香附9g

每日水煎服1剂，连服3剂。

二诊（1973年2月23日） 上方服后，经前诸症减轻，月经按期来潮，但感头晕耳鸣，脉沉细，苔薄白，舌质淡而边尖有紫暗点。恐化瘀攻伐太过，转以养血为主。

处方 鸡血藤18g 黄精18g 艾叶6g 白芍9g 当归身9g 阿胶9g（烊化） 柴胡2g 甘草5g 红枣10g

每日水煎服1剂，连服3剂。

三诊（1973年3月7日） 经行周期正常，色量一般，脉细缓，苔薄白，舌边尖瘀点。守上方加益母草9g、川枸杞子9g。每日水煎服1剂，连服5剂，以巩固疗效。观察3个月，经行正常。

按语 肝藏血而主疏泄，肝气郁滞，则经脉不利，故经行错后而量少，少腹、小腹胀痛。以桃红四物汤加益母草活血化瘀，柴胡、香附调达肝气，疏通化瘀并用，故药到病除。二诊时患者头晕耳鸣，恐伐过用，故减去桃仁、红花、赤芍，以甘平微温之鸡血藤代之，取其既能行血，又能补血。三诊时之所以加入益母草、枸杞子，前者取其既能化瘀又能止血之功，后者甘平，能调养肝肾，从而达到养中有疏，补中有化，标本兼顾，巩固疗效的目的。

病例2 莫某，女，31岁，南宁市某综合厂工人，已婚。1974年6月5日初诊。

初诊 1969年1月结婚，当年9月及1972年7月先后两次流产，每次均行清宫，嗣后开始经行错后 50～70 天，量中等，色紫黑有块，经行淋漓不畅。如用激素治疗，则超前 3～5 天，经前乳房胀痛，阴道肿痛。平时头晕，少量带下，色白质稀，两侧少腹隐痛，按之则舒，胃纳、二便正常，脉细滑，苔薄白。

诊断　月经不调。

辨证　冲任亏损，痰湿郁滞。

治则　健脾疏肝，养血调经。

处方　当归身 12g　川芎 3g　云苓 12g　法半夏 9g　益母草 9g　素馨花 5g　陈皮 3g　甘草 3g

每日水煎服 1 剂，连服 3 剂。

二诊（1974 年 6 月 10 日）　服上方后，脘腹舒适，少腹不隐痛。药既对症，守方加佛手 9g，去素馨花。每日水煎服 1 剂，连服 3 剂。

三诊（1974 年 6 月 17 日）　除腰痛之外，余无不适。脉沉细，苔薄白。拟加重温养之品。

处方　制附子 9g（先煎）　云苓 12g　白术 9g　党参 18g　白芍 9g　菟丝子 9g　淫羊藿 9g　川续断 9g　红枣 9g

每日水煎服 1 剂，连服 3 剂。

四诊（1974 年 6 月 24 日）　昨日月经来潮，色量均佳，除腰微胀之外，余无不适。拟补养气血为主。

处方　当归身 12g　川芎 3g　白芍 5g　熟地 15g　桑寄生 15g　党参 12g　北黄芪 15g　益母草 9g　炙甘草 6g

每日水煎服 1 剂，连服 3 剂。

五诊（1974 年 8 月 28 日）　两月无经行，倦怠，不想食，晨起欲呕，脉细滑，苔薄白，舌质正常。尿妊免试验阳性。拟健脾和胃，顺气安胎之法。

处方　党参 15g　云苓 9g　白术 5g　陈皮 3g　苏叶 5g（后下）　砂仁壳 2g　生姜 6g　红枣 6g

每日水煎服 1 剂，连服 3 剂。

按语　冲主血海，任主诸阴，二脉为肝之所系。冲脉亏损，故经行错后，色紫黑有块，淋漓不畅。肝脉络阴器，乳房为阳明之所属，经将行则肝火内燔，故阴道肿痛，乳房胀痛。肝木不荣，波及脾土，以致脾不健运，痰湿郁滞，故两侧少腹隐痛，带下色白质稀。有是症则用是药，故以入冲脉之当归、川芎补血活血；用茯苓、半夏、陈皮温化痰湿，理气和中；素馨花调舒肝气；甘草一味，既能调和诸药，更能"和冲脉之逆，缓带脉之急"。药既对症，疗效可期。二诊之后，转用温肾健脾之法，实取扶正以固本，先天后天并补，气血旺盛，故经调而受孕。

病例 3　贾某，女，35 岁，南宁地区某站干部，已婚。1973 年 12 月 12 日初诊。

初诊　18 岁月经初潮之后，即闭止不行，每次均用中药（药名不详）治疗，月经始行。23 岁结婚，婚后第 1 胎人工引产。以后连续 7 次小产，每次均行清宫。平时阴道无分泌物，现经行错后，色红，有紫块如拇指大，经中腰及少腹、小腹胀痛剧烈，紫块排出则痛减，能寐而多梦，胃纳可以，二便正常。前日开始头晕而重，鼻塞咳嗽有痰，色白，脉浮弦，苔薄白黄，舌红中有裂纹，舌尖有暗点，体质肥胖。

诊断　①月经不调；②外感风寒。

辨证　冲任亏损，瘀积停滞；禀赋不足，易感外邪。

治则　急则治其标，先以疏解；缓则治本，再行调经。

处方　当归 9g　川芎 3g　苏叶 6g（后下）　香附 6g　白芷 5g　前胡 9g　北杏仁 9g　陈皮 3g　甘草 3g

水煎服 2 剂，每日 1 剂。

二诊（1973年12月14日） 药已，外邪消失。拟改用补肾养血、活血化瘀以治本，徐图根治。

处方 鸡血藤30g 菟丝子20g 枸杞子10g 车前子10g 覆盆子10g 五味子5g 益母草9g 苏木9g 三棱5g

水煎服5剂，每日1剂。

三诊（1973年12月26日） 药已，无不适。仍守上方去三棱，加莪术5g、何首乌12g。水煎服5剂，每日1剂。

四诊（1974年1月4日） 经水逾期未至，拟温养为法。

处方 当归12g 党参12g 川芎6g 白芍5g 熟地15g 艾叶9g 益智仁9g 益母草15g 炙甘草6g

水煎服5剂，每日1剂。

五诊（1974年1月10日） 精神良好，寐纳俱佳，大小便正常，但仍无经行，脉细缓，苔薄白，舌尖有暗红点。拟从肾论治，以促经源。

处方 菟丝子20g 党参12g 何首乌15g 车前子9g 川枸杞子9g 覆盆子9g 茺蔚子12g 淫羊藿9g 女贞子9g

水煎服5剂，每日1剂。

六诊（1974年2月3日） 上方服后，1月16日月经来潮，色暗红，紫块较上次少，量较上次多，经中少腹、小腹疼痛减轻。仍宗上法出入。

处方 鸡血藤30g 党参15g 菟丝子12g 女贞子9g 淫羊藿9g 胡芦巴9g 胡桃仁9g 云苓9g 益母草9g 骨碎补10g 苏木9g

水煎服10剂，每日1剂。

七诊（1974年3月25日） 上方服后，经行周期正常，经中无不适。现腰脊及肘关节疼痛，脉沉细，苔薄白，舌质一般。拟养血舒筋，活络止痛之法。

处方 鸡血藤24g 桑枝18g 何首乌15g 川续断12g 川杜仲12g 益智仁9g 淮山药15g 台乌药9g

水煎服3剂，每日1剂。

八诊（1974年7月20日） 自末次月经（5月26日）迄今未行。现疲倦，厌食，泛恶欲呕，脉细滑，苔薄白，舌质一般。尿妊娠试验阳性。拟健脾和胃，顺气安胎之法。

处方 太子参15g 云苓15g 白术9g 陈皮3g 苏叶3g（后下） 砂仁2g 生姜10g

水煎服3剂，每日1剂。

九诊（1974年7月26日） 心烦心悸，时欲呕，脉舌如上，仍守上方3剂。

十诊（1974年8月1日） 泛恶欲呕减轻，稍能食。嘱勿须服药，以食养调之。1976年2月顺产一男孩。

按语 主闭藏者，肾也。患者屡次堕胎，显系肾失封藏，冲任不固所致，为亏损之征。但经中腰及少腹、小腹胀痛剧烈，经质有紫块如拇指大，此又为瘀实之变。既是虚实夹杂，孰为主，孰为次，当是辨治之首要关键。遵《内经》"谨察间甚，以意调之，间者并行，甚者独行"之旨。从本例之脉证，衡其轻重缓急，以"间者并行"为切当，始终以温养扶正为主，根据不同阶段，酌用鸡血藤、苏木、莪术、三棱之类以化瘀。标本并治，攻补兼施，以本、以补为主。历经8个月余治疗，前后共服药40余剂，痼疾解除，经调而受孕。

病例4 陈某，女，23岁，南宁某厂工人，未婚。1974年6月26日初诊。

初诊 16岁月经初潮，隔1年之后才第2次来潮，但自19岁以后，均须服药、打针（药名不详）始能行经，量少，色淡，夹血块，平时头晕头痛，寐纳欠佳，小便多，大便溏薄。脉虚细，苔薄白，舌质淡。

诊断　月经不调。

辨证　脾肾气虚，冲任不足。

治则　温补脾肾，调养冲任。

处方　党参15g　北黄芪12g　白术9g　云苓9g　当归身9g　熟地12g　巴戟天9g　菟丝子9g　益母草9g

每日水煎服1剂，连服6剂。

二诊（1974年7月10日）　药后带下较多，色白，大便溏薄，余无特殊，脉舌如上。拟健脾为主。

处方　党参15g　白术9g　云苓9g　陈皮5g　香附9g　柴胡5g　甘草3g

每日水煎服1剂，连服3剂。

三诊（1974年7月17日）　带下量少，但腰背酸困，脉虚细，苔薄白，舌质淡。拟转用温养肝肾为主。

处方　当归身12g　川芎9g　熟地12g　巴戟天9g　补骨脂15g　党参12g　牛膝5g

每日水煎服1剂，连服3剂。

四诊（1974年7月20日）　经期已至，仍未来潮，纳差，大便溏薄、每日3次，苔薄白，舌尖红，脉虚细。拟益气养血以催经。

处方　当归身12g　川芎5g　党参12g　白术9g　淮山药15g　补骨脂9g　益母草15g　淮牛膝5g

每日水煎服1剂，连服3剂。

五诊（1974年7月31日）　25日经行，色量比上月好，能食，大便正常。脉细，苔薄白。转以补肾为重点。

处方　菟丝子15g　覆盆子9g　川枸杞子9g　车前子9g　五味子6g　党参15g　当归身9g　巴戟天9g　补骨脂9g

每日水煎服1剂，连服6剂。

六诊（1974年8月12日）　寐纳俱佳，精神好，脉搏缓和，舌苔正常。药既对症，守方再服6剂。

七诊（1974年8月27日）　经期虽到而未潮，脉舌如上。拟先后天并治，针药同用。

处方

（1）当归身12g　川芎5g　白芍5g　熟地15g　党参15g　炙黄芪15g　胡桃肉15g　白术9g　益母草9g　红枣10g

水煎服3剂。

（2）菟丝子15g　车前子9g　覆盆子9g　川枸杞子9g　五味子5g　党参15g　淫羊藿9g　蛇床子5g　柴胡8g　红枣10g

水煎服3剂。

以上二方交换服用，周而复始。

（3）自用艾条温和灸以下穴位：①中极、水道、三阴交；②关元、归来、足三里。

每次灸10~15分钟，每晚用1组穴位，交替使用。

9月9日随访，自用上方治疗之后，经行周期正常，色量均佳。以后停药观察3个月，经行正常，并已受孕。

按语　脾为气血生化之源，肾是气血之始，脾肾气虚，则冲任不足，血海空虚，故有经行错后而量少、色淡等之变。初诊到四诊，脾、肾、肝并治，从而冲任渐盛，任脉通畅，故经行色量较佳。五诊时急于求成，偏用补肾之剂，以为平补阴阳，则能促进经源的充溢，但脾与肾有先后天的密切关系，肾的充养，有赖于脾的健运；而脾的健运，离不了肾的温煦。七诊时考虑到证本不足，禀赋之虚，非急速所能见功，乃复用脾肾同治，针药并用，除服药之外，加灸关元、中极等穴位，促使气血旺盛，温养冲任，故经行周期正常，色量均佳。

病例 5　林某，女，26 岁，某学院幼儿园教师，已婚。1977 年 3 月 22 日初诊。

初诊　经行超前，量少，色淡，经中少腹、小腹胀痛，腰痛如折，结婚 2 年，虽双方共同生活，迄今未孕，余无特殊。脉虚细，苔薄白，舌质淡。

诊断　月经不调。

辨证　气血两虚，统摄不固。

治则　双补气血，以生经源。

处方　党参 15g　当归身 9g　白术 9g　熟地 15g　炙北黄芪 15g　白芍 5g　云苓 5g　远志 3g　五味子 5g　肉桂 2g（后下）　陈皮 2g　益母草 9g　炙甘草 5g

每日水煎服 1 剂，连服 3 剂。

二诊（1977 年 4 月 22 日）　12～17 日经行，周期正常，色红，量较上月多，经中腰及少腹、小腹胀痛轻微，脉舌如上。仍以补养气血为主。

处方　党参 15g　炙北黄芪 12g　当归身 9g　白芍 6g　熟地 15g　艾叶 2g　益母草 9g　香附 9g　红枣 9g

每日水煎服 1 剂，连服 3 剂。

三诊（1977 年 5 月 10 日）　昨日月经来潮，现少腹仍轻微疼痛，脉虚细，苔薄白，舌质淡。拟补养为主，佐以化瘀。

处方　鸡血藤 15g　当归 9g　川芎 6g　白芍 9g　熟地 12g　党参 9g　炙北黄芪 12g　益母草 9g　苏木 9g　莪术 3g　红枣 9g

每日水煎服 1 剂，连服 3 剂。

以后随访，经行正常，并已受孕。

按语　经者血也，血者阴也。阴血不足，血海空虚，故经行量少而色淡；血虚则气虚，气虚则不摄血，故经行超前；腰为肾之外府，血虚则失养，故腰痛如折。证本阴血不足，故以人参养荣汤治之，从而收到"五脏交养互益"之功。三诊时适经中少腹胀痛，恐离经之血不净，故在补养之中，酌加苏木、莪术以导滞化瘀。治疗着眼点始终在双补气血，气血旺盛，则经行自调。

病例 6　黄某，女，28 岁，南宁市某中学教师，已婚。1978 年 2 月 24 日初诊。

初诊　12 岁月经初潮，一向错后 10～20 天，量一般，色泽尚好。去年 8 月份结婚，婚后双方共同生活，经行仍错后，量少，色暗淡，但经中无所苦。现经行刚净第 2 天。脉沉细弱，苔薄白，舌质淡。

诊断　月经不调。

辨证　气血不足，冲任两虚。

治则　补益气血，温养冲任。

处方　当归身 9g　川芎 5g　白芍 9g　何首乌 15g　炙黄芪 12g　党参 12g　菟丝子 15g　川枸杞子 12g　肉苁蓉 15g　淫羊藿 15g　柴胡 3g　炙甘草 3g

每日水煎服 1 剂，连服 3 剂。

二诊（1978 年 3 月 1 日）　药已无不适，但大便较软。去肉苁蓉之湿润，加益母草 12g，再服

3剂。

三诊（1978年3月13日） 11日阴道见红1滴，脉细，苔薄白，舌质淡。此为经行之兆，仍守上法出入。

处方　北黄芪15g　党参12g　何首乌15g　菟丝子15g　淫羊藿15g　当归身9g　川芎8g　白芍9g　益母草9g

每日水煎服1剂，连服3剂。

四诊（1978年3月23日） 16日正式经行，量比上月多，色泽较好，脉细，舌苔正常。拟双补气血为治。

处方　当归身9g　川芎3g　白芍5g　熟地5g　党参12g　云苓5g　白术9g　炙黄芪15g　肉桂丝2g（后下）　淫羊藿15g　炙甘草5g

每日水煎服1剂，连服5剂。

五诊（1978年8月11日） 服上方之后，经行调和，色量均佳。现已受孕4个月余，胃脘时感胀痛，步行较快时小腹有拘急之感，脉细滑，苔薄白，舌质正常。此为胎动不安之兆，拟用壮腰健脾，顺气安胎之法。

处方　党参15g　白术9g　云苓5g　桑寄生15g　川续断12g　砂仁2g　苏叶3g　陈皮3g　炙甘草5g

每日水煎服1剂，连服3剂。

按语　《内经》有言："肾气盛，天癸至，任脉通，太冲脉盛，月事以时下……"患者长期经行错后，量少而色暗淡，显系气血不足、冲任两虚所致。故以圣愈汤补益气血，菟丝子、枸杞子、肉苁蓉、淫羊藿温肾暖肝，炙甘草入脾而调和诸药，用少量柴胡者，取其舒肝气之功，在补养之中有升发在焉。五诊时为胎动不安之兆，治之重在安胎，脾阳双补，佐以顺气，旨在加强主蛰固藏之功。

病例7　林某，女，26岁，自治区某招待所会计，已婚。1978年5月21日初诊。

初诊　18岁月经初潮，一向周期、色量基本正常。去年"五一"节结婚，后服避孕药，经行紊乱，前后不定，量多少不一，经行时少腹、小腹疼痛剧烈，经色紫暗夹块。自今年1月起停服避孕药，经行时少腹、小腹不痛，但仍错后1周左右，量中等，第1天色暗，第2天色淡红，伴头晕、腰酸，余无不适。脉沉细，苔薄白，舌质淡红。

诊断　①月经不调；②痛经。

辨证　肝肾气虚，胞宫寒冷。

治则　温肾暖肝，补养冲任。

处方　当归身9g　川芎5g　白芍9g　何首乌15g　艾叶6g　菟丝子12g　党参12g　制附子9g（先煎）　蛇床子3g　吴茱萸3g　炙甘草5g

每日水煎服1剂，连服3剂。

二诊（1978年6月16日） 服上方，寐纳俱佳，经行无腹痛，量中等，色红，但周期仍错后。脉沉细，苔薄白，舌尖红。拟补益气血以调经。

处方　当归身9g　川芎5g　白芍9g　何首乌15g　艾叶6g　吴茱萸1.5g　党参12g　炙北黄芪15g　益母草15g

每日水煎服1剂，连服6剂。

三诊（1978年8月9日） 药已，经行不痛，周期正常，色量俱佳。仍守上方，再服3剂。

四诊（1978年11月6日） 已孕3个月余，六脉平和，既无所苦，不需服药，食养调之。

按语　患者18岁月经初潮，说明其禀赋本虚；婚后经行紊乱，前后不定，量多少不一，色泽暗淡，乃肝肾亏损，冲脉不主血海，任脉不主诸阴之征，其余腰酸、头晕、脉细、舌淡均是不足之候。故以温肾暖肝之法治之。冲任起于胞中而系肝肾，肾精充，肝血足，则冲任得养，血海满溢，其经自调，受孕有期。方中之附子、蛇床子二味，为辛温之品，前者能"引补血药入血分，以滋养不足之真阴，引温暖药达下焦"，以散胞宫之寒冷；后者外用则有燥湿杀虫之力，内服则有温肾壮阳之功，凡子宫寒冷者宜之。

病例8 许某，女，27岁，南宁某厂工人，已婚。1983年3月1日初诊。

初诊 14岁月经初潮，一向错后而少腹、小腹疼痛。去年结婚，婚后每月经将行及经行第1天，腰胀、少腹、小腹胀痛剧烈，剧时肢冷、面色发青，经色紫暗夹块，持续6天左右干净。经行错后20～30天，甚或用雌激素、黄体酮治疗，经水始能来潮。平时阴痒，带下量多，色白质稀。现已经后1日，腰脊胀坠如折，胃纳正常，二便自调，脉沉细，苔薄白，舌质淡。

诊断 ①月经不调；②寒凝痛经；③寒湿带下。

辨证 肝肾阳虚，寒湿凝滞。

治则 温经散寒，活血化瘀。

处方 当归9g 川芎5g 白芍9g 吴茱萸2g 熟附片5g（先煎） 云苓9g 白术9g 益母草9g 艾叶5g 莪术5g 大枣9g

每日水煎服1剂，连服3剂。

二诊（1983年3月8日） 药后，病稍减轻，但带下白中带黄，脉沉细，苔薄白，舌质一般。恐温热之品过用，改拟下方。

处方 当归身9g 川芎5g 白芍5g 熟地15g 白术9g 党参15g 骨碎补15g 佛手9g 柴胡2g

每日水煎服1剂，连服3剂。

三诊（1983年3月15日） 腰痛减轻，带下量少，但色微黄，脉细缓，舌苔如上。

处方 当归身9g 川芎5g 白芍9g 云苓9g 泽泻9g 黄芩5g 鸡血藤15g 柴胡2g

每日水煎服1剂，连服3剂。

四诊（1983年4月5日） 3月29日经行，昨天干净。本次经行，色量较上月为佳，无血块，经前经中诸症减轻。脉细滑，苔薄白而润，舌质一般。拟用双补气血，温肾壮腰治之。

处方 炙北黄芪15g 党参15g 当归身12g 川芎5g 白芍5g 熟地15g 补骨脂9g 狗脊9g 益母草15g

每日水煎服1剂，连服3剂。

五诊（1983年4月26日） 腰痛、咽痛、小便黄，脉细，苔薄白，舌质如平。拟温养为主，佐以苦寒。

处方 当归身9g 川芎3g 白芍12g 云苓9g 白术5g 黄芩5g 益母草9g 桑寄生15g

每日水煎服1剂，连服3剂。

六诊（1983年5月10日） 月经过期10多天，仍未来潮，腰微痛。脉舌如上。改用温养壮腰之法。

处方 炙北黄芪15g 党参15g 当归身9g 川芎5g 白芍9g 熟地15g 菟丝子15g 骨碎补15g 大枣9g

每日水煎服1剂，连服3剂。

七诊（1983年8月7日） 已孕4个月余，自感微热，脉细滑，苔薄白，舌质一般。拟甘平之品以安胎。

处方 太子参20g 莲肉15g 淮山药15g 夜交藤15g 黄精15g 桑寄生5g 红枣9g

每日水煎服1剂，连服3剂。

按语 肾为阴阳之根，是气血之始，肝在妇女为先天，藏血而主生发。肝肾阳虚，则生发无能，故经行错后而量少；阳虚则寒凝，血行不畅，故经色紫暗夹块，腰及少腹、小腹胀痛剧烈，肢冷面青；阳虚则湿不化，故带下量多，色白质稀。证属阳虚寒湿为患，故以温经散寒、活血化瘀之法为治。二诊时带下微黄，恐附子、吴茱萸辛热过用，有伤阴分之弊，故去之，改投温养之品。三诊时复加少量黄芩，以防诸药之燥热。药虽随证有所加减，但温化补养之法未变，药能对症，疗效满意。

体会 月经不调，是指经行超前或错后，或前后不定，量多少不一而言。其致病的原因，除了七情过极、外感六淫、饮食失常、房室劳倦、药饵不适、冲任损伤等之外，先天不足、禀赋本虚，亦在所常见。例如，病例4陈某，16岁月经初潮之后，一向错后，19岁必须服药打针，月经始能来潮，可见其为先天不足所引起，治之脾肾并补，疗效满意。

一般来说，经行超前，多属实属热。经行错后多属虚属寒。但亦不尽然，如病例5林某，经行超前，量少色淡，此为气虚不摄血所致。从临床看来，月经不调多以虚实夹杂为多，如病例3贾某，18岁月经初潮之后，即闭止不行，以后每次均须服药治疗，始有月经来潮。23岁结婚，又连续7次小产，可见其冲任之亏虚，但经中腰腹疼痛剧烈，经血中夹紫块如拇指大，此又属瘀实之征。虚实之间，辨在疑似，必须仔细。

肾藏精，肝藏血，脾统血，治经必治血，治血不离肝、脾、肾，但"经本阴血，何脏无之"，月经与五脏有密切的关系，所以病例5林某以"五脏交养互益"之人参养荣汤治之，既取本方温养五脏，益气生血，又能以远志、桂心通达心肾之气，使心气下降胞宫，促进血海充溢。

2. 痛经（6例）

病例1 谭某，女，30岁，柳州市某厂工人。1981年3月22日初诊。

初诊 13岁月经初潮，一向错后10~15天，色量一般，持续3~5天干净。经前数天腰胀，经行第1天少腹、小腹疼痛剧烈，不能工作和学习，治疗多年，效果不满意。脉沉细涩，苔薄黄，舌质一般，体形瘦小，余无特殊。柳州市某医院妇科检查结果：子宫后位细长，稍小，宫颈光滑，宫口似大头针头大，白色分泌物少许。印象：宫口狭窄症。

诊断 ①痛经；②月经不调。

辨证 肝肾两虚，胞脉郁滞。

治则 温补肝肾，行气化瘀。

处方 当归9g 白芍9g 川芎5g 炙北黄芪15g 菟丝子15g 枳壳9g 荆芥5g 羌活5g 艾叶5g 肉苁蓉15g 泽兰9g

每日水煎服1剂，连服3剂。

二诊（1981年3月26日） 药已，寐纳俱佳，余无特殊，脉沉细，苔薄黄，舌质一般。守上方去白芍加赤芍5g、莪术9g。每日水煎服1剂，连服6剂。

三诊（1981年4月3日） 4月1日经水来潮，量较上月少。本次经行周期已对，经前及经中腰与小腹均无疼痛，脉细缓，舌苔如平。拟补肾壮腰，益气养血之法治之。

处方 党参15g 炙北黄芪15g 当归身10g 川芎5g 白芍5g 熟地15g 川杜仲15g 川续断15g 益母草15g

每日水煎服1剂，连服3剂。

四诊（1981年4月6日） 无特殊感觉，脉细缓，舌苔薄白，舌质正常。守3月22日方，再服6剂，每日1剂。

五诊（1981年4月11日）　药已无不适，舌脉如上。拟用下方，以善其后。

处方

（1）当归身10g　白芍5g　熟地15g　党参15g　白术9g　云苓5g　炙黄芪15g　肉桂3g（后下），远志5g　陈皮3g　五味子5g　炙甘草5g　益母草15g

每日水煎服1剂。

（2）当归身9g　川芎5g　白芍5g　菟丝子12g　炙甘草5g　炙黄芪15g　羌活3g　荆芥3g　川厚朴3g　艾叶3g　枳壳3g　锁阳12g　泽兰9g

每日水煎服1剂。

因患者回柳州，嘱将以上两方轮流服用1个月。以后来信告知，经行已正常，经中无不适。

按语　体质瘦弱，长期经行错后，脉沉细涩，此虚也。但经前数天，经行第1天少腹、小腹胀痛剧烈，此实也。证属虚实夹杂，治宜补养通行并用，仿保产无忧散撑动之意，加减出入为治。以芎、归、芍补血活血；菟丝子、肉苁蓉辛甘咸温，补肾生精；炙芪甘温益气生血；艾叶温暖下焦，撑动胞宫；枳壳、荆芥、羌活行气疏通；泽兰、莪术消滞化瘀。综合全方，实如张山雷《沈氏妇科辑要笺正》所指"咸而不猛"，有"行气滞，通血脉"之功。守方出入加减，连续服用40多剂，宫口狭窄引起之痛经，终能治愈。

病例2　于某，女，29岁，某医院护士，已婚。1977年4月29日初诊。

初诊　经行周期基本正常，经色鲜红或紫暗，夹紫块，持续3天左右干净。经将行时少腹、小腹胀疼剧烈，按之不减，经行之后则舒，平时无不适。脉缓，苔薄白，舌质一般。某医院妇科检查：子宫后位，宫体大如妊娠50天左右，质硬，尚平滑，活动（-）。输卵管通水：双侧不通。

诊断　痛经。

辨证　瘀血停滞，胞脉不利。

治则　养血活血，化瘀通络。

处方　当归9g　川芎6g　白芍9g　熟地12g　益母草15g　莪术5g　三棱5g　路路通9g　红枣9g

每日水煎服1剂，连服12剂。

二诊（1977年5月14日）　药已，无不适，但恐攻伐太过，酌减祛瘀之品。

处方　当归9g　川芎6g　白芍9g　熟地12g　益母草9g　淫羊藿15g　路路通9g　红枣9g

每日水煎服1剂，连服20剂。

三诊（1977年11月16日）　上药服后，经行周期正常，色量俱佳。10月份输卵管通水已畅通。现经行第2天，色量一般，经将行少腹、小腹胀疼极轻，但腰及膝关节疼痛，脉细缓，舌苔如平。拟本"治风先治血"之旨，以养血祛风之法治之。

处方　当归身9g　川芎5g　白芍9g　桑寄生12g　秦艽9g　独活5g　合欢花4.5g　甘草5g

每日水煎服1剂，连服3剂。

自此停药，经行周期正常，经中无不适，次年二月已受孕。

按语　不通则痛，痛则不通。本病例经行周期正常，但经血夹块，经将行少腹、小腹胀疼剧烈，按之不减，此为瘀积内停、经欲行而不畅之征。故初诊时以养血活血、化瘀通络之法治之。方中以疏通为主，兼以温养，实取化瘀不伤正、扶正有利于化瘀之义。立法既定，用药守方，故疗效显著。二诊时恐攻伐过用，乃减去三棱、莪术，但仍用路路通者，以其性味辛苦平淡，辛则能开，苦则能降，能行十二经脉，有行气活血之功。虽通行祛瘀而不伤正，为化瘀通脉平稳之品，如辨证确切，确为通行之良药。

病例 3 马某，女，32 岁，某学院物理系教师，已婚。1982 年 3 月 27 日初诊。

初诊 18 岁月经初潮，一向错后 10～30 天，量一般，色暗红，夹紫块，经行第 1 天，少腹、小腹及乳房胀痛，痛过于胀，腰脊胀坠，严重时不能工作和学习，平时带下量或多或少，色白质稀。胃纳尚可，二便自调。去年八月结婚，婚后双方共同生活，上述症状未减，性生活一般，迄今未孕。脉沉细，苔薄白，舌质淡。

诊断 ①痛经；②月经不调。

辨证 阳虚宫寒，血行不畅。

治则 温肾暖宫，调养冲任。

处方 骨碎补 15g　当归身 9g　川芎 9g　白芍 5g　熟地 15g　艾叶 5g　益母草 9g　吴茱萸 2g　莪术 5g　香附 5g　炙甘草 5g

每日水煎服 1 剂，连服 3 剂。

二诊（1982 年 5 月 10 日）　上方连服 6 剂，2 个月来经行周期正常，经行时乳房胀而不痛，少腹、小腹胀痛大减，脉弦滑，苔薄白，舌质如平，药已对症，仍守上方出入，徐图根治。

处方 当归 12g　川芎 5g　白芍 9g　云苓 9g　白术 9g　川续断 9g　川杜仲 15g　莪术 5g

每日水煎服 1 剂，连服 3 剂。

三诊（1982 年 7 月 4 日）　经期已超过半月，疲倦纳差，胃脘胀满，时或欲呕。脉细，苔薄白，舌质正常。小便妊娠免疫试验阳性。拟用健脾调气之法。

处方 党参 20g　云苓 5g　白术 9g　陈皮 5g　藿香 3g　苏叶 3g　桑寄生 16g　炙甘草 5g

每日水煎服 1 剂，连服 3 剂。

四诊（1984 年 2 月 10 日）　产期将至，肢体乏力，脉滑，舌苔如平，拟补养气血，以助分娩。

处方 党参 20g　北黄芪 20g　当归身 15g　川芎 12g　红枣 10g。

每日水煎服 1 剂，连服 3 剂。

按语 18 岁月经初潮，一向错后，禀赋不足也。经色暗红，夹紫块，经行第 1 天少腹、小腹、乳房胀痛，痛过于胀，是阳虚寒凝之征。肝肾内寄相火，在妇女肝肾同为先天，禀赋之不足，实是肝肾阳虚，胞宫寒冷，以致冲任失养，血海空虚，故经行错后；阳虚寒凝，胞脉不利，故经行胀痛剧烈。证属阳虚宫寒，血行不畅，故以四物汤补肝肾而调养冲任；艾叶、吴茱萸温肾暖肝，以祛宫寒；骨碎补苦温补肾壮腰，舒筋活络，以除腰脊胀坠；炙甘草入脾而调诸药。在补养之中，又配用益母草、莪术、香附行气化瘀之品，以其俱能入肝，香附又能入冲脉，为血中之气药，实取补中有化之义。温养则寒散阳和，化瘀则经脉通畅，故经行疼痛消失，经行正常。

病例 4 黄某，女，22 岁，南宁市某食品厂工人，未婚。1975 年 7 月 26 日初诊。

初诊 14 岁月经初潮，一向周期、色泽、质量正常。因去年 1 月间在经期中参加邕江冬泳，自此之后，每次经行之时，少腹、小腹疼痛剧烈，头晕，不能食，剧时呕吐，唇面发青，肢凉汗出，腰酸胀而膝软，以致不能工作和学习。经色暗红，偶或夹小块，经前乳房胸胁胀痛。现腰酸，少腹、小腹略感不舒，胸胁及乳房胀闷，为经将行之兆。脉弦细，苔薄白，舌质一般。

诊断 痛经。

辨证 寒凝血瘀。

治则 温暖肝肾，养血调经。

处方 当归 9g　川芎 6g　白芍 12g　熟地 12g　香附 9g　艾叶 6g　延胡索 9g　吴茱萸 3g　乌药 9g　益智仁 9g　红枣 9g

水煎服每日 1 剂，连服 3 剂。

二诊（1975 年 8 月 3 日） 上方服后，7 月 29 日经行，除腰胀之外，余无不适，脉缓和，舌苔正常。药既中的，守上方出入。

处方 当归 12g 川芎 6g 白芍 12g 熟地 15g 艾叶 5g 香附 5g 吴茱萸 2g

连服 6 剂，每日 1 剂，以善其后。

三诊（1975 年 8 月 27 日） 昨日经行，无不适感觉，脉象缓和，舌苔正常。仍守二诊方药，以解其顾虑。1 年后随访，病不再发。

按语 时值隆冬，本为寒水当令。复于经中游泳，寒气乘虚袭入胞宫，血凝瘀滞于经脉，故经行少腹、小腹疼痛剧烈，经色暗红，间或夹块。病起于寒，故以温暖肝肾、养血调经之法治之，药用中肯，疗效如愿。

病例 5 燕某，女，19 岁，某学院工人，未婚。1972 年 8 月 8 日初诊。

初诊 经行错后，量多，色暗红而夹紫块，经将行时头晕目眩，小腹胀痛，按之不减，剧时昏倒。平时带下量多，色白质稀，脉弦，苔薄白，舌尖红，体质肥胖。

诊断 ①痛经；②带下。

辨证 痰湿郁滞，经行不畅。

治则 疏肝行气，健脾化湿。

处方 鸡血藤 15g 当归身 9g 川芎 5g 白芍 9g 云苓 9g 白术 9g 柴胡 5g 甘松 5g 泽泻 9g 莪术 5g 甘草 5g

每日水煎服 1 剂，连服 3 剂。

二诊（1972 年 8 月 13 日） 今早经行，量仍多，色红夹紫块，经前小腹疼痛减轻，脉弦细，苔薄白，舌尖红。宜因势利导，药用补血行血之法。

处方 当归 9g 川芎 5g 白芍 9g 云苓 9g 白术 9g 淮山药 9g 香附 5g 小茴香 5g 益母草 9g

每日水煎服 1 剂，连服 3 剂。

三诊（1972 年 8 月 23 日） 本次经行，5 天干净。现无不适。脉细缓，苔薄白，舌质淡。拟用温养为主，兼以化瘀，药宗温经汤加减。

处方 当归 9g 白芍 9g 桂枝 5g 吴茱萸 2g 法半夏 9g 丹参 9g 党参 12g 麦冬 9g 益母草 9g 阿胶 9g（烊化）

每日水煎服 1 剂，连服 3 剂。

四诊（1972 年 8 月 28 日） 近日带下量多，色白质稀，余无不适，脉舌如上。

处方 当归 12g 川芎 5g 白芍 5g 云苓 9g 白术 9g 泽泻 9g 苍术 5g 甘草 5g

每日水煎服 1 剂，连服 3 剂。

五诊（1972 年 9 月 1 日） 药后，无不适，但带下量仍多，脉舌如上。显系温化之力不足，加制附片 9g（先煎）、益智仁 9g。每日水煎服 1 剂，连服 3 剂。

六诊（1972 年 9 月 5 日） 服上方后，带下量大减，脉虚细，苔薄白，舌质淡嫩。仍守上方，再服 3 剂。

七诊（1972 年 9 月 11 日） 昨日经行，色量一般，小腹不痛，仅感腰及小腹微胀，余无不适，脉舌如上。

处方 鸡血藤 18g 当归身 9g 白芍 5g 川芎 5g 甘松 5g 云苓 12g 白术 9g 苍术 5g 益母草 9g 艾叶 5g 甘草 5g

每日水煎服 1 剂，连服 5 剂。

按语 痰湿重浊，流注下焦，郁客胞宫，经脉不利，故经行错后，量多，经色暗红而夹紫块；血行受阻，故小腹胀痛，按之不减；经将行相火内动，湿浊上扰清阳，故头晕目眩，剧时昏倒；湿重则阳虚，阳虚则温蒸失职，水液不化而为带下，色白质稀。证属痰湿郁滞，经行不畅。治之用疏肝行气、健脾化湿之法。脾主升而恶湿，故以白术、茯苓、泽泻等健脾化湿；脾之升，有赖于肝的升发，故用柴胡、甘松疏肝调气以解郁；治经不离乎血，故以鸡血藤、当归身、川芎、白芍补血活血以祛瘀。药用中綮，故经行疼痛大减。但从一诊至四诊，药用温化之力不足，故带下徘徊不解。五诊时加用制附子、益智仁之辛温，取其辛温扶阳，加强祛除在里在下之寒湿。寒湿除尽，血脉通畅，痛经消失，带下正常。

病例6 凌某，女，25岁，南宁市某商店服务员，已婚。1982年6月27日初诊。

初诊 1982年1月份结婚，婚后双方共同生活，开始第1个月服避孕药，则经行周期紊乱，经行时少腹、小腹疼痛剧烈。以后停服避孕药，则经行周期正常，经色暗红，夹紫块，量一般，但经将行则乳房及少腹、小腹胀痛，胀过于痛，剧时不能工作和学习，经行之后则舒。现经行第4天，量少，色淡红，小腹隐痛，脉沉细，苔薄白，舌质淡。

诊断　痛经。
辨证　冲任亏损，气滞血瘀。
治则　补养冲任，调气止痛。
处方　当归9g　川芎5g　白芍9g　熟地15g　艾叶5g　延胡索9g　益母草9g　吴茱萸5g　炙甘草5g

每日水煎服1剂，连服3剂。

二诊（1982年8月12日）　上方共服6剂，上月经行色量一般，少腹、小腹不疼，脉虚细，苔薄白，舌质淡。守上方加鸡血藤15g、菟丝子15g。每日水煎服1剂，连服3剂。

三诊（1982年8月22日）　19日经行，色量一般，现已基本干净，经中无不适。脉细缓，苔薄白，舌质淡。拟补肾养血治之，以善其后。

处方　菟丝子15g　当归身12g　川芎5g　白芍5g　熟地15g　川续断9g　川杜仲9g　艾叶5g　小茴香2g

每日水煎服1剂，连服3剂。

按语 患者婚后因药饵不适而经行紊乱，经行时少腹、小腹胀痛剧烈，色暗红而夹紫块，说明肝肾本虚，冲任亏损，经欲行而不畅所致。故以四物汤补血活血，以调养冲任，艾叶、吴茱萸、小茴香温中暖肝；菟丝子、杜仲、续断补肾壮腰，益母草、鸡血藤、延胡索行气活血以化瘀。治疗过程，温补并用，补养之中不忘疏通，血脉通畅，痛症自愈。

体会 经行疼痛，是以少腹、小腹疼痛为主要症状。其证虽有虚实寒热之分，但总不外乎冲任气血不畅，经血郁滞胞宫所致。盖实则瘀积，阻遏经脉；热则伤Byte津血，郁结不利；寒性收引，凝涩血脉；虚则运行乏力，必多夹滞。故其病变，是以"痛"为着眼，"不通则痛"故也。如病例3马某，禀赋不足，阳虚宫寒，血行不畅，以致经行又胀又痛。病例4黄某，经中不慎，为水湿所客胞宫，困凝胞脉，经血欲行而不畅，故经行疼痛剧烈。两者致病之因，一为禀赋阳虚，一为水湿外客，起病虽有所不同，但均属阴寒为患，寒性收引凝滞，气血运行不利，故临床俱有疼痛表现。

痛经的病变，既以'痛'为着眼，因而其治疗方法，当以"通"为首要，盖"通则不痛"故也。但证多寒热错杂，虚实相兼，因而通行之用，便有温补并用、补消并用、清补并用、补养之中有通行、祛瘀之中有扶正等之不同。同时，痛经多与月经不调、带下病并见，在治疗过程中，必须注意其兼证之轻重缓急，有时治痛以调经，有时调经以治痛。对由寒湿引起痛经、带下并病者，宜通过治带以治病，如病例5燕某，肥胖之体，平时带下量多，色白质稀，以致痰湿郁滞胞宫，经行不畅而少腹、小腹胀痛，用疏肝行气、健脾化湿之法而收到治带又及经之效果。

治病要识病，而识病之法，除了四诊之搜集，运用八纲、脏腑等辨证之外，同时要适当地注意医院妇科检查的有关材料。如病例1谭某之所以用"保产无忧散"加减治疗，是从医院初步诊断为"宫口狭窄症"中得到启发，此方原为临产催生之剂，非为治经之方。但程钟龄在《医学心悟》对本方方解中有"腹皮紧窄，气血裹其胞胎，最难转动，此方用撑法焉"。故仿其撑动之功，以撑动宫口而通血脉，疗效霍然。

防病重于治病，痛经之治疗，应在疼痛未发之前，根据证之寒热虚实，加以调养治疗，则病可除。如正值经行疼痛之时，治之仅可缓解于一时，非治本之法也。

3. 闭经（4例）

病例1　叶某，女，16岁，南宁市某街，学生。1979年10月8日初诊。

初诊　14岁月经初潮，一向错后，第1年仅经行4次。自去年8月开始停经，迄今1年余，经水仍未来潮。现胸胁、乳房及少腹、小腹胀痛，心烦易躁，夜难入寐。平时带下绵绵，色白质稀，量不多，胃纳不振，二便一般，脉沉细，舌苔如平。

诊断　闭经。

辨证　肾气未充，肝郁血滞。

治则　本着"急则治其标"之目，先用疏肝理气、通络引降之法。

处方　柴胡5g　当归9g　白芍9g　川芎9g　枳实9g　香附9g　益母草15g　牛膝5g　川厚朴9g　合欢花9g　甘松5g

每日水煎服1剂，连服3剂。

二诊（1979年10月14日）　药已，诸症有所减轻，但月经仍未来潮，脉虚细，苔薄白，舌质如平。拟养血疏肝并用，标本同治。

处方　当归身12g　川芎5g　白芍5g　熟地15g　甘松6g　延胡索9g　瓜蒌皮9g　丹参15g　益母草15g

每日水煎服1剂，连服3剂。

三诊（1979年10月17日）　诸症消失，但月经仍未来潮，脉虚细，苔薄白，舌质如平。拟用补而通之。

处方　当归身12g　川芎5g　白芍9g　熟地15g　党参15g　炙北黄芪15g　川厚朴5g　枳实5g　益母草15g

每日水煎服1剂，连服3剂。

四诊（1979年10月20日）　经水仍未来潮，脉缓和，舌质如平，转用10月8日方加王不留行9g。每日水煎服1剂，连服3剂。

五诊（1979年10月25日）　药已，经水来潮，色量一般，今无不适。脉缓和，舌苔如平。拟养血调经以善其后。

处方　当归身12g　川芎5g　白芍5g　熟地15g　益母草9g　菟丝子15g　炙甘草5g

每日水煎服1剂，连服3剂。

按语　女子二七之年，经行错后，平时带下绵绵，色白质稀，经闭年余不行，此肾气未充、经源不足之征。胸胁、乳房及少腹、小腹胀痛，心烦易躁，夜难入寐，此又为肝气郁结、相火内煽之变。治宜养血疏肝，标本同治。初诊时之所以用疏肝理气、通络引降之法，意在"急则治其标"。然本不治则经源无由，肝郁诸症虽见减轻，依然经闭不行。二诊以四物加味，补血疏降并用。三诊以圣愈汤益气补血,加川厚朴、枳实、益母草引降通行,以补养为主,唯通行之力不足,经水仍未来潮。五诊时加入甘苦平之王不留行,直通冲任二脉,血海充溢,胞脉通畅,经水来潮。

病例 2　覃某,女,33 岁,邕宁县苏圩公社某大队农民,已婚。1981 年 10 月 18 日初诊。

初诊　结婚 14 年,双方共同生活,迄今未孕。婚前月经周期、色量正常。婚后经行开始紊乱,2~3 个月 1 行,量少,色紫淡。自今年以来,已 10 个月无经行。平时除夜难入寐、寐则多梦之外,余无不适。脉虚弦,苔白,舌质如平,体形消瘦。

诊断　①闭经;②不孕。

辨证　阴血不足,血海空虚。

治则　滋阴柔肝,养血生精。

处方　北沙参 10g　麦冬 10g　当归身 12g　生地 10g　川枸杞子 10g　川楝子 5g　瓜蒌壳 10g　合欢皮 10g

每日水煎服 1 剂,连服 6 剂。

二诊(1981 年 11 月 19 日)　药后,精神好,胃纳佳,脉虚细,舌苔如平。仍守上法,重加温养之品。

处方　菟丝子 15g　当归身 12g　白芍 5g　川枸杞子 9g　党参 9g　淮山药 15g　覆盆子 9g　淫羊藿 15g　鸡血藤 15g　路路通 9g　瓜蒌壳 9g

每日水煎服 1 剂,连服 3 剂。

三诊(1981 年 11 月 15 日)　上方服 3 剂,月经来潮,量少,色淡,持续 3 天干净。胃纳、二便正常,脉虚弦,苔薄白,舌尖红。拟温养为主,酌加调肝。

处方　鹿角霜 24g　菟丝子 15g　当归身 9g　覆盆子 9g　党参 15g　川枸杞子 9g　炙北黄芪 15g　茺蔚子 9g　淫羊藿 15g　淮山药 15g

每日水煎服 1 剂,连服 3 剂。

按语　阴血为月经之源,阴血亏虚,则冲任二脉失养,血海不能满溢,故经闭不行;阴亏血少,不能濡养心神,以致心神不安,故夜难入寐,寐则多梦;脉者,血之府,血虚不能充脉,故脉虚弦;婚后 14 年不孕,体形消瘦,知其禀赋不足。以滋阴柔肝,养血生精治之。初诊时取一贯煎加甘寒之瓜蒌壳以清润宽胸,合欢皮以宁神解郁,意在既能滋养阴血,又能润通血脉。二诊之后,用药虽有所增减,但均不离柔肝、补肾、健脾之品,平允冲和,阴阳气血并补,精血得生,冲任得养,血海充溢,经水自行。

病例 3　胡某,女,24 岁,南宁市某公司工人。1976 年 9 月 3 日初诊。

初诊　1 年来经行错后,量少,色黯黑夹块,经将行少腹、小腹胀痛,按之不减,经行之后则舒。现经停 3 个月不来潮,头晕痛,胸胁及右侧少腹疼痛。平时带下量多,色白黄,质稠黏,偶或阴痒,其余尚无不适。脉沉细,苔薄白,舌质淡。

诊断　①闭经;②带下。

辨证　湿郁下焦,血滞瘀积。

治则　养血活血,通络引降。

处方　当归 9g　川芎 6g　白芍 9g　熟地 12g　白术 10g　法半夏 5g　益母草 15g　青皮 9g　艾叶 6g　淮牛膝 6g　甘草 3g

每日水煎服 1 剂,连服 3 剂。

二诊(1976 年 9 月 6 日)　药已,胁腹疼痛减轻,带下少,但经水仍未来潮。脉舌如上。药本对症,但药力不足,守上方去白芍,改用赤芍 9g,益母草加至 30g。

每日水煎服1剂，连服6剂。

三诊（1976年9月21日） 16日经行，但量不多，色暗红，夹块，经中右少腹及乳房有胀感。现头晕痛，脉细，苔薄白，舌质淡。拟补血养气为主。

处方 当归身12g 川芎9g 白芍6g 熟地15g 党参15g 炙黄芪15g 艾叶6g 香附6g 红枣6g

每日水煎服1剂，连服3剂。

按语 经闭3个月不行，头晕痛，胸胁及右侧少腹疼痛，此为瘀积停滞之征。湿者带之源，带者湿之变。患者平时带下量多，色白或黄，质稠黏，显系由于湿郁下焦，胞脉不利，因而血滞瘀积。故以四物汤养血活血，加白术、法半夏健脾化湿，益母草、艾叶、青皮、牛膝引降通行。二诊白芍改用赤芍，益母草加至30g加重了活血化瘀通行之力，药已经行。三诊改投圣愈汤益气补血，艾叶、香附、红枣调气补中，目的在于治本以善后。

病例4 唐某，女，40岁，自治区某学校教练员，已婚。1982年11月24日初诊。

初诊 经闭不行已数年。每次必用雌激素、黄体酮治疗，月经始能来潮，不服药不打针则闭而不行。现已半年无经行，每月有周期性乳房胀闷，少腹、小腹胀痛，平时少量带下，色白质稀，其余无特殊。脉细涩，苔薄白，舌质如平。

诊断 闭经。

辨证 肝失生发，血海空虚。

治则 疏肝扶脾，养血通行。

处方 当归15g 白芍9g 柴胡5g 云苓9g 白术9g 薄荷3g（后下） 路路通9g 王不留行9g 川厚朴5g 甘草5g。

每日水煎服1剂，连服3剂。

二诊（1982年12月7日） 上方共服6剂，昨天经行，色暗红有紫块，现乳房仍胀疼，脉弦细，苔薄白，舌质正常。拟疏肝理气，因势利导。

处方 柴胡5g 白芍5g 枳实5g 当归身9g 川芎5g 香附5g 夏枯草9g 甘草5g

每日水煎服1剂，连服3剂。

三诊（1983年3月24日） 上方自服12剂，3个月来月经来潮，但仍错后，经中乳房及少腹、小腹仍胀疼，脉细，苔白，舌质一般。用养血疏肝之法。

处方 柴胡5g 白芍9g 当归9g 云苓5g 白术9g 薄荷3g（后下） 夏枯草9g 青皮5g 丹参15g 甘草5g 大枣9g

每日水煎服1剂，连服3剂。

按语 《内经》有言："年四十而阴气自半也，起居衰矣。"今患者五八之年，其月经之所以闭而不行，实由于肝主疏泄生发失常，不能行其"以生血气"之职，以致冲任失养、血海空虚。故以疏肝扶脾、养血和中之逍遥散治之，复加路路通、王不留行、川厚朴行气活血，直通冲任二脉，血充脉通，月经得下。但经行之时，乳房仍胀痛不舒，故二诊时以柴胡疏肝散加当归身、夏枯草治之，既能养血和营、燮理肝脾，又能解郁散结、调动气机之旋转、促进肝之生发，故月经按月来潮。三诊时加用青皮、丹参，以加强调气活血之力。《妇人明理论》："一味丹参，功同四物，能补血活血。"此虽言过其实，但根据临床验证，丹参确为妇科活血通经之要药。

体会 闭经发生的原因，虽然多种多样，但总的来说，主要是有余和不足两方面。虚者多为肝肾亏损，阴血不足，甚至血枯阴竭，血海空虚，无血可下。实者多为气滞血瘀，或痰湿郁滞，脉道不通，经血不得下行所致。其治疗原则，虚者宜补，实者宜通。但症情错综复杂，往往虚中夹实，实中有虚，因而虚不可纯补，实不可偏攻，必须权衡其轻重缓急，分清主次，或补中有通，或通中兼补。如病例1叶某既有肾气未充，属不足的一面，又有肝郁血滞的表现，故用养血疏肝之法治之。

肾为气血之始，脾胃为气血生化之源，肝藏血而主疏泄，治闭经不离肝脾肾三脏。但肝有生发的作用，在妇女则为先天，为冲任脉之所系。在病变上，肝郁则诸脏皆郁。因而从肝论治，尤为重要。故所举病例，表现虽有所不同，但治疗过程，均不离于血，不离于肝。

闭经有余、不足的治疗，实者易治，只要审证用药得宜，邪除脉通，则经水自下；虚者难治，尤以肾阴亏损、真元枯竭之变，非急速所能奏效，必须善于用药，徐图调养，待其康元恢复，血海充溢，经闭始通。

4. 经行吐衄（2例）

病例1 孙某，女，17岁，南宁市某饭店服务员，未婚。1974年7月31日初诊。

初诊 13岁月经初潮，一向错后，3～6个月1行，但每月均有周期性鼻衄，量少，色红，持续3～6天自止。现鼻衄第2天，每天3～5次，色红，量少，每次约1～2滴，头晕，腰酸，夜难入寐。如经行于下，则鼻衄即止，脉弦细，苔薄白，舌尖红。

诊断 经行吐衄。

辨证 阴血不足，虚火上炎。

治则 滋养肝肾之阴，佐以凉血止血。

处方 生地12g 淮山药15g 五味子5g 云苓12g 泽泻9g 丹皮9g 旱莲草15g 荷叶9g 白芍9g 甘草3g

每日水煎服1剂，连续3剂。

二诊（1974年8月10日） 服上方之后，衄血停止，阴道即来血，量少，色红。脉舌如上。仍然以调养肝肾为治。

处方 北沙参15g 麦冬10g 熟地15g 山萸肉9g 淮山药15g 茺蔚子10g 旱莲草15g 女贞子9g 当归身9g 白芍9g 川枸杞子9g 红枣9g

每日水煎服1剂，可连服3～6剂。

3个月后随访：该患者服上方6剂之后，2个月来无鼻衄，但经行错后1周左右，量少，色红，余无不适。嘱暂勿服药，以观疗效。

按语 肝肾内寄相火，为精血之源，精血充足，则相火守位禀命。今患者真阴亏损，阴血不足，故经行错后，阴虚则不能济火涵阳，虚火上炎，直冲肺窍，火逆于上，故鼻衄。证属阴液精血不足，虚火上炎，故用生地黄汤加减以滋养肝肾之阴；旱莲草、荷叶滋阴清热，凉血止血；白芍、甘草酸甘化阴以柔肝。肝肾阴足，则相火潜藏，故衄止而经行于下。阴难成而易亏，故二诊时仍用甘润之品以调养肝肾，意在固本以善后。

病例2 李某，女，21岁，南宁市某工区工人，未婚。1977年12月13日初诊。

初诊 16岁月经初潮，一向基本正常。但自今年8月以来，每在月经将行之前数小时吐血或咳血，或隔夜之后，阴道始有月经来潮，上下同时出血，量不多，色一般，平时除喉痒、胸胁隐痛之外，余无不舒，平素少量带下，色白质稀，胃纳正常，二便一般，唯经行时胃纳欠佳，脉细数，苔薄白，舌尖红，舌质嫩。末次月经：11月15日～11月18日。

诊断 经行吐衄。

辨证 肝郁化火，血随气逆。

治则 滋阴柔肝，佐以引降。

处方　太子参15g　藕节15g　淮山药15g　玄参15g　麦冬9g　杏仁9g　瓜蒌仁6g　丹参12g　枳壳5g　牛膝5g　甘草3g

每日水煎服1剂，连服3剂。

二诊（1977年12月16日）　昨日下午月经来潮，色量一般，无胸痛，无吐衄。脉细缓，苔薄白，舌质淡嫩。拟益气养血之法调之。

处方　鸡血藤15g　丹参12g　党参9g　炒淮山药15g　云苓9g　益母草9g　白芍9g　北荆芥2g　炙甘草6g

每日水煎服1剂，连服3剂。

按语　肝脉贯膈而布胸胁，上循于喉咙。肝气郁滞，气机不畅，故平时胸胁隐痛、喉痒不舒；郁久则化火生热，经将行相火愈炽，损伤肺胃络脉，血随气逆，故经前吐血或咳血；胃为肝木所乘，因而胃纳不佳。脉细数，舌尖红，为内热之征；舌质淡嫩，为气已伤。证属肝郁化火而引起，故以滋阴柔肝、引降下行之法治之。用太子参、麦冬、玄参、淮山药益气生津，以养肺、胃之阴；杏仁、瓜蒌壳、枳壳清润宣降、宽胸解郁，以调肝逆之气；丹参、藕节凉血化瘀以止血，牛膝引血下行，甘草调和诸药。全方滋阴柔肝为主，并佐以调舒肝气、引血下行。药能对症，故疗效满意。二诊时既用健脾益气，又用补血化瘀，旨在治本不忘标，以善其后。

体会　吐衄的原因很多，不仅于妇女的病变中可以发生，于其他各科疾病亦常有之。若吐衄发生在经行前后，或正值经行之时，与月经的周期有关，则称之"经行吐衄"。常常引起经行量少，甚或闭止不行，因此又有"倒经"或"逆经"之称。

引起本病的原因，常见为肝郁化火、肝肾阴虚、脾气虚弱等3个方面，其中以脾虚较为少见。不论是肝郁化火或阴虚相火妄动，均是火性炎上、损伤肺胃之络脉。所以本病之治法，当以滋阴柔肝、清养肺胃为主，药用甘润为佳。由于气火上逆，非清非降不下，所以清热凉血、引降下行之品又不可少。

本病的发生，与年龄有一定的关系，常常见于15～25岁之妇女，是否由于青春初动，血气方刚，相火旺盛，七情骤变多端，以致真阴暗耗，精血亏损，阴虚则火易妄动有关，有待于今后临床的观察和探讨。

5. 崩漏（5例）

病例1　冯某，女，35岁，南宁市某厂技术员，已婚。1983年4月17日初诊。

初诊　3月27日开始经行，量多，色泽一般，迄今20天未净。经用养血益气，佐以敛血之剂（药名不详），效果不满意。现每天阴道仍淋漓出血，色淡红，大便溏薄，小便正常。脉虚细，苔薄白，舌质淡。

诊断　崩漏。

辨证　脾肾两虚，冲任亏损。

治则　温养脾肾，益气止漏。

处方　菟丝子15g　芫蔚子9g　淮山药15g　党参15g　白术9g　北黄芪15g　鹿角霜20g　川枸杞子9g　山楂5g　鸡内金5g　红枣5g　茜根5g

每日水煎服1剂，连服3剂。

二诊（1983年4月21日）　阴道出血未止，脉虚细，舌质淡。拟在温养基础上，加用收敛之剂。

处方　北黄芪20g　党参15g　鸡血藤15g　菟丝子15g　覆盆子9g　海螵蛸9g　茜根9g　白术9g　仙鹤草9g　荆芥炭5g　甘草5g

每日水煎服1剂，连服3剂。

三诊（1983年4月25日）　药已，阴道停止出血，但肛门重坠，便溏，带下夹血丝。脉虚细，苔薄白，舌质淡。拟健脾益气摄血。

处方　党参15g　云苓5g　白术10g　炙北黄芪20g　煅牡蛎20g　阿胶珠9g（烊化）　蒲黄炭5g

每日水煎服1剂，连服3剂。

四诊（1983年5月13日）　两日来阴道少量出血，色淡红，小腹隐隐而痛，夜难入寐，脉弦，苔薄白，舌质淡。拟滋养清肝以摄血。

处方　鸡血藤15g　地骨皮9g　丹皮9g　丹参15g　益母草15g　白芍9g　阿胶珠9g（烊化）　贯仲炭5g　甘草5g

每日水煎服1剂，连服3剂。

五诊（1983年5月16日）　服上方后，小腹不痛，阴道出血量少。脉虚弦，苔薄白，舌质一般。拟健脾摄血法。

处方　党参15g　炙北黄芪15g　白术9g　陈皮2g　云苓5g　阿胶珠9g（烊化）　海螵蛸9g　荆芥炭5g　炙甘草5g

每日水煎服1剂，连服3剂，并加服三七粉1.5g，1日3次。

六诊（1983年5月29日）　阴道出血停止已1周。现无不适。脉细缓，苔白厚。拟健脾消导以善后。

处方　党参15g　白术9g　云苓5g　高良姜5g　香附3g　鸡内金9g　苏木9g　陈皮2g　炙甘草5g

每日水煎服1剂，连服3剂。

七诊（1983年6月28日）　本次经行，周期、色、量、质均正常，不药自止，脉缓和，苔薄白，舌质一般。拟温肾健脾以善后。

处方　菟丝子15g　覆盆子9g　党参15g　白术9g　川枸杞子9g　当归身9g　白芍5g　益母草9g　炙甘草5g

每日水煎服1剂，连服3剂。

按语　脾主升而统血，肾主封藏而为先天。脾肾不足，则冲任脉虚，阴血不能内守，故经漏不止。治之当以温养脾肾、益气止漏为着眼。从一诊至三诊，在温肾健脾之中，酌用化瘀敛血之品，治本不忘标，故疗效满意。四诊时适值经行，有相火妄动之兆，故药用清润以敛血。五诊至七诊，仍以脾肾为主以治本，旨在巩固疗效以善后。

病例2　梁某，女，45岁，南宁市某商店售货员，已婚。1977年9月9日初诊。

初诊　7月2日开始经行，量时多时少，色暗红，偶或夹血块，迄今两个月余未净。两天来量多，色红，无血块，无腹痛，头晕，心烦，失眠，精神疲惫，下肢肌肉酸痛，脉象弦细，舌苔如平。

诊断　崩漏。

辨证　脾肾两虚，统藏不固。

治则　温养脾肾，佐以收敛。

处方　菟丝子15g　丹参15g　白芍9g　覆盆子9g　党参30g　白术9g　川枸杞子12g　淮山药15g　泽兰9g　荆芥炭6g　艾叶炭5g　炙甘草6g

每日水煎服1剂，连服3剂。

二诊（1977年9月14日）　阴道出血已少，但仍头晕，大便溏薄，便前脐腹胀痛，脉虚细，苔薄白，舌质淡。侧重健脾摄血。

处方　党参30g　云苓9g　白术9g　白芍9g　炙北黄芪18g　茜根9g　煅牡蛎18g　荆芥炭2g　升麻5g　肉蔻5g　炙甘草9g

每日水煎服1剂，连服3剂。

三诊（1977年9月17日）　药已，阴道出血已止2天，脐腹不痛，大便调和，但夜寐不佳，心烦，脉沉细，苔薄白，舌质淡。仍守上方，去荆芥炭、肉蔻，加白及9g、川续断9g。每日水煎服1剂，连服3剂。

四诊（1977年9月21日）　阴道出血已止8天，无特殊感觉，脉虚细，苔薄白，舌质淡。拟温养脾肾为主，以善其后。

处方　党参18g　菟丝子15g　鸡血藤15g　覆盆子9g　川枸杞子9g　炒淮山药18g　云苓9g　川续断9g　陈皮2g　炙甘草5g

每日水煎服1剂，连服3剂。

按语　肾为封藏之本，脾主运化而统血。脾肾气虚则统摄无能，封藏不固，故经行量多，漏下不能自止。治之当用温养脾肾为主，佐以化瘀收敛之法。全过程补脾补肾并重，以脾为主，并佐以化瘀收敛之品，标本兼顾，补养之中，既有化瘀，又有敛血，病遂痊愈。

病例3　张某，女，45岁，某大学教师，已婚。1979年7月4日初诊。

初诊　两年来，经行量多，色红夹紫块，每次均用安络血、睾丸素治疗，阴道出血始止。本次经行于6月21日开始，迄今已13天，曾用安络血、睾丸素治疗，效果不满意。现阴道仍淋漓出血，色红，伴有头晕、目眩、腰胀，脉弦细，苔白，舌质一般。

诊断　崩漏。

辨证　肝肾亏损，固摄无能。

治则　滋养肝肾，佐以敛血。

处方　菟丝子15g　当归身9g　白芍9g　太子参15g　覆盆子9g　淮山药15g　川枸杞子9g　女贞子9g　旱莲草15g　益母草15g　茜根9g

每日水煎服1剂，连服3剂。

二诊（1979年7月10日）　药后，阴道出血停止。现无不适。脉细缓，苔薄白，舌质如平。拟健脾以善后。

处方　党参20g　白术9g　云苓5g　炒淮山药15g　益母草9g　丹参9g　泽兰5g　炙甘草5g

每日水煎服1剂，连服3剂。

三诊（1979年10月9日）　服上方之后，月经周期已能自止。经色红而夹紫块，持续1周左右干净，脉虚细，苔薄白，舌质淡嫩。拟补养气血为治。

处方　党参15g　炙北黄芪15g　白芍5g　熟地15g　当归身10g　川芎5g　益母草9g　香附3g　女贞子9g　旱莲草9g　炙甘草5g

每日水煎服1剂，连服3剂。

按语　肾藏精，肝藏血，同为冲脉任脉之所系。肝肾亏损，则冲任不固，故阴道出血淋漓、漏下不能自止；头为精明之府，肝开窍于目，腰为肾之外府，肝肾亏损，精血不足，苗窍失养，故头晕、目眩、腰胀。以滋养肝肾，佐以敛血之法治之。方中太子参、菟丝子、覆盆子、川枸杞子、女贞子益气养阴、平补阴阳，以柔养肝肾；旱莲草、益母草、茜根同用，既能滋阴敛血，又能导滞化瘀。二诊时本"见肝之病，当先实脾"之旨，以四君子汤加淮山药健脾补养为主，仍用益母草、丹参、泽兰者，意在清除其未净之瘀滞。三诊时从补养气血着眼，故以圣愈汤配二至丸为主治之。加益母草、香附调气活血，防其离经之血停滞，药本平淡，但能对症，疗效遂意。

病例4 黄某，女，34 岁，南宁市某糖烟门市部售货员，已婚。1975 年 8 月 9 日初诊。

初诊 经行超前，量多，不能自止已两年。缘于1973年爱人患肝癌病故，忧悲过度，旋即经行超前，量多，色红，每次均须服止血药、打止血针（药名不详）始止。本次经行，于 7 月 4 日开始，迄今月余，仍量多，色红，夹紫块，虽经服止血药、打止血针（药名不详），出血未止，脉虚弦，苔薄白，舌质正常。

诊断 崩漏。

辨证 七情过激，肝失调达，瘀积停滞，血不归经。

治则 滋阴柔肝，化瘀摄血。

处方 北沙参12g　旱莲草15g　玄参12g　莪术5g　苏木9g　益母草15g　茜根9g　藕节15g　生牡蛎24g　柴胡2g　甘草3g

水煎服每日 1 剂，连服 3 剂。

二诊（1975 年 8 月 11 日）　药已，出血基本停止。药已对症，仍守上方出入。

处方 生地15g　地骨皮12g　白芍12g　麦冬9g　旱莲草15g　益母草15g　茜根9g　仙鹤草9g　阿胶9g（烊化），苏木9g　莪术5g

每日水煎服 1 剂，连服 3 剂。

三诊（1975 年 8 月 15 日）　药已，出血完全干净已两天，现无不适。拟脾肾肝并治，以巩固疗效。

处方 菟丝子9g　当归身9g　白芍9g　覆盆子9g　党参9g　白术9g　川枸杞子9g　益母草15g　柴胡5g　苏木9g　莪术5g

每日水煎服 1 剂，连服 3 剂。

四诊（1975 年 8 月 19 日）　形色神态正常，六脉平和，以异功散、人参养荣汤出入，各服 3 剂，以善其后。观察半年，经行正常。

按语 司疏泄者，肝也。肝气郁结则经闭，七情过极，疏泄太过则经漏。患者以家庭不幸突变，初则忧悲郁结，气机不利，郁久则生热化火，相火妄动，故经行超前、量多、色红、崩中不止；离经之血为瘀，停滞经脉，新血不得归经，故虽用止血之剂，阴道出血仍然不止。治之当着眼于肝，故用北沙参、旱莲草、玄参滋阴柔肝，牡蛎、藕节、茜根凉血止血，莪术、苏木、益母草祛瘀生新，柴胡、甘草调舒以缓肝气。二诊时药虽有所出入，但仍以滋养为主，佐以化瘀止血之品，三诊、四诊以肝脾肾并治为主，从而使得"五脏交养"，疗效巩固。

病例5 王某，女，12 岁，学生。1973 年 2 月 6 日初诊。

初诊 去年月经初潮，每次经行，量多，色红，每次均用止血药、打止血针始止。现为第 6 次经行，已 15 天，开始 3 天量多，色淡红，以后量少，但每天仍淋漓不净。无其他自觉症状，能食，能睡，能学习，脉沉细数，苔薄白，舌尖红，面色苍白。

诊断 崩漏。

辨证 肾气未充，冲任未全。

治则 滋阴补肾，调养冲任。

处方 何首乌18g　旱莲草15g　熟地12g　覆盆子9g　菟丝子9g　五味子5g　川枸杞子9g　女贞子9g　淮山药15g　云苓12g　益母草9g　香附5g　柴胡2g　甘草5g

每日水煎服 1 剂，可连服 5～10 剂。

二诊（1973 年 5 月 3 日）　上方共服 9 剂，服第 3 剂之后，阴道出血即止。于 3 月 26 日月经来潮，周期已对，色量一般，持续 3 天干净。现逾期 1 周，经水未来。脉细数（90 次/min），苔薄白，舌边尖红。拟补经水之源以行之。

处方 黄精18g 菟丝子9g 川枸杞子9g 女贞子9g 覆盆子9g 淮山药15g 生潞党参15g 柴胡5g 甘草3g

每日水煎服1剂，连服3剂。

三诊（1973年5月15日） 上方服后，经水来潮，量多，色红，持续5天干净，除少腹轻微疼痛外，余无不适，脉细缓，苔薄白，舌尖红，仍宗调养冲任之法治之。

处方 当归身6g 川芎5g 白芍9g 熟地12g 艾叶5g 阿胶9g（烊化）生潞党参15g 益母草9g 旱莲草15g 荆芥5g 甘草5g

每日水煎服1剂，连服5剂。

四诊（1973年6月25日） 现无任何症状，要求未病先防，巩固疗效。脉象平和。嘱每月煎服初诊方6剂，观察半年，经行正常。

按语 《素问·上古天真论》有"女子二七而天癸至，任脉通，太冲脉盛，月事以时下"之说。今患者仅12岁之童龄而经行，乃肾气未充，冲任未全，以致"主蛰、封藏"失职，血海不固。故用补益肝肾、调养冲任之法，从根基论治，经漏能止，经闭能行。

体会 对崩漏的范围，目前有两种说法：一是指月经的严重病变。凡是经行周期紊乱，出血量多，时间拖长，淋漓不断的，便是崩漏。即如张景岳所说："崩漏不止，经乱之甚者也。"一是泛指妇女阴道异常出血的病变。崩漏不仅是月经病，而且包括赤带、胎漏、产后出血不止等病变。现所举病例，是属于前者而言。

引起崩漏的原因，虽然有血热、气虚、血瘀、肝郁化火、脾肾两虚、肝肾亏损、冲任不足等多方面的因素，但总的来说，终归不外乎肾失封藏、冲任不固而已。

崩漏的治疗，方约之曾有"初用止血，以塞其流；中用清热凉血，以澄其源；末用补血，以复其旧"的初、中、末治崩三法，早为医家公认为珍贵的经验。但是，必须明确塞流、澄源、复旧是有机的联系，在塞流之中有澄源，澄源也为了塞流；复旧离不了澄源，澄源也正是为了复旧。简而言之，澄源即是审证求因，离开了审证求因，不论是塞流或复旧，效果都不大。同时，在辨证的基础上，要适当考虑年龄的幼、壮、老的不同生理特点，以便决定治疗的重点。一般来说，在青少年时期，肾气未充，发育未全，其崩漏的病变多与肾的封藏不固有关，故治之宜以肾为主，但情窦初开，肝气易动，宜兼以柔养肝气之法。中壮年时期，工作学习，婚配生育，最易耗血伤阴，阴亏则阳易亢，导致肝气疏泄太过，故治之宜侧重于肝，以滋养血海而柔和肝气，但肝肾同源，房室孕产又与肾有直接相关，故在治肝之中，仍然兼以治肾。七七之年，肾气衰退，精血日亏，此时崩漏之变，多系肾的功能失常，故治之当本"贵在补脾胃以资血之源，养肾气以安血之室"。宜侧重于脾，兼以调养肾气，从后天养先天，先后天并治。在用药上，以冲和为贵，慎用刚燥之品。盖妇女虽然以肝为先天，以血为本，但由于有月经、妊娠、分娩、哺乳等生理现象，故常处于"有余于气，不足于血"的状态，"气有余便是火"，故治之当用平和调养之剂为佳。如过用刚燥之品，则容易动火、耗血伤阴。凡属血热引起的崩漏，常用甘凉之品，如鲜茅根、鲜荷叶、鲜旱莲草、益母草、生地、麦冬、白芍、甘草之类。气虚不摄血，属脾气虚弱则用人参养荣汤或归脾汤；肾气虚弱，辨别其偏于阴虚或阳虚，选用左归或右归之类。旧瘀不去，新血不得归经的崩漏，本着"通因通用"的原则，采取化瘀之中有止血，止血之中有化瘀，以能止能化之品为佳，如鸡血藤、益母草、参三七之类，以致达到化瘀不伤正、止血不滞瘀的目的。由于特异体质、药物刺激而引起的崩漏，则以调养冲任为主，佐以解毒之品，常用归芍地黄丸（汤）、二至丸加金银花藤、夜交藤、鸡血藤、茺蔚子、冬桑叶之类。真阴日亏之老妇崩漏，则宜益气养阴，常用补中益气汤、胶艾汤加桑螵蛸、鹿角霜之类。初期少女崩漏，常用五子衍宗丸、二至丸加鹿角霜、阿胶之类。此外，对于炭药（包括收敛药）的应用，以少用或不用为佳。盖炭药或其他收敛药，用之不当，往往有留瘀之弊。如病情需要，非用炭药收敛不可，也要根据病情的寒热虚实，使用不同性质的炭药，如血热崩漏，当用凉血炭药（如栀子炭、黄芩炭、槐花炭）；血瘀崩漏，宜用化瘀炭（如红花炭、蒲黄炭、赤芍炭）。要是不辨别病情的寒热虚实，妄用炭药，不但疗效不高，而且后患无穷。

对于疗效的巩固，有人主张以补脾益气为主，笔者主张脾肾并重。因为脾主运化，主升清，是气血生化之源，有统摄血液的作用；肾为先天之本，是藏真阴而寓元阳之脏，是气血之始，为月经的来源，其主蛰封藏的功能如何，将直接影响到胞宫的作用，而肾气的盛衰盈亏，更是决定了人体生长、衰老的过程，所以，要脾肾并重。

6. 经行前后诸症

邱某，女，42岁，南宁地区某厂，工人，已婚。1979年8月24日初诊。

初诊　1972年以来，每逢月经将行之时，即开始前头痛、胸闷、腰痛，少腹、小腹胀痛。经期基本正常，色量一般。平时带下量多，色白质稀。余无不适。脉弦细数，苔白，舌质一般。

诊断　经行前后诸症。

辨证　相火内动，波及阳明。

治则　养血柔肝，息风止痛。

处方　当归身9g　白芍9g　川芎5g　生地15g　丹皮9g　地骨皮9g　夏枯草15g　白蒺藜9g　甘草5g

每日水煎服1剂，连服3剂。

二诊（1979年10月17日）　服上方感觉精神舒爽，一共服9剂。9月和10月经行诸症消失。现经净已3天，胃纳不振，口淡，脉虚细，苔薄白，舌质淡，证属脾胃气虚，营阴不足。拟健脾和胃，养血调气治之。

处方　党参15g　云苓9g　白术9g　陈皮3g　当归身12g　白芍9g　苏梗3g　枳壳3g　炙甘草5g

每日水煎服1剂，连服3剂。

按语　肝为风木之脏，内寄相火，主藏血疏泄。经将行相火内煽，冲激肝脉，故胸闷、腰痛，少腹、小腹胀痛；相火妄动则乘土，波及阳明，故前头痛；阳明主津液，津液不及化，反而为湿带下流，故带下量多、色白质稀。治之当从肝火论治。故以生四物补血活血以柔肝，地骨皮养阴清热，夏枯草清肝火而散郁结，白蒺藜平肝止痛，甘草调和诸药。全方有补有清，有凉有散，故药到收效。二诊用健脾和胃、养血调气治之，意在巩固疗效。

7. 经行浮肿

宁某，女，42岁，南宁某局干部，已婚。1976年11月19日初诊。

初诊　月经周期基本正常，色量一般，但经将行头晕目眩，经行之时面目浮肿，平时带下量多、色白质稀，阴痒，夜寐不稳，能寐而易醒，口淡，吐涎沫，大便不和，时结时溏，小便时多时少，脉虚弦，苔薄白，舌质淡，舌边有齿痕。现经行第2天，眼面浮肿。

诊断　经行浮肿。

辨证　脾气虚弱，运化失职。

治则　健脾益气，化湿消肿。

处方　党参12g　云苓12g　白术9g　当归9g　川芎5g　白芍9g　莲肉12g　炒淮山药15g　炒苡仁15g　陈皮5g　炙甘草5g

每日水煎服1剂，连服3剂。

二诊（1976年11月22日） 药已面目浮肿消退，精神好，但仍阴痒，带下未减，脉细，舌苔如上。仍本上方去云苓、薏苡仁，加土茯苓15g、槟榔9g。每日水煎服1剂，连服3剂。

三诊（1976年11月26日） 服上方之后，阴不痒，带下正常。脉细缓，苔薄白，舌质淡，舌边有齿痕，仍守健脾法以善后。

处方　党参15g　云苓9g　白术9g　陈皮5g　法半夏6g　炙甘草5g

每日水煎服1剂，连服6剂。

四诊（1976年12月16日） 本次经行，于8日开始，11日干净。色量一般，经行前后面目不肿，但经中肢体乏力，腰膝酸软。脉虚细，苔薄白，舌质淡，拟益气养血治之，宗圣愈汤加味。

处方　当归身9g　川芎5g　白芍5g　熟地15g　党参15g　炙北黄芪15g　骨碎补15g　狗脊9g　柴胡2g

每日水煎服1剂，连服3剂。

按语　患者平时带下量多、色白质稀，口淡，时吐涎沫，大便不和，舌质淡，舌边齿痕，此为脾气虚弱、运化升清失常之征；湿浊郁滞下焦，故不时阴痒；脾虚则气血生化之源不足，心神失养，故夜寐不稳而易醒；经将行相火内煽，上冲精明苗窍，故头晕目眩；经行之时，气血偏注于胞宫，脾土已虚，同时又受相火内煽克乘，脾气更虚，水湿运化障碍愈甚，故经行之时眼面浮肿。证属脾气虚弱，运化失职。故以健脾益气、化湿消肿之法治之。初诊时之所以在健脾化湿药中加用归、芍、芎补血活血，旨在防其"水与血俱结在血室"之患。药后虽见初效，面目浮肿消退，但带下、阴痒未减，故加用燥湿祛秽、解毒杀虫之土茯苓、槟榔。三诊、四诊均从根治着眼，但因病情变化不同，一则专用健脾燥湿之法，一则肝脾肾并治，从而收到全功之效。

8. 经行发热

梁某，女，20岁，广西某学校学生，未婚。1983年4月25日初诊。

初诊　16岁月经初潮，经行前后不定，量多，色暗红。现经中第2天，发热（37.5～38℃），右少腹胀痛，头晕而痛，咽喉疼痛，平时带下量多，色白或黄，无特殊气味。胃纳一般，大便难解，小便淡黄。脉细数，苔薄白，舌尖红。

诊断　经行发热。

辨证　肝肾阴虚，相火内动。

治则　滋养肝肾，甘润清热。

处方　太子参20g　玄参15g　生地15g　地骨皮9g　白芍9g　麦冬9g　茺蔚子9g　淮山药15g　白薇5g　丹皮5g　甘草5g

每日水煎服1剂，连服3剂。

二诊（1983年5月2日） 服上方之后，发热已退，头晕痛、咽痛消失，经行停止。精神好，但昨天月经又来，量少，色暗红，脉虚细，苔薄白，舌尖红。仍守上法出入。

处方　鸡血藤15g　地骨皮9g　丹皮9g　丹参9g　白芍9g　生地15g　旱莲草15g　女贞子9g　益母草9g　白薇5g　甘草5g

每日水煎服1剂，连服3剂。

三诊（1983年5月9日） 本次经行6天干净，全过程无发热，精神好。脉沉细，苔薄白，舌质淡。拟温养善后。

处方　菟丝子15g　当归身5g　白芍5g　覆盆子9g　党参12g　白术9g　茺蔚子9g　淫羊藿15g　淮山药15g　莲肉15g　大枣9g

每日水煎服1剂，连服3剂。

四诊（1983年7月1日） 6月6日经行，量少，色暗红，淋漓不尽，迄今未净。伴头晕、低热（37.3℃），阴道胀痛。脉细数（96次/min），苔少，舌质淡红。证属阴亏火动，仍宜养阴清热。

处方 鸡血藤15g 地骨皮9g 丹参9g 丹皮6g 白芍9g 生地15g 旱莲草20g 女贞子9g 益母草9g

每日水煎服1剂，连服3剂。

五诊（1983年7月5日） 药已，发热消退，阴道出血停止。胃纳可以，大便干结。脉虚细，苔薄白，舌质淡红，仍守养阴法以善后。

处方 旱莲草15g 女贞子9g 玄参15g 生地12g 麦冬12g 益母草9g 甘草5g

每日水煎服1剂，连服6剂。

以后观察半年，病不再发，经行正常。

按语 肝肾同源，内寄相火。肝肾阴虚，水亏不济火，相火不潜，故经行前后不定、量多而色暗红、少腹胀痛、经行发热；火冲于上，则咽痛、头晕痛；大便难解、小便淡黄、脉细数、舌尖红，均为阴虚内热之状。故以太子参、麦冬、生地、玄参、白芍、甘草滋养肝肾之阴以治本，地骨皮、丹皮、白薇甘苦微寒，凉血而清虚热；更以辛甘微温之茺蔚子为佐，取其益精活血，行中有补，以为调经之用，故药能中病。以后根据病情的不同变化，在用药上虽有所增减，但始终坚守以养肝肾之阴为主，故能获全功。

9. 经行感冒（2例）

病例1 雷某，女，23岁，南宁某情报所干部，未婚。1982年7月7日初诊。

初诊 经行前后不定，量多，色红夹小黑块，持续1周左右干净，经将行头痛、鼻塞、流涕，全身肢节酸痛，尤以胸胁、乳房、少腹胀痛为剧，经行则减，经中心烦易躁，每次均影响工作和学习，其余尚无特殊。脉细涩，苔薄白，舌质淡嫩，现经中第2天。

诊断 经行感冒。

辨证 肝气抑郁，感受外邪。

治则 本着"急则治其标，缓则治其本"之旨，先以养血疏解之法，治其新感之邪。

处方 当归9g 川芎5g 白芍5g 熟地12g 北黄芪15g 柴胡5g 苏叶5g（后下） 薄荷5g（后下） 甘草5g

每日水煎服1剂，连服3剂。

二诊（1982年10月15日） 上方服后，2个月来经行无感冒，现头晕，嗜睡，精神不振，脉虚细，苔薄白，舌质淡。此为气血两虚，拟双补气血治之。

处方 炙北黄芪15g 当归身9g 川芎5g 党参15g 石菖蒲5g 白芷5g 远志5g 大枣9g 炙甘草5g

每日水煎服1剂，连服3剂。

按语 经将行胸胁、乳房、腰脊胀痛，为肝气抑郁、经欲行而不畅之征。郁久则化火，故经行前后不定、量多、色红而夹紫块，心烦易躁。经行之时，营血偏于下，卫气虚于外，外邪得乘虚而入，故头痛、鼻塞、流涕、全身肢节酸痛。证属肝气郁滞、外感寒邪，故以四物汤加益气疏解之品治之。既养血益气以顾本，又通过柴胡、苏叶、薄荷的疏解以祛新邪。标本兼治，其病痊愈。二诊时以双补气血为主，佐以芳香通窍，目的在于补血而不滞，以善其后。

病例2 邓某，女，17岁，广西某学院学生。1976年8月17日初诊。

初诊 12岁月经初潮，一向周期、色、量、质正常，经中腰及小腹轻微胀痛，不影响工作学习。但每次在行经中易感冒，头晕痛、鼻塞、喷嚏、咳嗽，其余尚无不适。脉弦滑，苔薄白，舌质暗红。

诊断 经行感冒。

辨证 经行正虚，感受风寒。

治则 养血扶正，疏解祛邪。

处方 当归9g 川芎5g 白芍9g 熟地12g 苏叶9g（后下）荆芥2g 红枣9g 生姜9g

每日水煎服1剂，连服3剂。

二诊（1976年11月7日） 服上方之后，2个月来经行正常，经行前后无感冒。脉沉细，苔薄白，舌质淡红。拟益气养血，扶正固表。

处方 党参15g 炙北黄芪15g 当归身9g 川芎5g 白芍5g 熟地15g 红枣9g 炙甘草5g

每日水煎服1剂，连服3剂。

按语 《内经》有云："邪之所凑，其气必虚。"正当行经之时，营血趋向于下，卫气则虚于外，六淫之邪得乘虚而入。治之当用扶正祛邪之法，故用四物汤理血以治其本，生姜、大枣辛甘调和营卫，苏叶、荆芥辛温疏解以祛邪。营卫调和，本固则邪除。复诊时用益气养血、扶正固表之法，旨在防其复发。

体会 人之一身，不外气血阴阳而已。阴阳协调，气血充沛，营卫和谐，则外邪不能干忤。如素体本虚，当经行之时，营血趋向于下，卫气虚于外，抗病之力不足，外感六淫之邪往往得乘虚而入，故经行感冒，亦是月经病中常见的疾病，轻则客于皮毛经络，重则入血室为患。所以，平时宜未病先防，已病则遵《金匮要略》"适中经络，未流传脏腑，即医治之"之意，及早辨证治疗，以防传变。

治新感之法，历来有辛凉解表、辛温解表、滋阴发汗、扶正发汗等之分。但妇女以血为本，以血为用，治妇女疾病，不能忘于血。尤其在经行之中，更要注意阴血的盈亏，故治之当以养血扶正为主，佐以疏解为佳。在用药上，宜温而不燥，补而不滞，凉而不苦，行而不破。审慎周到，在扶正的基础上，祛除外来之邪。

10. 经行抽搐

凌某，25岁，大新县某厂，工人，已婚。1981年10月30日初诊。

初诊 15岁月经初潮，婚前经行周期、色、量一般。1980年12月结婚，婚后经行超前，量多，色淡，质稀。自5月份起，每逢月经来潮，即头晕目眩，心胸痞闷，气息浅短，汗出如水，唇面发青，四肢抽搐，剧时昏倒，每次均用镇静剂（药名不详）始能缓解。今年先后4次住院治疗，效果不满意。现经后10天，头晕、目眩、耳鸣、疲倦、便溏溺少，脉象弦细，舌苔薄白，舌尖红而有瘀黑点。

诊断 经行抽搐。

辨证 气血不足，虚风内动。

治则 益气养血，佐以息风。

处方 当归身12g 川芎5g 白芍5g 炙北黄芪15g 熟地15g 党参15g 淮山药15g 益母草10g 白蒺藜9g 北荆芥5g 甘草5g

每日水煎服1剂，连服2剂。

二诊（1981年10月31日下午） 上方服后，脉症徘徊，拟转养血柔肝，佐以疏解祛风为法，药用四物汤加味。

处方 当归身10g 川芎5g 熟地15g 白芍20g 桑叶5g 荆芥5g 大枣10g 甘草10g

每日水煎服1剂，连服6剂。以后与初诊方交替服用，前后共服12剂。

三诊（1981年11月13日） 11日月经来潮，周期已调，量多，色暗红，除头微晕、全身疲倦外，诸症不发，四肢不抽搐，脉细，苔薄白，舌质淡。拟补肾养血，以善其后。

处方　当归身12g　白芍10g　茯苓5g　淮山药15g　泽泻10g　丹皮5g　女贞子10g　何首乌10g　益智仁10g　益母草10g

每日水煎服1剂，连服6剂。

按语　四肢抽搐为痉证主要症状之一。而痉的形成，据《景岳全书·痉证篇》："凡属阴虚血少之辈，不能养营筋脉，以致搐挛僵仆者，皆是此证。……产妇之有此者，必以去血过多，冲任竭也。"本例虽非产妇，但长期经行量多，每逢经行头晕目眩，四肢抽搐，实由于平素元气本虚，经行时又出血过多，因而导致阴血亏虚于下，虚阳浮越于上，筋脉失于濡养，故搐仆乃作。治之以人参、黄芪益气，当归、白芍养血为主以治其本，又辅以白蒺藜、荆芥平肝祛风以治其标，标本并治，疗效可期。

11. 经断前后诸症（2例）

病例1　杨某，女，53岁，梧州市某小学教师，已婚。1977年8月15日初诊。

初诊　经行紊乱，来潮前后不定，量多少不一，色暗红夹紫块，经将行头晕头痛，心烦不安，寐纳俱差，经中肢节烦疼。平时大便干结、3～5日一次，小便浓秽气味。脉虚细迟，苔薄白，舌质淡。

诊断　经绝前后诸症。

辨证　肾气衰弱，冲任亏虚。

治则　调养肝肾，佐以化瘀。

处方　菟丝子9g　当归9g　白芍9g　覆盆子9g　党参12g　淮山药15g　川枸杞子9g　泽兰9g　玄参15g　麦冬12g　甘草5g

每日水煎服1剂，连服3剂。

二诊（1977年8月23日）　头晕、头痛减轻，胃纳转佳，大便两日1次，小便不稠秽。药既对症，仍守上方去淮山药，加北沙参12g、桑叶6g。每日水煎服1剂，连服3剂。

三诊（1977年9月23日）　自服上方之后，诸症消失，但大便仍干结、两日1次，每稍劳累则头晕痛。此为营阴未复，精血不足。以润养之剂治之。

处方　太子参15g　玄参12g　肉苁蓉15g　川枸杞子12g　麦冬12g　石斛9g　覆盆子9g　鸡血藤15g　三七花2g　泽兰9g　红枣9g

每日水煎服1剂，连服3剂。

四诊（1977年10月18日）　一切症状消失，以健脾消滞善后。

处方　党参12g　白术12g　云苓9g　鸡内金9g　陈皮5g　淮山药15g　三七花4.5g　当归身9g　生谷芽15g　炙甘草3g

每日水煎服1剂，连服3剂。

经此段治疗之后，月经停止，诸症不发。观察半年，疗效巩固。

按语　肾气旺盛，则冲脉能主血海，任脉能主诸阴，经行依时而下。今患者超过七七之年，肾气衰弱，阴阳不和，冲任亏虚，故经行前后不定、量多少不一、色暗红而夹紫块；阴阳失调，营血不足，虚火内动，故经将行则头晕头痛、心烦不安、寐纳俱差；相火煽动于内，灼伤阴血，肢节失养，故经中肢节烦痛，平时大便干结、小便秽浊；脉为血之府，舌为心之苗，营血虚则充养失常，故脉虚细迟而舌质淡。证属肾气衰退、冲任亏虚之变，故治之以调养肝肾为主，在补养之中，既配以鸡血藤、三七花、泽兰活血化瘀之品，又用桑叶之甘寒，意在防止离经之血停滞经隧，留瘀遗患。其中泽兰苦而微温，能舒肝气而和营血，化瘀不伤正，为调经之要药。桑叶甘寒，专长清热祛风，但此处取其既有"滋肾之阴，又有收敛之妙"。治疗全过程，着眼于肝肾，调养冲任，平补阴阳，调和气血，补而不滞，药不偏颇，故奏全功。

病例2 曾某，女，49岁，南宁市某公司，干部，已婚。1983年4月6日初诊。

初诊 自1981年开始经行紊乱，往往2~3个月1行，量或多或少，色暗淡，经将行头晕目眩，肢软乏力，行路不稳，夜难入寐，心烦易躁，似热非热，偶或汗出，胃纳尚可，大小便正常，脉细数，苔薄白，舌尖红。

诊断 经绝前后诸症。

辨证 肝肾阴虚，相火不潜。

治则 滋养肝肾，佐以祛风。

处方 北沙参9g 麦冬9g 当归身9g 生地15g 川枸杞子9g 熟地15g 白蒺藜9g 沙蒺藜9g 夜交藤15g 蝉衣2g 甘草5g

每日水煎服1剂，连服3剂。

二诊（1983年4月16日） 药已，诸症减轻，脉舌如平。仍守上方出入。

处方 太子参20g 麦冬9g 当归9g 黄精15g 川枸杞子9g 桑椹9g 淮山药15g 夜交藤15g 沙蒺藜9g 蝉衣2g 甘草5g

每日水煎服1剂，连服3剂。

三诊（1983年4月20日） 除夜寐多梦之外，余无不适。守上方加浮小麦20g，再服3剂。

按语 肝肾是精血的来源，肝肾阴虚，则精血亏少，故经行错后，量或多或少，色泽暗淡；阴虚水亏则不能济火，相火煽动，故头晕目眩、四肢乏力、心烦易躁、夜难入寐；似热非热，偶或汗出，脉细数，舌尖红，均是肝肾阴虚、相火不潜之变。故用沙参、麦冬、当归、生地、枸杞子、沙蒺藜滋养肝肾之阴；夜交藤苦涩甘平，养心宁神，白蒺藜、蝉衣苦温咸寒以祛风；甘草缓肝而调和诸药。方以柔润肝肾之阴为主，阴血恢复，则刚悍之气自平，相火自潜。二诊、三诊药有增减，但始终以养为主，以柔驯刚。

体会 肾藏精而寄相火，为元阴元阳之根，是气血之始。当二七之年，肾气充沛，冲脉旺盛，任脉通畅，故月经来潮正常。到了七七之年，肾气衰退，阴血亏少，冲任失养，肾的阴阳有偏盛或偏衰之变，因而除了经行前后不定，量多少不一，甚或经闭不行之外，往往出现心烦易怒、头晕目眩、心悸、失眠、耳鸣、腰痛、纳差等证。由于这些症状，是三三两两地出现在经断前后，所以称之为"经断前后诸症"。

本病的形成，主要由于肾气衰退、冲任亏虚、天癸欲竭所致。肾为先天，是生长衰老的根源，肾的盛衰盈亏，都直接或间接影响到各个脏腑。其中对肝的影响最大，因为肝肾既有母子关系，又有精血同源关系，肾阴虚必然导致肝阴虚，肝阴虚则肝阳上亢。故治之当以肝肾并治为佳，以柔润之品，滋阴涵阳，则阴阳协调，相火潜藏，其病自愈。

从临床所见，本病的类型，既有阴虚，也有阳虚，但阴虚为多见，阴虚则相火妄动，治之不宜辛温刚燥之品，当以甘平柔润之剂为佳。盖辛温刚燥，最易动火伤阴，柔润则滋养，甘平能益营生血。

二、带下疾病

带下有生理和病理之分。本节主要是指后者而言，即指带下量多，绵绵不断，或色质异常，有秽臭之气，或伴有局部症状，如阴道瘙痒、肿胀灼痛等病理带下。

带下的致病原因，虽然有饮食劳倦、内伤七情、外感邪毒等之分，但总的来说，其病变均与肝郁化火、肾失蒸腾、脾不健运、任脉不固、带脉失约有关。由于带下有不同的色泽，因而在分类上有白带、黄带、赤带、青带、黑带、赤白带、五色带之称。其中以白带、黄带、赤白带三者为常见。

带下的治疗，历来是以健脾、升阳、除湿为主。但带下是秽浊恶气壅滞胞宫，容易化热生虫，往往要加用清热解毒、杀虫之品。年老体弱，久带不止，又宜补肾培元，常常补涩并用。

1. 脾虚带下（2例）

病例1 刘某，女，39岁，桂林某厂工人，已婚。1973年11月8日初诊。

初诊 经行超前，色暗红，夹紫块，经行之时少腹、小腹及乳房胀疼。平时带下量多、色白夹黄、有秽气味，不时阴痒已数月，纳寐一般，大便正常，小便黄，脉细滑，苔薄白，舌质淡。阴道分泌物涂片镜检：霉菌（+）。

诊断 脾虚带下。

辨证 脾失健运，湿浊郁滞。

治则 健脾燥湿，解毒杀虫。

处方 党参9g 白术9g 苍术9g 土茯苓18g 白芍9g 车前子9g 延胡索9g 槟榔9g 台乌药9g 陈皮6g 甘草5g

每日水煎服1剂，连服3剂。

二诊（1973年11月12日） 药已，带下减少，阴痒减轻。药既对症，守上方加益智仁9g。每日水煎服1剂，连服3剂。

三诊（1973年11月27日） 带下消失，阴道不痒，脉沉细，苔薄白，舌质淡。阴道分泌物镜检：霉菌（-）。为巩固疗效，仍用健脾补肾、杀虫之剂。

处方 党参15g 云苓9g 白术9g 陈皮3g 菟丝子9g 川续断9g 何首乌12g 槟榔6g

每日水煎服1剂，连服3剂。

按语 脾统血而运化水湿，脾虚则统血无能，故经行超前；脾虚不化湿，湿浊下注，故平时带下量多、色白夹黄；湿浊郁滞，化热生虫，故带下有臭秽之气、不时阴痒；气虚湿郁，血行不畅，故经行少腹、小腹及乳房胀痛。证属脾失健运、湿浊郁滞，故以异功散加苍术健脾燥湿，白芍、车前子、槟榔和阴利湿以杀虫，延胡索、台乌药行气和血、顺气解郁。方中以土茯苓易白茯苓，因其不仅能利湿而且能解毒，为利湿解毒平稳之品。二诊时症已减轻，在健脾利湿之中，又加用益智仁行气温涩，旨在速收全功。

病例2 罗某，女，24岁，南宁市某糖烟门市部售货员，未婚。1974年3月21日初诊。

初诊 15岁月经初潮，一向周期正常，但量较少，色淡不鲜。经常小腹胀疼，按之则舒。数月来腰骶胀痛，带下量多、色白、质如米泔。胃纳、大小便正常，脉沉细，苔薄白，舌质淡。

诊断 脾虚带下。

辨证 脾气虚弱，运化失常。

治则 健脾益气，佐以祛湿。

处方 党参12g 云苓12g 白术9g 淮山药15g 莲肉12g 川续断12g 骨碎补15g 桑寄生15g 土茯苓12g 小茴香5g

每日水煎服1剂，连续3剂。

二诊（1974年3月24日） 药已，白带消失，腰骶胀痛减轻，小腹仍隐隐而痛。脉细缓，苔薄白，舌质淡。药已中病，仍守上方出入。

处方 党参9g 云苓9g 白术9g 小茴香3g 甘草3g。

每日水煎服1剂，连服12剂，腰、腹胀痛痊愈。

6月11日随访，疗效巩固，3个月来带下正常，月经色量较好，腰骶及小腹不痛。

按语 脾主湿而为气血生化之源，脾虚则运化失常，气血来源不足，故经行量少而色淡；湿浊不化，下注胞宫，故带下量多、色白、质如米泔，并伴有少腹、小腹及腰骶胀痛，按之则舒，此为气虚运行乏力，筋脉不温煦之征。药能对症，又贵守方，故收效满意。

体会 脾为土脏而主湿，肾主水而为水火之脏，脾与肾既有水土的关系，又有先后天的关系，脾虚又易为肝木乘克，所以脾虚带下，虽然治以健脾燥湿为主，也要注意调理肝肾。如病例2罗某，既有带下量多，又有小腹腰骶胀痛等，故在健脾化湿基础上，适当使用温肾壮腰之品。又带下为湿浊之邪，其性黏腻，非辛温芳香不能开，故酌用台乌药、小茴香等行气之品，疏转人体的气机，脾胃健和，升降自如，则带下可止。

2. 阳虚带下（3例）

病例1 郭某，女，37岁，柳州市某厂技术员，已婚。1974年9月5日初诊。

初诊 月经超前8～10天，量多，色暗红。持续4～6天干净。平时带下量多，经常带卫生纸，色白，质稀如水，无特殊气味。肢倦乏力，精神不振，脉虚细，苔薄白黄，舌质淡嫩。

诊断 阳虚带下。

辨证 脾肾阳虚，水湿不化。

治则 温肾健脾，运化水湿。

处方 熟附片9g（先煎） 党参12g 云苓12g 白术9g 巴戟天9g 茺蔚子15g 柴胡5g 荆芥5g

每日水煎服1剂，连服3剂。

二诊（1974年9月14日） 带下量较少，精神较好，脉舌如上。守上方去荆芥、柴胡，加炒淮山药15g，芡实9g。每日水煎服1剂，连服3剂。

三诊（1974年9月18日） 带下正常，但寐而易醒，纳差，大便干结，小便正常，脉沉细，苔薄白，舌边尖有瘀红点。恐温药伤阴之势，加生何首乌18g。每日水煎服1剂，连服3剂，以冀达到补阳配阴之目的。

四诊（1974年9月25日） 自服温肾健脾之药后，带下正常，精神亦好。最后用异功散加味以善其后。

处方 党参12g 云苓9g 白术9g 陈皮3g 淮山药15g 菟丝子12g 益母草9g 炙甘草6g

每日水煎服1剂，连服3剂。

按语 《素问·生气通天论》："凡阴阳之要，阳密乃固。"今患者脾肾阳虚，不能运化水湿，阳虚则不固密，故带下量多、色白、质稀如水，证属阳虚不化水。故以健脾温肾之法治之，治湿及泉，阳气恢复，则湿化水升，带下自愈。

病例2 谢某，女，49岁，柳州市某公司干部，已婚。1974年9月6日初诊。

初诊 停经两年，经常头晕，肢体倦怠，腰酸，少腹、小腹胀闷，胃纳不振，带下量多、色白质稀如水、有腥臭气味，大小便正常，脉沉细，苔薄白，舌质淡，边有齿痕。

诊断 阳虚带下。

辨证 肾阳衰怯，蒸化失常。

治则 温肾健脾，佐以固涩。

处方 党参15g 熟附片9g（先煎） 云苓12g 白术9g 白芍9g 巴戟天9g 益智仁6g 台乌药9g 淮山药15g 桑螵蛸5只

每日水煎服1剂，连服3剂。

二诊（1974年9月9日） 带下减少，精神好转。守上方加补骨脂9g，去茯苓之渗利。每日水煎服1剂，连服6剂。

三诊（1974年9月21日） 诸症消失，带下正常，脉细缓，舌苔如平。仍守上方加北黄芪18g，再服6剂，以善其后。

1974年10月15日随访，停药已半月，一切正常。

按语 患者七七之年，肾阳衰怯，不能运化水湿，故带下量多、色白质稀如水；湿浊久停，故有腥臭气味，须防其恶化。其余头晕，肢体倦怠，腰酸，少腹、小腹闷胀，均是元阳虚弱、筋脉失养之候。故取附子汤加巴戟天以温肾健脾。带下本由阳虚而起，故在补养温化之中，加用缩泉丸温肾固涩，治本不忘标，温补之中，有化有涩，促进下元的恢复，从而达到治带的目的。

病例3 云某，女，30岁，南宁地区某仓库保管员，已婚。1973年3月30日初诊。

初诊 月经周期基本正常，色量一般。平时带下量多、色白黄、质稠如涕，偶或阴痒，腰脊及胃脘、胸胁胀痛，胃纳不振，肢体乏力，大便正常，小便淡黄，脉虚细，苔薄白，舌质正常。西医妇检：宫颈肥大，糜烂，左侧附件增厚。骨科检查：第4、5腰椎突出，梨状肌损伤。

诊断 阳虚带下。

辨证 肾阳虚怯，湿郁瘀积。

治则 温肾健脾，舒筋活络。

处方 熟附片10g（先煎） 党参15g 云苓12g 白术9g 益智仁9g 白芍9g 乌药9g 当归9g 淮山药15g 泽兰9g 炙甘草5g

每日水煎服1剂，连服3剂。

二诊（1973年4月8日） 药已，带下已少，但略有燥热之感，脉沉细，苔薄白，舌质正常。仍守上方，去附子之辛热，加骨碎补15g。每日水煎服1剂，连服3剂。

三诊（1973年4月22日） 腰痛减轻，但口干，脉细，苔白黄，舌尖红。恐温药过用，转用下方。

处方 当归9g 白芍9g 熟地12g 淮山药15g 泽泻9g 云苓12g 丹皮9g 川续断9g 鸡血藤15g 骨碎补15g 红枣9g

每日水煎服1剂，连服3剂。

四诊（1973年4月29日） 腰胁疼痛减轻，带下正常，苔薄白，舌质正常。仍以温肾活血之法以固本。

处方 熟附片10g（先煎） 党参15g 白术9g 云苓9g 白芍9g 当归9g 川芎9g

每日水煎服1剂，连服3剂。

按语 本例同为阳虚带下，但伴有腰脊、胸胁、胃脘胀痛，并结合妇科检查有子宫颈肥大、骨科检查有腰椎突出等病变，显系既有阳虚的一面，又有湿浊郁滞，以致胞脉瘀积的一面，故用温肾健脾之法以治本，期在恢复元阳之外，复用泽兰、鸡血藤、骨碎补等品，以舒筋活络。旨在扶阳消滞，从而达到温化之功。

体会 肾主水，脾主湿，脾肾阳虚，则水湿不化而为带下。而阳之所以虚衰，虽然有多种原因，但均与肾虚有关。盖肾内寄相火，为元阳之所出，肾阳虚则脾阳虚，肾既不蒸腾，脾又不运化，以致带脉失约，冲任不固，水谷津液不能升清输布，反而下陷，形成湿浊停滞胞宫，故带下绵绵不断。证既由阳虚而起，治之当不离乎温肾健脾之法，以辛热之附子为主药。但症各有所兼或所偏，在扶阳的基础上，仍略有出入。如病例1郭某偏于脾虚，用药则偏重于脾；病例2谢某，年老带下，以肾为主，温阳固涩并用；病例3云某，兼夹瘀积，故酌用活血化瘀、舒筋活络之品。

根据病情的不同变化，治带下之法，虽然有多种多样，但概括起来，不外温化或清化。而阳虚带下之治，或温肾以化水，或健脾以升清，均从温化着眼。

3. 湿瘀带下（2例）

病例1 王某，女，39岁，南宁市某厂工人。1975年5月9日初诊。

初诊 月经周期基本正常。但经行前后头痛，肢节烦痛，发热，乳房及少腹、小腹胀痛，触之加剧。经色暗红，夹紫块，量多，持续1周左右干净。平时带下量多，色白质稠。胃纳、二便正常。右脉沉细，左脉弦滑，苔薄白，舌质正常。经西医诊为附件炎、宫颈炎、盆腔炎。

诊断 湿瘀带下。

辨证 湿郁下焦，胞脉瘀积。

治则 化湿祛瘀，解毒通络。

处方 鸡血藤18g 金银花藤18g 土茯苓15g 淮山药15g 何首乌15g 党参12g 芡实12g 路路通9g 赤芍9g 车前子9g 佛手9g 甘草3g

每日水煎服1剂。

二诊（1975年6月3日） 上方连续煎服12剂之后，5月22日经水来潮，量较上月少，血块亦少。少腹、小腹及乳房胀痛减轻，带下正常。脉沉细滑，舌苔正常。药既对症，守方出入。

处方 当归9g 白芍9g 川芎6g 云苓12g 白术9g 苏木9g 青皮9g 路路通9g 香附9g 鸡内金9g 金银花藤18g 柴胡5g

每日水煎服1剂。

三诊（1975年6月20日） 上方坚持煎服15剂之后，带下正常，月经来潮，乳房及少腹、小腹不痛，一切正常。

1976年3月21日随访，半年来经行、带下未见异常。

按语 湿浊郁滞下焦，带脉不约，冲任不固，故带下量多、色白质稠；湿浊郁滞胞宫，胞脉不利，故经行少腹、小腹胀痛，经色暗红夹块。证属湿郁下焦、胞脉瘀积，故以党参、淮山药、芡实、土茯苓、车前子健脾化湿，鸡血藤、赤芍活血化瘀，金银花藤、路路通、甘草解毒通络，佛手和中理气以醒脾胃，何首乌补肝肾而生精血，与党参、淮山药、芡实同用，实是补养肝、脾、肾之阴，防渗通之剂过用。二诊、三诊守方出入，前后共服27剂而收功。

病例2 班某，女，30岁，平果县城关马头镇居民，已婚。1982年4月18日初诊。

初诊 1978年第1胎人工流产之后，迄今将近4年，仍未再孕。月经周期正常，色暗红，量一般，持续3~5天干净。经行之时腰及少腹、小腹胀痛，平时带下量多，色白黄，不时阴痒。其余尚无特殊发现。脉虚弦，苔薄白，舌质淡。

诊断 湿瘀带下。

辨证 湿郁下焦，胞脉不畅。

治则 健脾化湿，调养冲任。

处方 当归9g 白芍9g 川芎5g 云苓15g 白术9g 泽泻9g 苍术5g 鸡血藤15g 延胡索9g 莪术5g 炙甘草5g

每日水煎服1剂，连服3剂。

二诊（1982年4月22日） 药已，带下量少，阴道不痒，但耳鸣，夜难入寐。脉沉细，苔薄黄，舌淡红。恐温燥攻伐过用，转用调养之品。

处方 当归身9g 白芍9g 熟地15g 淮山药15g 山茱萸9g 北沙参9g 麦冬9g 夜交藤15g 云苓5g 泽泻5g 丹皮5g。

每日水煎服1剂，连服3剂。

三诊（1982年4月25日） 夜寐较好，但尚耳鸣。脉沉细，苔薄白，舌质淡红。药既对症，仍守方再服3剂。

四诊（1982年5月9日） 月经逾期9天，尚未来潮，耳鸣，肢倦。脉细滑，苔薄白，舌质淡红。拟补肾壮腰，双补气血之法。

处方 菟丝子16g 淮山药15g 党参15g 炙北黄芪15g 当归身9g 川芎5g 白芍9g 熟地15g 柴胡2g

每日水煎服1剂，连服3剂。

五诊（1982年6月15日） 停经将近2个月，疲倦，纳差，少腹隐痛，腰酸。脉细滑，苔薄黄，舌质淡红。青蛙试验阳性。证属胎气壅滞，波及胞脉。拟补肾壮腰、清热安胎之法。

处方 菟丝子20g 太子参15g 桑寄生15g 白芍9g 川续断5g 川杜仲5g 陈皮2g 黄芩3g 甘草5g

每日水煎服1剂，连服3剂。

按语 湿郁下焦，阻遏气机，以致胞脉不利，故带下量多而多年不孕。治之当以健脾化湿，调养冲任为主。初诊方中以茯苓、二术、泽泻、甘草健脾化湿，当归、白芍、川芎、鸡血藤、莪术、延胡索补血活血、理气化瘀。二诊以后，侧重滋补肝肾，调养冲任着眼，阴血充溢，经脉畅通，病愈而能孕。

体会 瘀的形成，虽然有多种原因，但与湿邪重浊关系至为密切。盖湿邪黏腻，能阻遏气机，导致经脉不利，血行不畅，如有离经之血，则湿与血相合，凝结为瘀，积于胞中，故治之既用燥湿渗利之品，又要用活血化瘀之剂。但湿可致瘀，瘀久可致湿，治之当分主次，如由于湿邪重浊，导致经脉不利而为瘀者，当以祛湿为先；如由瘀血阻塞经脉，导致津液不能输布，反而下陷为湿者，又宜活血化瘀为首要。

湿性黏腻，瘀则凝结，均能阻遏气血的流行，导致湿瘀互结之患，故化湿与活血之法，在所必用。化湿宜甘淡渗利之品，如茯苓、泽泻之类；活血则应补血化瘀并用，如当归、鸡血藤、益母草之类。既要祛湿化瘀，又要避免损伤正气。

4. 湿热带下（4例）

病例1 黄某，女，26岁，南宁某厂工人，已婚。1982年3月7日初诊。

初诊 结婚3年多，除婚后月余受孕1次而流产之外，迄今未再孕。一向经行错后，腰腹胀痛，婚后依然，经色暗红，量一般，经将行之时胸胁、乳房及少腹、小腹胀痛剧烈，按之加重。平时带下量多，色白黄，腥臭秽。经前1周或经间阴吹簌簌有声如转矢气样。大便干结如羊屎，小便正常。现经中第2天，色红，量一般。脉虚弦，苔薄白，舌边尖有瘀暗点。

诊断 湿热带下。

辨证 湿热下注，胞脉不利。

治则 疏肝扶脾，清热燥湿。

处方 当归9g 川芎5g 云苓9g 白术9g 苍术5g 益母草12g 金铃子9g 延胡索9g 黄柏6g

每日水煎服 1 剂, 连服 3 剂。

二诊 (1982年3月12日) 药已, 带下、阴吹减轻, 脉虚细, 苔薄白, 舌尖红, 仍守上方出入。

处方　当归9g　白芍12g　淮山药15g　熟地15g　山萸肉9g　泽泻9g　土茯苓15g　丹皮9g　金铃子9g　鸡血藤15g　莪术5g　丹参15g　延胡索6g

每日水煎服 1 剂, 连服 6 剂。

三诊 (1982年3月22日) 带下极少, 大便正常, 脉细, 苔薄白, 舌尖红, 药既对症, 守上方减金铃子, 再服 6 剂。

四诊 (1982年4月22日) 带下正常, 阴吹消失。但近3日来乳房胀痛, 触之加剧。脉弦细, 苔薄白, 舌尖红, 唇干, 下唇起疱疹。拟柔养为主, 佐以舒气。

处方　北沙参9g　麦冬9g　当归9g　生地15g　川枸杞子9g　川楝子6g　白芍9g　甘草5g

每日水煎服 1 剂, 连服 6 剂。

五诊 (1982年5月11日) 乳房胀痛减轻, 阴吹轻微复发, 脉细弦, 苔薄白, 舌尖红。仍以柔养肝阴为治。

处方　北沙参9g　麦冬9g　当归9g　生地15g　茺蔚子9g　白芍15g　夜交藤15g　合欢皮9g　甘草5g

每日水煎服 1 剂, 连服 6 剂。

六诊 (1982年10月4日) 自服上方之后, 一切症状消失, 随之停药。现受孕6个月, 感觉腰胀困, 肢体乏力, 脉细滑, 苔薄白, 舌质淡。拟补肾气以安胎。

处方　菟丝子20g　党参20g　熟地15g　炙北黄芪20g　桑寄生9g　川杜仲9g　川续断6g　荷叶蒂6g　砂仁壳2g

每日水煎服 1 剂, 连服 6 剂。

按语　症有带下、痛经、阴吹、不孕等之变, 实由于肝失疏泄, 脾不健运, 以致湿热下注胞宫。湿邪阻遏胞脉, 热邪壅滞伤津, 瘀积内停, 故经行错后而疼痛; 经将行及经中阴吹, 乃相火内煽之状; 湿热交蒸, 则冲任失常, 故带下量多, 色白黄而质腥臭秽; 湿热黏腻, 胞脉不利, 难以摄精, 故受孕艰难。证既属湿热之患而起, 治之当以疏肝扶脾、清热燥湿为法, 湿热消除, 则诸症可愈。

病例 2　刘某, 女, 30 岁, 桂林市某公司工人, 已婚。**1973 年 9 月 11 日初诊。**

初诊　经行之时, 少腹胀痛, 痛过于胀, 按之不减, 经量一般, 色紫黑有块, 周期基本正常。平时带下量多、色白黄、成片如豆腐渣、质稠秽, 近几天来, 外阴肿痛瘙痒, 口干, 饥而不能食, 大便正常, 小便灼痛, 脉弦而略数, 苔白夹黄, 舌中裂纹。西医妇科检查: 外阴潮红, 阴道可见豆腐渣样分泌物。白带镜检: 霉菌少许。

诊断　湿热带下。

辨证　肝胆湿热, 下注胞宫。

治则　清热利湿, 解毒止痒。

处方

(1) 内服方: 土茯苓24g　白芍18g　连翘15g　黄柏9g　甘草9g

每日水煎服 1 剂, 连服 3 剂。

(2) 外洗方: 苦参60g　土黄连、金银花、百部各30g　地骨皮15g　自加肥皂粉15g

水煎趁热熏洗, 每日 2~3 次。

二诊 (1973年9月14日) 药后阴道痒痛减轻, 胃纳较好。昨天经行、量多、色暗红、夹块,腰及少腹、小腹胀痛,按之则舒,脉沉细,苔薄白,舌质淡红。

处方

(1) 内服方:当归身12g 川芎3g 白芍6g 艾叶6g 川续断9g 延胡索9g 香附6g 益母草9g 小茴香3g

每日水煎服1剂,连服3剂。

(2) 外洗方:守上外洗方。

三诊(1973年9月20日) 阴道痒痛轻微,但昨天带下量多、色白黄、质稠秽。脉细,苔薄黄,舌淡红。守9月11日方。

四诊(1973年9月28日) 阴痒消失,带下减轻,脉沉细,苔薄白。阴道分泌物涂片检查:霉菌阴性。拟健脾益气,补血养肝以善其后。

处方 党参15g 土茯苓20g 白术9g 炒薏苡仁15g 当归身12g 白芍9g 骨碎补12g 炙甘草6g

每日水煎服1剂,连服5剂。

按语 湿为阴邪,热为阳邪,湿热交蒸,壅滞胞宫,导致冲任失常,带脉失约,故经行少腹胀痛,经色紫红夹块,带下量多而色白黄、质稠秽成片,外阴肿痛而痒。治之采用清热利湿、解毒止痒之法,内治外洗并用,疗效良好。

病例3 邓某,女,40岁,桂林市某合作社售货员,已婚。1973年11月5日初诊。

初诊 月经周期正常,色红,量较多。平时带下量多、色黄质稠秽,阴道不时瘙痒,腰酸痛,纳差,大便正常,小便色黄。脉弦,苔黄厚腻,舌质红。阴道分泌物涂片镜检:霉菌阳性。

诊断 湿热带下。

辨证 湿热下注,秽浊生虫。

治则 清热利湿,杀虫止痒。

处方 猪苓9g 云苓9g 泽泻9g 滑石18g 生地12g 土茯苓15g 龙胆草9g 槟榔9g

每日水煎服1剂,连服3剂。

二诊(1973年11月8日) 药已,带下量少,阴道不痒,小便不黄。守上方加鸡血藤15g,再服3剂。

三诊(1973年11月17日) 1周来带下消失,阴道不痒,二便正常,脉沉细,舌苔正常。阴道分泌物涂片镜检:霉菌阴性。症状消失,拟用健脾壮腰之法,以巩固疗效。

处方 潞党参10g 云苓6g 白术10g 何首乌15g 川续断9g 桑寄生15g 槟榔9g

每日水煎服1剂,连服3剂。

按语 带下量多、色黄而稠秽,阴痒、溺黄,苔黄腻,舌尖红,为湿热交蒸之候,故以清热利湿之法治之。湿热最易化浊生虫,故用槟榔燥湿杀虫。当带下正常,阴道不痒之后,遵"缓则治其本"的原则,用健脾补肾之法以善后。

病例4 张某,女,30岁,南宁市某厂技术员,已婚。1977年2月5日初诊。

初诊 经行错后、量多、色红,平时带下量多、色白黄、质稠秽,阴道瘙痒。腰痛,胃纳不振,口苦而干,大便正常,小便色黄,脉弦数,苔白黄,舌质红。

诊断 湿热带下。

辨证 湿热下注,郁困胞宫。

治则 清热祛湿,治带调经。

处方

(1) 内服方：土茯苓 15g　黄柏 9g　苍术 6g　薏苡仁 15g　牛膝 5g　槟榔 6g　黄芩 6g　柴胡 3g　甘草 3g

每日水煎服 1 剂，连服 6 剂。

(2) 外洗方：蛇床子、苦参、金银花、连翘各 30g

水煎趁热熏洗，每日 2～3 次。

二诊（1977 年 2 月 11 日）　药已，带下量少，阴痒消失，腰不痛，脉和缓，舌苔薄白，舌质正常。仍按上法处理，以清余邪。

处方

(1) 内服方：柴胡 5g　当归 9g　白芍 9g　云苓 9g　白术 9g　槟榔 5g　甘草 5g

每日水煎服 1 剂，连服 3 剂。

(2) 外洗方：守初诊外洗方。

三诊（1977 年 8 月 21 日）　每日以外洗方连用两周，每日熏洗 1 次，疗效巩固，带下正常，阴痒不复发，月经正常。

按语　湿热下注胞宫，湿酿于热，热处湿中，交蒸于内，带脉失约，冲任功能失常，故带下量多、色白黄而稠秽，阴道瘙痒，经行不调。从清热祛湿诊治，湿热一化，既可治带，又可以调经。

5. 孕妇带下（1 例）

刘某，女，24 岁，桂林市某厂工人，已婚。1973 年 8 月 29 日。

初诊　怀孕 6 个月余，带下量多，色白，质清稀。2 个月前开始阴痒，入夜加剧。脉弦数，苔薄白，舌质红，大便正常，小便黄。西医妇科检查：外阴湿疹。分泌物涂片镜检：霉菌阳性。

诊断　孕妇带下。

辨证　湿浊下注，化热生虫。

治则　健脾化湿，清热解毒。

处方

(1) 内服方：茯苓皮 18g　大腹皮 6g　广陈皮 3g　地骨皮 15g　黄芩 6g　桑寄生 12g　川续断 9g　淮山药 15g

每日水煎服 1 剂，连服 3 剂。

(2) 外洗方：苦参 60g　金银花 30g　甘草 15g　肥皂粉 15g

水煎趁热熏洗，每日 2～3 次。

二诊（1973 年 9 月 1 日）　带下量少，阴痒减轻，脉舌如上。守上法内服、外洗，连续 1 周，每日各 1 剂。

三诊（1973 年 9 月 15 日）　白带消失，阴痒轻微，脉滑数，苔薄白，舌质淡红。余邪未净，仍宜清热、祛湿、解毒。

处方

(1) 内服方：桑寄生 12g　川续断 12g　黄芩 6g　莲肉 9g　淮山药 12g　北沙参 9g　白芍 9g　麦冬 9g　甘草 6g

每日水煎服 1 剂，连服 3 剂。

(2) 外洗方：苦参 60g　金银花、土黄连各 30g　甘草 15g

水煎趁热熏洗，每日 2～3 次。

四诊（1973 年 9 月 24 日）　偶或阴痒，外阴肿痛，脉滑数，舌苔正常。西医妇科检查：外阴湿疹消失。阴道分泌物涂片检查：霉菌阴性。仍守上法，内服方加黄柏 6g，外洗方加夏枯草 30g。

五诊（1973年10月30日） 上方连续服用，外洗半个月，外阴不痒，带下正常。阴道分泌物涂片检查：霉菌阴性。拟健脾益气，以善其后。

处方 党参15g 白术10g 云苓5g 陈皮3g 桑寄生15g 川续断10g 川杜仲15g 炙甘草5g

每日水煎服1剂，连续6剂。

按语 凡治孕妇之疾，既要治病，又要安胎。故内服方以健脾补肾壮腰之品为主，佐以清热利湿。为防苦寒燥湿、解毒杀虫之剂不利于胎，则多用于外治。治病安胎并重，疗效遂愿。

体会 对带下病的原因，《傅青主女科》认为有"脾气之虚，肝气之郁，湿气之侵，热气之逼"诸因。也就是说，既有外感六淫邪毒之气，又有内伤七情、脏腑亏损之变。其原因虽然不同，但其终归是"夫带下俱是湿症"。傅氏对带下病的病因，作了概括的归纳，是很宝贵的经验。但从临床而言，除了肝郁脾虚可以引起带下病变之外，其他脏腑的亏损，同样也可以导致带脉失约而发生带下病，其中尤以肾最为显著，盖肾主水而为元阴元阳之根，肾阳虚衰，蒸化无能，则水湿滞留而带下绵绵。

带主约束，任主诸阴，督主诸阳，冲脉主血海，带脉通于任督二脉，任督病则带脉病，带脉病任督亦病，所以多见经、带并病。在辨证论治之时，要分清带病与经病孰轻孰重，采取治带及经，或调经治带，或经带并治。治带病以祛湿为先，治经病以理血为首要。但湿为阴邪，其性黏腻重浊，常常与血相结，凝滞胞宫，阻塞经脉，因此，在祛湿化浊之中，往往要配用理气活血、化瘀软坚之品。湿邪阻遏阳气，最易化热生虫，故解毒杀虫之品亦不可少。

土茯苓，性味甘淡平，既能清热利湿，又能解毒除秽，凡属湿热引起的带下病变，用之最宜。盖其性平，利湿不伤阴，解毒不耗气，为祛邪不伤正之良药。

年老体弱，带下日久不止者，如辨证确无秽恶之气，多属下元亏损，固藏无能，宜温补收敛并用，以培其根源。

三、胎产疾病

胎病和产病，是妇女常见的疾病。妇女在妊娠期及分娩后，由于生理上的特殊变化，气血一时不协调，往往较平时容易发生疾病。前者称为胎前病，多由于禀赋本虚，阴血不足，或胎气壅盛，影响气机升降而形成。后者称为产后病，多由于产时耗气伤血过多，以致气血亏损，虚瘀夹杂，抗病力弱所致。

胎前病的治疗原则，宜治病安胎并重。一般是侧重于补脾，以生化气血之源，养肾固藏，以安胎元，即使是痰湿郁滞、气火失调引起的疾病，亦宜选用平和之剂，慎用或忌用攻伐之品。产后疾病，以补养气血为主，兼以祛瘀，注意扶正不留瘀、祛瘀不伤正，促进新产妇气血调和，恢复健康。

1. 恶阻（2例）

病例1 张某，女，29岁，广西某厂技术员，已婚。1981年3月1日初诊。

初诊 受孕2个月余，20天来泛恶欲呕，心胸烦闷，厌食，甚或不能食，食则呕吐，胃胀，气逆，入寐欠佳，大便不畅，小便正常，脉细滑，苔薄白，舌边尖有暗点。

诊断 恶阻。

辨证 胎气上逆，脾胃不和。

治则 调理脾胃，降逆止呕。

处方 党参15g 茯苓10g 白术10g 陈皮3g 法半夏5g 黄芩3g 砂仁3g 苏叶2g（后

下），炙甘草5g

每日水煎服1剂，连服3剂。

二诊（1981年3月15日） 药已，稍能进食，但食饱则呕，头晕，大便仍不畅，入寐欠佳，小便频数，脉细滑，苔薄白，舌质淡红。仍守上方出入。

处方　太子参15g　云苓9g　白术9g　陈皮1g　竹茹5g　黄芩5g　白蔻1g　苏叶2g（后下）炙甘草5g

每日水煎服1剂，连服3剂。

三诊（1981年3月22日） 服上方后，能食不呕，但仍心闷，头晕，舌脉如上。守上法加重补气药，酌加柔肝之品。

处方　党参25g　云苓9g　黄芩5g　白芍10g　陈皮1g　苏叶2g（后下）　荆芥2g（后下）炙甘草5g

每日水煎服1剂，连服3剂。

按语　脾以升为健，胃以降为和，胎气上逆犯胃，脾胃不和，故厌食，食则呕吐，以六君子汤加苏叶、砂仁治之，既健脾和胃，又顺气安胎。"脾气虚弱，则下流于肾，阴火得乘其土位"。故佐黄芩、竹茹清热降逆，又制诸药之温燥。

病例2　廖某，女，27岁，广西某学院教员，已婚。1982年8月30日初诊。

初诊　受孕2个月余，躁热心烦，肢倦乏力，时泛恶欲呕，每饮水或就餐即呕吐，夜难入寐，大便干结、但每日2次，小便次数多、色淡黄，脉细缓，苔薄白，舌质淡红。

诊断　恶阻。

辨证　胎气上逆，胃失和降。

治则　健脾和胃，降逆止呕。

处方　党参15g　云苓9g　陈皮2g　竹茹9g　黄芩5g　桑寄生15g　枳壳2g　苏叶2g

水煎服每日1剂，连服3剂。

二诊（1982年9月2日） 药已，能食不吐，但汗多，口干，体质日见消瘦，脉细而略数，苔薄白，舌质淡。拟滋养肺胃之阴以柔肝。

处方　北沙参9g　麦冬9g　百合15g　小麦20g　夜交藤15g　生地9g　白芍9g　甘草5g

每日水煎服1剂，连服3剂。

三诊（1982年9月6日） 昨日又呕吐1次，口干渴，脉细数，苔薄白，舌质淡。仍守上方加天花粉9g、竹茹9g。每日水煎服1剂，连服3剂。

四诊（1982年9月10日） 3日不呕，脉缓和，舌质淡。嘱节饮食，慎调养，不再服药。

按语　躁热心烦，夜难入寐，大便干结，为阴血不足、虚火内动之征；倦怠、溺多、脉细缓，是气阴两虚之候。证属寒热虚实错杂。初诊以党参、茯苓健脾，桑寄生补肾壮腰，陈皮、枳壳、苏叶顺气宽中，竹茹、黄芩清热止呕，用药面面俱到，故疗效遂愿，能食不呕。但二诊时脉细而略数，恐阴血难复，乃偏重滋养肺胃之阴以柔肝，待肺胃之气平和，则疗效巩固。

体会　恶阻的致病原因，虽然有脾虚、胃热、气滞等之不同，但均与孕后气血骤聚于下，胎气上冲脾胃，以致营卫不和有关。病的证型有轻重之分，轻者为生理上气血阴阳暂时的不协调，只要注意饮食上的调节，可以不药自愈，重者为病理变化，在审因论治的基础上，着眼于脾胃的调理。证本多虚，但多兼证，尤以痰、郁、火为多见，故行气顺气、燥湿化痰、清火降逆之品，在所常用。

病变的重点在脾胃功能的失常，因此对服药的方法，必须注意小剂量而分多次，徐图缓效。要是急于求成，一时剂量过大，不仅药入即吐，而且损伤胃气。

2. 胎动不安（2例）

病例1 钟某，女，24岁，南宁市某公司工人，已婚。1977年12月17日初诊。

初诊 受孕3个月余，自本月3日开始，右侧少腹不时作痛，或轻或重，经中西药治疗，效果不满意。现已半月，每天仍时痛时止，纳寐俱差，大便正常，小便较多。脉弦滑，苔薄白，舌质淡红。

诊断 胎动不安。

辨证 脾肾气虚，胎元郁滞。

治则 补肾健脾，顺气安胎。

处方 菟丝子15g 桑寄生12g 太子参12g 淮山药15g 川续断9g 白芍9g 砂仁3g 紫苏梗3g 陈皮2g 黄芩5g 炙甘草5g

每日水煎服1剂，连服3剂。

二诊（1977年12月27日） 药已，少腹胀痛消失，但胃纳不振，晨起欲呕，脉舌如上。本上法出入。

处方 菟丝子15g 桑寄生12g 川续断12g 党参12g 云苓9g 白术9g 陈皮3g 紫苏梗3g 砂仁2g 鸡内金9g 炒谷芽9g 炙甘草5g

每日水煎服1剂，连服3剂。

三诊（1977年12月31日） 药已，胃纳转佳，嘱食养调之，不须服药。

按语 肾藏精而系胞，为元气之根，脾统血而为气血生化之源，脾肾气虚，胎元郁滞，则气机运转失常，故少腹时痛。以补肾健脾、顺气安胎之法治之，则气机畅达，疼痛消失，胎元牢固。

病例2 刘某，女，28岁，广西某厂工人，已婚。1982年5月20日初诊。

初诊 受孕2个月余，现小腹时胀痛，腰胀坠，倦怠乏力，胃纳一般，大便溏薄，小便正常，脉细缓，苔薄白，舌质淡。

诊断 胎动不安。

辨证 肾气虚怯，冲任不固。

治则 调养冲任，补气安胎。

处方 菟丝子20g 太子参15g 桑寄生15g 川杜仲9g 川续断9g 当归身4.5g 白芍9g 砂仁3g 艾叶9g 炙甘草5g

每日水煎服1剂，连服3剂。

二诊（1982年5月24日） 药后诸症消失，嘱再服3剂，以巩固疗效。

按语 胞宫系于肾，冲任二脉起于胞中，肾气虚怯，则冲任失养，故小腹时痛，腰脊胀坠。以辛甘温润之品补肾壮腰，佐以调气之砂仁，则气顺而胎安。

3. 胎漏（3例）

病例1 庞某，女，29岁，桂林市某公司干部，已婚。1973年9月22日初诊。

初诊 停经50多天（尿妊免试验阳性），两周前阴道出血，量多，色红，经用孕酮等止血之剂而出血稍少，但今早仍见阴道出血，无块，腰腹胀痛，口苦、纳差，时欲呕，大小便正常，脉沉细，苔白，舌质淡。

诊断 胎漏。

辨证 脾肾气虚，阴火不潜。

治则　补肾健脾，佐以清热。

处方　党参15g　何首乌18g　菟丝子12g　桑寄生12g　淮山药9g　砂仁3g　阿胶珠9g（烊化）　黄芩5g　炙甘草6g

每日水煎服1剂，连服3剂。

二诊（1973年9月25日）　阴道出血已少，口干苦，时呕吐，寐纳俱差，脉细，苔薄白，舌质淡。拟补脾和胃、顺气安胎法。

处方　党参18g　淮山药15g　川续断12g　苏叶5g（后下）　竹茹5g　砂仁5g　黄芩3g　川黄连2g

每日水煎服1剂，连服3剂。

三诊（1973年9月28日）　昨天阴道出血停止，但腰胀、头晕、寐纳不佳，脉细数，苔薄白，舌质淡。仍以补脾肾为主，佐以清热。

处方　炙北黄芪15g　太子参12g　白术9g　当归身9g　川芎1.5g　黄精18g　白芍9g　黄芩5g　川续断12g　桑寄生12g　菟丝子9g　砂仁壳5g

每日水煎服1剂，连服3剂。

四诊（1973年10月27日）　服上方之后，1个月来阴道无出血，但仍口干苦，寐纳不佳，脉细滑，苔薄白，舌质淡。拟健脾和胃、补肾清热以安胎。

处方　太子参15g　白术9g　云苓9g　佛手9g　苏梗3g　砂仁3g　菟丝子9g　桑寄生9g　夜交藤15g　黄芩6g　竹茹3g

每日水煎服1剂，连服3剂。

五诊（1973年11月17日）　无任何症状，要求巩固疗效。

处方　党参15g　白术12g　菟丝子15g　川续断6g　川杜仲9g　桑寄生12g　砂仁2g

每日水煎服1剂，可连服3~10剂。

按语　脾肾气虚，则冲任不固，故腰腹胀痛，阴道出血。口苦，为阴火上冲之症。以党参、何首乌、菟丝子、桑寄生、炙甘草补肾健脾以治本，阿胶补养冲任以止漏，黄芩清热，砂仁调气以治标。二诊之后，根据症情的变化，守方出入，或加壮腰之剂，或加清热之品，药虽灵活，大法不变，始终从固肾安胎着眼，胎漏能止。

病例2　曾某，女，26岁，某农场工人，已婚。1977年4月8日初诊。

初诊　受孕3个月余，阴道出血已11天，除第1天伴有腰胀之外，无腹痛，无血块，现少量出血，色暗红，淋漓不绝。胃纳一般，大便正常，小便次数多，脉弦滑而略数，苔薄白，舌尖红，下唇起疱疹。

诊断　胎漏。

辨证　肝肾阴虚，相火内动。

治则　滋阴清热，调养冲任。

处方　地骨皮9g　生地9g　玄参15g　麦冬12g　白芍9g　阿胶9g（烊化）　菟丝子9g　覆盆子9g　旱莲草15g

每日水煎服1剂，连服3剂。

二诊（1977年4月22日）　药已，阴道漏红即止，但现腰酸胀，胃纳不振，脉细弦，苔薄白，舌尖红。拟补肾安胎，以善其后。

处方　菟丝子15g　川续断12g　川杜仲9g　桑寄生9g　覆盆子9g　淮山药15g　太子参15g　生谷芽15g　甘草3g

每日水煎服1剂，连服3剂。

按语 肝肾内寄相火，肝肾阴虚，则相火煽动于内，肝肾的开合失常，血海不固，故血妄行而胎漏。根据病情，以两地汤加旱莲草滋养肝肾之阴以清热，菟丝子、覆盆子辛甘温酸固肾安胎。阴足火潜，则血止胎安。

病例3 沈某，女，29岁，桂林市某厂工人，已婚。1973年8月28日初诊。

初诊　停经3个月，尿妊娠试验阳性。于8月21日阴道开始出血，量少，色红，腰胀痛，经用壮肾补肾、益气安胎之剂（药名不详），效果不满意。现阴道仍流出少量粉红色分泌物，腰及少腹、小腹胀坠。能寐而多梦，精神不振，胃纳欠佳，大便干结，脉细数，苔薄白，舌尖红。

诊断　胎漏。

辨证　气虚阴亏，封藏不固。

治则　补肾养阴，益气固摄。

处方　生防党15g　熟地9g　当归身6g　白术9g　白芍9g　川续断9g　桑寄生18g　北黄芪12g　何首乌18g　阿胶珠12g（烊化）　黄芩6g　砂仁3g　甘草6g

每日水煎服1剂，连服3剂。

二诊（1973年8月31日）　阴道流血未止，量少，色红，脉细数，苔薄白，舌尖红。转用养阴摄血法。

处方　何首乌18g　川枸杞子9g　五味子5g　淮山药12g　桑寄生12g　女贞子9g　地骨皮9g　旱莲草18g　甘草3g　荆芥炭5g（冲服）

每日水煎服1剂，连服6剂。

三诊（1973年9月13日）　阴道出血已止3天，但腰仍微胀，寐纳欠佳，大小便正常。脉细滑，苔薄白，舌尖红。拟用补肾扶脾之法，以善其后。

处方　菟丝子12g　桑寄生12g　淮山药30g　莲肉12g　川续断12g　陈皮2g　炙甘草6g

每日水煎服1剂，连服6剂。

按语　证属气阴两虚，阴虚则阳亢，气虚则不摄血，故脉细数而漏红。初诊时虽滋阴益气并用，但方中有辛温动火动血之当归，故药已症情徘徊，二诊之后，专用养阴清热、收敛止漏之法，故疗效满意。

4. 滑胎（2例）

病例1　杨某，女，37岁，自治区某队技术员，已婚。1980年3月1日初诊。

初诊　14岁月经初潮，一向错后1~2个月。1968年结婚，婚后月经仍然错后，但时间较短（10~30天），色量一般，经将行乳房胀，腰胀膝软，平时心烦易躁，大便溏薄。1968年第1胎人工流产，1976年、1979年先后两次流产。脉弦细，苔薄白带黄，舌质一般。

诊断　滑胎。

辨证　肝肾亏损，气血两虚。

治则　滋养肝肾，补益气血。

处方　太子参15g　炙北黄芪15g　淮山药25g　鸡血藤15g　菟丝子15g　川枸杞子9g　覆盆子9g　芫蔚9g　地骨皮9g　甘松5g

每日水煎服1剂，连服6剂。

二诊（1980年3月6日）　药已，心情舒畅，但夜间肢麻。脉沉细，苔薄白，舌质如平。仍遵上法出入。

处方　鸡血藤15g　菟丝子15g　当归身10g　白芍5g　川枸杞子9g　党参15g　白术9g　覆

盆子9g　芫蔚子9g　淫羊藿15g　柴胡3g

三诊　月经周期基本正常，色量均佳，但腰腿酸软。脉虚细，苔薄白，舌质正常。药已对症，仍守上方，再服6剂。

四诊（1980年6月14日）　经期已逾10多天，尚未来潮，恶心欲吐，乳胀腹痛，下肢轻度浮肿，纳差便溏。脉细滑，苔薄白，舌质淡嫩。医院妇科诊为：早孕。此为孕后脾气虚弱，运化失常。拟健脾益气、补肾安胎治之。

处方　党参20g　云苓10g　白术10g　炙北黄芪20g　川杜仲15g　川续断9g　桑寄生9g　砂仁3g　陈皮2g　炙甘草5g

每日水煎服1剂，连服6剂。以后每隔日煎服1剂，以巩固疗效。

上方坚持隔日煎服1剂，直至12月，精神良好，纳寐俱佳，故停药。于1981年1月26日足月顺产一女孩，体重3.5kg，发育良好。

按语　孕后胎元不牢，其因虽多，但多属肝肾亏损、开合失常所致。本例曾先后3次流产，显系肝肾亏损、冲任气虚，以致封藏不固而滑下。故以滋养肝肾、补益气血之法以治本，待血充气旺，冲任通盛，则孕后胎元得养，自能足月顺产。

病例2　薛某，女，25岁，某医院护士，已婚。**1980年12月25日初诊。**

初诊　去年1月结婚，曾于去年3月、7月及今年3月先后3次自然流产，每次均是受孕月余而堕，无腰腹胀痛。自第3次流产之后，采取打针避孕，经行紊乱，每月来潮2~3次，量多，色暗淡，必打止血针或服止血药，阴道出血始止。其余尚无不适。脉虚细弦，苔薄白，舌质一般。

诊断　滑胎。

辨证　肝肾亏损，冲任不固。

治则　滋养肝肾，调补冲任。

处方

（1）当归身12g　白芍5g　熟地15g　云苓5g　淮山药15g　泽泻5g　山萸肉9g　丹皮5g　益母草9g

每日水煎服1剂，连服6剂。

（2）当归身10g　白芍5g　熟地15g　川芎5g　地骨皮9g　丹皮5g　女贞子9g　旱莲草16g

每日水煎服1剂，连服6剂。与上方交换服用。

二诊（1981年2月20日）　以上两方交换各煎服6剂之后，月经周期正常，色量均佳。现已受孕40多天，要求防漏安胎，治病于未然。脉细缓，舌苔正常。拟温养脾肾、壮腰安胎。

处方　菟丝子15g　桑寄生15g　川杜仲15g　太子参15g　淮山药15g　炙北黄芪15g　芡实15g　川续断9g　砂仁2g

每日水煎服1剂，连服3剂。

三诊（1981年4月4日）　受孕3个月余，腰胀坠，时吐清水，脉细滑，苔薄白，舌质正常。拟健脾壮腰，顺气安胎。

处方　党参15g　白术9g　陈皮3g　桑寄生12g　川杜仲9g　砂仁2g　苏叶2g（后下）　炙甘草5g

每日水煎服1剂，连服3剂。

四诊（1981年9月20日）　足月顺产一婴已1周，现腰及小腹胀痛，恶露未净，色暗红，量不多，脉虚弦，苔薄白，舌质淡。拟补血化瘀法，仿生化汤出入。

处方　当归身20g　川芎5g　桃仁3g　炮姜2g　益母草12g　川续断12g　延胡索9g　炙甘草5g

每日水煎服1剂，连服3剂。

按语 本例患者1年之内，3次流产，可知其为肝肾亏损、冲任不固所致。方用归芍地黄与地骨皮饮加味治之，旨在以肝为主，肝、脾、肾并治。盖肝主生发，肾主藏精，肝肾精血充足，则冲主血海，经行正常，任主妊养，孕后胎元牢固，自然能足月顺产。

5. 早产

韦某，女，28岁，百色某医院医师，已婚。1981年3月20日初诊。

初诊 结婚4年，曾两次早产。第1次孕后7个多月，第2次则孕后8个多月（今年1月），婴孩娩出后，体形瘦小，哭10多小时即死。平时除腰痛外，其他无特殊感觉。过去有血尿史，发作时不能食，血压偏高，但无症状。脉弦细而略数，苔薄白，舌边尖有暗点。

诊断 早产。

辨证 禀赋不足，胎元不壮。

治则 孕前滋养肝肾，孕时健脾益气。

处方

（1）孕前方：当归身15g　白芍9g　熟地15g　云苓5g　泽泻5g　淮山药15g　山萸肉9g　丹皮5g　菟丝子15g　桑寄生15g　川续断9g

每日水煎服1剂，连服30剂。

（2）孕时方：太子参30g　炙北黄芪30g　淮山药15g　白芍9g　川枸杞子9g　云苓9g　荆芥2g　炙甘草5g

每日水煎服1剂，连服10剂，以后每隔日服1剂。

二诊（1981年8月17日） 受孕四月余，均遵嘱服孕时方，现无不适。右脉细弱，左脉细滑，苔薄白，舌质正常。拟补肾益气之法，取先后天并补。

处方 党参30g　白术9g　淮山药15g　菟丝子15g　何首乌15g　覆盆子9g　合欢皮9g　炙甘草5g

每隔日水煎服1剂，直至足月分娩。

1982年2月随访，该患者已足月顺产一健壮婴孩。

按语 患者本是医者，当知孕后调养之法，其所以一而再早产，显系禀赋本虚，肝肾不足，冲任气虚，以致胎元妊养不足，发育不壮，封藏不固，因而早产，治之孕前以肝肾为主培其化源以治本；孕时健脾益气，以后天充养先天，保证胎元得到充足营养，则胎元健壮，足月顺产。

体会 胎动不安、胎漏、滑胎、早产的临床表现，虽然各有不同，其致病原因，亦是同中有异。但总的来说，是肝肾开合失常、冲任不固所致。盖肝藏血而主疏泄，为冲、任脉之所系，肾藏精而司闭藏，冲任脉起于胞中，胞络系于肾，肝肾开阖正常，精血充足，则冲脉能主血海，任脉能主胞胎，使胎元有所载养，能正常地生长发育。反之，肝肾精血不足，冲任不固，胎元失养，轻则胎动不安，重则有胎漏、滑胎、早产等之变。治之当从补肾养肝、调理气血着眼，其中尤应以肾为主，因肾是"主蛰、封藏之本"，封藏牢固则无滑漏之虞。

治未病重于治已病，凡是有胎漏、滑胎、早产等病史者，多属下元本虚，冲任亏损，必须在未孕之前，根据体质的虚实强弱，加以调养，以培其根本。否则根基未固，虽孕亦不牢也。至于选方用药，原则上当本有是证而用是药，但以辛甘温润为佳，辛甘则能益气生血，温润则补养而不燥，药不偏颇，平补阴阳，调和气血，冲任牢固，胎元载养正常，则能足月而产。

6. 妊娠感冒

黄某，女，35岁，南宁市某厂工人，已婚。1978年1月23日初诊。

初诊 受孕 2 个月余，现恶寒，头晕痛，腰酸困软，四肢乏力，咳嗽有痰、色白质稀，心烦欲吐，胃纳不振，大便、小便基本正常，脉浮滑数，苔薄白，舌质淡嫩。

诊断 妊娠感冒。

辨证 气血下汇胞宫以滋养胎元，卫阳不足，外邪乘虚而入。

治则 补气安胎，顺气疏解。

处方 党参15g 川续断9g 防风9g 砂仁2g 苏叶5g（后下） 葱白9g 枳壳2g 大枣9g 生姜9g

每日水煎服 1 剂，连服 3 剂。

二诊（1978年2月3日） 药已，诸症大减，但尚有咳嗽，咽喉稍有痒感。脉象不浮而尚微数，舌质如平。仍守益气疏解法。

处方 党参12g 北黄芪15g 薄荷5g（后下） 桔梗6g 杏仁9g 前胡9g 葱白9g

每日水煎服 1 剂，连服 3 剂。

三诊（1978年2月26日） 咽喉不干，咳嗽消失，脉略数，舌质如平，拟培土生金，以图根治。

处方 党参15g 云苓5g 白术9g 陈皮3g 杏仁9g 紫苑9g 炙甘草5g

每日水煎服 1 剂，连服 3 剂。

按语 《难经·三十二难》有云："心者血，肺者气，血为营，气为卫，相随上下，谓之营卫。"受孕之后，气血汇聚胞宫，以养胎元，相对地卫外之阳气不足，外邪乘虚从皮毛而入，故恶寒、头痛、咳嗽有痰。以益气安胎为主，兼以疏解之法治之，既能扶正保胎，又能疏解祛邪，诚为标本并治平稳之良法。

7. 妊娠失眠

袁某，女，25岁，南宁某厂医生，已婚。1980年8月9日初诊。

受孕 8 个月余。半月来心烦躁扰，夜难入寐，寐则多梦，气喘，晨起口苦，胃纳不振，大便溏薄，小便正常，脉滑数，苔薄白黄，舌质如平。

诊断 妊娠失眠。

辨证 阴血亏虚，心神失养。

治则 益气养阴，宁神定志。

处方 太子参15g 麦冬9g 淮山药24g 浮小麦15g 夜交藤15g 百合15g 白芍9g 合欢皮9g 甘草5g

每日水煎服 1 剂，连服 6 剂。

9 月 5 日随访，药后精神安适，睡眠正常。

按语 孕妇心烦躁扰，夜难入寐，古称子烦。实由于气血汇聚胞宫，滋养胎元，以致阴血不足于上，心火偏亢，心神失养所致。故用甘润以益气养阴，宁神定志。阴血恢复，气血调和，心神舒爽，自能入寐。

8. 恶露不绝（4例）

病例1 黄某，女，30岁，自治区某厂出纳员，已婚。1979 年 7 月 3 日初诊。

初诊 产后 56 天，恶露淋漓不绝，量少，色淡红，经中西医治疗（药名不详），效果不满意。现仍恶露不绝、淋漓不净，头晕眼花，纳差，大便干结，小便淡黄，脉虚细，苔薄白，舌质淡。

诊断 恶露不绝。

辨证　气血亏损，冲任不固。

治则　补益气血，调养冲任。

处方　炙北黄芪15g　当归身9g　川芎5g　炒淮山药35g　川续断15g　益母草9g　延胡索6g　茜根6g

每日水煎服1剂，连服3剂。

二诊（1979年7月27日）　上方服后，恶露已止。近3日来，头晕痛，肩背酸痛，发热，脉浮，苔薄白，舌尖红。拟辛凉疏解法治之。

处方　桑叶9g　杭菊花9g　连翘9g　芦根15g　薄荷2g（后下）　白蒺藜9g　蝉衣3g　麦冬9g　甘草5g

每日水煎服1剂，连服3剂。

按语　产后元气损伤，不能摄血归经，故恶露淋漓不净；阴血不足，不能濡养，故头晕眼花、大便干结。药用补益气血，调养冲任，气血恢复，则血得归经。方中之所以仍用延胡索、益母草、茜根理气化瘀，旨在清除离经之败血。全方补中兼化，故药能奏效。

病例2　刘某，女，24岁，南宁市某厂工人，已婚。**1983年11月29日初诊。**

初诊　产后57天，恶露淋漓不净，色红或粉红，小腹胀痛，腰酸胀坠，余无不适。脉虚细，苔薄白，舌质淡。

诊断　恶露不绝。

辨证　新产之后，气血两虚，瘀血停滞，血不循经。

治则　益气化瘀，以补为主。

处方　炙北黄芪20g　党参15g　当归身15g　姜炭2g　桃仁3g　川杜仲15g　川续断9g　桑寄生15g　益母草9g　炙甘草5g

每日水煎服1剂，连服3剂。

二诊（1983年12月5日）　服上方之后，恶露即止。嘱再守方服3剂。半月后随访，疗效巩固。

按语　气虚则不能摄血，瘀积不净则新血不得归经，故恶露淋漓、小腹胀痛、腰酸胀坠，药用党参、黄芪、当归、甘草补养气血为主以治本，并用杜仲、续断、桑寄生补肾壮腰，益母草、桃仁化瘀消积，姜炭收敛止血。全方以补为主，兼而有化有涩，药能对症，疗效遂意。

病例3　郑某，女，33岁，南宁某厂工人，已婚。**1974年6月12日初诊。**

初诊　4月8日足月分娩第5胎，迄今已2个月余，阴道出血不止、量多、色红、无血块，伴有左少腹绵绵而痛，腰酸胀坠，头晕，心悸，夜寐多梦，大便干结、3～5天1次，小便正常，脉沉细，苔薄白，舌质淡红。

孕产史　人工引产2胎，自然流产1胎，顺产2胎。

诊断　恶露不绝。

辨证　肝肾亏损，封藏不固。

治则　调养肝肾，滋阴止血。

处方　菟丝子15g　川枸杞子9g　覆盆子12g　五味子5g　益母草15g　生潞党参15g　旱莲草15g　女贞子9g

每日水煎服1剂，连服6剂。

二诊（1974年6月19日）　上方服后，阴道出血停止，但腰仍胀坠，左少腹绵绵而痛。脉舌如上。拟守上方加骨碎补15g、狗脊10g、川续断15g、泽兰9g，以清离经之瘀积。每日水煎服1

剂，连服3剂。

三诊（1974年6月23日）　少腹疼痛消失，腰胀坠减轻，仍宗调养肝肾，以善其后。

处方　鸡血藤20g　当归身12g　白芍5g　熟地15g　云苓5g　泽泻5g　淮山药15g　山萸肉9g　丹皮5g　川续断12g　川杜仲15g

每日水煎服1剂，连续5~10剂。并嘱以黑豆、猪骨各适量作饮食治之。

按语　患者多胎之后，气血耗伤，肝肾亏损，以致封藏不固，故产后2个月余，阴道出血不止。药用五子调养肝肾，生潞党参益气生血，益母草、旱莲草滋阴化瘀。全方平补阴阳为主，兼用益气滋阴、化瘀止漏。

病例4　陈某，女，28岁，南宁市某厂工人，已婚。1982年11月22日初诊。

初诊　第1胎分娩后40余日，恶露未净，量或多或少，近两日来量多、色暗红、无块、无腹痛，大便2日1次，胃纳、入寐、小便均正常，脉虚细，苔白厚，舌质淡。

诊断　恶露不绝。

辨证　元气亏损，气不摄血。

治则　健脾益气，收敛止血。

处方　党参15g　云苓5g　白术9g　炙北黄芪15g　当归身9g　益母草9g　海螵蛸9g　金樱子9g　炙甘草5g

每日水煎服1剂，连服3剂。

二诊（1982年11月30日）　服上方之后，恶露即止。现大便后出血、色红，脉细，苔薄白，舌质淡。拟按远血论治，益气摄血法。

处方　党参15g　炙北黄芪15g　槐花9g　地榆9g　茜根9g　煅牡蛎20g　白芍9g　炙甘草5g

每日水煎服1剂，连服3剂。

半月随访，疗效巩固。

按语　产后元气亏损，气虚不能摄血，故恶露不绝。药用四君子健脾益气，当归、黄芪补气生血，并用益母草活血化瘀，海螵蛸、金樱子收敛止血。全方补养收敛同用，标本并治，病遂霍然而愈。

体会　产后恶露，本是新产妇的生理现象，其成分是胞宫内残留的血和浊液。正常情况下，胎儿娩出之后，自然排出体外，一般20日左右完全排尽。如果恶露停留不下，或下的很少，或超过20日，仍然淋漓不断，都属病理状态。前者称为"恶露不下"，多属气滞血瘀、血行不畅之变。后者称为"恶露不绝"。多由气虚、血热、虚瘀夹杂等引起，以致冲任不固、血不循经，故淋漓不绝，均为虚中夹瘀之变。

恶露不绝，证虽有虚实之分，但以虚为主，虚瘀并见为多，治之当温补气血、调养冲任为主，注意补中化瘀，适当酌用收敛止血之品，正确解决"补"、"化"、"涩"三者的关系，则疗效可期。

对于虚瘀夹杂之症，固然要扶正祛瘀并用，即使气虚、血热，亦应注意清理离经之血，故益母草为常用之药。盖此药辛苦微寒，既能化瘀，又能止血，是妇科血证应用最广的要药。

9. 产后发热

燕某，女，26岁，广西某学院工人，已婚。1982年2月5日初诊。

初诊　剖宫产后第10日，腰痛，肢节烦痛，牙龈肿痛，发热（T：39℃），汗出，下肢微肿，乳少，纳差，脉浮虚数，苔薄白，舌质淡嫩。

诊断　产后发热。

辨证 新产之后，气血亏损，外邪侵袭，为正虚标实之体。

治则 养血疏解，扶正祛邪。

处方 当归身12g 川芎5g 柴胡5g 羌活5g 独活5g 荆芥5g 防风5g 金银花6g 连翘6g 党参15g 甘草5g

每日水煎服1剂，连服3剂。

二诊（1982年2月28日）：药已，发热消失，肢节不痛，但乳汁仍少，下肢微肿，脉虚，苔薄白，舌淡微。拟补益气血，佐以引通。

处方 炙北黄芪30g 当归身20g 川芎5g 柴胡3g 王不留行9g 通草5g 路路通10g 炙甘草5g

每日水煎服1剂，连服3剂。

按语 产后气血亏损，抗病力弱，风热之邪得乘虚而入，故发热、肢节烦痛、牙龈肿痛。证属本虚标实，故药用党参、当归身、川芎、炙甘草益气补血以扶正，金银花、连翘、荆芥、独活疏解以祛邪。方中温清并用，补散兼施，旨在凉而不滞瘀、温而不过燥，从而达到扶正祛邪的目的。

四、妇科杂病

妇科杂病，在《金匮要略》中是就胎产以外的经、带疾病而言。本节的范围，是指经、带、胎、产疾病以外的，但又与妇女的特殊生理有密切关系的疾病而言。

妇女以血为本，以血为用。由于经、带、胎、产、乳等耗损的关系，在生理上常处于"有余于气，不足于血"的状态。因而对于杂病的治疗，固然要审证论治，或补或攻，或清或温，或泻或涩。但要注意补而不滞腻，攻而不伤正，清而不犯胃，温而不伤阴，泻而不伤阳，涩而不遗瘀。保持营卫气血的调和，才能病除康复。

1. 不孕（7例）

病例1 陈某，女，30岁，南宁某厂工人，已婚。1983年11月29日初诊。

初诊 已婚3年不孕。双方共同生活，一向性欲冷淡，月经周期正常，量一般，色暗红，持续3日干净。近2个月来，带下量多，色白质稀。经医院妇科检查，子宫稍小，后位，爱人检查精液，精子总数、活动力偏低，其余尚无不适。脉虚迟，苔薄白，舌质淡嫩。

诊断 不孕。

辨证 肾虚宫寒，阳虚不摄精。

治则 温肾扶阳，补血暖宫。

处方 鹿角霜20g 菟丝子20g 当归身9g 熟地15g 仙茅9g 白术9g 党参15g 蛇床子3g 艾叶5g 小茴香2g 川椒2g

每日水煎服1剂，连服3剂。

二诊（1983年12月7日） 小腹隐隐作痛，按之则舒，大便溏薄，脉细，苔薄白，舌质淡嫩。守上方去熟地、白术，加何首乌15g、佛手9g。每日水煎服1剂，连服3剂。

三诊（1983年12月14日） 除腰胀之外，余无不适。脉细，苔薄白，舌质淡嫩。仍以温肾暖宫之法。

处方 菟丝子20g 蛇床子3g 鸡血藤15g 骨碎补15g 淫羊藿15g 覆盆子9g 川枸杞子9g 当归身9g 茺蔚子9g 狗脊9g 荆芥2g

每日水煎服1剂，连服3剂。

四诊（1983年12月21日） 今日少腹、小腹胀痛，按之则舒，舌苔如上。拟养血调气。

处方 当归身9g 川芎5g 白芍9g 熟地15g 益母草9g 郁金9g 佛手9g 小茴香2g 炙甘草5g

每日水煎服1剂，连服3剂。

五诊（1984年1月2日） 上方服1剂之后，经水即行，经色暗红，夹有紫块，持续3日干净，现腰胀坠痛。脉弦细，苔薄白，舌质淡。仍遵温肾暖宫之法。

处方 菟丝子20g 何首乌15g 白芍9g 鸡血藤15g 丹参15g 川续断9g 桑寄生15g 川杜仲15g 狗脊9g 独活5g 北细辛2g（后下）

每日水煎服1剂，连服3剂。

六诊（1984年1月34日） 无特殊症状，脉弦滑，苔薄白，舌边尖红，以温肾生精为治。

处方 菟丝子20g 茺蔚子9g 覆盆子9g 川枸杞子9g 太子参15g 五味子3g 桑寄生15g 川杜仲15g 川续断9g

每日水煎服1剂，连服3剂。

七诊（1984年2月7日） 经期已逾20日，无不适，脉沉细滑，苔薄白，舌淡嫩，是已孕之兆。拟用补气养血之法。

处方 党参20g 菟丝子20g 白术12g 炙北黄芪15g 何首乌15g 覆盆子9g 川枸杞子9g 淮山药15g 红枣9g

每日水煎服1剂，连服3剂。

八诊（1984年2月23日） 半月来疲倦乏力，呕吐，不能食，腰胀，大便正常，小便多，脉细滑，舌质如平。妇科检查后证明已受孕。用补气壮腰，顺气止呕之法。

处方 党参20g 菟丝子20g 白术9g 淮山药15g 炙北黄芪15g 川杜仲15g 川续断9g 陈皮3g 砂仁3g 苏叶2g（后下）。

按语 肾藏精而为元阳之根，胞络系于肾，肾阳虚则生发无能，胞宫寒冷，故有性欲冷淡、脉象虚迟、舌质淡嫩等一派阳气不足之征。阳虚不温煦，生机不振，故虽婚3年而不孕。以温肾暖宫、补养气血之法治之，则气血旺盛，阳生而阴能长，受孕生育有期。

病例2 苏某，女，30岁，象州县某中学教师，已婚。1977年4月22日初诊。

初诊 1974年春节结婚，婚后每年有2~3个月共同生活，性生活一般，迄今未孕。经行周期基本正常，但量少，色暗红，持续3日干净，经将行乳头痒感。平时少量带下、色白质稀，夜寐欠佳，寐则多梦，甚或梦交，胃纳一般，大便正常，小便淡黄，脉细弦，苔薄白，舌质红，舌中有裂纹。医院妇科检查：外阴阴性，阴道阴性，宫颈光滑，子宫前位，桃核大，活动，两侧附件阴性。印象：①原发性不孕；②子宫发育不良。

诊断 不孕。

辨证 肝肾两虚，精血不足。

治则 温养肝肾，补血生精。

处方

（1）菟丝子18g 当归身9g 白芍9g 覆盆子12g 党参15g 白术9g 茺蔚子9g 川枸杞子9g 蛇床子3g 淫羊藿15g 合欢皮9g 甘草3g。

每日水煎服1剂，连服9剂。

（2）以羊肉适量作饮食疗法，每周3次。

二诊（1977年5月11日）：药已，精神好，尤以吃羊肉之后，睡眠甚佳，脉舌如平。

柳州市某医院子宫、输卵管碘油造影结果（1977年5月9日报告，X线号：2811）：子宫右倾，并稍向右旋转，右侧输卵管显影，但扭曲及粗细不等，左侧从角部未见造影剂充盈，24小时后，右侧伞部见造影剂堆积，盆腔内无散在造影剂；印象：右侧输卵管部分梗塞及左侧输卵管梗阻。

根据脉症及造影结果，拟采取温补通络法。守初诊第一方加苏木9g、路路通9g、泽兰9g、莪术3g。每日水煎服1剂。继续羊肉适量作饮食调养，每周2~3次。

三诊（1978年1月2日） 隔日水煎服上方1剂，从不间断，现精神良好，经行周期正常，脉舌如平。仍守温补通行之法。

处方 当归15g 川芎10g 赤芍10g 五灵脂5g 蒲黄5g 没药5g 干姜3g 肉桂丝2g（后下） 小茴香2g 延胡索9g 益母草15g 路路通10g

隔日水煎服1剂。

四诊（1978年8月23日） 上方连续服一百多剂，诸症消失。8月17日在南宁市某医院做输卵管通水术（X线号：11952）：两侧输卵管通畅。8月23日某学院附属医院做子宫、输卵管碘油造影，其结果报告如下：所见子宫外形正常，壁整齐光滑，两侧输卵管通畅，24小时后所见腹部已有大量碘油散开，较均匀分布，但阴道较浓。印象：双侧输卵管通畅。

根据以上检查结果，患者神色、形态及脉搏、舌苔正常。停用化瘀通行之品，改用补肾养血为主，促进气血的恢复而易于摄精。

处方 菟丝子15g 川枸杞子15g 北黄芪15g 当归身9g 白芍9g 益母草9g 荆芥3g 炙甘草5g。

每日水煎服1剂，连服5剂。

自此之后，即停止服药，以血肉之品调养之，当年11月即怀孕。

按语 肝藏血，肾藏精，肝肾亏虚，则精血不足，冲任失养，胞脉不通，故虽婚而不孕。治以温养肝肾、补血生精之法以培其本，尤其以血肉有情之羊肉作为饮食调养，既可温养，又能补血。在补养的基础上，又用干姜、肉桂、失笑散等温化通行，标本俱治，血足气旺，胞脉通畅，疗效遂愿。

病例3 潘某，女，30岁，某大学教师，已婚。1979年7月4日初诊。

初诊 12岁月经初潮，一向基本正常。结婚3年，双方共同生活，迄今未孕。月经周期基本正常，量一般，色红夹紫块。经将行心烦易躁，夜寐不佳，经行则舒，其余无不适。脉虚细，苔薄白，舌质淡嫩。广西某医院妇科检查：外阴阴性，阴道阴性，宫颈少许潮红，子宫后位，稍小，双侧附件阴性。输卵管通液：双侧输卵管不通。

诊断 不孕。

辨证 冲任不足，气虚血滞。

治则 温肾养血，佐以通络。

处方 菟丝子15g 覆盆子15g 当归身9g 川芎6g 白芍9g 何首乌15g 炙北黄芪15g 云苓9g 刘寄奴9g 益母草15g 小茴香2g

每日水煎服1剂，连服6剂。

二诊（1979年7月24日） 16日月经来潮，周期正常，色量一般。现畏寒，鼻塞，纳差，脉虚细，苔薄白，舌质淡嫩。证属虚实夹杂，仍宜温化通络为主。

处方 生北黄芪20g 当归9g 川芎6g 小茴香2g 炮姜2g 延胡索5g 赤芍6g 没药6g 生蒲黄6g 五灵脂6g 肉桂3g（后下）

每日水煎服1剂，连服6剂。

三诊（1979年8月31日） 上方服后，精神良好，即停药调养。现经行逾期44日，腰胀，头晕，呕恶不能食。尿青蛙试验（妊娠试验）阳性。脉细滑，苔薄白，舌质淡。证属恶阻。拟益气和胃、降逆止呕之法。

处方 太子参15g 云苓9g 竹茹5g 陈皮2g 砂仁2g 桑寄生15g 川杜仲9g 枳壳2g 苏叶5g（后下）

每日水煎服1剂，连服3剂。

按语 冲脉主血海，任脉主胞胎，冲任气虚，则胞脉不畅，故双侧输卵管不通，子宫稍小而后位，虽婚3年而不孕。以温养肝肾、补益冲任之法以治本；血以通行为贵，而血气非温不行，故佐以肉桂、小茴香、失笑散等温化通络、调达气血，冲任通盛，则易于摄精而能孕。

病例4 袁某，女，25岁，武鸣县某厂工人，已婚。1975年3月27日初诊。

初诊 1972年春节结婚，婚后双方共同生活，迄今未孕。经行前后不定，量一般，色暗红，夹紫块。经将行及月经刚净时，少腹、小腹绵绵而痛，按之不舒。现经行刚净，少腹、小腹疼痛，按之加重。平时交合之时，感觉不舒，事后阴道有灼热之感。平时带下量多，色白黄，质稠秽。胃纳、大小便正常，脉滑大，苔白润，舌质正常。

诊断 不孕。

辨证 湿热蕴遏下焦，冲任功能失常。

治则 清热利湿，治带调经。

处方 猪苓9g 茯苓12g 泽泻9g 滑石18g 黄柏6g 车前子15g 益母草9g 淮山药15g 甘草3g

每日水煎服1剂，连服3剂。

二诊（1975年4月1日） 除带下稍减之外，余症徘徊，脉舌如上。仍守方加土茯苓15g、连翘9g以增加清热利湿之功。每日水煎服1剂，连服3剂。

三诊（1975年4月6日） 药已，疗效不显，仍带下、色黄白，少腹、小腹胀痛，口苦，大便溏薄，溺黄，脉滑而略数，苔白微黄。显系初、二诊利湿有余，清热之力不足。拟改用清热导滞之剂。

处方 黄柏9g 苍术5g 牛膝6g 川楝子12g 延胡索9g 银花9g 鱼腥草15g（后下） 香附9g 甘草3g

每日水煎服1剂，连服3剂。

四诊（1975年4月12日） 上方服后，带下正常，少腹、小腹胀疼基本消失，但仍阴道有灼热感，大便溏薄、每日1次，脉弦细，舌苔正常。仍守上方加车前子9g、白茅根15g以清余邪。

五诊（1975年4月26日） 上方服3剂，诸症消失，转用补肾健脾、调舒肝气之法，以善其后。

处方 桑寄生15g 川续断12g 菟丝子9g 淮山药12g 莲肉12g 白芍12g 香附5g 砂仁2g 小茴香2g 炙甘草5g

本方连服6剂，每日1剂，疗效巩固，次月受孕，1976年春足月顺产一婴孩。

按语 不孕之症有多种原因，本例乃由于湿邪蕴遏下焦，导致冲脉、任脉功能失常，故经行前后不定，平时带下量多而色淡黄，虽婚后同居3年而无子嗣。据其脉证，初诊、二诊着眼于利湿，药偏于寒凉滑利。然湿为阴邪，其性黏腻重浊，非气机之转动，不足以解之。湿不解则可化热，故初诊、二诊疗效欠佳。三诊时细辨其脉证，既用三妙、金银花、鱼腥草清热燥湿以治其本，复用金铃子散、香附以泄肝调气，肝畅则诸郁皆除，气行则湿化，因之疗效显著。五诊时虽用补肾健脾以固本，但气以调和为贵，而气之调在乎肝，补养之中，仍不忘调舒肝气，加白芍以养肝之阴，加香附、砂仁、小茴香以温调肝气。肝主生发而脉络阴器，肾精充沛，脾气旺盛，肝木荣和，受孕可期。

病例5 蔡某，女，26岁，驻军某部队家属，已婚。1974年2月26日初诊。

初诊　结婚4年不孕。长期经行错后，量少，色淡，经中及经后少腹、小腹疼痛，腰脊胀坠。平时带下，色白质稠。胃纳可以，大小便正常，脉沉细迟，苔白润，舌上有齿痕。西医妇科检查：子宫稍小，后倾。

诊断　不孕。

辨证　湿浊郁滞，阻遏生机。

治则　健脾燥湿，养血调经。

处方　当归9g　白芍9g　川芎6g　云苓15g　白术9g　泽泻9g　胆南星9g　法半夏9g　陈皮5g　益母草9g　淫羊藿9g　甘草3g

每日水煎服1剂，连服6剂。

二诊（1974年4月6日）　上方连服12日，每日1剂。药后带下正常。3月17日经行，周期已对，但量仍少，色淡红，余无特殊感觉。脉细缓，苔薄白。拟转用补益肝肾、调养冲任之法。

处方　菟丝子15g　川枸杞子10g　覆盆子10g　车前子10g　五味子5g　女贞子9g　淫羊藿9g　当归身9g　黄精15g　淮山药15g　柴胡5g

每日水煎服1剂。

三诊（1974年4月20日）　上方连服10剂，4月17日经行，量较多，色红，无不适，脉缓和，舌苔正常。现值经中，拟养血为先。

处方　当归身15g　川芎5g　白芍5g　熟地16g　党参15g　北黄芪15g　益母草12g　艾叶2g　炙甘草5g

每日水煎服1剂，连服3剂。

四诊（1974年5月30日）　逾期十多天月经来潮，倦怠，厌食，脉细滑，为受孕之兆，暂勿服药，食养尽之。后果然足月顺产一婴。

按语　湿邪重浊黏腻，郁滞下焦胞宫，阻遏生气，以致冲脉不能主血海，任脉不能妊养，故经行错后，量少，色淡，平时带下质稠，虽婚而不能孕。证由湿邪郁滞不化而起，治经先治带，治带先治湿，仿《金匮要略》"病痰饮者，当以温药和之"的原则，以当归芍药散配二陈汤加味健脾燥湿、养血调经之法治之，药用6剂，湿邪消退，经行、带下正常。二诊转用补肝肾、调养冲任之法治之，从根本调治，以培其化源，精充血足，气血旺盛，故欣然而能受孕。

病例6　邓某，女，29岁，武鸣县某卫生院护士，已婚。1974年3月6日初诊。

初诊　已婚5年不孕。月经不调，量少，色暗红，每次均用求偶素（乙烯雌酚）、孕酮治疗，经水始行。平时带下量多，色白黄，质稠黏。伴有腰痛，头晕目眩，夜难入寐，四肢不温，胃纳不振，大小便正常，脉虚弦细，苔薄白润，舌质淡。据原病历西医检查：子宫稍小，有炎症，激素水平低落。

诊断　不孕。

辨证　肝肾亏损，湿浊停滞。

治则　调养肝肾，解毒祛湿。

处方　何首乌18g　生地12g　云苓9g　土茯苓9g　泽泻9g　淮山药15g　益母草9g　丹皮9g　麦冬9g　五味子5g　甘草3g

每日水煎服1剂，连服3剂。

二诊（1974年3月11日）　服上方后，带下量少，寐纳俱佳，脉细缓，苔薄白，舌质淡。西医院宫腔碘油造影：子宫充盈良好，呈倒置三角形，边缘光滑整齐，浓度均匀，大小正常。但碘油均潴留于两侧子宫角通不过输卵管。20小时后复查：盆腔未见游离造影剂。意见：两侧输卵管不通。根据脉证，并参阅西医检查，拟温养为主，佐以通行。

处方　鸡血藤30g　枸杞子12g　五味子6g　车前子9g　覆盆子9g　菟丝子9g　苏木9g　益母草9g　炒薏苡仁15g　蛇床子3g

每日水煎服1剂，连服3剂。

三诊（1974年3月13日）　药已，无不适。仍守温养，加重温行之品。

处方　当归10g　川芎6g　赤芍9g　五灵脂5g　蒲黄3g　路路通10g　苏木9g　党参12g　北黄芪9g　益母草15g　川楝子10g　延胡索9g

每日水煎服1剂，连服3剂。

四诊（1974年4月8日）　上方连服20剂，每日1剂。精神好，守方加鸡血藤30g、淫羊藿10g。每日水煎服1剂，连服20剂。

五诊（1974年6月3日）　寐纳均佳，精神好，腰不痛，带下正常。但经行仍错后1周左右，量少，色淡，仅一二日干净。拟加重温养。

处方　当归24g　川芎9g　赤芍9g　熟地12g　益母草15g　巴戟天9g　菟丝子9g　淫羊藿15g　益智仁9g　蛇床子3g　莪术6g

每日水煎服1剂，连服10剂。

六诊（1974年6月28日）　除经行错后，量少，色淡之外，余无不适。脉细，苔薄白，舌质淡。拟减去通行之品，专用补养。

处方　菟丝子12g　川枸杞子12g　车前子9g　覆盆子9g　五味子6g　黄精15g　党参12g　炙北黄芪12g　当归9g　香附6g　柴胡5g

每日水煎服1剂。

上方连服40剂，经行正常。于1975年6月27日顺产一婴孩。

按语　肝肾亏损，本也；湿浊停滞，标也，本虚标实，故经行量少而带下量多，湿浊郁滞胞宫，冲任失养，生机不发，虽婚而不孕。以调养肝肾治其本，解毒祛湿治其标，并用失笑散、苏木、路路通等化瘀通络，守方以恒，终能正复邪除而受孕。

病例7　潘某，女，31岁，武鸣县某卫生院护士，已婚。1974年4月9日初诊。

初诊　1964年结婚，婚后曾于受孕2个月余时流产，并行清宫，迄今一直未再受孕。几年来月经周期基本正常，但经前少腹、小腹胀痛，按之或得温则舒。经行时或经净后1周之内，前额胀痛，如遇寒冷，则感麻木。今年2月份患肾盂肾炎，经治疗有所好转。前两天小便检查：蛋白少许，红细胞（+）、上皮细胞（++）。现每次经行之时及经后1周，少腹、小腹胀痛，月经量多，色黑有块。平时腰痛，头晕目眩，夜难入寐，胃纳一般，大便正常，小便淡黄，溺后下腹部疼痛，脉沉细涩，苔薄白，舌尖红。

某地区医院妇科检查：子宫前位，正常大，活动，前壁可触及一拇指大结节，硬，无压痛。附件未触及包块，但有压痛，白带不多，宫颈轻度潮红，初步诊断为：浆膜下肌瘤、附件炎、继发性不孕。

某学院附属医院妇科检查：外阴阴性，宫颈光滑，于2～3点处有一花生米大之透明囊肿，子宫后位，稍偏左，左侧附件增厚，右侧阴性，初步诊断为：慢性附件炎、宫颈潴留性囊肿。

诊断　不孕。

辨证　肝肾亏损，胞脉瘀滞。

治则　补益肝肾，佐以化瘀。

处方　鸡血藤30g　北沙参9g　麦冬9g　生地12g　川楝子9g　川枸杞子9g　杭菊花9g　益母草9g　丹参12g　骨碎补12g　泽泻9g

每日水煎服1剂，连服5~10剂。

二诊（1974年4月25日）　上方连服10剂，腰痛已消失。本次月经于22日开始，24日干净。前额胀疼痛及少腹、小腹疼痛减轻，经无血块，色暗红。现鼻塞流涕，脉沉细，苔薄白，舌质一般。为经期外感，拟养血疏解法。

处方　当归身12g　川芎5g　白芍5g　熟地12g　前胡9g　杏仁9g　苏叶6g（后下）　白芷6g　红枣9g

每日水煎服1剂，连服2剂。

三诊（1974年4月27日）　鼻塞消失，少腹、小腹略有不舒，时感乳胀。新感已除，拟从本论治。

处方　菟丝子15g　川枸杞子9g　覆盆子9g　五味子5g　车前子5g　何首乌15g　金铃子5g　延胡索5g

每日水煎服1剂。

四诊（1974年6月24日）　上方连服20剂，经医院妇科医师检查确定受孕。现呕吐，不能食，腹胀，大便溏，腰痛，小便频数有痛感。拟健脾行水，舒气止痛，从而达到安胎之目的。

处方　白术12g　茯苓皮15g　大腹皮6g　陈皮6g　老姜皮5g　桑寄生12g　川杜仲9g　川续断9g　砂仁5g　黄芩6g

每日水煎服1剂，连服3剂。

五诊（1974年6月28日）　药已，诸症减轻。仍守本方再服6剂，每日1剂。

按语　本例患者，证属虚瘀夹杂，故治之在一派补养肝肾之中，佐以金铃子散、鸡血藤、丹参等调气活血之品，治本不忘标，气血复元，胞脉畅通，故合而能受孕。

体会　不孕的原因，除了女方先天性的生理缺陷和配偶因素之外，多属于妇女本身的病理变化，一般有肾阳虚弱、肝肾两虚、气血两虚、痰湿黏腻、肝郁气滞等之分。但根据临床所见，以肝肾两虚和虚实夹杂的为多。盖肾主藏精，肝主升发，在妇女同为先天，肝肾精血的盈亏，直接影响到冲、任二脉和胞宫。肝肾精充血足，则冲、任二脉通盛，胞宫温煦，能主血海而妊养。反之，肝肾亏虚，精血不旺；则冲任失养，胞宫寒冷，虽婚而难摄精受孕。

本病的治疗，也和其他疾病一样，当分辨其虚实的轻重，虚者宜温补肝肾，调养冲任以培其根基，实者宜健脾祛湿，或疏肝理气，或活血化瘀。针对病情，有是证而用是药。但证多虚实夹杂，阴阳相兼，纯阴纯虚者少，所以对虚证的治疗，在一派补养之中，适当加入温化通行之品，则疗效尤捷，盖气血以通行为贵故也。即使是实证，如湿瘀之患，胞脉不通，虽然祛湿化瘀之品在所必用，然病的关键在于冲任和胞宫，因而在祛湿通络之后，仍然离不了温养以善后。可见用药选方，既有原则性，又要权宜多变。

不孕一症，现有原发性不孕和继发性不孕之分，前者古称"全无子"，多属元阳不足、禀赋本虚之体；后者古称"断绪"，多属肝肾亏虚、冲任损伤之变。一般来说，凡属原发性不孕或器质性病变引起的不孕，多属难治；反之，继发性不孕或功能性病变引起的不孕，治疗较为容易。

2. 阴痒（2例）

病例1　林某，女，26岁，某学院技术员，已婚。1974年11月13日初诊。

初诊　半年来经行超前、量多、色红，平时带下量多、色白黄、质稠腻，不时阴痒。脉虚细数，苔薄白黄。阴道分泌物涂片检查：霉菌阳性。

诊断：阴痒。

辨证　脾气虚弱，湿浊下注，化毒生虫。

治则　健脾化湿，解毒杀虫。

处方　党参15g　白术9g　陈皮3g　土茯苓15g　槟榔9g　菟丝子12g　车前子9g　甘草5g

每日水煎服1剂，连服6剂。

二诊（1974年11月20日）　药已，带下减少，阴痒不显著。脉细，苔薄白。阴道分泌物涂片检查：霉菌阳性。药既中病，守方再服6剂，每日1剂。

三诊（1974年11月28日）　带下少，阴道不痒。脉缓和，苔舌如平。阴道分泌物涂片检查：霉菌阴性。拟以异功散加减，以图根治。

处方　党参15g　当归身12g　白芍10g　土茯苓15g　槟榔5g　陈皮3g　甘草9g

每日水煎服1剂，可连服5~10剂。

四诊（1974年12月20日）　已停药10余日，阴道不痒，带下正常。今日经行，色红，量较上月少，仅提前4日。昨日阴道分泌物涂片检查：霉菌阴性。本着有是证用是药的精神，拟健脾调经之法，守上方去土茯苓、槟榔，加炙黄芪15g、熟地15g、益母草12g。每日水煎服1剂，连服3剂，以扶正气而善后。

按语　脾气健运，则水湿化为津液而输布全身，脾虚则湿浊注于下焦，蕴结化热生虫，故带下量多、色白黄、质稠秽；虫毒蚀于阴中，故不时阴痒。以异功散加菟丝子、车前子健脾化湿治其本，槟榔、土茯苓解毒杀虫治其标。方中以土茯苓易白茯苓，取其甘淡平，既能配槟榔解毒杀虫，又能利湿而不伤正，为湿邪化浊生虫常用之良药。

病例2　陈某，女，29岁，南宁市某施工公司技术员，已婚。**1981年10月16日初诊。**

初诊　月经周期正常，量一般，色暗红，无块，伴腰胀，小腹胀痛。平时带下一般，外阴经常瘙痒。现月经刚净3日，余无不适。脉濡缓，苔薄白，舌质淡红。阴道分泌物镜检：霉菌（++）。

诊断　阴痒。

辨证　湿郁下焦，化浊生虫。

治则　养血柔肝，利湿解毒。

处方　土茯苓30g　槟榔10g　苦参15g　当归身10g　白芍10g　甘草10g

每日水煎服1剂，连服3剂。

二诊（1981年10月19日）　药已，外阴不痒，腰仍胀痛，脉细缓，舌苔如上。守上方去苦参之苦寒，加锁阳10g、骨碎补15g，以温肾壮腰、舒筋止痛。每日水煎服1剂，连服3剂。

三诊（1981年10月28日）　外阴不痒，腰痛减轻，脉舌如上。阴道分泌物镜检：霉菌阴性。拟用温肾暖土之法。

处方　云苓15g　白术12g　干姜3g　当归10g　白芍5g　大枣10g

每日水煎服1剂，连服3剂。

四诊（1981年11月4日）　阴道不痒，腰痛基本消失。脉细缓，苔薄白，舌质淡。阴道分泌物镜检：霉菌阴性。仍守上方加鸡血藤15g。每日1剂，连服3剂，以巩固疗效。

按语　下焦为阴湿之地，湿邪郁遏，郁久则化浊生虫，虫蚀阴中，故阴道经常瘙痒，遵《内经》"湿淫于内，治以苦热，佐以酸淡，以苦燥之，以淡泄之"之旨，用土茯苓、苦参、槟榔、甘草辛甘苦温，清热利湿、解毒杀虫，以归芍之辛温酸寒养血柔肝，防止渗利伤阴，药能对症，故阴痒消失。

体会　妇人阴痒的原因，有外感邪毒、脾虚湿盛、肝肾阴虚、脾肾气虚，或肝胆湿热下注等之分。但临床所见，以脾肾气虚和肝胆湿热下注为多。肾主水，脾主湿，脾肾气虚，则不能运化水湿；肝脉络阴器，肝胆湿热下注，湿蕴热遏，为化浊生虫之源，故本病的治疗，多以清热、化湿、杀虫为主，并结合具体情况，随证施治。常用药如土茯苓、槟榔，既能行气燥湿，又能祛毒杀虫，用之多效。

年老妇女阴痒，多属肝肾两虚、元阴枯竭、相火内煽之变。阴易亏而难复，故病多难治，反之，青少年妇女阴痒，多属湿热下注，蕴结下焦，化浊生虫，只要清热利湿、解毒杀虫得法，则湿除毒尽，其痒易治。此外，凡属七情过激、气血逆乱、阴阳失调、五志化火而导致阴痒难忍者，除了药治之外，必须重视"心治"的开导，方能奏效，否则药治虽精审而心不治，仍难收功。

3. 术后诸症（1例）

病例　陈某，女，36岁，南宁某糖烟门市部售货员，已婚。1974年5月26日初诊。

初诊　宫外孕及左侧输卵管结扎手术后刚3日，现两侧少腹隐痛，时或加剧，腰痛，外阴重坠，下肢肿痛，溺时有痛感，大便可以。脉虚细弱，苔薄白，舌质淡。

诊断　术后诸症。

辨证　气血两虚，瘀血内停。

治则　补气化瘀。

处方　党参15g　北黄芪12g　淮山药15g　莲肉12g　益母草9g　延胡索10g　红花2g　桃仁3g　甘草3g

每日水煎服1剂，连续3剂。

二诊（1974年5月30日）　下肢肿痛消失，余症未减，而且阴道有少量血丝。脉舌如上。仍守上方加茜根12g。每日水煎服1剂，连续3剂。

三诊（1974年6月3日）　阴道血丝已无。但入夜手术刀口处刺痛。拟加重补气化瘀之品。

处方　党参15g　白术12g　云苓5g　陈皮3g　北黄芪15g　广木香5g（后下）　当归尾12g　川芎6g　红花2g　三七粉1瓶（冲服）

水煎服，每日1剂。

四诊（1974年6月21日）　上方共服15剂，诸症大减，但稍劳累，则刀口处仍隐痛。复守又补又化之法。

处方　鸡血藤24g　当归9g　川芎6g　党参12g　川续断9g　巴戟天9g　台乌药9g　赤芍9g　延胡索9g　山楂9g　香附9g

水煎服，每日1剂。

五诊（1974年8月23日）　上方服12剂，手术刀口处不痛，但近来腰痛，阴道有灼热感。脉细弱，苔薄白，舌质淡。证属阴血亏损，肝脉失养。拟生地四物汤加味。

处方　生地15g　当归12g　川芎5g　白芍9g　川续断12g　桑寄生12g　秦艽5g

每日水煎服1剂，连服3剂。

六诊（1974年8月30日）　药已，腰痛及阴道灼热感减轻，寐纳俱佳，但大便干结。守上方加生何首乌15g以滋润阴血通便。每日水煎服1剂，连续3剂。

七诊（1975年5月7日）　8个月来无不适。但1周来工作较紧，每入夜手术刀口内痛，腰脊胀痛，带下量多、色白。脉细弱，苔白黄，舌紫红。仍用化瘀法。

处方　党参15g　淮山药15g　当归12g　川芎9g　赤芍9g　泽兰9g　川续断12g　香附6g　小茴香5g

每日水煎服1剂，连服3剂。

八诊（1975年5月20日） 腰及刀口处不痛，带下量少。拟异功散加味以善其后。

处方 党参15g 云苓10g 白术10g 陈皮5g 当归9g 白芍5g 桑寄生15g 骨碎补15g

按语 症属危急，非切除祛毒不能救命，断然动刀，是善治之法。但术时难免筋脉损伤，又有离经之血郁滞，以致经脉通行不畅，故术后小腹疼痛、外阴重坠。以补气化瘀之法治之，旨在扶助其正气，促进气血的恢复，又清除遗瘀之为患，疏通经脉，保证气血的正常运行，以濡养温煦筋脉。正气恢复，瘀患清除，则疼痛重坠可愈。

4. 断乳痒疹（1例）

病例 陈某，女，31岁，某学院人事干部，已婚。1981年12月2日初诊。

去年10月分娩第1胎之后，每隔3~4小时不喂乳则乳房膨胀，全身瘙痒，或起丘疹，待婴孩吸乳后，乳房不胀，则身痒、丘疹消退。从昨日下午起，断乳不喂，今晨早起，即感乳房胀满疼痛，全身发痒，面部及四肢肿胀，皮肤起丘疹，色红，越抓越痒，越抓丘疹越多，乍寒乍热，全身不舒。脉弦细涩，舌苔正常。面部及四肢红肿，全身皮肤有大小不一、稀密不匀之丘疹，色红。

诊断 断乳痒疹。
辨证 乳络不通，风火相煽。
治则 开郁行滞，活血通络。
处方 生麦芽60g 山楂30g 当归尾5g 赤芍5g 瓜蒌壳10g 桔梗3g

每日水煎服1剂，连服3剂，以图根治。

按语 乳头属厥阴肝经，乳房为多气多血之阳明经所属，心属火而主血脉。患者产后乳房稍胀即全身瘙痒而起丘疹，得婴孩吮乳后，乳络通畅，则痒消疹退，可知其本为气血旺盛、水火阳盛血热之体。今断乳不喂，乳络不通，乳汁壅盛于乳房，以致风火相煽，波及全身血脉，所以不仅乳房胀满疼痛，而且全身发痒而起丘疹。即《内经》所谓"诸痛痒疮皆属于心"。亦即张景岳"热甚则疮痛，热微则疮痒"之意。证属乳络不通、风火相煽而起疹，故以麦芽、山楂化积导滞以回乳，当归尾、赤芍活血化瘀，瓜蒌壳、桔梗利气宽胸，使血脉通畅，营卫调和，则痒消疹退。

5. 脏躁（1例）

病例 王某，女，31岁，南宁市某厂工人，已婚。1982年10月10日初诊。

初诊 1968年开始夜难入寐，以后逐渐加重，1977年结婚之后，病情日剧，有时通宵不寐，心烦易躁，头痛，口苦口干，似热非热，溺黄，大便硬结。平时用补或用凉之法治之，均不能受。月经周期基本正常，经前腰胀，胸闷，少腹、小腹胀痛，烦躁加剧，经后1周带下量多、色白黄、有臭秽之气，脉弦细，苔厚黄粗，舌边有瘀点。

诊断 脏躁。
辨证 脏阴不足，相火内动。
治则 滋阴宁神，调养肝气。
处方 百合20g 生地15g 知母9g 浮小麦20g 生谷芽20g 远志3g 石菖蒲2g 大枣9g 甘草9g

每日水煎服1剂，连服5剂。

二诊（1982年10月31日） 上方连服11剂，寐纳俱佳，大便不干结，但小便仍黄，精神不振。脉细缓，苔薄白，舌质一般。守上方去远志、石菖蒲，加夜交藤15g、白蒺藜9g。每日水煎服1剂，连服5剂。

以后患者持本方每月服 3~5 剂，观察半年，疗效巩固。

按语 患者长期夜难入寐，溺黄，大便干结，显示阴血不足，五脏失养，因而五志化火上扰神明，故胸闷、烦躁；而内火之动，尤以肝为甚，肝脉络阴器而主疏泄，肝热则疏泄太过，故带下量多、色白黄、有臭秽之气。用滋阴宁神、调养肝气之法治之。以小麦、远志养心宁神，百合、生地滋肺肾之阴，大枣、甘草缓肝之急，生谷芽、石菖蒲调舒肝气，知母清虚热。全方药宗甘润，有滋阴清热、宁神定志之功，故能奏效。

6. 性交出血（1例）

病例 潘某，女，39岁。1981年9月25日初诊。

初诊 16岁月经初潮，婚前均是"居经"，婚后月经周期正常。1978年8月后，每交合则阴道出血，量或多或少。1980年之后，病情加重，每交合后出血量多，色鲜红，夹血块。虽服中西药治疗，效果不满意。本月9日经行，迄今未净，量一般，色红夹块。脉弦细，苔薄白，舌质淡红。

诊断 性交出血。

辨证 阴血亏虚，冲任损伤。

治则 滋阴养血，调养冲任。

处方 鸡血藤 20g 旱莲草 20g 女贞子 15g 何首乌 15g 藕节 15g 太子参 15g 益母草 15g 茜草根 10g 甘草 5g

每日水煎服 1 剂，连服 3 剂。

二诊（1981年9月28日） 药已，阴道出血已止，但腰部仍感不适，全身乏力，脉弦，苔薄白，舌质淡红。守上方去旱莲草、茜根，加北黄芪 15g、川杜仲 10g。每日水煎服 1 剂，连服 3 剂。

三诊至十诊（1981年9月30日~1981年10月19日） 守上方出入。这20多日中，曾多次性交，仅在16日晚交合后出血。仍用阴柔之品以止血。

处方 鸡血藤 15g 丹参 10g 白芍 10g 旱莲草 15g 女贞子 10g 淮山药 15g 合欢皮 10g 太子参 15g 藕节 20g 夜交藤 20g 甘草 5g

每日水煎服 1 剂，连服 3 剂。

十一诊（1981年10月21日） 月经来潮，量一般，色红无块，错后12日，肢倦乏力，脉细缓，苔薄白，舌质淡红。拟用补益气血为主，佐以消瘀。

处方 当归身 12g 川芎 5g 白芍 5g 熟地 15g 党参 15g 炙黄芪 15g 海螵蛸 10g 益母草 10g

每日水煎服 1 剂，连服 3 剂。

十二诊（1981年10月26日） 经行已净，无不适，脉细缓，苔薄白，舌质淡红。拟从肾根治。

处方 菟丝子 15g 太子参 15g 何首乌 15g 肉苁蓉 15g 茺蔚子 10g 覆盆子 10g 金樱子 10g 玫瑰花 3g 甘草 5g

每日水煎服 1 剂，连服 3 剂。

十三诊至十九诊（1981年10月29日~1981年11月18日） 守本方出入，每日1剂。

二十诊（1981年11月23日） 11月14日性交之后，阴道少量出血，色淡红，余无特殊。脉细，苔薄白，舌质淡红。用补肾止血。

处方 当归身 9g 白芍 9g 熟地 15g 淮山药 15g 山茱萸 9g 云苓 5g 泽泻 5g 丹皮 5g 旱莲草 15g 女贞子 20g 茜草根 10g

每日水煎服1剂，连服3剂。

二十一诊至二十五诊（1981年11月25日~1981年12月9日） 守上方加泽兰9g、刘寄奴9g。每日水煎服1剂。

二十六诊（1981年12月14日） 经行第3日，色量一般，脉细，苔薄白，舌质红。用调养肝肾之法。

处方 当归身12g 白芍9g 淮山药15g 熟地15g 山萸肉9g 云苓5g 泽泻5g 丹皮6g 益智仁10g

每日水煎服1剂，连服3剂。

二十七诊（1981年12月18日） 经行5日干净，无不适。脉细，苔薄白，舌淡红。拟肝肾并补，调其冲任，以固其本。

处方 菟丝子15g 川枸杞子9g 覆盆子9g 茺蔚子9g 太子参15g 泽兰9g 刘寄奴9g 淮山药15g 鸡血藤15g 甘草5g

每日水煎服1剂，连服5~10剂。

自此之后，停药观察，嘱患者暂时停止性生活3个月。经行正常，3个月后同房，无出血现象。

按语 交感出血，《傅青主女科》谓"贪欢交合，精冲血管"而引起，即是说由于房事纵欲，损伤冲任所致的病变。本例患者，多年交合出血，病情日益加重，1980年后，每交合则出血量多，色红，夹块，虽多方治疗，效果不满意。从脉证分析，证属阴血亏虚、冲任损伤之变。故初诊时以滋阴养血、调养冲任之法治之。药宗甘润补血养阴、微寒微酸阴柔之品以止血。二诊之后，根据病情不同变化，或用补气养血，或调养肝肾，在补养之中，加用少量化瘀之品，既扶正气，又化遗瘀，使阴血恢复，冲任得养，并适当调节房事，故虽交合而无出血之象。

7. 阴吹（2例）

病例1 刘某，女，30岁，桂林市某厂工人，已婚。1973年8月31日初诊。

初诊 时感头晕，耳鸣，阴吹簌簌有声，以每日下午2~4时多发，夜难入寐，大便干结，脉弦而略数，苔少，舌尖暗红。

诊断 阴吹。

辨证 阴津不足，肝气有余。

治则 滋阴生精以柔肝木。

处方 百合30g 白芍18g 生地24g 黄精12g 甘草10g

每日水煎服1剂，连服3剂。

二诊（1973年9月4日） 药已，阴吹减少。脉舌如上。仍守上方加鸡血藤24g、北沙参9g。每日水煎服1剂，连服5剂。

三诊（1973年10月31日） 阴吹发作次数极少，但左少腹时疼，能寐而多梦，溺黄，大便正常，脉弦数，苔白黄。仍守上方加金铃子12g、夜交藤15g。每日水煎服1剂，连服5剂。

四诊（1973年11月14日） 10天来阴吹不发，能寐而梦少，但左少腹仍时痛，阴道似有热辣之感，溺黄，脉弦，苔薄白，舌尖红。仍守上方加延胡索9g、金银花9g、连翘9g，以导滞清解。

按语 肝为风木之脏，前阴为肝脉之所络，阴津不足，则肝木不荣，风火煽动于内，故头晕耳鸣、前阴不时簌簌有声如矢气状。证属阴津不足，肝气有余。治以百合地黄汤加味滋阴生精、柔养肝木，使肝气平和、大便通畅，则阴吹能止。

病例2 秦某，女，29岁，桂林市某厂工人，已婚。**1979年8月24日初诊。**

初诊 1975年底分娩第2胎之后，小腹胀坠下迫，前阴时放矢气，簌簌有声，随即上、下肢阳明所属之肘、膝关节有胀感，头额及巅顶胀迫如裂，以睡床初起或行走之时，或每年夏秋之交多发，曾长期中西药治疗，效果均不满意。现头晕胀，前阴时放矢气，簌簌有声，四肢关节胀感，小腹胀坠，心烦易躁，能寐而多梦，其余胃纳、二便正常。脉沉细，苔薄白，舌尖红。

诊断 阴吹。

辨证 肝气逆乱，相火不潜。

治则 养血柔肝，健脾和胃。

处方 北沙参10g　麦冬10g　当归身9g　白芍15g　川枸杞子9g　夜交藤15g　淮山药15g　大枣15g　甘草9g

每日水煎服1剂，连服3剂。

二诊（1979年8月31日）　药已，阴吹发作较少，但口苦，有热感，小便淡黄，脉舌如上。拟加重清热养阴之品。

处方 百合15g　生地15g　知母10g　浮小麦20g　夏枯草15g　麦冬10g　甘草10g　大枣10g

每日水煎服1剂，连服3剂。

三诊（1979年9月3日）　除少腹、小腹有胀感之外，余症消失，守上方去知母，加金铃子5g、延胡索9g，防其壅滞，再服3剂。

按语 肝脉络阴器，主筋，"诸筋者皆属于肝"。肝气怫逆，相火内煽，波及前阴，则前阴簌簌有声如矢气状；横逆乘土，阳明经脉郁热，上则头巅头额胀痛如裂，四旁则上下肢阳明所过诸节有胀感。证属肝气逆乱，相火不潜，故用一贯煎加减养血柔肝、健脾和胃治之，旨在甘润以缓肝之急。二诊时阴吹虽减，但郁热依恋，故加用夏枯草、知母平肝清热。前后三诊，药虽有所出入，但均本着"肝苦急，急食甘以缓之"之旨，或柔养为主，或柔清并用，或养中有疏，药因证而用，灵活加减，故能收效。

体会 对阴吹一症，《金匮要略》曾有"胃气下泄，阴吹而正喧，此谷气之实也"之说。即是说大便燥结，腑气不通，浊气下泄干扰前阴而形成的病变。诚然，阳明主津液，津液不足，濡养失常，大便燥结不通，是以阳明下行之气，不得从后阴故道排出，而乃别行旁窍之于前阴，阴吹乃作。但肝脉络阴器，又为风木之脏，肾为水火之脏而开窍于二阴，肝肾内寄相火，肝肾亏虚，阴血不足，同样可导致大便燥结，腑气不通，风火相煽，直接干扰前阴，浊气从前阴出而为阴吹。

治阴吹必须注意肝的特性。对肝的特性，前人有不少的论述，如《内经》"木曰敷和"。《中藏经》"嫩而软，虚而宽"。《医学启源》"软而弱"。简而言之，肝的特性，以柔和疏泄为贵，故治肝之法，当以甘润柔养为佳，即使肝气郁结不畅，非疏不解，亦宜疏中有养，或养中有疏，防止肝阴易亏、肝阳易亢之变。何况阴吹一症，多是阴血津液不足，以致相火不潜、风木内动而干扰前阴。所以病例1刘某为阴津不足，病例2秦某为肝气逆乱，在病情和治疗上，虽然有一定的区别，但均从肝论治，以甘润之品为宗，以肝主动主风，风能生火，非甘不足以缓之濡之。

8. 乳痈（2例）

病例1 丁某，女，25岁，来宾县某邮电所职工家属，已婚。**1975年10月22日初诊。**

初诊 足月顺产第1胎已25日，胃纳、睡眠良好，大小便正常。但两周之前，开始右乳房有痒热感，肤色焮红，红肿疼痛，日渐加剧，自取灯芯草蘸油点燃外烧患处3～5炷，红肿疼痛更剧,复自取缝衣针穿刺患处,以冀排出其秽浊之气。但针刺之后,不仅疼肿不减,反而患处热辣难忍,心烦易躁,夜难入寐,大便干结,小便黄色,脉弦数,苔薄黄干,舌边尖红,右乳红肿疼痛,触之更甚。有四处针口流出淡黄水。

诊断　乳痈。

辨证　过食肥甘,郁滞生热;外感火邪,损伤络脉。

治则　清热解毒,消滞化浊。

处方

（1）内服方：蒲公英15g　紫花地丁15g　金银花15g　连翘9g　野菊花15g　山楂15g　桃仁5g　荆芥5g　甘草9g

每日水煎服1剂,连服5剂。

（2）外洗方：鲜水杨梅、鲜野菊花各适量,煎水熏洗患处,每日3次。

二诊（1975年10月29日）　服上方及外洗之后,右乳红肿痛痒全消,二便正常,脉舌如平。嘱仍以外洗方再熏洗患处1周,以巩固疗效。

按语　乳房为阳明之所属,新产之妇,过食辛热肥甘厚味,以致郁滞化热,灼伤乳络,故乳房红肿痒痛,又妄用灯芯火外烧,火热之毒愈炽,故不仅乳房肿痛,而且心烦易躁,夜难入寐,大便干结,小便色黄。证属一派阳热炽盛之候,故以蒲公英、紫花地丁、金银花、连翘、野菊花、荆芥、甘草清热解毒、疏通血脉;山楂、桃仁活血化瘀、导滞通络,并用水杨梅、野菊花趁热外洗,加强清热解毒之功,故药已而能见效。

病例2　韦某,女,27岁,邕宁县某粮所干部,已婚。1983年3月2日初诊。

初诊　产后2个月余,左乳红肿硬痛,恶寒发热（T：39℃）,后经医院用青霉素治疗,发热始退。但现在左乳硬块未消,胀痛难忍,触之痛剧。伴有头晕、腰痛、肢倦乏力,2～3日大便1次,小便正常。脉虚细,苔薄白,舌质淡,面色苍白,唇干焦裂。

诊断　乳痈。

辨证　产后正虚,外邪侵袭,瘀毒壅滞。

治则　清热解毒,化瘀通络,兼以扶正。

处方

（1）内服方：当归身9g　生北黄芪15g　丹参15g　夏枯草15g　蒲公英9g　连翘9g　金银花9g　皂角刺5g　赤芍5g　桔梗5g　甘草5g

每日水煎服1剂,连服6剂。

（2）外用方：生军30g　红花15g

水煎趁热外敷患处,每日3～5次,每次5～10 min。

二诊（1983年3月25日）　上方共服6剂,并熏洗热敷患处之后,乳痈消退,一切正常。以人参养荣汤加减调养善后。

按语　乳房红肿,火热之毒也;硬痛,触之加剧,瘀积之患也。故以丹参、夏枯草、蒲公英、连翘、金银花、皂角刺、赤芍、桔梗、甘草清热解毒、化瘀通络。但新产之后,倦怠乏力,面色苍白,脉虚细,舌质淡,又属正气不足之候,故以当归身、北黄芪补益气血以扶正,内服外敷同用,标本并治,疗效遂意。

体会　引起乳痈的原因,虽然有肝郁化火、胃热壅滞、乳头损伤、感染邪毒,或产后正虚、感受外邪等之不同。但总的来说,均属乳房阳热的病变,治之不离乎清热解毒、活血化瘀之法。病例1丁某,既有食滞化热之变,又有外用灯芯火之妄,内外火交集,证属实热,虽是新产妇人,仍以清热解毒、活血化瘀之法治之。病例2韦某,产后正虚,外感邪热之毒,故既要清热解毒、活血化瘀以治其标，又要用当归、黄芪益气补血以治其本。

乳痈本是局部的瘀变，但由于乳与足厥阴肝经、足阳明胃经有联属的密切关系，肝藏血而主一身之气机的疏泄，胃为五脏六腑之海，五脏六腑皆禀气于胃，因此，乳痈的发生，不仅乳房局部焮热肿痛，而且有发热恶寒等全身症状。所以对乳痈的治疗，既要从整体着眼，仔细辨证治疗，又要针对局部的具体情况，采取不同的外治之法，内外兼施，标本同治，则收效较捷。

□ 班秀文　钟以林　黄冬玲　编著

壮族医药

林越五記

《壮族医药》目录

一、源远流长 …………………… (125)
  （一）壮族医药的萌芽 ………… (125)
  （二）壮族医药的发展 ………… (125)
    1. 秦汉时期 (125)　2. 魏晋隋唐时期 (126)　3. 宋金元时期 (127)　4. 明清时期 (128)　5. 民国时期 (129)　6. 新中国成立以来 (129)

二、病因病名 …………………… (130)

三、诊断方法 …………………… (131)
  （一）望诊 ……………………… (131)
  （二）脉诊 ……………………… (131)
  （三）甲诊法 …………………… (131)

四、药物资源 …………………… (132)
  （一）动物药 …………………… (132)
  （二）矿物药 …………………… (132)
  （三）植物药 …………………… (133)
    1. 毒药和解毒药 (133)　2. 治瘴气药 (133)　3. 治跌打损伤药 (133)　4. 清热药 (133)　5. 补益药 (134)　6. 治痧症药 (134)　7. 驱风湿药 (134)

五、治疗技术 …………………… (134)
  （一）壮医方药 ………………… (134)
  （二）壮药熏洗 ………………… (134)
  （三）带药佩药 ………………… (134)
  （四）槌药敷贴 ………………… (135)
  （五）祛秽消暴 ………………… (135)
  （六）洗鼻雾化 ………………… (135)
  （七）隔离更衣 ………………… (135)
  （八）角吸疗法 ………………… (135)
  （九）骨弓刮法 ………………… (135)
  （十）药刮法 …………………… (135)
  （十一）挟捏法 ………………… (135)
  （十二）灯花灸 ………………… (136)
  （十三）药线灸 ………………… (136)
  （十四）挑针疗法 ……………… (136)
  （十五）陶针疗法 ……………… (136)
  （十六）掌针疗法 ……………… (136)
  （十七）跖针疗法 ……………… (136)
  （十八）颅针疗法 ……………… (136)
  （十九）旋乾转坤针法 ………… (136)

六、防治特点 …………………… (137)
  （一）外治为主，偏重祛毒 …… (137)
  （二）防治结合，有病早治 …… (137)
  （三）用药简便，贵在功专 …… (138)
  （四）扶正补虚，必配用血肉之品 … (138)

壮族是我国少数民族人口最多的一个民族，具有悠久的历史和灿烂的文化。在长期同疾病作斗争的过程中形成和发展起来的壮族医学，是我国灿烂文化的组成部分，也是我国传统医药的重要内容，不仅过去在历史上对本民族的健康繁衍作出了巨大的贡献，在科学昌达的今天，仍然是壮乡广大群众赖以防病治病不可缺少的手段和方法之一。

一、源远流长

（一）壮族医药的萌芽

新中国成立三十多年来，考古工作者在柳州、桂林、南宁等地先后发掘出旧石器时代和新石器时代壮族使用的许多石器，计有砍砸器、刮削器、尖状器、石片、骨器、骨针及陶器等。在这些原始工具中，就有可供医疗用的砭针、陶针、骨针。伟大生理学家巴甫洛夫指出："有了人类，就有医疗活动。"壮族先民多居住于高山峻岭，江河网络，草木茂密，毒虫猛兽出没无常，既是乍寒乍热，又是多雨多湿，气候恶劣的"瘴疠之乡"。跌仆损伤和毒邪为患，时有发生。壮族先民为了减少疾病和跌仆虫伤的痛苦，最初采用动物刺、植物尖刺放血、排脓、消肿，以后发展到砭石、陶针、药物。目前在壮区仍然可以见到用植物尖刺（如穿破石刺、柚树刺）挑疮排脓，陶针放血祛毒等。可见在石器时代，壮族医药已开始萌芽。

以宁明为中心的左江花山崖壁画，所反映的古代壮族社会生活的内容，目前研究工作者尚无统一的认识。但从壁画有人形（有男有女）、兽形、歌舞等场面而言，实际上是包括了壮族先民生老病死的古代医药卫生广泛的生活图。其中人形的姿态，双手向上弯举，双脚弯曲叉开，是舞蹈的动作或气功的形象，这都是体育保健的活动，是早期医疗的实践。

1985年10月，广西壮族自治区考古工作队在武鸣县马头乡发掘出一处春秋战国时期的古墓群，在101号墓穴中出土了两枚精致的青铜针，该针分针柄、针身两部分，全针长2.7cm，呈圆锥状针身，其根部略粗，针尖极为锐利，很像柚子树上的刺，估计是壮族先民模仿天然植物刺而造成，作为浅刺皮肤的医疗工具。

从花山壁画的分析和考古工作者的发掘遗物，都可以说明壮族先民在石器时代已有了医药的萌芽和初级的医疗活动。

（二）壮族医药的发展

1. 秦汉时期

根据壮族地区先后发掘的新石器时代的骨针、陶针来分析，可以说明先秦时期是针刺的起源、舞蹈引导保健之外，并可说明对药物有初步的认识和积累了一些临床知识，如用蒿苏（紫苏）煮螺蚌以解毒去腥，佩带某些药物根茎可以防病治病，某些药物内服可减轻疲劳，某些药物有大毒不可内服等。但总的来说，在先秦时期的壮族医药，还是处于萌芽和草创的阶段，真正的发展起来，是从秦汉开始。

秦始皇统一六国后，进兵岭南，建立了桂林等郡，汉将马援出征交趾，从此文人官吏及一部分群众进入广西，带来了中原的文化，也把壮族的医药带回中原。在汉、壮民族的相互交往中，在这个时期主要有三方面的特点如下所述。

（1）明确病因是"瘴气"及其危害性：《后汉书·马援传》载"出征交趾，土多瘴气，军吏经瘴疫死者十四五"；《南蛮传》亦谓："南州水土湿暑，加有瘴气。"这里既点出岭南的气候特点，又指出瘴气是致病的原因及其对人民健康危害之烈。以上的记载虽然出自汉族文人的手笔，但资料是出自壮族地区，当属壮族的范畴。

(2) 补充祖国医学异法方宜的内容：根据武鸣马头乡发掘出的青铜针，说明壮族先民在春秋战国已用针刺疗法。但真正流入中原，是在秦汉开拓南疆之后。《素问·异法方宜论》载："南方者，天地所长养，阳之所盛处也。其地下，水土弱，雾露之所聚也，其民嗜酸而食胕，故其民皆致理而赤色，其病挛痹，其治宜微针。故九针者，亦从南方来。"《内经》这一段话，扼要地点出南方气候、人民生活、体质、致病及其针灸治疗特点之外，肯定地承认"九针者亦从南方来"。壮族先民早已应用浅刺疗法治病，又有春秋战国时期青铜针出土遗物为佐证，自然包括壮医的针刺疗法和其用具在内。

(3) 药物初步传入中原：由于中原人民迁徙广西与边疆人民杂混而居，因而壮族地区的医疗活动，亦为外来人所认识和接受。尤其是秦汉的统治者深信世上有长生不老药，人们服了可以长生不老。秦始皇、汉武帝为求长生不老，曾命方士寻求药物之外，凡出使或出征的将士、外交人员都要带回药物，如《史记》："大宛以葡萄为酒……张骞使西域，得其种而还"。胡桃，《开室本草》："张骞西域带来。"《后汉书·马援传》："初，援在交趾，常饵薏苡实，用能轻身省欲，以胜瘴气，南方薏苡实大，援欲以为种，军还，载之一车。时人以为南土珍怪。"这里既指出薏苡能治瘴气，又随军带回中原播种，所以在秦汉时期，壮区的薏苡、龙眼、荔枝、麝香等流入中原，充实了药物的内容。

2. 魏晋隋唐时期

从魏晋经隋唐至五代将近七百多年间，我国封建社会处于上升时期。社会经历多次的变动，其中既有战争连绵、政局动荡的南北朝和五代，也有政权集中、全国统一、社会相对稳定的隋唐时期。因而，对医学的发展，也有促进的作用。这个时期，壮医也相应地发展，对致病的原因，不仅知道有瘴气，而且知道有疟疾、蛊毒、脚气，并对这些疾病的分类、症状、治疗作了扼要的论述。

(1) 对瘴气的分类和治法：晋代嵇含《南方草木状·卷上》："芒茅枯时，瘴疫大作，交广皆尔也，土人呼为黄茅瘴，又曰黄芒瘴。"《诸病源候论》卷十《疫疠病诸候·瘴气候》："夫岭南青草黄芒瘴，犹如岭北伤寒也。南地暖，故太阴之时，草木不黄落，伏蛰不闭藏，杂毒因暖而生，故岭南从仲春迄仲夏，行青草瘴，季夏迄孟冬，行黄芒瘴……今得瘴毒，毒深热更烦，虽形候正盛，犹在于表，未入肠胃，不妨温而汗之，已入内者，不妨平而下之。……瘴气在皮肤之间，故病者头痛、恶寒、腰背强重，若寒气在表，发汗及针，必愈。……五日已上，瘴气深结在脏腑，故腹胀身重，骨节烦疼，当下之。"说明瘴气是受季节和气候的影响，在不同的季节和气候，有不同的瘴气发生。瘴气的发病过程，有在表和在里之分，因而其治疗，不论是针刺和用药，同样有汗、下之别。

(2) 疟疾的发病原因：《诸病源候论》卷十一《疟病诸候·山瘴疟候》："此病生于岭南，带山瘴之气，其状发寒热，休作有时，皆由山溪源岭瘴湿毒气故也，其病重于伤暑之疟。"这里说明疟病是岭南地区性的疾病，其病源是"瘴湿毒气"，今人认为可能是恶性疟疾。

(3) 脚气病先起于岭南：《外台秘要》卷十八《岭南瘴气脚气》："夫脚气之疾，先起岭南。……或微觉疼痹，或两胫肿满，或上入少腹不仁，或时冷热……"南方是多热多湿之地，文中明确指出病先起于岭南，并有治疗之法，虽然出自文人之手笔，但资料来于壮区，说明壮医对脚气已有认识。

(4) 对毒药和解毒药的认识：《诸病源候论》卷二十六《蛊毒病诸候·解诸毒候》："岭南俚人，别有不强药、蓝药、焦铜药、金药、菌药，此五种药中人者，亦能杀人。"苏恭《新修本草》："野葛生于桂州以南，村坞间巷皆有，彼人通名钩吻，亦谓苗钩吻，根名野葛。……人误食其叶者死，而羊食其苗大肥，物有相伏如此。"药物是有毒或无毒，当然经过实践或实验而定。以上所述，是壮族先民经过实践的积累而来。如何解除这些毒药，晋代葛洪和唐代陈藏器都有所论述。《肘后方》："治野葛口不可开者，取大竹筒洞节，以头注其胁。取冷水竹筒中，数易水，须臾口开，乃可下药。若人多者，两胁及脐中多与筒其佳，多饮甘草汁佳，新小便和人屎绞取汁一升，顿服入腹即治。"《本草拾遗》："蕹菜捣汁，解野葛毒。取汁滴野葛苗即死。南人先食蕹菜，后食野葛，二物相伏，自然无苦。"从这些论述，说明壮乡人民在一千多年前，不但知道如断肠草之类的有毒药物，而且懂得中毒的现象，掌握了解救的方法。

3. 宋金元时期

宋代由于造纸业的发达，印刷术的进步，有力促进医学的著述和传播，嗣后金建国于北方，与宋对峙一百多年。十三世纪蒙古族兴起，建立元朝于北方，相继灭金和南宋，最后疆土广阔，横跨亚欧两洲，成为世界史空前未有的大帝国，因此更有利于文化的交流，医学的深入传播。

在此时期，中原文人、岭表流官来到壮区，因而在壮族医药流入中原的同时，壮医也吸收汉医及各民族的医学，充实自己的内容，对疾病的分类、流行情况及治疗用药、针刺都有新的提高。

（1）对瘴气认识的提高：宋代范成大撰的《桂海虞衡志·杂志》："瘴，二广惟桂林无之。自是而南，皆瘴乡矣。瘴者，山岚水毒，与草莽诊气，郁勃蒸熏之所为也。……邕州两江，水土尤恶，一岁无时无瘴，春曰青草瘴，夏曰黄梅瘴，六七月曰新禾瘴，八九月曰黄茅瘴，土人以黄茅瘴为尤毒。"在青草瘴、黄茅瘴之上加黄梅瘴、新禾瘴，甚至在壮族聚居的两江（左江、右江）是"一岁无时无瘴"，对"瘴"的流行性、地区性、分类及致病原因，都有进一步的认识。对于瘴气的针刺治法，也有详细的记载。宋代周去非《岭外代答》："南人热瘴一二日，以针刺其上下唇，其法卷唇之里，刺其正中，以手捻其唇血，又以楮叶搽舌，又令人并足而立，刺两足后腕横纹中青脉，血出如注，乃以青蒿和水服之，应手而愈"，"治瘴，不可纯用中州伤寒之药，苟徒见其热甚，而以朴硝大黄之类下之，苟徒见其热甚，所禀怯弱，立见倾危"。详细地指出针刺的部位的同时，并指出由于"瘴"是地方性的疾病，在用药之时，不能照搬中原治疗伤寒的方法。

（2）对解剖生理的认识：北宋庆历年间，在壮族聚居的宜山县，曾发生了一次农民大起义。统治者以诱捕的办法捕获了欧希范、蒙干等56人，全部将其杀害，并命宜州推官员吴简及一些医人，对尸体进行解剖，绘下《欧希范五脏图》，并作了详细的观察。所谓"蒙干多病嗽，则肺且胆黑；欧诠少得目疾，肝有白点"。这次的解剖事件，虽然是以镇压农民起义为背景，说明宋王朝统治者的残忍，但在我国医史上，仍然是有重要的地位。而且在壮区进行，对壮医是有影响的。联系到壮族民间有拾骨迁葬和岩葬的习俗，如《宁明县志》记载"于殡葬三、五载后，挖开坟墓，仔细拾出枯骨，俗称'拾金'，把拾出的栖骨抹拭干净，用香火熏干，然后按一定规则纳入瓦缸中……。"因而对人体的骨骼结构、大小、长短、数目、位置，都有一定的认识，为跌打损伤正骨疗法打下基础。

（3）外治的鼻饮疗法：鼻饮在古越族中流传，周去非的《岭外代答》卷十对鼻饮的方法做了比较详细的描写："邕州溪峒及钦州村落，俗多鼻饮，鼻饮之法，以瓢盛少水，置盐及山姜汁滴于水中。瓢则有窍，施小管如瓶嘴，抒诸鼻中，导水升脑，循脑而下，入喉……饮时必口噍鱼酢一片，然后水安流入鼻，不与气相激。既饮必噫气，以为凉脑快膈，莫若此也。"这里既说鼻饮是流传于壮族聚居的地区，又说明鼻饮的医疗作用是"凉脑快膈"，是壮区很好的治疗方法之一。

（4）医药的交流：宋金时代，战争频繁，疾病流行，在同疾病斗争中，各民族的医家都积累了丰富的医疗经验，不断地相互交流，尤其是元代疆土辽阔，不仅国内各民族之间的医药相互交流，而且外国医学在不断输入。在这种情况下，壮医也吸收中原传来的医疗经验，如宋咸平初年，广南西路转运使陈尧叟"集验方刻石州驿"；邕知府范旻下令禁止淫祀，"市药以施治"，"并刻疗病方书，寘诸厅壁"。这些措施为汉医传流入壮医开路，对壮医起了促进的作用。因而在壮区出产的药物如蛤蚧、山豆根、黄药子、自然铜、槟榔之类不断流入中原、蒙古。其中广酸枣一味，现为蒙医治疗心脏病的主要药品。

（5）烧炼水银：丹砂即琉化水银，故可炼制水银，《岭外代答》详细记载了壮医民间烧炼水银的方法："邕人炼丹砂为水银，以铁为土下釜，上釜盛砂，隔以细眼铁板；下釜盛水，埋诸地。合二釜之口于地面，而封固之，灼以炽水。丹砂得火化为霏雾，得水配合转而下坠，遂成水银，然则水银即丹砂也。"这种符合科学原理的密封蒸馏法，在自然科学史上也是较早的记载，是难得而可贵的。

4. 明清时期

明代造船业发展，海外交通较发达，在某种程度上导致了疾病的传播，促进了中外医药的交流，丰富了祖国医学的内容。

清代开始是采取闭关自守的政策，但为了麻痹人民的意志，大力提倡宗教迷信，于是允许外国传教士在我国传教，开设医院，尤其是鸦片战争以后，中国沦为半封建半殖民地社会，西洋医学大量流入中国，在我国形成了两种不同理论体系的中西医医学。在这种情况下，一部分壮医在保持自己特点的基础上，开始接受外来的医学知识。其主要内容如下所述。

（1）注意对传染病的认识和治疗：对天花的流传及其临床症状，认为是疫毒所致，以玉叶金花治之，能清热解毒；用水银、轻粉、土茯苓治梅毒，能解毒杀虫、去腐生肌。

（2）充实痧症的分类及治疗：根据地方的气候和发病特点，突出痧症中的蚂蝗痧、漂蛇痧。在治疗上，既要刮痧、挑痧、放血等，又口服南蛇勒苗汁、石灰水。对妇女经行患痧，谓之"痧麻夹经"，治之除挑痧、刮痧之外，还要内服凉血解毒之品。

（3）加强跌打损伤和疮疡的治疗：在高温多热、山高林茂、潮湿的壮乡，毒虫猛兽出没无常，跌打损伤和各种疮疡是常见的疾病，壮医的治疗，已日益完善，疗效很高。刘锡蕃《岭表记蛮·杂述》："蛮人以草药医治跌打损伤及痈疽疮毒外科一些杂症，每有奇效。"并亲自目睹了一次壮医的治疗："予尝见一患痈者，延僮（壮）老治疾。其人至，病家以雄鸡、毫银、水、米诸事陈于堂，术者先取银纳袋中，脱草履于地，汲水念咒，喷患处，操刀割之，脓血迸流，而病者毫无痛苦，脓尽，敷以药即愈。"这是实地调查对某些巫医结合治病的客观描写。"念咒"是消极的，但"操刀割之"、"脓尽敷以药"却是积极的，是正确的处理方法，所以收到了预期的效果。

（4）壮区药物的输出：郑和七下"西洋"，每次都带去不少的土特产和药材，其中壮区出产的肉桂、生姜、龙眼肉等也大量输出。

（5）在理论上重视阴阳：由于受到汉医阴阳概念的影响，开始用阴阳来解释人体的生理现象及疾病的病因病机。明代撰修的《广西通志》称：壮族民间"笃信阴阳"。现德保县一位民间老壮医在其所著的《痧症针方图解》中，就明确以阴盛阳衰、阳盛阴衰对各种痧症进行分类，作为辨证的大纲。

（6）壮乡药市的形成：在桂西壮族聚居的地区，流传着一种很有民族特色的药市习俗。每年农历五月初五日，村寨的壮医药农，以及懂得一方一药的壮族群众，纷纷将自采的多种药材扁挑车载到县城摆摊出售。上街的药材少者一百多种，多者数百种以上。在壮区的县城几乎都有大小不同的药市。目前最大的是靖西、隆林、忻城等药市。

药市的形成，起源于何时，由于缺乏文字记载，未有定论。但根据拜访老壮医，认为药市开始于明末清初，至少有数百年的历史。通过每年的药市活动，既有利于药材的推销，又能互相交流经验，传授药物知识，对群防群治起到积极的作用。

总的来说，壮族医药是先秦时期开始草创萌芽，中经汉魏六朝的发展，约略于隋、唐、宋、元之际已大抵形成。长期以来,一直为壮区人民的健康服务,是具有草药内服、外洗、熏贴、佩药、骨刮、角疗、灸法、挑针、陶针、金针、席垫等多种治疗层次的结构医药。

5. 民国时期

孙中山领导的辛亥革命,虽然赶走了皇帝,结束了两千多年的封建统治,建立了中华民国,但由于革命不彻底,革命得来的成果,为封建残余势力和崇洋媚外者所剽夺,国家陷于四分五裂、军阀连年混战、民不聊生之中,传染病流行,医药停滞不前。

在 20 世纪 30 年代和 40 年代,统治者为了笼络人心,虽然在壮区各县先后有县立医务所和县卫生院及部分乡镇医务所成立,但由于设备简陋,药械缺乏,医务人员不多,仅仅能负责城镇少部分的医疗任务。在广大的壮区乡村,人民的疾病仍然依靠扎根农村的壮医采取的简、便、验、廉的方法进行防治。尤其是在左、右江革命轰轰烈烈展开,建立苏维埃红色政权的时候,新桂系在军事上进行反扑,在经济上进行层层封锁,妄图扼杀新生的革命政权的艰苦战斗的日子里,红军战士的疾病、红军的患者,主要是依靠当地的壮医用土法土药来抢救和治疗;在解放战争的年代里,壮区的游击队钻山洞,跨山峰,与反动派日日夜夜的迂回战斗。游击队员的疾病和患者,都是壮医冒着生命的危险深入山洞去治疗的。正由于战斗锻炼了壮区的人民,也锻炼了壮医的医疗技术,因而不仅壮医止血驳骨的伤科技术和防治风湿病、传染病的方法日益提高,而且形成了群治的医疗网。可以说村村寨寨能挑痧,山山有壮药,乡乡有壮医,久盛而不衰。

6. 新中国成立以来

1949 年 10 月 1 日,伟大的中华人民共和国诞生了。国家非常关心壮区人民的卫生保健事业,在"一穷二白"的艰苦情况下,先后在壮区成立县、乡卫生医疗机构,派出大批的中西医务人员深入壮区山乡服务,为防治疾病起了巨大的作用。但由于壮区幅员辽阔、村落分散、气候特殊、地理复杂等因素,在防治疾病的过程中,土生土长的壮医,仍然是不可缺少的重要力量。壮医和中医、西医的同仁并肩战斗在防治疾病的战线上,为人民的健康作出了应有的贡献。

壮医虽然有悠久的历史,有丰富的医疗技术,但在新中国成立前,由于民族的偏见和歧视。一直没有得到发掘整理,只有新中国成立之后,才能逐步开展起来。在 20 世纪 50 年代中后期,覃保霖医师致力于这一工作,先后发表了《壮医陶针考》、《陶针疗法》、《壮医源流论》等文章,对壮医的诊疗技术做了简要的介绍。1979 年苏汉良医师对流传于河池、柳州的壮医脉法,做了初步整理,并发表了《壮医民间脉诊的探讨》一文,这虽是个人努力进行工作,但已引起一些人的瞩目。

党的十一届三中全会以来,在国家《宪法》和《民族区域自治法》的光辉照耀下,壮医的发掘整理工作被提到重要的议事日程,受到各级卫生、民族行政领导部门的重视,在新的起点上迈出了新的步伐。1983 年 7 月广西壮族自治区卫生厅把壮医研究列为重点课题,由医史文献副研究员黄汉儒负责组织有关科技人员,从文献搜集、文物考察和实地调查三方面入手,对壮医的历史和现状进行研究,初步摸清了壮医现有两千多人的学术队伍。1985 年 4 月,经自治区卫生厅批准,建立了全国第一家壮医门诊部。广西中医学院壮医研究室主任班秀文教授,招收了我国医史上第一批壮医研究生。1985 年 5 月,中华人民共和国国家科学技术委员会批准建立广西民族医院研究所,明确要求运用传统和现代的方法和手段,对壮、瑶等少数民族医药进行发掘、整理、研究和提高。1986 年 6 月,中共广西壮族自治区党委,自治区人民政府作出决定,将南宁地区人民医院改建为广西壮族自治区民族医院,从而为壮、瑶等民族医药研究提供了一个较好的临床验证基地。这一系列的措施,展示壮医研究的春天已经到来,前景是令人鼓舞的。人们有理由深信,古老的壮医,必将以崭新的面貌自立于世界传统医学之林。

二、病因病名

壮族聚居岭南亚热带地区，为阳盛之处，雾露之所聚，号称炎方，又濒海，故湿热尤重，为常见病因。宋代《岭外代答》载："岭南天气郁蒸，阳气多宣泄，冬不闭藏，草木水泉皆禀恶气，人生其间，日受其毒，元气不固，发为瘴气。"这是岭南地区发病观的文献记载。壮医对人体发病机制的认识，首先重视元气的决定作用，认为致病因素是一种恶气，又称毒气，在人体元气不固时，恶气就附于人体而发病。

恶气有寒有热，有轻有重。恶气轻者有痧气、瘴气、湿气、风气、蛊气等；重者以毒冠之，如痧毒、瘴毒、湿毒、风毒、蛊毒的。

壮医认为大部分毒气是有形可见的，如痧毒中人，可在患者胸背部结成一定的痧点，如羊毛痧即是其中痧气之一。又如沙虱毒壮医认为毒气附于沙虱虫体中。晋代《肘后方》有疗沙虱毒方条，该篇详细记载了岭南人对沙虱毒的认识，已知道沙虱虫（今恙虫之幼虫）细小不可见，由毒水（疫水）接触皮肤而发病。至于虫毒、蛇毒等，壮医早就认识了其毒具有物质性，并知道用蛇毒取集部分蛇头为制毒箭之物。壮医认为，毒气入身，进心则死亡，恶气中身，久郁不去，也能积久成毒，危害生命。

由于壮乡地理环境的特殊，气候的恶劣多变，壮族人民生活习惯的不同，因而对疾病的发生，多侧重在"邪毒"方面，认为"无邪则无病，有病必有毒"。概括起来主要有痧、瘴、蛊、毒、风、湿六大类。

(1) 邪毒：凡能导致脏腑不和，气血失调，都叫做邪毒。其中分有寒毒、热毒、风毒、水毒、虫毒、食毒等。

(2) 痧气：痧是疫疠暴发的急性病。痧的病名最多，据德保县老壮医罗家安所著的《痧症针方图解》一书（手稿）所载的82种病症，其中有20多种是壮医独特的病名，如"天寒"、"地冷"、"蛇龙吊"、"七星"、"电光"、"肚带"、"胫喉"、"蛇惊"、"猫惊"、"红毛"、"耳羊""红头痧"等。这是罗医生在长期临床中的经验总结。目前在壮区最流行的痧症，一般分有热痧、寒痧、蚂蝗痧、漂蛇痧、红毛痧、闷痧等。

(3) 瘴疫：瘴疫与痧气都是引起急性疾病的因素。但瘴气是指山岚浊水的恶气或动物死烂之瘴气而言，兵燹之后战场污染，均属此类；痧气则偏重于四时气候的聚变，以致人体不能适应而发病。瘴气的分类，晋代嵇含《南方草木状》分为青草瘴、黄茅瘴、黄芒瘴；宋代分冷瘴、热瘴、哑瘴、炎瘴、烟瘴、岚瘴、暑湿瘴、毒气瘴，并认为冷瘴较轻不死，热瘴可救，哑瘴重可死亡，（见《岭南卫生方》）。

(4) 蛊毒：蛊分有虫蛊、食蛊、痰蛊、水蛊。毒有多种，根据毒气所依附的具体事物命名，如蛇毒、药石毒等。

(5) 风毒：风为百病之长，包括的疾病很广，有三十六种风和七十二种风之分。如马山县医药古籍普查工作中收到壮族群众上交的老壮医遗留的手抄本专著《此风三十六样烧图》，就列举了冲风、肚痛风、急惊风、鹦厌风、呕迷风、撒手风、鲫鱼风、马蹄风、慢鹜风、天吊风、看地风、昏迷风、挽弓风、蛇风、螺蛳风、鸡爪风、乌鸦风、蚂拐风、鱼口风、潮热风、慢脾风、夜啼风、内吊风、贻鹜风、鸟宿风、脐惊风、水泻风、鹊惊风、虎口风、鹭鹚风、颠楮风、颠羊风、马主痧风、蠷风、痦风、上吐下泻风等。其中发病很急，立即晕倒者称冲风。根据发病快慢，病重情况分为急中风、慢中风、慢脾风等。抽风时双眼上吊称为天吊风，双眼下吊称为看地风。其他的各种风名多根据发病时抽搐的表现以壮乡常见之物的形象来命名。

(6) 湿症：主要分为湿热、寒湿、风湿、湿毒等。

(7) 虫兽咬伤和跌仆损伤

(8) 劳役过度，损伤筋骨：新中国成立前的壮区，由于交通不便，人民相互来往不多，生活简单朴素，思想较为淳厚，相对来说，七情所伤引起的病变，多处于次要的地位，因而情志的病变，没有引起足够的重视。加上当时的人生活水平很低，营养不足，抵抗力差，其病变多由于外感引起，所以在和疾病作斗争的过程中，多侧重于外界邪毒的总结。从以上所举，便足以说明是偏重外界的致病因素，忽略了七情对病变的影响作用。

对于邪毒侵入人体的途径，除了自口鼻、肌肤而入之外，还有从肚脐、前后阴而入，因而在防病上，除了注意饮食卫生、防止从口入之外，还注意脐口和背肌肤的保护，才能抵抗邪毒的侵袭。

三、诊断方法

在长期临床实践中，壮医也逐步形成了颇具特色的诊断方法。举凡望诊、脉诊、甲诊等，均有独到之处，值得加以总结研究。

（一）望诊

民间壮医十分重视望诊，特别是面部望诊，认为正气的盛衰、病情的轻重都可以从面部气色中诊察出来。许多脏腑病症，也在面部有所表现。如南宁地区隆安县一位老壮医善治阴疮（包括某些恶性肿瘤）及鼠疮，他有一套独特的面部望诊方法：凡是患者额部及印堂部位出现暗黑色或灰色无华者，能说出体内有"阴疮"存在；暗黑灰色自上而下伸延，表示病情由轻转重；暗灰色伸延至两颧后多不可治。一些民间壮医还能从面部望诊中诊断出各种不同类型的痧症，如羊毛痧、蚂蟥痧、七星痧等。

（二）脉诊

目前已知壮医有两种脉诊法：一种是流传于柳州、河池地区一带壮医民间的三指四肢脉诊法。其法以手臂、腘窝等部位的支脉候脏腑的病变。如上肢中部外侧候胸中、颈、头巅，上肢上节中部候头、心、心包；上肢上节内侧候咽喉上，中、下端。下肢腘窝外侧候腰、肾、腿；下肢腘窝内侧候男性睾丸、小肠、膀胱。布指法：示、中、无名指均控成略为三角形（如品字形），相距约一寸，首先以示指端放上部，继而中指放在示指的前部，然后无名指于下部。部位取准后，三指用同样力量，认真探索脉搏是否正常。正常脉和缓均匀，不急不慢，不上不下，不大不小。急慢、上下、大小脉均属病脉。据报道，壮医此种脉诊，对妇科病的诊断价值较高。

壮医另一种脉诊法流传于左、右江地区。据调查宁明县海渊乡桐骨村有一位壮医擅长此种脉诊法。这种脉诊法也是较具特色的。首先是脉诊部位比较特殊，不同于中医脉诊。如在上臂内侧中段部位以候胃；在前臂中段外侧候肾等。其次是布指方法特殊，一般只用右手中指诊脉，即单指诊法，无所谓寸关尺之分。这种脉诊法比较注意脉诊部位的皮肤温度，并以此为依据断定是冷脉或热脉；以脉象的缓急候疾病之寒热及疾病进退情况；尤其注重脉诊与面部望诊相结合，如脉急，面黑指示肺部疾患正在发展。根据该老壮医的介绍，这种脉诊法可对某些危重症进行预后诊断，还可诊察患者是否患了食忌。

（三）甲诊法

壮医在诊断上的另一特色是十分重视甲象。认为不甲的不同颜色、形状，可以反映人体脏腑病机的变化。其诊法是：在自然光下，患者伸手俯掌，各指自然伸直，医者于相距一尺处以目直接观察。诊察对逐一检查各指指甲体、甲床、月痕、皱襞、孙络,分辨其形状、质地、颜色、泽度、动态等。一般诊视两手指甲并互相对比,必要时亦可诊察两足趾甲。壮医甲诊的内容十分丰富,已知的甲象辨证要点有28种,即本色甲、葱管甲、蒜头甲、鱼鳞甲、瘪螺甲、鹰爪甲、匙形甲、扭曲甲、脊棱甲、横沟甲、软薄甲、粗厚甲、竹笋甲、脆裂甲、胬肉甲、萎缩甲、暴脱甲、白色甲、红紫甲、紫绀甲、青紫甲、兰色甲、黑色甲、斑点甲、痊蚀甲、啃缺甲、癥瘕甲等。除本色甲外,每一种象都有各有所主,提示一种或多种病症的存在及轻重缓急情况,在临床上有一定的诊断参考价值。

此外,壮医还有不少比较特殊的诊断方法,如在药线灸疗法中常用的表里反映诊断法;在痧症诊断上常用的芋头诊断性治疗及石灰水诊断性治疗;脉诊和目诊,认为脐口是生命之根蒂,眼睛是人体器官的缩影,从脐部的触摸和眼睛色泽的变化,可知内脏的病变等。在临床上对某些病症的诊断确有独到之处。

四、药物资源

壮区境内山岭绵延,丘陵起伏,石山林立,江河网络,是多热多湿的亚热带气候,是很适合各种动、植物生长的自然环境,所以药物资源非常丰富。

壮族先民在长期与疾病作斗争中积累起来的经验,在很早以前已认识到动物、植物、矿物在医疗上的应用。如唐代李珣的《海药本草》首次将蛤蚧收入,并有壮族先民采集加工蛤蚧的记载:"俚人采之,割腹以竹开张,曝干鬻于市,力在尾,尾不全者无效。彼人用疗折伤……主肺痿上气,咯血,咳嗽,并宜丸散中使。"山獭,《岭外代答》载:"山獭,出宜州溪峒,俗传为补助要药……峒獠犹贵重,云能解药箭毒,中箭者,研其骨少许,傅治立消。"《本草纲目》进一步指出山獭的阴茎主治"阳虚阴痿,精寒而清者,酒磨少许服之。獠人以为补助要药"。瑇瑁,唐代陈藏器《本草拾遗》云:"瑇瑁,寒、无毒,主解岭南百药毒,俚人刺其血饮,以解诸药毒。"

(一) 动物药

根据文献记载,古代壮族地区出产的动物药有黄羊、嘉鱼、乳虫、竹鱼、珍珠、鲳鱼、盐龙、鹦鹉、鳖、石羊、金蛇、银蛇、蟒蝣、蓝蛇尾、蜈蚣、鸠喙、犀角、鹧鸪、蜂、两头蛇、白花蛇、十二时虫、鹗、犛牛、蚺蠬、蚁、翡翠、吉丁虫、香鼠等。这些药物,有些是补益气血(鹧鸪、山羊等),有些能清热解毒(珍珠、犀角等),有些是祛风镇痉(蜈蚣、白花蛇)。其应用的范围很广,如善而用之,当收到满意的效果。

(二) 矿物药

矿物药包括可供药用的天然矿物,矿物加工品及动物和植物的化石。在壮族地区,利用矿物供作药用,具有悠久的历史,早在陶弘景的《名医别录》就记载有始安郡的滑石。《岭外代答》就有关天然水银的记载"邕州左右溪峒,归德州大秀墟,有一丹穴,真汞出焉",清代谢启昆《广西通志》曰:"水银,一名录液,出泗城,有生熟。"又如石药,《本草拾遗》说:"南方俚人,以傅箭镞及深山大蝮中人,速取病者当顶上十字劙之,令皮断血出,以药末疮上,并傅所伤处,其毒必攻上,下泄之,当出黄汁数升,则闷解。俚人重之,带于腰,以防箭毒。"可见壮族先民在长期的生活实践和与疾病作斗争中,逐步认识各种矿物药。根据初步的搜集,矿物药有无名异、天然水银、土硫黄、石药、丹砂、石钟乳、炉甘石、青石、赤石、黄石、白石、黑石脂、自然铜、绿青、石燕、铅粉、锡、金、滑石、蛇黄、冷石、石膏等。其中无名异、石膏、滑石至今在国内仍是有名的药物。尤其天然水银,目前国内仍十分稀少,但在我区百色地区仍有储藏。这些药物有的是清热利尿（石膏、滑石等），有的能镇痉息风（赤石、金等），有的是解毒杀虫（水银、硫黄等），效果都很好。

（三）植物药

痧、瘴、蛊、毒是壮族地区的多发病，热毒痈疮，跌打损伤、风湿痹痛、泄痢、正气虚弱在壮族地区也很常见，壮族先民在实践中寻找治疗这些疾病的药物，积累了丰富的经验。

1. 毒药和解毒药

《岭外代答》载"广西妖淫之地，多产恶草"。据广西地区文献记载，壮族地区的毒药很多，有曼陀罗花、断肠草、胡萝草、黄金茄、菌毒、杭药、毒蛇草、篞竹、墨茄、鸡母、火旺、羊角纽等。壮族对毒药的认识是很早的，制作毒箭的历史悠久。晋代张华《博物志》中说："交州夷名曰俚子，俚子弓长数尺，箭长尺余，以燋铜为镝，涂毒药于镝锋，中人即死。"隋代巢元方《诸病源候论》记载有岭南俚人使用的五种毒药：不强药、蓝药、焦铜药、金药，菌药。壮族人民善用解毒药，正是由壮族地区特殊的地理环境造成的，正如《本草拾遗》云："岭南多毒物，亦多解物，岂天资乎"，"岭南多毒，是解毒之物，金蛇、白药是矣"。葛洪《肘后方》云："席辩刺史尝言岭南俚人，解毒（甘草）并是常见物。"壮族解救断肠草中毒的常用方法有用生羊血、猪、鹅、鸭血灌肠、伏卵未生雏者加香油、粪水、蚺蛇胆、熊胆、薤菜汁、番薯叶黄糖猪油灌之及催吐法。创用解毒药，是壮族人民智慧的结晶，其使用解毒药的范围很广，如解毒箭毒有甘蔗、人屎、妇人月水、猪腰子、鹅抢。解毒药陈家白药、甘家白药、山豆根、黄连、薤菜、甘蕉根、草薢。解蛊毒有吉利草、钩吻、菱香草、锦地罗、郁金香、襄荷、芸香、黄环、草犀。解虫蛇毒有蒜、黄药子、独脚莲、续随子、苦实、秦皮。解饮餐中毒的有圣齑、橄榄、白豆蔻、黄芦、茴香、白萝葡、金荆、肉豆蔻。解诸毒者有甘草、都淋藤、钗子股、白花藤、白兔藿等。

2. 治瘴气药

壮医治疗瘴气，除用挑草子等浅刺疗法外，尚配合内服药物，如马槟榔、红花茶、羊桃、杜茎山、山奈、白云、龙脊茶、蔺子、槟榔、含水苍、高良姜、羌黄、楮叶、金藤、辣椒、苦乐、王瓜、烟叶等。疗效很好。如红花茶，赵学敏《本草纲目拾遗》曰："红花茶，出粤西，似红花、嫩苗为之，土人制以赠客，宋代邹道乡有诗'消膈滞宿食，辟烟岚瘴气'。"《岭南杂记》曰："羊桃……又能解蛊毒岚瘴，土人蜜渍盐腌以致远。"《本草图经》载："杜茎山，生宜州，味苦，性寒，主温瘴寒热发歇不定。"

3. 治跌打损伤药

有金狗脊、罗裙带、接骨草、刁枪草、木棉、钩樟根皮、三七、白芨、骨碎补、无患木、苏木、降真香、金不换、还魂丹等药及方。其中三七久负盛名，《本草纲目》首次收入，云"生南丹诸州番峒深山中……主治止血散血定痛，金刃箭伤，跌仆杖疮血出不止者。"《本草纲目拾遗》载："人参补气第一、三七补血第一……三七出右江土司边境，土人入山采根暴干……又有一种出田州土司，如佛手形，名佛手三七，云此种系野生，入药更胜。"

4. 清热药

以清解里热为主的药物有皱石丹、苦地胆、金果榄、木蝴蝶、木竹子、葛仙米、青鱼胆、土槟榔、铜鼓草、金樱子、土菌、都营草、半边山、攀倒瓶、木脚子、山胡椒、思泽香、芸苔菜、甜菜、天冬、金银花、一枝箭、芦荻竹、黄栀子、木鳖子、车前草、石莲子、九里明、珍珠菌等。

这些药主要是有清热作用，因而大部分也能治疗瘴气、痧气。

5. 补益药

有仙人冻、佛桑花、桃金娘、橹罟子、龙眼、波罗蜜、何首乌、荔枝、雷菌、倚待草、肉桂、补骨脂、茯苓、人胞、虎耳、桑寄生、仙茅、黄精、百合、黄花草、白金瓜等。

6. 治痧症药

治疗痧症除用浅刺外，尚配合药物内服。如《本草纲目》载："龙柏药性考补遗：肥儿草，产广西平乐县，治小儿一切疾及痧胀，需如要药。"《龙州纪略》曰："马连鞍，治痧症。"《庆远府志》曰："水萝葡，治绞肠痧及泄泻。"计治痧的药物有藿香、荜茇、苍摩勒、零陵香、风膏药、不死草、红果草、桂丁、黄皮果、罗晃子、五眼军、使君子、黄药根、蔓陀罗花、杉菌、土落草、山茶、茱萸、香糯、相怜草、山姜花、金盏草、天竺黄、莪术、龙骨树、水芝麻、柿、虎刺、南星、薄荷、缩砂、木贼草、苍耳子、薏苡仁、夏枯草、桔梗、益母草、香附子、槐花、马鞭草、仙人掌、陈皮等。

7. 驱风湿药

有箭头风花、千年健、石楠、丁公藤、土牛膝、鸡桐、草麻子等。

从以上的药物种类，可见壮区的药物资源是很丰富的。虽然有一部分已失传，但大部分目前仍然应用于临床，只要加以整理提高，当能扩大其应用范围，为人类解除痛苦。

新中国成立后，在有关卫生行政部门的领导下，医务科研人员深入山区村寨，对壮药的种类、分布、资源、应用等做了比较全面的调查。1984年方罗等编的《壮族民间用药选编》一书，共收有壮族民间常用药500多种，为提供研究壮药，作出了一定的贡献。人们深信，丰富多彩的壮族药物，一定能在保健的园地里争芳吐艳。

五、治疗技术

壮医传统治疗，常为多层次综合治症，既用壮药内服外洗，又有针术角法、挑刮挟捏及熏蒸汽雾并用，辨证论治，随证施用，方法周到，功效良捷。

（一）壮医方药

壮医传统用药，多依辨证理法，内服药组方不过数味，用力较专，调度得宜，故能取精而用宏。传统方剂有运、行、通、导、摄、清、制、化八大类。其中运气、行血之方最多，运转气机，行血养血，则气血调和，根本自固，机体康复，依次通其郁结，导其瘀滞，摄其精华，清热解毒，皆针对病机适宜施用，再益以制约三部，化生精血，以竟全功。是以壮医学者，专功术业，致力于运气、行血、通结、导滞、摄纳、清毒、制约、化生等大法，随机应变，调度施治。

（二）壮药熏洗

壮族地区草药种类甚多，大部分可用于煎水洗浴治疗。或煮药蒸汽，令患者坐于围布罩棚中熏焗治疗。对外感、内伤、麻痹、风湿、痧症等，壮医常以多种草药组合，煎水洗浴熏蒸，外用药较少禁忌，其取药多力宏，功能运气行血，祛秽除病，故能一身轻快，诸症缓解向愈。

（三）带药佩药

壮医佩药治病，起源于古代的卉服。据《平马县志》引《岭表录异》佚文，当地壮族俗尚

"卉服"。原来古代壮医审视草木寒热温凉属性，选用勾芒、红蕉、桐花、琼枝、婆罗、古贝等令患者佩带，有散寒祛湿或清热之效。当然佩药不限于草木。壮族民俗，令婴儿披鹅毛以辟惊痫等症。通常选用馥郁透窜性药，以丝线串系，给患者佩挂于颈项或戴于手腕，对慢性疾病更为适宜。

（四）槌药敷贴

壮医治痈疽疔疮，跌打损伤，常用草药捣烂连同自然汁敷贴患部，亦有制成药膏药散，随时备用，敷贴疗法，效用甚佳。

（五）祛秽消暴

壮医外科，尤重消毒，常选用橘柚、黄皮、香樟、苦楝、乌桕、枫叶、金银花藤等药，加水煎沸，蒸煮医具，掌医盥手，冲洗患部伤口，壮语称为"祛秽"。经祛秽消毒，然后施术治疗，是古代壮医消毒良法。

（六）洗鼻雾化

壮医对鼻病、喉病及呼吸系统病症，常煎煮草药液吸入洗鼻，或蒸化气雾，令患者吸入治疗。据宋代周去非《岭外代答》卷四记载："邕州溪峒，以瓢盛山姜汁或盐水，执小管插鼻，导水安流入鼻，既饮必噫气，凉脑快膈莫此若也。"山姜洗鼻可治鼻渊，壮药雾化治鼻炎均能取效。而盐水洗鼻，亦属良法。昔人误称为鼻饮，其实是壮医洗鼻治疗。

（七）隔离更衣

壮族聚居点，每当时疫流行，不仅病家谢绝串门，邻村之间亦暂不交往，寓群体隔离之意。又壮人远归，常止于村舍外，待其家人提篮装衣往迎，将换下衣物蒸煮，以祛除涸秽、消沙虱毒，明代魏濬《峤南琐记》曾记其事，此实系壮医重视隔离更衣的传统。

（八）角吸疗法

壮医擅长角疗，常用黄牛角、山羊角、鹿子角或黄猄角作成角具，对各种药症选定不同部位进行角治。晋代葛洪为实验炼丹术求为容州勾漏令，虽止于罗浮，但仍漫游勾漏，观光壮区。今勾漏洞尚存葛洪翁炼丹遗迹，《肘后方》卷五亦记有当地角法。唐代以后此法普及全国，但各地已改用工具或称为拔火罐，唯独壮医迄今仍守传统称为角法。

（九）骨弓刮法

壮医对外感时病、内伤杂症，常采用骨弓刮治，工具制造是采用马、鹿、麂、糜等野兽肋骨做成骨利弓，根据辨证论治，选在患者背廊、肩楼、肘弯、膝弯等部位进行刮治。其源盖出于狩猎时代，以兽骨制器并用骨刮弓治疗。

（十）药刮法

壮医不仅用骨弓刮法，同时还有药刮疗法。对许多急病，常采用药物刮治，如壮热实证，用芭蕉根蘸石灰水刮治；邪毒深入，则用野芋根刮治。其他杂症，亦用各种适应药物根茎加以刮治。

（十一）挟捏法

仓促发病，来不及用药或用其他疗法，壮医常直接用夹捏法治疗，多选在头额、颈项、背胸、肘弯、膝弯及各部穴位，掌医屈曲中指、示指以指关节侧面进行夹捏，施术方便，见效迅速，各种常见病,均可施治。

(十二) 灯花灸

小儿急慢惊风、客忤、痄腮、咳喘、食滞、泄泻等,壮医常用灯花灸。施术时用灯心草或细麻线蘸菜油少许,向檠上灯花点火,迅速淬向穴位,啪啪有声,施治方便,具有成效。

(十三) 药线灸

壮医用运气行血、通痹导滞药物泡制药线,时病杂症,随点随灸,具有行气止痛、活血化瘀、通关利节、消炎去肿等效用,施治方便,效果良好。

(十四) 挑针疗法

挑针疗法源于古代壮医挑沙风毒及挑草子疗法。据晋人葛洪《肘后备急方》治卒中沙风毒方第六十六:"见岭南人初有此症,即以茅叶刮去,及小伤皮则为佳;并谓已深者,用针挑取。"宋代范成大《桂海虞衡志》亦云:"寒热时疫,南中吏卒小民,使人以小锥刺……谓之挑草子。"

(十五) 陶针疗法

陶针以陶为针,是古代壮医传统医疗技术。最初用陶片洗净,轻激成锋,消毒备用,后世或改以金针施治,仍沿用陶针穴位。按病位分上、中、下,手法用轻、重、平,凡热证、表证、阳证及上部或气分病,虚补实泻,重上轻下;寒热交错、虚实相兼、半表半里及偏于中部之病,则中都平刺,两胁轻刺。考此法起源于古代砭石治疗,李时珍《本草纲目》卷十曰:"次瓷针治疗,亦砭之遗意也。"盖九针自南方输入中原,陶针虽部分为金针取代,但壮医仍保存陶针古法,在临证实践中有独特效果。

(十六) 掌针疗法

根据壮医手部经络与脏腑相关,形成网络点。通过长期临床实践,掌面掌背的88个穴位点,运气行血,解郁导滞,摄精清邪,制约化生,适应范围,施治广泛。

(十七) 跖针疗法

根据壮医经络分布,跖面网络点与脏腑相关,足跖66个穴位点,施治奇难杂症,有独到之处。

(十八) 颅针疗法

颅针是根据壮医巧坞网络系统,以发施穴为中心,采取颈外定穴,以治脏腑气血躯体百节之病,为壮医特殊疗法之一。

(十九) 旋乾转坤针法

旋乾转坤针法是壮医金针传统疗法,融会古代砭石、陶针、角疗的经验,遵循壮医针砭古法"轻刺阳证,重刺阴证,平制和中"的实践经验,以轻飏、凝重两种基本技法交互运用,组成三度八法运针节度。壮医针术古法与《灵枢·终始篇》"一刺则阳邪出,再刺则阴邪出,三刺则气至,气至则止"的理论互相会通。

六、防治特点

壮医在长期和疾病作斗争中,根据自己的地理环境气候变化特点,逐步摸索总结出一套防治方法,形成了有药物内服、熏洗、外敷、佩带、消秽及陶针、挑针(金针、银针、植物尖刺)、刮痧(磁碗刮法、骨片刮法)、角法、药物煎水洗鼻或雾化、药线点穴灸、灯芯火烧等多种又防又治的综合疗法。壮医这些防治方法,表面看来,有一部分与中医的疗法相类似。但它是根据特殊的环境而摸索出来的防治方法,有独特的风格,有地方性的特点。可归纳为如下几点。

(一)外治为主,偏重祛毒

壮医认为人之所以发生疾病,是由于受到"毒气"的侵犯。这种"毒气"能使人的气血紊乱、脏腑不和,所以治疗一定要祛毒为先。根据毒气侵犯不同的部位,采取不同的治疗,如毒气自皮毛肌肉而入,则用刮法或挑法;毒气从口鼻而入,则用洗鼻漱口或雾化;毒气从脐口而入,则用磁拨法,或脐周药线点灸法;毒气从二阴而入,多用熏洗之法。当然,对于特别危重的患者,或缠绵多年不愈的痼疾,也适当配合草药内服,例如,高热神昏的患者(如闷痧之类),既刮痧、挑痧,又用鲜南蛇勒苗搞烂取汁灌服;肢节烦痛,每逢气交之变则加剧的患者,除了大风艾、山苍树叶煎水熏洗外,也常常配服千年健或半枫荷之类,以收内外并治之功。

壮医这种外治祛毒的治疗方法,除根据人体内外相通的道理外,也是和壮族人民所处社会环境的特殊性分不开。壮族人民居住分散,人与人的来往不多,虽然不能用"嗜欲不能劳其目,淫邪不能惑其心"(《素问·上古天真论》)来说明,但他们生活比较朴素,思想比较单纯,确实也是事实。因而内伤杂病,尤其是七情所伤的神志病变较少,这也可能导致壮医重祛毒、重外治原因之一。

(二)防治结合,有病早治

壮医在防病上有独特的方法,如早晨的山村,瘴气雾露弥漫,外出赶路,要口含生姜以散寒辟秽;野外耕作,为暴雨淋湿,则取姜葱汤沐浴,姜糖汤热服,以驱寒湿;褥暑六月,多雨多热,湿热交蒸,山溪峒水,必先用白矾沉淀过滤,并多吃生大蒜头,以防虫毒在肠胃滋生;当疫疠流行时,走村窜寨回家,常用草药汤清洗,以辟秽解毒;年老力衰者,常用辟秽解毒或舒经活络之品垫席而睡,正在发育的儿童,则于胸腹佩戴芳香解毒之物。

对疾病的治疗,壮医主张迟治不如早治,根据毒气侵袭的部位,病情深浅轻重,采取或刮或挑,或熏或洗,或外治内服并用。一般病情较轻,多用挑法或刮法;病情复杂而重的,多是内服和外治并用。例如,头晕、头痛、胸脘闷胀,多用挑法或刮法,使血脉通、毒气尽,则全身舒宜;咽喉红肿疼痛而发热者,常用金果榄、无叶金花、火炭母煎水内服的同时,还在四肢指(趾)末端放血,使热毒有去路;发冷发热时,泛恶欲呕者,既用鲜黄荆叶煎水熏洗,又内服黄皮树叶汤,促进毒随汗解。

壮医这种未病先防、已病早治的认识和方法,虽然是比较原始而且初级的,但实际上是符合《内经》"上工治未病"的思想,也符合《金匮要略》"不使邪风干忤经络,适中经络,未流传脏腑,即医治之"的要求。尤其值得一提的是,不仅专业的壮医,能掌握比较完整防治疾病的方法,甚至连中年及花甲之年的老妪,也或多或少能掌握一二种防治的技术,所以在壮族聚居的地方,不论病倒在田头,或病倒在山边,随时都能得到简便的治疗。这种群防群治的经验,尽管是粗糙的,但它却是壮族人民与疾病作斗争的结晶,只要加以整理提高,仍然是有其实用意义的。

(三)用药简便,贵在功专

广西地处亚热带,药源丰富。据初步调查,植物药、动物药、矿物药共一千多种,大部分出产在壮族居住的地方,因而壮医的用药,很讲究简、便、验的要求,既能就地取材,又能讲究实效,不论外用或内服用药,都很注意选用作用大、功效快的药品,一般是常用1~3味,最多也不超过5味(个别特殊者除外),以防药多而杂,反而影响疗效。例如,在桂西山区一个壮医,擅长治疗急性乳腺炎,他常用的两位药,在屋前寨边都可找到。当患者乳房红肿疼痛、灼热难堪、发热恶寒时,即取适量鲜芭蕉根搞烂加温外敷患处,约一时许,乳房疼痛消失,继即在背部腧穴、肝腧穴针挑出血,第二日换用鲜马鞭草捣烂加温外敷患处,一般治疗2~4日则疼痛完全消失。在右江盆地有位女壮医,善治妇科病,她对血虚引起的月经不调,常用黑豆与鲜嫩益母草(酌加油盐)煲熟做饮食疗法。她认为黑豆色黑入骨,能补肾而暖子宫。鲜嫩益母草能补血活血,有利血液的生机。此种事例,在壮族地区的村村寨寨都可找到,实在不胜枚举。

(四)扶正补虚,必配用血肉之品

在广西丰富的药物资源中,虽然也有蛤蚧、黄精、龙眼肉、土当归、土党参等补养之品,但总的来说,扶正之剂是不够配用的,因而壮医治疗气血两虚、正气不足之体,多配用血肉有情之品,例如,宫寒不孕,常用山羊肉、麻雀肉、鲜嫩益母草、黑豆相配合作饮食疗法;肾虚腰痛,则用猪骨或牛骨配藤杜仲、千年健煲水服;颈肢节胀痛,历久不愈,每逢气交之变则加剧者,主张多吃各种蛇肉汤或穿山甲肉汤,以便既能扶胁正气,又能祛风通络;肺胃阴虚,干咳无痰,喜用猪骨或老母鸭肉、鹧鸪肉煲莲藕吃,取其甘润以清养肺胃。不仅虚证如此,有时虚瘀夹杂之体,也配用血肉之品,例如,脾虚不统而肌肤紫癜者,常用土党参、土黄芪、苏木益气化瘀之外,常配服淮山药牛肉粥,以加强其扶正之力。总之,壮医在长期的医疗实践中,对动物药的应用,已经积累了很宝贵的经验。他们认为凡是虫类的药物都能祛风止痛;鱼鳞之品可以化瘀通络,软坚消块;介甲之属,能滋阴滋阳,安心神而定魂魄;飞禽和走兽,虽然有刚柔不同的性能,但都能温养或滋养气血,燮理阴阳,为扶正平和之品。这些经验,尽管是初级的,但用之临床,却收到满意的效果,可以说充实了饮食疗法的内容,值得加以总结推广。

总而言之,壮族人民生活在"雾露炎蒸,为瘴为疠"的山区,长期与"虫蛇草木之毒"(俱见《岭南卫生方·原序》)作斗争中形成的壮族医药,其内容是丰富的,其治法用药也表现了独特的民族特点,对于壮族医药这支民族奇葩,人们应该引以自豪,并努力发掘提高。

妇科奇难病论治

班秀文 著

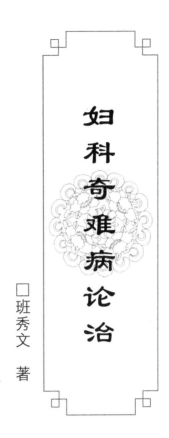

开头的话

这本小册子,是本人长期从事妇科临床实践经验总结的一部分,既有理论的阐述,又有实际的案例,以理论指导临床,从实践验证理论,其目的除了与同行相互交流经验,以达到"抛砖引玉"之外,对于刚参加临床实践的青年中医同志来说,更有参考的价值;同时对于妇女患者,由于种种原因,不能及时就医者,可以根据案例对症下药,能收到自我疗法,解除病痛的功效。

书中所列的40多个奇难病种,有些病种是临床中少见的,或者虽然是常有的疾病,但妇女却认为是"隐疾",不轻易对别人讲的,都属于"奇"的范围;另外有些病种,通过正确的治疗,虽然可以达到疗效,但由于病情复杂或顽症痼疾,一时不能取效者,必须善于辨证立法,守方遣药,前后互应,贯彻始终,持之以恒,才能收到预期的效果,即所谓"难"治之症。这些奇难病种的经验总结介绍,对青年中医,从中可收到借鉴的作用;对中医爱好者的自学,也可以收到开导和推动之功。

在每个病种中,主要重在论治,所选用的方药,是通过多次实践的结晶。但由于疾病的复杂,症情多变,个人学识经验有限,也许有遗漏或错误的地方,希望广大读者批评指正。

岁次戊辰年季冬　班秀文
1988年11月15日于广西中医学院

《妇科奇难病论治》目录

妇科奇难病论治 …………………… （145）
 第一节 经行抽搐 …………… （145）
 第二节 经行吐衄 …………… （146）
 第三节 经行乳胀 …………… （148）
 第四节 经行瘾疹 …………… （149）
 第五节 经行浮肿 …………… （150）
 第六节 经行头痛 …………… （152）
 第七节 经行便血 …………… （154）
 第八节 经行吊阴痛 ………… （155）
 第九节 氤氲期出血 ………… （156）
 第十节 老妇崩漏 …………… （157）
 第十一节 室女崩漏 ………… （158）
 第十二节 老妇阴痒 ………… （160）
 第十三节 少女阴痒 ………… （161）
 第十四节 妊娠失音 ………… （162）
 第十五节 妊娠尿血 ………… （163）
 第十六节 孕妇跌仆 ………… （164）
 第十七节 宫缩乏力 ………… （165）
 第十八节 羊水过多 ………… （167）
 第十九节 多次流产 ………… （168）
 第二十节 妊娠急性胰腺炎 （169）
 第二十一节 产后尿闭 ……… （170）
 第二十二节 产后便秘 ……… （172）
 第二十三节 乳汁不行 ……… （173）
 第二十四节 产后关节痛 …… （174）
 第二十五节 产后多汗 ……… （175）
 第二十六节 输卵管阻塞 …… （176）
 第二十七节 子宫肌瘤 ……… （179）
 第二十八节 悲怒乳断 ……… （181）
 第二十九节 乳汁自出 ……… （182）
 第三十节 暴怒乳衄 ………… （183）
 第三十一节 乳头皲裂 ……… （184）
 第三十二节 乳头忽凹忽起 …… （184）
 第三十三节 断乳痒疹 ……… （185）
 第三十四节 外阴白斑 ……… （186）
 第三十五节 性交出血 ……… （188）
 第三十六节 撞红腰痛 ……… （189）
 第三十七节 交合涩痛 ……… （190）
 第三十八节 交合惊汗 ……… （191）
 第三十九节 妇人梦交 ……… （192）
 第四十节 临交惊厥 ………… （193）
 第四十一节 少妇阴吹 ……… （194）
 第四十二节 乳腺增生 ……… （195）
 第四十三节 妇女阴痿 ……… （197）
 第四十四节 经前遗尿 ……… （198）
 第四十五节 青春粉刺 ……… （200）
附 特殊病案17例 ……………… （201）
 一、氤氲期浮肿 ………………… （201）
 二、长期经行错后 ……………… （202）
 三、经行口腔溃烂 ……………… （203）
 四、阳虚痛经 …………………… （204）
 五、经行膻中痛 ………………… （205）
 六、肥女闭经 …………………… （206）
 七、宫颈糜烂 …………………… （207）
 八、胎水肿满 …………………… （208）
 九、妊娠瘙痒 …………………… （209）
 十、孕妇抽搐 …………………… （210）
 十一、湿热胎漏 ………………… （210）
 十二、孕妇便秘 ………………… （211）
 十三、性欲异常 ………………… （213）
 十四、痰湿不孕 ………………… （213）
 十五、产后干咳遗尿 …………… （215）
 十六、悲怒发狂 ………………… （215）
 十七、老妇阴疮 ………………… （216）

妇科奇难病论治

第一节 经行抽搐

妇女在经行之际,四肢拘急抽搐,伴汗出肢冷,甚或暂时昏倒者,谓之经行抽搐。

1. 病因病机

从临床所见,本症有虚实之分。实者多由于外感六淫,寒凝或热结,遏阻经脉,或七情过极,肝失条达,气机郁结,以致经脉血行不利,月经欲行而不能,或虽行而不畅,血脉相激而疼痛剧烈,影响肝主筋、主罢极的功能失常,抽搐乃作;虚者多由于平素气血不足,经行时血海空虚,以致"气主煦之,血主濡之"的功能失常,筋脉得不到濡养,故拘急抽搐,甚则昏倒。

2. 论治用药

"治病必求于本",本症治疗,要根据寒热虚实的不同而采取相应的治法。凡是由于寒凝(恶寒肢冷、口唇青紫、经血紫暗、脉沉等)而导致经行疼痛剧烈而抽搐者,当用温经散寒、补血化瘀之法,常用《金匮要略》温经汤(桂枝、白芍、当归、吴茱萸、川芎、半夏、丹皮、麦冬、党参、炙甘草、生姜)加附子治之。附子辛温,走而不守,能通十二经络,凡是经行疼痛属于寒凝者,用之温开止痛,收效迅速。由热邪灼伤津液阴血(经行量少,色红夹小块,大便干结,苔少舌红,脉细数)而热结经痛致抽搐者,当用清热化瘀、凉开止痛之法,常用清化饮(生地、赤芍、丹皮、黄芩、茯苓、石斛、麦冬)配金铃子散(川楝子、延胡索)加凌霄花、泽兰治之。七情过极,肝郁化火(胸胁苦满,心烦怒,乳房胀痛,经色暗红夹块,舌边尖红,脉弦数)而胀痛抽搐者,当用疏肝解郁、清热化瘀之法,常用丹栀逍遥散(甘草、当归、白芍、茯苓、白术、柴胡、山栀子、丹皮)加素馨花、白蒺藜、益母草治之。平素气血两虚(经行错后,量少色淡质稀,面色苍白,舌淡,脉虚细),经行愈甚,上不能滋养头目苗窍,外不能灌注肌肉四肢,以致筋脉失养而抽搐昏倒者,当用温养元气、补益阴血之法治之,常用圣愈汤(当归、白芍、川芎、熟地、党参、黄芪)或人参养荣汤(当归、白芍、熟地、党参、白术、茯苓、肉桂、黄芪、远志、陈皮、五味子、炙甘草)治之。由于肝属风而主筋,故治疗此类疾病不论寒热虚实,在辨证论治的基础上,均宜酌加息风止痉之药,如钩藤、珍珠母、白蒺藜、全蝎、蝉衣之类。

病例 凌某,女,25岁,已婚,工人。1981年10月30日初诊。

15岁月经初期,婚前月经周期、色、量正常。1980年12月结婚,婚后经行超前,量多,色淡,质稀。自今年5月开始,每逢月经来潮,即头晕目眩,心胸痞闷,气息浅短,汗出淋漓,唇面发青,四肢抽搐,剧时昏倒。每次均用镇静剂始能缓解。现头晕,目眩,耳鸣,疲惫,大便溏薄,小便少,脉弦细,舌苔薄白,舌尖红而夹瘀黑点。证属气血不足、筋脉失养、虚风内动之行经抽搐。以益气养血为主,佐以息风之法治之。

处方 炙北黄芪15g 潞党参15g 淮山药15g 当归身12g 川芎5g 熟地黄15g 益母草

10g 白蒺藜 10g 北荆芥 5g 炙甘草 5g

每日水煎温服 1 剂。

按语 本例是阴血亏于下，虚阳浮越于上，筋脉失于濡养，故晕眩而抽搐，治之以参、芪益气，归、芍、地养血为主以治其本，又辅以白蒺藜、荆芥平肝祛风以治其标，标本并治，连续服18剂，疗效显著。半年后随访，病不再发。

第二节 经行吐衄

在月经将要来潮前 1~2 日，或正值经行之际，或经行刚净 1~2 日，口鼻出现周期性的少量出血，数日之后自行消失，称之"经行吐衄"。在吐衄之时，往往下部阴道经行量少，甚或闭止不行，血反而逆行于上，故临床上又有"倒经"、"逆经"等之称。

1. 病因病机

本病发生的原因，历来论述很多，主要有肝肾阴虚、肝郁化火、胃火炽盛、脾肺气虚等四个方面。其中以肝肾阴虚、虚火上炎为多见，脾肺气虚不摄血者，偶或有之。

（1）肝郁化火：肝体阴而用阳，藏血而司疏泄生发，为冲任脉之所系，血海的盈满或空虚，直接与肝的藏血生发有密切的联系。肝气调达冲和，则血海平调，经行正常。如恚怒、悲忧等七情过极，导致肝气抑结，郁久则生热化火，当月经将行之时，相火内动，冲脉气盛于上，血随气火逆行于上而口鼻出血。

（2）肝肾阴虚：肝与肾同是内寄相火，为精血同源之脏，如平素本虚，或纵欲无度，或劳损暗耗，导致肝肾精血亏虚，阴虚则无水以制火，虚火妄动于内，火性炎上，波及冲脉，血随火逆于上，故口鼻出血。

（3）胃火炽盛：胃为阳燥之土而位居中州，是多气多血之经，以和降为顺，如饮食不节，过食辛燥香烈之品，导致胃热炽盛，则胃气不降而上逆，冲脉隶属阳明，胃热炽盛，则冲脉之气偏盛于上，故有周期性的经行吐衄。

（4）脾肺气虚：脾统血而为气血生化之源，肺主气而朝百脉，如禀赋本虚，或劳役过度，以致脾肺气虚，则统摄宣降无能，血不循经，妄行于上，故经将行或经后 1~2 日口鼻出血。

总之，"诸逆冲上，皆属于火"。本病的发生，多与火有关，但火有实火、虚火之分。实火多属七情过极，肝气郁结，气机不畅，郁久而化热生火；虚火则为肝肾阴虚，水不足以制火，虚火内动。气为血之帅，脾肺气虚，则升降失常，不能统摄血液，故血逆行于上，虽然与火性炎上有关，但气虚不统血而逆溢于上，亦不可忽视。

2. 论治用药

本病的治疗，要分清实火、虚火或气虚而采取不同的方法。如肝郁化火，多是头晕目眩，急躁易怒，脉弦数，苔薄黄，舌边尖红，经行超前、量多而吐衄，治之当以清肝泻火为宜，可用丹栀逍遥散加夏枯草、鲜荷叶、怀牛膝、生地黄治之。肝肾阴虚，多是腰膝酸软，头晕，耳鸣，脉虚细，苔少，舌质淡红而经行错后、量少而色淡，如阴虚生内热，则多是头晕头痛，五心潮热，脉细数，苔少，舌红，经行超前、量少而色红，治之当以滋养肝肾之阴为主，可用两地汤（地骨皮、生地黄、麦冬、玄参、杭白芍、阿胶）配二至丸（旱莲草、女贞子）加龟板、山萸肉、茺蔚子治之；如已化热生火，则在滋阴的基础上，加黄柏、知母之苦寒以清热坚阴，牛膝之酸苦以引血下行。胃火炽盛，则口渴引饮，大便干结，脉滑数，舌红唇干而经行吐衄者，宜用清热泻火之法，以泻心汤（大黄、黄连、黄芩）加牛膝、生地、鲜白茅根治之。脾肺气虚不能统摄血液，则气少懒言，面色萎黄，大便溏薄，脉虚缓，舌质淡而经行口鼻出血者，当用益气摄血之法，可用归脾汤（白术、茯神、黄芪、龙眼肉、酸枣仁、人参或党参、广木香、当归、远志、炙甘草）加减治之。

总之，经行吐衄有寒热虚实之分，寒则宜温养，热当清降，虚则宜甘温或甘平，实则清热泻火，药宜对症。本病的表现是血逆行于上焦口鼻，故在治本的基础上，多加用引降之品，以速其疗效。

除了以上辨证论治，选方用药之外，还可用以下便方。

（1）肝肾阴虚：黑豆60g，鲜莲藕带节120g，鲜旱莲草150g。先用清水600ml煮鲜旱莲草，煮成500ml，去渣取药水，然后放入黑豆、莲藕同煮成200ml，酌加油、盐，既当药用，又当菜吃。

（2）胃热炽盛：鲜白茅根、鲜荷叶各取60g，加清水500ml，煮成400ml，当茶频饮。

（3）脾肺气虚：①土党参30g，鲜淮山、土薏苡米各60g，加清水400ml，煮熟加适量红糖吃；②温和灸关元、足三里、三阴交。每日1次，6次为1疗程，有强壮扶正之功。

病例1 韦某，女，24岁，已婚，农民。1975年8月15日初诊。

1年来经行前后不定，量多色淡，持续1周左右干净。月经来潮前1~2日，鼻孔、齿龈出血，每次2~3滴，每日3~6次，经行之后，则口鼻出血自止。平时头晕目眩，肢体困倦，面唇苍白，精神委靡，纳食不香，大便溏薄。脉象虚细，舌质嫩。证属元气虚损、脾虚不能统血之变，治宜健脾益气以摄血，以归脾汤加减治之。

处方　炙北黄芪20g　潞党参15g　炒白术9g　远志肉3g　炒枣仁10g　当归身10g　鸡血藤20g　茺蔚子10g　广木香1.5g　炙甘草6g　肥红枣10g

每日水煎服1剂，连服6剂。在服药的同时，并加用温和灸肝俞、脾俞、肾俞、关元、足三里、三阴交等穴位。

经过以上针灸和内服药物并用，以后经行正常，经行吐衄停止，观察3个月，疗效巩固，病不再发。

病例2 李某，女，24岁，未婚，运动员。1987年5月30日初诊。

初诊　月经不调而伴经行鼻衄已6年，虽经中西药（药名不详）治疗，疗效不满意。14岁月经初期，经行前后不定，量多少不一，色泽一般。16岁之后，经行开始错后7~14日，色泽暗红，夹小块，经行第1~2日少腹、小腹胀痛，持续3~5日干净。18岁开始经行超前，量多，色泽暗红，夹紫块，经将行之前3~4日腰脊胀坠，少腹、小腹及乳房胀痛，触之加剧，头晕头痛，心烦易怒，甚则泛泛欲呕，经行之后则舒，每次经行之时，均伴有鼻孔出血，色泽鲜红，量或多或少，运动量大则鼻血量多。平时带下量多，色泽白黄相兼，质稠如涕，无特殊气味，阴道微痒。夜难入寐，寐则多梦，纳食一般，二便正常。末次月经4月22日。脉象弦细而略数，舌苔微黄，舌边尖红，体型高瘦。证属肝肾阴虚、虚火上炎之变。治宜滋养肝肾之阴，佐以引降导滞之法。

处方　北沙参12g　麦门冬各10g　当归身10g　杭白芍10g　丹参10g　杭菊花10g　川枸杞子10g　炒麦芽15g　淮牛膝6g　枳实5g　生甘草6g

每日清水煎服1剂，连服3剂。

二诊（1987年6月5日）　上方服后，精神较好，夜寐较深，但带下仍多，色泽白黄相兼，外阴时痒，舌质边尖红，舌苔不黄，脉象弦细不数。法已中的，方见初效，守上方去菊花，加淮山药15g、土茯苓20g、夏枯草12g、白蒺藜10g以疏肝健脾、化湿止带。每日清水煎服1剂，连服6剂。

三诊（1987年6月15日）　药已，精神良好，带下正常，现为经行前期，要求未病先治。拟用滋养肝肾之阴、壮水以涵养肝木之法。

处方　玄参15g　麦门冬各16g　生地黄15g　北沙参10g　川枸杞子12g　女贞子10g　丹参12g　淮牛膝6g　莲藕节20g　桑椹10g

每天清水煎服1剂，连服3剂。

四诊（1987年6月25日）　本次经行于20日开始，24日干净，色量一般，经前及经中诸症消失，鼻孔不出血，脉舌如平。嘱不需服药，以饮食调养为主，多吃甘润清凉之品，如水果中之梨子、西瓜；菜类中之冬瓜、丝瓜、莲藕之类。忌食辛温香燥之品，如油条、炒花生之类，以免动火生热。半年后随访，鼻衄不再发。

按患者高瘦木火型之体，长期经行不调，伴有周期性鼻衄，显系肝肾阴虚，不足以制阳，以致肝阳偏亢，疏泄太过，故经行失常；虚火上炎，神魂不安于舍，故平时夜难入寐，寐则多梦；经将行时头晕头痛，心烦易怒，故初诊时以北沙参、麦门冬、川枸杞子、当归身、杭白芍以滋阴养血为主，以丹参、炒麦芽入血，化瘀导滞、引血归经；杭菊花配当归、白芍以平肝而清头目；牛膝滋肾壮腰，配枳实之降气，期能引降虚火下行。二诊时诸症虽减，带下徘徊不变，带下之所以形成，实由于肝气横逆中州，疏泄太过，脾不及化湿而起，故加入夏枯草之苦寒和苦辛平之白蒺藜平肝，以调舒肝气；土茯苓之甘淡和甘平之淮山药以健脾渗湿，治带不忘湿，湿化则带自止。三诊时为防病于未然，故以滋养肝肾为主，但仍用丹参、牛膝者，实是防其留瘀未尽之意。四诊时为经行之后，诸疾在经中已无出现，说明方药已收效，本"无毒治病，十去其九，谷肉果菜，食养尽之，无使过之，伤其正也"（《素问·五常政大论》）之旨，嘱不需服药，以饮食调摄善其后，果然疗效巩固，如《内经》之所言。

第三节　经行乳胀

月经将要来潮之时，乳房轻度胀疼，经行之后则舒，不属病态。如又胀又疼，触之加剧，其或触之有硬块，胸胁苦满胀疼，此属经前乳胀，是妇女常见的疾病。

1. 病因病机

本病的发生，有虚实之分，实者有气滞血瘀、寒凝瘀积、痰湿遏结等的不同；虚者多属肝肾阴虚、虚火内动的病变。从临床所见，以气滞血瘀和肝肾阴虚的为多。盖肝藏血而喜疏泄条达，乳头属厥阴肝经，乳房为阳明胃经所属。如七情过极，肝气郁结，则横逆犯胃，肝郁胃阻，则气机不利，气滞则血瘀，乳络不通，不通则痛，故乳房胀疼，甚则波及胸、胁致苦满疼痛。肝肾阴虚，水不能涵木，经水将行之时，相火内动，上煽胸胁，故乳房胀疼，乳头痒痛交加，胸胁苦满或闪痛。

2. 论治用药

本病的治疗，根据致病因素的不同，采取或疏解、或温散、或化瘀、或祛痰、或软坚等治法。如经水将行，乳房又胀又痛，触之加剧，经行前后不定，量多少不一而夹瘀块，胸闷不舒，苔白，舌质正常，或边尖有瘀黑点，脉弦或沉涩者，为气滞血瘀之变，当用疏肝解郁、活血化瘀之法，方用血府逐瘀汤（桃仁、红花、当归、生地、川芎、赤芍、淮牛膝、桔梗、柴胡、枳壳、甘草）加凌霄花、素馨花、瓜蒌壳治之；乳房又胀又痛，痛过于胀，触之有硬块，经行错后而夹紫块者，此属寒凝瘀结之征，当用温经散寒、活血化瘀之法，以桂枝茯苓丸（桂枝、茯苓、赤芍、丹皮、桃仁）加当归、白芷、熟附子、炒山甲、路路通治之；乳房又胀又痛，触之有硬块，胸胁闷胀，带下量多而色白质稀者，此属痰湿郁结、阻遏气机、血脉不利之变，治宜祛湿化痰、理气和中之法，以金水六君煎（当归、熟地、陈皮、半夏、茯苓、甘草、生姜）加浙贝母、海浮石、藿香治之；如经行错后，量少而色红，乳头胀痛而痒者，此属肝肾阴虚、水不能济火之征，宜用滋养肝肾之阴，佐以疏解之法，以一贯煎（北沙参、麦门冬、当归、生地黄、川楝子、川枸杞子）加杭白芍、何首乌、夏枯草治之。

除了药物内服之外，适当配合药物外洗及针灸疗法，则疗效尤佳，其方法如下所述。

（1）鲜马鞭草 60g，土牛膝 40g，鲜橘叶 30g，苏木 20g，以适量清水煎 30min，趁热熏洗患处，每日 2~3 次，有通行血脉、行气止痛之功。

（2）针灸穴位：肝俞双穴，支沟双穴，足三里双穴，三阴交双穴。属实属热之证，则单针不灸，以强刺激手法刺之，并在肝俞穴针后，挤出 1~2 滴血。属虚属寒之证，先针后灸，以弱刺激手法刺之。

病例 覃某，女，22岁，工人，未婚。1972年12月13日初诊。

初诊 长期以来，月经将要来潮之际，两侧乳房及少腹、小腹胀痛，胀过于痛，按之不减，经行之后则舒。经行错后，2~3 个月 1 行，量少而色红，夹少量紫块，平时腰脊酸困，入寐欠佳，寐则多梦，余无特殊。脉象弦细，舌苔薄白，舌质边尖有黯黑点。证属肝气郁滞、血行不畅而导致的病变。治宜疏肝理气、活血化瘀之法。

处方 当归 9g　川芎 6g　生地黄 12g　赤芍药 9g　桃仁 6g　益母草 9g　川红花 2g　北柴胡 5g　香附 9g　合欢花 6g

每日清水煎服 1 剂，连服 3 剂。

二诊（1973年2月23日） 上方自服 6 剂，月经按期来潮，经前乳房、少腹、小腹不胀痛。但尚有头晕耳鸣，脉象沉细，舌苔薄白，舌质淡而边尖有瘀点。恐化瘀攻伐太过，转以养血为主。

处方 鸡血藤 18g　黄精 18g　艾叶 6g　白芍 9g　赤芍 6g　当归身 9g　阿胶珠 9g　炒柴胡 3g　甘草 5g　红枣 10g

每日清水煎服 1 剂，连服 3 剂。

嗣后停药，观察 3 个月，疗效巩固。

第四节　经行痒疹

在月经将要来潮，或经行之中，肌肤忽起丘疹，其形大小不一，或如粟米，或点大成片，色红或紫，突出皮肤之上，触之碍手而瘙痒难忍者，称之经行痒疹。

1. 病因病机

疹子的发生，有多种原因，有药物中毒、有食物或植物花粉接触过敏、有感染秽浊恶气、有外感火毒热邪等外感因素；也有七情过极而化火生风，迫血妄行，渗溢于皮肤外而形成。总的来说，临床所见，主要是火热之毒郁闭于营分，从血络透出肌肤而形成的病证。妇女在行经期间之所以出现全身发疹，瘙痒难堪，多由于肝郁化火生风，闭郁于营血之间，经将行时，相火内动，火热之邪从血络渗出肌肤所致。由于风火为患，风为阳邪而善变，故疹子骤起骤落；经行之后，火热之毒有去路，故疹痒随经行而逐渐减轻，最后消退。

2. 论治用药

本病治疗之法，总以凉血解毒为主，常用银翘汤（金银花、连翘、竹叶、麦门冬、生地黄、生甘草）或五味消毒饮（金银花、野菊花、蒲公英、紫花地丁、紫背天葵）治之。但妇女多以治血为主，且病发在经行之时，见红必治血，在辛凉解毒的基础上，要适当加入当归、赤芍、紫草、丹皮、桃仁等凉血活血之品；治痒不忘风，要加入秦艽、防风等辛润祛风之品，则疗效显著。

由于疹子忽起忽落，肌肤又热又痒，除了药物内服凉血解毒之外，还要选用曲池、合谷、心俞、肝俞等穴位行针刺疗法，常常收到立竿见影之效。盖曲池、合谷俱属手阳明大肠经，曲池是走而不守的要穴，合谷是能升能散的穴位，二穴配用则能清热散风、解毒止痒；三阴交为肝、脾、肾三经汇合的枢纽，是治疗血证不可少的穴位；心俞、肝俞为脏腑气血转注之处，配三阴交同用，则能宣发，能通行，可清荡血中的热毒，散风止痒而退疹。

本病的治疗，贵在未病先治，不仅在经行发作之时治疗，而且要在下一次经行之前，根据患者的具体情况，有针对性地治疗，一般连续 3 个月，才能达到根治的目的。未病先治，以针刺治疗为佳。

病例 李某，女，24 岁，未婚，1986 年 4 月 4 日初诊。

半年来经行前后不定，量多少不一，色暗红而夹紫块，经将行时乳房、少腹、小腹胀痛，心烦易躁，胸胁苦满，继即全身发痒，出现红色皮疹，忽起忽落。现经行第 1 天、量多、色暗红而夹紫块，躯干、头面、四肢均有红色丘疹，或散在、或成片，痒热交织，以手抓之则痒感加剧，脉弦数，舌苔薄黄，舌质边尖红。证属火热之毒壅闭营血之间，迫血妄行为患。以清热凉血、散风解毒之法治之。

处方 生地黄 20g 赤芍药 10g 南丹皮 10g 金银花藤 20g 野菊花 12g 紫草绒 10g 防风 10g 蒲公英 15g 连翘 10g 凌霄花 10g 白鲜皮 10g 生甘草 6g

每日清水煎服 1 剂，连服 3 剂。

在服上方的同时，每日并行针刺三阴交、曲池、合谷 3 穴（用强刺激泻法），经过 3 日的治疗，痒疹消退。嗣后以调和营卫之法，并配用凉血解毒之品，以桂枝汤（桂枝、白芍、生姜、甘草、红枣）加紫草绒、南丹皮、凌霄花、夜交藤、生地黄之类加减治之。每月服 6 剂，连续治疗 3 个月，病不再发。

第五节 经行浮肿

在月经将要来潮，或在经行之中，出现目胞、下肢浮肿，待经净之后，则浮肿逐渐自行消退者，叫经行浮肿，或经前浮肿。

1. 病因病机

胀者气也，肿者水也，水肿的发生是与脾、肺、肾三脏的功能失常有关。盖肺主气而为水之上源，能宣化津液，通调水道，若肺虚失宣，则皮毛的开合失常，汗液不能外泄；肺气不降，则水道通调无能，水气下行受阻，形成内壅外闭。三焦不能完成"决渎"的作用，则水邪泛滥于肌肤而浮肿。肾为元阴元阳之所，是主水之脏，与膀胱水府相配合，是水湿蒸化排泄的枢纽。若肾阳不足，既不能温养脾土以制水，又不能温化膀胱，因而膀胱气化衰弱，不能化气行水，小便不利，水湿停滞而发浮肿。脾为土脏，有运化水湿、输布津液的作用。若脾虚不运，则津液既不能上输心肺，又不能下注以渗入膀胱，水湿停滞中焦，更进一步损伤脾阳，水湿无所制约而为肿。目胞、四肢为脾所属，水为阴邪，故目胞、下肢先肿。可见水肿的形成，是与脾、肺、肾三脏功能的失常有关，所以前人有"水之标在肺，水之本在肾，其制在脾"之说，确是宝贵经验之论。但此是泛指一般的水肿而言。妇女经期之所以出现浮肿，从临床所见，主要是由于肝失疏泄而起，盖肝藏血而喜条达，肝脉络阴器，肝的功能正常，则肺能治节，通调水道；脾能健运，输布津液；肾能蒸化而主开合。当经水将要来潮之时，相火内动，若肝气郁结，或肝火过旺，反侮肺金，则肺气不能宣发肃降；横逆于中州，则脾土不能健运，转输无能；肝肾同源，肝失疏泄，则肾不能施泄蒸化，主水的功能失常。所以经行期的浮肿，虽然与脾、肺、肾三脏有关，但总的根源，不离于肝。盖经者血也，肝藏血而内寄相火，"血与火原一家"（《血证论·阴阳水火气血论》）。月经将行之时，相火内动，则导致气机失调，气血不和，津液不能正常输布而为水肿。

现代医学认为，月经前期的水肿，为卵巢功能紊乱，雌激素增多，造成水、钠潴留所致。虽然西医对经行水肿的认识与中医有所不同，但仍然可以作为临证参考。

2. 论治用药

水肿的治疗，《金匮要略》有"诸有水者，腰以下肿，当利小便；腰以上肿，当发汗乃愈"之说，这是水肿病实证的一般治疗原则。经行浮肿，是与血有关，其治疗既要治水，又要治血，才能达到治愈的目的。从临床所见，经行浮肿，有虚实之分，但以虚证为主，如平时倦怠乏力，带下量多、色白质稀，经行前后不定、量多色淡，经将行目胞及下肢微肿，脉虚缓，苔薄白，舌质淡者，常用当归芍药散（当归、白芍、川芎、茯苓、白术、泽泻）或五皮饮（桑白皮、茯苓皮、广陈皮、大腹皮、生姜皮）加当归、白芍治之。当归芍药散在《金匮要略》中是妊娠"腹中疠痛"和"妇人腹中诸疾痛"必用之方，方中重用白芍柔肝木而安脾土，当归、川芎调肝以养血，茯苓、白术、泽泻健脾利湿以消肿。综合其作用，有养血柔肝、健脾利湿之功，是治血治水的妙方。五皮饮是治疗皮水之通用方，有健脾调气、利湿消肿的功效。由于经行浮肿与血有关，故加入当归、白芍以养血柔肝，水血并治，能收到预期的效果。余可根据病情有所加减，如面目浮肿显著者，宜加入苏叶、荆芥以疏解；下肢肿甚者，宜加川木瓜、赤小豆、炒薏米之类；体弱气虚者，可加黄芪、白术以益气行水。方中大腹皮下气行水，桑白皮泻肺行水，凡是正气虚弱者，宜慎用或不用。总之，经期浮肿的治法，在选方用药上，要做到"补而不腻，利而不伐，温而不燥，凉而不苦"，才能实现水肿消退、经行正常的目的。

胃为五脏六腑水谷之海，足三里穴为阳明胃经之所属，用针灸疗法补之，则能益气升清；泻之则能通阳降浊。经行水肿之善后调理，宜温和艾灸足三里，则其效巩固。

病例 陆某，女，38岁，已婚，医生。1985年11月2日初诊。

1年来经行超前、量多、色淡而质稀，经将行眼胞、下肢浮肿，小便短少，平时心悸，胸闷不适，肢体困倦。现经行第3天，目胞及下肢浮肿，纳食不香，大便溏薄，脉象虚细无力，舌苔薄白，舌质淡嫩。证属脾肾阳虚、津液不能蒸化输布而导致的病变。以温肾健脾、养血柔肝之法治之。

处方　潞党参15g　北黄芪15g　白茯苓15g　炒白术9g　当归身10g　杭白芍12g　制附子6g（先煎）　防风6g　炙甘草5g

每日水煎服1剂，连服3剂。同时每日温和灸足三里1次。嗣后每月经前水煎服上方3剂，并经常温和灸足三里穴，连续半年，经行周期正常，经行时目胞及下肢不再浮肿。

第六节 经行头痛

妇女在月经将要来潮之时，或在经行之中头痛者，因与月经的周期有关，所以叫经行头痛。

1. 病因病机

头为诸阳之会，为精明之府，是髓海所居之处，既有经络脏腑相连，又有诸苗窍与内外相通。因而外感六淫之邪，或经络、脏腑内伤的病变，均能导致头痛。妇女以血为本，其经行头痛，除感染外邪之外，从内伤来说，多与肝、脾、肾三脏有关。盖肝藏血而主疏泄，厥阴肝经脉络阴器，又与督脉会于巅顶，如情志过极，肝失条达，气郁化火，则上攻于头；或相火内动，肝火过旺，肝阴受损，或肾阴本虚，水不涵木，肝失所养而导致肝阳上亢。临床上虽有偏虚或偏实的不同，但均能引起头痛。脾统血而主健运，为气血生化之源，若劳损、思虑过度，或饮食不节，以致脾虚不运，导致气血化源不足，经行时血海空虚，不能上养于头，精明失养，故头痛绵绵。肾藏精，主骨生髓，脑为髓之海，若素体虚弱，或房劳损伤，髓海空虚，加之经行时血液骤聚于下，头目失养，故目眩头痛。总之，头痛的原因，有外感六淫之邪，有七情内伤之变，但总的来说，其性质不外乎虚、火、风、痰、瘀。而经行头痛，多属虚实夹杂之证，多与肝、脾、肾三脏的病变有关。

2. 论治用药

本病的治疗，首先要分清病的起因是外感或内伤，如当经行之时，畏寒肢冷，鼻塞头痛，脉浮紧，苔白润者，此属外感实寒之证者，当用辛温疏解之法，以荆防败毒散（荆芥、防风、柴胡、前胡、枳实、羌活、独活、茯苓、桔梗）加当归、白芍、川芎、白芷治之；发热口渴，脉浮数，苔薄白，舌边尖红者，此属外感热邪而经行头痛，以银翘败毒散（即人参败毒散去人参加金银花、连翘）加当归、白芍治之。头痛由内伤而起，应分清其气血阴阳虚损的轻重，如经中头痛绵绵，或头晕耳鸣，时轻时重，脉虚细，苔少，舌淡红者，此属肝肾阴虚头痛，则以杞菊地黄丸（枸杞子、杭菊花、熟地黄、山萸肉、南丹皮、白茯苓、建泽泻）加白蒺藜、当归身、杭白芍治之；如经行错后，量少色淡，耳鸣眼花，手足发麻，脉虚无力，苔少舌淡者，此属肝血不足而经行头痛，当用养血疏解之法，常用四物汤（当归、川芎、白芍、熟地）加白蒺藜、桑叶、山萸肉、女贞子治之；经行前后不定，量少色淡，倦怠乏力，纳食不香，大便溏薄，脉虚缓，舌质淡嫩者，此属脾气虚弱，气血来源不足而经行头痛，以补中益气汤（黄芪、党参、当归、白术、橘红、柴胡、升麻、炙甘草）加龙眼肉、钩藤、蒿本治之；经行头痛绵绵，身麻，肢冷，脉微细者，此属肾阳虚衰、清阳不升、脑海空虚之头痛，宜用《金匮要略》肾气丸（熟地黄、山萸肉、淮山药、南丹皮、白茯苓、建泽泻、制附子、正肉桂）加鹿角霜、天麻治之。在治疗的全过程，不论实证或虚证，均用当归、白芍、川芎之类理血药，是由于经行头痛与月经周期有关，治经不离血故耳。白蒺藜是苦辛平之品，既能平肝潜阳，又能疏肝解郁，与滋阴药同用，则能柔肝；与解郁之药同用，则疏解之力加强。凡是气郁化火、肝阳上亢而头痛者，用之甚宜。桑叶甘寒微苦，是疏风解热、清肝明目之品，《傅青主女科·年老血崩》中推崇桑叶"所以滋肾之阴，又有收敛之妙"。凡是阴虚阳亢而导致头晕头痛、目眩耳鸣者，在滋阴药中用之，其效更加显著。

在药物治疗的同时，根据经络脏腑与头目的联属关系，如晕痛剧烈难忍者，可配合针灸治疗，如针刺足少阳胆经之风池穴，并温和艾灸百会穴，则其疗效益彰。

病例1 雷某，女，23岁，未婚，医生。1980年7月10日初诊。

经行前后不定，量多，色红，夹小紫块，持续1周左右干净。每次月经来潮前1~2日即头痛、鼻塞、流涕、全身酸痛、腰痛如折、胸胁苦满、心烦易躁、乳房及少腹胀痛，经行之后则略舒。现经行第2日，头仍晕痛，鼻塞流涕，纳食不香，大小便尚属正常，脉细涩，舌苔薄白，舌质淡嫩。证属虚实夹杂，兼有外感。用养血疏解之法为治。

处方　北黄芪20g　当归身12g　川芎6g　杭白芍6g　熟地黄12g　柴胡6g　苏叶9g（后下）鲜葱白12g　老生姜6g　炙甘草6g

每日水煎服1剂，连服3剂。

在药物治疗的同时，并行针刺太阳穴（使局部少量出血）、迎香穴、外关穴、曲池穴。内外合治，针药并用，疗效迅速。

未病先治之原则，嘱患者在经将行之时，可行针灸疗法，并可服简便方（老生姜10g，红糖15g），每日1次，以防病于未然。连续3个月。半年之后随访，疗效巩固。

病例2　甘某，女，36岁，已婚，工程师。1986年5月20日初诊。

初诊　长期经行前后不定、量多少不一、色红而夹紫块，经将行乳房及少腹、小腹胀痛，左侧头痛如刀劈，夜难入寐，寐则多梦，胸胁苦满，心烦易怒，经行之后则略舒，但左头痛依然不减，直至经净之后，始能消失，虽经多次中西医及针灸治疗（药名及穴位不详），效果不满意。平时带下量多，色泽黄白相兼，质稠臭秽。现经行第3日、色红、夹小紫块、量一般，左侧头痛，夜难入寐，寐则不深，口苦咽干，大便干结，3~4日1行，小便色淡黄，脉弦细数，舌苔薄白，舌质边尖红。证属肝郁化火、火性炎上、煽动精明之府而引起的头痛。治宜疏肝清热、息风止痛之法。仿加味逍遥散出入。

处方　北柴胡6g　当归身9g　杭白芍12g　白茯苓6g　白术6g　夏枯草15g　刺蒺藜10g　南丹皮10g　山栀子10g　瓜蒌皮10g　薄荷3g（后下）　甘草3g

每日清水煎服1剂，连服3剂。在服药的同时，并针刺太阳（双侧，放血）、印堂、列缺（双侧），俱用强刺激手法。

二诊（1986年5月26日）　经行已净，头痛消失，但大便仍干结难解，脉象弦细，舌苔薄白，舌质尖红。拟养血柔肝法，以善其后。

处方　鸡血藤20g　丹参12g　当归身10g　川芎6g　熟地黄15g　杭白芍9g　玄参15g　麦门冬各9g　夏枯草12g　甘草5g

每日清水煎服1剂，连服3剂。

三诊（1986年6月20日）　经行周期基本正常、色泽红、量较多，经将行少腹、小腹及乳房胀痛减轻，左侧头痛较上次为轻，脉弦细而略数，舌苔薄白，舌质尖红。拟疏肝凉血治之。

处方　当归身12g　杭白芍10g　生地黄15g　丹参15g　夏枯草10g　白蒺藜10g　南丹皮10g　北柴胡6g　合欢花6g　甘草5g

每日清水煎服1剂，连服3剂。

四诊（1986年7月18日）　经行周期正常、色量一般，经前诸症消失，脉象弦细，舌苔薄白，舌质一般。用养血疏肝法，以巩固疗效。

处方　北柴胡6g　当归身9g　杭白芍9g　白茯苓9g　白术6g　黄精15g　白蒺藜9g　薄荷3g（后下）　甘草5g

每日清水煎服1剂，连服3剂。

按语　肝为风木之脏，内寄相火，喜疏泄条达，肝脉络阴器而布胸胁上额。若七情过极，肝气不伸，郁久则化火，在经将行之时，相火内动，肝的疏泄失常，故经将行时少腹、小腹、乳房、胸胁胀痛，头痛如刀劈，经行前后不定、量多少不一。其头痛之所以左侧为甚者，实由于妇女以血为主，左属阴血，由于肝郁化火上炎，火腾血热，蒙蔽清窍，故头痛以左侧为剧。治病必求其本，病之根在于肝郁化火，故立法用药，着眼于肝的调节，以疏肝养血之逍遥散为主方出入。肝气虽以升为顺，但过旺则火动，故方中加用苦辛微寒之夏枯草、苦辛平之白蒺藜、甘寒之瓜蒌皮，其目的在于加强平肝泻火、解郁散结之功，标本并治，疗效实现。

第七节　经行便血

凡血液从肛门流溢而出，称之便血。便血有虚实之分，一般先便后血的为远血，多属虚证；先血后便的为近血，多属实证。本病由于妇女在平时无便血，仅在月经将要来潮之前数日，有周期性的大便下血，因与月经的周期有关，故称之经前便血或经行便血。

1. 病因病机

从临床所见，本症的发生，有虚实之分。实证多由平素阳盛血热，或过食辛燥之物，肠中郁热不解，伏火内炽，胞宫与大肠相邻而同居下焦，月经将行之时，相火内动，胞中气血旺盛，相火与肠中郁热相交炽为患，肠中津液耗损，以致大便干结，损伤肠中络脉，故大便时血出。虚证则多由于劳损内伤，如暴怒伤肝，肝阴亏损，肝虚不藏血；劳思太过则伤脾，脾虚则不能统血，中气下陷；肾藏精血为封藏之本，肾虚则固藏无能，所以肝、脾、肾三脏的亏损，均足以导致经前便血。

2. 论治用药

本病的治疗，当然要本着"虚则补之，实则泻之"的原则。凡是经前便血、量多、色淡，先便后血，面色苍白，头晕目眩，腰腿酸软，心悸怔忡，经行前后不定、量多、色淡质稀；平时带下绵绵、色白质稀、无特殊气味，小便频数，大便溏薄，苔少舌淡，脉虚细者，此属脾肾气虚，固摄无能，宜用温肾补肝、健脾摄血之法，以完带汤（党参、白术、苍术、淮山药、陈皮、白芍、车前子、黑荆芥、柴胡、甘草）加菟丝子、杜仲、补骨脂、当归身、阿胶珠、鹿角霜之类治之。完带汤本是治疗脾虚带下的主方，傅青主称之"此方脾胃肝三经同治之法，寓补于散之中，寄消于升之内"，治脾治肝有余，而补肾厥如，故加入菟丝子、杜仲、补骨脂等补肾之品，病属血证，故加当归、阿胶珠以治血。凡是经前便血、失血后便、血色鲜红或深红，口苦咽干，唇舌干燥，渴喜冷饮，肛门灼热，大便干结，小便黄，月经超前、量多、色暗红、质稠黏，苔黄，舌红，脉滑数者，此属大肠本有郁热，经将行相火内动、火热交炽实热之证，宜用清热、凉血、止血之法，以芩连四物汤加槐花、地榆、益母草、莲藕节、生军治之。

经前便血，为妇女特有的疾患，在选方用药，必须注意与月经的关系，既要调经，又要治疗便血，才能收到预期的效果。

病例　黄某，女，38岁，已婚，职工。1982年3月5日初诊。

初诊　1年来经行超前1周左右、量多、色淡质稀、持续4~6日干净，经前3~4日，虽大便溏薄，但便后出血3~5滴，无腹痛，经行之后，则便血自止。平时带下量多、色白质稀，腰膝酸软，少气懒言，倦怠乏力，纳食不香，脉象虚细，舌苔薄白，舌质淡嫩。症属脾肾气虚，统摄固藏无能，月经将行则气虚下陷愈甚，故便血。宜温补脾肾之气为主，佐以升提固涩之法。

处方 制附子6g（先煎） 党参15g 白芍10g 炒白术12g 白茯苓10g 补骨脂10g 炙北黄芪20g 桑螵蛸10g 升麻3g 生军炭6g 炙甘草6g

每日清水煎服1剂 连服3剂 每剂可以复煎1次

二诊（1982年3月10日） 上方服后，纳食良好，精神好转，带下减少，脉舌如上。药既中肯，效不更方，仍守上方出入。

处方 炙北黄芪20g 党参15g 杭白芍10g 炒白术12g 白茯苓10g 补骨脂10g 鹿角霜20g 炙甘草6g

每日清水煎服1剂，连服6剂。

三诊（1982年4月2日） 上方服后，带下正常，昨日月经来潮、色红、量中等，现除腰困之外，无不适，经前无便血，脉象细缓，苔薄白，舌质一般。以异功散（党参、云苓、白术、陈皮、炙草）加当归、白芍、益母草健脾养血以调经，从而收到巩固疗效之功。

第八节　经行吊阴痛

妇女在行经期间，除少腹、小腹胀痛之外，并伴有外阴掣痛，牵掣至两侧乳头亦痛，似有筋脉从阴部吊至乳上，阵发性发作，故名经行吊阴痛。

1. 病因病机

经行疼痛，是妇科月经病常见的疾患，其发生的部位多在少腹、小腹及乳房。本病的表现，除了乳房、少腹、小腹胀痛之外，并在阴中不时掣痛，痛时牵引至乳头亦痛，阴痛则乳痛，上下相应。究其原因，多由于七情所伤，肝气郁滞，冲脉里急气逆而起。盖肝藏血而性喜条达，肝主筋，肝脉络阴器，布散于胸胁，乳头属肝，为冲脉之所系；冲脉起于胞中，主一身之血海，为人身之冲要，并足阳明之经，夹脐上行，至胸中而散。由于七情过极，恼怒伤肝，或寒邪凝滞经脉，导致肝气疏泄失常，冲脉逆气里急，以致气机不利，气血失调，阴中和乳头的络脉不畅，由于脉道是上下相连，故阴中掣痛则牵引至乳头亦痛。

2. 论治用药

本病的治疗，宜用疏肝理气、活血止痛之法，如经行前后不定，经行不畅，血色暗红，经将行，阴中、乳房、少腹胀痛剧烈，脉弦，苔白，舌正常者，此由于七情过极，肝气抑郁，气机不利而吊痛，常用《景岳全书》中之柴胡疏肝散（柴胡、白芍、枳壳、陈皮、川芎、香附、炙甘草）加当归、延胡索、益母草、路路通治之；如心烦易躁，恼怒无时，脉弦而数，苔薄黄，舌质红，肝郁化火者，当以养血平肝为主，常用一贯煎加夏枯草、凌霄花、益母草、郁金治之；如经行错后、量少色暗而夹血块，脉沉紧者，此属血虚寒凝筋脉而吊痛，宜用温经散寒、补血化瘀之法，常用《金匮要略》温经汤加减治之；如吊痛剧烈难忍者，宜白芍、赤芍并用，并重用苦酸微寒之白芍（15~20g），以便既能养血敛阴，又能柔肝止痛；如由于房事不节，或由于非理的交合而导致冲脉气逆里急而吊痛者，宜加用通络、化瘀、镇逆之品，如延胡索、通草、桑寄生、紫石英之类。

病例 李某，女，36岁，已婚。1980年9月16日初诊。

初诊　3年来经行前后不定、量多少不一，经色暗红而夹紫块，经行不畅，月经将要来潮，胸胁苦满，乳房及少腹、小腹胀痛，经中吊阴痛，虽经治疗，效果不满意。每次月经将要来潮，依然乳房及少腹、小腹胀痛，经中吊阴痛加剧。现经行第3日，从阴道内掣痛牵至乳头上，阵发性发作，精神倦怠，夜难入寐，寐则多梦，胃纳一般，大小便正常，舌苔薄白，舌质淡红，脉象弦细。经过医院妇产科检查，无异常发现。根据脉证，乃属肝气抑结，肝失疏泄，气机不畅，冲脉不正常主持血海而气逆里急的病变。拟用疏肝理气、活血化瘀之法为治。

处方　北柴胡6g　杭白芍15g　赤芍药10g　枳壳10g　川芎10g　酒炒香附6g　延胡索10g　金铃子6g　台乌药10g　炙甘草5g

每日清水煎服1剂，连服3剂。

二诊（1980年9月20日）　药后，吊阴痛大减，余无特殊。再守上方，连服3剂，以巩固疗效。

第九节　氤氲期出血

在两次月经期的中间，有1~3日情兴较浓，性欲增强，有思交不可待之势，这叫做氤氲期。在这时期有规律性的阴道少量出血，谓之氤氲期出血，或称之经间出血。由于出血量少，过去多从月经不调论治，甚或作为带下病中的赤带论治。

1. 病因病机

氤氲期出血的原因，一般有阴虚火旺、瘀滞胞脉、湿热下注等的不同。但临床所见，以阴虚阳亢，虚火内动的为多。盖氤氲时期，肾气恢复充足，促进生殖功能的"天癸"再次成熟，冲脉、任脉的阴血充盈，相火内动，肾阳的开泄旺盛，如阴精的濡养相对不足，阴不能制阳，则阴虚而阳盛，阳盛则虚火内煽，扰灼冲脉和任脉，损及胞宫孙络之脉，故阴道少量出血。待氤氲期过后，相火潜藏，肾的阴阳才能复趋于平衡，气血调和，阴精固藏，则出血自止。

本病与月经不调、月经过少、赤带等有类似之处，临床时必须加以辨别。本病的发作，是以周期性的氤氲期出血为依据。月经不调的出血，则是在月经周期的提前或错后时发生；月经过少则是月经周期正常而出血量少；赤带则无周期性，而且多是赤白相兼，其质稠黏。当然，氤氲期的出血，偶然也有白带夹血丝的，但是有周期性的出血。

2. 论治用药

本病既以阴虚阳亢为多见的疾病，因而其治疗的总原则，当以滋养肝肾之阴为主。但在具体选方用药之时，有出血时的治疗和平时调养的不同。一般来说，在氤氲期出血期间，要在滋阴制阳的基础上，佐以止血之品。例如，阴道出血量少、色红、无血块，无腹痛，伴有头晕目眩，腰酸膝软，五心烦热，夜难入寐，溺黄便结，苔少或无苔，舌边尖红，脉细数者，此属平素阴虚、肾阳偏盛之变。治宜滋阴壮水以制火之法，可用两地汤加旱莲草、藕节、夜交藤、益母草治之；如平时调养者，则宜用《景岳全书》之加减一阴煎（生地、白芍、麦冬、熟地、知母、地骨皮、甘草）去知母加女贞子、淮山药、玄参、枸杞子治之，使阴阳治调，气血平和，以期达到从根论治，防止再次出血的目的。

由于本病多见于阴虚阳亢之体，因而在治疗期间，凡是辛热香躁动阳助火之品，一律禁忌。如果是已婚妇女，则应禁止房事。

病例　韦某，女，33岁，已婚，教师。1984年6月5日初诊。

初诊　1年来经行周期正常，量多，色红，持续1周左右干净。每于经净之后10~15日，阴道即有少量出血，色红，持续3~4日自止。现值经后12日，心烦易躁，夜寐欠佳，腰膝酸软，今早阴道少量出血，色红，无血块，无腹痛，舌苔薄白，舌质边尖红，脉象细数。证属氤氲期，由于肾阴不足，相火内动，以致冲任不固而出血。治宜滋阴壮水以制火。

处方　生地黄18g　地骨皮9g　麦冬12g　玄参15g　旱莲草10g　女贞子10g　山萸肉9g　淮山药15g　藕节20g　苎麻根10g　何首乌15g　生甘草5g

每日清水煎服1剂，连服3剂。

二诊（1984年6月10日）　上方服后，阴道出血即止。仍以滋养肾阴之法，以善其后。

处方　熟地黄15g　生地黄15g　山萸肉9g　麦门冬各9g　玄参15g　北沙参10g　杭白芍6g　淮山药15g　女贞子9g

每日清水煎服1剂，连服3剂。并嘱以后在经净之后10日，即连服本方3~6剂。

三诊（1984年10月5日）　3个月来无经间出血，但头晕头痛，鼻塞流涕，脉浮，苔薄白。证属外感寒邪。以辛温疏解之法治之。

处方　苏叶9g　荆芥6g　白芷6g　生姜6g　甘草5g　葱白6g

清水煎之，乘热温服。

第十节　老妇崩漏

妇女到了45岁以后属围绝经期，由于肾气逐渐衰退，冲任俱虚，天癸亏竭，月经开始紊乱，阴道不规则出血，量或多或少，淋漓不断。量多势急的称为崩；量少势缓的称为漏。由于是"七七"时期前后发生的病变，所以称之老妇崩漏。

1. 病因病机

崩漏的发生，一般是血热、血瘀、脾肾气虚等的不同。老妇的崩漏，其原因也很复杂，但多由于肾气衰退，阴阳失调，封藏不固而形成的疾病。盖肾藏精而为气血之始，内藏真阴而寓元阳，是生殖的根本，是月经的根源。妇女到了围绝经期，肾的功能逐渐衰退，任脉、冲脉、天癸都开始亏虚，因而不是偏于阴虚，便是偏于阳虚，以致阴阳失调，气血不和。偏于阴虚者，则虚火妄动于中，使精血不能内守；偏于阳虚者，则命门火衰，不能温养胞宫，导致阴血不能固藏；阴阳俱虚者，则肾失封藏，开合失司。总的来说，老妇的崩漏，有阴虚，也有阳虚，更有阴阳俱虚者，但从临床所见，以阴虚火动者为多。

2. 论治用药

崩漏的治疗，方约之曾有"初用止血以塞其流；中用清热凉血，以澄其源；末用补血，以固其旧"的初、中、末治崩三法，早为后世医家公认是宝贵的治疗经验。但这仅仅是治疗崩漏的一般大法，老妇的崩漏，是由于肾气的衰退，冲任二脉不固，精血真阴日亏，真阳的偏盛或偏衰而引起的病变，当本着"虚则补之"的原则，不是泻其有余，而是补其不足，通过协调阴阳的偏颇，才能达到治疗的目的。所以在治疗崩漏总的大法基础上，必须结合老妇崩漏的特点，首先要分清是肾阴虚或是肾阳虚，而且由于肾是五脏之本，肾的病变，往往影响到其他脏腑，尤其是肝、脾二脏。盖肾精肝血，是有乙癸同源的关系，肾阴虚必导致肝阴虚，肝阴虚则肝阳亢而虚火内动，肾为元阳之根，脾为中土而主健运，肾之与脾是先天与后天的密切关系，肾阳虚则命门火衰，不能温暖脾土，以致脾阳亦衰。因此，在治疗时，既要考虑肾脏本身阴阳亏损的程度，还要注意有关脏腑的相连及阴阳的互根等问题，做到补阳不忘阴、滋阴要配阳。如症见阴道出血量少、淋漓不断、色红，伴有头晕头痛、耳鸣目眩、夜难入寐、烦热盗汗、腰膝酸软，苔少或无苔，脉细数者，此属肝肾阴虚、虚火内动的漏下，宜用滋阴补肾、固摄止血之法，以左归丸（熟地黄、山萸肉、枸杞子、川牛膝、菟丝子、鹿胶、龟胶、淮山药）加减治之。方中之龟胶、鹿胶，恐其性黏腻，在阴道出血期间，防其留瘀之患，常常去而不用，改用旱莲草、南丹皮、生龟板、仙鹤草，以加强其滋阴止血之功。症见出血量多，或淋漓不断，血色淡而质稀，伴见面㿠白，形寒肢冷，腰脊胀痛，食少神衰，小便频数或不禁，大便溏薄，舌苔薄白，舌质淡嫩，脉细弱者，此属肾阳虚衰、固摄无能之变，宜用补肾扶阳、温经止血之法，以右归丸（熟地黄、山萸肉、淮山药、菟丝子、川枸杞子、鹿角胶、制附子、川杜仲、当归、肉桂）加减治之。方中之当归、肉桂、附子、鹿胶虽能温养，但最易动火动血，在出血量多的情况下，常常减去而不用，改用鹿角霜、桑螵蛸、老姜炭之温涩，则较为平稳。

左归丸、右归丸，是明代医家张景岳的代表名方，前者是为阴中配阳而设；后者则为阳中配阴之剂，是照顾到阴阳互根的密切关系，如应用得当，其效显著。

以上是从肾的阴阳亏损，说明老妇崩漏发生的原因及其治疗的方法。当然不可否认，除此之外，还有湿热下注、湿毒内蕴等不同的类型，其治疗的方法和选方用药，又当别论。

病例 农某，女，49岁，已婚，农民。1977年12月10日初诊。

初诊 自今年9月份开始，阴道反复出血而到某医院妇产科治疗，经住院10多日而好转出院。但20日后，阴道再次出血，第1~3日出血量多（每日换卫生纸6~8次），色紫红有块，以后逐渐减少，虽经中西药治疗，效果不满意。现阴道仍出血，淋漓不断，色淡红，量不多（每日换卫生纸3~4次），无血块，无腹痛，但腰膝酸软，面色苍白，神态倦怠，大便溏薄，小便清长，舌苔薄白，舌质淡嫩，脉属虚细。证为肾气衰退，冲任功能失常而引起的病变。采用先天、后天并补之法，以温肾健脾，益气摄血治之。

处方 潞党参18g 炒白术9g 炒淮山18g 炙北黄芪18g 菟丝子12g 覆盆子9g 芫蔚子9g 鹿角霜20g 荆芥炭3g 桑螵蛸9g 炙甘草5g

每日清水煎服1剂，连服3剂，每剂可复煎1次。

二诊（1977年12月13日） 上方服后，精神较好，阴道出血量较少，但脉象及舌苔如初诊。后在方中菟丝子加至20g，鹿角霜加至30g，以加强其温肾固涩之功。每日清水煎服1剂，连服3剂。

三诊（1977年12月16日） 服上方第1剂后，阴道出血完全停止，精神良好，寐纳俱佳，二便正常。切其脉象为细弦，舌苔薄白，舌质淡红。恐过用温养之品，引动虚火复燃。改用补肾养阴，佐以固涩以善其后。

处方 鸡血藤15g 淮山药15g 旱莲草15g 菟丝子9g 地骨皮9g 莲藕须9g 芡实9g 白果9g 甘草6g

每日清水煎服1剂，连服3~6剂。

3个月后随访，疗效巩固。

第十一节 室女崩漏

室女，是指10~15岁左右之少女而言。这些少女月经初期之后，阴道不规则地出血，量或多或少，淋漓不断者，称为室女崩漏。

1. 病因病机

《素问·上古天真论》指出，女子到了"二七而天癸至，任脉通，太冲脉盛，月事以时下"。也就是说，在一般的情况下，女子年龄到了14岁左右的时候，促进生殖功能的"天癸"物质，初步发育成熟，任脉通畅，冲脉旺盛，于是便有月经来潮。但由于先天禀赋的特殊，以及地理环境气候和生活习惯等的不同，有些提早在11~12岁便有月经来潮，有些则推迟到17~18岁才有月经来潮。这些室女的月经，从临床所见，大多数是不能按时来潮的，有的3~4个月1行，甚或初潮之后，则闭而不行，有的不来则已，一来则淋漓不断，持续数月不净，每日点滴漏下。究其原因，都是由于少年时期的女子，肾气尚未完全充盛，冲、任二脉的发育未全，肾的"主蛰、封藏"功能失司，血海的不充或不固，过于早熟所引起的疾患，故经行紊乱，甚则崩漏不止。

2. 论治用药

根据室女崩漏的致病原因，是由于肾气未盛，冲、任二脉发育未全，血海不固所致病变。因而在治疗上，当以补养肾气、调摄冲任为原则，常用五子衍宗丸（菟丝子、覆盆子、五味子、川枸杞子、车前子）加减治之。在《妇科玉尺》中称本方是专"治男子无嗣"之方，实际上本方是平补阴阳之良剂，不仅男子不育症可用之，凡是肾气发育未充的青少年男女所引起的病变都可用之，只要应用得当，其效可期。如阴道出血量多，则减去车前子之滑利，以金樱子或桑螵蛸之温涩代之；面色㿠白，四肢倦怠，食少便溏者，此属脾虚气弱，又当在补肾的基础上，加入健脾益气之党参、白术；下肢小腿不时拘急者，此属肝血不足、筋脉失养之证，可加当归、白芍以濡之。总之，在平补肾的阴阳基础上，注意精血并补，先天后天并补，则能收到事半功倍之效。遵王清任"离经之血，虽清血鲜血，亦是瘀血"之旨，常加入辛苦微寒之益母草，既能引血归经以止漏，又能防其留瘀之后患。

病例 王某，女，12岁，学生。1973年3月10日初诊。

初诊 去年春月经初潮，周期紊乱，前后不定，每次经行量多，色红，均用止血药或打止血针始止。现为第6次经行，已来潮15日未净，开始头3日，量多，色淡红，从第4日起，逐渐量少，但每日仍淋漓点滴，每日换卫生纸1~2次。无其他自觉症状，能正常上学，纳食良好，二便调和。脉沉细而略数，舌苔薄白，舌尖红。证属肾气未充，冲任发育未全，过早成熟而引起的病变。以滋阴补肾、调养冲任之法为治。

处方 何首乌18g 旱莲草15g 熟地黄12g 覆盆子9g 菟丝子9g 五味子5g 川枸杞子9g 女贞子9g 淮山药15g 白茯苓12g 益母草9g 香附5g 柴胡2g 生甘草5g

每日清水煎服1剂，连服5~10剂。

二诊（1973年5月3日） 上方共服9剂，服第3剂之后，阴道出血即止。于3月26日月经来潮，周期已对，色量一般，持续5日干净。现逾期1周，经水未来，脉细数（90次/min），舌苔薄白，舌质尖红。拟用补养经水之源以行之，待阴充血旺，其经自潮。

处方 黄精18g 菟丝子9g 川枸杞子9g 女贞子9g 覆盆子9g 淮山药15g 生潞党参15g 北柴胡5g 甘草3g

每日清水煎服1剂，连服3剂。

三诊（1973年5月10日） 上方服后，经水来潮，量多持续5日干净。除少腹微胀痛之外，余无不适。脉象细缓，舌苔薄白，舌质尖红。仍以调养冲任之法治之。

处方 当归身6g 川芎5g 白芍9g 熟地12g 艾叶5g 阿胶9g（烊化） 生潞党参15g 益母草9g 旱莲草15g 北荆芥2g 炙甘草5g

每日清水煎服1剂，连服6剂。

本例患者，乃12童龄之经漏，虽系属于肾气未充，冲、任二脉发育未全，过早成熟而导致的病变，选方用药始终以肝肾的精血着眼，平补其阴阳，治调其气血，从根基论治，经漏能止，经闭能通。1年后随访，经行周期正常。

第十二节　老妇阴痒

老妇阴痒，是指年在50左右围绝经期的妇女，经常阴中或外阴瘙痒难忍，甚则涉及肛门周围，又痒又痛，以致坐卧不安者而言。

1. 病因病机

阴痒的致病原因，前人的论述很多，归纳起来，有虚实两方面：实者多属湿热下注和外感邪毒。肝为风水之脏，性喜疏泄条达，如七情过极，郁怒伤肝，肝气郁结，疏泄的功能失常，则津液不能输布，郁久生湿化热，湿热下注，遏结阴中，化浊生虫，浸渍阴部，虫动则痒；外阴居下焦，为阴湿之地，性最娇嫩，凡房事不慎，或经、产用纸不洁，或沐浴用水污浊，最易为邪毒侵入之机，食蚀于阴部，轻则瘙痒，重则痒痛并作。虚者多属肝肾阴虚，或血虚化燥生风的病变。肝藏血，是体阴而用阳，肝脉络阴器；肾藏精而开窍于二阴，肝肾精血同源而内寄相火，肝肾阴虚，则精血不足，津液亏少，不能濡养阴道，外阴不荣；尤其是阴血亏损，则水不能涵木，木失水养，最易化燥生风，风动则火动，火动则灼伤津液，以致阴道枯涩痒痛。除此之外，还有由于情欲不遂，相火内煽，波及阴道而痒者，亦不乏其人。总之，本症的致病原因，是湿热下注，化浊生虫，或外感邪毒，或正虚而虫动的病变。从本症而言以实证为多见，但老年妇人，已到"任脉虚，太冲脉衰少"的衰退阶段，因而其病变又多属虚证。

2. 论治用药

本病的治疗原则，当然要根据寒热虚实的不同而采取或温或清或补或泻之法，如见小便淋浊、色黄臭秽，阴肿痒痛，脉濡数，苔黄腻而舌红，由于湿热蕴结阴中生虫而痒者，当用清热渗湿、杀虫止痒之法，可用龙胆泻肝汤（龙胆草、柴胡、泽泻、车前子、木通、生地黄、当归尾、栀子、黄芩、甘草）加土茯苓、苦参、白鲜皮、槟榔之类；感染邪毒为患而痒者，当有湿热与寒湿之分，如症见带下色白、质稀如水，阴痒绵绵，脉濡缓，苔白滑，舌质淡，此属寒湿为患，则用温化燥湿、杀虫止痒之法，可仿《伤寒论》附子汤（制附子、党参、白术、茯苓、白芍）加蛇床子、苍耳草、槟榔之类治之；带下色黄、质稠臭秽，阴痒闪痛，脉弦数，苔黄腻，舌质红，此属湿热为患，仍用清热渗湿、杀虫止痒之法，可用四妙散（黄柏、苍术、薏苡仁、牛膝）加土茯苓、鱼腥草、槟榔治之。老妇的阴痒，多属虚证，当本着"虚则补之"。如症见阴部痒痛，入夜加剧难忍，带下量少而色黄秽臭，甚或夹有血丝，阴中灼热疼痛，外阴干枯萎缩，并伴有头晕耳鸣，目眩，五心烦热，腰膝酸软，苔少舌红，脉细数者，此属肝肾阴虚，精血亏少，不能濡养阴部而干枯瘙痒。治之当以滋肾之阴而养肝之血为主，佐以泻火止痒之法，常用麦味地黄丸（麦冬、五味子、熟地、泽泻、淮山药、茯苓、丹皮、萸肉）加生何首乌、知母、黄柏、鱼腥草、旱莲草之类治之，如带下夹有血丝，宜加茜根、鸡冠花、藕节之类，以清热凉血。症见阴部瘙痒，入夜痒痛加剧，带下甚少，甚或无带，阴部干涩不润，甚或脱屑破裂，伴有头晕目眩，心悸怔忡，夜难入寐，寐则多梦，溺黄，便结，苔少或薄白，舌质红，脉细数无力者，此属阴血亏损、化燥风动之症。治宜养血润燥为主，佐以祛风止痒之法，常用地骨皮饮（地骨皮、丹皮、当归、生地、川芎、白芍）加生何首乌、柏子仁、白鲜皮、防风、苍耳子之类治之。

总而言之，老年妇人阴痒，多属阴血不足，不能濡养阴道，以致阴道失荣而引起的病变，治之当以甘润养血为主，在此基础上，佐以祛风止痒之品，则疗效可期。由于证本属阴血不足，阴户枯涩萎缩，因而渗湿通利之品，宜慎用或不用。风药多燥，最易伤阴，应用时亦以辛润之风药为宜，如防风之辛甘微温，既能祛风化湿，又不伤阴，是血虚使用风药之佳品。

病例 陆某，女，54岁，已婚，工人。1984年6月20日初诊。

初诊 停经4年，半年来阴道经常瘙痒，甚或热辣灼痛，每入夜则加剧，全无带下，阴部干涩。夜难入寐，寐则多梦，头晕头痛，目眩耳鸣，腰膝酸软，大便干结，小便淡黄，舌苔薄白，舌边尖红。证属肝肾阴虚，精血不足，风火内动，外阴失养而引起的病变。拟滋养肝肾之阴以治本，泻火祛风以治其标。方选一贯煎配甘草芍药汤加减。

处方 白芍15g 当归12g 何首乌15g 生地15g 北沙参9g 麦冬9g 川枸杞子9g 黄柏6g 知母6g 防风9g 白鲜皮9g

每日清水煎服1剂，连服6剂。

并用鲜火炭母、鲜水杨梅适量煎水熏洗患处，每日1~2次。

二诊（1984年6月28日） 药已，外阴灼痛已无，瘙痒大减，药既中的，效不更方。外用药改用冬青叶、大风艾各适量煎水熏洗患处，取其一寒一温，相反而相成。

三诊（1984年7月3日） 上方共服药及外洗1周，阴痒基本消失。嘱再守方1周。

第十三节 少女阴痒

少女阴痒，是指年龄在10~15岁之少女阴中或外阴部经常瘙痒，入夜加剧，以致坐卧不安者而言。

1. 病因病机

少女之年，虽然是身体生长旺盛的时期，但由于肾气未充，冲、任脉的发育未全，因而身体各个脏器之间的相互协调，尚不臻于完善，加上入世未深，年小无知，缺乏卫生保健的防病知识，如在经行期间，使用公共浴池，或卫生带不洁等。所以最易为外界邪秽之毒所犯，侵蚀外阴局部而瘙痒不止。

2. 论治用药

对于本病的治疗，应该根据病程的长短新旧，采取不同的治疗方法。一般来说，病程长的旧病，多是本虚标实，宜扶正祛邪为主，如阴部瘙痒不已，阴中吊痛，入夜加剧，脉象虚细，舌苔薄白，舌质淡嫩者，宜用养血益气、息风止痒之法，以当归芍药散加北黄芪、防风、白鲜皮、苍耳子、蛇床子之类治之。以当归芍药散养血疏肝、健脾化湿，北黄芪甘温扶正，增强抗邪能力；苍耳子、蛇床子、白鲜皮、防风，祛风解毒、杀虫止痒，标本并治，则疗效可期。病程短暂的新病，阴部瘙痒不已，但脉证尚无特殊者，当用祛毒息风为主，以土槟汤（土茯苓、槟榔、金银花藤、夜交藤、白芍、甘草）加防风、苍耳子治之。

总之，本病的治疗，以"瘙痒"为着眼，而痒所以发作，均与风邪、火邪、湿邪、毒秽之邪有关。肝藏血而主风，肝脉络阴器，故治之用养血柔肝、祛风解毒之剂，阴部居于下焦，属于阴湿之地，故燥湿理气之品，在所常用，由于病变主要表现在局部阴道，因而不论病程的新旧长短，均用外洗之药，如蛇床子、川椒、土茯苓、冬青叶、鲜火炭母、枯矾之类煎水熏洗，每日 2～3 次，内外并治，其效较捷。

病例 丘某，女，11 岁，小学生。1987 年 7 月 30 日初诊。

初诊 今年入夏以来，经常去公共游泳池游水。近 10 日来，外阴部瘙痒，入夜加剧，坐不安宁，睡难入寐。曾用高锰酸钾溶液冲洗多次，效果不满意。现夜难入寐，阴道瘙痒不已，外阴部潮红，有少许红色丘疹，舌苔薄白，舌质一般，脉象弦细。证属外感湿邪之毒，秽浊之气侵袭阴部而起。以解毒燥湿之法论治。

处方
(1) 内服药：土茯苓 20g　金银花藤 20g　夜交藤 20g　淮山药 15g　尖槟榔 5g　生甘草 6g
每日清水煎服 3 剂，连服 3 剂。
(2) 外洗药：蛇床子 30g　十大功劳 60g　枯矾 10g
清水煎乘温熏洗阴部，每日 2 次，连续 3 日。

二诊（1987 年 8 月 3 日） 服上方及熏洗之后，阴痒大减，夜能入寐，外阴潮红基本消失，脉象细缓，舌苔薄白，舌质如常。药既中病，效不更方，仍守上法，内服外洗并用，以图根治。

三诊（1987 年 8 月 6 日） 外阴潮红及外阴瘙痒已全部消失，脉舌如平。嘱再用药熏洗 3 日，以清余邪。同时，在 1 个月之内，忌食辛温香燥动火之品。

两个月后随访，疗效巩固。

第十四节　妊娠失音

妇女受孕到了 7～8 月，出现声音嘶哑，甚或不能出声音，称之妊娠失音。《内经》称为"子喑"，旋后还有子瘖、哑胎、不语等之称。

1. 病因病机

本病发生的原因，从《内经》开始及历代医家都有所论述，其中以《内经》和《医宗金鉴》的论述最精辟。《素问·奇病论》："帝曰：人有重身，九月而喑，此为何也？歧伯对曰：胞之络脉绝也。帝曰：何以何之？歧伯曰：胞络者系于肾，少阴之脉贯肾，系舌本，故不能言。帝曰：治之奈何？歧伯曰：无治也，十月复。"《医宗金鉴·子瘖证治》："少阴之脉，终于舌本，九月肾脉养胎，至其胎盛，阻遏其脉，不能上至舌本，故声音细哑，待分娩之后，肾脉上通，其音自出矣。"心主言，肺主声，声音根于肾而出于肺，发于舌本，肾脉通畅，肾气（这里包括阴阳两方面）上承心肺，舌本得荣，声音才能正常。今由于妊娠到了后期，胎儿增大，子宫受到胎体的压迫，子宫的络脉受阻，肾脉不适，肾气不能上承，心肺失养，舌本不荣，故不能言。当然，其所以不能言，除了胎儿增大，胞络受到阻遏，肾气不能上承之外，还与肾气本虚有关。

2. 论治用药

对本病的处理，自《内经》以来，有主张不需治疗与要治疗之分。前者认为，待到十月分娩之后，肾气得通，则声音自复。后者则认为心肺有火（张子和）或脾虚有痰（朱丹溪），应该用降火或祛痰之法治疗。笔者认为妊娠之所以失音，不管其原因如何，总属胎前的病变，应该辨证治疗。根据临床所见，大多是气阴两虚之体。盖肾本是藏真阴而寓元阳，是气血生发之始，如素体本虚，气血不足，妊娠到后期，胎儿长大，需要阴血的营养越多，因而气阴越亏，不能上济于心肺，舌本不荣，故不能言。如妊娠晚期，声音嘶哑，甚或不能言，腰腿酸软，便结尿黄，脉细数，苔少舌红者，治之当用滋阴补肾、益气生津之法，以麦味地黄丸加北沙参或党参治之。以六味滋阴补肾，沙参、麦冬益气生津；五味子五味俱全，既能润肺敛肺，又能滋养肾水，使气阴充足，肾脉得通，上养心肺而荣于舌本，则声音自复。如肺有痰火者，宜减去山萸肉、五味子、泽泻，加浙贝母、胖海子、前胡之类治之。

病例 韦某，28岁，已婚，工人。**1974年9月20日初诊。**

初诊 爱人代诉：受孕9个月，1周前开始声音嘶哑，逐渐加重，近3日来不能出声，但神志清楚，常以手势表示需要。平时头晕、耳鸣、心烦易躁，肢体倦怠，腰膝酸软。现夜寐不深，易惊易醒，大便干结，小便淡黄，舌苔薄白，舌边尖红而中裂，脉细而略数。证属气阴不足，胞脉阻遏，肾气不通，舌本不荣之变。以滋阴益气，立法论治。

处方　生地黄15g　熟地黄15g　山萸肉9g　淮山药15g　白茯苓6g　南丹皮6g　泽泻6g　麦门冬各9g　五味子5g　百合12g

每日清水煎服1剂，连服6剂。并以西青果12g、胖海子10g煎水当茶含漱。

二诊（1974年9月28日）　药已，声音有所好转，已能说话，但仍嘶嗄。

处方　太子参15g　麦门冬各10g　玄参15g　百合10g　淮山药15g　川枸杞子10g　熟地黄15g　五味子5g　蝉衣1.5g

每日清水煎服1剂，连服6剂。并以西青果、胖海子煎水当茶饮，以善其后。

第十五节　妊娠尿血

妇女在妊娠期间，出现小便频数，淋漓不断，点滴涩痛，或小便频数不痛而尿中混有血液者，称之妊娠尿血。

1. 病因病机

《素问·逆调论》："肾者水脏，主津液。"《素问·灵兰秘典》："膀胱者，州都之官，气化则能出矣。"肾为水脏，膀胱为水府，职司二便的施泄。妊娠之所以出现血尿，实由于肾和膀胱的气化失司，络脉受伤所致。其中有虚实之分。实者多是小便涩痛见血，点滴而下，是由于平素阳盛，妊娠后血聚于下养胎，不能上承于心，心肝火旺，因而移热于小肠，热随水液传入膀胱，迫血妄行；或平素摄生不慎，湿热之邪内侵，蓄结于膀胱，灼伤津液和络脉，以致血液渗出脉外。虚者多由于平素劳伤，孕后气血养胎，导致脾虚气陷，肝肾不藏。脾虚则不能统血，不能载提胎体，膀胱受压；肝肾不藏，则开合失司，故小便频数而有血。总之，妊娠之尿血，不论是实或虚，都是肾和膀胱的功能失司，络脉受损，血不循经所引起的病变。

2. 论治用药

本病的治疗，本着虚则补、实则泻的原则，但病发于妊娠期间，必须注意治病安胎并重，热证不宜过于苦寒，以清润为贵；寒证不过热，以甘温为宜；除湿不过利，以淡渗为佳。以免损伤胎元而导致胎动不安，甚或堕胎、小产。

本着以上的原则，根据寒热虚实不同的特点，选用有针对性的方药，则能收到事半功倍之效。如妊娠期间，小便频数而涩痛，尿中带血或纯下血，心烦口苦，脉弦细数，苔黄干而舌尖红者，此属心肝火盛、移热于膀胱和小肠、络脉受损之变。治宜清热凉血，佐以渗利摄血之品，以导赤散（生地、竹叶、木通、甘草）去木通加玄参、麦冬、藕节、车前草、通草、黄芩治之。方中之木通，恐其过于苦寒通利，损害胎元，故以甘淡微寒之通草代之，则利而不伤阴。尿黄赤带血，尿道灼热刺痛，而色黄垢，口渴不饮，胸闷，肢倦，纳食不香，舌苔黄腻，舌质红，脉象滑数或濡缓者，此属湿与热搏结于下焦、蓄遏膀胱、损伤络脉之变，治宜清热利湿、化瘀摄血之法，以龙胆泻肝汤加鸡血藤、益母草、旱莲草治之。木通一味，仍以通草代之。小便热而涩痛，量少而黄，尿中带血，反复发作，头晕目眩，心烦，耳鸣，五心烦热，夜难入寐，寐则多梦，腰酸腿软，苔少，舌红，脉细数者，此属肾水不足、相火过旺而移热膀胱、灼伤津液和络脉之变。治宜滋阴制火、凉血止血之法，以知柏地黄丸（知母、黄柏、熟地、萸肉、淮山药、丹皮、云苓，泽泻）加当归、赤芍、麦冬、玄参、生地治之。小便频数而无涩痛，尿血时发时止，纳食不振，气短乏力，头晕目眩，腰膝酸软，甚则畏寒肢冷，舌质淡嫩，舌苔薄白或少苔，脉象虚弱者，此属脾虚不固摄，肾虚不固藏，胎重下迫膀胱，导致膀胱气化失司、血液不循经的病变。治宜补养脾肾，佐以摄血之法，以益气止淋汤（人参、白术、北黄芪、茯苓、麦冬）加益智仁、桑螵蛸、鹿角霜、荆芥炭治之。

病例 韦某，女，32岁，小学教师。1978年9月10日初诊。

初诊 妊娠5月余，小便频数而涩痛，尿色淡黄，混夹血液，五心烦热，咽干口燥，夜难入寐，寐则多梦，腰脊困倦，大便干结，舌红少苔，脉象细数。证属肾阴不足，水不制火之变。遵"壮水之主，以制阳光"之旨，宜用滋阴补肾，佐以凉血之法。

处方 地骨皮10g 生地黄15g 麦门冬各9g 玄参15g 杭白芍9g 黄柏6g 知母6g 阿胶珠10g（烊化） 通草6g 旱莲草15g 莲藕叶10g

每日清水煎服1剂，连服3剂。

二诊（1978年9月15日） 上方服后，1天来尿中无血，但小便仍有涩痛之感，脉象细而略数，舌红少苔。仍守上方出入。

处方 生地黄15g 玄参15g 麦门冬各9g 杭白芍9g 阿胶珠12g（烊化） 通草8g 藕节20g 竹叶6g 车前草9g 甘草3g

每日水煎服1剂，连服3剂。

三诊（1978年9月20日） 小便无涩痛，3日来尿中无血，舌淡红，脉细缓。药已收功，嘱以饮食疗法而善其后。用鲜嫩冬瓜连皮，鲜莲藕、黑豆各适量，并加油盐煮当菜吃，可以连续1周而巩固疗效。

第十六节 孕妇跌仆

妇女怀孕期间，由于行走过快，或坐踩自行车，一时不慎而跌仆损伤，谓之孕妇跌仆。

1. 病因病机

孕妇之所以跌仆损伤，多由于一时不慎，或由于负担过重，或执行紧急任务所致。孕妇的跌仆，首先是肝肾受损，因为肾是生髓而主骨，腰为肾之外府，是人身最大的关节；肝主筋，为罢极之本，诸节皆属于肝。因而跌仆损伤的轻重，均与肌肤、筋、骨、节有关，骨节一伤，必波及肝肾，常常引起胎动不安，甚或胎漏、堕胎、小产等之变。盖肾藏精而为主蛰封藏之本，胞宫系于肾；肝藏血而主生发阳气。肝肾的精血是胎元长养的最基本物质，肝肾受伤，则精血耗损，不能营养胎元，尤其是如果跌仆过重，不仅筋脉、骨节损伤，影响肝、肾固藏胎元的功能，而且能直接损伤胎元而堕胎。所以对孕妇的跌仆损伤，不论受伤的轻重，都要及时处理，以免波及胎元，防止不幸的后果。

2. 论治用药

跌仆损伤的治法，不离活血化瘀、行气止痛的原则，但攻伐破瘀之品，又非孕妇之所宜。盖《内经》虽然"有故无殒"之说，而行血化瘀之品，终归能损害胎元，轻则导致胎儿日后畸形怪象，重则损坏胞脉胞宫，立即堕下。所以选方用药，必须着眼于既能治瘀，又能安胎，也就是说，既能活血化瘀，又能保护胎元为依据。对于孕妇的跌仆损伤，有的主张在补气补血的基础上，加入舒筋活络之品，如圣愈汤加入川续断、川杜仲、狗脊之类，气旺血充，自能安胎，也是宝贵的经验。笔者个人的体会，胎之未生，赖肾以固藏，还是以补肾安胎为较好，然后加入舒筋活络之品，常用寿胎丸［菟丝子、桑寄生、川续断、阿胶珠（烊化）］为出入加减。本方在《医学衷中参西录》中是治疗滑胎的名方，有补肾安胎的作用，加入党参、北黄芪，则肾气充盛，更有利于安胎，然后再配用鸡血藤、川杜仲、骨碎补、桑枝等舒筋活络之品以治瘀，既能达到扶正安胎为主，又能舒筋活络以治瘀为次，主次分明，则胎安而损伤瘀血可治。

以上是就内服药而言，如损伤部红肿疼痛，可以适当加用外治之法，如土牛膝、苏木叶、马鞭草、罗裙带之类，煎水熏洗伤处或外敷，都有一定的疗效。

病例 黄某，女，25岁，工人。1982年10月1日初诊。

初诊 受孕3个月余，不慎从自行车跌下，现腰脊胀坠，小腹隐痛，阴道少量出血，色红无块，脉象细滑，舌苔薄白，舌质淡红。证属跌仆损伤，肝肾受损，冲任不固之变。以补肾安胎、益气摄血之法治之。

处方 菟丝子20g 桑寄生20g 川续断9g 阿胶珠9g（烊化） 潞党参15g 北黄芪15g 砂仁壳3g 苏梗3g 川杜仲9g 苎麻根9g 鸡血藤12g

每日1剂，连服3剂。

二诊（1982年10月5日） 上方服后，小腹疼痛消失，阴道出血已止。现尚感腰脊胀坠，脉象细滑，舌苔如上。仍守上方，减去鸡血藤、苎麻根、苏梗，加何首乌15g。再服3剂，以善其后。

孕妇跌仆损伤，最能损伤胞脉，导致冲任不固而引起胎漏、小产等之变。所以妇女在妊娠期间，不论是在劳动，或在日常生活中，要小心谨慎，避免意外的损伤，尤其是经过第1次损伤治愈之后，更不能再受第2次的损伤。否则一而再，胞脉损伤加深，虽辨证用药确切，亦无能为力。同时，受过跌仆损伤之后，宜禁止房事，防止相火内动，迫血妄行。

第十七节 宫缩乏力

子宫收缩乏力，是妇女分娩时产力异常的一种症状。产程延长，往往20~40小时生不下来，胎儿下降缓慢，子宫收缩不够坚硬。属于难产的范畴。

1. 病因病机

难产的原因，主要有气血虚弱和气滞血瘀。也就是说，既有虚证，也有实证。现代医学对难产的原因，归纳起来，主要有三点：一是产力异常（子宫的收缩力和腹肌、膈肌的收缩力）；二是产道异常（骨盆过于狭小或畸形、生殖器官及盆腔病变）；三是胎儿异常（胎儿过大或畸形，胎位不正)。其中以产力异常中子宫收缩乏力为最主要。顾名思义,所谓"产力",即是推动胎儿自子宫内娩出之力。在正常的情况下,当临产时,子宫的收缩力有一定的节律和强度,如果宫缩短暂,阵痛微弱,间歇时间过长,都能影响产程的进展。

从临产所见,子宫收缩乏力是难产的主要因素,而宫缩之所以乏力,多由于孕妇素体本虚,气血不足,或产时用力不当,气血耗损过多,以致产道干涩,河涸则舟不能行,胎儿不能正常娩出。

2. 论治用药

本病的治疗,总的原则是大补气血为主,佐以引降通行之品。盖气旺血足,则宫缩有力,自能推出胎儿。如临产腹部阵痛微弱,间隔时间长,久产不下,心悸气短,脉虚细,苔薄白,舌淡。常用佛手散(当归、川芎)加北黄芪、党参、益母草、牛膝、路路通治之。佛手散本是补血活血之方,有撑开催产的作用,素为医界同仁所公认,加入北黄芪、党参大补元气,则收气血双补之功,又加入益母草、牛膝、路路通之引降通行,补中有行,欲降先升,宫缩正常,自能娩出顺利。

除了药物治疗之外,并配合针灸疗法,常用三阴交、足三里、合谷等穴位,或补或泻,或针或灸,因人而施。妇女以血为本,三阴交为肝、脾、肾三经交会之枢纽,是妇科必用之主穴,有气血双补之功;足三里为阳明经之所属,补之则能益气升清,泻之则能通阳降浊;合谷为大肠经之原穴,能升能降,能宣能通,三穴合用,虚则补之灸之,气血运行旺盛,胎儿自能顺利娩出。

病例1 班某,女,30岁,出纳员。1979年9月10日初诊。

妊娠足月,进院待产已3日。少腹、小腹阵痛微弱,持续时间短暂,间歇时间过长,久产不下(总产程已超48小时)。经用有关催产药处理,效果不满意,拟行剖宫产,因家属不同意,乃邀中医会诊。症见:精神疲倦,面色㿠白,舌苔薄白,舌质淡,脉沉细。证属气血两虚,推动无力。治之宜用大补气血之法。

处方　当归24g　川芎15g　北黄芪30g　党参18g　益母草24g　牛膝9g　川朴6g

水煎温服1剂。服上方1剂之后,腹痛较频,时间较长。续服第2剂,并针刺三阴交(强刺激),温和灸足三里,腰痛加剧,腹脊胀坠,药后3小时而娩出一女孩。

病例2　马某,女36岁,农民。1968年6月20日初诊。

妊娠足月,临产已5日。第1日小腹阵痛有规律,腰腹有下坠之感,数小时后仍未见娩出婴孩,乃屏气用力,希冀及早娩出,如此持续多次,胎儿仍未娩出。现腹痛微弱,宫缩稀疏,肢体疲惫,舌苔薄白,舌质淡,脉象细弱。经当地卫生院助产士王某检查:宫体剑突下3横指,宫缩不明显,儿头已部分暴露,约2cm×2cm。根据脉证及助产士的检查记载,乃属平素体质本虚,加上临产时过早用力,以致耗伤正气。子宫收缩乏力,推动无能,胎儿欲出而不能出。以益气活血、催产之法治之。

处方　土黄芪120g　鲜益母草150g　糯米60g

先取糯米炒黄,以水3碗煮沸30min,然后取出糯米,用米水煮土黄芪、益母草,煮成3碗,乘温热分3次服,每隔半小时1次。

针刺三阴交(双),合谷(双),均用强刺激泻法,每隔2min行针1次。服上方及针刺之后,宫缩转佳,腹部阵痛加剧。再服第2剂及第2次针刺,子宫收缩加强,腰腹胀坠疼痛频繁,3时许,即娩出一婴孩,母子均安。

益母草为辛苦微寒之品,辛则开,苦则泄,能活血以催产;土黄芪、糯米性味甘温,能健脾益气,与益母草同用,有补有泻,能宣能通,实有撑开催产之功;复加用针剂三阴交、合谷2穴,调动气血的修复运行，故药已针到，胎儿能顺利娩出。

第十八节　羊水过多

　　羊水，是停蓄在胞宫内之水。在正常的妊娠过程，羊水逐渐增加，一般妊娠到7～8个月达到最高容量（1000～1500ml）。若羊水达到或超过2000ml以上者，即是病态，现代医学称羊水过多症。由于是妊娠期间水停于胞宫内而引起的病变，所以祖国医学称为胎水、胎中蓄水，又由于妊娠容易出现浮肿、胀满等症候，故又有子肿、子满等之称。根据发病的缓慢或骤急，在临床上有急性和慢性之分。急性的羊水过多症，多发生在中期（4～6个月），羊水急剧增加，数日之内，子宫异常增大，其则胸闷、气喘，不能平卧等；慢性的羊水过多症，多发生于妊娠的后期（8～9个月），羊水增加较慢，临床出现的肿胀症状较轻。所以发病越早越危重，如处理不及时，则其后果不堪设想。

1. 病因病机

　　本病发生的机制，归纳起来，一是脾肾阳虚，二是心肝血虚气滞。盖脾主运化水湿而为升降的枢纽，如脾阳本虚，或过食生冷之品而损伤脾阳，以致输化无权，不能为胃行其津液，水湿停聚于胞中，流溢于肌肉四肢，则肢面浮肿；湿浊阻遏中焦气机，则腹部胀满。肾为元阴元阳之根蒂，与膀胱水府同为主水的蒸化运行，肾阳虚衰，则膀胱水府的"气化"失常，蒸腾输化无能，以致水湿泛溢而肢体、头目肿胀。肝主疏泄生发，心主血脉的运行，如七情过极，导致心、肝阴血暗耗，肝木不荣，心神郁结，气机不畅，则湿滞不化而肿胀。

2. 论治用药

　　本病的治疗，脾肾阳虚者，宜温肾健脾以渗湿利水；因七情过极而血虚气滞，水湿不化者，当用疏解调气之法。

　　受孕数月或妊娠后期，腹部增大异常，面目四肢浮肿，胸闷气喘，不能平卧，懒言少食，四肢不温，大便溏薄，小便短少者，此属脾虚不能健运，当用健脾渗湿、利水消肿之法，以全生白术散（土炒白术、茯苓皮、大腹皮、生姜皮、广陈皮）加荆芥、防风治之。本方具有健脾理气、行水化湿之功。病因脾虚而引起，方中苦甘温白术之用量，必须倍于诸药。如腰膝乏力，肢面浮肿，心悸气喘，两脚逆冷，脉虚迟而苔白舌淡者，此偏于肾阳虚衰、水气不化之变，当用《伤寒论》附子汤治之。方中附子一味，为辛温有毒之品，对胎元的发育不利，在应用本方时，常常减去而不用，以辛甘微温之巴戟天、甘温之北黄芪代之，则温肾行水而不伤阴。又脾肾阳虚之变，本是正气不足，不论是脾虚或肾阳虚，均加入甘温之鲤鱼头，则能加强扶正利水之功。

　　七情过极，阴血暗耗于内，以致心不能主神明血脉，肝不能藏血生发，气机不畅而水湿蓄积于中，波及肢面浮肿，胸胁闷胀，头晕目眩，心悸不宁，舌苔薄白而脉弦者，治之既要养血调气，又要安神定志，并佐以渗湿利水之法，当用当归芍药散加防风、远志、香附、合欢花治之。以风能胜湿，加入少量辛甘微温之风药，对渗湿利水有促进作用。

　　治水之法，总以温化和分利为主要，但滑利之品，最易犯胎，影响胎气的发育，故对于滑利、峻下、逐水、耗散、辛燥之品，不宜过用或不用为佳。宜选用辛甘微温之品，既能温化水气，减轻孕妇的痛苦，又能保护胎儿，达到治病安胎的目的。要是拘泥于"有故无殒"之说，则常有偾事之忧。

病例 郑某，女，34 岁，医师。**1974 年 6 月 10 日初诊。**

初诊 妊娠 8 个月，颜面下肢浮肿，腹胀满，腰膝酸软，少气懒言，不能食，大便溏薄，小便短少，脉象虚迟，舌苔薄白，舌质淡嫩。此属脾肾阳虚，不能化气行水之变。拟温肾健脾以治其本，行气利水以治其标，仿全生白术散出入。

处方 土炒白术 20g　茯苓皮 15g　大腹皮 9g　五加皮 9g　生姜皮 9g　广陈皮 6g　防风 6g　党参 15g　北黄芪 20g　巴戟天 10g　鲤鱼头 1 只

先用清水 2 碗煎诸药，去渣取药汁，然后放入鲤鱼头同煮，酌加油盐，每日 1 剂，连服 3 剂。

二诊（1974 年 6 月 14 日）　药后面目下肢浮肿减轻，精神较好，仍守上方，每日 1 剂，连服 6 剂。妊娠至 9 个月余娩出一健康女孩。

第十九节　多次流产

妇女妊娠之后，凡是多次（3 次以上）自然堕胎或小产者，古称数堕胎，亦称之滑胎。现代医学称为习惯性流产。

1. 病因病机

滑胎的原因，是多方面的，如《景岳全书·数堕胎》："凡妊娠之数见堕胎者，必以气脉亏损而然，而亏损之由，有禀质之素弱者，有年力之衰残者，有忧怒劳苦而困其精力者，有色欲不慎而盗损其生气者，此外如跌仆饮食之类，皆能伤其气脉。"从张氏这一段的叙述，可见滑胎的原因，是有素禀虚弱、忧思恚怒、劳倦过度、房事不节、起居饮食失宜、跌仆损伤等的不同，可以归纳为气血不足、脾肾俱虚、阴虚内热、损伤瘀积等。其中以气血虚弱、脾肾俱虚、肝肾亏损为多见。气血是胎元长养的物质源泉，如孕妇素体本虚，气血不足，则既不能荫养胎元，又不能载固胎元，故胎动不安而下堕，甚则漏脱。肾藏精而主蛰，为封藏之本；肝藏血而主生发；脾统血而主健运，是气血生化之源。若劳倦过度，则内伤脾土，房事纵欲则肝肾损伤，阴精暗耗。脾虚则统摄无权，肝肾虚则主蛰封藏功能失常，胎元失去载系的根蒂，因而屡孕而屡堕。其余阴不足以制火则生内热，热则灼伤胞脉，冲任不固而堕胎、小产。跌仆损伤，瘀滞经脉，则气血紊乱，不能养胎载胎，轻则胎动不安，重则滑脱。

2. 论治用药

对本病的治疗，要分未孕和已孕两阶段进行论治。凡是已经多次堕胎之妇，在下次未孕之前，应先用温肾健脾、补益气血之法进行调养，可用寿胎丸与泰山磐石散（党参、白术、当归身、川芎、白芍、熟地、砂仁、黄芩、川续断、炙甘草、糯米）轮流交换调养 3～6 个月，待肾气充，脾气旺，气血充满，再行摄精受孕，则孕而能荫养，载藏牢固，可以足月顺产。所以在未孕之前的治疗，是最根本的治疗。如孕后胎动不安，阴道少量出血，有堕胎之兆者，当根据不同的脉证而采取不同的治法。脾肾俱虚，气血不足者，治宜温肾健脾、补养气血为主，如症见腰酸肢软，面色萎黄，纳食不香，阴道少量出血，脉细弱，苔薄白，舌质淡，常用归脾汤或人参养荣汤，常加入顺气摄血之品，如砂仁壳、苏梗、桑螵蛸、仙鹤草、阿胶之类；如症见面颊潮红，阴道出血色红，脉细数，苔少，舌红，此为阴虚生内热者，宜用滋阴清热、摄血止漏之法，以两地汤配二至丸加太子参、荷叶蒂治之；跌仆损伤，在辨证论治的基础上，适当加入舒筋活络、补肾壮腰之品，如桑寄生、杜仲、续断、狗脊、鸡血藤之类。

总之，多次流产的病变，虽然有寒热虚实的不同，但以临床所见，大多是气血不足、脾肾俱虚、肝肾亏损所引起。因而在治疗的全过程，始终从根论治，着眼于脾肾的调养。同时，还要注意饮食的调摄，不宜吃辛温香燥之品。尽可能禁止房事。

病例 薛某，女，25 岁，已婚，小学教师。1980 年 12 月 25 日初诊。

初诊 去年 1 月结婚，婚后双方共同生活。曾于去年 3 月、7 月及今年 3 月先后 3 次自然流产。每次均是受孕月余而堕，无腰腹胀痛。自第 3 次流产之后，采取打针避孕，经行紊乱，每月来潮 2～3 次，量多，色暗淡，必打止血针或口服止血药，阴道出血始止。其余尚无不适。脉虚细弦，舌苔薄白，舌质一般。根据患者 1 年之内 3 次流产，可知其属于肝肾亏损、冲任不固之变。本着未孕先治之旨，以滋养肝肾、调补冲任之法治之。

处方
（1）方：当归身 12g　白芍 5g　熟地 15g　云苓 5g　淮山药 15g　泽泻 5g　山萸肉 9g　丹皮 5g　益母草 9g

每日清水煎服 1 剂，连服 6 剂，与第（2）方交换服用。

（2）方：当归身 10g　白芍 5g　熟地 15g　川芎 5g　地骨皮 9g　女贞子 9g　南丹皮 5g　旱莲草 15g

每日清水煎服 1 剂，连服 6 剂，与第（1）方交换服用。

二诊（1981 年 3 月 20 日） 以上两方交换各服用 6 剂之后，月经周期正常，色量均佳。现已受孕 40 多日，要求安胎防漏，治病于未然。脉细缓，舌苔正常。拟温养脾肾，壮腰安胎，从根论治。

处方 菟丝子 15g　桑寄生 15g　川杜仲 15g　太子参 15g　淮山药 15g　炙北黄芪 15g　芡实 15g　川续断 9g　砂仁壳 2g

每日清水煎服 1 剂，连服 3 剂。

三诊（1981 年 4 月 4 日） 受孕 3 个月余，腰脊胀坠，时吐清水。脉象细滑，舌苔薄白，舌质正常。拟健脾壮腰、顺气安胎之法。

处方 党参 15g　土炒白术 9g　广陈皮 3g　桑寄生 12g　川杜仲 9g　砂仁壳 2g　紫苏叶 2g（后下）　炙甘草 5g　老生姜 3 片

每日清水煎服 1 剂，连服 3 剂。

四诊（1981 年 9 月 4 日） 足月顺产 1 周，现腰及小腹胀痛，恶露未净，色暗红，量不多，脉象虚弦，舌苔薄白，舌质淡。拟补血化瘀法。仿生化汤出入。

处方 当归身 20g　川芎 5g　桃仁 3g　益母草 12g　川续断 12g　延胡索 9g　老姜炭 2g　炙甘草 5g

每日清水煎温服 1 剂，连服 3 剂，可加少量米酒同服。

第二十节　妊娠急性胰腺炎

急性胰腺炎，是现代医学的病名。常由于感染、外伤、梗阻等引起，可继发于胆道感染及胆道蛔虫病等。由于病情突然发作，有腹部疼痛剧烈、大便秘结等特征，可归属于祖国医学痞、满、燥、实、坚的阳明腑实证。在妊娠的妇女，则归属于胞阻病变的一种类型。

1. 病因病机

本病发生的机制，总的来说，是由于气血运行不畅，所谓"不通则痛"。其所以不通的原因，既有外感六淫之邪，也有七情内伤和饮食劳损等的不同。不过，在妊娠的妇女，却有不同的特点，正如《医宗金鉴》所说："孕妇腹痛，名为胞阻，须审其痛，或上在心腹之间者，多属食滞作痛，或下在腰腹之间者，多属胎气不安作痛。"这一段话，点出了妊娠胞阻的主证是腹痛，其原因一则由于饮食不节，一则由于胎气不安。从临床所见，胰腺炎之所以发生，多由于暴饮暴食之后，损伤脾胃的腐熟运化功能，肥甘厚味积结肠胃之中，化热化火，灼伤津液，以致阳明腑气不通，波及肝胆，故其疼痛部位在左上腹部发作。

2. 论治用药

根据"通则不痛"的原则，本病的治疗，当用通行之法。但病变发生在妊娠的妇女，必须做到既能治病，又不犯胎为着眼，常用大柴胡汤（柴胡、黄芩、芍药、半夏、枳实、大枣、大黄、生姜）为主方，根据病情进行加减。本方为和解少阳、内泻热结之代表方，虽有大黄、枳实之清降下行，但又有柴胡之和解升清，则能泻浊阴之结而不犯胎；用在疼痛、发热、便秘之胰腺炎，宜减去半夏、生姜之辛燥及大枣之柔腻，加栀子、蒲公英、十大功劳、金银花藤、砂仁、香附之类，以加强清热解毒、理气止痛之力。治本为主，兼以治标，标本并治，则其效益彰。

病例 杨某，女，34岁。1983年4月14日初诊。

患者素体尚健，平时恣嗜肥甘厚味，近日蕉果生冷油炙之品杂进。现受孕月余，突于昨日下午上腹部疼痛，是夜11时到某医院急诊，按常规处理，疼痛未减。特转中医治疗，诊时患者疼痛连及左肋，呻吟不已，伴发热、汗出，口苦，咽干，小便黄赤，大便4时未解。查：左上腹实痛，拒按，唇干舌红，舌苔薄腻微黄，脉弦滑略数，体温37.6℃，血压130/90mmHg，尿淀粉酶1028μ/L（温氏法）。血常规：白细胞计数$3.5×10^9$/L，中性粒细胞0.91，血红蛋白82g/L，红细胞计数$2.83×10^{12}$/L，尿妊娠试验阳性，末次月经1983年1月28日。西医诊断为早孕并急性水肿型胰腺炎。中医辨证属湿热蕴积中焦，阻碍脾胃气机，土壅木郁。拟泄热通腑，疏肝和胃为治。仿大柴胡汤合小陷胸汤（黄连、半夏、瓜蒌实）益损治之。

处方 柴胡10g 黄芩10g 大黄10g 枳实10g 黄连10g 生甘草10g 瓜蒌壳10g 砂仁10g 竹茹10g 郁金10g 半夏8g

急煎，每日2剂，各煎至150ml，分4次温服，每4小时1次。禁食、补5%葡萄糖氯化钠溶液加维生素C维持。药后，大便得解，量少，腹仍胀痛难忍。翌日，守原方，大黄后下，再进2剂，分4次温服。另加芒硝8g，分2次冲服。药后下稀便4次，量中等，腹痛显减，苔渐转净。入院第6天，予少许半流质，上方去芒硝，每日1剂，坚守踵进。查：尿淀粉酶64μ/L（温氏法）。血常规：白细胞计数$9×10^9$/L，中性粒细胞0.77。第6日，尿淀粉酶32μ/L（温氏法）。第8日，尿淀粉酶16μ/L（温氏法）。嗣后，疼痛止而胀有余波，大便溏薄、日行数次，虑其苦寒伤中，遂易方健脾疏肝，利湿行气，以逍遥散调理。前后住院10日康复出院。以后随访，病未复发。

第二十一节 产后尿闭

妇女分娩后4~8小时之内，应能正常排尿，如尿闭不行，小腹胀急疼痛，以致日夜坐卧不安者，称之产后尿闭，或产后小便不通。

1. 病因病机

本病的发生是有虚实之分，虚者由于脾肺气虚或肾阳虚弱者引起；实者多由于七情过极，肝气郁结，气机阻滞而发生的病变。《素问·经脉别论》有言："脾气散精，上归于肺，通调水道，下输膀胱，水精四布，五经并行。"可见水液的布输通行和脾肺有极密切的关系。盖脾主运化水湿而为气血生化之源，是升降的枢纽，肺主气而为水之上源，如平素本虚，或产程过长，气血耗损过多，则导致脾肺气虚，不能通调水道，膀胱的气化失司，故小便不通；肾为水脏而主津液，与膀胱相为表里，职司小便的蒸化排泄，如平素禀赋不足，产时又损伤肾气，必然导致肾阳虚弱，不能鼓动膀胱水府的气化作用，故水停尿闭；肝主疏泄而喜条达，肝脉络阴器，如七情过极，则肝气郁结，气机不畅，导致膀胱的气化不利，故少腹、小腹胀痛而小便不通。

2. 论治用药

本病的治疗，同样要根据虚实不同而辨证论治。但由于本病的虚实均有"小便不通"的主证，都与膀胱的气化有关，所以其治疗总以"通利小便"为原则。然后辨清其虚实的轻重，标本的缓急，本着"虚则补之，实则泻之"的要求，根据产后虚瘀的特点，虚者当用温阳补气，鼓动膀胱气化作用，从而达到化气行水的目的；实者在扶正的基础上，采取或清润，或疏利之法，使小便通畅，以达到利尿而不伤正气的要求。产后小便不通，小腹胀急而疼痛，精神委靡，四肢倦怠，懒于言语，语音低微，舌苔薄白，舌质淡，脉虚细弱者，此属脾肺气虚、不能通调水道、膀胱气化失司之变。宜用补气行水之法，以补气通脬饮（黄芪、麦冬、通草）加茯苓皮、广陈皮、肉桂治之。补气通脬饮虽然有补气润肺通行之力，但行气渗利之力不足，故加用茯苓皮、陈皮2味，以醒脾行气，少佐肉桂以温化，则渗利通尿之力加强。产后小便不通，小腹胀满疼痛，日夜不安，腰部酸软，面色晦黯，精神倦怠，舌质淡，舌苔薄白，脉沉细迟者，此属肾阳虚弱、不能鼓动膀胱气化的病变。宜温阳补气、行水通利之法，以附子汤治之。产后小便不通，精神抑郁，胸胁苦满，小腹胀痛，烦闷不安，舌苔薄白，舌质正常或紫黯，脉弦细者，此属七情过极、肝气郁结、疏泄失常的病变。宜用疏肝通利之法，以柴胡疏肝散加当归身、茯苓皮、通草、素馨花、益母草治之。

除了药物内服治疗之外，适当配合针灸治疗，其效果更加显著。常用的有三阴交、关元、归来、中极、水道等穴位。七情过极，肝郁气滞而引起的小便不通，只针而不灸，并加针曲池、外关，以加强其宣通之力；虚证引起的小便不通，除针刺之外，每穴都加用温和灸。脾肺气虚的加用肺俞、脾俞、足三里又针又灸；肾阳虚弱的，宜加用肾俞、命门2穴，先针后灸，或针上加灸，旨在鼓动阳气的蒸化作用。

病例 潘某，女，36岁，已婚，干部。1980年12月10日初诊。

初诊 产后1周，小便不通而胀急疼痛，日夜坐卧不安，每日依靠导尿，始能缓解，伴头晕耳鸣，肢体倦怠乏力，腰膝酸软，面色苍白，脉虚细，苔薄白，舌质淡。证属产后气血耗损、肾阳不足、膀胱气化失司之变。宜用温肾扶阳以利尿之法。

处方 制附子10g（另包先煎） 肉桂丝6g（另包后下） 熟地黄15g 白茯苓9g 泽泻9g 南丹皮6g 山萸肉6g 淮山药12g 益母草10g

每日水煎服1剂，连服3剂。

二诊（1980年12月14日） 药已，小便仍不通行，但精神较好，脉舌如上。脉证虽然有所徘徊，但精神转佳，说明方尚对症。仍守上方加北黄芪20g、大腹皮10g，以加强其补气行水之力。每日1剂，连服3剂。同时针刺中极、水道、三阴交，先针后灸。在针灸结束时，已开始有尿意。

三诊（1980年12月18日） 2日来小便畅通，小腹舒宜。守上方除大腹皮，再连服3剂，以善其后而巩固疗效。

第二十二节 产后便秘

妇女产后，饮食如常，但3～5日不大便，或大便时干结疼痛，难以解出者，称之产后大便困难，或产后便秘。

1. 病因病机

产后大便困难，《金匮要略》列为产后三大病之一。其起病原因有虚实之分，虚证由于产妇在分娩的过程中，亡血伤津，津血亏损，胃腑燥结，大肠失调所致；实证由于外感热邪，或过食辛热之品，食与热相结于肠胃，或由于恶露未尽，瘀血内阻，形成热邪与瘀血相结，导致阳明腑气不通而便结。但总的来说，从临床所见，产后大便困难，是以虚证为主，实证偶或有之。盖妇女在分娩的全过程，从上产床到婴孩娩出哭叫，既要用阴血以滑润肠道，又要用力气以载运推动胎儿，不论是气血的消耗，或者是阴津的亏损，都是很大的。由于气血的耗伤，阴津的亏损，阳明本属燥土，喜润而恶燥，今得不到阴血的濡养，肠道枯涩，大肠传导的功能失职，故轻则大便难解，重则便秘不通。

2. 论治用药

本症的治疗，当分有"虚则补之，实则泻之"的不同。《金匮要略》对实证有用大承气汤（大黄、厚朴、芒硝、枳实）、下瘀血汤（大黄、桃仁、䗪虫）等法。这都是本着标本缓急，急则治其标，这是灵活之法。但终归产后气血亏损、阴津不足是本，因而其治疗的着眼点，当以益气养血、滋阴润滑为主要。如产后数日不大便，或大便干结难解，腹无胀痛，伴有肤燥面黄，夜难入寐，寐则梦多，易惊醒，舌质淡，脉细弱者，此属平素血虚，或产时失血过多，或产后汗出淋漓，以致津少血亏、肠道失润所致的病变。治宜养血滋阴、润滑肠道之法，以四物汤加生何首乌、柏子仁、麦冬、肉苁蓉治之。阴血亏损，多有虚火内动之变，虚火灼伤阴液，则阴血愈伤，症见大便秘结不解，五心潮热，口燥咽干，苔少，舌红，脉细数者，则宜用壮水制火之法，以两地汤加女贞子、生何首乌治之。产后数日大便不解，但时有便意，登厕则虚努不解，或解而不畅，大便不坚，伴有气短懒言，四肢倦怠，面色㿠白，舌质淡嫩，脉象虚大或虚迟者，此属产后素体气虚，或分娩时间过长，元气耗伤，以致传送乏力之变，治宜益气生津，润滑肠道以通便，以补中益气汤治之。

总之，本病属于产后以虚为主的病变，其治疗以"润通"二字为着眼，对于苦寒攻伐之品，均宜慎用，以免再伤津血，反生他变。此外，在治疗的同时，还要注意饮食的调节，多吃甘润之品为宜，新鲜蔬菜、水果之类更不可少；并注意适当活动，则大便自能通调。

病例 韦某，女，34岁，已婚，工人。1983年10月6日初诊。

初诊 新产之后，饮食正常，但现已分娩5日，从无大便之意，腹部亦无不适之感，伴有头晕耳鸣，四肢倦怠，口干舌燥，寐则汗出，醒则汗止，五心烦热。脉象细数，舌苔少，舌质红。证属阴血亏损、虚火内动之变。治宜养血滋阴、壮水制火之法。宗两地汤加味。

处方 地骨皮10g 生地黄15g 玄参15g 杭白芍9g 阿胶珠9g（烊化） 麦门冬各9g 当归身12g 五味子6g 女贞子10g 柏子仁12g 生何首乌15g

每日清水煎服1剂，连服3剂。每剂均复煎1次，温服。

二诊（1983年10月10日） 药已，时有便意，但仍不能解，夜能入寐，无盗汗，脉舌如上，仍守上方减去五味子之酸敛,加太子参15g、核桃肉15g、火麻仁9g,以加强其益气润通之力。

三诊(1983年10月13日) 上方服第1剂之后,大便得通,3日来,大便自调,嘱即停药,以饮食果菜调养而善其后。

第二十三节 乳汁不行

妇女产后乳汁量少,色淡质稀,甚或不行,或在哺乳期间,因七情过极,恼怒伤肝而导致乳路不通,乳汁不行的称为乳汁不行或产后无乳。

1. 病因病机

脾胃为气血生化之源,肝藏血而主疏泄,乳头属肝,乳房为胃经之所属。妇女产后的乳汁,是来源于脾胃水谷的精微,通过肝的生发疏泄,则能源源不断喂养婴孩,如脾胃虚弱,气血不足,或恼怒伤肝,肝气郁结,则乳汁的生化无源,便出现乳少,色淡质稀,甚或乳汁全无。正如《傅青主女科》上说:"乳乃气血之所化而成也,无血固不能生乳汁,无气亦不能生乳汁。"又说:"乳汁之化,原属阳明,然阳明属土……必得肝木之气以相通,始能化成乳汁。……羞愤成郁,土木相结,又安能化乳而成乳汁也。"所以气血的盈亏,固然是乳汁生化的物质基础,但肝对乳汁的生化作用,尤为重要,因为肝是体阴而用阳,是罢极之本,能化生血气,如七情过极,尤其是恼怒之事,火动于中,更容易损伤肝阴,导致肝阳上亢,形成气血逆乱,则肝的生发疏泄失常,便会引起乳汁不行。

2. 论治用药

本病的治疗,当本着虚则补、实则泻的原则。如产后乳汁不行,或虽行而量少,色淡质稀,乳房无胀痛,面色少华,精神不振,舌质淡,苔薄白,脉虚细者,此属气血不足、乳汁生化无源之变。宜用双补气血,佐以通乳之法,以通乳丹(人参、黄芪、当归、麦冬、桔梗、通草、猪蹄)治之。产后乳汁量少,或全无乳汁,乳房胀满疼痛,或在哺乳期中,因事不遂恼怒而乳断不行,精神抑郁,胸肋苦满,纳食不香,舌苔正常或舌边有暗点,脉弦细者,此属情志郁结、肝失条达之变。当用疏肝解郁、通络行乳之法,以逍遥散(柴胡、当归、白芍、茯苓、白术、薄荷、炙草)加穿山甲、路路通、合欢花、通草治之。

通乳丹原是《傅青主女科》通乳之良方,以补为主,兼以通行,如确属气血不足引起的缺乳,用之甚效,但由于原方中之"七孔猪蹄"注有"去爪壳"三字,用者往往则重于补而忽略于通,常常去蹄而只用猪脚,殊有未宜,盖肉补养而蹄爪通行也。除了气血不足或肝气郁滞所引起的乳汁不行之外,还有肥胖痰湿之体,因痰湿壅滞经脉,以致乳路受阻而乳汁不行者,当用化痰祛湿、活络通乳之法,如苍附导痰丸(苍术、香附、半夏、橘红、白茯苓、炙甘草)加通草、皂刺、浙贝、王不留行之类。

病例 燕某,女,28岁,已婚,讲师。1985年12月29日初诊。

产后8个月,婴孩母乳喂养,平日乳汁充盈,每日喂乳6~8次,婴儿仍可以饱腹,安然无事。近日因小孩患病,复因某家工作不如意,初则忧愁,继而恼怒大作,随即乳汁明显减少,翌晨起乳汁点滴不行。婴孩虽频频吸吮乳头,仍无乳出,哭泣殊惨,现头晕目眩,两侧乳房胀满疼痛,脉象弦细,舌苔正常,形色焦急,悔忧抑结。证属暴怒损伤肝之阴,肝失疏泄条达之变。治宜养血柔肝,疏畅气机以通乳。

处方 当归身 12g 杭白芍 10g 何首乌 15g 合欢花 6g 玫瑰花 5g 北柴胡 5g 瓜蒌壳 10g 薄荷 3g（后下） 甘草 5g

除了内服药物之外，并在精神上加以劝慰。上方午前煎水顿服 1 剂，约 3 时许，乳汁复来少许。再水煎服 1 剂，心情舒爽，乳汁通行如初。

按语 肝藏血而主生发疏泄，今因事不遂而"暴怒伤肝"。肝木是体阴而用阳，肝阴易亏，肝阳而亢，暴怒则火动于中，以致肝阴亏损愈甚，气血逆乱，气机不畅，故乳汁郁滞不行、乳房胀满疼痛。采用养血柔肝之品以舒肝气，疏畅气机之法以开乳行之路，并加以慰解从心论治，以助肝之条达，药证相合，故药已病愈。

第二十四节　产后关节痛

妇女在产后 1 周之内，由于分娩时用力不当，营卫暂时不和，偶或出现身体其一部分的疼痛，这是属于正常的现象。如在产褥期内，虽经合理的休息和饮食的调养之后，仍然出现关节胀痛、麻木、重着者，谓之产后关节痛。

1. 病因病机

新产妇的痛症，一般是有小腹痛、全身痛、关节痛等之分。小腹之痛，是由于瘀血停于胞宫或冲、任脉失养之变；全身之痛，是由于瘀血停滞经络或百脉空虚失养，或外邪侵袭而致的病变；关节之痛，为三者常见的症状，其中尤以腰关节和膝关节的疼痛而肢麻为最常见，因为腰是人身最大的关节，"诸筋皆属于节"（《素问·五脏生成篇》），"膝者，筋之府"（《素问·脉要精微论》）。产后关节之痛，同样是有虚瘀和外感之不同。《难经·二十二难》"气主煦之，血主濡之"，气血是筋脉、关节濡养不可少的物质，如分娩时耗气失血过多，则四肢百骸的筋脉失养，故肢节烦痛，或麻木重着；如产后恶露量少，甚或恶露不下，败血停留于中，经络胞脉受阻，冲任失调，瘀血不去，则新血不生，故少腹、小腹、腰、膝疼痛，甚则遍身疼痛；产后正气虚弱，百脉空虚，卫外不固，若起居不慎，最易外感六淫之邪，得乘虚而入，尤其是收引凝滞之寒邪和重浊黏腻之湿邪，侵袭经脉、关节，阻遏气血的运行，故疼痛、麻木、重着乃作。

总的来说，产后关节痛，虽然是有血虚、血瘀、外感风寒等之不同，但由于其病是发于新产之妇，其气血之亏损，是不容忽视的。所以总的病机，是以血虚为主，或者虚瘀夹杂而已。

2. 论治用药

根据本病以虚为主、虚实夹杂的特点，其治疗之法，总宜扶正养血、活络止痛为着眼，然后分清其偏虚、偏瘀，或感受外邪而采取不同的方法。如症见遍身关节疼痛，肢体酸软，腰骶坠痛，麻木着重，头晕心悸，面色萎黄，舌苔少，舌质淡红，脉细弱无力者，此属产时失血过多、营血不足、诸节空虚、筋脉失养的病变。治宜养血益气，佐以温通止痛之法，以《金匮要略》桂枝五物汤（黄芪、桂枝、白芍、生姜、大枣）加制附子、当归、川芎、秦艽治之。如遍身肢节疼痛，以腰骶部酸痛明显，牵及下肢膝、踝关节亦痛，入夜则闪痛，按之痛剧，恶露量少或不下，色紫暗，舌边尖有瘀点，脉沉涩者，此属败血不尽、瘀血内阻、经脉通行不畅之变，治宜养血化瘀、疏通经络之法，以《医林改错》身痛逐瘀汤（当归、川芎、桃仁、红花、没药、秦艽、羌活、牛膝、地龙、香附、甘草）加鸡血藤、桑寄生、威灵仙治之。如遍身诸节疼痛，关节屈伸不利，或肿胀麻木，重着不举，得热则舒，遇寒加剧，或游走不定，疼痛剧烈，宛如针刺，伴有发热恶寒，舌苔薄白，舌质淡，脉浮紧或细弦缓者，此属产后气血亏损、百脉空虚、风寒湿之邪乘虚侵袭、留滞筋脉关节之变，治宜温经散寒、养血通络之法，以《伤寒论》当归四逆汤（当归、桂枝、赤芍、细辛、通草、甘草、大枣）加黄芪、防风、威灵仙治之。症有所偏，当有加减，如偏于湿，则麻木重着加重，可加苍术、炒薏苡仁；偏于寒则肢节疼痛剧烈，可加用巴戟天、制附子；偏于风，则疼痛游走不定，可加秦艽、防风、羌活之类。

除了药物治疗之外，适当配合针灸疗法，能疏通经络、宣导气血，对疼痛的消除，可收到较好的效果。常用的穴位是天应、阳陵泉、鹤顶、曲池、外关、命门、肾俞、八髎等。先针后灸，或单灸不针，或单针不灸，以及手法的强弱补泻，当随患者的体质情况而定。一般来说，凡是虚证，多采用单灸不针，或针上加灸之法；实证则多采用单针不灸，在手法则以泻法为主；对于虚实夹杂之症，则针灸并用，补泻兼施。

病例 赵某，女，26岁，已婚，小学教师。1982年2月3日初诊。

初诊 产后20余日，周身关节疼痛，尤以腰骶部及下肢膝、踝关节为甚，腰脊重坠胀痛，得温则略舒，遇寒则加剧，下肢关节屈伸不利，行走艰难，头晕头痛，心悸耳鸣，胃纳欠佳，面色萎黄，苔少，舌淡边有瘀点，脉虚细无力。证属以虚为主，虚实夹杂之变。治宜益气养血，佐以壮腰活络之法。

处方 桂枝6g 白芍6g 北黄芪20g 当归身12g 鸡血藤20g 制附子10g（先煎） 川杜仲15g 骨碎补15g 川牛膝6g 生姜10g 红枣10g

每日水煎服1剂，连服3剂，每剂均复煎1次。

二诊（1982年2月8日） 药已，症情徘徊，仍嘱再服上方3剂，并用鲜山苍子叶60g、鲜大风艾叶100g、松节60g煎水熏洗，每日1~2次。

三诊（1982年2月21日） 经过内服、外洗并用，疼痛明显减轻，下肢关节已基本能屈伸。嘱仍守上法治疗。

四诊（1982年2月15日） 肢节疼痛基本消除，胃纳转佳，可以入寐，脉细，苔薄白，舌质淡红。拟用养血壮腰之法，以善其后。

处方 当归身15g 川芎6g 杭白芍6g 熟地黄16g 桑寄生15g 狗脊10g 川杜仲15g 千斤拔15g 独活3g

每日水煎服1剂，连服6剂。

以后随访，症情稳定。

第二十五节 产后多汗

新产之妇，由于阴血耗损过多，营卫不和，阳气外浮，在分娩1~2日之内，出汗较多，这是属于正常的现象，只要适当的饮食调养，气血逐渐来复，一般4~6日，其汗自止；若虽经饮食调养，已逾1周内仍然汗出不绝，甚或汗水淋漓，浸湿衣被者，称之产后多汗。其中又分自汗与盗汗的不同，前者不活动，不热食，不发散而汗自出；后者则睡中汗出，醒则汗收。但临床所见，也有自汗、盗汗相兼，是由于产后气血两虚所致。

1. 病因病机

多汗的原因，一般来说，自汗是由于阳气虚弱，卫外不固，津液乘虚外泄；盗汗是属于阴血不足，阴虚生内热，热扰于内而迫汗出。《内经》有云："阴平阳秘，精神乃治"，"阴在内，阳之守也；阳在外，阴之使也"。阴在内主血，是心所主，职司濡养，外荣肌肤皮毛；阳在外而主气，职司温煦而行开阖。人的气血调和，阴阳平秘，则安然无病。如有所偏胜，阴虚则阳凑之而液泄汗出；阳虚则阴乘之，卫外不固而汗出。可见汗是发于阴而出于阳，其源在阴的营血，其发病在于阳的卫气。所以说，新产之妇，由于气血耗散过多，自汗、盗汗并见者，实由于产后百脉空虚，卫阳不固，故汗自出；血属阴，产后出血过多，血虚则阴虚，阴虚生内热，热扰于内，卫阳外浮，故寐则汗出。

2. 论治用药

心主血，汗为心之液，血汗同源，治汗要治血，治血要治心；肾藏精而主五液，治汗不忘肾。如产后数日，虽经饮食调养，仍然汗出淋漓，浸淫衣被，少气懒言，四肢乏力，面色㿠白，舌质淡嫩，舌苔薄白，脉象虚弱者，此属新产气虚、卫阳不固之变。治宜温养气血以止汗，方用人参养荣汤加熟附子治之。证虽由于阳虚不固密而起，但阳气之所不固，实由于阴血亏损而累及卫阳不固，故用人参养荣汤益气养血，取其"五脏交养互益"之功，附子温热，既能入肾以扶阳，又能走表以固密，故加用之，则其效益彰。若产时出血过多，寐时汗出，醒则汗止，面颊潮红，头晕目眩，腰膝酸软，苔少舌红，脉细数无力者，此属阴虚生内热、迫液外出之变。治宜滋阴养血，方用天王补心丹（生地、玄参、丹参、人参、五味子、当归身、天冬、麦冬、柏子仁、酸枣仁、茯苓、远志、桔梗）去丹参、桔梗加小麦，人参改用太子参治之。本方既能滋阴，又能安神，是心肾两调之良方，凡由于阴血不足，虚热内扰而盗汗者，用之甚宜。如自汗、盗汗并见者，治宜益气养血，以生脉散配百合地黄汤加当归身、白芍、熟地、萸肉、淮山药、小麦治之。着眼于气血并治，心肾并治，阴血来复，阳气宁谧，水火相济，血足神宁，其汗自止。

病例 黄某，女，32岁，已婚，小学教师，1984年10月12日初诊。

初诊 产后1周，睡中汗出淋漓，通身如浴，醒后渐收。面颊潮红，头晕目眩，唇口干燥，渴不引饮，腰膝酸软，午后烦热，大便干结，苔少舌红，脉细数无力。证属产后营血亏虚，阴虚生内热，寐时阳凑阴分，迫液外出之变。治宜滋阴养血、益气生津之法，以生脉散合两地加减治之。

处方 太子参15g 麦门冬各10g 五味子5g 地骨皮9g 生熟地黄各15g 玄参15g 杭白芍9g 当归身9g 百合12g 小麦20g 甘草6g

每日清水煎服1剂，连服3剂。

二诊（1984年10月16日） 上方服后，夜汗基本消失。但胃纳不振，夜难入寐，苔少，舌红，脉象略数。药虽中肯，阴血未复，仍守上方去熟地之滞腻和辛温走窜动火之当归，加淮山药15g、生谷芽20g，以健脾导滞。嘱再服3~6剂，每日1剂，以收全功。

后来随访，疗效巩固。

第二十六节 输卵管阻塞

输卵管阻塞，在祖国医学文献中，虽然无专门的记载，但根据其临床症状的表现，在月经不调、带下、无子、断绪、癥瘕等篇章中，都有散在的叙述，是引起不孕的主要因素之一。

1. 病因病机

输卵管阻塞的原因，现代医学认为是因急性或慢性输卵管炎、慢性盆腔炎、输卵管结核、盆腔手术之后附件粘连，或子宫内膜异位等所引起。依据经络学说和审证求因的理论，输卵管是属于胞脉的范畴，其所以阻塞不能通行，在临床中常见的有以下几种因素。

（1）气滞血瘀：输卵管之所在，为厥阴肝经之所属，如七情过极，肝气郁结，则疏泄失常，气滞血瘀，瘀阻胞脉而不通。

（2）气血虚弱：《难经》有"气主煦之，血主濡之"之说。气虚则不能温行，血虚则不能润通，形成载运乏力，虚而不通。

（3）外感寒湿：寒与湿都是阴邪，寒性收引凝滞，湿邪重浊黏腻。寒湿之邪为患，凝滞黏腻胞脉，则气机不利，久滞积瘀而不适。

（4）湿热下注：湿邪重浊，热邪蒸散，湿热交蒸，瘀滞胞宫，既能阻塞胞脉，又能灼伤络脉。湿热互结于胞脉，气机不畅而梗阻。

（5）痰湿郁滞：素体肥胖，阳虚不振，或恣食肥甘厚味，痰湿内生，导致气机不畅，胞脉不通。

以上原因，虽然各有不同的特点，但其终归均能导致胞脉瘀滞不通，以致虽婚而不孕。

2. 论治用药

本病的治疗，总的来说，是要活血通络、软坚散结为主，常用的药物有：鸡血藤、当归、川芎、丹参、刘寄奴、路路通、夏枯草、猫爪草、香附、穿破石等通行之品。但由于病症表现各有不同，因而在治疗之时，仍然要辨病与辨证相结合，灵活地选方用药，才能做到有的放矢。如少腹、小腹胀痛并作，胸胁苦满，经行前后不定，量多少不一，色暗红而夹紫块，脉弦细，苔薄白，舌质有瘀点者，此属气滞血瘀、胞脉不通之变，宜用理气疏肝、行血通络之法，以柴胡疏肝散加鸡血藤、当归、刘寄奴、郁金、青皮、夏枯草治之；经行错后，量少，色淡，经期中少腹、小腹隐痛，得温得按则舒，倦怠乏力，舌苔薄白，舌质淡者，此属气血不足、温运乏力之变，宜用补养气血，佐以通行之法，以圣愈汤加鸡血藤、肉苁蓉、路路通、桂枝、小茴香治之；经行错后，色暗，夹块，少腹、小腹掣痛，畏寒喜热，脉沉紧或细缓，苔薄白，舌边尖或有暗点者，此属外感寒湿之邪、凝滞胞脉之变，宜用温散通行之法，以少腹逐瘀汤（当归、川芎、五灵脂、蒲黄、没药、肉桂、干姜、延胡索、赤芍、小茴香）加桂枝、穿山甲、路路通、香附治之；经行超前，色泽暗红，夹紫块，平时带下量多，色白黄相兼而质稠秽，阴道瘙痒，脉象滑数，舌苔白黄，舌边尖红者，此属湿热下注、蕴结胞宫之变，宜用清热利湿、活血通络之法，以四妙散（苍术、黄柏、苡仁、牛膝）加土茯苓、马鞭草、鸡血藤、丹参、赤芍、猫爪草治之；经行错后而量多色黯，带下质稠黏，平时心烦胸闷，时泛恶欲呕，苔白厚腻，舌质暗红，脉弦缓者，此属痰湿郁滞胞脉之变，宜用理气化痰、活血通络之法，以苍附导痰丸加皂刺、浙贝母、鸡血藤、刘寄奴、路路通、穿破石治之。

病例 1 潘某，女，30 岁，已婚，护士。1979 年 7 月 4 日初诊。

初诊 12 岁月经初潮，周期基本正常。结婚 3 年，双方共同生活，迄今未孕。月经周期基本正常，量一般，色红夹紫块。经将行时心烦易躁，夜寐欠佳，经行之后则舒。其余无不适。脉虚细，苔薄白，舌质淡嫩。某医院妇科检查：外阴阴性，宫颈少许潮红，子宫后位，稍小，双侧附件阴性。输卵管通液：双侧输卵管不通。根据以上脉证及妇科检查的材料，显系冲任不足、气虚血滞、胞脉不通的不孕症。治宜温肾养血，佐以通络之法。

处方 菟丝子 15g　覆盆子 15g　当归身 9g　川芎 6g　杭白芍 9g　何首乌 15g　炙北黄芪 15g　白茯苓 9g　刘寄奴 9g　益母草 15g　小茴香 2g

每日清水煎服 1 剂　连服 6 剂　每剂均复煎服 1 次

二诊（1979 年 7 月 24 日）　上药服后，16 日月经来潮，周期正常，色量一般。现畏寒、鼻塞，纳差，脉象虚细，舌苔薄白，舌质淡嫩。证属虚实夹杂。仍守温化通络为主。

处方　生北黄芪20g　当归身9g　川芎6g　小茴香2g　老炮姜2g　延胡索5g　赤芍6g　没药6g　生蒲黄6g　五灵脂6g　正肉桂丝3g（后下）

每日水煎服1剂，连服6剂。

三诊（1979年8月31日）　上方服后，胃纳转佳，精神良好。本"谷肉果蔬。食养尽之"。即停药调养，一以当归身、鲜嫩益母草、黑豆各适量水煮，酌加油盐为饮食疗法。现经行逾期未潮，腰胀，头晕，呕恶不能食，脉象细滑，舌苔薄白，舌质淡。经小便青蛙试验阳性。证属早孕恶阻。以益气和胃、降逆止呕之法治之。

处方　太子参15g　白茯苓9g　姜炒竹茹6g　广陈皮2g　缩砂仁2g　桑寄生15g　川杜仲9g　枳壳2g　紫苏叶2g（后下）　老生姜6g

每日清水煎服1剂，连服3剂，以少量多次服为佳。

按语　输卵管阻塞，是不孕症中比较顽固的一环，大多数的病例，需要治疗3~6个月，甚或1年以上，始见疗效，本例患者之所以疗效较快，是根据其临床脉证，采取先后天并治，以温养为主，兼以通行，从而气血恢复，胞脉通利，故收效快而能孕。

病例2　唐某，女，31岁，已婚，出纳。1987年4月21日初诊。

初诊　15岁月经初潮，一向错后10~20日，色淡质稀，量一般。28岁结婚，婚后双方共同生活，迄今4年未孕。性欲不强，经行错后30~60日，量一般，色泽暗红，夹紫块，持续4日干净。经前2周乳房及少腹、小腹胀痛，触之加剧，经行之后则舒。胃纳一般，二便正常，脉象虚细，舌苔薄白，舌边有瘀暗点。末次月经：2月11日~2月15日。医院妇科检查：子宫稍小，后倾位，输卵管通水术两侧不通。根据脉证及医院妇科检查，证属阳虚宫寒、气滞血瘀而导致胞脉不通的病变。拟温肾暖宫、疏通血脉之法为治。

处方　制附子10g（先煎）　柴胡6g　当归身12g　杭白芍6g　白茯苓10g　白术12g　瓜蒌皮10g　郁金10g　益母草10g　白蒺藜10g　生甘草6g

每日清水煎服1剂，连服3剂。附子要先煎1小时以上。

二诊（1987年4月28日）　药已，23日经行，27日干净。本次经行，少腹、小腹及乳房胀痛减轻，血块少。现无不适。脉象虚细，舌苔薄白，舌边瘀点。拟转用温化之法。

处方　制附子10g（先煎）　当归身12g　川芎6g　杭白芍10g　熟地黄15g　艾叶6g　骨碎补15g　蛇床子3g　菟丝子15g　北荆芥3g　炙甘草5g

每日清水煎服1剂，连服6剂。

三诊（1987年5月6日）　药已，无不适，精神好，脉象细缓，舌苔薄白，舌边有瘀点。拟用平补阴阳之法。

处方　菟丝子20g　川枸杞子10g　覆盆子10g　当归身12g　杭白芍6g　潞党参15g　炒白术6g　巴戟天9g　益母草10g　肉苁蓉15g

每日清水煎服1剂，连服6剂。

四诊（1987年5月15日）　药已，脉象缓和，舌苔正常，舌边瘀点未消。以温通胞脉为主。

处方　制附子10g（先煎）　白茯苓20g　桂枝6g　赤芍药10g　桃仁6g　南丹皮6g　当归身12g　路路通10g　皂刺6g　通草6g　红枣10g

每日清水煎服1剂，连服6剂。

五诊（1987年6月8日）　本次经行于5月29日开始，6月3日干净，经中诸症消失。法中的，药已见效，仍守上方，每日清水煎服1剂。

六诊（1987年8月1日）　上方连服30余剂，经医院输卵管通水术复查，两侧输卵管已通畅，经期无不适，但经行仍错后 7~10 日，色泽暗红，无块，脉象平和，舌苔正常。拟温养以善后。

处方　当归身 15g　川芎 6g　杭白芍 6g　熟地黄 15g　阿胶珠 10g（烊化）　艾叶 6g　菟丝子 15g　蛇床子 3g　川枸杞子 10g　荆芥 2g

每日清水煎服 1 剂，连服 6 剂。

祖国医学并无输卵管不通之名，但根据患者之脉证，属于阳虚宫寒、气滞血瘀而导致胞脉不通的病变，故以温肾暖宫、疏通血脉之法论治。病久多郁，故初诊时以逍遥散加味疏肝理气为主，配以附子之温行，其目的在于达到"疏其血气，令其调达，而致和平"（《素问·至真要大论》）。二诊至三诊，重在温肾补养，促进气血之旺盛，为活血通脉、扶正祛邪打下基础，即是先补后攻之意。四诊之后，以桂枝茯苓丸活血化瘀为主方，加用温阳通脉之品，坚持守方，连服 30 多剂，终能见效。

通行之法，有凉开和温化之分。本例患者，由阳虚而起，治疗全过程，虽有疏、补、行先后主次不同之分，但始终不忘温行。方中之附子，为走而不守，能通十二经脉之品，不仅能温肾壮阳，而且与血药同用，则温化散凝、通行血脉之力益彰。

第二十七节　子宫肌瘤

子宫肌瘤，是妇科常见的良性肿瘤，多发生于 30 岁以后的育龄妇女。由于肌瘤发生的部位不同，因而分有壁间肌瘤、浆膜下肌瘤、黏膜下肌瘤、阔韧带肌瘤 4 种。在临床上主要表现为月经量多，经期延长，经色暗而夹紫块，少腹、小腹疼痛，按之不减，甚或加剧等现象。

祖国医学无"子宫肌瘤"的病名，但由于发生在小腹部，腹内有硬结决状，推之不移，痛有定处，按之加剧等特点，故可归属于血癥、瘀血经痛等的范畴。

1. 病因病机

血癥的发生，张景岳在《妇人规》中有精辟的论述："瘀血留滞而作癥，惟妇人有之。其证则或由经期，或由产后，凡内伤生冷，或外受风寒，或恚怒伤肝，气逆而血留。或忧思伤脾，气虚而血滞，或积劳积弱而不行。总由血动之时，余血未净，而一有所逆，则留滞日积而渐以成癥矣。"这里张氏明确地指出：血癥是妇女特有的疾病，可见子宫肌瘤是属于血癥的范畴。其发生的原因，既有经行、产后外感六淫之邪，凝滞血脉；也有七情内伤，肝气郁结，气血不和；或房事不节，损伤胞宫，精血互结；或积劳体弱，气血亏虚等不同的因素，导致气滞血瘀，停留日久而成癥。

2. 论治用药

本着《内经》"坚者削之，损者益之，劳者温之，结者散之"之旨，本病的治疗原则，当以化癥散结为主。但人有强弱，证有偏顾，偏于气滞血瘀者，当以行气化瘀之法，所谓"疏其血气，令其调达，而致和平"。偏于瘀积硬块者，则以软坚散积为佳。偏于虚者，则补而攻之。同时，还要根据疾病的久暂，人体的羸瘦，虚邪的轻重，或先攻后补，或先补后攻，或攻补兼施，才能收到预期的效果。

（1）瘀血积结：经行量多，经行时间拖长、淋漓不断，经色暗红而夹紫块，经将行及经中少腹、小腹疼痛剧烈，按之不减，触之有硬块，推之不移，面色晦暗，皮肤干燥，平时带下量多、色白黄相兼、质稠臭秽，脉象细涩，舌苔薄白，舌质有暗点，治宜软坚散结、破积散癥之法，以桂枝茯苓丸加莪术、刘寄奴、猫爪草、夏枯草、土茯苓、香附、北黄芪之类治之。本方具有活血化瘀的作用，是治疗"宿有癥病"的轻剂，故加用莪术、刘寄奴以增强其活血化瘀之力；加猫爪草、夏枯草以软坚散结；香附行血中之滞，气行则血行；土茯苓配白茯苓，既能加强健脾渗湿之力，又有解毒祛秽之功，防其恶化；北黄芪益气补虚，防其攻伐太过。

（2）湿热瘀结：经行前后不定、经行量多、色暗红夹块，经将行及经中腰骶与小腹胀痛，甚或灼热闪痛，按之不减。平时带下量多色黄、质稠臭秽，小便短黄，舌苔黄腻，舌质红，脉象濡缓或弦数。治宜清热燥湿、活血祛瘀之法，方用四妙放加凌霄花、南丹皮、马鞭草、土茯苓、夏枯草、海藻之类治之，以期既能清热除湿，又能软坚化瘀，逐渐消块。如湿热已退，而癥块不消者，病久入络，宜改用桃红四物汤加虫药如鳖甲、穿山甲、水蛭之类。

（3）气血两虚：癥块日久不愈，突然阴道下血量多，或长期淋漓不断、血色淡而质稀、夹有小块，小腹胀痛、痛过于胀、按之不舒，精神困倦，面色苍白，气短懒言，舌苔薄白，舌质淡，脉细弱或虚大。此属本虚标实，治宜"急则治其标"，先用补气摄血之法，以当归补血汤加人参、海螵蛸、艾叶炭治之。待血止之后，正气恢复，再用"缓则治其本"，以少腹逐瘀汤加苏木、泽兰以温化消块。

对于子宫肌瘤的治疗，除了要辨证论治之外，还应该注意以下事项。

（1）病情瘀积日久，宜徐图缓攻，不可过用峻猛攻伐之品，反而损伤元气。

（2）本病多是虚瘀夹杂，是本虚而标实，治之宜衡量虚实轻重，或先补后攻，或先攻后补，或攻补兼施，或补中有攻，或攻中有补，要做到既能顾护正气，又能散结消块。

（3）病位在下焦阴湿之地，往往多夹痰湿，在辨证的基础上，要酌加茯苓、半夏、陈皮、浙贝、海蛤、海藻等化痰软坚之品。

（4）气行则血行，气滞则血瘀，治血先治气。要适当酌用行气之品如延胡索、甘松之类。

（5）癥块过大或生长迅速，有恶化的可能者，应劝导患者到外科采取手术治疗，以免贻误病机。

病例 黄某，女，32岁，已婚，乡村医生。1978年9月19日初诊。

初诊 结婚4年，双方共同生活，迄今不孕。月经超前，量多，持续10~15日干净，甚或必须吃止血药，打止血针（药名不详），出血始止。经色暗红、有紫块，经将行及经中腰骶胀痛，少腹、小腹疼痛，按之不减，平时带下量多、色白质稠，精神不振，肢体困倦。但尚能食，大小便一般，舌苔薄白，舌质淡，脉象虚细。经某医院妇产科检查：子宫增大，诊为子宫肌瘤。证属瘀积停滞、本虚标实之变。仿桂枝茯苓丸加味治之。

处方 桂枝9g 赤芍药9g 桃仁6g 南丹皮9g 白茯苓12g 北黄芪20g 当归身10g 刘寄奴15g 莪术6g 香附6g

每日清水煎服1剂，连服6剂。

二诊（1978年9月28日） 药已，无不适，仍守上方加鸡血藤20g。每日水煎服1剂，连服6剂。

三诊（1978年10月5日） 10月1日经行，量及血块较上月少，现已基本干净。经前及中，腰及小腹疼痛减轻，脉象细，舌苔薄白，舌质一般。仍守上方去丹皮、桃仁，加丹参15g、苏木12g、夏枯草10g。每日清水煎服1剂，连服6剂，每剂均复煎1次。自此之后，即以本方为依据，或增或减，连续服用6个月，经行正常，次年春受孕。

第二十八节 悲怒乳断

妇女在哺乳期间，因事不遂，恚怒或悲忧太过，七情内伤，肝失条达，气机不畅，经脉涩遏，以致阻断乳汁的通行，乳汁减少，甚或点滴全无者，症由悲怒所伤而引起，故称之悲怒乳断。

1. 病因病机

产妇乳汁不行的原因，一般是有气血虚弱、肝气郁滞、痰湿凝结等三方面。盖乳汁乃是冲任气血上行所化，气血是来源于水谷的精微，如脾胃虚弱，气血生化之源匮乏而致气血不足，则乳汁量少，甚或无乳；肝藏血而主疏泄生发，乳头为肝经之所属，乳房属阳明经，肝气条达，则气血冲和、乳汁畅通；若情志过极，肝气郁结，气机不畅，乳络郁滞，则乳汁不行；痰湿属阴邪，其性黏腻重浊，最易阻碍经脉，如产妇素体肥胖，产后又过食肥甘厚腻之品，以致脾不健运，肝失条达，痰湿壅滞经脉，则乳汁不通。由于情志的活动，与内脏有密切的关系，从临床所见，以七情内伤，肝气郁结为多，其中尤以暴怒和悲思为甚。因怒为肝之志，忧思是脾肺之所属，"怒伤肝"，过怒则损害肝对气血的生发疏泄，影响气机的宣通；悲思太过，则是"思则气结"、"思伤脾"、"悲则气消"、"忧伤肺"。脾不健运，肺不宣发，则肝的条达调节功能失常。所以《儒门事亲》有"或因啼、哭、悲、怒、郁、结，以致乳脉不行"之说，确是明哲之论。

2. 论治用药

本病有虚实之分，治之当本"虚则补之，实则泻之"的原则，但症属新产之妇，多是虚瘀夹杂之体，因而在治疗过程中，不论是补养或泻实，其最终的目的，都着眼于通行乳汁。对于气血不足而乳汁不行者，在益气补血之中，佐以通行之品，常用十全大补汤（党参、白术、茯苓、当归身、川芎、熟地、白芍、炙黄芪、肉桂、炙草）加路路通、通草之类；体质肥胖，痰湿郁滞，乳汁不通者，以金水六君煎去熟地加白芥子、路路通、藿香、石菖蒲之类治之。对于七情所伤引起的乳汁不通，虽然有"肝气实则怒"、"心气虚则悲"、"思伤脾"的不同，但恚怒与悲思，均能影响肝气的疏泄，常用逍遥散（柴胡、当归、白芍、茯苓、白术、薄荷、生姜、甘草）或柴胡疏肝散加路路通、瓜蒌壳、素馨花、合欢花之类治之。

病例 周某，女，26岁，干部。1988年3月21日初诊。

产后9日，第3日已有乳汁通行，色量均佳，婴孩吸吮正常。但到前天，因婴孩哭闹，情绪波动，婴孩哭，自己亦哭，悲忧过度，随之乳汁明显减少，第2日后，乳汁点滴不通，虽经婴孩屡次吮吸，仍不见乳汁。脉细涩，苔白厚略腻，舌质淡暗，面色苍白。证属新产忧思过极，以致气机不畅、肝失条达之变。以疏肝扶脾、养血通络之法治之。

处方 柴胡6g 当归12g 茯苓10g 白术10g 薄荷3g（后下） 路路通10g 合欢花10g 通草6g 红枣10g

每日清水煎服1剂，连服3剂。

服第1剂后，乳汁复来少许，服3剂后，乳汁通行正常。

第二十九节 乳汁自出

产后哺乳期的妇女，不经婴孩吸吮而乳汁自然流出者，称之乳汁自出，有生理与病理之分。若身体强壮，气血充足，乳汁胀满而溢出少量，或已到哺乳时间而不能及时喂乳，乳房胀满而溢出，或产后不行母乳喂养，以致短时间内乳汁胀满而外溢自流者，均属生理范畴，不需治疗。否则，即是病理状态，应进行辨证论治。

1. 病因病机

本病的发生，有虚实之分。虚者为产后气血耗损，摄纳无权；实者有胃热、肝郁化火的不同。乳汁为气血所化生，产后气血虚弱，卫外不固，摄纳无权，乳腺松弛，故乳汁自出；乳房属胃，胃是多气多血之经，是乳汁生化的源泉，若胃经血热上冲，乳腺扩张，热迫乳汁外溢；肝藏血而主疏泄条达，若暴怒伤肝，肝阴受损，肝阳上亢，则疏泄太过，乳汁为肝火所迫而妄行。

2. 论治用药

本症的治疗，当分清其虚实而采取不同的原则，即是"虚则补，热则清"。乳汁自出、量少而色泽清稀，乳房无胀满，面色苍白，心悸气短，肢体乏力，脉象细弱，舌质淡者，此属气血虚弱、固摄无能，治宜益气养血，佐以固摄之法，以圣愈汤去川芎加桑螵蛸、芡实治之，方中要重用人参、黄芪，以达到益气固摄的目的。乳房胀痛而灼热，乳汁稠浓，口苦咽干，舌苔黄而干，舌边尖红，脉象滑数者，此属阳明胃热，逼迫乳汁外溢，治宜清热养阴，佐以消导之法，可用保阴煎（生地、熟地、白芍、淮山药、川续断、黄芩、黄柏、甘草）去黄芩、黄柏加芦根、荷叶、生谷芽治之。黄芩、黄柏苦寒，恐容易犯胃，故以芦根、荷叶之甘寒清热以代之。乳房胀痛，乳汁自出、量多质稠，精神抑郁，甚或夜难入寐，寐则梦多，心烦易躁，大便干结，小便短黄，舌苔干而舌质红，脉弦数者，此属七情过极、肝经郁热之变，治宜疏肝清热，佐以清敛之法，方用丹栀逍遥散加夏枯草、合欢花、生牡蛎、糯米根治之。

除此之外，尚有非妊娠或胎前乳汁自出者，前人称之为乳泣，多属肾气亏虚、禀赋不足之变，治之多从肾着眼，常用《景岳全书》之左归丸、右归丸出入。

病例 黄某，女，29岁，已婚，工人。1976年10月12日初诊。

初诊 产后1个月余，因事不遂意，初时尚无不适，但1周来，虽按时喂乳，但乳房仍胀痛，乳汁自出、量不多而质稠浓，心烦易躁，夜难入寐，虽寐而不深，口苦咽干，苔黄舌红，脉象弦数。证属肝胆郁热、疏泄太过之变，治宜疏肝清热，佐以清敛之品。

处方 南丹皮12g 山栀子9g 北柴胡6g 当归身9g 杭白芍12g 白茯苓9g 淮山药15g 夏枯草12g 合欢花6g 糯米根20g 生甘草6g

每日清水煎服1剂，连服3剂，每剂均复煎1次。

二诊（1976年10月16日） 上方服后，夜能入寐，乳房胀痛减轻，乳汁自出较少，脉尚细数，舌苔薄黄，舌尖红。仍守上方，连服3剂。

三诊（1976年10月20日） 自前天以来，乳房不胀痛，无乳汁自出，口不苦，脉细不数，舌苔薄黄，舌质正常。转用益气养阴之法。

处方 太子参15g 麦门冬各12g 浮小麦20g 糯米根20g 淮山药15g 何首乌15g 北沙参10g 杭白芍9g 生甘草6g

每日清水煎服1剂,连服6剂。

以后随访,疗效巩固。

第三十节 暴怒乳衄

乳衄,即是乳房轻度胀痛或不痛而乳头不时溢出少量血液。多发生于40岁左右的妇女。其起病的原因,多由于七情过极、恚怒伤肝、肝失疏泄条达而发生的病变,故称暴怒乳衄。

1. 病因病机

肝为风木之脏,内寄相火,体阴而用阳,主藏血疏泄,性恶抑郁而喜条达,主阳气之生发,以升为用,其脉联属乳头;脾主化运而统血,以升为用,胃主津液,而为多气多血之经,乳房为阳明胃经之所属。肝气敷和,脾能健运,胃气和降,则气血调和、摄纳正常。若七情过极,恚怒忧思过度,气血失和,肝火亢盛,则肝脾受损,肝不藏血,脾不统血,血失统藏,冲任之气血妄行,上溢渗出乳头,点滴色红,挤之则量较多。

2. 论治用药

本病是由于七情过极,肝失疏泄,脾失健运,以致储藏统摄失常而引起的血液病变,因而其治疗之法,必须着眼于治肝。治肝之法,叶天士归纳为"治用、治体、治阳明"三法。其中尤以治肝用、治肝体为主要。如心烦易怒,胸肋胀痛,口苦咽干,舌苔薄白或黄,舌边尖红,此属肝火偏旺,治宜疏肝解郁、清热凉血之法,以丹栀逍遥散加减治之,取其既能养血解郁,又能清胆火,使火热之邪从胆腑出,亦即"肝欲散,急食辛以散之,辛以补之"之意;如头晕目眩,夜寐不深,易惊易醒,脉弦细者,治宜柔养阴血为主,常用归芍地黄丸(当归、白芍、熟地、山萸肉、淮山、茯苓、丹皮、泽泻)以滋阴而生肝体,或用一贯煎以养肝胃之阴而荣肝木,亦即"肝苦急,急食甘以缓之"。

病例 农某,女,42岁,未婚,小学教师。1983年6月10日初诊。

初诊 平素性情急躁,心烦易怒,夜难入寐,寐则梦多。经行超前,量多,色红。2周前因事与别人发生口角,相互叱骂,继即头晕头痛,时感烘热,口苦咽干,两侧乳房胀痛。2日前突然发现乳头溢出少量血液,色红,以手压之,则乳房疼痛加剧,血液溢出较多。苔黄舌红,脉象弦数。证属暴怒伤肝、肝阴受损、肝火偏旺、迫血妄行之变。治宜平肝泻火、养血扶脾之法,以恢复储藏、统摄的功能。

处方

(1)内服药:南丹皮10g,山栀子9g,当归身9g,杭白芍15g,北柴胡6g,生地黄15g,莲藕节20g,女贞子10g,夏枯草15g,素馨花6g,生甘草5g。

每日清水煎服1剂,连服3剂。

(2)外用药:鲜旱莲草、鲜冬青叶各取适量,煎水熏洗乳头。洗后并取适量捣烂外敷乳头。

每日2次,先洗后敷。

二诊(1983年6月14日) 上方内服及外洗之后,乳房不痛,乳头不见血,心情舒宜。效不更方,嘱再服3剂及外洗外敷3日,以巩固疗效。

乳衄是少见的疾病,见乳房疼痛者属实热之症,治疗效果较好;如乳头出血而乳房不疼痛,多属气血亏损、本元不足、肝肾俱亏的病变,病较难治。

第三十一节 乳头皲裂

妇女在哺乳期间,由于喂养不当,或素体阳盛,火旺血热,以致乳头和乳晕部分表面嫩皮发生大小不等的皲裂,婴孩吸吮时疼痛不堪者,谓之乳头皲裂或乳头裂痛。在临床上,多见于初产妇女。

1. 病因病机

乳头之所以发生皲裂疼痛,其原因是多方面的,但最主要的不外有二:一是由于哺乳妇女的生理缺陷,如乳房不丰满,乳头平坦或凹陷;或乳头过小,或气血虚弱,乳汁分泌不足,婴孩吸吮时剧烈咬嚼损伤;或喂乳位置不当,躺睡喂乳,让婴孩衔乳而睡,不时吮嚼损伤乳头。二是素体阳盛,或七情过极,肝郁化火,横逆胃土,肝火胃热上冲,损伤乳脉而撕破乳头。

2. 论治用药

本病的治疗,应该内服外治并重。如由于婴孩吸吮不当而皲破疼痛难忍者,防其外邪的侵犯,宜用清热解毒、化瘀止痛之法,以五味消毒饮加丹皮、赤芍治之,如由于恚怒忧思、肝郁化火、肝胃火热之邪上冲而皲裂疼痛者,常用疏肝清热、化瘀止痛之法,以丹栀逍遥散加金银花、生地、龙胆草、赤芍治之。

在服用上方的同时,并用陈茶叶煮水清洁乳头,然后再用青硼散(青黛、硼砂、冰片)外敷患处,则收效较捷。

病例 黄某,女,25 岁,已婚,农民。1985 年 4 月 15 日初诊。

初诊 产后月余,两侧乳头皲裂,裂口干燥疼痛,尤以婴孩吸乳之时疼痛难忍。脉弦细,苔薄黄,舌尖红。证属喂乳不当而引起的皲裂疼痛。用清热解毒、化瘀止痛之法治之。

处方 金银花藤20g 野菊花12g 蒲公英10g 紫花地丁10g 败酱草15g 赤芍9g 红花2g 甘草6g

每日清水煎服 1 剂,连服 3 剂。并用陈茶叶水清洁乳头,然后撒青硼散。

二诊(1985 年 4 月 20 日) 内服外撒后,症有好转,但小孩吸吮时仍疼痛。守上方内服 3 剂,外用三七粉撒痛处。两侧乳房交换治疗,一侧喂乳,一侧外用三七粉外撒治疗。

三诊(1985 年 4 月 25 日) 除左例乳房疼痛外,余无不适。停内服药,以三七粉外治左侧乳房。

第三十二节 乳头忽凹忽起

育龄妇女,在健康的情况下,乳房丰满隆起,中心有乳头突出。未婚女子乳头淡红色,已婚受孕妇女,乳头色素增加,呈深褐色。如乳头忽凹忽起,或乳房平坦或过小,都是病理的表现。

1. 病因病机

乳头为足厥阴经所属,乳房属阳明胃经,肝气疏泄条达,脾胃输送水谷精微,则乳房丰满隆起,中心乳头突出,色泽正常。如乳头色泽暗淡,忽而凹陷,忽而复之突起,是与肝的功能失调有关。盖肝藏血而主疏泄条达，内寄相火，为风木之脏，又主谋虑而为将军之官，主升主动，其性善变。若恚怒忧思过度，七情内伤，则相火妄动于内，灼伤阴血，导致肝阴易亏，肝阳易亢，不能上注濡养乳头，故乳房胀痛，肝主风而多变，则乳头忽凹忽起，色泽不荣。

2. 论治用药

本病的治疗，同样要结合全身的症状，加以综合分析，然后遣方用药。但症状表现的焦点在于乳头的忽凹忽起，故不论补养或清降，均着眼于肝的调治，使肝气条达，肝血充足，自能濡养生发，常用补阴益气煎（当归、熟地、党参、陈皮、升麻、柴胡、甘草）加菟丝子、山萸肉、合欢花之类，或用一贯煎加黄精、淮山药、素馨花治之。两方的组成，虽然有一定的区别，但均是舒肝调气、滋养肝胃之阴为着眼，以期肝气调和，气机畅达，精血充足，则生发正常，自无乳疾之患。

病例 梁某，女，35岁，已婚，干部。**1977年6月20日初诊。**

初诊 结婚5年，双方共同生活，迄今不孕。月经错后10~15日，量少，色淡，经将行乳房及少腹、小腹胀痛，经行之后则舒。平时性欲冷淡，腰酸膝软，胃纳、二便一般。脉象虚细，舌苔薄白，舌质淡嫩。双侧乳头忽而凹陷，忽而突起，每分钟2~3次。西医诊为黄体功能不足的不孕症。证属精血亏损，肝气不足。以滋养肝肾为主，佐以疏解之法。

处方 菟丝子20g 当归身12g 杭白芍6g 熟地黄15g 潞党参20g 淮山药15g 川枸杞子10g 仙灵脾15g 巴戟天10g 北荆芥2g 北柴胡2g 素馨花6g 炙甘草6g

每日清水煎服1剂 连服5~10剂

二诊（1977年7月3日） 上方连服10剂之后，精神较好，经色、经量较上月好，但仍错后1周，现经行第3日。拟养血调经法。

处方 当归身12g 川芎6g 杭白芍6g 熟地黄15g 益母草12g 桑寄生15g 柴胡6g 薄荷3g（后下） 甘草6g

每日水煎服1剂，连服3剂。

三诊（1977年7月12日） 自觉精神好，乳头忽凹忽起已疏，每5分钟仅1~2次。脉细，苔薄白，舌质淡红。仍用温养肝肾之法。

处方 菟丝子15g 当归身12g 白芍6g 山萸肉6g 淮山药15g 巴戟天6g 芜蔚子10g 仙灵脾15g 柴胡2g 大枣10g

每日清水煎服1剂，连续服用2月余，乳头不凹陷，经行正常而受孕。

第三十三节 断乳痒疹

妇女在喂乳期间，因婴孩已满周岁，或因工作、学习的关系而中止喂乳，以致全身瘙痒难忍，头面及四肢或边身出现丘疹者，谓之断乳痒疹。

1. 病因病机

乳头属厥阴肝经所主，乳房为多气多血之阳明胃经所属，心属火而主血脉的运行。本病之所以发生，多属禀赋气血旺盛，木火阳盛血热之体，盖木火旺盛，则阳盛血热，在正常喂乳期间，由于乳络畅通，相火有外泄之机，尚能调节其偏亢，保持营卫气血之间的协调，故无病变的发生。如突然中止喂乳，乳络不通，乳汁壅聚于乳房，以致阳热无外泄之机，导致风火相煽，波及全身血脉。在局部则乳房胀满疼痛，在全身则发痒而起丘疹。正如《内经》所说"诸痛痒疮皆属于心"，亦即张景岳所说"热甚则疮痛，热微则疮痒"之意。

2. 论治用药

依照"实则泻之"的原则，本病的治疗，以开郁行滞、活血通络为主，常用柴胡疏肝散加生麦芽、山楂、当归尾、皂刺、路路通治之。柴胡疏肝散为疏肝解郁、行气止痛之剂，加麦芽、山楂、当归尾、皂刺、路路通等导滞行血，疏解导滞并用，则不仅活络通行之力加强，而且有消滞除积之功，自无壅滞之患。如乳房胀满而辣痛、丘疹痒痛难忍者，此偏于血热，宜加金银花藤、凌霄花、丹参等凉开之品，甚则加龙胆草、夏枯草以泻肝火；体胖、胸闷、泛恶欲呕而夹痰者，宜加浙贝母、白芥子、瓜蒌壳之类以宽胸化痰。

除了内服药物之外，应配合外治之法，如针刺疗法、药物外洗、外敷等，则疗效尤捷。

（1）针刺取穴：足三里（双），内关（双），曲池（双），三阴交（双），均用强刺激泻法。足三里为阳明胃经之枢纽，泻之则能清胃中之浊而行胃中之阳；内关为手厥阴心包经之别络，泻之能通心阳而除瘀塞，畅通血脉；曲池为手阳明大肠经之所属，是走而不守的要穴；三阴交为肝、脾、肾三经交会的枢纽，与曲池配合应用，能清血中之热邪，扫除肝木之风邪，风平血清，痒疹自失。

（2）药物外洗：以鲜冬青叶、鲜火炭母各取适量加水煎，乘温热熏洗，每日2~3次。冬青叶、火炭母俱是苦寒而微涩之品，有清热解毒、活血通络、消肿止痒之功。

病例 吴某，女，28岁，已婚，中学教师。1982年6月2日初诊。

娩出一婴孩已9个月，一向母乳喂养。因有外出进修任务，提早中止母乳喂养。停止喂乳之后，当天中午感到乳房膨胀疼痛，发热恶寒，全身发痒，面部及四肢肿胀，皮肤起红色丘疹，越抓越痒，丘疹越多。经本单位医务室取药内服3次，并自用鲜九里明加食盐煎水外洗，效果不佳，仍有乳房胀满疼痛，肌肤痒疹未止。夜来心烦失眠，咽干口苦，大便干结，诊时脉象弦数，舌苔薄黄，舌边尖红，全身丘疹未退，以阳侧丘疹为多。证属平素阳盛血热，断乳后乳络不通，乳汁壅滞，以致风火相煽、血热内燔之变。治宜清热解郁、活血通络之法。

处方

（1）内服药方：醋柴胡6g，赤芍10g，丹皮10g，生麦芽30g，山楂20g，金银花藤20g，紫花地丁10g，皂刺10g，瓜蒌壳10g，生地黄5g，夏枯草10g，甘草6g。

每日清水煎服1剂，连服3剂。

（2）外洗用药：取鲜冬青叶、鲜火炭母、鲜九里明各300g，加水煮药汁，乘温热熏洗，每日2~3次。

经以上内服药及外洗药治疗后，乳房无胀痛，痒疹消失。观察3日，病不再发。

第三十四节 外阴白斑

外阴白斑症，是现代医学的病名。它的临床特征是外阴部呈局部性或弥漫性的白色病变。外阴皮肤干燥，甚或肥厚，阴部瘙痒，故常从阴痒论治。

1. 病因病机

本病发生的原因，根据祖国医学的理论来分析，可以说与五脏功能的失调有关。肝藏血而肝脉络阴器，肾藏精而开窍于二阴，肝肾阴虚，虚火内动，灼伤阴血，外阴失于濡养，故外阴由不润而干燥萎缩，色泽变白，火动风煽，则又痒又痛；脾为气血生化之源，主升而运化水湿，脾失健运，水湿凝滞于阴部，客于胞脉，冲任失调，则阴部肿胀，病久血虚不养，则外阴枯萎变硬，色泽变白；肺主皮毛而朝通百脉，肺失宣降，则气血不能下注于阴道，故色泽变白；心生血而主一身血脉的运行，胞脉属心而络于胞中，心的功能失常，则血脉运行不畅，外阴得不到气血正常的营养，日久则萎缩变白。总的来说，五脏之中，任何脏器的功能失常，都可以引起本病的发生。但临床所见，以肝、脾、肾三脏的功能失常为多见。盖脾主土而为后天之本，肾主水，肝主风，肝肾在妇女同为先天。脾失健运，则不能化湿，肝失疏泄，肾不蒸化，则水湿停滞，阻遏经络气血的运行，气血不荣于皮毛，阴部色泽失润而逐渐枯萎变白，精血亏虚，不能荣养润泽，虚风内动，故时时瘙痒。以上的分析，主要是从五脏功能的失常而言。当然，不可忽视外邪为患，尤其是寒湿秽毒之邪，为害最烈。寒邪收引凝滞，阻遏经脉；湿邪重浊黏腻，最易阻遏气机。两者俱能使气血不能通行输布，外阴失养而变白；秽毒之邪，侵袭于阴部，最易化浊生虫，蚀害阴部络脉，故瘙痒疼痛并作。

2. 论治用药

本病的治疗，过去多从阴痒论治，但由于本病有阴痒的共同症状外，还有外阴白斑的特殊病灶。因而其治疗之法，除了清热渗湿、杀虫止痒，或温养祛风、解毒止痒之外，还要特别注重对外阴白斑的消除。白为阴为寒，寒则血凝，故温经通络、活血化瘀之品在所常用。如症见带下量多、色泽白黄混杂、质稠而秽，外阴白斑弥漫，脉数，苔黄，舌红者，此属湿热下注，蕴结阴道而化浊生虫，既用龙胆泻肝汤清热渗湿，又用苍术、佩兰温化湿邪，槟榔、苍耳草、贯众杀虫止痒外，还要加用凌霄花、鸡血藤、路路通以活血通络，使气血能直达冲任而濡养阴部。症见带下量多，色白质稀无特殊气味，外阴局部性白斑，瘙痒时作，伴有腰痛、便溏、溺多，脉虚细，苔薄白，舌淡者，此属寒湿为患，凝滞经脉，以致"气主煦之，血主濡之"的功能失常，外阴得不到气血的营养，故萎缩变硬、色泽变白，治之当用温经活血，佐以息风止痒之法，常用六君子汤（党参、茯苓、白术、陈皮、半夏、炙甘草）加制附子、槟榔、川椒、蛇床子之外，还要加苏木、泽兰、当归、赤芍之类以活血通络。总之，本病属顽固之症，除了审证求因，注意整体功能的调养外，还要注意局部的治疗，经常以药物煮水熏洗或外敷阴部，才能收到预期效果。但阴道性属娇嫩，凡温燥刺激之品，均非所宜，应以冲和之品为佳。常用鲜旱莲草、鲜何首乌叶、鲜火炭母叶、金银花藤叶煎水熏洗，或洗净捣烂外敷，既能清润阴道，又能解毒止痒。

病例 方某，女，22岁，服务员。1974年11月12日初诊。

多年来阴道不时瘙痒，不以为意。近来瘙痒加剧，入夜尤甚，坐卧不安。曾到某医院妇科检查，诊断为外阴白斑。月经周期正常，量多，色暗红，夹紫块。平时带下量多、色白、无特殊气味，伴腰脊胀痛，脉细而略数，舌苔薄白，舌质一般。1974年10月21日医院妇科检查报告：大小阴唇及前蒂、前庭、肛门颜色均变白色，无明显变硬及粗糙现象，分泌物少许。根据以上脉证，并结合医院妇科检查情况，证属脾肾气虚，水湿的运化、蒸腾失常，反而下注而阻遏胞脉，以致气、血不能濡养阴部而引起的病变。考虑患者正值年青力壮之时，暂以燥湿杀虫之法为治。采用内服、外洗、外敷综合疗法。

处方

（1）内服药：杭白芍20g，苍术6g，黄柏6g，地肤子9g，何首乌15g，土茯苓15g，川枸杞子9g，北黄芪20g，凌霄花9g，鸡血藤20g。

每日清水煎服1剂。

（2）外洗药：土茯苓60g，槟榔30g，金银花藤30g，泽兰叶20g。以适量清水煮，乘温热熏洗阴部，每日2~3次。

（3）外敷药：以鲜旱莲草、鲜何首乌叶，各取适量，洗净捣烂外敷患处。

守上方内服、外治并行，治疗4个月余，带下正常，瘙痒基本消失。经医院妇科检查，发现外阴部尚有白斑。但白斑范围明显缩小，除阴蒂、前庭部分仍稍白外，其余颜色变红，分泌物一般。

第三十五节 性交出血

性交出血，在《傅青主女科》中谓之"交感出血"，是由于"经水近来之时交合，精冲血管"所引起的病变。本来性交是已婚成年人生活的一部分，是正常的生理现象，但有些妇女每交合之后则阴道出血，出血量或少或多，有痛或无痛。临床病因主要有撞红损伤、阴虚火旺、肾气虚弱、初交破裂等四方面。

1. 病因病机

（1）撞红损伤：当月经将要来潮或来潮之时，或经行尚未完全干净，不慎行房交合，则胞脉血海损伤，不能依时恢复愈合；另一方面精液与血液交织，形成瘀积停滞，影响胞宫的除旧生新作用。

（2）阴虚火旺：平素阴血本虚，或早婚、多产、房劳伤肾，均可导致元阴不足，阴虚则阳亢，水亏则火动，尤以性交之时，两性相激，相火愈炽，火动则冲任不固，阴血失守，故交后见红。

（3）肾气虚弱：肾藏精而为气血之始，如平素元气不足，或因房事不节，或孕育过多，冲任受损，以致主蛰封藏的功能失常，交合后则元气愈虚，不能摄血。

（4）初交破裂：新婚之夜，由于处女膜孔口过于狭窄，或配偶阴茎过粗过长，加上初次交合，对性生活不大熟悉，在性交的过程中，有不适当的动作，则阴道损伤，处女膜破裂过大，故交后出血。

以上仅就临床常见者而言，其实性交出血的原因是很复杂的，例如，非礼的交合（如强奸、轮奸）或阴道、胞宫内生恶疾败疮等，均可交合后出血。若属后者应积极治疗原发病。

2. 论治用药

（1）撞红损伤：《傅青主女科》方用引精止血汤（人参、白术、茯苓、熟地、萸肉、黑姜、黄柏、芥穗、车前子），重在补养引精止血。然而，本型既有损伤，又有留瘀之虞，故治之宜以祛瘀生新为主，佐以摄血之法，常用生化汤加刘寄奴、苏木、骨碎补、杜仲等治之。如交合见红能立即治疗者，以鲜旱莲草、龙眼核同煎当茶频饮，可收到止血之效。

（2）阴虚火旺：水足则能济火，阴精复则阳气秘藏，本型的治疗，以滋阴涵阳为主，常用归芍地黄丸（汤）配二至丸（汤）加减治之。

（3）肾气虚弱："凡阴阳之要，阳密乃固"。本型的治疗，以补肾扶阳为主，常用附子汤加鹿角霜、桑螵蛸、泽兰之类治之。

（4）初交破裂：本型可依照"撞红损伤"的治法，但本型除出血之外，多有疼痛之感，应适当加入行气止痛之品，如延胡索、五灵脂、香附之类。

性交出血，虽然有虚实、新久之分，但均有离经之血，因而在遣方用药，必须在辨证论治的基础上，适当加入活血化瘀之品，同时还要慎忌房事，才能收到预期的效果。

病例 潘某，女，39岁，仓库保管员。1981年9月25日就诊。

1978年8月结扎之后，每行房性交则阴道出血、量或多或少、色红、量多时夹紫块，伴有腰脊胀疼，头晕，倦怠。经医院检查：癌细胞阴性，诊为宫颈炎，曾用中西药（药名不详）治疗，疗效不佳。脉弦细，苔薄白，舌质红，木火体型。证属阴虚火动，冲任损伤。拟滋肾阴为主，佐以化瘀之法。

处方 鸡血藤20g 旱莲草20g 女贞子15g 何首乌15g 藕节15g 太子参15g 益母草15g 茜根10g

上方连服15剂，疗效初显，但每月仍有1～2次交后出血，审证求因，补肾化瘀之品不足，守上方加桑寄生15g、狗脊9g、泽兰9g。以后守方出入，连服半月，并忌房事1个月。观察3年，病不再发。

第三十六节 撞红腰痛

凡是在月经即将来潮而行交合后阴道见红，或在经行尚未完全干净之时同房交合者，称之交合撞红。由之而引起的腰脊坠痛，少腹、小腹闪痛等后遗症，称之撞红腰痛。

1. 病因病机

月经周期来潮，是妇女特有的生理现象。当月经将要来潮之际，相火内动，冲任脉通盛；在经期之中，胞宫之络脉破裂。因此在月经将要来潮或未完全干净之时进行交合，一则由于情兴正浓，欲火妄动于中，火旺则肝的疏泄太过，可以引起出血量多；二则由于胞宫内之络脉破裂出血，精液与"离经之血"交结，形成瘀血停滞胞中，胞宫为肾之所系，腰为肾之外府，少腹、小腹为奇经八脉之所属，留瘀于胞宫，经行时血行不畅，故经将行或经行腰脊及少腹、小腹闪痛或辣痛，平时则堕痛或酸痛，缠绵日久不愈。

2. 论治用药

本病的治疗，根据"急则治其标，缓则治其本"的原则。如交合后出血量多，有血崩之趋势者，当用塞流止血之法，以两地汤加益母草、旱莲草、蒲黄炭、苏木治之。如出血量不多，以补血化瘀、引血归经为法，用生化汤（当归身、川芎、桃仁、红花、炮姜、炙甘草）加川续断、益母草、山楂、桑寄生治之；留瘀为患，以致经行紊乱，或前或后，量多少不一，色暗红而夹紫块者，当用养血化瘀以调经之法为治，偏于寒则用黑神散（熟地、当归尾、赤芍、蒲黄、桂心、炮姜、炒黑豆、炙甘草）加益母草、鸡血藤治之，偏于虚者，用《金匮要略》温经汤治之；平时腰脊坠痛，少腹、小腹辣痛或绵绵而痛，腰膝酸软，此属虚瘀之患，宜用益气养血、补肾壮腰之法，可用圣愈汤加益母草、鸡血藤、川杜仲、川续断、骨碎补、狗脊、独活、莪术之类治之。

除此之外，还可以选用以下简便方。

（1）龙眼树叶嫩苗30g，黄砂糖20g。适用于撞红后，立即煎水服1～3次，有防止瘀积的作用。

（2）旱莲草20g，益母草15g，苏木10g，苎麻根10g。适用于撞红后，出血量较多，有止血化瘀之功。

（3）鲜嫩益母草120g，黑豆80g，公猪尾巴1条，加入适量油、盐水煮吃。适用于撞红后遗症腰脊堕痛、腰膝酸软等。有补肾壮腰之功,是撞红后亏损饮食疗法之良方。

病例 韦某,女,28岁,已婚,干部。1969年10月15日初诊。

初诊 半年来,3次同房撞红,1次是经行未净之时,第2次是月经将要来潮之际。交合之后,阴道少量见红,第2天月经即正常来潮。现腰脊胀痛,腿膝酸软,少腹、小腹不时闪痛,月经将要来潮之时加剧,经行前后不定、量多少不一、色暗淡而夹紫块,脉象虚弦,舌苔薄白,舌边尖有瘀点。证属撞红之后,冲、任脉受损,留瘀为患,本补虚化瘀之法治之。

处方 鸡血藤20g 当归身15g 川芎10g 赤芍药10g 川杜仲15g 川续断10g 骨碎补15g 补骨脂10g 茺蔚子20g 延胡索10g 炙甘草6g

每日清水煎服1剂,连服6剂,每剂均复煎1次。

二诊(1969年10月22日) 药已,腰、腹胀痛减轻,但精神不振。仍守上方去赤芍,加北黄芪30g,以益气扶正。每日水煎服1剂,连服6剂。

三诊(1969年11月2日) 药已,精神较好。次日月经来潮、色红、块少,腰腹疼痛大减,脉象细缓,苔薄白。

处方 当归身15g 川芎10g 杭白芍10g 益母草10g 川续断10g 川杜仲10g 桑寄生15g 阿胶10g(烊化) 炙甘草6g

每日清水煎服1剂,连服6剂,以巩固疗效。

第三十七节 交合涩痛

已婚育龄妇女,在正常的性生活时,感觉阴道干涩,甚或疼痛不适,称之交合涩痛。多见于禀赋不足、肾气虚弱,或阴道、子宫有疾患的妇女。

1. 病因病机

肝藏血而主生发阳气,肾藏精而为作强之官。在妇女肝肾同为先天,内有相火,开窍于二阴。肝木荣和,肾气充沛,精血盈满,则生发作强正常,在交合之时,男女情动,彼此神交,阴阳和畅,情悦意美,阳施阴受,琼液滑润阴道,自无干涩疼痛之感。如素体本虚,肾气虚弱,肝气虚怯,性欲淡漠,甚或厌恶畏惧,临交之时,情兴不举,阴道不开,琼液不润,故交合时阴道有干涩疼痛之感。

除了肝肾不足、精血亏虚之外,还有阴道局部的疾患,如瘀血停滞的急、慢性炎症,湿热秽浊交结而形成的阴疮,以及对方的阴茎过长过大,或非礼的性交等,都可引起交合的涩痛。

2. 论治用药

本病的治疗,着眼于肝肾的调养,而肝肾同源,治肾可以达到治肝。治肾之法,要先分阴阳。如性欲淡漠,甚或畏恶反感,经行错后、量少、色泽暗淡,精神疲惫,肢体乏力,小腹不温,腰酸肢软,小便清长,性交时阴道涩痛或胀痛,交合腰脊酸痛加重,脉象虚细,舌苔薄白,舌质淡,此属肾阳不振、肝肾两虚之变。治宜温养肝肾、调补冲任为法,方选右归丸去附子、肉桂加巴戟天、紫石英、仙灵脾治之。本方是张景岳补阳配阴之代表方,有温养命门、补生生精的作用。方内之肉桂、附子有补肾阳之功,但恐其辛热,易动相火,反而伤阴,故去之,改用性甘微温之巴戟天、紫石英、仙灵脾,既可温养肝肾,又可免动火劫阴之弊。如性欲正常,但交合时干涩疼痛,甚或灼痛见红,经行错后,或前后不定、量少、色深红、质稠黏,平时头晕目眩,心烦易躁,夜难入寐，寐则多梦，舌苔微黄，舌边尖红，脉象细数者，此属肝肾阴虚、精血不足之变。治宜滋阴养血、调补肝肾，以左归丸加当归身、紫石英、仙灵脾、肉苁蓉之类治之。

属于阴道局部的器质性病变，当根据具体的病情而采取不同的治法，如瘀积引起的急、慢性炎症，当用活血化瘀之法，或温化，或凉开，当随症情而定；湿热、秽浊互结的阴疮，当用清热利湿、除秽解毒之法。大意如此，方药在此从略。

病例 黄某，女，28岁，已婚，服务员。1984年8月1日初诊。

初诊 结婚3年，双方共同生活，迄今不孕。经行错后，量少，色淡质稀，持续1～3日干净。一向对性生活冷淡，甚或厌恶畏惧，交合之时，阴道干涩疼痛。平时腰脊酸困，腿膝乏力，小腹有冷感，每次性交之后，腰酸加重，胃纳一般，小便清长，脉象虚细，舌苔薄白，舌质淡嫩。经某医院妇科检查：子宫小，后位。诊为：黄体功能不足，子宫发育不良。根据以上脉证及西医的妇科检查资料综合分析，证属肝肾气虚、阳虚宫寒之变。治宜温养肝肾、补血暖宫之法，以右归丸加减。

处方 鹿角胶20g 菟丝子20g 川枸杞子15g 熟地15g 山萸肉9g 蛇床子3g 紫石英15g 仙灵脾15g 当归身13g 党参15g 艾叶6g 小茴香2g

每日清水煎服1剂，连服6剂，每剂均复煎1次。

二诊（1984年8月10日） 药已，性欲较好，交合时涩痛减轻。脉细，舌苔如初诊。仍守上方去蛇床子、小茴香，加仙茅9g、川杜仲15g。每日水煎服1剂，连服6剂。

三诊（1984年8月20日） 性欲正常，交合时不痛。守本方出入，共服50余剂而受孕。

第三十八节　交合惊汗

妇女在两性交合中，由于情志紧张，心悸怔忡，大汗淋漓，浸湿衣被者，谓之交合惊汗。多出现于身体虚弱或新婚之妇女。

1. 病因病机

已发育成熟的妇女，如生殖系统无生理上的缺陷，对性生活的要求，本属正常的现象，自无惊恐汗出之变。若是身体虚弱，气血不足，或新婚之夜的少妇，对性生活缺乏正确的认识，在心理上受到不应有的冲激，因而在交合之时，惊慌失措，汗出淋漓，衣被尽湿，所谓"惊而夺精汗出于心，疾走恐惊汗出于肝"（《素问·经脉别论》）。汗之所以淋漓，实与心、肝有密切的关系。盖心主血而藏神，汗为心之液，肝藏血而主疏泄，是谋虑之所出，肝肾同是内寄相火。当交合之时，相火内动，情窦初开，阴阳相会，当有情悦欢愉之感。如身体虚弱，性欲淡漠，或对性生活缺乏正确的认识，临交时惊慌失措，则会导致"恐则气下，惊则气乱"（《素问·举痛论》），以致气机紊乱，神志涣散，血气不和，心肾两伤，心阳不固，肾失闭藏，肝失疏泄，故汗出淋漓、心悸怔忡，甚或肢冷昏厥。

2. 论治用药

对于本病的治疗，首先要根据患者的心理状态，讲清有关性的知识，从心理上解决不必要的忧虑，然后结合体质情况，有针对性地遣方用药。如禀赋本虚、气血不足之体，则以十全大补汤加减治之，从而达到大补气血而固表止汗。如肾气不足、性欲淡漠，甚或有厌恶感者，治宜温肾养肝，以平补阴阳之五子衍宗丸加巴戟天、肉苁蓉、仙灵脾、当归、白芷治之。平时六脉平和、临交惊恐者，此属肝虚气怯，治宜温肾柔肝、益气养血之法，以《傅青主女科》之调肝汤（淮山药、山萸肉、当归身、杭白芍、巴戟天、阿胶珠、炙甘草）加菟丝子、川枸杞子、潞党参治之。益气生精，滋阴养血，肝肾同治，其效可期。

病例 蒙某，女，32岁，已婚，工人。1984年8月15日初诊。

初诊 结婚3年，曾足月顺产一女孩。月经周期基本正常，但量少、色淡质稀，平时肢体困倦，精神不振。自去年以来，性欲逐渐减退，由畏厌而惊恐。3个月来，每逢性交之时，除惊恐怔忡之外，全身汗出淋漓，衣被尽湿，交后则汗自止。精神疲惫，四肢无力。脉象虚弱，舌苔薄白，舌质淡。证属心肾俱虚、气血不足之变。拟用补养心肾、益气养血之法，方用平补阴阳之品。

处方 熟地黄15g 淮山药15g 淮牛膝6g 山萸肉9g 白茯苓9g 川杜仲12g 远志肉6g 五味子6g 肉苁蓉15g 炙北黄芪20g 巴戟天9g 石菖蒲5g 小茴香2g

每日清水煎服1剂，连服6剂。

二诊（1984年8月22日） 上方服后，精神较好，寐纳俱佳。昨晚交合1次，心情稳定，无汗出。脉象细缓，舌苔薄白，舌质淡红。效不更方，守上方去石菖蒲、小茴香，再服3剂以善后。

第三十九节 妇人梦交

妇女在睡眠过程中，恍惚迷离，梦与别人交合，醒后仍能记忆，谓之妇人梦交。古人称之妇人梦与"鬼"交。

1. 病因病机

梦是睡眠中常见的一种生理现象，是入眠时大脑不能完全静止休息的一种表现，如属轻微，对身体并无危害，只要适度调摄，自可解除。如合目则梦，连续不止者，此为肝不藏魂，心神不安于舍则为病矣。妇人的梦交，从临床所见，是有虚实之分，但前哲多责于虚，如《素问·方盛衰论》："是以少气之厥，令人妄梦，其极至迷……此皆五脏气虚，阳气有余，阴气不足。"《金匮要略·五脏风寒积聚病篇》："魂魄不安者，血气少也；血气者属于心，心气虚者，其人则畏，合目欲眠，梦远行而精神离散，魂魄妄行。"《妇人大全良方》："妇人与鬼交者，由脏腑虚，神不守，故鬼气得以为病也。"前人的这些论述，都说梦及妇人梦交的原因，是由于脏腑气血衰少，阴阳不协调而发生的病变。因为心是主血脉而藏神明，是五脏之专精，心阴虚则神不内守而离散；心阴虚则心火亢盛，不能下交于肾，心肾不相交，水火不相济，心火亢于上，相火安于下，在男子则梦泄，在女子则为梦交。当然，在强调虚证为主之时，并不否认也有实证。如《妇人规》："欲念邪思，牵扰神志而梦者。"心肝火盛，气盛血热，魂神不安于舍，睡中则梦作，如欲火妄动，则与人梦交。

2. 论治用药

对于本病的治疗，《金匮要略》提出了很好的规范："夫失精家……男子失精女子梦交，桂枝加龙骨牡蛎汤主之。"以桂枝汤滋阴和阳、调和营卫，龙骨、牡蛎镇潜摄精、宁神定志，从而使气血安谧，神志守藏，则无梦交之患。本方确是治疗梦交的良剂。但症情复杂多端，仍以病情的变化而定。如伴见心悸、怔忡，宜加龙眼肉、酸枣仁以温养敛神；气短乏力，四肢倦怠，宜加北黄芪、党参扶正益气；潮热盗汗，当加地骨皮、银柴胡、白薇、浮小麦、生鳖甲之类以清热敛汗，甚则用知柏八味丸（知母、黄柏、熟地、泽泻、淮山药、茯苓、山萸肉、丹皮）以滋阴降火。总之，药随症转，有是病而用是药。但病之根主要在于心、肾二脏，治之不论是温养宁神，还是滋阴清降，均要着眼于阴阳水火的调节，使阴阳协调，水火相济，心肾相交，则无妄梦之作。

病例 李某，女，38岁，小学教师。1978年9月10日初诊。

初诊 平素体质瘦弱。3年来，每入寐多做怪梦，近半年来则怪梦频繁，每隔3～5晚常梦与别人交合，醒后汗出，心悸怔忡，平时头晕气短，食欲缺乏，经行错后10～15日、量少、质稀淡，舌苔薄白，舌质淡，脉象虚大无力。证属气阴两虚、心肾不交之变。宜用益气温养、镇潜安神之法。

处方 桂枝6g 杭白芍12g 炙北黄芪20g 潞党参20g 龙眼肉20g 浮小麦20g 炒枣仁12g 生龙骨30g 生牡蛎30g 炙甘草6g 大枣15g

每日清水煎服1剂，连服3剂，每剂均复煎1次。

在服药的同时，并行针灸疗法。取穴百会、间使（双），足三里（双），三阴交（双）。先针后灸，每日1次。

二诊（1978年9月14日） 服药和针灸后，精神较好，夜睡怪梦较少。药已对症，嘱再服3剂。

三诊（1978年9月20日） 服药和针灸治疗之后，1周来虽然入睡仍作梦，但已无梦交，醒后无汗出，脉象虚细，舌苔薄白，舌质淡。

处方 潞党参20g 炙北黄芪20g 龙眼肉20g 小麦20g 炒枣仁10g 炒柏子仁10g 炙甘草10g 大枣15g

水煎服3剂。

四诊（1978年9月30日） 2周来夜梦少，无梦交，精神好，能食，脉细缓，舌质淡红。宜养心肾以善后。

处方 龙眼肉20g 炒枣仁10g 黄精15g 党参15g 大枣10g 炙甘草6g

水煎服6剂。

第四十节 临交惊厥

临交惊厥，是指已婚育龄妇女，在将要进行性生活之时，突然惊恐不堪、汗出肢冷、唇面发青、短暂昏厥等病变而言。

1. 病因病机

男女的性生活，本是已婚育龄妇女的正常生理现象，但有个别妇女，由于禀赋不足，或其他因素的影响，对性生活的知识，缺乏正确的理解，每与男方接触时，则惊恐不堪，以致出现肢冷昏厥等。究其原因，虽然是错综复杂，但总的来说，多由于心、肝、肾气虚而引起。盖心藏神而主血脉，是内脏的主宰和周身血液循环的枢纽，而且胞脉属心而络于脑中，心气虚则阴血不能下达胞宫，胞宫失养，冲任气虚，则情窦不开、性欲淡漠，甚则临交惊恐昏厥；肝藏血而主魂，为罢极之本，肝气不足，则生发无能、魂不守舍、临事惊恐，所谓"肝虚则恐"；肾为元阴元阳之根蒂，是作强之官，是精血的源泉，肾气虚则命门火衰，手足厥冷，所谓"肾气虚则厥"。可见临交惊厥的原因虽多，但不外乎由于脏腑的亏虚、气血的不足、志歉神怯所致。

2. 论治用药

本病的治疗，首先要使患者对性的生活有正确的认识，然后根据其病根之所在，采取不同的治疗方法。临交惊厥而平时心悸，倦怠乏力，面色㿠白，舌苔薄白，舌质淡，脉象虚细者，此为心气不足，宜用补养心气之法，以人参养荣汤加龙眼肉、酸枣仁、仙灵脾治之；平时头晕目眩，心悸气虚，身麻筋挛，经行错后、量少，脉象弦细，苔少，舌质淡者，此属肝气虚怯，宜用益气养血之法，以圣愈汤加菟丝子、小茴香、仙灵脾治之；平时腰酸膝软，精神不振，性欲冷淡，经行错后、量少、色淡，脉象虚细而舌质淡嫩者，此属肾气不足，可用补肾益气之法，以还少丹（熟地、淮山药、牛膝、枸杞子、山萸肉、茯苓、杜仲、远志、五味子、楮实、小茴香、巴戟天、肉苁蓉、石菖蒲）去牛膝、茯苓、楮实，加蛤蚧、党参、菟丝子、仙灵脾治之。

病症的发生，虽有心虚、肝虚、肾虚的不同，但肾藏精而为元气之根，故其治疗在选方用药上虽然有一定的区别，但终归不忘于肾，所以菟丝子、仙灵脾入肾之品，在所常用。

病例 彭某，女，27岁，已婚，工人。1982年6月15日初诊。

初诊 双方经过恋爱互相了解，于1979年春节结婚。婚后双方感情洽合，生活和工作均能互相照顾，但对性生活冷淡，而且惊恐交加，当男方阴茎一接触阴门，即惊慌万状，汗出淋漓，唇面发青，四肢冰冷，甚或昏厥，或不自觉地呻吟哭泣。男方善于爱香惜玉，怜其痛苦，一直未敢强行刺入阴道，3年来均在阴道口射精，尚未尝受性欲愉快之乐。患者月经周期基本正常、量一般、色淡质黏，经将行时乳房胀痛，小便涩痛，经行时少腹、小腹胀痛；剧时膝关节亦疼。平时胃纳不振，大便秘结，2～3日1次，经行时则大便通畅。脉象虚细，舌苔薄白，舌质淡。证属素禀不足、肾脏本虚的病变。以温肾暖宫、益气养血之法治之。

处方 菟丝子15g 当归身9g 杭白芍9g 覆盆子9g 潞党参15g 炒白术9g 车前子5g 女贞子9g 茺蔚子9g 巴戟天9g 仙灵脾15g 红枣9g

每日清水煎服1剂，连服6剂。

二诊（1982年5月22日） 药已，精神振作，性欲略有所思，仍守上方出入。

处方 菟丝子15g 肉苁蓉15g 黄精15g 淮山药15g 锁阳9g 潞党参15g 炙北黄芪15g 当归身9g 炙甘草5g

每日清水煎服1剂，连续服6剂。

三诊（1982年6月2日） 1周来，行性生活2次，临交时不惊恐，不汗出。药效已达，勿须服药，嘱以饮食调养，以巩固疗效。自此之后，性欲正常，半年后已能受孕。

第四十一节 少妇阴吹

少妇，是指20、30岁已婚之妇女而言。这些年龄的妇女，前阴不时放出矢气，簌簌有声者，称之少妇阴吹。

1. 病因病机

本病的形成，其原因主要有二方面：一是大便燥结，阳明腑气不通。《金匮要略》有："胃气下泄，阴吹而正喧，此谷气之实也。"指出大便燥结，导致阳明腑气不通，浊气下泄干扰前阴而形成的病变。阳明为燥土而主津液，为多气多血之经，津液不足，肠道濡养失常，大便燥结不通，是以阳明下行之气，不得下行肛门，故异道排出。二是肝肾阴虚，风火内动。肝为风木之脏，前阴为肝脉之所络；肾为水火之脏而开窍于二阴，肝肾同是内寄相火，肝肾阴虚，精血不足，则肝木不荣，疏泄失常，导致大便燥结，阳明腑气不通，风火相煽于内，波及前阴，故前阴不时簌簌有声如矢气之状。

2. 论治用药

本病的形成，虽然有虚实之分，有阳明和肝肾的不同，但均是阴津不足的病变。其治疗方法，不离滋润柔养之品。大便燥结，为阳明腑气不通之实证，《金匮要略》用猪膏发煎导之，实取猪膏以润滑大便，头发活血兼润肠。肝肾亏损，阴津不足，风火煽动于内而起的虚证，宜用滋阴生精、柔养肝木治之，常用百合地黄汤、甘麦大枣汤、芍药甘草汤三方配合应用。为了加强其柔养的功能，常加柏子仁、女贞子、黑芝麻之类，取其既能滋养肝肾之阴，又取其甘润之性以缓肝之急。阴津恢复，肝木得荣，风平火潜，阴吹自止。

病例 秦某，女，29岁，已婚，工人。1978年8月24日初诊。

初诊 1975年冬分娩第2胎之后，小腹时感胀坠下迫，前阴时放矢气，簌簌有声，继即上下肢阳明所属之肘膝关节有胀感，头额及额顶胀迫如裂，以睡眠初起或行走之时，或每年夏秋之交多发，曾长期用中西药（药名不详）治疗，效果不满意。时有头晕头胀，每天前阴时放矢气，小腹胀坠，心烦易躁，能寐则多梦。其余胃纳、二便正常，脉象细弦，舌苔薄白，舌尖红。证属阴津不足、相火不潜、肝气逆乱之变。治宜滋养肝肾之阴而柔舒肝气。

处方 北沙参10g，麦门冬各9g，当归身9g，杭白芍15g，川枸杞子9g，夜交藤15g，淮山药15g，大枣15g，甘草9g

每日清水煎服1剂，连服3剂。

二诊（1978年8月30日） 药已，阴吹发作次数较少，但口苦，有热感，小便淡黄，脉舌如初诊。拟加重清热养阴之品。

处方 百合15g 生地15g 知母10g 浮小麦20g 夏枯草15g 麦门冬各10g 甘草10g 大枣10g

每日清水煎服1剂，连服3剂。

三诊（1978年9月3日） 3日来阴吹不发，除少腹、小腹有胀感之外，余无不适。脉象细缓，舌苔薄白，舌质正常。以后仍守上方去知母、夏枯草，加生谷芽15g、延胡索9g，防其壅滞。再服3剂，巩固疗效。

第四十二节 乳腺增生

乳腺增生病，是现代医学的病名，属于祖国医学乳癖的范畴。其临床特点，单侧或双侧乳房肿块，月经将来潮时肿痛加重，经行之后则减轻，平时轻痛或不痛，多发于20~40岁之妇女。

1. 病因病机

本病的形成，从临床所见，有七情所伤，肝气郁滞；有脾胃气虚，痰湿互结；有冲任失调，阳虚寒凝等因素。肝藏血而主阳气的生发，肝木敷和，气机畅达，则气血流通，营养四肢百骸，如七情过极，恚怒伤肝，肝失疏泄，则气血逆乱，乳头属肝，故气郁血滞而成肿块；脾统血而主运化，胃主容纳腐熟而为多气多血之经，脾能健运，胃能腐熟，则食物水谷可化为精微而营养全身，如思虑过度，或劳役失度，或暴恣饮食，以致损伤脾胃，导致脾胃气虚，则腐熟运化失常，水谷停滞而为痰湿，痰湿日久而胶结，乳房为阳明胃经之所属，在上则乳房肿块疼痛，在下则带下绵绵；冲脉主血海，任脉主诸阴，二脉同起于胞中，胞宫系于肝肾，肝肾亏损，阳气不足，冲任的调节功能失常，则气血滞留而瘀块。总之，本病的形成，虽然有多方面的因素，但其终归则是气滞血瘀和痰湿互结所致。在月经将要来潮之时，相火内动，气火上升，冲激瘀块，故肿痛加剧；经行之后，气火有外泄之机，故肿痛减轻，甚或不痛。

2. 论治用药

本病总的病机，既是瘀、痰之患，因而其治疗之法，当然离不了疏解和温化，疏解行气以化瘀，温化痰湿以消块。如症见经行或前或后、量多少不一、色黯而夹块，经将行则心烦易怒，夜难入寐，乳房又胀又痛剧烈，经行之后痛减，甚或不痛，脉虚弦，舌苔薄白，舌质有瘀点或一般者，此属肝郁气滞、滞久血瘀之变，治宜疏肝解郁、行气化瘀之法，拟柴胡疏肝散加当归、丹参、夏枯草、海藻治之；经行错后，或前后不定、量多、色暗红、夹紫块，平时带下量多、色白中带黄、质稠秽，气短乏力，四肢困倦，经将行乳房肿痛剧烈，经行之后则减轻，脉虚缓，苔白厚而腻，舌质淡者，此属脾胃气虚、运化失常、痰湿互结之患，治宜健脾益气、温化痰湿之法，以苍附导痰丸加制附子、北黄芪、橘核治之；经行错后、量少、色淡质稀，腰膝酸软，经将行乳房胀痛，触之加剧，经行之后则疼痛大减，甚或不痛，脉象细弱，苔薄白而舌质淡者，此属肝肾亏损、阳气不足、冲任失调之变，治宜温补肝肾、调养冲任之法，以调肝汤加仙茅、菟丝子、仙灵脾、制附子治之。总之，乳腺增生病，其标在乳房的肿痛，而其本则在肝、脾、肾，治之当标本并治，或从治本达到治标。在应用软坚消积药时，要分寒热虚实。咸寒软坚药常用夏枯草、猫爪草、海藻、昆布之类；温化软坚药，常选用白附子、白芥子、制附子之类，药能对症，则其疗效是可以达到的。从临床观察，凡是病在初期而属于气滞血瘀引起的，病多易治；反之，病程已久而属痰结凝滞的瘀块，病多难治。

病例 胡某，女，22岁，未婚，工人。1973年9月20日初诊。

初诊 13岁月经初潮，一向周期基本正常，色量一般，经期无不适。但自去年5月以来，月经开始紊乱，经行前后不定，量或多或少，色暗淡而夹血块，大者如小指头。经将行少腹、小腹及乳房胀痛，以左侧乳房为剧，经行之后胀痛减轻，甚或不痛。今年以来，经行仍紊乱，每次经将行心烦易怒，夜寐不安，少腹、小腹及乳房胀痛剧烈，以左侧乳房为甚，经行之后则痛减。经服中西药（药名不详），效果不满意。脉弦细，舌苔薄白，舌尖有瘀点。查阅旧病历，8月份经某医院妇科检查，诊为左侧乳房小叶增生。根据现在脉证及医院妇检资料，按照气滞血瘀引起的月经不调、痛经、乳癖论治，以疏肝解郁、行气化瘀之法治之。

处方 北柴胡6g 杭白芍10g 枳壳10g 香附10g 川芎10g 当归12g 丹参15g 白蒺藜10g 益母草15g 合欢花10g 甘草10g

每日清水煎服1剂，连服6剂。

二诊（1973年9月30日） 上方服4剂之后，月经来潮，色量较上月好，但仍夹有小血块。经将行少腹、小腹及乳房胀痛减轻。脉细，舌苔如初诊。效不更方，仍守上方再服6剂，每日1剂。

三诊（1973年10月9日） 上方已续服6剂，精神好，但自摸左乳房硬块未小，脉细缓，舌苔一般。仍守上方，加夏枯草15g、猫爪草10g、鸡血藤20g、凌霄花10g，以加强软坚化瘀之功。每日清水煎服1剂，连服6剂。

四诊（1973年10月26日） 22日已有经行，周期已对，色量一般，乳房及少腹、小腹胀痛大减，自摸左侧乳房硬块缩小。仍嘱继续服用本方，每日1剂，连续6剂。嗣后以山楂20g、炒麦芽 30g、赤砂糖 40g，清水煎服作善后。

半年后随访，经行周期正常、色量一般，少腹、小腹及乳房不痛，左侧乳房硬块基本消失。

第四十三节　妇女阴痿

妇女在围绝经期之前，出现性功能减退，甚或厌恶畏惧，乳房萎缩，阴唇干枯，交合时涩痛，月经量少，甚或闭经者，谓之妇女阴痿。

1. 病因病机

本病的发生，既有先天的不足，也有后天的因素。归纳起来，有禀赋不足，阳虚宫寒；七情所伤，肝失生发；脾胃虚弱，气血不足；痰湿郁滞，气机不畅等四个方面。

（1）禀赋不足，阳虚宫寒：肾藏真阴而寓元阳，是生殖的根蒂，为先天之本。冲脉主血海，任脉主诸阴，二脉皆起于胞中，胞宫系于肾，胞脉络心而终于胞中。如禀赋本虚，肾气虚弱，则任脉不通畅，冲脉不旺盛，胞宫寒冷，不能温阳生养，故阴痿乃作。

（2）七情所伤，肝失生发：肝藏血而性喜疏泄条达，主阳气的生发，调节一身的气机；肝脉上行则布胸胁、乳头，下行则络属阴器。如七情过极，损伤肝气，气机郁结，则肝失疏泄，生发无能，故性欲减退，乳房萎缩，阴唇干枯。

（3）脾胃虚弱，气血不足：脾统血而主健运，胃主容纳腐熟而为多气多血之经，人体各个脏器的物质营养，都是来源脾胃水谷精微的所化；乳房、冲脉俱来属阳明。如脾胃虚弱，气血不足，则温养、濡养功能失职，上则不能充养乳房，下则不能长养冲脉、任脉和胞宫，故阴户干枯、乳房萎缩变小。

（4）痰湿郁滞，气机不畅：平素体质肥胖，或长期过食肥甘厚味之品，食不及化，以致化湿生痰，痰湿俱为阴邪，其性重浊黏腻，阻遏气机，气血不和，命门之火为痰湿郁抑，不能行长养的功能，故萎弱之阴痿乃作。

2. 论治用药

本病是纯虚与虚中夹实的病变。因此其治疗之法，有以补养为主的，也有扶正兼以疏解或温行的。如症见月经错后、量少色淡，甚或闭经，腰脊酸痛，四肢乏力，阴毛稀少，甚或无毛，性功能减退，性交时干涩疼痛，脉象虚细，舌苔薄白，舌质淡嫩者，此属禀赋不足、肾阳虚衰、阳虚宫寒之变，治宜补阳配阴之法，以右归丸加紫河车、仙灵脾、酸枣仁、党参治之；症见抑郁不乐，胸胁时痛，乳房萎缩，经行量少、色泽暗淡而夹小块，交合时干涩不适，脉象细涩或弦细，舌苔薄白，舌质正常或有瘀点者，此属七情过极、肝失条达、疏泄失常、生发无能之变。治之既要疏肝解郁，又宜温肝以养血。第一步先用柴胡疏肝散加当归、黄精、素馨花、玫瑰花调舒其肝气，第二步以温经汤去半夏、麦冬、丹皮，加紫河车、巴戟天、蛤蚧治之。先疏后养，解其肝郁，养其肝血，肝气条达，冲、任脉通盛，则逐渐能恢复其生发的功能。症见面色萎黄，四肢乏力，胃纳不振，大便溏薄，经行前后不定、量少、色淡，甚或经闭不行，性欲冷淡，乳房平坦，甚或凹陷，脉象虚细，舌苔薄白，舌质淡嫩者，此属脾胃虚弱、气血亏少、胞脉失养之变，治之宜健脾和胃，益气生血之法，以补阴益气煎去升麻，加龙眼肉、酸枣仁、砂仁壳、蛤蚧治之；症见气短乏力，体质肥胖，经行错后、量或多或少、色淡质稀，甚或经闭不行，阴毛稀少，甚或无毛，性欲淡漠，脉象虚缓，舌苔白厚而腻，舌质淡胖者，此属痰湿内盛、脾失健运、肾失温煦之变，治之宜本"病痰饮者，当以温药和之"，以苓术二陈煎（猪苓、白术、泽泻、陈皮、半夏、茯苓、干姜、炙草）加肉桂、苍术、藿香治之，以温化痰湿，畅通气机，从而促进冲、任脉的畅通。

本病的致病因素，虽有先天与后天之分，在病机有纯虚和虚中夹实等之不同。但总的来说，均属于亏损的病变。治之只能循因论治，一般要坚持3～6个月，甚或更长时间，始能见效，不要急于求成，中途而废。同时，在用药上，必须选用紫河车、蛤蚧、鹿角胶等血肉有情之品，才能填补其本源，促进其恢复。

艾灸有扶正温通的作用，在内服汤药的同时，适当配合艾条温和灸，选用肝俞、肾俞、命门、关元、中极、足三里、三阴交等强壮穴位，每日温和灸各1次，每次用2～4个穴位，则当能收到相得益彰之功。

病例 李某，女，28岁，已婚，护士。1984年8月10月初诊。

初诊 25岁结婚，婚后次年分娩一女孩，女孩不幸高热气喘（据说是肺炎），抢救不及时而死。自此之后，经行错后，甚或2～3个月1行、量少、色泽暗淡，平时少腹、胸胁胀闷，经将行之时又胀又痛，性功能减退，交时干涩，乳房萎缩，6月24日末次月经，迄今未来潮，脉象细涩，舌苔薄白，舌边有瘀点。证属七情所伤、肝失条达、疏泄失常、气血不和、生发无能之变。治宜养血疏肝，以促进生发阳气，使冲、任脉通盛。

处方 柴胡6g 当归12g 白芍6g 枳壳6g 黄精15g 鸡血藤20g 合欢花6g 素馨花6g 甘草5g

清水煎服，每日1剂，连服6剂，每剂均复煎1次。

二诊（1984年8月22日） 上方服到第5剂，月经来潮，经将行及经中少腹、小腹及胸胁胀疼大减，月经色量较上次为佳、无小块、持续4日干净，脉象沉细，舌苔如初诊。疏养之法已见初效，转用温肝养血之法。

处方 当归身12g 白芍6g 熟地15g 巴戟天10g 党参15g 山萸肉10g 吴茱萸3g 炙甘草6g

清水煎服，每日1剂。每3日蒸炖鲜胎盘1个（酌加油盐、配料），分2次吃，吃胎盘则停汤药。

三诊（1984年12月20日） 数月来坚持遵服上方，每周服汤药5剂，鲜胎盘2只。现精神较好，性功能转佳，经行色量正常，经中无不适，但经行错后1周，脉象细缓，舌苔薄白，舌质如平。药已对症，效不更方。守上方去吴茱萸加炙北黄芪15g、艾叶6g。以清水煎服，每日1剂。并以鲜蛤蚧易胎盘，每次酌加配料蒸吃1只，每3日1次。吃蛤蚧则停汤药。

四诊（1985年5月25日） 上方连服2个月，经行周期正常，色量均佳，乳房如常，性交舒宜，即自行停药。现已停经月余，经医院妇科检查为早孕。因前天开始有头晕头痛，鼻塞流涕，发热恶寒，时欲呕吐病状，脉象略浮，舌苔薄白，舌质正常。此属妊娠外感，当用养血扶正、疏解祛邪之法治之。

处方 当归身9g 潞党参12g 北荆芥6g 防风6g 北柴胡6g 前胡6g 老生姜6g 肥红枣10g

清水煎服，每日1剂，连服3剂。

第四十四节 经前遗尿

妇女在月经来潮之前3～4日，小便不能自禁，点滴漏下，量不多，或睡中遗尿者，月经来潮之后则自止，叫做经前遗尿。《傅青主女科》称之经前泄水。

1. 病因病机

本病的形成原因，《傅青主女科》谓是"脾气之虚"。但从临床所见，既有虚证，也有实证。实证多是肝火过旺，疏泄太过。盖肝为风木之脏，内寄相火，主疏泄条达，肝脉络阴器而主宗筋，为冲脉之所系。当经水将要来潮之时，相火发动于内，如平素肝阳偏盛，则风火交炽煽动，必然波及脾肾，乘克脾土，则脾土不能运化水湿；子夺母气，则肾失封藏，开合无权，故小便自遗。虚证则多是脾肾阳气虚衰，运化主水失常。盖脾属土而居中州，主运化水湿，以升为健，为一身上下之枢纽，脾气健运，则水液能上行于肺而通调水道，输布全身，下输膀胱。肾藏真阴而寓元阳，为水火之脏，是封藏的根本，肾气盛则能主水，行其蒸化升腾之职，调节一身之水液，分清别浊，开合正常，清者濡养各个脏器，浊者排出体外。如脾阳虚弱，则运化失常，制水无权；肾阳虚衰，则不能主水，蒸腾失司，封藏不固。尤其是经水将要来潮之时，气血偏聚于冲脉血海，脾肾之气益虚，则脾不能运化制水，肾不能主水蒸化，开合失司，故时有尿遗。

以上的病机，是从整体来分析，当然也不要忽视局部的相互关系。由于胞宫与膀胱相邻，同居下焦，在经水将要来潮前3～4日，胞宫血海充盛，也可能压迫膀胱，使膀胱的气化功能失司，因而导致遗尿。

2. 论治用药

本病的治疗，同其他疾病一样，实证则用泻法，虚证则用补养。如症见经行超前、量多、色红，经前3～4日遗尿，尿气有特殊气味，心烦易躁，胸胁胀闷或胀痛，平时夜难入寐，寐则多梦，脉象弦而细数，舌苔薄白或微黄，舌质红者，此属肝火过旺、开合失司之变，宜用凉肝泻火之法，以八味逍遥散（柴胡、当归、白芍、白术、茯苓、丹皮、栀子、甘草）去白术、茯苓，加夏枯草、生地、薄荷、淮山药治之。待肝火不旺，则经调而尿不遗。症见面色㿠白或萎黄，倦怠嗜睡，四肢乏力，经行错后、量少、色淡质稀，平时带下绵绵、色白、质稀如米泔、无特殊气味，经前3～4日尿漏、量不多，或睡中遗尿，大便溏薄，脉象虚细，舌苔薄白，舌质淡嫩者，此属脾气虚弱、不能制化水湿之变，宜用健脾益气、固摄止漏之法，以菟丝煎（潞党参、淮山药、当归身、菟丝子、炒枣仁、远志肉、白茯苓、鹿角霜、炙甘草）加炙北黄芪、炒白术、桑螵蛸治之。症见腰脊酸软，其或胀坠，腿膝乏力，经行前后不定、量多少不一、色暗淡而夹小块，经前3～4日遗尿，平时带下量多、色白而质稀如水，恶寒喜温，小便清长，大便正常或溏薄，脉象细弱，舌苔薄白而润滑，舌质淡嫩，此属肾阳虚衰、蒸化无能、封藏不固之变，宜用温肾扶阳、固涩止漏之法，以六味回阳饮（潞党参、熟附子、炮干姜、当归身、熟地黄、炙甘草）配缩泉丸（益智仁、台乌药、炒淮山药）加鹿角霜、桑螵蛸治之。

除了根据症情，应用汤药内服之外，适当配合针灸疗法，则其效较捷，常用穴位如下所述。

（1）肝火过旺，疏泄失常：针刺三阴交、血海、曲池。单针不灸，俱用强刺激手法，每日1次，一般针刺3～6次有效。

（2）脾肾阳虚，封藏不固：温和灸足三里、三阴交、中极、关元。单灸不针。偏于脾阳虚，加灸脾俞、命门，以加强温脾壮阳之力；偏于肾阳虚，加灸复溜、隐白，以补肾振阳而止漏。每日灸1～2次，1周为1疗程，一般1～3周有效。

病例　许某，女，32岁，已婚，工人。1986年3月2日初诊。

初诊　半年来经行错后、量少、色淡质稀，经前3～4日遗尿、白天2～3次、量不多，睡中遗尿次数不清，但醒来内裤已湿，经行之后则遗尿自止，平时带下绵绵、质稀或如米泔，腰脊酸软，其或胀坠，四肢倦怠，纳食不香，大便溏薄，小便清长，曾自服乌鸡白凤丸、补中益气丸、附桂八味丸等，效果不显著。脉象虚细，舌苔薄白，舌质淡嫩。证属脾肾虚弱、运化制水失常、封藏不固之变。治宜温肾健脾、益气固摄之法。

处方　熟附子10g（先煎）　炙北黄芪20g　炒白术10g　潞党参12g　菟丝子15g　炒淮山12g　当归身10g　鹿角霜20g　益智仁10g　芡实9g　炙甘草6g

在经前1周清水煎服，每日1剂，连服6剂。

在服上方的同时，嘱每日自用艾条温和灸足三里、复溜、隐白1~2次，以助药力。

二诊（1986年3月22日）　本次月经于15日来潮、20日干净，色量较上次为佳，但仍错后1周，经前3~4日白天不遗尿，但睡中仍遗尿，脉象细缓，舌苔薄白，舌质淡红。药已对症，仍守上方加桑螵蛸6g、覆盆子10g。每日清水煎服1剂，连服6剂。

并嘱继续用艾条温和灸足三里、复溜、隐白3个穴位。

三诊（1986年4月25日）　本次经行于20日来潮、24日干净，色量正常，经前已无遗尿，脉象缓和，舌苔正常。症已收效，旋即停药。但仍嘱每日用艾条温和灸足三里、阴陵泉、关元、三阴交，以巩固疗效。

第四十五节　青春粉刺

粉刺，又名酒刺，现代医学叫做痤疮。多发生于颜面，以鼻翼为密集，可挤出白色碎米样粉汁，故名粉刺。是由于心、肺、胃蕴热，上熏于颜面，血热郁滞而成，是青春期男女常见的皮肤病。

1. 病因病机

妇女到了"二七"、"三七"之年，由于肾气的充盛，肝气的生发，天癸发育成熟，免不了时有怀春之念，但欲而不达，求而不遂，以致相火怫郁，久而上煽，波及心、肺、胃则克伐阳明胃土。面为心之外华，是阳明之所主，鼻为肺之所属，心、肺、胃蕴热熏蒸于面，影响面部经络血液的运行，热与血瘀结为患，粉刺乃成，轻则发于颜面，甚则延及前胸、肩背，皮疹如粟，色白或黑头，或淡黄，或色赤肿痛，挤破可出白色汁。

本病的形成，总的不离于火热之患，与心、肺、胃蕴热有关，其中又以心为主要，盖青春发育期，相火过旺，郁而不能发，波及心火而致之。所谓"诸痛痒疮皆属于心"，确是明哲之论。当然，除了相火内郁而导致心、肺、胃蕴热之外，也不要忽视外界的致病因素，正如《医宗金鉴·外科·面部》："由火郁于孙络之血分，风邪外搏。"既指出火郁于面部孙络血分，又指出风邪外搏。风为阳邪，内外合邪，则病情较重。临床所见，以单纯相火怫郁的为多。

2. 论治用药

本病的治疗，要分清虚火、实火的不同；如面上痤疮成片，肿痛色赤明显者，此属相火内动、怫郁不能外发而为病，是属于邪实之火，治宜泻心肝之火，可用芩连四物汤（当归、川芎、生地、白芍、黄芩、黄连）加山栀子、凌霄花、鲜荷叶、鲜白茅根、甘草治之；如痤疮肿痛不明显，或色黑者，多属水亏火郁之变，可宗六味地黄丸（熟地、泽泻、淮山药、茯苓、山萸肉、丹皮）加白茅根、当归、赤芍、生地治之。不论是实火或虚火之患，如红肿而痒痛，多夹风邪为患，可酌加风药治之，如白蒺藜、秦艽、防风、蝉衣之类。

除了药物内服治疗之外，还可以针刺大椎、曲池、合谷、三阴交、血海等俞穴，取强刺激泻法，以清血中之热。同时，还应该用清热解毒之品如金银花、野菊花、草鞋根、火炭母之类，煎水乘热熏洗，或以面巾蘸水外敷2~3min，以促进面部孙络血脉的通行，则能通脉解毒，疗效较捷。

面部既为心之外荣，又是阳明经之所主，因此对本病的预防或治疗，都必须注意饮食的宜忌。宜多食富于营养而清淡的食物，如动物的肝、肾、黄豆、黑豆、鲜淮山药、鲜水果、鲜蔬菜等，既能营养生化气血，扶助正气，又不动火助邪。凡是油腻或难于消化的食物，如含脂肪过多的肥肉、黏腻之糯饭，或辛辣刺激的食品，如辣椒、生姜、胡椒、五香粉、生蒜、生葱、酒等，宜少食或不食。

《内经》有"君火以明，相火以位"之说。相火之所以妄动，多由于心神不安而起。因此，必须注意精神的调节。凡是不可为之事，不要胡思乱想，正确对待一切客观事物，泰然处之，则心火安宁，相火潜藏，水火相济，心肾相交，痤疮之治，疗效可期。

病例 杨某，女，18岁，未婚，学生。1978年6月10日初诊。

初诊 自16岁起，颜面开始发生痤疮，丘疹或疏或密，呈圆锥形，色泽淡红，或红肿，或黑头，以手挤压可见乳白色汁。经行超前，量多，色红，夹紫块。经将行胸胁、乳房、少腹、小腹胀痛，心烦易躁，口苦咽干，夜难入寐，经行之后则略舒，脉弦细数，舌苔薄黄，舌边尖红。证属肝失疏泄、郁久化火之变。郁火上熏于心、肺，火热与血互结于心之外华，则颜面痤疮、红肿痛痒；煽动于下，则胞宫血热而经行超前量多。治宜泻肝清热、凉血解毒之法，以龙胆泻肝汤加减。

处方 龙胆草9g 黄芩6g 栀子6g 泽泻6g 通草3g 车前草9g 当归身3g 生地6g 柴胡3g 野菊花9g 凌霄花9g 生甘草3g

每日清水煎服1剂，连服3剂。

二诊（1978年6月15日） 上方服后，颜面痤疮大减，脉弦细，舌苔薄白，舌质尖红。药已中肯，仍遵上法出入治之。

处方 鸡血藤20g 生地黄15g 野菊花10g 凌霄花9g 赤芍药9g 川红花2g 北荆芥2g 生甘草6g

三诊（1978年6月20日） 上方每日煎水服1剂，连服6剂，面部痤疮消退，经行周期正常。再以当归芍药散加生地15g、红花1g、甘草6g治之。每日清水煎服1剂，连服3剂。观察半年，病不再发。

附 特殊病案17例

一、氤氲期浮肿

黄某，女，36岁，已婚，工人。1985年5月20日初诊。

1年来经行错后、量多、色淡、质稀，经净后小腹绵绵而痛、得温得按则舒，平时带下量多、色白、质稀如米泔；嗜睡乏力，四肢困倦，心悸怔忡，腰脊酸软，纳食不振，大便溏薄，小便清长。每在经后2周左右（氤氲期），眼胞及下肢浮肿，直至经净后3~5日，始行消退。现经行第3日，眼胞及下肢轻度浮肿，经小便常规检查，尿中无特殊发现，脉象虚缓，舌苔薄白，舌质淡嫩。证属脾气虚弱、肝木横逆脾土之变。以健脾益气、养血柔肝之法治之。仿当归芍药散加味。

处方 当归身12g 杭白芍9g 川芎6g 炒白术10g 制附子9g 泽泻9g 北黄芪15g 炙甘草6g 紫苏叶6g（后下）

每日清水煎服1剂，连服3剂。

二诊（1985年5月26日） 上方服后，精神较佳。本次经行于24日干净，但下肢仍浮肿，小腹绵绵而痛，脉象虚细，舌苔薄白，舌质淡嫩，仍守上方。

处方 北黄芪20g 炒白术10g 潞党参15g 广木香3g（后下） 白茯苓10g 当归身12g 巴戟天10g 川木瓜10g 广陈皮6g 炒苡仁15g 炙甘草6g

每日清水煎服1剂，连服3剂。

三诊（1985年6月24日） 经行刚净3日，本次经行周期基本正常，眼胞及下肢浮肿出现时间较短，直至经行前3日，才发现眼胞及下肢浮肿，现已消退，平时带下较少，但仍感乏力，四肢困倦，大便溏薄，小便清长，脉象虚细，舌苔薄白，舌质淡嫩。仍用健脾益气，佐以温肾固涩之法。

处方 炙北黄芪20g 白茯苓12g 潞党参15g 巴戟天6g 补骨脂10g 川杜仲15g 炒白术9g 益智仁9g 炙甘草6g

每日清水煎服1剂，连服3~6剂。

四诊（1985年7月26日） 上方共服6剂，胃纳转佳，精神较好，经行周期正常，从氤氲期到经行前后，眼胞及下肢已无浮肿，但大便仍溏薄不成条、每日2次，脉象虚缓，舌苔薄白，舌质淡红。药已收效，仍以健脾温中以善后。

处方 潞党参15g 炒白术10g 白茯苓10g 益智仁10g 台乌药9g 炒淮山15g 老干姜5g 广陈皮5g 炙甘草6g

每日清水煎服1剂，连服3~6剂。

按语 脾统血而主健运，为气血生化之源，脾气虚弱，则生化无源，运化失常，故经行错后、色淡质稀；脾虚不化湿，故平时大便溏薄、带下量多。当经间氤氲之期，相火初动，肝木乘虚横逆脾土，则脾气益虚，不能运化水湿，水湿泛滥，脾主四肢，眼胞为脾之所属，故眼胞下肢浮肿；经后血海空虚，筋脉失养，故腹痛绵棉。综观全过程，以脾气虚弱为着眼，故始终以健脾益气之法论治，但症发在经间氤氲之期，与肝肾有密切的关系，故在治疗的过程中，酌配制附子、巴戟天以温肾，当归、川芎、白芍、苏叶等以养血疏肝，故疗效可期。

二、长期经行错后

王某，女，26岁，会计，已婚。1987年9月19日初诊。

初诊 14岁月经初期，一向前后不定，量多少不一。自19岁之后，则经行开始错后7~12日、量少、色淡，平时腰脊胀坠，肢体困倦，经行第1~2日少腹、小腹胀痛，腰胀加剧。经中西药（药名不详）治疗，效果不满意。去年国庆节结婚，婚后双方共同生活，性要求一般。但经行仍然错后、2~3月1行，其或必用求偶素、孕酮进行周期治疗，经水始行，量少、色暗黑而质淡，夹小紫块，平时少量带下，畏寒喜热，胃纳一般，二便正常。末次月经是7月24日~8月2日（用周期疗法），迄今已逾期20多日，仍未来潮，脉象虚细，舌苔薄白，舌质淡嫩。医院妇科检查，子宫前位，正常大小，硬度、活动度正常，两侧附件压痛，未触及包块，宫颈炎Ⅰ度，白带不多。根据脉证及医院妇检分析，证属先天不足、冲任气虚引起的月经错后。以温经补血之法论治，仿《金匮要略》胶艾汤加味。

处方 鸡血藤20g 潞党参15g 当归身12g 川芎6g 大熟地15g 阿胶珠10g（烊化） 益母草12g 延胡索10g 艾叶6g 炙甘草5g

每日清水煎服1剂，连服3剂。

二诊（1987年9月17日） 上方服后，除胃脘略感不适之外，余无不好。脉象虚细，舌质淡。仍守上方出入，酌加重肾药。

处方　当归身15g　杭白芍10g　白茯苓10g　炒白术10g　黄精15g　仙灵脾15g　巴戟天10g　潞党参15g　艾叶6g　大枣10g　锁阳10g

每日清水煎服1剂，连服5剂。

三诊（1987年9月24日）　药已，昨日经行、经色转淡、量较上月多，腹胀痛明显减轻，脉象细缓，舌苔薄白，舌质淡。用温肾养血之法，助其经行，仿益母圣金丹加味。

处方　大熟地15g　当归身12g　杭白芍6g　川芎6g　丹参15g　茺蔚子12g　炒白术10g　醋炒香附6g　川杜仲15g　川续断10g　巴戟天10g

每日清水煎服1剂，连服3剂。

四诊（1987年9月30日）　昨日经行已净，无不适。舌脉如三诊。转用养肾为主之法，以达到从根论治而巩固疗效。

处方　菟丝子20g　当归身10g　杭白芍6g　川枸杞子10g　潞党参15g　炒白术10g　覆盆子10g　茺蔚子10g　熟地黄15g　巴戟天6g　炙甘草6g

每日清水煎服1剂，连服3~6剂。

五诊（1987年10月26日）　本次经行于26日开始、色量一般，除经前乳房胀痛之外，余无不适。脉象细缓，舌苔薄白，舌尖红。以养血疏解之法论治。

处方　北柴胡6g　当归身10g　杭白芍6g　白茯苓6g　炒白术6g　桑寄生15g　川杜仲15g　川枸杞子10g　大红枣10g　薄荷叶3g（后下）。

每日清水煎服1剂，连服3剂。

六诊（1987年12月17日）　经水逾期20余日未行，小腹隐隐而痛，腰酸困，嗜睡，纳差，脉象细滑，舌苔如平。经医院做小便凝集试验结果为阳性，诊为早孕。以温养脾肾、顺气安胎之法，治病安胎并重论治。

处方　菟丝子20g　潞党参20g　川杜仲15g　桑寄生15g　何首乌15g　淮山药15g　杭白芍6g　炒白术6g　佛手花6g　砂仁壳2g

每日清水煎服1剂，连服3剂。

按语　《内经》有云："肾气盛，天癸至，任脉通，太冲脉盛，月事以时下。"今患者长期经行错后，甚或闭而不行，显系肾气不足，冲脉、任气虚所致的病变，故从初诊至四诊所运用的方药，虽然略有增减，但始终以温养肝肾之法论治，以期使肾气充沛，冲脉、任脉通盛，则经行自能正常。五诊时，月经周期已对，但考虑到经前乳房胀痛，乳为肝、胃之所属，是冲脉之所系，故用加味逍遥散养血疏解为治。六诊时，为早孕常见之候。本法随证转、药随症用之旨，故继续使用温养脾肾，以培元固本之外，并酌用顺气安胎之品，从而达到治病安胎并重的目的。

三、经行口腔溃烂

梁某，女，38岁，已婚，售货员。1985年6月6日初诊。

初诊　月经周期正常，色量一般，但月经将要来潮前3~4日口腔和舌边尖溃烂，大小不一，大者如黄豆，小者如绿豆，有轻微辣痛之感，直至经净后3~5日后自行愈合。经中西药治疗，效果不满意。现经行第3日，口舌溃烂。平时性情急躁，夜寐欠佳，寐则多梦，大便干结、2~3日1次，小便一般，脉象弦细而略数，舌苔薄白，舌质边尖红，有溃疡面如黄豆大。证属胃阴不足、虚火上炎之变，以滋养胃阴，佐以清降解毒之法治之，仿沙参麦冬汤加减。

处方　北沙参12g　麦门冬各10g　玉竹10g　天花粉6g　冬桑叶6g　金银花6g　野菊花10g　嫩芦根15g　生甘草6g

每日清水煎服1剂，连服3剂。

二诊（1985年6月10日） 经行已净2日。大便正常，但舌上溃疡未愈。脉象弦细，舌苔薄白，舌质淡红，舌面溃疡口未愈合。根据脉证，仍守上方去桑叶，加白茅根12g、石斛9g、淮牛膝6g治之。每日清水煎服1剂，连服3剂。

三诊（1985年7月6日） 现经行第2日，色量一般，但经前3~4日口舌开始溃烂，有灼痛之感，脉象弦细而略数，舌苔薄白，舌尖红，舌边有溃疡两处，如黄豆大，下腭左侧有溃疡一处，如玉米大。根据脾开窍口，满舌属胃之说，初诊时以滋养胃阴，佐以清热解毒之法治之，药本对症，何以不收效？病反有加重之趋势？细而推敲，病由经将行而起，其溃烂直接与月经有关，治经必治血，治血不忘肝，改用滋养胃阴、清润肝火之法为治。

处方

（1）北沙参12g　麦冬9g　天花粉6g　玉竹9g　南丹皮10g　白蒺藜10g　夏枯草10g　金银花藤12g　生地黄15g　杭白芍10g

每日清水煎服1剂，连服3剂。

（2）鲜冬青叶，取适量清水煎，乘温含漱。每日2~3次，每次10~20min。

四诊（1985年7月26日） 现为月经将要来潮之时，大便干结、每2~3日解1次。要求未病先治。脉象细缓，舌苔正常。拟养阴解毒为治，以增液汤加味。

处方　玄参15g　生地黄15g　麦门冬各12g　野菊花10g　南丹皮6g　生甘草6g

每日清水煎服1剂，连服3剂。

除以上方煎水内服之外，并用鲜冬青叶水煎含漱，每日2~3次，每次10~20min。

五诊（1985年8月5日） 上方服后，大便通畅、每日1次，本次经行于8月1日开始，现已基本干净，经前经中口舌无溃烂，脉舌如常，拟清余邪，防其复发。

处方　鲜冬青叶　鲜旱莲草　各取适量　清水煎乘温漱口

每日2~3次，每次10~20min。

1年后随访，患者在每月经前1周自用鲜冬青叶煎水含漱，连续3~5日，坚持半年。现已停药半年，经行正常，口舌不溃烂。

按语　肝藏血而主疏泄，内寄相火，为冲脉之所系，经将行之时，由于相火内动，如阴津不足，则有虚火上炎之患。本病例经前有周期性的口舌溃烂，初诊、二诊时本脾开窍于口，满舌属胃之说，单从滋养胃阴论治，忽略了相火内动、风火相煽、横逆中州，导致胃火上逆的一面，故疗效不满意。从三诊起，在滋养胃阴的基础上，加用南丹皮、白蒺藜、夏枯草、杭白芍等凉血泻火、平肝柔肝之品，并用苦寒微涩之鲜冬青叶煎水局部含漱，以拔毒祛腐、生新埋口、内外并治、标本兼顾，面面俱到，故药到病除。最后仍以鲜冬青叶和微酸寒之旱莲草煎水漱口以善其后，故疗效巩固，病不再发。

四、阳虚痛经

黄某，女，26岁，已婚，工人。1987年8月2日初诊。

初诊　平素体弱多病，头晕头痛，心悸怔忡，四肢不温，小腹寒冷。结婚2年，双方共同生活，迄今不孕。15岁月经初潮，一向错后、量少、色淡、质稀，经中及经后少腹、小腹绵绵而痛，得按得温则舒，经将行眼胞、下肢轻度浮肿，平时带下量多、色白、质稀如水，大便溏薄。脉象虚细无力，舌苔薄白，舌质淡嫩，面色㿠白。证属脾肾阳虚、胞宫失于温煦的病变。治宜温肾健脾、益气养血、温养胞宫、调摄冲任为法。

处方　制附子10g（先煎）　党参15g　炒白术9g　北黄芪15g　当归身9g　白芍6g　艾叶6g

肉桂3g（后下）　巴戟天6g　炙甘草6g

每日清水煎服1剂，连服3剂。

二诊（1987年8月10日）　上方服后，带下量较少，大便成条，昨日月经来潮、色泽淡红、量一般，舌苔薄白，舌质淡，脉虚细。正值经行之中，拟温肾暖宫以调经。

处方　当归身12g　川芎6g　杭白芍6g　熟地黄15g　北黄芪15g　吴茱萸3g　川续断9g　艾叶6g　香附6g　炙甘草6g

每日清水煎1剂，连服6剂。

三诊（1987年8月20日）　本次经行，5日干净，经后少腹、小腹不痛，但小腹仍冷感，精神不振，四肢困倦，脉象虚缓，舌苔薄白，舌质淡。拟温经助阳、补血暖宫之法以善后，仿《金匮要略》温经汤加味。

处方　当归身10g　杭白芍6g　川芎6g　吴茱萸3g　肉桂3g（后下）　潞党参15g　北黄芪15g　阿胶珠9g（烊化）　制半夏6g　南丹皮5g　麦门冬各6g　艾叶6g　生姜6g　炙甘草6g　紫石英20g

每日清水煎服1剂，连服6剂。

按语　痛经是妇科常见疾病之一，其临床特征是经行前后或经中少腹、小腹疼痛，腰俞酸疼胀堕；甚则疼痛剧烈，肢冷汗出，唇面发青，以致昏厥。其病机有虚实之分。实者多由于七情过极，气滞血瘀，或痰湿壅滞胞宫，影响冲脉、任脉的通行，因而导致"不通则痛"之变，其治疗之法，当以通利止痛为着眼，从而达到"通则不痛"的目的。虚者多由气血不足，或肝肾阴虚，以致冲任胞宫失养而导致"不充而痛"、"失养而痛"的病变。本例患者，禀赋不足，阳气虚弱，冲任胞宫失于温煦而引起的虚性痛，故治疗的全过程，通过温养助阳益气之法，气血充盈，阳气振兴，冲任通盛，胞宫得养，自无经后疼痛绵绵之患。

针灸有疏通经络，宣导气血的作用，如在内服药期间，并配合温和灸命门、肾俞、关元、归来、中极、水道、足三里、三阴交等穴位，则其疗效更为迅速。

五、经行膻中痛

韦某，女，32岁，已婚，工人。1987年3月2日初诊。

初诊　3年来，经行周期基本正常、量一般，但色泽暗红、夹小块，经将行少腹、小腹及乳房胀痛，膻中则又胀又痛、痛过于胀、按之不减、经行之后则舒，胃纳一般，大小便正常，脉象细缓，舌苔薄白，舌质正常。证属气滞血瘀、气机不畅之变。以行气活血、宽胸解郁之法为治。

处方

（1）柴胡6g　当归尾6g　川芎6g　瓜蒌壳10g　葱白10g　桂枝6g　枳壳6g　素馨花6g　红花2g　甘草3g

每日清水煎服1剂，连服6剂。

（2）针刺：膻中穴、内关穴。每日1次，连续1周，俱用强刺激手法。

二诊（1987年4月5日）　本次经行3月30日开始，4月3日干净。经将行少腹、小腹及乳房胀痛大减，但膻中之痛徘徊，脉舌如初诊。方已收初效，仍守上方加三七花6g，膻中针后，再加温和灸，以促进其行气导滞、活血化瘀之功。

三诊（1987年6月3日）　现经行第2日，色量一般，经将行少腹、小腹、乳房胀痛消失。但现头晕头痛，鼻塞流涕，肢节烦疼，腰脊困胀。脉象浮缓，舌苔薄白，舌质正常。此属经行外感风寒之邪，治宜养血疏解。

处方　当归身12g　川芎6g　杭白芍6g　潞党参12g　白芷6g　秦艽6g　北荆芥6g　防风6g

老生姜 6g

每日清水煎服 1 剂，乘温服，可连服 2～3 剂。

按语 本病的脉症，本属气滞血瘀、气机不畅的月经疾病，但由于少腹、小腹及乳房是胀过于痛，而膻中则痛过于胀，显然病的重点是在膻中，盖"膻中者，臣使之官，喜乐出焉"（《素问·灵兰秘典论篇》）。膻中为气之海，亦为心之外络，是任脉之所过，膻中的痛过于胀，即是血瘀偏重。故以北柴胡、枳壳、素馨花、瓜蒌壳、薤白、桂枝疏肝解郁、宽胸通阳之外，多用当归尾、赤芍药、川红花、三七花以行血通脉，并针内关穴以宣通心阳而清心胸滞气，直接针灸病位之所在膻中穴，以行气通络，故初诊见初效，二诊时加三七花，膻中穴针后加灸，其力益彰，内外并治，经行时胀痛消失。三诊时为经行外感风寒之邪，有是证则用是药，故以养血疏解之法治之。

六、肥女闭经

黄某，女，20 岁，大学生，1987 年 7 月 10 日初诊。

初诊 13 岁月经初潮，一向错后 10～15 日，量多，色淡红，质稀。自 17 岁之后，经行错后更长，往往 2～3 个月 1 行，量少，色淡质稀。18 岁之后，2 年多来，月经闭止不行，必须用求偶素、孕酮周期治疗，月经始行，否则闭止不通。现月经已半年不来潮，胸脘痞闷，纳食不香，时欲呕恶，痰多色白，全身困倦，四肢乏力，带下量多、色白、质稠如米泔，形体日益肥胖（由 50kg 增到 60kg），脉象缓滑，舌苔白而厚腻，舌质淡嫩。证属痰湿壅阻胞宫、冲任不利、胞脉不通的病变。治宜燥湿祛痰，从本论治，仿苍附导痰丸加味。

处方 苍术 10g　制香附 9g　制半夏 9g　白茯苓 12g　制南星 9g　炒枳壳 6g　广陈皮 6g　益母草 12g　路路通 10g　炙甘草 5g　生姜 6g

每日清水煎服 1 剂，连服 6 剂。

二诊（1987 年 7 月 18 日）　胸脘痞闷减轻，带下量较少。但经水仍未来潮。脉象濡滑，舌苔白腻，舌质淡嫩。证属痰湿黏腻，暂时难化，胞脉不通，故月经不来。仍守上方，再服 6 剂，每日 1 剂，分 2 次温服。

三诊（1987 年 7 月 25 日）　经水未行，少腹、小腹及乳房胀坠疼痛，腰酸膝软，似为月经将行之兆。脉象濡滑，舌苔薄白，舌质淡嫩。拟用温经通行之法，促其来潮。

处方 制附子 10g（先煎）　苍术 6g　制香附 6g　当归身 12g　川芎 9g　赤芍药 9g　肉桂 3g（后下）　益母草 15g　川厚朴 9g　枳实 6g　淮牛膝 6g

每日清水煎服 1 剂，连服 6 剂。

四诊（1987 年 8 月 2 日）　上方服到第 5 剂之后，7 月 30 日月经开始来潮，量一般，色泽暗淡。脉象虚缓，舌苔薄白，舌质淡嫩。拟益气养血，以助经行。

处方 当归身 12g　川芎 9g　杭白芍 6g　熟地黄 15g　潞党参 15g　炙北黄芪 15g　益母草 15g　路路通 9g　王不留行 9g

每日清水煎服 1 剂，连服 3 剂。

五诊（1987 年 8 月 15 日）　本次经行，持续 5 日干净。现腰俞酸困，带下量多、色白、质如米泔，纳食不香，大便溏薄、每日 1～2 次，脉象虚缓，舌苔薄白，舌质淡嫩。治宜温肾助阳、燥湿祛痰之法。

处方 白茯苓 15g　炒白术 12g　肉桂 3g（后下）　当归身 9g　杭白芍 9g　艾叶 6g　香附 6g　巴戟天 10g　补骨脂 10g　炙甘草 6g

每日清水煎服 1 剂，连服 6 剂。

六诊（1987年9月15日） 半个月不服药。9月6日月经来潮，量一般，色泽暗红，持续5日干净。现除疲惫乏力、肢体软困之外，余无所苦。舌苔薄白，舌质淡，脉象虚缓。仍用温肾健脾、益气养血之法，以善其后。

处方 制附子9g（先煎） 潞党参15g 炒白术9g 杭白芍6g 白茯苓6g 巴戟天9g 炙北黄芪15g 艾叶6g 炙甘草6g

每日清水煎服1剂，连服6剂。

按语 闭经的原因，一般有虚实的不同。实者多由七情所伤，气滞血瘀，寒邪凝结，痰湿壅阻，胞脉不通，血不得下；虚者多是肝肾阴亏，精血来源不足，或气血虚弱，血海空虚，无血可下。本例患者，乃肥胖之体，多湿多痰，痰湿壅阻下焦，胞脉不利，冲任失调而导致经闭不行的病变。痰湿乃黏腻重浊之阴邪，非温化不能为功。肾主水，脾主湿，痰之本在肾而源于脾，痰湿的治疗，必须着眼于脾、肾二家，故治疗全过程，或燥湿祛痰，或温通调经，或温肾健脾，或益气养血，均以达到温化通行为目的。药能对症，疗效如现。

七、宫颈糜烂

郑某，女，30岁，已婚，服务员。1987年5月12日初诊。

初诊 月经周期前后不定、量多少不一、色泽暗红而夹紫块，经将行少腹、小腹胀痛剧烈，腰脊胀坠，经行之后则舒。平时带下量多、色泽白黄相兼、质稠腥秽，甚或如脓样，或夹血丝，性交之时常有胀痛之感，胃纳不振，大便溏薄，小便色黄，脉象濡缓，舌苔薄黄而润，舌质边尖有瘀点。经某医院妇科检查：两侧附件增厚，宫颈糜烂Ⅱ度。根据以上脉证及医院妇科检查，证属湿热蕴结于下焦，或感染邪毒，胞宫络脉受损，以致气血凝滞而导致湿瘀胶结之变。治宜清热利湿、解毒化瘀之法。仿四妙散配当归芍药散加减。

处方

（1）内服方 鸡血藤20g 土茯苓20g 苍术9g 黄柏9g 全当归6g 丹参15g 淮牛膝6g 生薏苡仁15g 杭白芍9g 泽泻6g 甘草6g

每日清水煎服1剂，连服6剂。

（2）外治方 苍耳草20g 九里明20g 金银花藤20g 蛇床子15g 白鲜皮10g 贯众15g 白矾10g 黄柏10g

清水煎，乘温冲洗阴道，每日1~2次。

二诊（1987年5月20日） 经过上方内服、外治之后，带下腥秽脓样减少。昨日月经来潮，色泽暗红，血块较上次少，少腹、小腹胀痛减轻。脉象虚弦，舌苔薄白，舌质边尖有瘀点。在经行之中，宜治血以调经。

处方 当归12g 川芎6g 白芍10g 茯苓10g 炒白术10g 益母草10g 川续断10g 川杜仲15g 炒山楂10g 红枣10g

每日清水煎服1剂，连服3剂。

三诊（1987年5月25日） 本次经行5日干净，色量较上月为佳。脉象细缓，舌苔薄白，舌边尖瘀点未消。转用健脾渗湿、养血化瘀法。

处方 鸡血藤20g 丹参15g 炒淮山药15g 芡实15g 炒薏苡仁15g 车前草15g 马鞭草15g 土茯苓20g 全当归9g 赤芍药9g 北黄芪15g 甘草5g

清水煎服，每日1剂，连服6剂。

四诊（1987年6月4日） 带下量少，无脓样，无血丝。一周性交1次，已无胀痛之感。脉舌如上。药已见初效，效不更方，仍守上方再服6剂，每日1剂。

五诊（1987年6月15日） 胃纳正常，大便调和，精神良好，脉象缓和，舌苔薄白，舌质边尖瘀点减轻。经医院妇科检查：两侧附件压痛，宫颈糜烂Ⅰ度。拟健脾益气，养血化瘀善后，缓图全功。

处方 北黄芪20g 潞党参15g 土茯苓20g 炒白术9g 刘寄奴10g 鸡血藤20g 丹参15g 凌霄花9g 甘草5g

每日清水煎服1剂，连服6剂。

子宫颈糜烂，是现代医学的名词，根据临床症状表现，是属于祖国医学湿瘀带下的范畴。其致病的原因，多由七情过极，郁久化火，损伤肝脾二经，疏泄运化失常，湿热下注，湿瘀互结，损害胞宫，或由于经行产后，阴部经脉损伤，感染邪毒，因而气滞血瘀而成。故其治疗之法，既要清热利湿，又要解毒化瘀，才能收到预期的效果。方中鸡血藤、土茯苓为必用之品。盖鸡血藤性味苦而微甘温，既能养血化瘀又能舒筋活络；土茯苓性味甘淡平，不仅淡渗能利湿，而且有解毒祛浊之功。

本病为阴部局部的疾患，治之宜徐图用药，不可操之过急，妄用过寒攻伐之品，反而导致他变。同时，在治疗过程中，要注意饮食的调节，禁止性生活。

八、胎水肿满

黄某，女30岁，已婚，工人。1985年5月4日初诊。

初诊 第1次受孕，现妊娠8个月余，头面四肢浮肿，皮肤色白光亮，按之凹陷，良久始复，精神不振，胸腹胀满，心悸气短，腰俞酸胀，四肢不温，口淡无味，纳食不香，大便溏薄，小便短少，脉象虚滑，舌苔薄白而润，舌质淡嫩。证属脾肾阳虚、膀胱气化失司、水湿内停、浸渍肌肤之变。治宜温养脾肾、补气行水之法。仿全生白术散合真武汤加味治之。

处方 北黄芪20g 炒白术12g 茯苓皮20g 大腹皮10g 老姜皮9g 制附子9g（先煎） 广陈皮9g 砂仁壳3g 车前子10g 川杜仲15g 杭白芍9g 北荆芥6g（后下）

每日清水煎服1剂，连服3剂。

二诊（1985年5月8日） 药已，胸腹胀满略舒，浮肿稍减，但有口干之感。恐附子辛热有毒，于胎不利，以辛温润之巴戟天易之。再水煎服3剂，每日1剂。

三诊（1985年5月13日） 药已，小便次数多而长，胸腹胀满大减，面目浮肿已不明显，大便已成条，舌苔薄白，舌质淡嫩，脉象虚滑。药后虽见初效，但正气未复，仍守上方，去荆芥之升散，用清水煎服3剂。

四诊（1985年5月20日） 小便清长，大便调和，全身浮肿基本消退，但精神疲惫，肢体乏力，腰俞仍酸困，脉象虚滑，舌苔薄白，舌质淡润。此属邪去而正未复。拟温肾健脾之法论治，以恢复正气。

处方 炒白术12g 茯苓皮15g 广陈皮6g 老生姜皮9g 北黄芪20g 潞党参15g 巴戟天15g 菟丝子15g 川杜仲15g

每日清水煎服1剂，可连服3～6剂。

五诊（1985年5月28日） 上方共服6剂，精神好转，胃纳转佳，二便调和，全身浮肿消退。脉象虚滑，舌苔薄白，舌质淡润。转用温补脾胃为主，以促进气血生化之源的恢复，从后天来充养先天。

处方 炙北黄芪20g 潞党参15g 白茯苓10g 广陈皮6g 炒白术10g 北防风6g 北荆芥3g（后下） 炙甘草5g

每日清水煎服1剂，连服3～6剂。

六诊（1985年6月6日） 1周来无不适，但从昨日开始，头晕头痛，鼻塞流涕，纳食不香，脉象虚滑而略浮，舌苔薄白而润，舌质淡红。证属正虚外感，邪乘虚而入。治宜益气养血以扶正，佐以疏解之法以祛邪。

处方 潞党参15g 北黄芪15g 白茯苓9g 炒白术12g 当归身10g 杭白芍6g 北防风6g 北荆芥6g 紫苏叶6g 生姜6g 炙甘草6g

每日清水煎服1剂，连服3剂。每剂均复煎1次。

胎水肿胀是妊娠期的疾病，因而其名亦称妊娠肿胀、子满、子肿、子气、胎水不利等。致病原因，一般分脾虚、肾虚、气滞等三种，但从临床所见，多是脾肾两虚之变，盖脾主湿而肾主水，而且胞宫系于肾，由于妊娠期中水湿不化而引起的肿胀，当与脾、肾有关。本例患者，既有胸腹胀满、纳食不香、大便溏薄的脾虚症状，又有心悸气短、腰俞酸胀、小便短少、四肢不温等肾阳不足之变，故从脾肾阳虚、膀胱气化失司论治，以全生白术散配真武汤加味治之。前者有健脾理气行水之力，后者有温肾扶阳化水之功。着眼于脾肾并治，治水及泉，先天后天兼顾，故药能对症而依期收效。

应用附子治疗妊娠病，《金匮要略》早有"子脏开以附子温其脏"之先例。附子对温肾扶阳，确有卓效。但其性味辛热有毒，能走十二经络，是走而不守之猛药，有破坚堕胎之弊，故二诊时，患者有口干之感，恐附子之辛热于胎不利，即去而不用，以辛温润之巴戟天代之，既能温肾扶阳，又无犯胎。坚持守方增损，最后而收全功。

九、妊娠瘙痒

邱某，女，25岁，已婚，小学教师。1985年6月25日初诊。

初诊 平素嗜食辛温香燥之品。现受孕3个月余，心烦易躁，夜难入寐。近1周来，开始四肢瘙痒，继即全身肌肤瘙痒，时轻时重，白天痒感轻，入夜则瘙痒加重，越抓越痒，以致坐卧不安，难以忍受。曾经中西药及针灸治疗（药名及针灸穴位不详），效果不满意。现仍全身肌肤瘙痒，抓之则皮肤潮红，痒感加重，心烦不安，夜难入寐，口干渴而喜冷饮，大便干结、每2~3日1次，小便色黄，脉象滑数，舌苔薄黄而干，舌质边尖红。证属心肝火旺、血热燥动之变。治宜泻心、肝有余之火，清热凉血之法为着眼。

处方 山栀子10g 南丹皮10g 玄参15g 生地黄15g 麦门冬10g 鲜荷叶10g 苍耳子10g 生甘草6g

每日清水煎服1剂，连服6剂。

二诊（1985年6月28日） 上方服后，全身仍瘙痒，大便仍干结难解，脉象滑数，舌苔薄黄而干，舌质边尖红。细察脉证，药本对证，其所以症情徘徊，实由于病重药轻，仍守上方，加入苦寒之夏枯草12g、龙胆草6g，增强清热泻火之力。每日清水煎服1剂，连服3剂。

三诊（1985年7月3日） 上方服后，白天皮肤瘙痒减轻，甚或不痒，但每入夜则瘙痒加剧，夜难入寐，脉象略数，舌苔薄黄，舌质边尖红。药已见初效，效不更方，上方加夜交藤15g、合欢皮10g。每日清水煎服1剂，连服3剂。并用苦寒之鲜冬青叶和酸寒之鲜黑墨草各适量煎水外洗，每日2~3次，加强清热泻火、解毒止痒之功。

四诊（1985年7月8日） 上方内服及外洗之后，白天及夜晚，全身已无瘙痒之感，大便调和，但仍心烦不安，夜难入寐，脉象弦细，舌苔薄黄，舌质尖红。此属余热未净，神不安舍之故，以清润安神之法论治。

处方 玄参15g 麦门冬各10g 生地黄15g 夜交藤15g 合欢皮10g 炒枣仁10g 小麦20g 百合9g 生甘草6g

每日清水煎服1剂，连服3剂。

五诊（1985年7月12日） 药已，入寐已好转，但胃纳不振，口淡不思食，大便溏薄。脉象细缓，舌苔如平。此属苦寒之品过用，有伤胃碍脾之势。治宜健脾和胃之法，以恢复元气而巩固疗效。

处方 潞党参15g 白茯苓10g 炒白术6g 广陈皮3g 炒淮山药15g 莲子肉15g 炒谷芽15g 佛手花6g 砂仁壳2g 炙甘草6g

每日清水煎服1剂，连服6剂。并嘱在饮食上忌食辛温香燥之品，宜多吃清润甘平之品为佳。

根据患者平素嗜食辛温香燥之品，表现为阳证阳脉，显系火热内盛波及肌肤之变。盖肝藏血而为风木之脏，主持一身气机之调节；心藏神而主火，主宰全身血脉的运行。心肝火盛，蕴藏于内则血热，焕发于外则全身肌肤瘙痒，所谓"诸痛痒疮皆属于心，诸躁狂越皆属于火"（《素问·至真要大论》）。故除了全身肌肤瘙痒之外，并伴有心烦易躁、夜难入寐等躁动不安的木火症状，治之当泻心肝之火以清血热。但症是妊期中的疾病，治之又当本治病安胎并重，故用药始终，以甘润清平之法为主，酌配苦寒之品，以泻心肝之火。既扶正，又清热，标本并重，内外同治，疗效可期。

十、孕妇抽搐

农某，女，32岁，已婚，售货员。1986年8月14日初诊。

妊娠7个月余，精神不振，全身困倦，四肢乏力，夜间入寐，不时下肢小腿拘急抽搐、持续2~3min、以手揉之则缓解，纳食不香，大便溏薄，小便清长，脉象虚细，舌苔薄白，舌质淡嫩，边尖红。某医院妇产科诊为：妊娠后期，因血钙量供应不足而引起的病变。给了钙片、鱼肝油、维生素B_1等治疗（剂量不详），效果不满意。根据以上脉证，以及医院的治疗经过，乃由于妊娠后期，胎儿长大，需要气血营养量大，以致下肢筋脉失养之变。治宜健脾益气、滋补肝肾之法。

处方 潞党参15g 当归身12g 杭白芍15g 何首乌15g 淮山药15g 莲子肉15g 川枸杞子15g 桑寄生15g 炙甘草10g

每日清水煎服1剂，连服3剂。

二诊（1986年8月15日） 药已，下肢拘急抽搐减轻。药既对症，效不更方，仍守上方加沙蒺藜10g、覆盆子10g，以加强补肾柔筋之力。

三诊（1986年8月22日） 上方连服4剂之后，2日来下肢小腿无拘急抽搐，但纳食不香，大便仍溏薄，脉象虚缓，舌苔薄白，舌质淡。转用健脾益气之法，以善其后。

处方 潞党参15g 白茯苓9g 炒白术6g 炒淮山15g 炒谷芽15g 鸡内金6g 广陈皮3g 炙甘草6g

每日清水煎服1剂，连服6剂。

按语 脾为气血生化之源而主肌肉四肢，肝藏血而合筋，为冲任脉之所系，肾藏精而生髓合骨，为主蛰封藏之本，而且肝肾同居下焦，与胞宫的关系尤为密切，故下肢小腿之筋挛拘急，筋骨酸痛，实与肝、脾、肾三脏有关。治之当以肝、脾、肾三脏为着眼，以党参、淮山药、莲肉、炙甘草之甘温以健脾益气，以当归身、白芍、何首乌之酸温涩并用而养血柔肝，促进肝的生发，桑寄生、川枸杞子补肾壮腰而利筋骨。肝、脾、肾三脏并治，药能对症，故药已即见初效。二诊时之所以加入甘温微酸之沙蒺藜、覆盆子，旨在加强补肝肾而柔筋和脉。然症由气血供养不足而起，故三诊仍以异功散加味，以健脾益气，促进气血的生机以善其后。旋后随访，病不再发。

十一、湿热胎漏

劳某，女，28岁，已婚，农民。1985年6月20日初诊。

初诊 25岁结婚,婚后曾受孕3次,每次均孕2~3个月而堕。现为第4次受孕,已经两个月余,昨日突然阴道开始出血、量不多、血色鲜红、小便色黄、频数而短急、艰涩不利,尿道灼热刺痛,大便溏薄、每日2~3次,面色垢而微黄,口渴而不多饮,胸脘痞闷,心烦易怒。未孕之前,平时带下量多,色白黄相兼,质稠而秽臭。脉象滑数,舌苔黄厚而腻,舌质红。证属肝胆湿热下注,蕴结于下焦,膀胱气化失司,波及冲任二脉及胞宫,以致胞脉受损的病变。治宜泻肝胆之火,清下焦之湿热,佐以收敛止漏之品,仿龙胆泻肝汤加减。

处方 龙胆草6g 北柴胡6g 建泽泻9g 车前子9g 山栀子9g 黄柏6g 当归身6g 杭白芍6g 生地黄9g 苎麻根9g 旱莲草12g 生甘草6g

每日清水煎服1剂,连服3剂。

二诊(1985年6月24日) 药已,小便较长,尿道灼热刺痛减轻,阴道出血量少,色泽暗红,但仍感胸脘痞闷,心烦不安。此药已见初效,热邪有消退之机,而湿邪黏腻未化,脉象滑数,舌苔黄腻稍退,舌质边尖红。仍守上方,减去龙胆草之苦寒,酌加石菖蒲3g、佩兰5g之芳香药物以化湿。每日水煎服1剂,连服3剂。

三诊(1985年6月28日) 上方服3剂后,感觉症状好转,再3剂煎服,共服6剂。现阴道出血已止,尿道不灼痛,小便基本通畅。但尿色仍黄,胸脘尚痞闷,口淡不欲食,大便溏薄、每天1次,脉象濡数,苔黄略腻,舌质尖红。仍守上方出入。

处方 黄柏6g 苍术6g 车前子16g 建泽泻10g 山栀子9g 当归身6g 生地黄15g 荷叶蒂10g 北柴胡6g 石菖蒲5g 砂仁壳3g

每日清水煎服1剂,连服3剂。

四诊(1985年7月2日) 药已,诸症基本消失,但胃纳不振,舌苔黄而不腻,脉象濡缓,舌质尖红。此是服用苦寒通利药之后,湿热之邪虽除,而胃气未复。宜用健脾和胃之法以善后。以异功散加味治之。

处方 潞党参15g 白茯苓10g 炒白术6g 淮山药15g 莲子肉15g 黄芩6g 桑寄生15g 川杜仲15g 炒谷芽15g 广陈皮5g 炙甘草6g

每日清水煎服1剂,可连服3~6剂。

五诊(1985年7月12日) 1周来无不适,但腰脊困胀,脉细缓,舌苔薄黄,舌质正常。腰为肾之外用,胞宫系于肾。拟补肾健脾,固其根源,安胎防漏。

处方 菟丝子15g 桑寄生15g 川续断10g 川杜仲15g 淮山药15g 莲子肉15g 芡实15g 山萸肉10g 荷叶蒂9g

每日清水煎服1剂,连服6剂。

六诊(1985年7月20日) 1周来无所苦,要求继续安胎防漏,脉象缓和,舌苔正常。仍守上方,加潞党参15g。隔日煎服1剂,连续1个月,然后停药1周,再继续服用,仍隔日1剂,以1个月为1疗程,以巩固疗效。同时还要注意饮食调养,保持身心舒宜。

按语 胎漏为滑胎之渐,若治疗不及时,则难免有滑胎之变。患者曾3次堕胎,其冲任之亏损可知。但从其脉症,全是肝胆湿热之证,本着有是证则用是药的原则,故初诊时,仿龙胆泻肝汤加减以泻肝胆之火而清下焦之湿热,从本论治,但标则阴道出血,若不及时止血,则于胎不利,故在泻火清热之中,加用苎麻根、旱莲草之滋阴收敛以止血。湿邪黏腻,非芳香不化,故三诊时,在清热利湿之中,酌用石菖蒲、砂仁之芳香化浊。四诊之后,湿热之邪基本消退,为安胎防漏,巩固疗效,以健脾补肾之法善其后。并嘱注意饮食调养,保持身心舒宜。旋后足月顺产。

十二、孕妇便秘

甘某,女,32岁,已婚,干部。1986年10月4日初诊。

初诊　一向禀赋不足，体质较弱，心情急躁，夜寐不深，大便干结、3～5 日 1 行。1984 年春节结婚，婚后当年 4 月受孕，孕后 2 个月余自然流产。1985 年 6 月第 2 次受孕，孕后月余无故而堕，每次均行清宫术。现停经 2 个月余，困倦，嗜睡，口淡，经医院妇科检查，诊为早孕。虽然嗜睡而寐不深，寐则多梦、易醒，大便秘结不行已 1 周，但脘腹无所苦，脉象虚细而略数，舌苔薄白，舌质淡而尖红。此属气阴两虚、肠道干燥而导致便秘。治宜益气滋阴、润滑肠道之法。仿增液汤加味。

处方　生何首乌 20g　玄参 15g　生地黄 12g　麦门冬各 10g　太子参 15g　女贞子 10g　当归身 6g　杭白芍 10g　北柴胡 3g

每日清水煎服 1 剂，连服 3 剂。

二诊（1986 年 10 月 8 日）　药已，入睡较易，似有便意，但再次登厕而不能解，脉象虚细而略数，舌苔薄白，舌质尖红。此属阴津本虚而难复，仍守上方加百合 12g、小麦 12g、北沙参 12g。

每日清水煎服 1 剂，连服 3 剂。

三诊（1986 年 10 月 12 日）　上方服完第 2 剂，大便已能解，但便结如羊屎，夜能入寐，做梦较少，脉象虚细无力，舌苔薄白，舌尖不红。效不更方，仍守上方，每日清水煎服 1 剂，可连服 3～6 剂，以增强益气生津、滋阴润滑之力。

四诊（1986 年 10 月 25 日）　在服药期间，大便已基本正常通行，但停止服药，则大便又秘结，现已 5 日无大便，心烦，难入寐，脉象虚细无力，舌苔薄白，舌质淡。此属气阴未能完全恢复。仍用益气养阴之法。

处方　熟地黄 15g　生何首乌 15g　玄参 15g　太子参 15g　麦门冬各 12g　川枸杞子 10g　阿胶 10g（烊化）　杭白芍 10g　当归身 6g　北柴胡 3g　北荆芥 3g

每日清水煎服 1 剂，连服 3 剂。

除此之外，并嘱每日以地瓜、红糖各适量加水煮吃，每日 1～2 次。多吃新鲜蔬菜和水果，以配合药物的功用。

五诊（1986 年 11 月 8 日）　服上药 6 剂之后，并每日煮吃地瓜红糖汤，大便通调，夜能入寐。但鉴于过去流产史，要求服药防漏，脉象虚滑，舌苔薄白。拟益气养阴、滋养肝肾为法。

处方　太子参 15g　何首乌 15g　桑寄生 15g　覆盆子 10g　川枸杞子 10g　荷叶蒂 10g　芡实 15g　阿胶 10g（烊化服）

每日清水煎服 1 剂，连服 3 剂。

六诊（1986 年 12 月 15 日）　上方连服 3 剂后，以后改每 2 日服 1 剂。1 个月来，睡眠及大便正常，但由前天开始，头晕头痛，鼻塞流涕，脉象虚滑而略浮，舌苔薄白。证属妊娠外感寒邪。拟用滋阴疏解之法，以达到治病安胎。

处方　熟地黄 15g　鲜葱白 15g　紫苏叶 6g（后下）　北荆芥 6g（后下）　白芷 6g　川芎 6g　红枣 10g

每日清水煎服 1 剂，连服 3 剂。

七诊（1986 年 12 月 23 日）　上方热服 3 剂后，外邪已解，头晕头痛消失。嘱仍用五诊方，隔 2 日 1 剂，继续以地瓜红糖汤配合调养，并注意多吃新鲜蔬菜和果类。旋后足月顺产。

便秘，本是常见的一般疾病，但患者禀赋不足，平素气阴两虚之体，且有 2 次无故堕胎之变，说明其冲任二脉早已亏损，若便秘治疗不及时，清浊相干，波及胎元，将有再次堕胎之虞。治便秘之法，有苦寒下夺和辛开通下之分，均非孕妇便秘之所宜，故以益气养阴、润滑肠道之法，治病安胎，标本并治，从而达到预期的效果。方中之所以用柴胡、荆芥，其目的一则在防阴药之滞腻，二则升提肝气，使气机一动，水足舟行，其便自通。地瓜、红糖，本是常见之食物，前者甘润散结，润滑通便，后者甘甜解毒，润通血脉，故用之配合蔬菜、水果调养善后，即是本《内经》"谷肉果菜，食养尽之"。

十三、性欲异常

韦某，女，28岁，已婚，技术员。1986年2月6日初诊。

结婚3年，双方共同生活，迄今不孕。经行错后、量少、色淡、质稀，经后小腹绵绵而痛，一向性欲低落，甚或厌恶畏惧，平时阴中及小腹寒冷，四肢困倦，神疲健忘，腰酸胀堕，腹胀食少，大便溏薄，小便清长，舌苔薄白，舌质淡嫩，脉象沉迟。经医院妇科检查：子宫稍小，诊断为卵泡发育不良症。根据脉证及检查，证属肾阳虚衰、生发无源之变。治宜温肾扶阳、益气生血。

处方 制附子9g（先煎） 北黄芪20g 潞党参15g 菟丝子20g 川枸杞子10g 紫石英20g 熟地黄15g 仙灵脾9g 当归10g 艾叶6g

每日清水煎服1剂，连服6剂。

二诊（1986年2月15日） 药已，腰酸胀坠减轻，精神较好，但胃纳仍不振，脉舌如上。守方去滞腻之熟地，加补肾健脾之炒淮山药15g。每日清水煎服1剂，连服6剂。

三诊（1986年2月26日） 昨日月经来潮、量较上月多、色泽淡红，胃纳一般，大便基本成条。舌苔薄白，舌质淡红，脉象虚缓。拟用补肾调经之法。

处方 鸡血藤20g 菟丝子20g 川枸杞子10g 当归身10g 杭白芍6g 巴戟天10g 茺蔚子10g 炒淮山药15g 女贞子10g 红枣10g

每日清水煎服1剂，连服3剂。

四诊（1986年3月1日） 本次经行，4日干净，经后腹部不痛，性欲较好，胃纳正常，大便调和，舌苔薄白，舌质淡红，脉象缓和。拟用温肾暖宫之法。仿艾附暖宫丸加味。

处方 艾叶10g 香附6g 当归身12g 杭白芍6g 川芎6g 北黄芪15g 吴茱萸3g 熟地黄15g 川续断10g 菟丝子15g 仙灵脾15g 肉桂3g（另包后下）

每日清水煎服1剂，连服6剂。

经过以上的调治后，精神良好，月经周期及色量均佳，性欲正常。继续以核桃肉15g、鸡蛋1个、黄砂糖适量蒸吃，每日1～2次。并注意血肉有情的调养，半年后而受孕。

性欲异常为现代医学之名，从其临床症状有阴中及少腹，小腹寒冷，性欲淡漠等特征，属祖国医学阴冷之范畴，其致病的原因，《诸病源候论·妇科杂病阴冷候》："子脏虚损，风冷客之。" 多由于禀赋不足，或劳役过度，肾阳虚衰，不能温煦下焦，复感受风冷之邪而导致的病变。故始终用温肾助阳之药如制附子、肉桂、紫石英、菟丝子、仙灵脾等，但在温肾暖宫的同时，配用党参、北黄芪、当归身、熟地等益气生血之品，善于立法守方，先后天并治，就能收到满意的效果。

十四、痰湿不孕

贾某，女，34岁，已婚，出纳员。1985年6月4日初诊。

平素体质肥胖（现在体重70kg），四肢倦怠，胸脘痞闷，心悸气短，头晕目眩，带下量多、色白、质稀如水。结婚4年，双方共同生活，迄今不孕。性欲冷淡，经行错后、量少、色泽暗红、夹紫块，经行之中，少腹、小腹闷痛，纳食不香，大便溏薄，小便清长，脉象沉迟，舌苔薄白，舌质淡而嫩胖。证属阳虚痰郁、胞宫寒冷之变。治宜温肾助阳、化痰通络之法。本"病痰饮者，当以温药和之"之旨，先用苓桂术甘汤之温化，配行气解郁之越鞠丸加味治之。

处方 白茯苓15g 炒白术10g 肉桂6g（后下） 苍术9g 香附6g 川芎6g 神曲6g 山栀子6g 广陈皮6g 制半夏6g 甘草6g

每日清水煎服1剂，连服6剂。

二诊（1985年6月15日） 上方服后，胸脘痞闷减轻，带下量较少，精神较好，纳食转佳，脉象虚缓，舌苔薄白，舌质淡嫩。方药已见初效，气机转动，病有转机，仍守上方，再服6剂，每日1剂。

三诊（1985年6月25日） 今早月经来潮、错后10日、量少、色泽暗淡如咖啡色，腰酸胀坠，小腹闷胀，脉象虚弱，舌苔薄白，舌质淡嫩。病值经行，用行气解郁、化痰调经之法，仿当归芍药散加味。

处方 当归身12g 川芎9g 杭白芍6g 炒白术10g 白茯苓15g 泽泻6g 北柴胡6g 胆南星10g 益母草10g 佛手花6g 甘松6g 甘草6g

每日清水煎服1剂，连服6剂。

四诊（1985年7月8日） 本次经行，持续7日干净。现肢体困倦，带下色白、质如米泔、量一般、口淡不欲食，脉象虚细，舌苔薄白，舌质淡嫩。拟健脾和中之法。

处方 潞党参15g 白茯苓10g 炒白术10g 广陈皮6g 制半夏6g 苍术6g 炒谷芽15g 巴戟天10g 防风5g 炙甘草5g 老生姜6g

每日清水煎服1剂，连服6剂。

五诊（1985年7月30日） 上方自服15剂，带下正常，性欲进步，胃纳转佳。23～28日经行，量较上月多，色泽暗红。脉象沉细，舌苔薄白，舌质淡。拟补肾健脾、温养冲任之法。

处方 制附子9g（先煎） 潞党参15g 炒白术10g 白茯苓10g 川椒3g 蛇床子3g 巴戟天10g 益智仁16g 仙灵脾15g 紫石英20g 当归身9g 炙甘草6g

每日清水煎1剂，连服6剂。

六诊（1985年8月18日） 上方服后，精神良好，有性欲要求，胃纳可以，大便正常，但有口苦咽干之感，脉舌如上。恐温药刚燥伤阴，转用平补阴阳之法。仿五子衍宗丸加味。

处方 菟丝子20g 当归身9g 车前子6g 潞党参15g 川枸杞子6g 紫石英20g 五味子5g 淫羊藿15g 覆盆子9g

每日清水煎服1剂，连服10剂。

七诊（1985年8月29日） 药已，精神良好，但饭后胃脘有胀闷之感，脉象虚缓，舌苔薄白，舌质淡红。拟在健脾温肾之中，佐以导滞之品，使其补中有消。

处方 紫石英20g 巴戟天10g 菟丝子15g 潞党参15g 炒白术10g 白茯苓10g 炒淮山药15g 广陈皮6g 神曲6g 炒麦芽15g 防风5g 炙甘草5g

每日清水煎服1剂，连服6剂。

八诊（1985年10月29日） 2个月来经行正常，现经行已逾期10日，厌食，时干呕，疲倦乏力，小腹微痛，脉象沉弦，苔薄白，舌质一般。经医院小便妊娠试验阳性。拟健脾安胎、行气止痛之法。

处方 潞党参15g 炒白术9g 白茯苓6g 广陈皮3g 砂仁壳2g 紫苏叶3g（后下） 老生姜6g 炙甘草5g

每日清水煎服1剂，连服3剂。

按语 不孕症的致病原因，一般来说，有脾肾阳虚、气血虚弱、气滞血瘀、痰湿壅滞等之不同。其中痰湿不孕，为较难治的病变。盖痰湿之体，多是阳气本虚，而痰湿为阴邪，其性重浊黏腻，非温阳不化，故本例的治疗，初诊、二诊时之所以苓桂术甘汤与越鞠丸合方，一取其芳香温化；二取其行气解郁，温化与解郁并用，更能促进痰湿之温化。三诊之后，本着妇女以血为主，治经不离血，故转用化痰调经之法；肾为生殖之本，孕育胎产，不离于肾，但脾与肾有先天、后天的密切关系，故后期脾肾并治，调摄冲任，促其精血的生长充盈。前后共服50余剂，痰湿消退，阳气振奋，冲任通盛，月经调和，终而摄精受孕。

十五、产后干咳遗尿

李某，女，34岁，已婚，会计。1988年1月6日初诊。

初诊 26岁结婚，婚后当年受孕，因工作学习紧张而行人工流产，旋后自然流产2次，去年1月足月顺产1胎。分娩时阴道出血量多，恶露持续30多日。产后每日阵咳2~3次，干咳无痰，每咳则遗尿，经中西药及针灸治疗，效果不满意。现仍阵咳，并伴有遗尿，腰俞酸胀，肢体困倦，心悸怔忡，经行量少、色淡质稀，纳食不香，大便溏薄，脉象虚而无力，舌苔薄白，舌质淡嫩。证属脾肾气虚、摄纳不固之变。治宜温养脾肾、益气固摄之法。仿附子汤加减治之。

处方 制附子10g（先煎） 潞党参15g 炒白术10g 炙北黄芪15g 龙眼肉15g 白茯苓6g 桑螵蛸6g 款冬花10g 五味子6g 炙甘草5g

每日清水煎服1剂，连服3剂。

二诊（1988年1月10日） 药已，阵咳遗尿次数减少，但吞咽时咽喉感觉疼痛，胃纳不振，大便溏薄，脉舌如上。恐附子过于辛热，炒白术苦温刚燥，防其伤阴，以辛润之巴戟天易之，并加鸡内金6g、炒淮山15g。每日清水煎服1剂，连服3剂。

三诊（1988年1月14日） 上方服后，咽喉不痛，胃纳稍好，但大便仍溏薄，阵咳遗尿未止，脉象虚缓，舌苔薄白，舌质淡而尖红。药已见初效，其所以咳而遗尿不止者，实由于病久日深，药力未及所致，仍守上方出入。

处方 潞党参15g 炙北黄芪15g 巴戟天6g 鸡内金6g 炒淮山药15g 桑螵蛸6g 益智仁6g 鹿角霜15g 五味子6g 紫菀10g 炙甘草5g

每日清水煎服1剂，连服3~6剂。

在内服药的同时，并配合针灸治疗，取穴如下：肺俞（双），脾俞（双），肾俞（双），命门，膻中，中极，三阴交（双）。每次取穴2~4个，均用弱刺激手法，先针后灸。

四诊（1988年1月24日） 经过内服上方6剂及配合针灸治疗之后，2日来已经无干咳遗尿，但胃脘略感不舒，大便溏薄。脉象虚缓，舌苔薄白，舌质一般。拟健脾益气以善后，仿异功散加味。

处方 潞党参15g 白茯苓6g 炒白术6g 广陈皮3g 补骨脂10g 鸡内金6g 佛手花6g 炙甘草5g

每日清水煎服1剂，可以连服3~6剂。在服药期间，要注意饮食调节，以巩固疗效。

按语 干咳为肺的病变，遗尿则是肾的所属。盖肺主气而宣发肃降，是水的上源，有通调水道、下输膀胱之功。今患者多胎之后，不时干咳遗尿，此症标是肺气不足、通调失常之变，而本则在脾与肾。因肾主水而为气之始，脾主升而为气血生化之源，脾肾气虚，则肺气不足，宣降失常，故不时干咳。脾不健升，肾的封藏不固，故每咳则遗尿。治病当求其本，故以温养脾肾、益气固摄之法治之，以附子汤加减。方中之所以用款冬花温润肺气，五味子温涩敛肺，其目的在于治本不忘标，标本并治，从而达到预期的效果。

十六、悲怒发狂

甘某，女，33岁，已婚，农民。1986年7月20日初诊。

初诊 患者平素沉默寡言，夫妻和睦，尊敬翁姑，妯娌之间，也能融洽相处。但上月因兄弟分家，认为翁姑偏爱小叔，对家产的分配，不公平处理，使弟媳多得多占，以致自卑自悲，胃纳大减，甚或终日不食，夜寐不安，时或起床喃喃自语，时或高歌，时或悲哭流泪，一日数变，虽经亲人多方慰解，但仍无济于事。突于3日前大发作，高声骂詈，语无伦次，不避亲疏，秽恶之言，难以入耳，时或打人，时或弃衣裸体，睡卧地上，时或跳入水中。诊时患者正在发作，大叫大闹，大喊一死了之，时而放声大哭，脉象弦数，舌苔薄黄而干，舌质红绛，两目赤红。此属肝胆谋虑不决、屈郁不能伸、郁久化火、神不安舍之变。治宜降火安神、凉肝疏解之法。但"急则治其标"，患者正在发狂之时，当先用泻火安神之法。针刺：中冲（双），百会，神门（双），三阴交（双），丰隆（双），阳陵泉（双）。

首先快速进针中冲穴、百会穴并放血，使郁火有去路。再继续针刺神门穴、三阴交穴以安心神，待患者稍定，又针丰隆、阳陵泉以引降浊逆之气下行。

经过以上针刺之后，患者神志已清楚，自诉头晕头痛，胸脘痞闷而胀痛之感，已5日无大便。拟用凉肝泻火之法，仿龙胆泻肝汤加减。

处方 龙胆草10g 北柴胡6g 泽泻10g 车前草9g 木通6g 生地黄15g 当归尾6g 麦门冬各12g 山栀子9g 黄芩9g 夏枯草9g 瓜蒌壳9g 生军6g（后下） 甘草5g

清水煎服，每日1剂，连服3剂。

二诊（1986年7月24日） 药已，大便得解，狂躁大减，无打人骂人现象。但仍坐卧不安，时或坐地上，时或喃喃自语，脉象弦而不数，舌苔薄黄，舌质红。证属火热之邪未净，心神不安于舍。仍守上方加减，以清余邪。

处方 夜交藤15g 北柴胡6g 山栀子9g 南丹皮9g 当归尾6g 生地黄12g 瓜蒌壳9g 夏枯草9g 龙胆草6g 合欢花6g 甘草5g

每日清水煎服1剂，连服3剂。

在服药的同时，仍针刺神门穴以安神定志，针内关、水沟，以解胸胁之郁火；针足三里、三阴交，以引降浊气下行而清头目。

三诊（1986年7月30日） 1周来已无大发作，每日已知进餐，但仍痴呆不语，畏不欲见人，夜则难入寐，寐则易醒，脉象虚弦，舌苔薄白，舌质一般。证属心肝之火已退，气阴未复，以益气养阴之法为治。仿《金匮要略》中甘润缓和之甘麦大枣汤加味。

处方 浮小麦20g 夜交藤30g 太子参15g 淮山药15g 炒枣仁10g 合欢皮10g 黄精15g 百合10g 大枣10g 甘草10g

每日清水煎服1剂，连服3剂。

四诊（1986年8月4日） 药已，已能入寐，知饥欲食，大便正常。但精神不振，心悸怔忡，寐中多梦，脉象虚细而弦，舌苔薄白，舌质正常。仍守上方出入，以养心神而缓肝气。

处方 浮小麦20g 夜交藤20g 潞党参15g 炒枣仁10g 淮山药15g 当归身6g 大枣10g 炙甘草10g

每日清水煎服1剂，连服6剂。并在精神上多加慰解，病不再发。

按语 《难经·二十难》："重阳者狂，重阴者癫。"本例患者，原是阴柔顺静之体，复因家事不遂，以致抑郁不伸，初则忧悲自卑，抑郁不乐，郁久则化火，形成心火自焚，故狂躁大作、骂詈不避亲疏、秽言不堪入耳。针对心神飞越火热的病症，以泻火安神之法论治。用针刺强手法及龙胆泻肝汤加减，先泻心肝之火，郁火消退，神志稍定，本"肝苦急，急食甘以缓之"之旨，转用养心液以安神，缓肝气以和中之法，以甘麦大枣汤加味治之。药能对症，并注意精神上的慰解，故疗效巩固。

十七、老妇阴疮

韦某，女，56岁，农民，已婚。1987年9月10日初诊。

初诊 已停经5年。数月来诸事不遂意，时怒动肝火。半月来，突然发现左侧外阴红肿疼痛，有灼热之感，带下量多、质稠臭秽，有时呈脓样，行走时外阴辣痛加剧，胸胁痞闷，心烦易怒，口干喜饮，纳食不香，大便干结，小便色黄。脉虚弦而数，舌苔黄腻，舌质边尖红。经医院妇科检查：外阴大阴唇红肿，小阴唇有溃烂3处，大小不一，诊为外阴溃疡。根据以上脉证及医院妇科检查，证属七情过极，郁久化火，郁火内动，损及肝脾，疏泄运化失常，以致湿热下注，蕴结于下焦，或阴道损伤，外感邪毒，化浊生虫，虫蚀阴道的病变。治宜根据轻重缓急，第一步宜疏肝解郁，清热利湿，以祛邪为着眼；第二步则宜扶正祛邪，攻补兼施，以补为主，促其康复。

处方

（1）内服方：北柴胡10g，山栀子6g，南丹皮10g，木通6g，龙胆草6g，车前草10g，金银花藤20g，紫花地丁10g，泽泻10g，夏枯草6g，鱼腥草6g。甘草6g。

每日清水煎服1剂，连服6剂。

（2）外治方：冬青叶40g，野菊花30g，草鞋根20g。

清水煎乘温冲洗阴道，每日1~2次。

二诊（1987年9月18日）药已，阴部肿痛减轻，带下量较少，但头晕耳鸣，四肢困倦愈甚，胃胀不欲食，脉象虚弦而不数，舌苔黄腻大减，舌质尖红。此药虽对症，但苦寒药过用，戕伐生机。守内服方去苦寒之木通、山栀子，加潞党参15g、北黄芪20g，以扶正祛邪。

外治方改用鲜旱莲草40g，雾水葛40g，夜交藤30g，甘草20g。每日清水煎乘温冲洗，早晚各1次，以期解毒收敛，埋口生肌。

三诊（1987年9月29日）坚守上方内服及外治10日，诸症大减，稍能食，夜可以入寐，带下量少、无脓样，小便正常，大便调和。经医院妇科复查：外阴红肿消退，小阴唇溃疡面部分愈合。药已收效，宜守法出入，以扶正为主，兼以祛邪，促其康复。

处方 北黄芪20g 潞党参15g 生薏苡仁15g 淮山药15g 鸡血藤20g 金银花藤20g 甘草10g

每日清水煎服1剂，连服半个月，并继续用外治方煎水冲洗外阴。

四诊（1987年10月15日）除头晕耳鸣、精神不振之外，余无所苦。脉象细缓，舌苔薄白，舌质淡。此为病后虚弱，正气未复的表现。拟仿异功散加味以善后。

处方 炙北黄芪20g 土茯苓15g 潞党参15g 炒白术10g 炒薏苡仁10g 炒淮山15g 广陈皮3g 炙甘草6g

每日清水煎服1剂，连服6剂。

按语 阴疮一病，东汉时张仲景在《金匮要略·妇人杂病脉证并治第二十二》中便有"少阴脉滑而数，阴中即生疮，阴中蚀疮烂者，狼牙汤洗之"的记载。由于本病的临床特征是外阴及阴道内生疮溃烂，如有虫蚀，红肿难忍，故又有阴蚀、阴烂、阴中蚀烂等之称。其致病的原因，多由于七情过极，郁结不伸，久郁化火，导致肝不疏泄，脾失运化，湿热壅滞下焦，或阴部损伤，感染邪毒，化浊生虫的病变。

本病的治疗，既要注意全身的症状，更要着眼于阴道局部的病变。肝木以条达为顺，诸郁不离于肝，肝脉络阴器，肝郁最易化火，郁火一动，最易损及阴道，故内服药的治疗，重在疏肝解郁，清热利湿，从本论治；外治方则以清热解毒、祛秽化浊为主，是标本并治之法。由于患者年老体弱，二诊之后，均用党参、黄芪益气，旨在扶正以祛邪，促其康复。全身与局部兼顾，内治外治并重，方药与证相宜，注意调养，其效巩固。

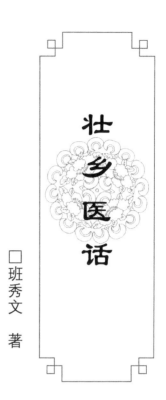

壮乡医话

□ 班秀文 著

自　　序

　　自 1940 年以来，我一直在壮乡从事中医药疗和医学教育，为山区各族人民的健康不懈地工作，为培养壮乡后一代高级中医药人才而贡献青春。在漫长的岁月里，我的感触和体会、我的经验和见解，都是在壮乡一点一滴积累起来的。所以这本小册子叫做《壮乡医话》，说明形成于壮乡，来源于壮乡。

　　所谓"医话"，感而即说，随得随录，不拘一格，不论长短，不专一科，形式机动多样。但既是医话，它的话是不能离医，也不会离药。我是个医生，又是医药教育工作者，当然言不离医，话不离药。因此，我学医治学的方法，有自己的体会；对祖国医学基础理论的探讨，有个人的见解；在临床实践中，对辨证论治和选方用药，也有新的思路。虽然这些见解和思路是初步的，有待今后进一步验证。但它终归是在长期实践中积累起来的资料，对于促进理论的研究，提高临床疗效，也许有一定的指导意义。为了便于交流，互相学习，特以医话的形式整理成书，付之剞劂以问世，如幸而能引起海内外同道的共鸣，促进医学的发展，则平生之愿也。

　　个人的学识水平和见解，始终是有限的，甚或有偏激和错误的地方，敬请广大读者批评、指正。

时于壬申年雨水
班秀文
1992 年 2 月于南宁

《壮乡医话》目录

第一节　读书与临床 …………（225）
第二节　继承和发扬 …………（225）
第三节　必须重视《内经》的学习…（226）
第四节　学习《伤寒论》贵在融会
　　　　贯通 …………………（227）
第五节　"神明之心" …………（227）
第六节　"心开窍于耳" ………（228）
第七节　"心与胞宫" …………（229）
第八节　"切脉识病" …………（229）
第九节　滑脉不一定是妊脉 …（230）
第十节　辨证与辨病 …………（231）
第十节　谈"上病下取" ………（232）
第十一节　脾以升为健 ………（233）
第十二节　治本与治标 ………（234）
第十三节　浅谈同病异治和异病同治…（235）
第十四节　见痰休治痰 ………（236）
第十五节　虚痰治肾 …………（237）
第十六节　治郁不离肝 ………（238）
第十七节　疏肝与柔肝 ………（239）
第十八节　治痹证贵通 ………（239）
第十九节　"春夏养阳，秋冬养阴"…（240）
第二十节　谈治血之法 ………（241）
第二十一节　《内经》论经孕之源 …（242）
第二十二节　虚人感冒的治疗 ………（242）
第二十三节　漫话头痛的治疗 ………（244）
第二十四节　富贵病——肺痨 ………（245）
第二十五节　浅谈冠心病的治与防…（246）
第二十六节　治水与治血 ……………（248）
第二十七节　谈谈妇女病治疗的几个
　　　　　　问题 ……………（249）
第二十八节　活血化瘀法在妇科病中的
　　　　　　应用 ……………（250）
第二十九节　谈瘀血的治疗 …………（251）
第三十节　痛经证治 …………（252）
第三十一节　痛经治疗重在理气活血…（253）

第三十二节　经病要治血 ……………（254）
第三十三节　功能性子宫出血证治…（255）
第三十四节　治带不忘瘀 ……………（256）
第三十五节　子宫颈糜烂 ……………（256）
第三十六节　漫谈盆腔炎的治疗 ……（257）
第三十七节　妊娠病要养血 …………（259）
第三十八节　妊娠呕吐的简易治疗…（259）
第三十九节　习惯性流产的防治 ……（260）
第四十节　新产多虚瘀 ………（261）
第四十一节　更年期综合征证治 ……（261）
第四十二节　漫谈不孕症 ……………（262）
第四十三节　不孕症的治疗首要调经…（263）
第四十四节　动物药在不孕症中的
　　　　　　应用 ……………（264）
第四十五节　带状疱疹的治疗 ………（264）
第四十六节　治麻贵透 ………………（265）
第四十七节　话说癫痫 ………………（266）
第四十八节　漫话痦积 ………………（267）
第四十九节　"婴病治母" ……………（268）
第五十节　治病与营养 ………（269）
第五十一节　漫话老年病的饮食疗法…（269）
第五十二节　浅谈患者的"忌口"
　　　　　　问题 ……………（271）
第五十三节　浅谈生草药 ……………（273）
第五十四节　漫话土茯苓 ……………（274）
第五十五节　益母草是妇科良药 ……（275）
第五十六节　漫话鸡血藤 ……………（276）
第五十七节　车前草运用体会 ………（277）
第五十八节　"蕹菜解药" ……………（278）
第五十九节　漫话糯稻根须 …………（278）
第六十节　附子临床应用点滴体会…（279）
第六十一节　古方能治今病 …………（280）
第六十二节　苓桂术甘汤临床应用
　　　　　　一得 ……………（283）
第六十三节　当归芍药散在妇科的临床

运用 …………………… (284)	第六十八节　针灸能治危重病 ……… (288)
第六十四节　清宫解毒饮 …………… (286)	第六十九节　肚腹三里留 …………… (289)
第六十五节　滋阴降逆汤 …………… (287)	第七十节　行针手法提高针刺疗效的
第六十六节　解毒止痒汤 …………… (287)	关键 …………………… (291)
第六十七节　柔肝止痒汤 …………… (288)	第七十一节　美以健为本 …………… (291)

第一节　读书与临床

读书是理论，临床是实践。读书是窥微索隐的门径，是探讨理论的主要方法之一；临床实践是验证医学理论的标准，是提高理论的进程。所以过去把学有根底、经验丰富、学识造诣高深的中医，称之为"儒医"，即指既有深邃理论，又有丰富临床经验而言。

读书的方法，要根据各专业的不同而采取不同的途径。中医书籍之多诚浩如烟海，如何选其要而读，才能收到事半功倍之效？笔者认为首先要解决是从源到流，还是从流到源的问题。所谓从源到流，先从难从深而后浅出，从经典著作开始，如《内经》、《难经》、《伤寒论》、《金匮要略》、《神农本草经》等。对经典著作有了比较全面地了解，然后再读秦汉以后历代诸家之说，则能明辨是非，全面地继承前哲的理论，在临床上当有左右逢源之妙。近来有个别同仁认为经典著作文简意深，甚或认为理论陈旧，已不适应时代的要求，对经典著作的重要性抱着怀疑甚或否定的态度，笔者却不以为然。经典著作是人类智慧的结晶，是前人长期医疗实践的经验总结，精华是主要的，今天仍有重要的指导意义。例如，活血化瘀法治疗冠心病和消除慢性肾炎蛋白尿的疗效，已为当前中西医同仁所瞩目，其理论早在《内经》和《金匮要略》已有精要的论述。《素问·至真要大论》说："疏其血气，令其调达，而致和平。"《金匮要略·妇人杂病脉证并治》说："水与血俱结在血室也，大黄甘遂汤主之。"文词虽异，但均是活血化瘀之意。所谓从流到源，即是由浅到深，一般是先读《笔花医镜》、《医学心悟》、《温病条辨》、《温热经纬》、《陈修园医书七十二种》等比较通俗的书，对中医学有了概要的认识，然后再读有关经典著作。这种循序渐进的办法，纵然经典著作是理奥意博，也能领悟其真诠。

理论虽然是临床的准绳，对临床有指导作用，但只有理论而无临床实践，仍然是空洞无物。所谓"熟读王叔和，不如临证多"。虽是谚语之词，仍有至理在。李时珍之所以能写出《本草纲目》，除了他博览群书、有精湛的医学理论之外，和他勇于实践、历经30年跋涉山川、大量实地调查的结果分不开。所以学习中医，不仅要在书本上下功夫，还要多临床，不断总结经验，才能对书本知识有全面的理解和提高。如《医林改错》认为少腹逐瘀汤是"安胎种子第一方"。其实此方的组成配伍，全是温行之品，只能对宫寒血滞不孕有效，若是湿热、痰湿、气滞等引起的不孕或气血两虚的胎动不安，不仅罔效，而且有不良的后果。又如五子衍宗丸，《证治准绳·女科》谓其："男服此药，添精补髓，疏利肾气，不问下焦虚实寒热，服之自能平秘。"历来均认为此方乃治男子无嗣之方，其实本方为阴阳并补之平剂。不仅男子精亏不育能用之，妇女肾虚引起的病变，亦可加减应用，如室女经漏以本方加减治疗，常常收到满意的效果。可见理论能指导临床，而临床又能验证理论、提高对理论的认识。

书是前人留下的知识宝库，是理论的结晶。书不仅要读，而且要勤读、精读，才能用来指导临床。但书本知识是否正确，是否能适应时代要求，只有通过实践印证，才能去芜存精，进而充实提高理论。所以读书与临床两者的关系是非常密切的。

第二节　继承和发扬

近年来针对祖国医药学的继承与发扬问题，出现了不同的看法。有人强调继承，有人则片面追求发扬。其实继承与发扬的关系是非常密切的，继承是发扬的基础，发扬是为了更好地继承。没有继承，便没有发扬可言；只强调继承而忽视发扬，则会使学术停滞不前，甚或倒退。在继承与发扬的问题上，前哲与时贤已给人们树立了很好的榜样。

东汉时张仲景之所以能写出《伤寒杂病论》这一巨著，创造性地提出外感热病的六经病机和内伤杂病的脏腑病机，比较系统地为中医学奠定了理、法、方、药的理论基础，除了长期的临床实践经验积累之外，也与他善于"勤求古训，博采众方，撰用素问九卷、八十一难"等继承前人的理论和经验分不开。金元四大家之一刘河间的"火热立论"是在《素问·至真要大论》病机十九条中火热居其九，以及其他有关热论的篇章的启示下，结合当时疾病流行的特点而形成。张从正的"攻邪论"，是在钻研《内经》、《难经》、《伤寒论》等古医籍的基础上，并私淑刘完素的火热病机，结合他自己的临证经验而确立的。李杲在张元素脏腑病机的启示下，深入阐发《素问》"土者生万物"的理论，创"脾胃论"和"内伤说"，强调"内伤脾胃，百病由生"的论点，为内伤诸病在病因病机、辨证用药等方面作出了卓越的贡献。朱丹溪之"相火立论"，强调"阳常有余，阴常不足"，善用滋阴清热药，成为滋阴派的先驱者，除了当时疾病流行的背景外，也与受到刘完素、张从正、李杲等学术思想的影响分不开。由此可见，凡是在中医学术上有所发展、有所前进的人，都离不了善于吸取前人的经验，并结合自己的实践经验，唯有如此才能有所创新。

只强调继承，完全不讲发扬，固然是不对；而只要发扬，不提倡继承，更是不对。在目前中医界青黄不接，后继乏人、乏术没有根本改善的情况下，应该特别强调继承的重要性，只有把前人的精华系统而全面地继承下来，才能更好地发扬。新中国成立以来，有很多老中医之所以能治"乙型病毒性脑炎"等急性热病，都是因为善于继承有关温病的学术经验。要是没有"六腑以通为用"及针灸能疏通气血而止痛的理论，便不会有今天蓬勃开展的"急腹症"的中药治疗和针灸麻醉下手术等丰硕成果。源远则流长，根深则叶茂，万里长征始于足下。只有很好地继承，才能谈得上发扬；没有继承，等于无源之水、无根之木，也就无所谓发扬。人们应该以继承为基础，在继承之中来发扬，在发扬的过程中更好地继承。继承与发扬，相互促进。人们要为推进祖国医学的提高和发展而不懈地努力，为解除患者的痛苦而奋斗终身。

第三节　必须重视《内经》的学习

学习中医的途径，有主张从源到流，也有主张从流到源。前者能使根基踏实，日后根深叶茂；后者则由浅入深，循序渐进，易学易懂，各有所长。笔者个人是赞同从源到流，也就是说要踏踏实实地从经典著作《内经》开始，因为《内经》所阐明的阴阳、脏腑、经络、病因、病机、辨证、治则等理论，是祖先在长期的医疗实践中积累起来的经验总结。一名医生如果不能很好地领会《内经》的理论，在学术上就等于无本之木、无源之水，想要在医疗领域中有所作为，是比较困难的。

如何读《内经》，才能较快地领会它的精神实质，各人有各人的经验。笔者主张第一是粗读与精读并重。只有通遍粗读，才能初步了解《内经》的全貌，并找出它的重要篇章，为精读打好基础。只有精读，才能深入研究某一句、某一章节的精髓所在，才能更好地应用于临床。第二是学与用紧密结合，才能深刻理解原文的精神实质。例如，学习《素问·六节藏象论》之"肾者，主蛰，封藏之本，精之处也"，对于"主蛰"、"封藏"，一时很难理解其深义。后来通过临床实践，在妇女崩漏阴道出血量少或出血停止之后，后期巩固疗效，往往从补肾而收到满意的效果；屡孕屡坠之妇，在辨证论治的基础上，在孕前注意补益气血，孕后未病先防，以调补肝肾之法治之，多能足月顺产。可见"主蛰"、"封藏"的重要性。又如"肝者，罢极之本……以生血气"，历代的说法，都不大统一。对于"罢极"，有从取类比象解释"如熊罴之任劳"，有从肝主筋来解释。其实，只要结合临床实践，就能理解。肝藏血，主疏泄，主筋，内寄相火，为将军之官。肝的调达如何，直接影响到人的活动。肝气壮，则活动强劲有力；肝气衰，则神靡不振。对于"以生血气"的解释，学者多是随文敷衍。笔者认为这句话很重要，很有意义。曾治一长期接触放射线的女性紫癜患者，全身困倦，四肢乏力，下肢有散在大小不一的紫斑，月经超前、量多、色淡质稀，舌质淡嫩，苔薄白，脉虚弱；西医血常规检查结果：红细胞、白细胞偏低。根据其脉证，按脾不统血论治，先后以归脾汤、十全大补汤、人参养荣汤之类出入，连续治疗2个月余，效果不显著。后在肝生血气、肝主生发理论的启示下，以傅青主之调肝汤和王肯堂之五子衍宗丸出入加减，治疗月余而收功。此两方之所以疗效显著，实由于有平补阴阳、滋养肝肾之功，能促进肝的生发蓬勃，肾精充沛，血脉畅通，激发各个脏腑的功能活动。

总之，《内经》是一部重要的中医经典著作，不但初学中医的人要读，就是多年临床的医生也要读，在学中用，在用中学，边学边用，边用边学，理论结合实践，则其效益彰，其乐无穷。

第四节 学习《伤寒论》贵在融会贯通

医圣张仲景的《伤寒论》是理法方药俱备的经典著作，是中医学宝贵遗产之一，不但炎黄子孙要研究、整理它、应用它，许多外国学者在"中医热"的高潮中，也正在研究整理，并应用于临床，取得了可喜的成绩。

如何学好《伤寒论》，前哲时贤积累了不少的经验，但笔者认为贵在"灵活"二字。也就是说，一要正确评价《伤寒论》，二要学以致用，把《伤寒论》的辨证论治和各科很好地结合起来。笔者很赞同《伤寒来苏集提要》"六经本为百病立法，不专系伤寒"的提法。固然，《伤寒论》是一部论述外感热性病，以六经辨证为核心的书，但它的思路、辨证、立法遣方，不仅能用于外感伤寒，而且也适用于各科杂病。笔者在临床中曾遇到这样的病例：一妇年32岁，孕后2个月余，脘腹胀闷，呕恶不能食，食入则吐，脉缓滑无力，苔薄白，舌质淡等。按胃气虚弱论治，投香砂六君子汤，以期健胃和中、降逆止呕。药已，症虽有所减轻，但疗效不显著。旋后根据桂枝汤证"鼻鸣、干呕"的启示，投以桂枝汤，药3剂，呕止能食。又一女年15岁，平时带下量多、色白、质稀，经将行少腹、小腹胀痛剧烈、按之更甚，疼痛剧烈时汗出肢冷，唇面发青，经行错后、色泽暗红，夹紫块，脉沉紧，苔白，此属寒凝经痛之病变。以附子汤加肉桂、吴茱萸、当归治之。取附子之辛热，能走十二经脉，以温经散寒；肉桂之甘温，与附子同用，缓急相济，能走能守，既能引火归原，又能逐湿止痛，是阳虚阴盛之妙剂；吴茱萸、当归入肝，以散厥阴之寒邪而温养肝血，从而温肝暖宫。以一方之剂而肝、脾、肾并治，故药到病除。

桂枝汤本为太阳表虚证而设，有解肌发汗、调和营卫的作用；附子汤是少阴病寒化证治的主方，有温经逐水、散寒镇痛之功。前者取其燮理阴阳之功而能治妊娠恶阻，后者以其温化之力而治愈寒凝经痛。可见《伤寒论》是法中有法、方中有方，只要能学以致用，善于结合实践，融会贯通，则其效益彰。

第五节 "神明之心"

心是五脏六腑之大主，脑为奇恒之腑之一。由于五脏是"心藏神，肺藏魄，肝藏魂，脾藏意，肾藏志"（《素问·宣明五气论》），因而认为人的精神意识和思维活动都与五脏的生理功能有密切的关系，历来为中医界同仁所接受。但其心与脑的问题，无论前哲还是时贤的提法都值得商讨。如《医学入门》指出"有血肉之心，有神明之心"，《中医学术研究》则直接指出"心有大脑皮层的功能"。这种提法，笔者认为有讨论的必要，其理由如下。

从"心者，君主之官，神明出焉"（《素问·灵兰秘典论》）和"心者，五脏六腑之大主也，精神之所舍也"（《灵枢·邪客》）的原文来看，似乎无可非议，但从另一方面，人们还应该看到"心主身之血脉"（《素问·痿论》），"心藏脉，脉舍神"（《灵枢·本神》），"血者，神气也"（《灵枢·营卫生会》）。这里都指出血、脉与神的关系，只有心主血脉的功能正常，五脏六腑的精气，通过三百六十五络不断上注，滋润温养头目，才能发挥"头者，精明之府"（《素问·脉要精微论》）而审万物、辨黑白的功能。可见心主血脉是精神意识、思维活动的物质基础；心藏神则是心血充盈、循环畅通、气血调和的表现，一个是内在的根本，一个是外在的表现，两者既不宜混淆，更不宜把一个心说成两个心。

从临床治疗来看，有很多神昏谵语的患者，其发病的根源并不在脑而是其他脏腑。如外感温热之邪陷入营血，或阳明腑实的浊气上逆，或新产妇大出血等都可以出现神昏谵语，治之当根据其虚实，实者则清心开窍（如安宫牛黄丸之类）或用苦寒下夺（如承气辈）之品，邪热消退，浊气通降，则神志自清；虚者则大补气血为先，如独参汤或十全大补汤之类，心脾并治，五脏互养，待气血生发，自能康复。退一步来说，如果根据"心藏神"等的论述，便可以说有"治节之肺，谋虑之肝，伎巧之肾，决断之胆"等的名称，这样一混淆起来，对于辨证论治及选方用药，都是不利的。

由于历史条件所限，祖先对于脑的认识还不完善，故不能把现在的观点强加于前人。但可贵的是前人以五脏为中心，以气血为根本。"人之血气精神者，所以奉生而周于性命者也"（《灵枢·本神》），若人没有大脑，当然也就没有思维意识，便要死亡；同样，若人没有心脏，也不能生存。从《内经》的原文综合分析，五脏贮藏精气的功能，尤其是心血肾精的充盈，是精神意识、思维活动的物质基础，神色形态是精血的外在表现。但不能说有"神明之心，血肉之心"，把"心藏神"变成大脑的一部分，这对于临床辨证用药是不利的。

第六节 "心开窍于耳"

五脏是人体组织结构的核心，它的生理活动，气血盈亏，阴阳盛衰，以及病理变化的寒、热、虚、实，都能导致五官九窍的特殊反应，所以《内经》非常强调内脏与体表苗窍的密切关系。其中以心来说，不仅开窍于舌，而且"开窍于耳"（《素问·金匮真言论》）。若心血充沛，心神安谧，则耳郭肥厚、色泽均匀，听力明晰；反之，若心血不足，心神不安，则耳形瘦薄，听觉模糊；若心火炽盛，则耳赤、耳痛。根据近代医家临床研究的资料，耳诊在临床上具有很高的应用价值。脏腑的不同病变，在耳郭的相应点或有色泽、形态等不同的变化，或有触按疼痛。如冠心病患者的耳垂，常出现一条斜线的皱纹；肝硬化的患者，既在相应的穴位触之有压痛点，又耳穴局部出现灰色或褐红色的色素改变，甚或有斑状条索状或丘疹样软骨隆起；晚期恶性肿瘤、肾衰竭等危重患者，在弥留之际，不仅耳郭及耳垂明显萎缩，而且有干瘪、枯黑、卷曲等外形的改变。总之，"耳者，宗脉之所聚"（《灵枢·口问》）。心主一身的血脉，为五脏六腑之主，手足三阳、三阴的经脉都汇合于耳中，通过经脉的运行，心血不断上注以濡养，故听觉清楚，能辨别五音。

在这里要进一步讨论的是，心肾都开窍于耳，两者的关系如何？在临床运用时孰为主孰为次？笔者个人的体会是，五脏与体表的每一个苗窍都有极为密切的关系，不过各有所侧重。以耳而言，与心肾的关系最为主要，因为心藏神而主全身的血脉，人的思维活动和血液的运行，都是依靠心来完成的；肾是藏精且为水火之脏，为气血之始和阴阳之根，阴阳洽调，肾精充沛，心血盈盛，精血不断上注，濡养耳窍，才能保证听觉灵敏。所以明代张景岳说"耳者心之窍……心在窍为舌，肾在窍为耳。可见舌本属心，耳则兼乎肾也"(《类经·五脏之应各有收受》)。由此可见，在生理上心肾与耳都有密切关系，但在病理变化的反应上，却有虚实的不同，一般来说，心脏的病变反应到耳朵的，既有实证，也有虚证，而肾病变影响到耳部的，多是亏虚之证。如耳痛、耳鸣、耳聋，是耳科常见的疾病。在临床上，凡是耳痛剧烈，耳中流脓量多，高热，呕吐，甚或神昏谵语者，此为火热之毒内攻、邪陷心包的病变；耳鸣暴发，声若雷鸣，听力骤减，多属痰火互结、上扰耳窍；反之，耳鸣发作缓慢，声如蝉鸣，听力渐减，多属心肾两虚、阴血不足、耳窍失养之病变。笔者曾治一虚一实的耳鸣患者。张某，年35岁，头痛如劈，高热不退，口渴引饮，耳鸣如雷声，脉数，苔黄，舌红。此属火热内炽、上扰耳窍的病变，以泻心汤加栀子、麦冬、生地黄清心泻火为治，守方出入，连服6剂而愈。黄某，年62岁，头晕目眩，夜难入寐，耳鸣如蝉声，脉细数，苔少，舌红。此属肾阴亏损、虚火上炎、波及耳窍之病变，以滋阴降火论治，用杞菊地黄丸（汤）加生龟板、女贞子治之而愈。

总而言之，人是有机的整体，内脏和体表组织息息相关，因而内脏的生理活动或病理变化都或多或少从有关的苗窍表现出来。通过苗窍的诊察，加以综合分析，对辨证论治、选方用药等方面，都有很大的帮助。

第七节 "心与胞宫"

胞宫又名女子胞，即是子宫，位于小腹内的正中，居于膀胱之后、直肠之前。它的主要功能有三：一是主持月经的正常来潮；二是妊养胎元；三是施泄生理带下。这些生理功能的完成，是在五脏六腑、十二正经、奇经八脉的协助下而实现的，其中除了肾、冲脉、任脉有直接影响之外，它和心的关系非常的密切。因为心为神火之脏，为五脏六腑之主，主血脉而司神明。心的功能正常，"主明则下安"，能协调各个脏腑的功能活动，气血流通，神志爽朗，思维敏捷，保持人体的健康。反之，"主不明则十二官危"，不仅发生神志和血脉的多种病变，而且导致各个脏腑的功能失调，所谓"心动则五脏六腑皆摇"。妇女以阴血为主，胞脉属心而络于胞中，心主血脉、神明的功能如何，直接影响到妇女的生理活动和病理变化，心神畅达，心阳之气下降，心血下交于胞宫，则月经能按时来潮、胎孕有期。倘若忧愁思虑太过，七情内伤，以致暗耗心阴，营血不足，神志郁结，胞脉不通，心血不能下达于胞宫，血海空虚，则月经不调，甚或闭止不行、胎孕艰难，如《素问·评热病论》所云："月事不来者，胞脉闭也。胞脉者，属心而络于胞中，今气上迫于肺，心气不得下通，故月事不来也。"月经的通行或闭塞，虽然有多种因素，但总的来说，与心主血脉的功能息息相关。

正由于与胞宫的关系非常密切，有些妇科疾病，尤其是月经病的治疗，必须注意心主血脉、心主神志的功能如何，随证用药，才能收到预期的效果。曾治一闭经半年的患者，因工作调动，环境变迁，生活骤变，公私事务，肇端从新，以致月经数月不行。按脉象细涩有力，证属"喜则气缓"，"思则气结"，心阳元气不能下达胞脉，胞脉闭塞不通，故月经不能按时来潮，用芳香辛开、温通血脉之法，以通窍活血汤（当归、川芎、桃仁、红花、桂枝、老葱、佛手、石菖蒲、远志、益母草、炙甘草）加减治之。心窍开朗，血脉通畅，心气下降于胞宫而经水来潮。

第八节 "切脉识病"

望、闻、问、切是中医认识疾病、判断疾病性质的重要方法。四者之间，必须密切配合并加以全面分析，才能认识疾病的发生与发展的全过程，从而辨明正气的强弱、邪气的盛衰及预后的吉凶，作为论治用药的依据。忽略了哪一方面对病情的认识都不全面，甚或错误。在临床实践中，有少数患者故意隐瞒病情，一伸手便询问医生是何病、轻重如何？而个别医者为了迎合患者的心理，或自恃高明，自称"切脉识病"，凭三指之能而疏方遣药。这虽然是少数人的所为，但会影响中医的疗效，更会影响中医学在群众中的声誉，必须加以纠正。

脉为血之府，心藏神而主血脉，是五脏六腑气血的终始，为百脉之大会。通过诊察脉位的深浅和频率的快慢，可测知病位的表里内外、病性的寒热阴阳；脉象搏动强弱可测知邪正的盛衰、病势的进退；脉象有无神根和脉症是否相符可推断疾病的预后吉凶和治疗的难易。但是，由于人体禀赋的不同，疾病的发生和发展的错综复杂，仅凭"三指一枕"对疾病的了解是不全面的，甚或作出错误的判断。例如，有些生理特殊的人，其神色形态都正常，但诊其脉象则见浮、数、实一派阳脉，或沉、迟、虚一派阴脉，甚至还有脉现结、代、促而其无所苦。对于这种平素都是阳脉或阴脉特异体质的人，如果不结合望、闻、问等手段，仅仅凭切脉而论病，便会大错特错。在疾病的发生和发展过程中，常见有些患者虽然有头痛鼻塞，鼻流清涕，肢节烦痛，畏风恶寒等一派外感风寒的现象，但诊其脉反而沉细无力，要是只凭脉象反投温里之品，其疗效是不佳的。唯有四诊结合，辨明其既阳虚于内，又外感寒邪，然后综合论治，既要温里以扶阳，又要疏解以祛外在之寒邪，表里并治，才能收到扶正祛邪之功。

也许有人要问，既然对每一个疾病的诊察都要四诊结合，那前人所谓"舍症从脉"，又如何理解？其实，这也不难理解，也不矛盾。由于疾病的发展过程是复杂的，当患者出现寒热真假、虚实错杂之时，即所谓"大实有羸状，至虚有盛候"，往往脉象能反映真象，例如，感受暑热之邪而突然昏倒，四肢厥冷，乃由于暑热之邪内伏而格阴于外的假象，诊其脉则沉数有力，这是里热是真象、外寒是假象、所以在治疗上要"舍症从脉"，以脉象为论治的依据，投以白虎汤之类。同样，人们也不要忘记，当疾病症状出现真象而脉搏却出现假象之时，前人也有"舍脉从症"之说。例如，阳明热结而出现的脘腹胀满，疼痛拒按，大便燥结，舌红苔黄等所谓痞、满、燥、实、坚的大实症状，但由于热结于里，腑气不畅，脉道不通利，其脉反见沉迟的假象，症真而脉假，此时的治疗，仍以苦寒下夺、通腑泄热之法，投以承气辈，这便是"舍脉从症"。可见脉症的从舍，仅仅是在脉症真假的特殊情况下诊法的一部分，不要片面强调，以免导致以偏概全之误。

总而言之，切脉在诊断中固属重要，但四诊的方法，各有其独特的作用，各有其应用的范围和侧重，因而不能互相取代。忽略了任一方面都是不恰当的。人们应该依照《内经》所说"善诊者，察色按脉，先别阴阳……视喘息，听声音，而知所苦……按尺寸，观浮、沉、滑、涩，而知病所生"（《素问·阴阳应象大论》），通过"望以目察，闻以耳占，问以言审，切以指考"（《医宗金鉴·四诊心法要诀》）的全过程，把四诊紧密地结合起来，才能得到全面而详细的病情资料，辨明其病位、病性及其兼证，为论治用药提供正确的依据，方可取得良好疗效。所以患者不要隐瞒病情，一伸手便"试"医者技术的高低，把自己的健康当儿戏；医者更不应自恃高明，片面强调"切脉知病"以致误己误人。

第九节　滑脉不一定是妊脉

妊娠的脉象，历来有两种不同的说法，如《内经》便有"少阴脉动甚"（《素问·平人气象论》）和"阴虚阳搏"（《素问·阴阳别论》）之说，《金匮要略》则认为"妇人得平脉，阴脉少弱"（《妇人妊娠病脉证并治》），《脉经》则云"脉平而虚者，乳子法也"。《四言举要》云"尺脉滑利，妊娠可喜"。这些脉象的叙述，"动甚"、"滑利"是有余之脉；"少弱"、"虚"为不足之征。一为有余，一为不足，都是临床实践的经验总结，但是"滑利"之脉，亦即是人们常说滑脉的出现，是否即是妊娠之脉，是值得探讨的。

滑脉，《脉经》称之"往来前却，流利展转，替替然与数相似"。后人多以"应指圆滑，往来流利，如珠走盘"喻之。滑脉的出现，既是生理之脉，又是病理之脉。如当外感邪热传里，壅盛于内，或痰湿宿食，久郁化火，这时邪气炽盛，正气未衰，正邪相搏，血流加快，冲激脉道，则可见滑数之脉；真阴暗耗，气血亏损，阴不济阳，则虚弦滑数并见。这是临床上常见的病理滑脉。在生理上，五脏调和，营卫充实，气血匀均之体，血流畅利，其脉滑而缓和。气血旺盛之孕妇，到了妊娠中后期，胎儿长大，气血汇聚胞宫以养胎，胎气波动，其脉滑而略数，若果孕妇体质瘦弱，虽然怀妊到中、后期，脉搏仍然是虚细不足之象，说明气血不足以养胎，就要及时以益气养血之品治之，注意养胎保胎，防止堕胎、小产之变。

从滑脉的出现，既有生理与病理之分，孕妇本身而言，更有强壮充盛与形瘦羸弱的不同，其脉象的出现，又有有余与不足之别。所以必须综合妇女体质的强弱、月经闭止的时间、妊娠期体征的表现及生活环境等全面分析归纳，然后才能下定论，不要一见已婚妇女出现滑脉，便谓是妊娠；同时还要特别注意体质瘦弱的妇女，虽然不见滑利之脉出现，但出现月经闭止、厌食、恶心、嗜酸、肢体软困等一系列怀孕的特征，也应该加以详审，谨慎用药，不要孟浪从事，导致不良的后果。

总而言之，滑脉之所以不一定是妊娠之脉，其理由归纳有二：一是气体旺盛，脉道充盈或痰湿化火、冲激脉道，都可以出现滑脉；二是孕妇体质禀赋的不同，体质强壮者孕后多见滑脉，体质瘦弱者，不仅不见滑脉，反而出现细弱不足之脉。所以对于妊娠的诊断，应该综合四诊和有关的资料，然后作出判断，庶免不应有的错误。

第十节 辨证与辨病

辨证论治是中医的精华。疾病发生的原因是多方面的、错综复杂的，仅仅依靠四诊搜集资料，运用八纲、六经、脏腑等辨证方法，有时对某些疾病的认识不够全面，甚或无法认识疾病。例如，无子宫的闭经、不孕症的患者，往往六脉平和，神色形态如常人，纵然四诊周详，结果仍然无法探知其病变的所在，也不知其病性的症结。所以解决的办法是在辨证为主的基础上，辨证与辨病相结合。

谈到辨病，要注意既要辨西医的病，也要辨中医的病，因为中西医具有不同的理论体系，各有所长和所短。西医通过现代的检查方法，对疾病的病因、病位的认识相对来说比较具体化，但对疾病的性质及其邪正消长盛衰的认识却有所欠缺。例如，输卵管梗阻而引起的不孕症，虽然经过通水或通气等检查，能证实其病位之所在。然而对其致病的因素是瘀血，或是痰湿，或是气滞及其病性的寒、热、虚、实，往往是认识不全的。中医则通过四诊的搜集，着眼于整体观，审证求因，能综合而较全面地认识疾病，不仅能定出病名，也能判断病性。例如，脾虚可以引起月经不调、带下量多、孕妇胎漏等不同的病变。这里月经病、带下病、胎漏病是不同的病名，而脾虚却是共同的病性，因而在治疗上便有同病异治、异病同治之说。月经病则本经者血也，多用健脾、益气、生血之法；带下病不忘湿，在健脾的同时还要佐以化湿之品；胎漏病则不仅要健脾，还要补肾安胎，以固封藏之本，这是中医辨证与辨病相结合的优越性。但对病因、病位的具体化认识是不够的。例如，带下量多、色泽白黄相兼、质稠秽而阴痒者，虽然可说是下焦湿热之患，但是否有霉菌或滴虫感染，没有通过阴道分泌物的涂片检查是无法证实的。

总之，以中医辨证为主，适当结合西医的辨病，有利于认识疾病本质和提高临床疗效，但要注意的是在结合西医辨病的同时，不要忽视中医的辨病，因为中医的辨病，由于客观条件所限，对病位认识不够具体，但往往在病名中包含了疾病的性质，如果能很好注意这一点，在立法遣方时当能左右逢源，收到满意的疗效。

第十节　谈"上病下取"

"上病下取"是《内经》治疗原则之一。《素问·五常政大论》："气反者，病在上，取之下；病在下，取之上。"张景岳对此段经文分析很确切，他说："气反者，本在此而标在彼也。其病既反，其治亦宜反。故病在上，取之下，谓如阳病者治其阴，上壅者疏其下也；病在下，取之上，谓如阴病者治其阳，下滞者疏其上也。"气，是指病气，即是病理变化；气反，即是病气相反之意，也就是说疾病表现的症状和疾病的症结所在不一致，如病本在下，而病的表现却在上，或病本在上而症状却表现在下。因而根据"治病必求于本"的原则，可以采取"上病下取"或"下病上取"的治疗，才能达到预期的疗效。

要掌握好"上取"和"下取"的治疗方法，首先要弄清上与下如何区分，它的根据何在？笔者的体会是上下指部位而言，是相对的。它是根据人体脏腑经络的部位和相互关系、经脉的循行路线及表里阴阳关系来划分的。人体是一个既分工又合作的有机统一整体，各组织器官是息息相关的。例如，三焦是"决渎之官"，但分而言之，则"上焦如雾"在上，"下焦如渎"在下；从中焦、下焦来说，则中焦是上，下焦是下；心肺相邻，同居上焦，但肺为五脏之华盖，则肺在上而心在下；以肝肾而言，肾主封藏而肝主生发，则肾属下而肝在上；以心肺与肝肾来说，心肺俱居膈上，是属于上，肝肾居于下焦，是属于下；足三阳经起于头而走足，是属于上，足三阴起于脚而走胸腔，是属于下。可见上下的部位是相对的，但在相对之中，应以脾脏及脏腑之间的相互关系作为上下划分的重点。因为脾居大腹而主中州，是上下升降的枢纽，上则可输心肺，下能达肝肾，外则可灌四旁，凡脾以上则属上，反之则属下。其次要注意脏腑之间的密切关系，例如，肾主水属下，心主火属上；肺属金主肃降而在上，脾属土主运化则在下，这些关系，不仅从部位来说，而且是从脏腑之间的特殊关系来理解的，心与肾，必须保持相互交通、水火相济的关系，才能使阴阳水火相互协调，保证人体的健康，脾为生气之源，肺为主气之枢，脾与肺，有相互资生的关系，所以只有掌握好上下的划分，才能分清什么是"上病"，以便在治疗上采取"下取"的原则。

人体上下部位的划分，既然是以脏腑、经络的部位及相互关系而来，因而"上病"之所以"下取"，也是以经络的循行、相互联属及脏腑之间的相互依赖为依据的。

1. 根据经脉的根结标本

人体的经络是一个"内属脏腑，外络肢节"的系统，在内则联属脏腑，在外则联系筋肉、皮毛等组织。其中十二经脉的"根本"都在四肢，"标"和"结"却在头面和躯干，是"阴阳相随，外内相贯，如环无端"（《灵枢·卫气》），是气血运行转输的道路。气血的流通，阴阳的协调，都和十二经脉、奇经八脉有密切的关系。如经脉功能失常，则经气不利，往往发生病变。经络的病变，既可发生于本经，又可涉及其他有关的经脉。例如，手太阴肺经的病变，不仅出现胸胀、胸痛、咳喘、肩背痛等本经的症状，而且有发热、溺黄等他经的症状。这是因为人体经脉的分布，不仅上下之间有"纵向"的联系，而且在前后之间有"横向"的联系。《灵枢·卫气》："气在胸者，止之膺与背俞；气在腹者，止之背俞与冲脉。"所以《灵枢·邪气脏腑病形》又说："中于面，则下阳明；中于项，则下太阳；中于颊，则下少阳。其中于膺背两胁，亦中其经。"可见通过经脉根、结、标、本的联系，上病可及下，下病也可涉上，外病可传里，内病也可达表。

2. 根据脏腑之用的联系

五脏六腑虽然各有不同的特性和功能，但人体是一个有机的整体，脏与脏、腑与腑、脏与腑不仅在生理上有密切的联系，在病变上也相互影响。所以根据脏腑之间的相互联系，可找出病根之所在。例如，心与肾有阴阳水火升降的关系，当肾水不足，不能上滋心阴，以致心阳独亢而出现心悸、怔忡、失眠，甚则梦泄等心肾不交的症状，便可采取滋阴潜阳、壮水制火之法。又如肺与大肠有表里阴阳的联属关系，若大肠实热，腑气不通，可以引起肺气不利而胸满、咳喘之变，采用苦寒通便之法便可达到"泄下可清上"的目的。

"上病下取"除了依据经脉的根、结、标、本和脏腑之间的密切联系外，还要根据疾病的具体情况而定。因为从病位来说有表里上下之分，在病性则有寒热虚实之别。一般来说，表里寒热虚实诸证，都可用"上病下取"，但以外感六淫的病变及内伤亏损而导致"上盛下虚"的病变，用"上病下取"法，疗效较为满意。

"上病下取"的临床应用很广泛，既用补法，也用泻法；既有外治，又有内治；既用针灸又用药物。这是因为人体脏腑与体表苗窍有密切的联系，内脏的生理活动和病理变化，都直接或间接影响到体表各组织器官，所谓"五脏有疾也，应出十二原"。在内脏发生病变，要采取针灸治疗时，可依照"五脏有疾，当取十二原"之旨，用补或泻之法。例如，针灸学家所推崇的四总穴歌"肚腹三里求，腰背委中留，头项寻列缺，面口合谷收"，便是"上病下取"在针灸治疗中的经验概括。在药物的治疗，更是能补能泻，既能内治，也能外治。例如，发热、鼻衄、量多色红、脉洪数者，此为肺热邪炽盛之变，本《血证论》"火升故血升，火降即血降也"之旨，采取仲景泻心汤加牛膝、白茅根、荷叶之类治之，便能达到釜底抽薪、泻火止血的目的。又如多年口舌糜烂、腰膝酸软、脉细数者，此为虚火上炎、阴虚阳浮、火不归原所致的上盛下虚之证，常用麦味地黄汤加少量肉桂为反佐，引火归原，往往能治愈多年的痼疾。再如高血压患者出现头晕头痛、目眩耳鸣、夜难入寐、指麻指颤等上盛下虚之证，每每投以三甲复脉之类而收到阴复阳潜之效。在外治上，凡外感风寒头痛、鼻塞者，用吴茱萸配生姜、生葱捣烂，加温外敷涌泉穴，则能振奋阳气、疏通经络，从而达到寒邪消散、表证解除的目的。

第十一节　脾以升为健

脾居中州而主运化，上则输于心肺，下可达于肝肾，外则能灌四旁，与胃同为人身升降的枢纽。只有脾的升清功能正常，才能将水谷精微等营养物质输送至全身脏腑、四肢百骸，保持人体的健康。例如，脾气不能升清，则水谷不能运化，气血生化无源，人体失去濡养，便要发生病变，如头晕目眩、四肢乏力、大便泄泻，甚则脱肛、内脏下垂等。在妇女还可出现月经量多、闭经、带下绵绵、子宫脱垂等疾患，所以说"脾以升为健"。

对于如何保持"脾以升为健"的方法，李东垣的论述最详，选方用药重在益气升阳，如补中益气汤、黄芪人参汤、清暑益气汤、升阳汤等方剂，只要运用得宜，自然收到显著效果。但从临床所见，脾之所以不能升清，除了脾气虚弱之外，还有痰湿、食滞、阳虚阴损等的不同。所以除了宗东垣用参、芪、升、柴益气升阳之品外，还有化湿健脾、导滞醒脾、温阳健脾、滋润扶脾等之分。例如，胸胁苦满、头晕目眩、心悸怔忡、脉弦缓、舌苔厚白腻等，此属痰湿内困脾阳，常用香砂二陈汤配苓桂术甘汤以化湿祛饮，痰湿除则脾能运转；脘腹胀满、吐泻并作、口气秽酸、脉滑、苔厚者，此属过食伤脾、脾失健运，常用七味白术散或健脾丸加神曲、山楂、麦芽之类治之，滞消则脾醒，自能运转。脾为阴土，最易阳虚，例如，不思饮食，或食不消化、腹痛绵绵、腰膝酸软、大便溏薄，甚或五更泄泻、舌苔薄白、舌质淡嫩、脉沉迟无力者，此属脾肾阳虚、脾失健运，常用附桂理中丸或四神丸之类以温肾扶阳、暖脾升清以止泻。

一般来说，脾主湿而恶湿，治脾之方多用刚燥之品以升之。但虚损日久，往往阴火内烁，津液亏损，轻则脾阴受伤，以致出现干咳无痰、纳食不香、肌肤干燥、大便干结、筋脉屈伸不利、脉象虚数、舌苔薄白或苔少、舌质淡红等一派脾阴不足之证；治之常用甘平冲和、刚润相得之品如人参、白芍、山药、石斛、莲肉、浮小麦、荷叶、扁豆花之类，从而达到补脾之阴不碍阳、培中宫而津液不伤的目的。由于这些药也能柔养胃之阴，所以说它们既有滋润扶脾之作用，也有滋胃阴健脾之功效。

总之，"脾以升为健"，除了宗李东垣运用人参、北黄芪、柴胡、升麻等益气升阳之外，还应该根据病情的具体情况审因论治，有痰湿的当用刚燥以除之；食滞所伤的当用消导之法以醒之；阳虚脾困，当用温煦扶阳；病久体虚，脾阴亏损而导致脾阳不振，宜用甘润柔和之品，补脾阴而扶脾阳。

第十二节 治本与治标

疾病的发生是错综复杂的，在发病上既有新病、旧病之分，在病情上又有轻重缓急之别。因而"急则治其标，缓则治其本"便成为临床治疗的原则。要掌握好这个原则，首先要弄清标与本、缓与急的关系。

疾病的发生，既有内在本质的一面，又有外在现象的一面。在发病的过程中，有缓慢和危急不同的阶段，所以才有标本缓急之说。但标与本不能截然分开，缓与急也是相对而言。例如，阳明腑实证的大便秘结，腹部硬满疼痛而用苦寒下夺之大承气汤峻下泻热通便。这里痞、满、燥、实的便秘、腹痛是病之标，而邪热内传、阳明腑气不通，则是疾病之本，采用大承气汤下之，是既治本又治标的方法。又如妇女的气虚崩漏，阴道大量出血不止，面色苍白，脉象虚迟无力，唇舌淡紫等，当用"急则治其标"之法，便可收效迅速。补气是针对气虚而设，即是"治病必求于本"之意。由此可见，急中有缓，缓中有急，治本中有治标，治标之中也有治本，治本可以达到治标。所以在临床中，不论是急性疾病或慢性的疾病，笔者主张以治本为主，即使病情危急，亦宜标本并治为佳。盖只顾其标而不顾其本，往往疗效是不佳的。例如，新产之妇，由于产程过长，出血过多，阴损及阳，以致肾阳虚衰而引起的小便不通，如果只着眼于标而妄投八正辈通利之品，不但疗效不佳，而且有耗伤肾气的不良后果。若能根据病因阳虚而导致小便不通，采用有扶阳利水之功的肾气丸（汤）治之。方中三补之熟地、山药、山茱萸，三泻之泽泻、茯苓、牡丹皮相反相成；桂、附之益阳温煦，鼓舞肾和膀胱的气化，临床用之则常常收到预期的效果。同样，有些病已危及生命，如果只顾其本而不顾其标，也是对患者不利的。例如，多年的肺结核患者，体弱正虚，复感受外邪，新病、旧病交织为患，咳嗽痰红加重。要是只强调益气或滋阴固本，忽视新感外邪的一面，对新病的危害性认识不足，则新邪不去，正气更虚，则往往病情加重而恶化。

总之，在临床运用标本缓急的治疗原则时，既要掌握其原则性，又要根据病情的变化，注意其特殊情况下的灵活性。着眼于治本为主，或标本并治，治本之中不忘标，治标之中更要顾本，则疗效是可期的。

第十三节 浅谈同病异治和异病同治

同病异治和异病同治是辨证论治的重要内容之一，它是根据致病因素及病理变化的具体情况而决定的。前者虽然同是一种疾病，但由于人体有老少强弱之分，病变有寒热虚实之别，因而在治疗上便需采取不同的方法；后者虽然不属于同一种疾病，但由于相同的证候类型，病机相同，所以在治疗上可以采取同样的方法。在理解同病异治和异病同治的基础上，人们还应进一步认识：同病异治之中，仍然存在异中有同；异病同治之中，也同样存在同中有异。这样才能做到理、法、方、药丝丝入扣，收到满意的治疗效果。

同是一个外感病，但从病因来说，有风寒、风热之分；在体质上则有阴（血）虚、阳（气）虚之别。因而在治疗上除了辛凉解表、辛温解表之外，还有滋阴发汗、助阳发汗的不同。这些治疗方法，乍看起来，区别很大，但实际上都是以祛邪外出为目的。辛温解表、辛凉解表是以祛邪为主；滋阴发汗和助阳发汗是扶正和祛邪并用。用方选药虽然有所区别，而及早祛除病邪的目的则是一致的。对于病因相同而病理发展阶段不同的疾病采取"同病异治"的原则，更要特别注意"异中有同"。例如，温病的发展变化，一般有卫、气、营、血的不同阶段，其在治疗上便有在卫宜辛凉透表，到气宜清解里热，入营血宜清热凉血。但温病为阳热之邪，最易伤津耗液，因而不论病情发展到什么阶段，采取什么治疗方法，都要注意"存津液"。不然，在卫宜透太过，则过汗伤津；到气过用苦寒，不仅能化燥，而且易损伤脾胃的腐熟运化，不利于津液的化生和输布；入营入血，过用滋腻之品，则生机受遏，不利于津液的化生。所以，顾护津液是治疗各种温热病方法的异中有同。

病例1 张某，女，30岁，农民，来宾县青岭乡人。1975年10月15日初诊。

已受孕5个月余。头晕痛、鼻塞、流涕已3日，胃纳尚好，大小便正常。刻诊其脉虚浮，重按无力，苔白滑润，舌质淡嫩。此为气虚外感。拟以益气、安胎、疏解之法为治。

处方　北黄芪18g　桑寄生15g　川续断12g　生葱白18g　鲜苏叶30g　菟丝子20g
连服2剂，汗解而愈。

病例2 李某，女，32岁，工人，北海市人。1976年6月10日初诊。

产后5日外感，鼻塞流涕、色白而稀，头晕痛，全身肢节困重，恶露未净、色量一般，胃纳、大小便正常。刻诊其脉浮缓，苔白润滑，舌淡，面色苍白。此为产后血虚外感。拟养血疏解之法为治。

处方　鲜苏叶30g　生葱白15g　荆芥6g　秦艽9g　当归身24g　川芎6g　桃仁3g　炮姜2g
炙甘草6g

水煎温服，每日1剂，连服3剂，病愈。

以上2个病例均属外感，但病例1病起于产前，病例2发生于产后。故病例1以北黄芪、桑寄生、菟丝子、川续断补肾益气安胎，苏叶、葱白疏解祛邪；病例2以生化汤补血化瘀，以苏叶、葱白、荆芥、秦艽疏解而祛邪外出。一补肾安胎，一养血化瘀，此其治法之异也，而疏解祛邪则为共同之目的。

疾病的发生千变万化、错综复杂，不同的疾病出现相同的证候，固然可以根据其共性，采取相同的治疗方法，但在治疗时，仍然不能忽略每种疾病的个性。例如，脱肛和子宫脱垂，论其病情，都是由于正气不足、中气下陷而发生的病变，其治法均可"下者举之"，以达到益气升提的目的。然脱肛之治，偏重在气血之化源，宜补脾胃为主；而子宫属肾，所以它的治疗，在温补后天脾胃的同时，更要补肾，以期达到脾肾气足，则既能升提，又能封藏。

病例 3 钟某，女，56 岁，家妇，桂林市人。1974 年 5 月初诊。

咳喘多年，动则喘息更剧，心悸，肢冷，形瘦神疲，眼胞及下肢轻度浮肿，纳差，便溏，小便清长。刻诊脉沉细，舌苔薄白，舌质淡。此为肾阳虚衰，寒水射肺，气不归根之虚喘。拟温阳利水、纳气归根之法为治。

处方　制附子 9g（先煎）　白茯苓 12g　炒白术 9g　补骨脂 9g　杭白芍 9g　潞党参 12g　桑螵蛸 6g　代赭石 24g　大红枣 10g

另取生蛤蚧 1 只，去内脏，捣烂炖服。连服 5 剂，病情好转。

病例 4 姚某，女，49 岁，工人，柳州市人。1974 年 3 月 20 日初诊。

月经闭止不行 2 年。现腰膝酸软，头晕，四肢乏力，带下量多、色白、质稀如水、无特殊气味，纳差，便溏。刻诊脉细缓，舌苔薄白，舌质淡嫩。此为脾肾阳虚，水湿不化所致之带下。拟健脾温肾之法为治。

处方　制附子 9g（先煎）　白茯苓 12g　白术 9g　白芍 9g　党参 12g　台乌药 9g　益智仁 9g　淮山 15g　桑螵蛸 6g

水煎温服 3 剂，带下正常。

以上 2 例，病虽不同，但其病情均属肾阳虚衰，故治之皆用温肾助阳之法。然病例 3 之病变，其本在肾而标在肺，肺主气而气之根在肾，所以除用附子汤温肾健脾之外，酌加代赭石之重坠引降、桑螵蛸之温涩，以助其纳气。肾主水，脾主运化水湿，"夫带下俱是湿证"。病例 4 之带下，除以附子汤温肾健脾、运化水湿之外，桑螵蛸、缩泉丸之温涩，以加强肾之封藏固摄功能。

总之，人们必须注意疾病共性和个性的规律，在同病异治之中，注意异中有同；在异病同治之中，不要忽略同中有异。只有如此，才能更好地掌握辨证施治的法则。

第十四节　见痰休治痰

痰浊是某些疾病的病理产物，反过来也是致病的因素。但总的来说，因病而致痰的为多，是主要方面，而因痰致病者临床上较为少见。疾病是本，痰浊是标，所以前哲有"见痰休治痰"之说，在治疗上，要着眼于"治其生痰之源"。

痰浊的发生，既有外感六淫之邪，也有七情内伤及饮食失度、劳役损伤等多方面的因素，这些因素，都能导致脏腑功能失调，气血不和，水谷津液输布排泄障碍而发生痰浊的病变。例如，肺是娇脏而主皮毛，为水之上源，有宣发肃降、通调水道的功能，若外受风寒之邪侵犯，治节无能，则水道的通调失常，水液停聚而变为痰；肝司疏泄而喜条达，主升发之气，以敷和为荣，有斡旋一身阴阳气血的作用，若七情内伤，肝气郁结，疏泄失常，横逆脾土，则津液不能输布、停聚日久而变为痰；心主血脉的运行，是阳中的太阳，心阳旺盛，则血行通畅。津液得化，若心阳不振，或脉道痹阻不通，则津液凝聚成痰；脾属土而居中州，有运行水湿之功，能通达上下，为水谷精微升降运行的枢纽，若脾气虚弱、运化升降失常，则水湿、精微可化为痰；肾为水火之脏，内藏真阴而寓元阳，能蒸化水液，使体内水液保持相对平衡，若肾中阳虚，命门火衰，则水液凝聚而化为痰。从以上的说明，可见五脏的病变，都能导致痰浊的产生，其中尤以脾肾二脏为甚，因脾主湿而肾主水，脾肾阳虚，不仅本脏自病而凝聚成痰，而且脾肾属先天和后天，其病变还常常波及他脏。所以前人有"脾为生痰之源"，"肾为生痰之本"。张景岳则更明确地指出："五脏之病，虽俱能生痰，然无不由乎脾肾。"前哲之论，确是明晰而珍贵。

痰浊的原因，虽然是错综复杂的，但都不离脏腑经络气血的失常，因而其治疗之法，应从调理脏腑经络气血入手，"善治者，治其生痰之源"。使脏腑经络功能恢复，气血调和，则邪去正复，痰浊自消。

治痰之法，前人的论述很多，有攻逐、消导、和、补、温、清、润、燥、息风、化瘀等的不同，但笔者认为最主要的是温化与清热，因为痰之所以产生，不是阳虚不化湿，便是火热炼液成痰。现举例略陈如次。

肾阳虚弱不化水，水湿停聚而为痰，当本"病痰饮者，当以温药和之"，以苓桂术甘汤或肾气丸（汤）治之，即是温阳化痰之法；肺结核正虚，肾阴亏损，虚火上炎，炼液成痰，当用都气丸或知柏八味丸之类治之，即是滋润肺肾之阴而清虚火以化痰；又如肥人多痰而气虚，常见体质肥胖，气短乏力，性欲冷淡，纳食不香，在妇女则有带下量多、色白质稀，月经量少等，此为脾肾阳虚、水湿不化成痰，治当温煦脾肾，可用附子汤或肾著汤加附子、巴戟天、淫羊藿之类，使脾肾阳气振奋，则水湿能化，其痰自消。

总之，疾病是本，痰浊是标，"见痰休治痰"，不是不治痰，而是从根本去治痰之源。当然，在病情危急的情况下，偶然也有"急则治其标"的，例如，痰浊蒙蔽心包，出现神昏谵语而用苏合香丸的温开，便是治标之法。

第十五节　虚痰治肾

痰的形成，有外感六淫之邪，也有内伤七情之变。在病性则有寒、热、虚、实之分，在病位有在经、在络、在脏、在腑之别。但痰之所生，不论病因是由于外感或内伤，均是脏腑功能失常，水谷不能化为气血，反而变为痰湿停滞，所以治痰之法，依照标本缓急，虽有清热、燥湿、温化、润燥、消食、理气等的不同，但最终仍着眼于脏腑功能的恢复，从而达到治病之本以除痰。这里着重谈谈虚痰治肾的重要性及一些临床体会。

虚痰，张景岳作了简要说明："虚实二字，全以元气为言，凡可攻者便是实痰，不可攻者便是虚痰……虚痰者何？谓其元气之虚也。"痰是病之标，元气虚是病之本，而元气之所以不足均与脾肾有关，其中尤以肾为最主要。盖肾为先天，藏真阴而寓元阳，是水火之脏，为元气之根本。肾阳虚弱，命门之火衰微，既不能蒸化水液，又不能燠暖脾土以制水，水津不化而壅滞为痰湿；肾阴亏损，虚火上炎，肺失治节宣降，灼烁肺阴，炼液成痰。故痰的表现虽在脾与肺，但其根源则是肾阳的衰微或肾阴的亏损。所以，虚痰的治疗必须从肾功能的恢复着眼。

本着"虚则补之"的原则，虚痰之治，当用扶正祛痰之法，但肾的不足，有阴虚与阳虚之分。阴虚者，宜壮水以制火，例如，肺结核潮热、盗汗、咳嗽痰多，痰中夹血丝，苔少舌红，脉细数者，常用百合固金汤（熟地黄、生地黄、百合、麦冬、当归、白芍、贝母、玄参、桔梗、甘草）加减治之。本方既能滋肾水以制火，又能润肺以化痰，是肾阴亏损、虚火上炎、灼伤肺阴、炼液成痰常用之方。阳虚者，宗"病痰饮者，当以温药和之"，而用补火以制水之法。例如，老年咳嗽痰多、气喘时作、神疲倦怠、四肢不温、舌苔薄白而润、舌质淡嫩、脉象虚迟者，常用桂附八味丸配参蛤散治之。本方既能温补命门之火以化水，又有渗湿以化痰之功，标本并治，其效可期。总之，痰之本在肾，痰者水也，治病必治水，治水不离肾，尤其是虚痰虽然病情错综复杂，但其根源则在于肾之不足，当辨明其属阴虚或阳虚，采取滋补或温养之法，治其病根，则其痰自消。

第十六节 治郁不离肝

郁证的致病原因，有外感六淫之邪、有七情内伤之变、饮食所伤、药石乱投、久病生郁或郁久生病等不同。因而在分类上《丹溪心法》有气郁、血郁、痰郁、湿郁、火郁、食郁等之分，在治疗上同样要探本溯源，针对不同的病情而采取相应的方药。但在六郁之中，以气郁为最主要，无论应用什么方药，都要着眼于气机的调节，治郁先治气，调气先治肝，才能达到治疗效果。

肝为风木之脏并贮藏血液，内寄相火，性喜疏泄条达，是一身气机的枢纽。人身脏腑气血的调和、经脉的运行循环、营卫的和谐、表里上下的畅通均与肝气的疏泄条达有关。如七情过极以致肝不能行其条达之性，气失疏泄，则本经自郁而为气郁。气为血之帅，气行则血行，气滞则血行不畅而为血郁；气机郁滞，则脾失健运，肺不治节，肾的蒸化失常，痰、湿、食郁乃生；气郁久则化火，灼伤阴血，则为火郁之变，可见气郁是诸郁的关键。所以，《证治汇补》曰"郁病虽多，皆因气不周流，法当顺气为先，开提次之"，确是经验之谈。丹溪以越鞠丸统治六郁之论，为治郁之规范。盖此方的组成主要是理气之品，气机畅通，则诸郁自舒。

治郁必治气，调气不离肝。笔者常用逍遥散加减论治，盖此方有疏肝扶脾之功，不仅肝郁脾虚用之有效，如用之得当，则诸郁可解，兹举例如下。

1. 痰郁瘰疬

本病初期，于颈项及耳前后一侧或两侧结块肿大如花生米大，一个或数个不等，肤色不变，按之坚实，推之能动，不热不痛。多由于肝失疏泄、脾失健运、痰湿内生而致，常用本方配消瘰丸加合欢花、猫爪草治之，从而达到疏解、化痰、软坚并用之功。

2. 经行胀痛

妇女经行前后不定、量多少不一、色泽暗红而夹紫块，经将行乳房、少腹、小腹胀痛剧烈，经行之后则舒，平时带下量多、色白、质如米泔，此属肝气郁结、脾失健运、湿瘀互结之变。常用本方配金铃子散加香附、素馨花、扁豆花、炒苡仁、吴茱萸、莪术治之。此为治气郁为主的同时，兼治血郁、湿郁之法。

3. 妇女乳癖

乳房一侧或两侧出现大小不一的硬结肿块、呈卵圆形、质地坚实、推之移动、边缘清楚，肤色如常，经将行胀痛剧烈。多由于情志内伤、肝郁痰凝、痰瘀互结而致。常用本方配二陈汤加夏枯草、海浮石、瓜蒌皮、莪术、炒山甲治之。此即疏肝解郁为主，兼以化痰通络之法。

4. 哭笑无常

夜难入寐，甚或夜间游走，或喃喃自语，或悲伤哭泣，或痴笑不休。此属心阴亏损、魂神不安之变，多由于情志内伤、肝郁化火而病。治宜柔肝解郁、养血安神之法。常用本方配甘麦大枣汤加酸枣仁、合欢花、玉兰花、熟地黄治之。此即疏养合用、心肝同治之法。

5. 宿食郁滞

暴饮暴食之后，脘腹胀满，嗳腐吞酸，肠鸣腹痛，腹痛即泻，泻后痛减，大便酸臭。此属过食损伤脾胃、食不及化、壅滞中焦、脾失健运、肝失疏泄之变。治宜消食导滞，行气和中。常用保和丸加柴胡、甘松、炒谷芽治之。在消食导滞之中，加用疏肝之品，即是治郁不离肝之意。

从以上的举例可以说明治肝郁的重要性。当然，人们强调治郁不离肝，并不否定其他的治法，例如，宿食停滞的食郁，以消食导滞的保和丸为主，加用治肝郁之品，其目的在于促进脾的健运。

第十七节　疏肝与柔肝

治肝之法，前贤留下极为丰富的经验。如《素问·脏气法时论》："肝苦急，急食甘以缓之……肝欲散，急食辛以散之，用辛补之，酸泻之。"《素问·六元正纪大论》："木郁达之。"《难经》："损其肝者缓其中。"《金匮要略》："见肝之病，知肝传脾，当先实脾。"清代王泰林在《西溪书屋夜话录》分有肝气、肝风、肝火三大证治，提出治肝三十法。这些丰富的内容，温病大师叶天士归纳为"治用、治体、治阳明"三大法。

前贤以上的论述，都是极为宝贵的经验总结，应该很好继承和发扬。在多年的临床中，笔者认为疏肝与柔肝最重要，因为肝为风木之脏，内寄相火，体阴而用阳，主藏血疏泄，性喜条达，恶抑郁，主生发阳气，为将军之官，易动易升，为刚强之脏。所以七情过极，最易伤肝，导致肝气郁结，气机不畅，治之当用调气之法，以达到"疏其血气，令其调达，而致和平"的目的，如治不及时或不当，则郁久化火伤阴，治之当用柔养之法，才能使其阴精恢复，保持"敷和"的功能。

由于肝阴易亏，肝阳易亢，因此，在疏调肝气郁结之时，必须注意"疏中有养"，防其损伤阴血。例如，妇女月经将行之时，胸胁、乳房、少腹、小腹胀痛并作，经行前后不定、量多少不一等，此多属平素抑郁，或忿怒过度，以致肝气逆乱之变，常用柴胡疏肝散加当归、黄精治之，以疏为主，兼以养之。肝阴亏损，精血大伤，宜用滋润柔养之法，但必须"养中有疏"，防其滞腻。例如，妇女经行淋漓、量少色红、头晕耳鸣、夜难入寐、脉象细数，苔少舌红者，此属肝肾阴虚、冲任亏损之变，常用两地汤配二至丸，酌加当归、素馨花、合欢花、生谷芽治之，以柔养为主，兼以疏解。

以上疏肝与柔肝的不同用方，是根据病情的不同而定的，但也可选用在一方之中疏、养并治的，如《和剂局方》之逍遥散，傅山称之"逍遥散最能解肝之郁与逆"。方中以当归、白芍养血柔肝；茯苓、白术、甘草健脾和中；柴胡、薄荷调舒肝郁；陈皮、煨姜暖振胃气。全方是"治用、治体、治阳明"俱备的妙剂，符合"木郁达之"的原则。如以疏肝解郁为主，则加芳香鼓舞之玫瑰花、玉兰花；以柔养肝阴为主，则加黄精、熟地黄、枸杞子，则疏解而不伤阴、柔养不呆滞。

总之，治肝之法，不论是疏解或柔养，都要注意"肝阴易亏，肝阳易亢"的特点，用药宜甘润而不宜刚燥，宜平和而不宜攻伐，柔之则木荣，和之则肝阳不亢，肝血充足，阴精盈满，气机舒畅，诸病可除。

第十八节　治痹证贵通

痹者闭也，即是由风寒湿三气杂至而发生的病变。由于侵袭部位的不同，其表现有轻重缓急之分。偏于风则为行痹，偏于寒则为痛痹，偏于湿则为着痹。"在骨则重而不举，在脉则血凝而不流，在经则屈而不伸，在血则四肢不仁，在皮则顽而不自觉"的特点表现。但其所以有"不举"、"不流"、"不伸"、"不仁"、"不自觉"的症状，实际上其总的病机都是由于气血闭塞不通，以致肢节、肌肤、经脉得不到精气的濡养或温煦而发生。所以治疗痹证应着眼于疏通血脉，使气血流通。治血之法，总其大要，不外血虚则补，血瘀则活，血热则凉，血寒则温。

温通血脉：凡是素体阳虚，遇寒冷则肢节疼痛剧烈、触之则加重者，属寒凝血滞，经脉不通，以当归四逆汤治之。此方本为"手足厥寒，脉细欲绝者"而设。因寒邪凝滞血脉而为痹，故以此方之桂枝、芍药、当归入阴破结，行血通脉；细辛气味辛温，芳香通窍，能通达内外、通行血中之滞而利九窍；甘草、大枣和中而调营；且甘淡微寒之通草配细辛，不但通达内外而行气于卫，更能上行下达，疏通经络。全方补养温行，通达内外，血脉通畅，通则不痛，则疼痛痹麻自止。如疼痛剧烈者，可加入辛热之附子，以增强温化通行之力。

燥湿通达：湿为阴邪，其性重浊黏腻。湿邪偏胜之痹证，肢体困重、胀、痛、酸麻交织，宜燥湿通脉之法，常用当归芍药散合五苓散治之。前者为肝虚血滞、脾虚湿阻疼痛者而设；后者是化气行水之通剂。两方合用，既能健脾化湿，又能养血通脉。如湿邪久郁化热、肢节红肿疼痛者，则以大秦艽汤或豨桐丸加减化裁治之。

祛瘀通脉：凡是跌打损伤，或举重劳损，或是经产之后，每遇气交之变，则肢节掣痛或入夜闪痛加剧者，此为瘀血内留经脉，复受外邪侵袭，为内外合邪之患。宜温散祛瘀，以化瘀通脉之法治之。可用桃红四物汤去生地加桂枝、秦艽、羌活、独活、威灵仙治之。

清热通脉：血气喜温而恶寒，血得热则行，遇寒则凝；但过热则津伤血郁，阻滞经脉，以致肢节疼痛、痛处灼热红肿者，此为热邪偏胜之痹证。宜用清热通脉之法为治，可用四妙散合豨桐丸（汤）加生石膏、知母、凌霄花、鸡血藤、当归治之。其中豨莶草性味苦寒，常用量为10～15g。但笔者个人体会，必须用20～30g，其清热解毒、祛湿消肿之力始现。

补虚通脉：凡是虚劳损伤、血行不畅而四肢麻木重着者，此乃营血不足、血行不畅之血痹。可用补血通脉之法，常用四物汤加黄芪、桂枝、秦艽、鸡血藤治之。《金匮要略》中之黄芪桂枝五物汤，亦是补虚通脉治血痹之良方。

痹证的病情错综复杂，变化多端，当随证的寒热虚实而选方用药，但总以"通"为贵。正如《类证治裁》所指出："治法总以补助真元，宣通脉络，使气血流畅，则痹自已。"在用药上，温通必用附子、桂枝；辛开则细辛、秦艽不可少；凉开则选用凌霄花、通草。盖附子辛甘大热，能直达十二经，走里达表，畅行上下，为走而不守之温；桂枝甘温入心，有温经通脉调和营卫之功；秦艽苦辛微寒，不仅能散风祛湿，而且能养血通络；细辛芳香辛温，能温开三阴而利九窍，有通里达表之功；通草甘淡轻清，既能渗湿祛浊，又能清热而行血中之滞；凌霄花甘酸而微寒，能入厥阴血分，清血中伏火而清热祛瘀，是因郁而至瘀者之妙品。

第十九节　"春夏养阳，秋冬养阴"

"春夏养阳，秋冬养阴"出自《素问·四气调神论》。历来的注家见解有所出入。王冰从阴阳互根的关系，主饮食寒温之说。他认为"阳气根于阴，阴气根于阳"，春夏属阳，宜食寒凉之品以养阴气之根；秋冬属阴，宜吃温热而培阳气之根。张志聪则根据季节气候温、热、凉、寒变化的特点，主阴阳内外虚盛之说，"春夏之时，阳盛于外而虚于内；秋冬之时，阴盛于外而虚于内，故圣人春夏养阳，秋冬养阴，以从其根而培养也"。张氏从人体受到气候的影响、在春夏之时外热而内寒、秋冬之时则外寒而内热的变化情况，来论述保养阳气、阴气，是比王冰有所提高，但仍不脱离阴阳互根之说。明代张景岳既同意阴阳互根之说，又从病理变化来阐明。他说："所以圣人春夏则养阳，以为秋冬之地；秋冬则养阴，以为春夏之地，皆所以从其根也。今人有春夏不能养阳者，每因风凉生冷，伤此阳气，以致秋冬多患疟泄，此阴胜之为病也；有秋冬不能养阴者，每因纵欲过热，伤此阴气，以致春夏多患火证，此阳胜之为病。"

以上三家的论述，笔者认为张景岳的论述较为全面而实用，因为人类生活在自然界之中，四时气候的变化，必然直接或间接地影响到人体，因而人体在生理或病理都必然产生反应，所以根据四时气候的变化，从阴阳互根的关系来注意保养阴阳之气，这仅仅是延年益寿的一方面；但春夏阳气升浮，秋冬阳气沉降，以致形成相对地外热内寒、外寒内热的病理变化，在临床上并不少见。

对这方面，医圣张仲景早有论述，如《伤寒论·辨脉》22条"……五月之时，阳气在表，胃中虚冷，以阳气内微，不能胜冷；十一月之时，阳气在里，胃中烦热，以阴气内弱，不能胜热"。由于季节气候对人体气血阴阳的影响，以致有偏于表或偏于里的不同，因而在辨证论治的基础上，如能适当加入季节应时之药，则其效尤捷。例如，春温之用辛凉轻剂银翘散，方中之荆芥一味，既是反佐药，防凉药过用，又取其符合春升之气；暑温之用清暑益气汤（《脾胃论》），是辛凉药与温补药并用，取其既能清暑益气，又能收敛外浮之阳气；秋燥之用清燥救肺汤，是辛凉与甘润合用之剂，既能清热润燥，又能益气生津；冬伤于寒之用附子泻心汤，为寒热互用、邪正兼顾之法，既取附子之温经散寒，又用芩、连之苦寒以清热，防附子之辛热过用而保阴液。

总之，"春夏养阳，秋冬养阴"之说，不仅对摄生保养有积极的意义，而且对临床治疗用药，有指导作用，人们应遵照《素问·五常政大论》"气寒气凉，治以寒凉……气温气热，治以温热……必先岁气，毋伐天和"之旨，在春夏温热之时，阳气升浮于外，日常饮食或治疗用药中，不可过用寒凉之剂，并宜适当加入辛温之品为佐药，避免戕伤阳气；在秋凉冬寒之时，阳气潜藏于内，纵然治疗寒性的疾病，必用辛温之剂，亦宜酌配甘润或寒凉之药，防止辛温燥热伤阴。

第二十节　谈治血之法

治血之法，前人的论述很多，首先要辨别疾病的寒热虚实，血寒则温通，血热则清润，血虚则补养，血实则攻破。但血病多瘀滞，不论是或温或清，或补或攻，都应着于瘀，有瘀则化，无瘀则防，则其疗效显著。例如，血寒有实寒、虚寒之分。前者治之宜温经通行，可用当归四逆汤加干姜、附子之类，以姜、附加强其温开之力，促进血脉的通行；后者宜温养扶阳，可用当归生姜羊肉汤加肉桂、附子之类，既能扶阳散寒，又能温养血脉，则阳复血充，自无瘀滞之患。血热则宜清宜凉，但血性本温，遇寒则凝，用之不当，反而留瘀为患，故在选方用药之时，在清热凉血之中，必须佐以通行之品，如芩连四物汤、泻心汤之类，即取芩连能泻火止血，又取当归、川芎之辛润，大黄之苦降以祛瘀逐陈，清除离经之血，则血止而无留瘀之患。血虚则宜补宜养，补养之法，有补血与活血并用，如四物汤之类；有阳生阴长、益气生血之法，如当归补血汤。在补养之中，取当归之滑润，川芎之走窜，可防止纯补壅滞之偏颇。血实则宜攻宜破，但血实有热结和寒凝之分，治之又当有凉开与温行之别，前者可用桃核承气汤、泻心汤或抵当汤之类以清热逐瘀、化滞通行；后者则宜小调经汤（《血证论》）或少腹逐瘀汤之辛窜走动、温化逐瘀。痰湿为患者，宜用祛湿化痰、活血逐瘀之品，如导痰汤加当归、赤芍、苏木、浙贝、菖蒲、远志之类。虫积壅塞而导致血脉不通者，可宗酸苦辛甘能温下清上之乌梅汤加槟榔、使君子、榧子、三棱、莪术之类以杀虫逐瘀。七情过极、肝气郁结而导致气滞血瘀者，可用疏肝理气、活血化瘀之法，如越鞠丸、血府逐瘀汤之类化裁。

总之，气血以流通为贵，而血病多瘀，影响血脉的通行，因而对血病的治法，虽然有或补养、或攻伐、或温化、或凉开之别，但其终归均在"通行"二字，在选方用药之时，既有常法，又有变法，必须注意"止中有化，化中有止"，止血不留瘀，补血不滞腻，有瘀则化，无瘀则防，从而达到如《素问·至真要大论》所说的"疏其血气，令其调达，而致和平"的目的，才能保证气血运行不息，营养全身，维持健康。

第二十一节 《内经》论经孕之源

《内经》是我国古代劳动人民在长期的生活、生产和与疾病作斗争中积累起来的经验总结。它在阐明人的生理、病理、辨证、治疗等方面都有系统的论述，一直到今天仍然是中医界各科辨证论治的理论依据，其中对妇科的论述，很重视月经和孕嗣的根源。

月经、带下、妊娠、分娩是妇女特有的生理，《内经》首先对月经和胎孕的来源、形成、有无等问题，明确地指出："女子七岁，肾气盛，齿更发长；二七而天癸至，任脉通，太冲脉盛，月事以时下，故有子。"这里阐明了月经形成的因素：第一是肾气的强与弱；第二是天癸至与否；第三是任脉的通与涩；第四是冲脉的盛与衰。肾是藏精而为作强之官，是元阴元阳之根蒂，是伎巧之所出，只有肾的真阴真阳充沛，肾气旺盛，火暖水温，才能促进天癸的来至、任脉畅通、太冲脉盛，保证月经依时来潮，此时"阴阳和"，便有受孕的可能。《内经》在强调肾是经、孕之本的同时，也非常注意其他脏腑、经脉与经、孕的密切关系，如"七七任脉虚，太冲脉衰少，天癸竭，地道不通，故形坏而无子也"。这说明肾气的旺盛，固然是天癸产生的关键，但如果任脉亏虚，主持诸阴的功能失常，冲脉衰少，血海不能满溢，以致天癸枯竭，同样也会引起月经闭止不行，生殖功能衰退，便要失去受孕的基本条件。所以《内经》一方面强调肾气是月经、胎孕的根本，另一方面又指出肾之所以能起到这样的作用，主要是依赖"受五脏六腑之精而藏之"的作用，因而"五脏盛，乃能泻"，保持开合施泄，促进人体的正常生长发育。如果"五脏皆衰，筋骨懈堕，天癸尽矣"，则无经行、胎孕之可言。

总而言之，《内经》认为月经和妊娠的根本在于肾气的作用，而肾气之所以能完成一系列的生殖发育过程，除了肾本身的功能之外，还需要五脏安和及任脉、冲脉的密切配合，若其他脏腑、经脉功能衰退，肾气便要亏虚，则月经失常，甚则闭止不通，更无受孕的可能。所以历代医家在《内经》论述的基础上，特别强调五脏气血的安和，其中尤以肝、脾、肾三脏为主要。明代医家张景岳进一步强调脾胃的作用，他说："经脉之本，所重在冲脉，所重在胃气，所重在心脾生化之源耳。"张氏此说，确实精辟之论。盖脾主健运而升清，胃主容纳腐熟而降浊，为气血生化之源。要是脾胃虚弱，生化无能，气血亏匮，后天不能供养先天，精血枯竭，便要月经闭止，受孕无能。由此可见，经孕之源，先天属肾，后天属脾，只有脾肾的功能正常，先天济后天，后天养先天，才能实现经调孕育。

第二十二节 虚人感冒的治疗

《素问·通评虚实论》说："精气夺则虚。"虚人，是指脏腑亏损、元气虚弱、抵抗力减弱的人而言。凡禀赋不足，后天失养，病久正伤，均可致之。在此种情况下患感冒，称之为虚人感冒。

根据临床症状，感冒一般分为外感风寒和外感风热两大类。在一般情况下，前者宜麻黄、桂枝之类辛温解表，后者宜银翘、桑菊轻剂辛凉取汗。若是虚人感冒，正气本虚，如果单取汗法，不仅邪不外解，且有汗出正伤、引邪内陷之虞。所以对虚人外感的治疗，必须根据阴阳气血之亏损、邪正的消长，采取"损者益之"、"虚则补之"、"劳者温之"、"形不足者温之以气、精不足者补之以味"的基本原则，在扶正的基础上，加以疏解之法，才能收到预期的效果。

一、血虚感冒

血虚感冒的临床主症为头痛，发热，鼻塞，流涕，微寒无汗，口渴不欲饮，形体瘦弱，面色苍白，大便干涩，小便淡黄，苔薄白而舌质淡。以其血脉不足、抗邪力弱，虽属表证而脉不浮。治宜养血解表，可用《外台秘要》葱白七味饮（葱白、干葛、新豉、麦冬、熟地、生姜、劳水）加减治疗。

病例　薛某，女，37岁，灵山县人。

平素体质羸弱，诊前刚流产3日，症见头痛，鼻塞，微咳，腰痛，神疲乏力，脉虚浮，苔薄白，舌质淡。证属堕胎之后，气血已亏，复感外邪。治以扶正疏解为法。

处方　当归身9g　川芎3g　熟地15g　杏仁9g　鲜葱白18g　鲜苏叶18g　炙甘草6g　红枣3枚　老生姜3片

以当归、熟地、川芎养血扶正而充汗源，葱白、苏叶、生姜疏解祛邪，杏仁苦泄降气、宣肺止咳，红枣、炙甘草益脾和中。全方使祛邪而正不伤。服药2剂，表邪随汗解，复以人参养荣汤以善其后。

二、气虚感冒

气虚感冒的特征为头痛，鼻塞，发热恶寒，自汗出，渴喜热饮，少气懒言，肢体倦怠，舌苔薄白，舌质淡嫩，脉浮大而无力。治宜益气解表，方选《脾胃论》补中益气汤加减。

病例　黄某，男，40岁，平果县人。

患肺结核已1年，现仍服抗结核药。近3日来头晕痛，鼻塞，流涕，咳嗽有痰、色白质稀，纳差，便溏，脉虚大，苔薄白，舌淡嫩。证属正气不足，邪乘虚而入。拟健脾补肺为主，佐以疏解之法。

处方　党参15g　白茯苓9g　炒白术9g　生北黄芪12g　荆芥6g　羌活4.5g　北杏仁9g　百部15g　陈皮4.5g　炙甘草6g　大枣3枚　老生姜3片

方中以北黄芪、四君健脾益肺，荆芥、羌活疏表祛邪，百部、陈皮、杏仁降气宣肺、化痰止咳，复以生姜、大枣、甘草调和诸药而洽营卫。全方扶正而不滞邪，发表而不伤正。服药3剂，外邪解除。

三、阴虚感冒

阴虚感冒的主症为头晕耳鸣，虚烦不寐，腰膝酸软，鼻塞，微咳，有痰或无痰，大便干结，小便淡黄，脉细或细数，舌苔少而舌质红。治宜滋阴发汗，方选《通俗伤寒论》加减葳蕤汤（生葳蕤、生葱白、桔梗、白薇、豆豉、薄荷、炙甘草、红枣）化裁。

病例　陈某，女，42岁，灵山县某公司职工。

平素头晕耳鸣，心悸不寐，自感时冷时热，经行前后不定、量多少不一。近日头晕而重，鼻塞微咳，大便4日不解无所苦，小便淡黄，脉细，苔少，舌质淡红。证为阴血不足，复感外邪。拟滋阴养血与发汗解表并用，防其偏弊。

处方　生党参15g　当归身9g　麦冬9g　熟地15g　生苏叶9g　生薄荷叶9g　生葱白15g　炙甘草6g　大红枣3枚

方中以党参、当归身、熟地、麦冬益气养阴以扶正，葱白、苏叶、薄荷发汗解表以祛邪，甘草、枣和中而调和诸药。全方滋其阴以充汗源，发其汗以祛邪，熟地与发表药同用，补而不腻，散而不伤阴，补中有散，散中有补。服药2剂，汗出表解。

四、阳虚感冒

阳虚感冒的特征为头重痛，鼻塞，发热或不发热，恶寒重，无汗，肢节酸痛，倦怠乏力，语言低微，苔白舌淡，脉浮软或沉细无力等。治宜温阳、益气、发汗，方选《伤寒论》麻黄附子细辛汤或《伤寒六书》再造散（北黄芪、党参、桂枝、白芍、熟附子、细辛、羌活、防风、生姜、大枣、川芎）之类加减治之。

病例　陈某，女，29岁，钦州地区某厂职工。

婚后3年未孕。平素自感形寒肢冷，少腹、小腹不温，月经错后、量少色淡，带下色白质稀。经妇科检查为子宫发育不良。现感头晕痛，鼻塞，恶寒无汗，大便溏薄，小便清长，脉虚细，苔白舌淡。婚后3年不孕，形寒肢冷，月经错后，带下色白质稀，此乃阳虚宫寒之变；头痛，恶寒，鼻塞，为外感寒邪之征。按照"急则治其标，缓则治其本"的原则，拟标本并治，待新邪已解，然后专图其本。

处方　炙北黄芪15g　党参15g　制附子9g　当归身9g　北细辛3g　生葱白9g　羌活4.5g　艾叶6g　吴茱萸1.5g　老生姜3片　大枣3枚

北黄芪、党参、附子、当归身温阳益气养血以扶正，细辛、羌活、葱白、艾叶、吴茱萸温经散寒以解表，生姜、大枣同用，不仅能调和诸药，防其偏弊，且能洽其营卫，从而达到扶正祛邪的目的。服药2剂表解，后以艾附暖宫丸（艾叶、香附、当归身、川芎、白芍、熟地黄、川续断、肉桂、北黄芪、吴茱萸）加减以治其本。

总而言之，感冒、表证、新病，标也；虚人、里证、旧病，本也。治之当以本为主，兼以治标，以达扶正祛邪之目的。治本之法，虽有多端，但不外乎脏腑、气血、阴阳这几个方面。而五脏之中，又以脾肾二脏为治疗中心。因为脾主运化而升清，是气血生化之源，是后天之本；肾贮藏精气而为阴阳之根源，是气血之始，是先天之本。肾气充沛，脾气健旺，精血满盈，则正气可复，营卫调和，抵抗力强，外邪易除。

第二十三节　漫话头痛的治疗

"头痛，头痛，医生头痛"。话虽俗语，却说明头痛虽然是一个很普通的常见疾病，但它的致病原因相当复杂，要治愈一个头痛的患者，并非易举之事。

五脏六腑的精气皆上注目，耳、目皆为百脉之所聚，头为精明之府，是诸阳之会。头痛的发生，除了外感六淫之邪外，内脏的任何病变、气血的不和、阴阳的失调，都会影响到头部而发生头痛。所以前人把头痛总结归纳为外感头痛与内伤头痛两大类，确是宝贵的经验总结。外感头痛，由于外邪骤然侵袭而来，邪盛而正未衰，正邪相搏，病多属实，故头痛不已，甚则如破裂；内伤头痛，由于内脏亏损，气血不和，头的精明失养而起，故头痛发作乍轻乍重，时发时止。

外感头痛的治疗，总的原则是疏解祛邪。属于外感风寒，则用辛温解表之法，轻证用葱豉汤加苏叶、荆芥之类；偏正头痛，头巅作痛为主者，此属"伤于风者，上先受之"，宜川芎茶调散疏风止痛；如头痛而恶寒甚，当辨别有汗、无汗而分别选用桂枝汤或麻黄汤；素体阳气虚衰，又感风寒而头痛，偏于气虚则用人参败毒散益气解表；偏于阳虚则宜麻黄附子细辛汤扶阳疏解。属于外感风热而引起的头痛，则用辛凉解表之法，以银翘散、桑菊饮轻平之剂最为合宜。若咽喉肿痛，加木蝴蝶、板蓝根；若风热夹湿，头痛而困重，宜桑菊饮加防风、秦艽、藿香、佩兰之类，以使既能疏解风热之邪，又能化湿浊之气。

内伤头痛，病情较为复杂，一般是有气、血、痰、火四方面。其治疗之法、方随证而灵活应用，气血虚则补，气滞血瘀则疏则化，有痰则温化祛痰，有火则清润泻火。例如，体质肥胖而偏头痛、右侧甚于左、夜轻而日重者，此为肥人气虚头痛，宜二陈汤合六君子汤加白附子、白蒺藜、蝉衣治之，以补气化痰、息风止痛；体质瘦弱、头痛而日轻夜重、左侧甚于右者，此属血虚有风，宜用补血柔肝、息风止痛之法，以四物汤加桑叶、白蒺藜、荆芥治之；晕痛并作、入夜闪痛尤甚者，多属瘀血为患，宜用活血化瘀、行气止痛之法，以桃红四物汤加三七花、凌霄花、白蒺藜、白芷治之；头中痛而如雷鸣、夜难入寐、时恶心欲吐者，此属痰火为患，宜用清火化痰、息风止痛之法，以温胆汤合消瘰丸加天麻、白蒺藜、胆南星治之；妇人经断前后，心烦易怒、失眠头痛者，此属肾阴亏虚、水不济火、阴虚阳亢之变，宜用滋阴壮水、养血息风之法，以六味地黄汤合增液汤加当归、白芍、桑叶、白蒺藜治之。

头痛一证，除了药物治疗之外，针灸疗法也有很大的作用。如外感头痛，针刺风池、风府、太阳、外关、曲池；内伤头巅痛，又针又灸百会、上星、神门、三阴交；痰火头痛，针风池、风府、太阳、丰隆等穴位。只要针刺手法强弱得法，灸壮适当，便有很好的疗效。

在治疗头痛的过程中，除了注意辨证论治之外，对内伤头痛，笔者喜欢用桑叶、白蒺藜。因为桑叶味苦甘而性寒，不仅能疏风清热、清肝明目，而且有滋阴收敛之功，是疏、补、散、敛之妙品；白蒺藜味苦辛而性平，苦则能降，辛则能开，平则不伤正，有疏肝平肝、祛风明目的作用，对于阴虚阳亢的头痛，确实疗效较好之品。外感头痛，则常用苏叶、荆芥。盖苏叶、荆芥虽温而不燥，外感风寒用之，能疏风散寒而不伤阴；在辛凉疏解剂用之，则可防凉药之凝滞。至于夹湿头痛蒙蒙然则常用防风、秦艽，取其"风能胜湿"之意，再加藿香、佩兰、石菖蒲之类的芳化，常收满意的效果。

第二十四节　富贵病——肺痨

肺结核是一种慢性传染病，病原体为结核杆菌。祖国医学根据临床症状和病因病机，最早列入"虚损"、"虚劳"、"马刀挟瘿"、"痨瘵"等的范畴。晋代以后，通过长期的临床观察，发现本病有广泛的传染性，又有"传尸"、"尸注"、"鬼疰"等记载，现代通称为肺痨。由于本病的发生不仅要有药物的准确治疗，还需要充分的休息、足够的营养配合，所以民间称之富贵病。

祖国医学对其病因的认识，在晋唐之前多认为感受疫疠气或邪气而成。宋元之后，明确提出"痨虫"为患，而痨虫之所以能侵犯人体，是由于七情过极、劳损过度、五脏虚损、气血不和而引起。所以虽有痨虫之说，仍然是以五脏虚损、肺肾为重点。

本病的临床症状以咳嗽、咯血、潮热、盗汗、胸痛、体瘦为特征，对其治疗，虽然曾提出"当补虚以复其元，杀虫以绝其根"之说。但由于认为"邪之所凑，其气必虚"，痨虫之所以能侵入人体，是由于正气的虚弱。因而在治疗上多侧重于"补虚扶正"，在如何杀灭痨虫方面，历代的论述不多。笔者对本病的治疗，遵照前哲的经验，同样是以扶正祛邪为治疗的总原则，注重标本并治，甚或通过治本达到治标的目的。根据临床症状的表现，一般是有肺肾阴虚、脾肺气虚、阴阳俱虚，以阴虚为多见等不同的类型。在治疗总原则的基础上，采取不同的方药。例如，疲惫乏力，午后发热，两颧潮红，干咳少痰，或痰中带血，夜难入寐，寐则盗汗，口燥咽干，脉象细数，苔少舌红者，此为肺肾阴虚，治宜滋肾润肺，方选月华丸合百合固金汤加茜根、侧柏叶、仙鹤草、浮小麦；虚火过旺者，加黄柏、知母、生鳖甲。咳嗽有痰，痰带血丝，少气懒言，声音低沉，纳食不香，面色㿠白，形体消瘦，大便溏薄，脉象细弱，舌苔薄白，舌质淡嫩者，此属脾肺气虚之征，治宜健脾补肺，以六君子汤加淮山药、百合、百部、仙鹤草、白及治之。咳嗽气短，声音嘶哑，胸部隐痛，骨蒸劳热，形寒肢冷，面目四肢浮肿，食少，便溏，脉象微细，舌红而干者，此属阴阳俱虚。治宜滋阴补阳，以补天大造丸加减治之。如遗精、滑精加金樱子、覆盆子、芡实、桑螵蛸之类。妇女月经不调或闭经可加鸡血藤、丹参、益母草以调养冲任。

以上仅就常用方药而言，如咯血量多、色红、脉数，病势较急，仍然以治标为主，以十灰散凉血止血。本方在一派凉血药之中，配用大黄、丹皮、大蓟、小蓟能止血、能化瘀之品，从而达到止血而不留瘀。如久病阳虚而咯血、量多色淡者，用黄土汤加三七花、百部、仙鹤草温阳摄血，待出血缓解，再从本论治。

杀痨虫祛邪之药，方出多用百部、萆草，根据现代药理研究有抑制结核杆菌的作用。百部气味甘苦而微温，萆草味苦甘而性寒，均是治肺痨杀虫之药，以其甘则能调养，能补益，温则能益气生机，寒则清热止血，苦虽能降火，但容易化燥伤阴、损伤脾胃，故用之必须配在扶正药之中，始能取其利而弃其弊。

肺痨是虚损有传染性的慢性疾病，治疗必须调养并重，既要辨证准确、用药中的，更要休息适当、营养充分。对于休息，不仅要避免重体力劳动，还要保持思想开朗，精神愉快，不要想入非非，禁止性生活；食物营养要多样化，除了米饭、蔬菜、水果、肉类之外，笔者主张多吃豆类，尤其是黄豆和黑豆，因为黄豆甘平，能入脾以补后天，促进气血的恢复；黑豆甘涩，能补肾涩精、调养肾的生殖作强功能。一个肺痨的患者，如果睡眠良好，胃纳旺盛，又不遗精，则病愈较快。因能食则脾健，能睡则神安，不遗精则肾充，精神气血的恢复，则邪去而正安。

第二十五节　浅谈冠心病的治与防

冠心病，是由于冠状动脉病变或冠状循环功能障碍而引起以心前区绞痛、胸膺闷痛、汗出肢冷为特征的病变。中医学无此病名，类属于"真心痛"、"厥心痛"、"胸痹"的范畴。

要防治疾病，首先要认识疾病的寒热虚实、阴阳表里。《金匮要略》认为本病总的病机是"阳微阴弦"，上焦阳虚，阴盛于下，阴乘阳位，本虚标实。根据前人的论述，结合临床所见，笔者个人认为虚、瘀、痰三字可以概括冠心病的病机。正虚是本，痰浊、瘀血是标。正虚，主要是心肾虚衰，标实是由正虚而引起。肾为先天，藏真阴而寓元阳，是水火之脏，主水液的蒸化调节。肾阳虚，一则火不能制水，二则脾失温煦、不能运化水湿，水湿泛滥为痰为饮。肾阴虚，虚火上炎，灼烁肺金，可以炼液成痰。故有"肾是生痰之本，脾为生痰之源，肺为贮痰之器"之说。肺为水之上源，主持宣降而朝通百脉，虚火上炎，炼液成痰，痰火胶结，阻遏清窍，胸阳不通，肺失宣降，故胸膺闷胀而痛；心为阳中之阳，主持血液的运行循环，心阳虚，则血行不力，甚或凝滞于经脉，形成瘀血，或痰浊停滞，痰瘀胶结，阻塞脉道，故心猝然而绞痛。

对于冠心病的治疗，目前公认"活血化瘀"是最好的治疗原则。但笔者认为本法始终是治标为主，当病情正在发作的时候，本着"急则治其标"，固然应该从"邪实"着眼，治标是重要的。但病的根本是"正虚"，治本尤为关键。故其治疗之法，最好是从本治标，或标本并治。因而当病发作之时，胸胁胀闷，心区抽痛或刺痛，短气不得卧，证属气滞血瘀之变。笔者常用丹参饮合归脾汤治之。丹参饮取其理气行血以治标，归脾汤取其温养心脾以治本。例如，体质肥胖、苔厚而腻、脉弦滑者，证属痰浊之变。本着"病痰饮者，当以温药和之"，常用苓桂术甘汤或肾气丸为基础，然后酌加理气宽胸、通阳行痹之品，如瓜蒌、薤白、郁金、沉香之类。在病情缓解、巩固疗效之时，应该以治本为主，笔者常用参附汤与复脉汤交换服用。参附汤有益气通阳、扶助正气的作用，方中附子辛热，为走而不守的刚品，能通走十二经脉，痰湿用之则收到温化之功；瘀塞用之则能通行；阳虚阴盛用之，则能扶阳抑阴。本方能治本，又能治标，凡属心肾阳虚用之最宜。复脉汤本为"伤寒脉结代，心动悸"而设，方中既有人参、阿胶、地黄、麦冬、麻仁、大枣甘润之品以养阴，又有姜桂之温热以辛开通阳，尤其以甘温之炙甘草为主药，主持脾胃之气而资气血生化之源。在正常的情况下，人的阴阳互根而不分离、保持相对的平衡，在病变时，阴损可及阳，阳损可及阴，复脉汤在柔润滋补之中，有辛开刚燥之品，实为阴损及阳、阴阳并治之方。

前人有"丹参一味，功同四物"之说，说明丹参在治血中的重要性。目前应用丹参治疗冠心病的效验，已为中西医家所瞩目。但笔者认为丹参的性味苦而微寒，有凉血行血之功，凡由血热而瘀滞之症则较宜。若是偏于阳虚，反而疗效欠佳。笔者喜用苏木、三七之甘平以代之，既不妨碍温阳的作用，又能化瘀止痛、疏通血脉。气为血之帅，气行则血行，治疗冠心病，理气之药不可少，但破气之药如枳实、厚朴之类，最易耗阴伤正，以少用或不用为佳，宜选用顺气之品，如砂仁壳、玫瑰花、佛手花、素馨花、甘松之类，既能理气导滞、行血止痛，又可避免耗气伤阴之弊。总而言之，症情错综复杂，当以正虚为主，然后察其兼证，辨其虚实，在扶正祛邪的基础上，夹瘀者则加理气活血之品，如三七、丹参、乳香、没药之类；痰浊重者，当加温化祛湿之品，如制南星、白附子、远志、菖蒲之类；偏于阳虚者，参附汤必用；偏于阴虚火旺者，复脉汤去姜、桂加山栀子、南丹皮之类。

针灸疗法，用之适当，对本病的治疗，也起很大的作用。笔者常用内关、足三里、天突、膻中、气海、心俞等穴位，在发病时针之则缓解，平时针而加灸，则能增加抵抗力，收到扶正保健的作用。

古有明训，防病重于治病。本病为脏腑功能衰退、气阴耗损、精血不足而引起的病变。其预防的方法，自然有它的特殊性。笔者个人认为应注意以下5个方面。

（1）坚持锻炼：气血以流通为贵，只有持之以恒，坚持体育锻炼，才能促进气血的循环运行。"生命在于运动"是已为人们所共认的锻炼方法，其形式多种多样，笔者个人认为太极拳、八段锦、老人保健操、早晨慢跑等是最好的锻炼方法。其中保健操、慢跑等是最适合老年心脏病患者，只要天天早上能坚持0.5~1小时的锻炼，自然达到药物不可达到的效果。笔者不主张快跑，因为跑得速度过快，往往血液流量加大，增加心脏的负担，反而于病情不利，以致引起不良的后果。

（2）防避风寒：人体的健康不仅有赖于气血的充盈，尤赖于气血的温通，风寒之邪乘虚侵袭，最易导致气血的凝滞。所以在气候突变之时，须注意衣着的加减，气温的调节，防止风寒的侵袭。

（3）调节精神：人的思想活动，与疾病的发生有极为密切的关系，精神上过度的忧郁或狂欢暴喜，都能影响身体的正常活动。如长期忧郁，则气机不能调达，气滞则血瘀，血瘀则脉道不通，故卒然而痛；狂欢暴喜，哭笑无常，同样能引起精神上的失常，所谓"暴喜伤阳"、"喜则气缓"。心阳既伤，心神涣散，脉道滞塞，故病卒然而发。所以在精神上，必须防止过度的喜怒哀乐，保持精神上的舒爽，所谓"恬惔虚无，真气从之；精神内守，病安从来"。虽是古语，却是珍贵的名言。

（4）慎忌房事：男女两性的关系，是人类生活不可少的一部分。但必须有所节制，适可而止，否则反而影响身体的健康，尤其是心脏病的患者，本来是气阴不足、精血亏虚之体，更宜慎少同房，如果可能，最好完全禁止房事，避免精气的亏耗，则更有利于疾病的治疗和预防，使机体更容易康复。

（5）注意饮食：饮食五味，是物质营养的来源，是人类生活一日不可缺少的。但心脏病的患者，在饮食上，首先要定时定量，不宜过饥或过饱，其次是慎吃肥甘厚腻和燥热辛辣之物。有人主张饮少量米酒以通血脉，笔者则以为不然。盖酒性燥热，有升火动血之弊。所以对心脏病患者，笔者主张吃清淡而富于营养的食品，如玉米粥、牛肉、鲮鲤鱼、水果、蔬菜之类，既能保持食物营养的来源，又不影响身体的健康。当然，这是指一般而言，该吃什么，忌什么，还要结合病情和体质的具体情况而定。

第二十六节　治水与治血

水病血病的发生，各有不同的病机，自有不同的治法和方药。但在病变过程中，两者往往相互影响。正如《金匮要略·水气病脉证并治》所指出的"病有血分水分之分"，以及其治疗的难与易而言，但实际上却导出了血病可累及水、水病可累及血。在治疗上，则"去水，其经自下"，可见治水与治血的密切关系。

治水与治血之法，同样是要根据病情的寒热虚实而定的。在这里，笔者拟谈治瘀利水与滋水生血的一些体会。

1. 化瘀能利水

水肿之为病大致有阴水与阳水之分，阴水治宜温化补养，阳水则宜清利通行，此为常治之法。若由于瘀积日久（肝脾肿大）而引起水肿，则必须用化瘀行水之法，如臌胀一病，历来有气、血、水、虫等之分。凡是湿热壅结于下焦，阻滞经脉，膀胱气化不利，以致气滞血瘀而腹大胀满、胸胁窜痛、腹部青筋暴露、小便短少者，此时治疗单用五苓散之类化气行水，其效不显。必须先用或配用桂枝茯苓丸、大黄䗪虫丸等活血化瘀之药，使其癥块消除，经脉得通，其水始行。又如妇女产后，多属虚瘀之体，小便淋沥或不通，少腹、小腹胀痛，身面浮肿者，此是冲任损伤，肝肾亏虚，瘀血内停，影响膀胱的气化功能。治疗时，在扶正的基础上常配用活血祛瘀、利尿消肿之法，以生化汤加辛而微温之泽兰和辛苦微寒之益母草治之，则既能养血化瘀，又能利水消肿。近年来时有报导，用益母草等活血化瘀之品治疗慢性肾炎尿蛋白，有一定的疗效，其理即是根据"血虚则精竭水结"（《血证论·阴阳水火血气论》）。瘀消则水通，其胶结自能消散。

2. 滋水可生血

血之为病，有寒热虚实之分，治之寒则温通，热则清开，虚则补之，实则攻伐。而补血之法，有从心以生血，如天王补心丹；有从肝以养血，如四物汤；有从脾论治，以养血之源，如圣愈汤、归脾汤；有从五脏互益以补血，如人参荣汤。上述诸法各有侧重，但均取得了很好的效果。但笔者认为肾藏精而主水，藏真阴而寓元阳，是气血生化之始，有些疾病必须滋养肾水，补其根基，才能促进血液的恢复。例如，长期接触放射性物质而导致四肢困倦，全身乏力，以致血红细胞、白细胞减少，血色素偏低者，常用左归丸（饮），加减治之，能收到理想的效果。又如妇女月经过多或分娩时出血过多，以致出现头晕目眩、面色苍白、肌肤干燥、头发易脱、脉象细弱等一派虚症，常用归芍地黄汤加减治之，从而达到滋阴补肾、益水生血的目的。

以上是就水病血病的偏重，谈了在治疗上有主次之分，但由于水与血均属阴类，其病变时时相关，因而在治疗上往往是水病血病同治。正如《金匮要略·妇人杂病脉证并治》指出"水与血俱结在血室也，大黄甘遂汤主之"。如妇女经闭不行、小便不利、两胫浮肿者，用大黄、甘遂攻破血水之结，以当归、阿胶、益母草养血化瘀，则小便通利，经水来潮。

第二十七节　谈谈妇女病治疗的几个问题

妇女有月经、带下、妊娠、分娩等的生理特点，因而在病理的变化及治疗的方法等方面也和男子有所不同。现在谈谈几个问题。

1. 注意局部病变与全身病变的关系

疾病发生原因及临床症状表现，尽管错综复杂，但总离不了正与邪搏斗的关系。人之所以得病，归根到底主要是正气不足。"邪之所凑，其气必虚"。正气是本，邪气是标，所以总的治疗应放在扶助正气方面，以达到驱除病邪的目的。

人体是以五脏为中心的有机的统一体。在心的主导下，脏与脏，腑与腑，脏与腑，内腑与五官九窍及体表组织，保持着紧密的联系。因而人体发生病变时，既有局部的症状，又有全身性的病变。例如，一个久治不愈的重度子宫颈糜烂患者，既有小腹疼痛、阴道绵绵流出秽臭如脓的带下局部症状，又有倦怠乏力、面色苍白、脉象虚迟的表现。只有正确理解局部与整体的关系，才能全面地认识疾病的本质。除此之外，还要注意分清疾病的共性和特殊性。例如，痛经的致病原因，虽然有气滞血瘀、寒湿凝滞、气血虚弱、肝肾亏损等之不同，但其主要的机制是血气运行不畅所致，故其临床症状，均有"痛"的表现。这是痛经的共性。但由于致病原因有一定的区别，因而除了其共性的一面外，又有其特殊性的一面。月经将要来潮，小腹部又胀又痛，按之不减，多属气滞血瘀；经行抽痛，得温则减，乃寒湿凝滞之变；经中、经后绵绵而痛，按之则舒，多属气血虚弱或肝肾亏损的病变。所以在临床治疗之同病异治与异病同治，即是根据疾病的共性与特殊性而定的。

2. 脏腑辨证是治疗的主要依据

审证求因，辨证论治，是认识疾病和立法用药的依据。辨证的方法有八纲辨证、脏腑辨证、气血津液辨证、六经辨证、卫气营血与三焦辨证等之分。妇女病的治疗，主要是以脏腑辨证为依据，这不仅是因为脏腑辨证是各种辨证的基础，而且妇女的疾病，主要属于内伤病的范畴，只要结合八纲辨证，掌握脏腑生理功能的共性和每个脏腑的特性，便能对病变的部位、性质有较全面的认识。例如，脾虚、肾虚都可导致带下，共同出现带下色白质稀、大便溏薄、脉象虚细等一派虚寒的症状。但脾为后天之本，主运化水湿和肌肉四肢；肾为先天之本，主水液的代谢，是元阴元阳的根源。所以除了上述共同症状外，前者多有胃纳不振，四肢不温，面色㿠白等表现；后者常伴有小便频数，腰酸如折，面色晦暗等症状。当然，强调脏腑辨证为主要的依据，并不否认气血津液等其他的辨证，但这些辨证，必须在脏腑辨证的基础上才能完成。因为气血津液的来源，先天始于肝肾，后天来自脾胃。疾病的反应情况如何，标志着正与邪搏斗的胜负，是脏腑气血盛衰强弱的表现。

3. 治疗的着眼点是调理气血

人体以脏腑经络为本，以气血为用。妇女的月经、胎孕、产育、哺乳等，都是脏腑经络气血化生作用的表现。因为月经的主要成分是血，胎元的成长，主要是依靠母血的滋养，分娩时又耗伤气血，产后哺育婴儿的乳汁为气血所化，故妇女的病变，往往表现在血分的不足。所以《灵枢·五音五味》说："妇人之生，有余于气，不足于血，以其数脱血也。"气为血之帅，血为气之母，两者有着极为密切的关系。在治疗妇女病时，要时时考虑到气血的调和，阴阳的相对平衡，要做到"治血不忘气，治气要顾血"，以防其偏弊，从而达到"疏其血气，令其条达，而致和平"的目的。

在调理气血中，对于血药与气药的应用，只有注意如下几点，才能防其偏颇。

（1）气药多辛温香燥，容易耗伤阴血；血药多甘腻，容易阻遏生机，所以使用血药与气药时，要掌握好剂量与疗程，做到恰如其分。

（2）气为阳，血为阴，气行则血行，阳生则阴长，在血药中要适当配用气药，甚至采用益气以生血，如当归补血汤之类。

（3）补血与行血，有相反相成的作用，宜补中有行，行中有补，以达到补而不腻、行而不伤正的目的。

（4）出血证的正治是止血，反治是化瘀。止血与化瘀，两者有极为密切的关系。不止血则有血崩阳脱之虞，不化瘀则新血不得归经，虽止血而不效。所以宜止中有化，化中有止，以止血不留瘀、化瘀不破血为准则。

（5）血赖气以行，得温则通，遇寒则凝。对于瘀血凝滞的疾病，除了应用行气活血破瘀之品外，必须佐以温通之剂，疗效才比较满意。如《医林改错》中的少腹逐瘀汤，便是常用的温通逐瘀代表方剂。

（6）炭药（包括一切收敛药）的应用不宜过早，以免留瘀遗患。炭类药性能收敛，在出血证中是常用的，但必须在无腹痛或腹痛极轻、无血块或血块极少的情况下，才能应用。如血块多，腹痛剧烈而妄投炭药，不仅疗效不佳，而且贻患无穷！同时应用炭药，还要根据病情的寒热虚实而用。如血热宜用黄芩、黄连、栀子之类凉血炭，血寒的宜用干姜、艾叶、当归之类温血炭。

在这里，人们应该注意，治病始终是一个消极、被动的措施。最好的方法，是要积极地贯彻"预防为主"的方针，根据疾病发生的规律及可能的传变，做到"未病先防，已病防变"，防微杜渐，保证妇女的健康。例如，痛经的病变，多与寒湿有关，应引导患者注意保温，避免寒湿之气的侵袭。又如胎漏往往容易引起滑胎，当胎漏出现的时候，应该及时地通过滋养肝肾或温肾健脾，以达到止漏安胎的目的。

总而言之，疾病是千变万化、错综复杂的，必须通过四诊的搜集，结合八纲辨证，以脏腑辨证为主要依据，在辨证的同时，适当结合辨病，从调理脏腑气血着眼，扶助正气，驱除邪气，这样才能收到预期的疗效。

第二十八节　活血化瘀法在妇科病中的应用

活血化瘀是治疗血证大法之一，历来为临床医家所重视和应用。本法具有疏通经络、祛瘀生新、行血止痛、软坚散结、止血归经等作用。但由于瘀血的形成有气滞、气虚、寒凝、热郁、湿困、撞伤及出血处理不当等不同因素，因此必须在活血化瘀的基础上，根据不同性质的瘀血，采取权宜通变的办法，才能达到治愈的目的。

凡是七情过极所伤，气机不宣，升降失常而导致妇女经行愆期，经将行胸胁、乳房、少腹、小腹胀痛剧烈，经色紫红而有块者，此为气滞血瘀之变，治宜疏肝理气、活血化瘀之法，方选柴胡疏肝散合金铃子散、失笑散加鸡血藤、丹参、香附之类治之。正气虚，气虚不运，血行不畅而导致癥瘕积聚者，可用益气化瘀之法。王清任之补阳还五汤，为本法公认之代表方剂。笔者常用本方或桂枝茯苓丸（汤）合当归补血汤加减出入治疗气虚而有卵巢囊肿者，有一定的疗效。对于气虚血瘀引起的月经不调，常用桃红四物汤加北黄芪、鸡血藤、益母草、丹参治之，收到较好的疗效。寒为阴邪，其性收引。由于寒邪凝滞而引起的月经不调、痛经、闭经、不孕等，都可本"寒者热之"，以温经化瘀之法治之。如经行错后、量少、色暗红而夹块，少腹、小腹绞痛，得温得热或块出则略舒，伴有畏寒肢冷，唇面发青，苔薄白，脉沉紧者，此为实寒引起的月经不调，常用温经汤（《妇人大全良方》）加益母草、延胡索之类治之，以达到温经化瘀、行气止痛的目的。如属阳气不足、寒从中生而致宫寒血凝者，宜扶阳温经、补虚化瘀并用，可用艾附暖宫丸或《金匮要略》之温经汤治之。郁热火毒之邪，炽盛于胞脉之中而致血液沸溢妄行，或灼伤津液，以致阴血受损而血液停滞为瘀者，本"热者寒之"，以清热凉血化瘀之法治之。如素体阳盛，经行超前量多、色红而夹紫块，口苦苔黄，舌红脉数者，用地骨皮饮去当归、川芎之辛窜，加白茅根、荷叶、鸡血藤、丹参、泽兰、益母草之辛甘凉以治之。既能清热，又能化瘀而不伤正。平素阴虚，水不济火而导致月经超前、色红而夹块，少腹、小腹胀痛，脉细数，苔少舌红者，可用两地汤加丹参、凌霄花、赤芍之类治之。气血不足，又有血瘀之患者，宜用补血化瘀之法。如新产之妇，气血骤虚，一时尚未能恢复，又有离经之恶血停滞，证属既虚又瘀，为虚实互见，治之既要扶正，又要化瘀，常用生化汤加泽兰、益母草、鸡血藤之类出入。如属气虚不能推动血液而导致血瘀者，当用补气化瘀之法，以补阳还五汤加减出入为宜。湿为阴邪，其性重浊黏腻，阻遏气机而导致血行不畅而瘀者，治宜用燥湿化瘀之法。曾治一妇，年30岁，婚后5年不孕，体质肥胖，经行错后、色紫红、量少而夹块，经行时腰酸胀，少腹、小腹胀痛，平时带下绵绵，质稀如水，大便溏薄，脉濡缓，苔薄白，舌质淡嫩。按阳气虚弱、湿盛于内论治，以附子汤合缩泉丸加泽兰、刘寄奴、益母草治之，调治数月，带止经调而受孕。盖附子汤之温化，缩泉丸之温涩，泽兰、刘寄奴、益母草之活血化瘀，兼能祛湿，面面俱到，故药到病除。

瘀血的病变，多是顽固之疾，治之要根据正气的强弱，采取徐图缓攻之法，或温化，或凉散，或行血，或软坚，或滋润，或攻补兼施，或先补后攻，务必时时顾护正气，才能收到瘀消正复的效果。在治瘀的过程中，除了忌用峻破猛攻之外，还要注意适当的营养，所谓"毒药攻邪，五谷为养，五果为助，五畜为益，五菜为充，气味合而服之，以补益精气"（《素问·脏气法时论》）。治病与调养，在活血化瘀的过程中，更要特别注意，以防止瘀血消而正气损伤的不良后果。

第二十九节　谈瘀血的治疗

瘀血，是体内一部分血液潴留停滞于一定处所的病证。根据瘀积部位的不同，凡流溢在经脉之外，积存于各个脏器及组织间隙的坏死血液，称之为"恶血"或"败血"；因血液的运行受阻，瘀涩在经脉管内或器官内的称之为"蓄血"，如太阳病热邪与血搏结于胱膀，少腹急结、硬满的抵当汤证。

瘀，既是致病的因素，又是病理变化的产物。在临床上有因瘀致病和因病致瘀之分，前者叫做血瘀，如产后气滞血凝、经脉受阻、恶露不下的血晕证；后者称之为瘀血，如跌仆损伤、月经闭止等而致之血液离开经脉或在经脉中停滞。但两者均属血行失其常度，治疗均以活血、行血、化瘀为着眼。

七情过极、外感六淫、跌仆损伤及出血处理不当等，都可以导致血液运行的失常。有的停阻于经脉之中，有的离经叛道而溢，停积于经隧之间而为瘀。其中尤以气滞、寒凝、湿困、热郁及跌仆、虫兽所伤等为瘀血形成的主要因素。因为气血相互为用，气行则血行，气滞则血瘀；寒为阴邪，其性收引，能凝滞血液；湿邪重浊黏腻，最易阻遏气机，气机不畅，则血行失常，甚则壅结；血得热则妄行，或津伤液耗而血结。所以血液不论是停滞在脉管之内或脉道之外，均足以造成脏腑功能的失常、气血的不和而引起种种病变。正如《素问·调经论》所说："血气不和，百病乃变化而生。"因此，对瘀血的为患，必须加以重视。

治血之法，综合前人的经验，主要是治血先治气。《医宗金鉴》说："见血休治血，必先调其气。"《证治汇补》提到："活血必先顺气，气降而血自下行；温血必先温气，气暖而血自运动；养血必先养气，气旺而血自滋生。"血与气，有十分密切的关系。气行则血行，气滞则血凝。所以治疗气弱血虚，可用益气生血之法，如投以当归补血汤；治疗气虚血凝，可用补气消瘀之方，如《医林改错》的补阳还五汤，便是治疗气虚而有瘀积的瘫痪患者最常用而有切实疗效的方剂。

根据治血的大法，对瘀血的治疗，概括而言之，不外乎疏、温、活、行而已。如气滞血凝的月经疼痛，可用逍遥散加素馨花、泽兰、苏木、香附之类，以收疏肝解郁、活血化瘀、调经止痛之效；寒凝引起的月经闭止不行，可用《金匮要略》中的温经汤，以温经散寒、补虚化瘀；产后恶漏不下，少腹、小腹硬痛，按之不减者，可用又生又化活血祛瘀之法，如生化汤加益母草、川续断、炒山楂、延胡索等之类，则既能生血，又能化瘀；瘀血久积，癥瘕包块已成，当用行血破血之品，如桂枝茯苓丸、下瘀血汤、少腹逐瘀汤之类。由于瘀积所在的部位不同，因而在治疗上除针对病情选方用药之外，还应根据其瘀积的不同的部位，采取灵活的治法。如瘀在上焦，药宜温通，方如通窍活血汤；瘀在中焦，又宜芳化，药应冲和，以顾护脾胃之气，方如血府逐瘀汤加素馨花、佛手花之类；瘀在下焦，药宜温通，方如少腹逐瘀汤；瘀在肌肤经络，疼痛青紫，除以桃红四物汤、失笑散之类做内治之外，还应酌情以马鞭草、土牛膝、穿破石、苏木之类煎水外洗，以促进其活血化瘀的功能。

活血化瘀之剂，用之得当，可祛瘀而生新血；如猛攻太过，戕伐生机，则正衰而瘀不化，反而贻害非浅。所以在选方用药之时，最好选用既能活血，又能补血之品，如参三七、鸡血藤、益母草等；气为血之帅，气行则血行，化瘀药宜酌用血中之气药，如延胡索、香附等。血液为人体重要的物质，纵宜攻法，亦宜选用攻瘀而不伤正之品，如虫药的蛭、虻、穿山甲，泽兰、苏木等之类，从而达到瘀去正复、早日恢复健康的目的。

第三十节　痛经证治

痛经，又称经行疼痛，是指妇女在行经前后，或在经行第一二日，少腹、小腹疼痛剧烈，难以忍受，并伴随月经周期有规律地发作，以致影响正常的学习、工作或生活的一种病证。

痛经是妇女常见的疾病，从临床所见，本病虽有寒、热、虚、实，或寒热混杂，虚实相兼等之分。但总的来说，不外乎冲脉、任脉气血不畅，经血郁滞胞宫所致。盖实则瘀积，阻遏经脉；热则耗伤津血，郁结不利；寒则收引，凝涩血脉；虚则推动运行乏力，必多夹滞。故其终归形成"不通则痛"的病变。

痛经的病变，既以痛为主症，因而其治疗方法当以通为首要，盖"通则不痛"也。但证多寒热相兼，虚实夹杂，因而通行之剂，便有温补并用、补消并用、清补并用、在补养之中有通行、祛瘀之中有扶正等之不同。同时，痛经多与月经不调、带下病并见。在治疗过程中，必须注意兼症之轻重缓急，有时治疗痛经以调月经愆期，有时调经以治痛。如经行错后、经色紫暗夹块、经将行小腹疼痛剧烈、唇面发青、汗出肢冷、脉弦紧者，此属寒凝血瘀之变，当用温经散寒、补虚化瘀之法，以《金匮要略》之温经汤或《医林改错》之少腹逐瘀汤温化通行。此即治病以调经。经行错后、量少色淡，经净后小腹绵绵而病，脉虚细者，此属经后血海空虚、筋脉失养之变，宜用五脏互养补益之法，以人参养荣汤治之。此即调经以治病。又如寒湿引起的痛经，常常是经、带并病，宜通过治带以治痛。在临床中，凡是患者体质肥胖，平时带下量多、色白质稀，以致瘀湿郁滞胞宫，经行不畅而小腹胀痛者，常用温肾健脾、养血舒肝之法，以附子汤合当归芍药散治之，并酌加甘松、荆芥、柴胡等疏解之品。通过温化寒湿以止带，经脉通利，则经行疼痛自止。

防病重于治疗。痛经之治疗，应在疼痛未发之前，根据患者禀赋的厚薄、体质的强弱，以及证情之寒热虚实，加以调养治疗，则病可除。如正值经行疼痛之时，治之可缓解于一时，非治本之法。同时，病多夹滞夹瘀，在辨证论治的基础上，属于瘀血而导致的疼痛，固然要用当归尾、川芎、桃仁、红花、泽兰等活血行血之品，即使其他的证型，虽然疼痛轻微，亦宜酌加芳香疏解之剂，如合欢花、素馨花、玫瑰花、玉兰花等之类，宣导调气，疗效较佳。

曾治谭某，女，30岁，工人，已婚，1981年3月22日初诊。

13岁月经初期，一向错后10~15日，色量一般，持续3~5日干净。经前数日腰胀，经行第一日小腹疼病剧烈，不能工作和学习。治疗多年，效果不满意。脉沉细涩，苔薄黄，体形瘦小，余无特殊。某区医院妇科检查：子宫后位细长、稍小，宫颈光滑，宫口极小，有白色分泌物少许。印象：宫颈口狭窄症。

中医辨证为肝肾两虚，胞脉郁滞引起的痛经和月经不调。治宜温养肝肾，行气化瘀。

处方　当归9g　白芍9g　川芎5g　炙黄芪15g　菟丝子15g　枳壳9g　荆芥5g　羌活5g　艾叶5g　肉苁蓉15g　泽兰9g

水煎服，每日1剂。连服9剂，经水来潮，量较上月少。本次月经周期已准，经前及经期腰与小腹均无疼痛。脉细微，舌苔如常，拟补肾壮腰、益气养血之法治之。后处两方交替服用1个月。半年后随访，经行正常，经前经期均无不适。

第三十一节　痛经治疗重在理气活血

妇女经期疼痛，常见的有少腹、小腹胀痛，腰骶胀坠疼痛，乳房胀痛，经行头痛等之分。其中以少腹、小腹胀痛为多。经者血也，治经必治血；痛者滞也，治痛必调气活血，才能收到预期的效果。兹略陈如下。

经行腹痛：本病是妇女最常见痛证，其中以青少年和已婚的育龄妇女为多见，前者是情窦初开，正处在肾气未全，发育未充，或欲而不遂的阶段。如有外感六淫或七情内伤，当月经将行之时，相火内动，冲激血脉，以致月经欲行不能行，或行而不畅，则疼痛乃作；后者则婚配生育，或冲任亏损，或瘀血内停，经行不畅而疼痛。其治疗之法，当分寒热虚实而采取或温或清或补或攻之法以治之。如经将行胸胁、乳房、少腹、小腹胀痛，经行则舒者，此属肝气郁滞，血行不畅，常用黑逍遥散加芳香花类（如素馨花、合欢花、玉兰花之类）以养血疏肝、调气止痛；如气滞而导致血瘀，经将行及经行第一天少腹、小腹痛甚于胀，经色紫暗而夹有紫块者，以桃红四物汤加益母草、莪术、延胡索治之；偏于寒凝血瘀，剧时唇面发青，汗出肢冷者，常用《金匮要略》温经汤以温经散寒、补虚化瘀；偏于气血不足而经后小腹绵绵而痛者，以人参养荣汤治之。本方为五脏互养补益之方，是气血俱虚之良剂，但有痛必有滞，常加入莪术、益母草以导滞止痛。

腰骶坠痛：腰骶为肾之外府，为督脉之所属，平时腰骶胀坠疼痛，经行时腰痛如折者，此属肝肾亏损，多由于早婚多产或经产褥中摄生不慎所致。偏于阴虚者，用一贯煎加益母草、鸡血藤、淮牛膝治之；偏于阳虚者，则以《伤寒论》附子汤加葫芦巴、蛇床子治之。阴虚以滋养肝肾而舒筋导滞，阳虚则以补肾扶阳而温煦血脉。

乳房胀痛：乳头属肝，乳房为阳明之所属，凡是经将行乳房胀痛，多是肝气郁结，胃府郁热内伏，以致经脉不利所致。治之疏肝理气、和胃通络、解郁清热之品，方用丹栀逍遥散加夏枯草以清肝泻火；如乳头又痒又痛难忍者，此为肝火炽盛，宜用龙胆泻肝汤加败酱草、白蒺藜治之，以泻火清热。如平时乳房硬痛，按之有块者，此属乳癖之患。当分之偏于瘀或偏于痰。如偏于瘀者，触之则痛剧，宜用逍遥散加凌霄花、刘寄奴、王不留行、丹参、橘核之类以疏肝理气、清热化瘀；偏于痰者，块痛不明显，可用消瘰丸加猫爪草、海浮石、胆南星之类以清热化痰、散结消块。如情志抑郁，胸闷，胁痛，乳房硬痛，又宜行气解郁，可用越鞠丸出入治之；如痰郁重，可加制南星、制半夏之类；血郁重者，则宜加桃仁、红花、丹参、鸡血藤之类以活血化瘀。

经行头痛：头为精明之府，是诸阳之会，凡是经行前后头痛，多与月经有关。盖经将行则相火内煽，冲任失调；经中及经后则血海空虚，均足以导致营卫不和，因而易为六淫之邪所患，如在经中前头、太阳穴痛、鼻塞、咳嗽者，寒则宜荆防败毒散，热则用小柴胡汤，均宜加入当归、川芎，以收养血疏解之功；经后轻微头胀头痛，多属肝肾亏损，水不涵木，当用滋肾柔肝、息风止痛之法，杞菊地黄丸（汤）加白蒺藜、桑叶治之。如平素阴血不足，肝阳偏亢，经常头晕而目眩、耳鸣，当经行之时而加剧者，当审其轻重缓急，或扶正以治本，或急则治其标，或标本同治，当随其病情变化而灵活治之。

以上的探讨，可见痛经的出现，虽然各有不同的类型，因而在治疗的方药中，尽管各有其特殊性，但均不离于疏气，不离于活血，所以说理气活血是治疗痛经的主要法则，只要灵活加减得法，疗效是可期的。

第三十二节　经病要治血

经者血也。血液是月经的主成分，月经的病变，可以说即是血液的病变，所以治月经病，必定要先治血。根据其寒热虚实的不同病机，有针对性地采取或清火，或温经，或消瘀，或补养的不同方法。如月经超前、量多、色红、脉数、舌红苔黄者，是外感热邪或过食燥热之品，以致血热炽盛而引起的病变，治之当用清热凉血之法，方用如芩连四物汤之类。但当归、川芎辛温走窜，容易动火破血，在出血量多的情况下，用之不大相宜，在临床中多改用味苦而性微甘温之鸡血藤和苦而微寒之丹参代之，既能凉血止血，又能防止离经之血留瘀为患；血热由肝郁化火而起者，当用疏肝清热之法，可宗丹栀逍遥散加减治之。血得温则行，过热则妄，遇寒遇冷则凝滞。苦寒之品，虽然能凉血止血，但又能凝滞血液，化燥伤阴，留瘀为患。所以对苦寒如黄芩、黄连、栀子之类，必须慎用或不用，或者改用甘平或甘凉之品如白茅根、藕节、荷叶之类，既能凉血，又能化瘀。经行错后、量少色淡，腰腹冷感，腿膝酸软，脉虚细而舌淡者，此属阳虚宫寒、气血两虚之变，当用大补气血、温肾暖宫之法治之，常用人参养荣汤加龙眼肉、巴戟天、制附子之类。本方为五脏互养补益之方，再加附子、龙眼肉、巴戟天之温养通行，则血海充溢，经行如期。由于七情过极、肝气郁结、血行不畅而导致经将行少腹、小腹、胸胁、乳房胀痛者，治之当用行气导滞为法，方用逍遥散、越鞠丸之类；少腹、小腹胀过于痛偏于气滞者，当酌加芳香行气之品，如素馨花、佛手花、甘松之类；少腹、小腹痛过于胀，经血紫暗有块者，此偏于血瘀，当用活血化瘀之法，以逍遥散加苏木、泽兰、延胡索、益母草治之。益母草辛苦微寒，能活血化瘀而不伤正；泽兰甘苦泻热和血，"补而不滞，行而不峻，为女科要药"。如虚瘀夹杂之经行疼痛，又当用温经散寒、补虚化瘀之温经汤治之。崩漏出血量多，或量少淋漓日久不净者，当辨别其寒热虚实、症情的轻重缓急，或急则治其标，或缓则治其本；从而达到血止漏净的目的。从临床所见，崩漏是以血热、血瘀、气虚、虚瘀夹杂引起的为多。如出血量多、色淡质稀，脉虚缓者，此属气虚不摄血；量多如山崩，症势危发，当取独参汤单味直入，以益气固脱；出血量多、色红而夹紫块，脉数，苔黄舌红者，此属冲任伏火内动血热之变，治之当用清热止崩之法，可用《妇人良方》之四生丸（汤）加丹皮、丹参、藕节、旱莲草、大小蓟之类出入；阴道出血量或多或少而夹紫块，小腹胀痛剧烈，块出则痛减者，此属血瘀之患，常见于西医子宫肌瘤或子宫内膜异位症，治之当有缓急之分，出血时以《傅青主女科》中之逐瘀止血汤为主方，酌加三七末、炒山楂、仙鹤草之类，取其既能止血，又能化瘀，从而达到"化瘀之中有止血"的目的。

从以上的举例说明，可见经病一定要治血。但由于妇女"有余于气，不足于血"的生理特点，在治血时的选方用药，必须着眼于冲任二脉，注重肝肾的调节，促进精血的蒸化生发，才能实现。

第三十三节　功能性子宫出血证治

功能性子宫出血，属于崩漏病的范畴。其致病的因素，虽然有血热、气虚、血瘀、肝郁化火、脾肾两虚、肝肾亏损、冲任不足等多方面，但总的来说，终归不外乎肾失封藏、冲任二脉不固而已。崩漏的治疗，方约之曾有"初用止血，以塞其流；中用清热凉血，以澄其源；末用补血，以复其旧"的初、中、末治崩三法，早为医家公认的宝贵经验。但是必须明确塞流、澄源、复旧是有机的联系，在塞流之中有澄源，澄源是为了更好地塞流；复旧离不了澄源，澄源也正是为了复旧。简而言之，澄源即是审证求因，离开了审证求因，不论塞流或复旧，效果都不大。同时在辨证论治的基础上，要适当考虑少、壮、老的不同生理特点，以便决定治疗的重点。一般来说，在青少年时期，肾气初盛，发育未全，其阴道出血的病变，多与肾的封藏不固有关，故治之宜侧重以肾为主，但情窦初开，肝气易动，宜兼以柔养肝气之法。中壮年时期，工作学习，婚配生育，公私事务繁忙，最易耗血伤阴，阴亏则阳易亢，导致肝气疏泄太过，故治之宜侧重于肝，以柔养血海而滋和肝气，但肝肾同源，房室孕产又与肾直接相关，故在治肝之中，仍然要兼以治肾。"七七"之年时期，肾气衰退，精血日亏，此时期阴道出血的病变，多系肾的功能失常、阴阳不和，故治之当"贵在补脾胃以资血之源，养肾气以安血之室"，宜侧重治脾，兼以调养肾气，从后天养先天，先后天并治。在用药上，以冲和为贵，慎用刚燥之品。盖妇女虽然以肝肾为先天，以血为本，但由于有月经、妊娠、分娩、哺乳等生理过程，常处于"有余于气，不足于血"的状态。"气有余便是火"，故治之当用平和调养之剂为佳，如过用刚燥之品，则容易动火，耗血伤阴。凡属血热引起的出血，常用甘凉之品，如鲜茅根、鲜荷叶、鲜旱莲草、益母草、生地、麦冬、甘草之类。气虚不能摄血，属脾气虚弱则用人参养荣汤或归脾汤；肾气虚弱，辨别其偏于阴虚或阳虚，选用左归丸（饮）或右归丸（汤）之类。旧瘀不去，新血不得归经的出血病变，本着"通因通用"的原则，采取化瘀之中有止血，止血之中有化瘀，以能止血、能化瘀之品为佳，如鸡血藤、益母草、参三七之类，以达到祛瘀不伤正、止血不滞瘀的目的。真阴日亏之老妇出血，则宜益气养阴，常用补中益气汤配胶艾汤加桑螵蛸、鹿角霜之类。此外，对于炭药（包括收敛药）的应用，以少用或不用为佳。盖炭药或其他收敛药，用之不当，往往有留瘀之患。如病情需要，非用炭药收敛不可，也要根据病情的寒热虚实，使用不同性质的炭药。如血热的当用凉血炭（如栀子炭、黄芩炭、槐花炭）；血瘀宜用化瘀炭（如红花炭、蒲黄炭、赤芍炭）。要是不辨病情的寒热虚实，盲目相信"黑药通肾，血见黑即止"的说法，妄用炭药，不但疗效不高，而且后患无穷。对于疗效巩固的问题，历来有主张补肾和补脾之分，两者都有理论和实践经验为依据。笔者主张以肾为主，脾肾并重。因为脾主运化而升清，是气血生化之源，有统摄血液的作用；肾是主蛰封藏之本，是藏真阴而寓元阳之脏，是气血之始，为月经的来源。肾主蛰封藏的功能，直接影响到胞宫"藏"和"泻"的作用，而肾气的盛衰盈亏，更是决定生长衰老的全过程。所以对复旧巩固疗效，要脾肾并重，以肾为主。既养先天的阴阳，又补后天的气血，阴阳调和，精血充沛，封藏牢固，自无漏脱之患。

第三十四节　治带不忘瘀

　　带下病的治法，根据寒、热、虚、实的不同，一般有温化、清热、燥湿、祛痰、补虚、泻实等不同。在这些治法中，笔者素来是推崇《傅青主女科》"夫带下俱是湿证"之说，又以祛湿为先，在选方用药均着眼于湿邪的温化或清化，确实收到一定的效果。但近年来临床实践表明仅从湿着眼还不够完善。盖湿为阴邪，其性重浊黏腻，最易阻遏气机，导致冲、任脉功能的失常，血行不畅而形成湿瘀混杂为患的带下病变。所以在辨证论治的基础上，除了以湿为先之外，又要注意治湿治带不忘瘀。如脾虚带下、色白、质如米泔，纳呆，便溏，治之当以健脾升阳除湿为主，常用完带汤加鸡血藤或当归芍药散。前者虽有"寓补于散之中，寄消于升之内"的功效，但血分之药缺如，故加辛甘温之鸡血藤，以收补血行血之功。当归芍药散本是治疗"诸疾痛"的名方，有健脾除湿、调理气血的作用，凡是湿瘀为患而导致经带并病者用之相宜；肝郁化火，带下色黄臭秽而阴道灼热痒痛者，常用龙胆泻肝汤以平肝泻火、清热利湿，并加丹参、牡丹皮、大蓟、小蓟之类，以加强归、地理血化瘀之力；肾阳虚带下、色白量多、质稀如水，治之当用温肾健脾之法，常用附子汤配缩泉丸加桑螵蛸、补骨脂、鹿角霜之类。但经源于肾，阳虚带下，多伴有经行错后，甚或经闭不行，此是阳虚不振，寒湿壅滞胞宫，冲任脉不利，治之除了温肾扶阳以散寒湿之外，宜酌加当归、川芎、月季花、泽兰之类，以收到治带治湿之中有活血化瘀之功；湿毒引起的带下、色黄臭秽，其则如豆腐渣或带有脓血，阴道灼热痒痛，常用五味消毒饮配二妙散加土茯苓、槟榔以清热利湿、解毒杀虫之外，并配加凌霄花、白茅根、丹参、牡丹皮、马鞭草、土牛膝之类以活血化瘀、凉血解毒，其效较为显著。

　　总之，带下不离湿，而湿邪重浊黏腻，能导致经脉不利而为瘀，瘀则凝结壅滞下焦，导致津液不能上布施化，反而下陷而为湿。所以对带下病的治疗，除了以温肾健脾为宗、以祛湿为先之外，还要注意治带不忘瘀，灵活选方用药，才能收到预期的效果。

第三十五节　子宫颈糜烂

　　子宫颈糜烂是现代医学的病名，可归属于阴疮、阴中生疮溃烂类型。在正常的情况下，子宫的表面是光滑的，颈管分泌出无色透明的少量液体，但这些液体对于防御病邪从阴道侵入人体内有一定的作用。如果宫颈损伤，感染湿热之毒，则分泌物增多，宫颈较长时间浸渍在温热分泌物之中，湿热交蒸，逐渐溃烂而臭秽。

　　本病的发生，其原因虽然相当复杂，但总的来说，多由于忧思悲怒，七情郁火，损伤肝脾，以致肝失疏泄，脾失健运，郁久生湿化热，湿热下至胞宫；或房事纵欲，损伤冲任；或经产之时，感染邪毒，以致气血凝滞、郁火内灼，热甚而肉腐糜烂。

　　本病的临床症状，根据糜烂程度的不同，一般分轻、中、重三度。在轻度时，症状不明显，往往为患者忽略。就诊时，多是中度或重度。笔者对本病的治疗，多从湿、热、毒、瘀着眼。如带下量多、色白黄相兼、质稠秽如脓样，甚或夹有血丝，腰脊酸胀，阴道胀痛或辣痛，性交后疼痛加剧，脉象弦细，舌苔薄黄而舌质边尖有瘀点者，此是湿瘀之邪胶结于下焦，浸渍胞宫而发生的病变，治宜活血化瘀、解毒除湿之法，常用当归芍药散（当归12g，赤芍9g，川芎9g，土茯苓20g，白术9g，泽泻9g）加鸡血藤20g、金银花藤20g、丹参20g、马鞭草15g、鱼腥草10g、败酱草20g，以加强去秽解毒之功；夹血丝者，则加海螵蛸12g、茜草根10g、仙鹤草10g、大小蓟各

10g、旱莲草20g，以化瘀止血。凡是诊为中度者，连服20剂左右见效；重度者，连服40剂以上，始能收功。在这里还要提出，如果糜烂久治不愈，在辨证论治的基础上，加入白芷和黄芪，可收到很好的疗效。盖白芷气味辛温芳香，能除秽排脓、消肿止痛；黄芪甘而微温，为扶正平稳之品，能益气祛邪、托毒外出而生肌。加用此两药，则解毒消腐、祛瘀生新之力加强，故常常收效甚佳。

俗话说三分治病，七分调养。在治疗期间，精神要愉快，不宜过于劳累，不要过性生活；在饮食上，不食香燥辛辣和过于冰冷的食品，治疗与调养很好地配合，则疗效可期。

第三十六节　漫谈盆腔炎的治疗

盆腔炎是妇女盆腔器官的炎症疾病。祖国医学无盆腔炎之名，但根据临床常见的症状表现，多属于湿瘀互结的带下和血瘀痛经的范畴。

盆腔炎的发生，往往由于在经行、分娩（足月顺产或堕胎小产）之时，不能注意卫生，或在经行未净而过性生活，或盆腔手术时，由于无菌操作不严格，感染邪毒，使细菌乘机侵入内生殖器官（包括子宫、卵巢、输卵管）及其周围的结缔组织，使其发生炎症。在临床上常见的有实证、虚证、虚实夹杂证三大类。急性的多实；慢性的多虚，一般是由于急性治疗不及时发展而来；虚实夹杂证多是急性炎症的后期，或慢性炎症急性发作转化而成，其症状是寒热虚实互见，是疗效较慢的类型。

急性盆腔炎的临床症状有高热恶寒，带下量多、色泽白黄相兼而质稠秽，甚或呈脓样而夹血丝，少腹、小腹硬痛，按之痛剧，口苦咽干，大便秘结或溏薄，小便短黄，舌苔黄腻，舌质色红，脉象弦数或滑数等脉证。这是由于湿热之邪毒，乘虚侵袭下焦，内蕴胞宫，损伤冲、任二脉，以致胞脉不利，湿热邪毒与血凝结于下焦而发生的病变，治之当按湿热带下、湿瘀互结论治，以清热泻火、化湿祛瘀为法，常用四妙散配金铃子散加连翘、龙胆草、山栀子、金银花藤、马鞭草、车前草、土茯苓、凌霄花、败酱草、百鸟不落治之。四妙散是清热燥湿之方，金铃子散是疏肝泻热、行气止痛之良剂，加龙胆草、山栀子、车前草、土茯苓、败酱草不仅能加强其清热燥湿之功，而且能疏解邪毒之患，加性平微苦之马鞭草，性味苦辛微温之百鸟不落，辛而微寒之凌霄花，苦而微寒之连翘和甘寒之金银花藤，则能解毒通脉，化瘀散结，促进炎症的消失。全方有清热利湿、解毒通络、化瘀消块、凉血止痛之功。凡是炎症急性发作，辨之属实属热，湿热之邪与血液胶结者，用之相宜。如大便秘结难解者，加大黄、瓜蒌仁、桃仁苦寒下夺，化瘀通便；小便短急而涩痛者，加泽泻、石韦、磨盘根以利水通淋；带下如脓样而夹血丝臭秽者，加鱼腥草、白槿花、过塘藕、茜草根以除秽止带、化瘀止血。

慢性盆腔炎多是由于急性盆腔炎治疗不及时，或用药不当而转化的病变。由于病久正虚，抵抗力弱，邪毒与血凝结而成，水湿不化，湿瘀胶结于下焦，胞脉不利，故少腹、小腹绵绵而痛、胀坠、喜暖喜按、经将行及经后较甚，带下量多、色泽白黄相兼，月经不调，腰酸腿软，全身乏力等，此是本虚标实之证，治之既要扶助正气，又要活血化瘀，宜用《金匮要略》当归芍药散加北黄芪、土茯苓、鸡血藤、泽兰、莪术、香附治之。盖当归芍药散本是为"妇人怀妊，腹中疗痛"和"妇人腹中诸疾痛"而设，有调和肝脾、养血健运的作用，加用鸡血藤、泽兰、莪术，以增强补血活血、行滞化痰之力；用土茯苓配泽泻，则不仅能解毒，更能加强利湿之功；北黄芪甘温，能扶助正气而抗邪毒，且能通利血脉；气行则血行，故加香附以行气止痛。全方祛瘀不伤正，扶正不滞邪，每能收功。如急性发作，则发热口渴，乳房胀痛，胸胁苦满，少腹、小腹胀痛剧烈，腰痛如折者，此是正气本虚，复感外邪，"痼疾"加"卒病"，新旧病交织。治之当衡量其标本缓急轻重，本着"急则治其标，缓则治其本"的原则，在急性发作期宜用疏肝理气、活血化瘀之法，以丹栀逍遥散合金铃子散加蒲公英、败酱草、紫花地丁、凌霄花、没药、莪术、橘核之类治之，待症情稍见缓解，然后从本论治，或温补，或辛开，当随症的虚瘀偏重而定。

急性盆腔炎是属实属热，是湿、热、瘀交结为患的病变。治之既要清热化湿，又要活血化瘀，但清热之品，性多苦寒，用之不当，能导致血脉的凝结，所以喜用金银花藤、马鞭草、百鸟不落、凌霄花之类，取其既能凉开清热，又能防止清热之品凝滞血液之弊；利湿最易伤阴，伐伤正气，故取土茯苓、车前草之甘淡微寒，能祛湿毒而不伤阴。慢性盆腔炎多是虚瘀夹杂的疾病，治之首先要辨别其虚与瘀孰轻孰重，然后选方用药。一般来说，慢性盆腔炎属虚的为多，其治疗原则当以温开为主，如偏于血虚而凝滞，则用补血活血、行气化瘀之法，以当归芍药散加益母草、延胡索、莪术、香附之类；偏于寒凝结块者，当用桂枝茯苓丸或少腹逐瘀汤为主方，以温经散寒、行气化瘀、通脉消块，但两方活血化瘀之力有余，软坚消块之力不足，常加用穿山甲、生牡蛎、生鳖甲、皂角刺、穿破石、急性子之类，以增强其软坚通络之功。

总之，急性盆腔炎是邪盛而正不虚，治之得法，其效迅速。慢性盆腔炎则是正虚邪实，攻之不当则伤正，补之失宜则滞邪，治之较难。所以必须徐图论治，温而不燥，凉而不凝，使瘀去而正不伤，气血调和，才可收功。

附 病例（2例）

病例1 梁某，女，25岁。1988年6月10日初诊。

初诊 3个月之前，因不慎经行未净而行房之后。即开始腰酸腰痛，少腹、小腹胀痛，带下量多、色泽白黄、质稠而臭秽，经行超前、量多、色红，夹紫块，经将行乳房胀痛，腰及少腹、小腹疼加剧、按之不减，口苦咽干，小便色黄，脉象弦数，舌苔薄黄，舌质尖红。症属湿热郁遏下焦，与血交结而为患，拟用清热化湿、活血化瘀之法为治。

处方 生薏苡仁20g 冬瓜仁20g 苍术10g 连翘10g 金银花藤20g 马鞭草15g 车前草10g 土茯苓20g 鸡血藤20g 丹参15g 当归10g 橘核10g

清水煎服6剂，每日1剂，均复煎1次。

二诊（1988年6月18日） 药已，小便不黄，口不苦，带下量较少、色泽不黄，但质尚臭秽，脉象弦细不数，舌苔薄白，舌质一般。仍守上方，再服6剂，以清余邪。

三诊（1988年6月25日） 带下正常，脉象细缓，舌苔如平，拟扶正以善后。

处方 北黄芪20g 党参10g 茯苓10g 白术10g 淮山药15g 益母草10g 丹参10g 当归身10g 甘草5g

清水煎服3~6剂，每日1剂，均复煎1次。

病例2 王某，女，46岁。1976年8月7日初诊。

初诊 1963年输卵管结扎，旋即经行紊乱，每月2~3行，经将行心烦，胸闷，夜寐欠佳，不能食，乳房胀痛，触之加剧，腰脊胀坠，少腹、小腹刺痛、按之不减，经行量或多或少、色泽暗红、夹紫块、持续1周左右干净。平时带下量多、色泽白黄而质稀，阴道辣热胀痛，腰脊酸胀，大便溏薄，小便次数多，脉沉细迟，舌苔薄白，舌质淡。经西医妇科检查，提示为"子宫内膜增殖症"。根据脉症及西医的妇检结果，乃是正气本虚，湿瘀胶结下焦，壅滞胞宫，阻遏经脉，以致任脉不能主诸阴，冲脉不能主血海，带脉的维系约束功能失常，故经行紊乱，带下量多。症属虚瘀而偏于寒凝、湿腻为患。以扶正养血，温开化瘀为治。

处方 制附子10g（先煎） 茯苓12g 白术10g 白芍10g 党参12g 鸡血藤15g 黄芪15g 苏木10g 泽兰10g 骨碎补15g 红枣10g

每日清水煎1剂，连服6剂。

二诊（1976年8月14日） 上方连服6剂之后，腰脊胀痛减轻，但阴道辣热依然。仍守上方，加甘寒之金银花藤20g，以清解阴道之辣热。

清水煎服，每日1剂，连服3~6剂。

三诊（1976年8月21日） 上方共服6剂，诸症大减，带下较少，大便、小便正常。但时感口干，脉细缓，舌苔薄白黄，舌质如平。恐阳药过用，守上方去附子之辛热，甘温之黄芪加至30g，增强益气通脉之力。

每日清水煎服1剂，连服6剂。

四诊（1976年8月28日） 昨日月经来潮，经前乳房及腰腹疼痛大减，经色仍暗红有块。拟养血化瘀之法。

处方 鸡血藤20g 丹参15g 当归10g 川芎10g 赤白芍各10g 益母草20g 炒山楂10g 海螵蛸10g 大小蓟10g

清水煎服，每日1剂，连服3剂。

五诊（1976年9月8日） 本次经行5日干净、量较上月少，现精神不振，脉象虚细，舌苔薄白，舌质淡。拟益气养血、扶正为主，佐以化瘀，以清余邪。

处方 北黄芪20g 当归10g 白芍10g 川芎10g 鸡血藤15g 丹参15g 益母草10g 川杜仲15g 川续断10g

每日清水煎服1剂，连服6剂。

自此之后，以异功散加刘寄奴、茺蔚子、泽兰调理而收全功。

第三十七节 妊娠病要养血

妊娠时的疾病是错综复杂的，但其治疗总的原则要求，不外乎治病安胎。只治母病不顾胎元，则将有堕漏之虞；只安胎不治母病，则胎元之本不固。两者是相互影响的。母血是胚胎的营养物质，孕妇之情操舒爽或悲怒，气血的充盈或亏损，时时影响胎元的发育；而胎气的壅滞，又可以影响孕妇五脏功能的不和、气血的失调。所以在辨证论治的基础上，既要养血以治病，又要顺气以安胎，才能达到治疗目的。例如，妊娠呕吐、妊娠腹痛、胎漏下血等，在症状的表现上虽然有所不同，但妊娠呕吐之用桂枝汤，旨在通过调和营卫，使脾胃调和、气血平和而已；妊娠腹痛之用当归芍药散或加味逍遥散，虽然有一偏于肝虚血滞、脾虚湿阻，一偏于七情过极、肝郁气滞的不同，但其着眼点均不离于血，不过一则重在使肝脾调和、养血理气、健脾利湿而止痛；一则通过疏肝养血、理气行滞以止痛。胎漏下血的治疗，血虚的用胶艾汤以调补冲任、养血安胎；气血两虚，治重肝脾的调养，常用泰山磐石散或八珍汤加味以益气养血、顺气以安胎。肾虚胎漏用《医学衷中参西录》的寿胎丸补肾养血以安胎，已为医家所公认的良方。总之，安胎之剂所以喜用菟丝子、桑寄生、川杜仲、川续断和北黄芪、党参、白术、当归身、熟地黄等双补气血和补肾壮腰之品，是因为肾不仅是主蛰封藏之本，而且又是气血之始、阴阳之根，肾充则胎固；脾统血而主升，肝藏血而主生发，脾土气旺，肝血充足，则胎气生长不息，足月顺产。

第三十八节 妊娠呕吐的简易治疗

妊娠呕吐，是孕妇常见的疾病。在临床所常见的有胃气虚弱、肝火旺盛、痰湿凝滞3种类型。

这些类型治疗的选方用药，是相当复杂的。这里介绍一些简易而有效的治疗方法。

1. 胃气虚弱型

主要脉证：孕后 2~3 个月，脘腹胀闷，恶心呕吐，食入即吐，精神委靡，四肢无力，舌苔薄白，舌质淡，脉象缓弱无力等。

治疗原则：健脾和胃，调气降逆。

简易方药：灶心土 20g，炒黄糯米 20g，广陈皮 6g，生姜 6g。水煎服，每日 1 剂。

2. 肝火旺盛型

主要脉证：妊娠呕吐苦水或酸水，脘腹胀闷而胁痛，嗳气叹息，心烦易躁，头晕头痛，面色苍黯，小便短黄，大便干结，舌苔薄黄，舌质边尖红，脉象弦滑而数。

治疗原则：清肝和胃，降逆止呕。

简易方药：古羊藤 20g，竹茹 6g，鲜枇杷叶 15g，鲜紫苏叶 10g。水煎服，每日 1 剂。

3. 痰湿凝滞型

主要脉证：妊娠初期，呕吐痰涎、色白质稀，胸腹痞满，心悸气短，头晕目眩，四肢倦怠，口中淡腻，舌苔白而腻，舌质淡嫩而胖，脉象缓滑。

治疗原则：健脾除湿，化痰降逆。

简易方药：鲜紫苏叶 15g，灶心土 20g，广陈皮 10g，生姜 10g。水煎服，每日 1 剂。

以上是简便的治疗方法，可以就地取材，方便患者自我疗法。但病情始终是错综复杂，如果疗效不理想，应及时到医院治疗，以免延误病情。对本病的治疗，除了药要对症之外，服药的方法是否恰当，与疗效的关系也很大。

笔者的体会是：以次数多而量少为佳。在服药之前，先用生姜片含服 3~5min，然后才能服药，则胃能受药而发挥作用。同时，还要保持精神舒爽，心情开朗，饮食调节合理，才能达到比较好的效果。

第三十九节　习惯性流产的防治

连续流产三次或三次以上者，古称数堕胎，现代医学称之为习惯性流产。引起流产的原因很多，有体质因素，有后天的人为因素。总的归纳起来，一般有脾肾气虚、血热动火、跌仆损伤等的不同。从临床所见，以虚证为多，脾肾气虚最常见。

对本病的防治，除了同样要辨证论治之外，还要分两个步骤来进行：一则未孕先治，补肾固元；一则既孕防病，已病早治。

所谓未孕先治，补肾固元，即是在未受孕之前，着重于肾气的调养以固本。盖肾藏精，主生殖，胞络系于肾，肾气以载胎。其所以屡孕而屡堕，总的机制，不外乎冲任不固，肾失封藏所致。所以在未受孕之前，必须注意调理气血、温养冲任，以肾为本，从而固护其根蒂。一般常用人参养荣汤加菟丝子、鹿角霜、覆盆子、桑螵蛸和五子衍宗丸加川杜仲、川续断、桑寄生、潞党参、北黄芪之类，轮流服用，调养半年至一年，然后摄精受孕，则效果较佳。

既孕之后，要针对孕妇禀赋的厚薄、体质的强弱，配合适当的药物治疗，做到未病先防。笔者是喜用调肝汤加菟丝子、覆盆子、桑寄生、川杜仲、川续断之类以补肾养肝；泰山磐石散加减以调理气血。如此先后天并治，则气血调和，胎元得养，多能足月顺产。若已发现有胎动不安、腰脊胀堕、胎漏之兆，必须及时采取标本并治，既要顺气安胎，又要补肾止血。若血热而致烦热咽痛、阴道少量出血的胎漏，笔者常用两地汤滋阴清热以治本，又加用荷叶蒂、苎麻根、旱莲草之类以治标，则阴足热退、胎元得安。对负重跌仆损伤而致的胎动不安，既有胞脉损伤，又有瘀血为患的，在选方用药之时，既要注意补养气血、壮腰舒筋，又要化瘀不犯胎，笔者常用当归补血汤加味以治之，不仅能补气生血，而且有行气活血之功，再加桑寄生、菟丝子、川杜仲、川续断、骨碎补舒筋壮腰补肾之品，则瘀血消而胎元牢固。

应用药物治病安胎，本是重要的措施，但终归是消极的办法。所以除了药物治疗之外，还要注意劳逸结合，保持气血调和，精神舒爽；减少或禁止房事，防止损伤冲任，动火犯胎；调摄饮食，既要甘淡营养，又要防止肥厚滞腻，尤其是偏燥偏湿之体，更要特别注意饮食的适而可止。前人对孕妇提出的防漏安胎三字诀"调情志，慎起居，适劳逸，节嗜欲，戒房事"的要求，是宝贵的经验总结，不仅是屡孕屡堕的习惯性流产患者，要很好地执行，才能保证足月顺产，即使是健康的孕妇，如果能依照三字诀的要求调养，则对胎儿的发育成长是大有益处的。

第四十节　新产多虚瘀

产后的疾病，既有外感六淫之邪，又有七情过极及饮食不节等的致病因素。但分娩的全过程，既耗气又伤血，因而新产妇的病变，多是虚瘀夹杂，虚实并见，既有阴血耗损、元气不足的一面，又有分娩时离经之血、溢出经脉间隙，或胞衣残留不尽的一面。所以对产后病的治疗，在审证求因、审因论治的基础上，既要养血扶正，促进气血的恢复，又要活血祛瘀以生新。在虚证为主之时，固然要用补益之剂以养之，但为了防止留瘀之患，应该在补养之中，酌加行滞化瘀之品，如益母草、莪术、丹参、刘寄奴、泽兰之类，则补而不滞，有利于血液的再生；如以瘀证为主者，贵在逐瘀祛邪。《金匮要略》曾有"产后腹痛，干血著脐下"而用下瘀血汤之法。盖瘀不去则新血不生，祛邪即所以扶正，两者是相反而相成。

今人对新产妇的调养，多喜用生化汤出入。此方为钱氏首创，《傅青主女科》推崇是"血块圣药"，凡是产后血块、血晕、厥证、喘证等，均可用此方加减出入治疗。顾名思义，本方有生血化瘀、推陈出新的作用，对产后又虚又瘀、虚实夹杂的疾病，都可加减用之，对虚证则能补，瘀滞则能化，补血不滞瘀，祛瘀不伤正。有病则能治病，无病则能防，扶正祛邪，促进血液的再生、胞宫和冲脉任脉的修复。

总而言之，新分娩的妇女，其发病多是既虚又瘀，虚实互见。在治疗选方用药中，既不忘于产后，又不泥于产后，补血之中要化瘀，化瘀之中要扶正。两者兼顾，疗效可期。

第四十一节　更年期综合征证治

更年期综合征是现代医学的病名，祖国医学称为绝经前后诸症，是妇女在49岁前后，因肾气衰退、阴阳失调、脏腑功能失常所引起的疾病。

更年期综合征一般多属肝肾阴虚，在临床上常见有头晕头痛，心烦易怒，目眩耳鸣，心悸怔忡，五心潮热，容易汗出，腰膝胀痛、足跟痛，舌红少苔，脉象细数等一派阴虚火旺的症状。当然，也有少数是精神委靡，喜静怕扰，情志淡漠，背部怕冷，手足发凉，舌淡苔白，脉迟而弱等一派阳虚症状。

本病的发生，既然是由于肾气衰退、冲任亏虚而起，因而对本病的治疗要着眼于调气血、治阴阳、治之不离于肾。首先辨清是肾阴虚或肾阳虚。凡属于肾阴虚的病变，药以甘润壮水为主，方选八仙长寿丸、杞菊地黄丸之类出入；肾阳虚者，以甘温益气为法，常用肾气丸或济生肾气丸之类。此类滋养或温养的方剂，是补中有泻，以补为主，补而不滞，诚是补肾气、洽阴阳、调养冲任的良剂。若疲惫乏力，易汗出等，常加党参、太子参、五味子、百合之类；若头晕目眩，心悸耳鸣，脉数舌红等，常加夜交藤、柏子仁、酸枣仁、枸杞子、女贞子等，甚或投以天王补心丹；若心烦易怒，头晕耳鸣，口干目涩，脉弦有力者，常加石决明、珍珠母、龟板、合欢皮、牛膝之类以滋阴潜阳；若症见经行量多、色淡质稀，畏寒肢冷，腹满时减，脉象沉迟，舌质淡嫩等，常用右归丸或附子汤加味治之，从而达到温肾健脾的目的。同时，妇女以血为本，是"有余于气，不足于血"，不论是肾阴虚或肾阳虚，都必须照顾到血液的恢复，所以养血活血之当归、鸡血藤、和阴敛阴之白芍、何首乌，均为常用之品。

本病是肾气衰退、冲任亏虚而发生的疾病，是生理自然衰退的病理变化，因而不仅要药物治疗，尤须善言开导，说明此证的发生，乃是生理过程中暂时气血不和、阴阳失调的现象，只要积极治疗，精神愉快，心情开朗，树立信心，一定能战胜疾病。同时在饮食方面，少吃温热香燥刺激强的食物和肥甘厚腻之品，宜选择多吃滋补精血营养价值高的食物，如血肉有情之鸡蛋、猪肝、肾脏、牛乳之类；在蔬菜水果方面，如菠菜、油菜、西红柿、胡萝卜、沙田柚、青梨等之类。如情志不安、肝火偏旺而血压高，头晕头痛，夜难入寐者，更要特别注意饮食的调养，宜吃小米、玉米、绿豆、木耳、海带、紫菜、香菇等清淡之品。

总之，药物治疗适当，心情开朗，精神愉快，注意食物营养清补的调节，三者配合得宜，则精血容易恢复，阴阳洽调，诸症消失，即可痊愈。

第四十二节　漫谈不孕症

凡是育龄妇女，婚后双方同居2年以上，未采取任何避孕措施而不怀孕者，或已有过分娩，而又2年以上不再怀孕者，均称为不孕症。前者为原发性不孕，古称"全不产"、"无生"；后者称为继发性不孕，古称"断绪"。

产生不孕症的原因很复杂，但概括起来，主要原因有两大类：一是先天性生理缺陷，二是后天的病理变化。先天性的生理缺陷，如无阴道、无子宫、无卵巢等，当然没有生育的机会。后天的病理变化，通过适当的治疗和调养，大多数尚有生育的可能。在临床上常见的病理变化，主要有以下几方面。

1. 气血虚弱

气血阴阳，是人体的根本，是摄精受孕的物质基础。体质素弱，气血本来不足，或脾胃受到损害，消化功能障碍，营养气血来源不足，或久病、大病之后，气血大亏，以致气不足以温煦，血不足以濡养，全身羸弱，冲脉和任脉不通盛，胞脉失养，输卵管阻塞，卵子与精子无结合的机会，也有由于多次手术，器械损伤子宫，卵子与精子虽有结合的机会，但由于子宫的损伤，着床无能，随合随脱，则仍然无法成孕。

2. 肾虚宫寒

肾是元阴元阳之根，是藏精而为生殖之本，子宫属肾而为精子与卵子结合着床生长发育之处，如果先天禀赋不足，肾气虚弱，肾精不足，肾阳火衰，或由于性生活过多过密，精血耗散，肾阳损伤，以致肾虚宫寒，胞脉不通，则无法摄精受孕。

3. 痰湿瘀滞

平素体质肥胖，或过食膏粱厚味，则痰湿内生。痰湿重浊黏腻，最易阻滞气机，损伤阳气，痰湿阻滞，气机不畅，生化功能不足，以致月经不调，闭经，带下绵绵，输卵管阻塞，黄体功能偏低等，故虽婚多年而不能孕。

4. 气滞血瘀

气之与血是互相为用的，血赖气的推动，才能运行全身，循环不息；而气则赖血的载运，才能温养四肢百骸，保养全身。如情志不畅，肝气郁结，疏泄失常，导致气血不和，则气滞血瘀；或由于经期，产后余血未尽，复受外感风寒，或七情内伤，致使败血停滞，凝结成瘀，癥瘕积聚，炎症包块丛生，胞脉不通，则无法受孕。

在探讨妇女不孕症原因的同时，不要忽略男方不育的因素。临床中常碰到一些育龄夫妻，性生活正常，而男方通过精液检查，往往显示精子数目很少，活动率低，活力差，死精多，液化时间不正常，甚至无精等。所以检查不孕的原因，对男女双方都要同样的重视。

不孕症的治疗，同其他各科一样，也要辨证论治，根据患者体质的强弱，病情的寒热虚实，采取不同的治疗方法，做到所谓"药随病转，有是症用是药"。笔者个人临床体会是：在选方用药上虽然灵活多样，仍然是以肝肾二脏为着眼。因为肝是藏血而主生长发育；肾是藏精而为生殖的根本。只要肾气旺盛，肾精充足，则精可化血生气，阳能化水行水，温暖子宫，促进经行如期，排卵正常；肝气疏泄调达，则能调理气机，血脉冲和，维持各个脏器生理功能的协调，促进卵子的发育和强壮。青年时期在壮乡山区工作，曾见一老壮医善用鲜嫩益母草、黑豆各等分（酌加油盐）煲吃治疗不孕症。初看方很平淡，但深入推敲，却很有道理。黑豆性味甘涩而微温，能补肾壮腰、益精生血；益母草性味辛苦微寒，有补血活血、祛瘀生新的功能。肝肾二脏是母子相生，精血同是来源于肝肾。实际上本方是肝肾并治、精血双补之方。老壮医根据患者的寒热虚实加味用药，寒则加艾叶、生姜；虚则加山羊肉、老鼠肉；热则加古羊藤、莲藕；瘀则加苏木、穿破石。灵活加减运用，的确有一定的疗效。

不孕症的治疗，固然要依靠医生的正确诊断和治疗的选方用药，但在患者方面，笔者认为保持精神舒爽、心情愉快，是很重要的一环。因为精神畅达，心情开朗，则气血调和，有利于排卵受精；如果抑郁不乐，则缺乏生机，气血失调，营卫不和，排卵受精障碍，要受孕是不可能的。

第四十三节　不孕症的治疗首要调经

妇女的不孕，其致病的原因，除了配偶对方及先天性的生理缺陷之外，属于妇女本身的病理变化，一般有肾阳虚弱、肝肾亏损、气血两虚、痰湿黏腻、肝气郁滞等之分。其治疗的方法也和其他疾病一样，要分辨病的寒热虚实、症情的轻重缓急。虚者宜温补肝肾，调养冲任；实者当健脾化湿，或疏肝理气，或活血化瘀；热者清热凉血，或滋阴清热；寒者补肾扶阳，或温经散寒。针对病情，有是证而用是药。但妇女以血为主，以血为用，"有余于气，不足于血"（《灵枢·五音五味》），不论证的寒热虚实，均直接与气血息息相关。经者血也，血液为月经的主要成分，气血的盛衰盈亏，必然影响到月经的运行施泄，故不孕的妇女常常伴有月经的病变，如月经不调、痛经、闭经等。所以对不孕症的治疗，尽管方法多种多样，仍然首先要调经。而调经之法，前哲时贤的经验甚多。笔者个人的体会，凡是血热引起的月经不调，常用丹栀逍遥散（《女科撮要》）加减治之。其中白术一味，嫌其苦温而燥，多去而不用，加淮山药、沙参、麦冬之类，取其甘润以养阴，经行最忌滞瘀，喜加既能化瘀又能止血之益母草。肝气郁结而经行疼痛者，以柴胡疏肝散（《景岳全书》）加当归、莪术、甘松、素馨花治之。甘松温而不燥，素馨花辛平芳香，为疏肝调气良药。肝肾亏损而经行错后、量少色淡，经后小腹绵绵作痛者，仿《傅青主女科》之调经汤加减。此方既能舒肝之气，又能补肝肾之阴，是平调肝肾之妙剂。阳虚宫寒，经行前后不定、量少色淡质稀，平时带下绵绵，经带并病者，以附子汤（《伤寒论》）配缩泉丸（《妇人良方》）加当归、桑螵蛸治之，从而收温肾固涩、养血暖宫、经带并治的目的。

总之，调经之法，虚者补，实者攻，热者清，寒者温，痰湿阻滞者，本《金匮要略》"病痰饮者，当以温药和之"，投以温燥之品；瘀血为患，又多以温化为佳，务必达到经脉通畅，气血平正，月事按时下，则受孕有期。

第四十四节　动物药在不孕症中的应用

动物药的品种虽然繁多，也有四性五味之别，但其共性都是血肉有情之品。在不孕症中的应用占很重要的地位。笔者对于脾气虚弱、气血生化之源不足而导致不孕的患者，除了宗归脾汤以养心健脾、益气补血；补中益气汤以调养脾胃、升阳益气；人参养荣汤以五脏互养益气和血之类出入之外，常配用适量的山羊肉与黑大豆作饮食疗法。山羊肉性味甘温，能暖脾温中、益气生血；黑大豆性味温涩，能生精化血，有补肾壮腰之功。对于，肾气不足、冲任亏损、精血衰少的不孕患者，首先辨别其是阴虚或阳虚而采取滋补或温补之法。若偏于阴虚的不孕患者，以左归丸（饮）之类滋养的同时，常配用多年老母鸭或海参炖服，以加强其滋养生血之功；若偏于阳虚的不孕患者，以右归丸（饮）温养为主，并配用雄鸡卵子或麻雀卵适量，用水酒同煮温服，则温肾暖宫、助阳生精之效尤捷。对于肝气郁结的不孕患者，在用疏肝解郁逍遥散、越鞠丸之类药物治疗的同时，再投以诸肝（如鸡肝、鸭肝、猪肝、牛肝）作为饮食疗法，则生血养肝，可收到事半功倍之效。对于痰湿为患引起的不孕，除本着"病痰饮者，当以温药和之"，以苓桂术甘汤或肾气丸出入治疗的同时，再以乌贼鱼或蛤蚧作饮食疗法，则既能温肾健脾、祛湿化痰，又能益气生血、温养子宫，促进排卵摄精。对于瘀积所引起的不孕，常用桂枝茯苓丸、桃红四物汤、下瘀血汤之类，同时配用黄鳝、鲮鲤（穿山甲）作饮食治疗，既能补又能通，则疗效尤捷。

第四十五节　带状疱疹的治疗

带状疱疹，是现代医学的病名，是一种在皮肤出现红斑，很快成簇水疱，又痛又痒如火燎的皮肤病。由于病变的部位多在胸胁的一侧，缠绕弯曲如蛇形，故祖国医学称之为蛇串疮，因其色红而痒痛，又有缠腰火丹之称。

本病多发于春末秋初，任何年龄都可发生，但以成年人为多见。其发病的原因，有七情过极、肝气郁结、郁久化火的；有脾虚不运、湿邪蕴结、郁久化热的；火热之邪为阳主动，能迫血外溢皮肤而发生。有由于劳累太过，或久病之后，或年老体弱，以致正气虚弱，复感外来之邪毒而发生。故临床特点，常常突然发生，很快出现皮肤发红，痒痛交织，集簇成群，排列成带状，簇于簇之间，皮肤正常。

本病的治疗，宜内治、外治并重，药物治疗与针灸疗法。不论内治或外治，都要根据病情的轻重缓急，采取不同的治疗方法。如皮疹色红，又痒又痛，口干口苦，脉数舌红者，此属瘀热邪毒为患，宜用清热解毒、利湿化瘀之剂，方选普济消毒饮加赤芍、紫草、土茯苓；如热邪过盛，以龙胆泻肝汤加减治之；如热轻湿重，皮疹淡红，水疱明亮，或溃烂浸渍，舌淡，苔白腻者，宜用健脾利湿，佐以清热之法，方选参苓白术散加泽泻、苍术、紫草、金银花藤、车前草、连翘、白茯苓易土茯苓，取其利湿兼解毒。若皮疹消退，留下瘢痕仍疼痛刺痒不止者，此为瘀毒内蕴，气机不利，宜用疏肝理气、活血化瘀之法，用丹栀逍遥饮加丹参、凌霄花、延胡索之类治之。

外治之法，既要用药物，又要用针刺疗法。药物外用有外敷与外洗之分，笔者两者均用之。外洗则能直接较快清洗局部污毒之气；外敷则药力功专而持久，对祛除病毒能起到较大的作用。外敷之品，笔者喜用青黛调米醋如糊状外涂，每日涂2～3次，一般3～5日有效。外洗则以蚂蚱勒为佳。盖青黛性味咸寒，"热者寒之"，寒能清热解毒，咸能软坚，有凉血消肿、除秽解毒之功；醋性温而味酸苦，酸能软坚解毒，温则能宣阳化瘀，为能收能散、能清能化之品，与青黛同用，则清热解毒、活血化瘀之力倍增。蚂蚱勒又称扛板归、蛇不过草，是多年生的散发或攀援散状草本，性味酸凉无毒，有清热解毒、收敛除腐、行血利尿之功，用之外洗，每日2～3次，皮疹很快由红色变黑色，连续外洗2～3日，即能见效。

针刺疗法有疏通经络、宣导气血的作用，对带状疱疹有较好的疗效，尤其是对发病过程中的胁腹、脐腹胀痛或刺痛，通过针刺疗法，能很快止痛，常用的穴位是中脘、足三里、中极、三阴交、天枢、阳陵泉等。中脘是任脉之所属，为六腑之会；足三里是属阳明经穴位，为胃腑之枢纽，中脘与足三里配用，则能收到升清降浊、解毒除秽、宣通气血、安胃止痛之功；中极为三阴任脉之会，三阴交亦为三阴之所属，是肝、脾、肾三经之枢纽，二穴合用，则能调理气血，血虚则能补，血热则能清，故本病用之，则有清热解毒、活血化瘀之功；天枢乃大肠之募穴，能清肠胃浊积之气，阳陵泉为诸筋之会，是胆经之枢纽，天枢与阳陵泉配用，则能通阳活血、渗湿解毒，凡皮疹溃烂浸渍、脐腹痒痛者，用之相宜。

带状疱疹的致病因素，主要是温毒之邪，故治之不离清热解毒之剂；"见红必治血"，故凉血化瘀之品，在所常用；血者，阴也，故针刺疗法选穴，多侧重于阴经。选穴准确，手法强弱得当，则病遂霍然而愈。

第四十六节　治麻贵透

麻疹是小儿流行性传染病，古人列为小儿四大症之首，多发生于冬末春初。由于各地生活、风俗习惯不同，其名称也不一致，如北京称之温疹，江南称痧疹，两广称之为疹子。

本病发生的原因，前人虽然有"内蕴热毒"和"外感时行"之说，但实际上主要是外感乖戾之气，火毒之邪从口鼻侵袭肺胃而起。以发热、咳嗽、目赤、眼泪汪汪、口腔黏膜上有粟形白点为特征，属于温疫病的范畴。一般可分为疹前期、疹出期、疹没期三个阶段。在发病的全过程，每一阶段都有不同的临床特征，但总的来说，主要是辨别疹子出没、色泽的吉凶顺逆。凡是发热三四日，疹子按序而出，自头而胸背，由躯干而至四肢，从上到下，从阳经到阴经，色泽红润，热势不高，体温在38℃左右，三日出齐之后，先出先收，后出后收，热势渐退，三日收完，脉和身凉，为吉为顺；如疹子骤出骤没，色泽紫暗，或高热脉躁，或肢冷脉伏，均属凶逆之证。

麻疹的治疗，同其他疾病一样，也要辨证论治，根据不同的体质和不同阶段的脉证，采取不同的治疗原则。但总的来说，主要以清透解毒为主，尤其着重于"透"字。在疹前期，常用辛凉透毒之法，以银翘散（汤）加紫草、防风或宣毒发表汤（薄荷、葛根、防风、荆芥穗、牛蒡子、木通、枳壳、淡竹叶、桔梗、甘草、灯心草、升麻）治之。方中木通一味，嫌其苦寒，不利于宣透，常改用通草代之。通草性味甘淡微凉，能清热毒而不伤阴。如天气寒冷疹子欲出不出，则加葱白、芫荽之温开，以收反佐之功，促进疹子外透。在疹出期，热毒鸱张，热毒俱重之际，治之既要清热，又要解毒，但苦寒清热之品，最易引邪内陷，导致气闭血凝，肌肤闭塞，不得开通，麻疹不能出。所以当疹子正出之际，宜用辛凉解毒之法，常用升麻葛根汤加金银花、连翘、紫草、红花以清热解毒、开窍宣透，使疹出垒垒如珠，全身躯干、四肢、上下相同，总成一片，是为麻疹出透。升麻一味，前人曾有"升麻能升动阳气上冲，是以麻证最忌"之说（《麻科活人全书》），但升麻性味辛甘微寒，为足阳明太阴引经药，是清热解毒、辛开透疹之佳品，用之得当，其效显著。

当麻疹正出之际，若天气骤寒，或过用寒凉之品，以致疹子骤收而气息浅短者，此为麻毒内陷肺胃、肺失宣发、胃失和降之变，宜用荆防败毒散（荆芥、防风、柴胡、前胡、枳壳、羌活、独活、茯苓、甘草）煎水内服，并以芫荽煎水熏洗，以收温透疏开，促进疹子复出；如禀赋本虚，正气不足，以致疹子欲出不出，或出而不透者，宜用益气温透之法，以人参败毒散加葱白或芫荽治之。

疹没期为麻疹第三阶段，麻疹依次逐渐回没，症状减轻，又无合并症，此时宜注意余热未清、余毒未净、阴津亏损之候，当用滋养肺胃之阴及清余毒之法，以沙参麦冬汤（沙参、麦冬、玉竹、甘草、扁豆、天花粉）加金银花、淡竹叶、野菊花治之，既养肺胃之阴，又能清除未净之余毒。

以上的治疗，是指麻疹的顺证而言，如属险恶的逆证，又当别论。例如，麻毒内陷，人事昏沉，咳喘气短，此为火毒郁逆于内、肺气闭塞之变，当用麻杏石甘汤加黄芩、鱼腥草、前胡、龙利叶之类治之，并外用芫荽温搽之法。

药物治疗固然重要，但饮食的宜忌，护理是否得当，也是不容忽视的。护理周全，饮食调节，可以减少或防止并发症的发生，一般要注意：①患儿绝对卧床休息，卧室要温暖，空气要流通，但要避免冷风直吹和强烈的光线直射；②衣着睡具要柔软，不宜太厚太硬；③保持口、眼、鼻的清洁；④注意多喝开水；⑤饮食以清淡而富于营养之品为宜，戒忌肥甘油腻或辛热燥辣之品。

总之，麻疹治疗的全过程，如能既注意护理的调节、饮食的宜忌，又时刻不忘"透"字，则火毒之邪得散、麻毒得解，其效可期。

第四十七节　话说癫痫

癫痫是一种以阵发性发作、神志昏迷、肢体抽搐、口吐涎沫、移时清醒为表现的疾病。根据病情的属阴属阳，有阴痫、阳痫之称；从表现不同的症状，更有五脏痫、羊痫风等之别。

本病发生的原因，综合历代医家的论述，为由于七情过极、饮食不节及先天遗传因素导致脏腑功能失调而发生的疾病。盖七情过极，暴怒则伤肝，惊恐则伤肾，肝肾一伤，疏泄失常，蒸化无能，则津液输布障碍，反而为湿而停滞于中焦；脾属土而主运化水湿，忧思太过，或暴饮暴食，过食肥甘厚味或燥烈之品，都能损伤脾胃，以致脾失健运、水湿不化。脾肾两伤则湿浊化痰，所谓"肾为生痰之本，脾为生痰之源"。痰湿重浊黏腻，最易阻遏气机，阳气不伸，则生热化火，火动则生风，故卒然而发，抽搐吐涎；痰火上蒙心窍，故神志昏迷；风扇火动，则两目直视。至于先天遗传因素，多是禀赋本虚、肝气不足之体，所谓"肝虚则怒恐"，多发于儿童时期。

本病的临床症状，有轻重的不同。重者在未发之前多有预兆，如头晕心悸、口臭异味、胃脘不舒、气上冲胸、眼见萤火闪闪等，发作时突然大叫一声、猝然仆倒、神志昏迷、两目直视、牙关紧闭、口吐涎沫、四肢抽搐，甚则大小便失禁，一般持续 3~5min，抽搐停止而进入昏睡状态，精神恍惚，15~30min 才慢慢清醒，醒后感觉头痛，全身乏力。轻者无仆倒，无抽搐，仅有短暂的神志丧失，或者仅做一些无意识的动作。

癫痫的治疗，同样要根据病情的轻重缓急而采取不同的方法。新病暴病多属实属阳，发时以标为主，应着眼于痰、火、风，宜用涤痰泻火、息风开窍之法；久病多属阴属虚，治宜标本并治，以本为主，用补益肝肾、健脾养心，佐以化痰安神、息风止痉之法。既要豁痰、泻火、息风，又要调理脏腑功能的恢复，才能达到治愈的目的。

病发之时，乃火煽、风动、痰涌之时，当本着"急则治其标"的原则，以针灸疗法为主，常用穴位为大椎、心俞、肝俞、丰隆。神志昏迷加人中、神门；抽搐加外关、阳陵泉；实证则单用针刺，行强刺激手法；虚证则既针又灸，加灸百会、足三里、气海。

不发病时的治疗，当分清寒热虚实而选方用药。凡属痰火过盛、病情重者，宜用清热泻火、涤痰开窍之法，以定痫丸合龙胆泻肝汤加减治之；属于肝肾阴虚而发作病情轻者，可用大补阴煎加生牡蛎、生鳖甲、生龟板等治之；属于脾虚有痰，可用六君子汤或归脾汤加减治之。不论是实证还是虚证，病到后期，发作的次数稀少，当以培补脾胃为主，盖土充则肝木荣，则无内风煽动之患，脾旺则气血足，可以养心宁神，后天足则可以养先天，从而达到心、肝、脾、肾并治的目的。当然，这仅是指一般情况而言，如由于外伤而引起的癫痫患者，经过治疗，仅有头晕目眩，仍然以调治心肝为主。因为心藏神而主血，肝藏血而主疏泄，治伤必治血，治血不离心肝。又如由于先天禀赋不足而发病的患者，虽然仅有短暂不正常的动作，仍然以调养肝肾为主。因为肝藏血而主升发，肾藏精而为作强、伎巧之官。人的体质如何，除了后天的锻炼、营养等因素之外，关键取决于肝、肾的功能，肾气盛、肝血足，自然发育正常，身体健壮。

矿物药和虫药有潜阳息风、涤痰止痉的作用，是癫痫患者常用之药，但只可暂用而不可久施，必须适可而止。因为矿物药多重坠沉着，容易损伤脾胃；虫药多燥，容易伤阴。而且有些（如朱砂、露蜂房、蜈蚣、守宫）具有轻重不同的毒性，久服对身体有一定的影响，甚至引起不良的后果，这是应该审慎的。

第四十八节 漫话疳积

疳积是小儿科四大病（麻、痘、惊、疳）之一，是泛指小孩因多种疾患之后而致形体干瘦、津液干枯的一种慢性疾病。其临床症状以面黄肌瘦、毛发焦枯、脐眼突出、肚大青筋、午后潮热、尿如米泔、精神委靡为特征。由于它包括多种疾病，因而其名称也较繁多。以五脏分类及病因病理命名的有五脏疳、疳痨、蛔疳等；以症状命名的有疳热、疳痢等；以病变部位命名的有脑疳、牙疳等。这些名称，都各有不同的症状，但总的来说，其中以脾疳为中心，因为"无积不成疳"，"积为疳之母"。不论积滞或虚损，首先是与脾胃的腐熟、运化有极为密切的关系。

疳积形成的原因虽然是多方面，但最主要的是由于过食肥甘杂物，胃的腐熟和脾的健运失常，或饮食不洁，感染虫毒，以致损伤脾胃，造成胃不腐熟、脾不运化，因而积滞于中，滞久则化热，热则伤阴，脾胃津液耗竭，四肢肌肉失常，故肌肉干瘦；积滞郁结不化，故肚大青筋。前人曾有"疳者甘也"。即是指病由于过食肥厚甘腻而致病；积久生热，津液干涸，毛发焦枯，故又有"疳者干也"之说，此即是指病理变化而言。从临床所见，本病虽有虚实之分，但以虚实夹杂者为多见。

疳积病变的重点在脾胃，因而其治疗的原则是以调理脾胃为主，然后根据虚实的具体情况，或先补后攻，或先攻后补，或攻补兼施，或寓消于补，或寓补于消。大抵壮实之体，先去积后扶脾；气血衰弱则先养胃气固其本，然后去积消疳。从临床所见，既以虚实夹杂者为多，故主张以攻补兼施为佳。自拟消疳肥儿丸为治疗脾疳的主方，方中党参、白术、茯苓健脾益气；淮山药、莲子肉甘涩平，既补脾气，又益脾阴；鸡内金甘平，是血肉有情之品，能运脾消食而不伤正；气血以流通为贵，取莪术之辛苦温，导滞祛瘀，行气消积；神曲、麦芽缓消和胃，陈皮理气调中，炙甘草调和诸药。全方有健脾益气、消导去积而不伤正之功,如能随证灵活加减,用之相宜,疗效甚佳。

消疳肥儿丸是治脾疳的主方,也是治疳的通用方。如两眼迎风流泪,隐涩难睁,目眦多,甚或白膜遮睛,昏盲溃烂者,此属肝疳(又名筋疳、风疳),本方减去异功散加防风、密蒙花、白蒺藜、赤芍、夏枯草治之。异功散虽能健脾培土,但恐其壅塞影响气机,对肝的疏泄不利,故去之。如症见惊悸不安,口舌生疮,咬牙弄舌,五心烦热,睡喜伏卧,懒食干瘦者,此为心疳(又名惊疳),宜加胡黄连、独脚疳、布渣叶以清热解毒、健胃消食。症见肌肤干燥,毛发焦枯,咳嗽气喘,潮热盗汗,两颧潮红者,此为肺疳,宜加地骨皮、银柴胡、布渣叶治之。此三者均是甘淡微寒之品,能退疳热而无化燥伤阴之弊。症见面色黧黑,牙龈出血,腹痛泄泻,啼哭不已,口中气臭,囟门过期不合者,此为肾疳(又名骨疳、急疳),是五脏疳中之最重者,治之宜滋肾养阴为主,以六味地黄汤加党参、鸡内金、独脚疳、布渣叶治之。徐图用药,待其正复,庶能收功。症见肚大青筋,腹中扰痛,吐出蛔虫者,此为虫疳,本方加使君子肉、榧子、川楝子治之。如属绦虫,则加槟榔、雷丸、南瓜子治之。

总之,疳积一证,包括范围虽然很广,但其重点则是脾胃的疾病,因而其治疗之法,当以调理脾胃为着眼点,偏虚者,则以健脾扶正为主,佐以消导祛积之法;偏积者,则以消导祛积为先,后用调补以扶正;虚实夹杂,消则正愈虚,单补则壅滞,当以消补兼行为佳。

第四十九节 "婴病治母"

婴,一般是指女孩,但这里包括以母乳哺养为主,不满1周岁的男女孩而言。婴孩由于体质娇嫩,脏腑脆弱,抵抗力差,容易感受外邪的侵袭,更易为母病所感染,除了本身自病之外,还有所谓"母病及子"。其致病因素,如《小儿药证直诀》所说:"伤热乳食,吐而不消;吐乳泻青,当冷乳也。"指出"热乳"、"冷乳"都能引起婴孩吐泻。又如《保婴撮要》:"生下半月旬内吐者,宜调治其母,恐婴儿脏腑脆弱,不胜药饵。"指出婴孩娇嫩,不能耐受药物刚燥寒热的偏胜。所以"婴病治母",在儿科领域是很重要的。

"婴病治母"虽然是很重要,但要正确理解在什么情况下只治其母,在什么情况下治母为主、母婴并治?笔者个人的理解是要根据母婴体质的强弱,致病因素的寒热虚实及病情的轻重缓急而定。母体羸弱,气血两虚,乳汁少而稀薄,甚或夹酸味,以致婴孩营养不良而面黄肌瘦、毛发不荣者,当用八珍汤、十全大补汤、人参养荣汤之类大补气血以调养其母,待其气血充盈,乳汁多而甘甜浓厚,足够哺养,则其婴自健,生机活泼,发乌毛荣,身体结实;如母体感受温热之邪,火热偏盛而煎熬乳热,或素体阳虚,或过食生冷而乳冷,以致损伤婴孩脾胃而又吐又泻者,当调治其母为着眼。乳为血所化,乳热者宜用清营汤、犀角地黄汤之类以清热凉血;素体阳虚者,宜用附桂理中汤温中扶阳;过食生冷者,宜用平胃散行气和胃、芳香化湿或用藿香正气散理气和中、健脾化湿。通过温调脾胃,则血温乳甜。如果病情较急,不仅治母,而且要治婴,也就是说治母为主,兼治婴孩。如母过食寒冷而导致乳冷吐泻频作,病势较急者,既要其母禁食寒冷之品,内服温中健脾之剂以治其根的同时,也要适当给病婴喂灌理中丸或保和丸之类,母婴并治,对病情较急者,其效较佳。若是母体本无病,哺养又适宜,婴孩外感热邪而发热、咳嗽者,这是婴孩本身自得之病,按照病情,应治婴孩,但由于婴孩是幼苗之体,脏腑脆弱,不堪受药饵之苦,所以不但治婴,还要用辛凉之剂如桑菊饮、银翘散之类治其母,使药力通过母乳的哺养,达到解表清热、宣肺止咳的目的。

以上是就得病之后的药物治疗而言,实际上所谓"治",不仅仅治疗,而且包括防病在内,因为1周岁以内婴孩的健康发育，取决于母亲对婴孩的保护、寒温是否适宜、哺养是否合理等问题，如母亲疏忽大意，不注意季节的更替，衣被寒温不适，则往往容易感冒发热；又如母亲过食辛辣香燥、肥甘厚腻之品，或哺乳失度，使婴孩过饱或过饥，都容易造成婴孩的肠胃病变。所以说"婴病治母"，不论是从已病的治疗，或防病于未发，都有极为重要的意义，值得加以研究。

第五十节　治病与营养

"七分调养三分治"。虽然言过其实，但对亏损的慢性疾病，却有一定的道理。因为慢性疾病的发生，虽然错综复杂，其治疗也要多种多样，但总的来说，仍然是离不了扶助正气以祛邪，正气的修复，除了通过药物祛邪以扶正之外，更有赖于食物营养的合理配合，才能较快地病愈康复。

一说到营养，难免会想到补品的食用问题。补品的种类虽然繁多，但最主要的是有温补与滋养之分。食品之补与不补，决定于两方面：一是病情的寒热虚实，二是食品的四气五味如何。食品的性质有利于治疗，能扶助正气的恢复则为补。例如，阳虚畏寒，四肢不温的患者，常吃地羊肉、山羊肉之温补，大有益处；阴虚潮热，夜难入寐的患者，多吃水鱼（鳖）和山龟，能滋阴潜阳。反之，阳虚吃水鱼和山龟，阴虚吃二羊，不但不补，而且会引起阳气越虚、虚火越妄的不良后果。同时，对补品的贵贱，也要正确地对待。那种所谓"高级补品"，虽然说得神乎其神，有病能治病、无病延年益寿等光艳之词，但食之则平平淡淡，有的则发生不良反应。处方既不公开，谁知道其中的奥妙？徒呼奈何而已！反之，有些随处皆有、最常见的食品，却有切实的疗效，例如，南瓜和地瓜，是最常用食品，对某些疾病的治疗起到辅助的作用，甚或起到单味直入的功专作用。南瓜甘温，能补中益气，有健脾和胃之功，其藤叶能舒筋通络，对肺结核低热不退、慢性胃病绵绵而痛，在治疗时配合食之，能起辅助的作用；地瓜甘平而清润，有补中益气、和血生津的作用，痔疮出血患者用之则能止血，孕妇便秘和产后便秘，常吃之则有润肠通便之功。

祖国医学历来注重食物营养在治病过程中的重要性。早在两千年前的《内经》便有"毒药攻邪，五谷为养，五果为助，五畜为益，五菜为充，气味合而服之，以补精益气"。这里的"四五"，既包含植物，也有动物；既强调蔬菜，又重视水果，说明食物营养是来自多方面的。因此，在不妨碍治疗用药的基础上，在饮食上应该多种多样，才能摄取足够的营养。笔者对结核病患者的治疗，除了要求绝对禁止性生活之外，特别强调食物营养的补充，要求多吃大黑豆煲猪肺汤（连豆都能食更好），鲜淮山药煮瘦肉或牛肉，天天要吃牛奶和新鲜水果。盖黑豆温涩，有补肾壮腰之功；淮山药甘平，能补脾益肺；牛奶甘温，能和中生血；水果甘润，能生津益肺。子母并补，正气恢复，抗病力强，自能康复。

"药补不如食补"，确是至理名言。营养来源于多种食物，并不仅仅依靠所谓"补药"、"补品"，有很多疾病的后期，根据"谷肉果菜，食养尽之"的原则，通过食物营养的调摄，扶助正气，提高抗病的能力，便能祛除余邪，从而达到健康。

第五十一节　漫话老年病的饮食疗法

中医学素来重视饮食疗法，早在秦汉时代我国第一部医典《黄帝内经》便载有"毒药攻邪，五谷为养，五果为助，五畜为益，五菜为充，气味合而服之，以补益精气"（《素问·藏气法时论》）。"大毒治病，十去其六……谷肉果菜，食养尽之"（《素问·五常政大论》）。明确提出在用药治病的同时，还要配合摄取多方面的营养，才能更好地扶正祛邪，甚至有些疾病到后期，可以通过饮食疗法而痊愈。历代医家在临证选方用药之时，都非常重视饮食疗法的配合，强调"医食同源"的医疗价值。

老年人由于生理功能的衰退，免疫力低，因而疾病的发生在病种或病因、病机方面都有其特殊性。根据临床所见，老年病多是本虚标实，虚证为多。现在谈谈几个常见病的饮食疗法。

1. 风湿骨痛

风湿骨痛属"痹证"的范畴，是常见的老年疾病，是风、寒、湿三气杂至乘虚侵入人体，以致经脉痹阻，气血不能正常通行，筋脉失养而发生的病变。初起腰脊胀坠疼痛，继则肢节烦痛酸麻，每逢气交之变则加剧。常用蛇肉配米酒、生姜作饮食疗法，偏寒加重生姜，偏风加紫苏叶，偏湿加赤小豆。如已化热，则配加冬瓜和丝瓜。盖蛇为爬行动物，其性走窜，能入阴出阳，有驱风散寒、渗湿解毒、活血通络、促进气血运行之功。

2. 冠心病

冠心病是现代医学的病名，在中医临床实践上按照"胸痹"、"心痛"范畴论治，其病机是由于气虚血瘀、痰湿阻络、胸阳不振，治之宜用益气、活血、祛痰、通阳之法。在饮食疗法方面，常用泥鳅鱼、黄鳝鱼、塘角鱼配大蒜或葱白。三鱼俱属甘温，能入阴补血、活血通脉，加用大蒜、葱白之辛温，则通窍活血之力加强。凡冠心病时感胸憋隐痛者，用之相宜。

3. 糖尿病

糖尿病属"消渴"的范畴，其致病原因多由于长期过食肥甘厚味、高粱美肴、恣情纵欲、肝肾亏损而导致阴虚火旺、耗伤肺肾津液而发生的病变。治之多用滋阴补肾为法，再辨其虚实夹杂、寒热兼证而灵活应用，有热则加清火之剂，气虚则加益气生津之品。饮食疗法常用鲜山药、鲜莲子肉、鲜丝瓜络、枸杞子、百合等甘润之品，既能补脾胃之气，又能滋养肺、脾、肾之阴。如口渴发热，宜用鲜白茅根、鲜荷叶、鲜葛根煎水当茶，频频作饮为佳。

4. 哮喘病

哮喘病以阵发性呼吸困难，或喘鸣有声为特征的疾病。任何年龄都可发生，但以老年人为多见，其病因有外邪侵袭，也有痰湿蕴结和脾胃虚弱等不同，因而其病变有虚实之分和寒热之别。一般初病多实，久病多虚，发作期治肺，缓解期治肾。老年患者多属脾肾气虚，治之宜温养肾气为主。饮食疗法常用猪肺、党参、核桃肉或蛤蚧、核桃肉、黑豆煲吃。方中俱是补益肺肾之品，其中猪肺甘平，以脏补脏，补肺即可补肾，气旺则能宣能降；蛤蚧咸平而微温，为补肾益肺之品，子母并治，气有所主而归根，气血调和，宣发肃降正常，则无哮喘之作。

5. 虚性便秘

便秘有寒热虚实之分，老年人由于生理功能衰退，其大便经常秘结不通，或有便意而排出困难者，是由于气血两虚所致，气虚则大肠传送无力，血虚则不能润滑，治之当用益气补血之法。在饮食疗法方面先用地瓜代饭当餐，连吃3~5日，如仍然大便困难，可改用猪血与地瓜叶当菜吃，开始先连续3日餐餐吃，以后每隔1日吃1次，并适当吃些蜜糖、香蕉等水果，大便自然畅通。盖猪血咸温，红薯叶甘平，均能补血润燥，蜜糖补益润滑，果类增津补液，水涨舟行，其便自通。

6. 高血压

高血压是常见的慢性病。临床常见的有血热、痰湿、阴虚阳亢等类型。老年患者常见阴虚阳亢而出现头晕头痛，目眩耳鸣，夜难入寐等证。其治疗除了针对病情应用降压药之外，在平时应注意精神上的调摄，保持心情开朗，多吃清淡之品如玉米粥、冬瓜汤、莲藕汤、丝瓜汤、水瓜汤，每周吃2～3次水鱼薏苡仁粥。虽是清淡之品，但能润养柔肝，滋阴潜阳，对降压有很大辅助的作用。

7. 更年期综合征

妇女自45～52岁，是由壮年到老年的过渡时期，称为更年期。这时有些妇女常常出现头晕头痛，耳鸣，目眩，心烦易怒，腰酸骨痛，夜难入寐，寐则多梦，口唇干燥，冷汗出等一派症状，这便是更年期综合征，也就是祖国医学所说的"经断前后诸症"，是由于肾气衰退，阴阳失调，冲任亏损的病变。宜多吃老母鸭黑豆汤、海参墨鱼淮山汤，取其滋阴补肾，养血柔肝，调摄冲任，敛其浮游之火，则眩晕诸症自止。

老年人患病是多方的，以上举几个常见病的饮食治疗，都是从补养扶正着眼，因为老年人的疾病多是虚证或本虚标实，只有通过补养，修复正气，使免疫力加强，才能祛邪康复。当然，疾病是错综复杂的，在什么情况下，单用饮食疗法或配合药物等其他疗法，这都要根据具体的病情而定，最好在医生的指导下来进行较为稳妥。

第五十二节　浅谈患者的"忌口"问题

对待患者在服药治疗期间的忌口问题，历来有两种看法：一是不问病情的深浅轻重和寒热虚实，主张要统统忌口；一是强调食物营养的重要，主张任何疾病都不要忌口，喜欢吃什么就吃什么。这两种看法，虽都有它的道理，但都是以偏概全的。其实，任何一种饮食物，既有利于人体生长发育的一面，也有害于脏腑功能的一面。正如《素问·生气通天论》所说："阴之所生，本在五味；阴之五宫，伤在五味。"人们应该取其利而弃其弊。

疾病的发生错综复杂，选方用药也是变化无穷的。但总起来说，不外乎"扶正祛邪"，即是如何协调阴阳的相对平衡，通过经络脏腑的功能活动，增加人体的抵抗力而驱除病邪，从而达到恢复健康的目的。既要扶正，除了用药来保护胃气和及时解除病邪，避免损伤气血外，还应配合适当的食物营养。这对于治愈疾病，促进康复，有着重要作用。所以，《素问·脏气法时论》在说到"毒药攻邪"之后，紧接着就说"五谷为养，五果为助，五畜为益，五菜为充，气味合而服之，以补精益气"。其至有些疾病通过一定阶段的治疗，在邪气衰退，正气初复的情况下，通过饮食的调节给养而收全功。《素问·五常政大论》说："大毒治病，十去其六；常毒治病，十去其七；小毒治病，十去其八；无毒治病，十去其九。谷肉果菜，食养尽之，无使过之，伤其正也。"可见食物营养在治疗疾病过程中的重要性。但也应该看到，食物营养取之不当，不仅不能促进治疗的效果，而且会引起不良的后果。这因为"多食咸，则脉凝泣而变色；多食苦，则皮槁而毛拔；多食辛，则筋急而爪枯；多食酸，则肉胝䐢而唇揭；多食甘，则骨痛而发落。此五味之所伤也"（《素问·五脏生成》）。甚至有些热病初愈，由于过食肉类，导致脾胃不和，气血逆乱而复发，所以《素问·热论》有"病热少愈，食肉则复，多食则遗"之说。

食物营养是人体生命活动不可少的物质，具有"利"和"害"的两面性，因而患者在治疗服药期间的"忌口"问题，笔者的看法是既要忌口，又不忌口。在什么情况下要忌口，什么情况下不忌口，笔者认为应该根据以下三方面情况决定。

一、根据疾病的寒热虚实

疾病的发生,尽管是错综复杂的,但总而言之,不外是感邪于外或病起于内,邪盛正衰或正盛邪衰,病性属虚属寒或属实属热。所以患者对于饮食物的忌口或不忌口,首先要根据病性来决定。一般来说,凡是属实属热的外感的疾病,宜吃清淡而富于营养的食物,不宜吃肥甘厚味。例如,麻疹患儿,是感受时行不正之气、邪犯肺胃而致的热毒病变。在治疗过程中,虽然有宣透、解毒、养阴先后次序的不同,但均以透疹为着眼,所以在发热出疹期间,宜吃芫荽、稀粥或连藕粉、淮山粉之类,以顾护胃气而扶正以祛邪。如果吃脂肪油腻、甘甜黏滞之品,则往往引起疹毒内陷,造成气急鼻煽、口唇青紫、咳喘肢厥的危候。又如湿热患者,为湿热之邪内蕴中焦、脾胃受困、清浊相干的病变,宜吃富于营养而易消化的食品,如冬瓜猪骨汤、玉米粥之类,既能渗湿清热,又能扶助正气,不宜吃甜腻糖类及刚燥硬固之食物,以免增加湿邪重浊黏腻,缠绵不化而形成危笃的病变。内伤的疾病,原属脏腑亏损、元气虚弱而致的病变,故其病性多寒多虚,治之当以扶正为主。在饮食的配合上,宜吃甘温之品以益气,或甘润之品以壮水,忌食辛热发散之品,以免耗气伤阴。如肺痨多属禀赋不足,以及大病、久病之后,或酒色劳役太过,脏腑亏损,邪毒乘虚而入的病变,除根据病情对症治疗外,在饮食上也要适当的配合。如属阴虚,可多吃水鱼或山龟肉粥,或用老母鸭肉煲黑豆吃以固本,并适当吃川贝炖蜂糖以治标;如属阳虚,可配吃龙眼肉、淮山药、莲子肉炖瘦猪肉或山羊肉。淮山药、莲子甘平,猪肉、羊肉、龙眼肉甘温,温而不燥,补而不腻,温能长养,甘能益气生血,配之得当,则正复邪去。如反而吃辛燥发散之品,则往往导致耗气伤阴而邪不去。又如肾虚腰痛,多属阴阳两亏的病变,除在治疗上用益阳或滋阴之外,在饮食上要很好地配合,民间常食用猪骨煲杜仲或猪肾煲桑寄生,配合疗效较好。

二、根据食物营养的性能

任何一种食物,对人体脏腑都有一定的影响。不过由于食物有四性(寒、热、温、凉)和五味(苦、辛、甘、酸、咸)的不同,因此,饮食物与脏腑之间有其特殊的联系。《素问·至真要大论》说:"夫五味入胃,各归所喜,故酸先入肝,苦先入心,甘先入脾,辛先入肺,咸先入肾。"酸性收敛,甘能缓中,对肝阴不足、肝阳上亢的病变,吃一些酸性、甘性的食物,有敛肝、缓急、潜阳的作用。反之,如属肝气郁结、胸胁胀疼的病变,治之当用疏解之法,在食物上宜配吃辛润之品,所谓"肝欲散,急食辛以散之"。这样,药物的疗效较佳。苦能通泄下降,凡属实热之证,宜吃苦瓜、冬瓜、苦墨菜之类,以清热泻火。反之,如属水不济火、心肾不交、难以入寐的病变,宜吃咸寒之品如墨鱼、牡蛎肉之类以滋阴潜阳,所谓"急食咸以软之,用咸补之"。甘为平味,能益气生血,凡属脾气虚弱引起的紫癜,以龙眼肉、红枣、冰糖之类炖吃,有益气摄血之功。反之,如属食积伤胃,不时胀痛、嗳气者,不宜吃甘润之品,只可吃面条、瘦猪肉之类。辛性主开主发,凡属风寒之邪犯肺而引起鼻塞、咳嗽,可吃生姜、鲜苏叶之类以发汗驱邪。反之,如属肺虚咳嗽、盗汗,则宜益气养阴以敛汗,可用糯稻根、甘蔗之类煲水当茶饮,或喝冰糖酸梅汤,所谓"肺欲收,急食酸以收之"。咸能软坚润下,凡热病后期,真阴亏损而便秘者,吃淡菜、鲜牡蛎肉之类,有滋阴通便之效。反之,如属骨痿肢软的病变,则不宜用此类饮食物。

三、根据体质差异和地理环境、生活习惯

人体由于禀赋不同和后天调养条件关系,体质也各有差异。凡矮胖、属阴之体,虽吃温性的

食物，亦不为害；如吃寒冷之物，则阳易伤而百病丛生。凡属高瘦、阳气偏盛的体质，宜吃甘凉的食物，以矫正其偏颇，保持阴阳的相对平衡；反之，如吃燥热之食物，则往往导致"阳胜则阴病"，以致阴气更亏。饮食的宜忌，除了要考虑体质的情况外，还要注意地理环境、四时气候和生活习惯等。例如，西北地高多燥，气候寒冷，虽常吃温润之品，亦不为害；东南地卑多湿，气候温和，常吃甘淡之品，则有利于健康。

总之，患者在治疗期间，必须根据病情的寒热虚实，食物的性味功能，患者的体质属阴或属阳及平时生活的喜恶和地理环境、气候的温热凉寒等综合分析，然后决定食物应吃什么，忌什么。做到不偏于阴，也不偏于阳。既不偏于血，更不偏于气，亦即要符合《灵枢·师传》所说的"食饮者，热无灼灼，寒无沧沧"的要求，取其利而防其害，促进患者的康复。

第五十三节　浅谈生草药

所谓生草药，一般是指未经炮制的植物药而言。由于生草药的生长环境和临床应用都有其特殊性和地方性，因此目前还没有列入国家药典，甚至医药院校的教材也很少列入。但事实上在广大的农村，生草药的作用仍然有不可忽视的潜力，在卫生保健和防病治病方面都受到广大群众的欢迎。

生草药的分布很广，不论是南山之巅，还是东坡之麓，或者是内河之畔，还是海洋之滨、平原小溪，都生长着可采之药。只要掌握一定的草药基本知识，便可以随地采集，随时使用。一次，笔者出诊到云雾山中的一个苗寨，见一苗族中年妇女患急性乳腺炎，乳房红肿灼痛，全身发热恶寒，呻吟床第，痛苦之情难以言喻。后在群众集体智慧的启发下，采用鲜芭蕉根捣烂加温外敷患处，仅半时许，疼痛立止，连续敷用3日，疼痛红肿消退，病愈复元。又一次，在一个壮族聚居的山村，一个膝关节损伤性积液的患者，两膝红肿疼痛已半年，曾多次到医疗站用注射器抽出积液，但屡抽屡发，抽后三四日又红肿如故，后用鲜土半夏适量捣烂加温外敷患处，连续5日，积液红肿全消，观察半年，病不再发。类似的事例，确实是不少的。可见应用生草药治病，不仅药源丰富，使用方便，而且用之恰当，疗效可靠，深受群众的欢迎，对于促进生产有重要的意义。

在应用生草药治病，也要辨证施用，才能做到药能对证。因为生草药和其他中药一样，既有四性（寒、热、温、凉）和五味（辛、甘、酸、苦、咸）之分，亦有升降浮沉之别。因而每一种药都有它的特殊性，也就是说每一种药的功能都有一定的范围，并不是万病皆治的。而疾病的发生和发展是错综复杂的，既有它的共性，也有它的特殊性。疾病出现的不同阶段，不仅有表、里、寒、热、虚、实、阴、阳之分，还有虚中夹实、实中有虚，甚或真热假寒、真寒假热等不同。所以必须通过四诊的收集、分析，根据正邪的消长、病位的深浅、病情的虚实、脏腑气血阴阳的盛衰，全面地考虑问题，找出疾病的症结所在，然后寒证用热药，热证用寒药，虚证用补药，实证用泻药。有些复杂、严重的疾病，表现的某些症状与疾病的性质不符，甚至出现一些假象，在治疗时要透过现象，治其本质，采用寒因寒用、热因热用、通因通用、塞因塞用等反治方法。药能对证，则疗效可期。反之，只问"病"而不问"证"，不分寒热虚实，不考虑邪正的消长，生搬硬套，仅仅凭病用药，恣意妄投，药不对证，不仅疗效不好，甚或发生不应有的事故。例如，古羊藤和山苍子都有治疗胃脘疼痛的功效，但古羊藤性味苦寒，适于胃热疼痛之用；山苍子性味辛温，宜用在胃虚寒痛之病变。一寒一热，既是辨证的关键，也是用药的着眼点。因此，要充分发挥生草药的防病治病的作用，要提高它的疗效，必须在辨证的基础上对证用药。

药物的炮制是用药过程中不可忽视的一环。因为通过合理的炮制，不仅能减低药物的毒性或不良反应，而且能增强药物的疗效。一般来说，生草药采集之后，除了做好洗、切等基本工作外，还应注意酒制、姜制、醋制、盐制的加工。因为药物经过酒炒之后,它的升散功能更强,对气血的运行更好,如跌打损伤常用的大、小驳骨及泽兰之类,经过酒炒之后,它的活血化瘀、消肿止痛功效更好;姜性辛开,姜汁、酒炒的药物,其散寒祛邪之力更强,如民间用姜汁、酒炒鲜葱外敷脐眼,治疗因脐腹受凉,寒邪直中脏腑而致之腹痛泄泻,每每收到良好的效果。醋性酸而收敛,艾叶得之而系胞安胎;香附得之则去其燥性,行气而不伤阴。盐性咸而润下,凡用盐水炒之药,多能下行于肾,以壮水制火,补肾生精。总之,只要根据病情的寒热虚实和药物的性味功能,采取适当而简便的炮制,便能增强药物的疗效,促进患者早日康复。

生草药的生长、成熟、枯萎、凋谢都和季节有密切的关系,特别是花叶与果子部分,其药理功效的强弱与作用的大小尤其与季节有关。例如,黄饭花一味,能治虚性黄疸和脾虚带下。此药在清明节前后1周,是芳香浓馥最旺盛之时,在此时采集,则它的醒脾芳化、扶正祛邪功能更好。又如望江南之子,在秋末冬初采之,不仅能清热解毒、祛风明目,而且有润肠通便之功。所以对生草药的采集,除了随采随用之外,有些与季节有密切关系的品种,必须及时采集,以备适时之需。

生草药虽然分布很广,但在采集的过程中,如随意乱砍滥伐,仍有绝种竭源之时。所以要注意保护药源,做到采中有留,采留结合,凡是用叶、用枝、用子而不影响疗效的,就不拔茎挖根。事实上,有些常用其根的生草药,用其叶或枝亦可收到同样的效果,有的甚至疗效更好。例如,山芝麻,过去治疗外感风热,习惯是用其茎根,其实从临床实践来看,用枝用叶不仅不影响它的疗效,而且它的发散祛邪作用比根还要强。就是一定要用根的药,采挖时也要适当留种,让它有再生的能力。总之,有计划地保护药源,对于人民的保健事业,对于国民经济的发展,都有重大的意义。

第五十四节　漫话土茯苓

土茯苓属攀援藤本,是壮族地区重要而常用药材之一,其性味甘淡平,有解毒、除湿、利关节、健脾胃、强筋骨的作用,能治淋浊、带下、风湿痹痛、小儿疳积、恶疮等内外妇儿各科的疾病,疗效显著,药源丰富。

症见发热寒战,骨节烦疼,小便短赤,舌苔黄腻,脉象缓滑者,此为湿热交蒸、蕴结于经络、脉道不通利之湿热痹证,常用宣痹汤(防己、杏仁、滑石、连翘、山栀子、薏苡仁、半夏、晚蚕砂、赤小豆)加土茯苓治之,以加强清热利湿、解毒通络、宣利关节之功。由于饮食不节,或暴食暴饮而导致食积停滞,症见胸脘痞满,腹胀时疼,嗳腐吞酸,厌食呕恶,大便泄泻者,治之当用消食化滞之法,以保和丸(山楂、神曲、半夏、茯苓、陈皮、连翘、莱菔子)加减出入。方中虽有茯苓健脾利湿、和胃止泻之功,但恐其力轻不胜任,常加用土茯苓为伍,不仅加强健脾利湿之力,而且有除秽解毒之功,二苓合用,则祛污除秽之力倍增。红斑狼疮患者,症见高热烦躁,口渴引饮,大便干结,小便短赤,苔黄糙而平,舌质红,脉洪数者,此为热毒炽盛之变,治之宜用凉血解毒之法,以犀角地黄汤(犀角、生地黄、赤芍药、牡丹皮)加土茯苓、野菊花、夜交藤、丹参、麦冬为法。症见大便干结,口渴引饮,苔干舌红,本是津伤之候,而仍用土茯苓之淡渗,意在取其解毒而不是利湿,而且在生地黄、麦冬之中配用,虽渗亦无妨。患儿厌食纳呆,面黄肌瘦,毛发焦枯,肚大青筋,大便溏薄,脉象虚弱者,此为虚实夹杂,疳积为患之候,治之当用健脾消疳、活血通络之法,以异功散加淮山药、莲肉、莪术、山楂、土茯苓治之,则既能健脾扶正,又能祛邪除积,促进气血的恢复。妇女带下量多、色泽黄白相兼而质稠秽,甚则阴道瘙痒难忍,脉象缓滑,舌苔黄腻者,此为湿热下注,蕴滞于胞宫,治之宜用清热利湿、解毒止痒之法,以四妙散(黄柏、苍术、怀牛膝、薏苡仁)加土茯苓、连翘、槟榔、鱼腥草治之。如少腹、小腹刺痛或辣痛，带下夹血丝、色泽赤白黄混杂者，此为湿热之邪，阻遏气机，灼伤阴络，宜再加凌霄花、大小蓟、南丹皮、莲藕节等凉血化瘀之品。

总之，土茯苓是甘淡平之品，配寒药则能清，配温药则能养，配补药则能扶正，配攻利药则能解毒祛邪，是健脾利湿、解毒除秽而不伤正之良药，用之得当，其效显著。

第五十五节 益母草是妇科良药

益母草，又名坤草，其性味辛苦微寒，不仅能入心、肝和膀胱经，而且能直入冲、任二脉阴血之海，是行中有补、祛瘀生新之品，为妇科常用之良药。

益母草的作用，根据历代方书归纳起来，主要有三种：一是化瘀生新，二是利水消肿，三是散风解毒。这三种作用，都经得起临床的验证。但笔者认为其中以第一种为最主要，笔者常认为：益母草能祛瘀，能止血。盖其味辛则能散，苦则能降，辛开苦降，可以祛瘀生新；其性微寒，能清冲、任之伏火而凉血止血。妇女以血为主，经、带、胎、产、乳均与血有关，治妇科病不离血，如能正确运用益母草，则其疗效迅速。

笔者在妇科临床实践中，在辨证论治的基础上，常常加入益母草一味，取其直达血海之功。例如，经行错后、量少色淡，甚或经闭者，此属血虚之变，常用圣愈汤加益母草治之，或用简便方黑豆、鲜嫩益母草各等量，同煮烂熟加油、盐服用，可收到预期的效果。带下色白质稠而夹血丝者，此属脾失健运，不能统摄血液所致，常用异功散或补中益气汤加益母草治之。孕妇胎漏出血，治之当着眼于安胎止漏。如阴虚火旺而胎漏，常用两地汤补水制火以治本，加益母草、旱莲草以止血化瘀。产后之妇，是又虚又瘀之体，如恶露不绝偏于虚者，以益母草加入佛手散或生化汤治之，偏于瘀积者，则以桃红四物汤加入益母草治之。孕妇临产受惊以致郁结难产者，常用保产无忧散加益母草治之，则撑开催产之力加强。婚后多年不孕，证属阳虚寒凝、胞脉不通者，常用少腹逐瘀汤加益母草、制附子治之，取其温化通行之功。

忆往昔年青时跟师临床，曾见老师用大承气汤加益母草治死胎不下，往往服药一二剂而收到满意的效果。又一产妇临盆3日，气虚乏力，胎儿不下，经西医同仁诊为"宫缩乏力"，后经一老中医辨为气血虚弱、载运乏力论治，以鲜益母草250g、土黄芪250g，同煮乘温热频服，药2剂后，气充胎出，母子均安。

益母草不仅是妇科良药，而且属于血分病变的各科疾病都可用之。如小便短赤涩痛的血尿，属下焦湿热，损伤络脉，用龙胆泻肝汤加益母草治之；长夏之时，湿热交蒸，小儿全身肌肤痒疹难忍，或疮疖痈肿，以益母草配金银花藤各适量，同煮水外洗，或配一点红共捣烂外敷，能祛毒消肿，清热止痒。

益母草的用量，方书用量是10～15g。笔者用于止血时不超过20g，多与旱莲草同用；用在活血祛瘀时，是30～150g，多与归、芍之类同用。

总之，益母草是妇科疾病常用的良药，可惜清代大医家陈修园却囿于"守道遵经"上，极力贬低益母草的临床价值，在他的《妇科要旨》中说什么"无一字言及妇人经产之症"，甚至骂别人用益母草治病是"杀人不见血"。证之临床，此老之言，未免过于偏激，学者当择善而从，不要为名家之言所惑。

第五十六节　漫话鸡血藤

鸡血藤始载于《本草纲目拾遗》，是木质常绿大藤本。目前的品种，主要有三叶鸡血藤、亮叶崖豆藤、昆明鸡血藤三种，过去在临床应用不多。自20世纪60年代以来，在采集整理民间验方中，逐渐引起临床医生的注意，而对它的应用越来越广泛。

鸡血藤的功能，根据《本草纲目拾遗》的记载："壮筋骨，已酸痛，和酒服，于老人最宜。治老人气血虚弱、手足麻木、瘫痪等症；男子虚损，不能生育及遗精、白浊；男妇胃寒痛；妇女经血不调，赤白带下；妇女干血劳及子宫虚冷不受胎。"可见鸡血藤能治男女科多种疾病，是一味很好的血药，为医者所共认。但对鸡血藤的功用，却有补血为主与行血为主的不同看法。笔者个人认为是补血为主。因为鸡血藤味苦甘涩性温，苦入心，甘入脾；心生血，脾为气血生化之源，温则能生发，能通行；涩则能固摄收敛。所以总的功能是补血化瘀，又能止血，有补而不滞瘀之功。

鸡血藤与丹参，两者功能有类同之处，但鸡血藤偏于温补，丹参则偏于凉开，两者配伍应用，一温一凉，一补一升，相反相成，其功效相得益彰。在妇科临床中，笔者喜欢用鸡血藤与丹参配伍应用，现简要介绍如下。

1. 月经疾病

经者血也，月经的病变，即是血液的病变，治经必治血。如阴虚血热而引起的月经先期，常用两地汤加鸡血藤、丹参治之。盖两地汤有滋阴制火之功，阴液充足，则虚火自平，经水调和。但阴药多柔腻，容易凉凝留瘀，加入鸡血藤和丹参，有补有行，有止有化，则可免后贻之患。又如血热崩漏，出血量多，常用芩连四物汤清热泻火，凉血止崩。但当归、川芎辛温走窜，容易动火，对于血热崩漏，不甚相宜，常常改用鸡血藤与丹参，则既可免走窜动火之弊，又能清热止崩而不留瘀。

2. 带下疾病

带下有白带、黄带、赤白带、青带、黑带、五色带等之分，但其终归的致病原因，不外寒与热、湿与瘀而已。故治带下疾病，当首先辨其是寒湿或湿热，而湿为阴邪，其性重浊黏腻，易与血相结而为瘀。如赤白带下，便是湿瘀胶结、损伤胞络而发生的病变。若属湿热则用止带方清利解毒；寒湿则用附子汤温化止带。但见红必治血，不论是寒湿或湿热，都要用活血化瘀之品。寒湿则在附子汤中加鸡血藤、丹参、益母草；湿热则用清宫解毒饮加凌霄花、鸡冠花、益母草治之。湿祛瘀化，带下自愈。

3. 妊娠疾病

妊娠疾病的治疗，同样要辨证论治。但总的原则是治病与安胎并举，以补肾健脾为主，因为肾主蛰而系胎元，为生殖封藏之本；脾主升而为气血生化之源。脾肾健旺，阴精气血充足，则胎自安。如肾虚胎动不安，腰腹胀痛，阴道少量出血者，常用寿胎丸加鸡血藤、川杜仲、补骨脂、覆盆子补肾安胎，养血防漏；若屡孕屡堕多次滑胎者，常用泰山磐石散加减治之。其中当归、川芎辛窜动火，改用鸡血藤与丹参代之，可收补气补血之功而无动火之弊。

4. 产后疾病

新产之妇，一方面在分娩过程中耗气伤阴，气血的亏损，一时尚未能恢复；另一方面由于新产创伤，又有离经之血停滞于胞中，因而多是虚瘀夹杂之体。其治疗的原则，必须照顾到虚瘀混杂的特点，对选方用药，要做到寒证不过温，热证不过凉，用补不滞腻，消导要扶正。如产后发热，有血虚、血瘀、外感之分。血虚发热，当以补益气血为主，用圣愈汤去熟地黄加鸡血藤、丹参、益母草治之，则补而不留瘀；血瘀发热，以生血化瘀并重，用生化汤加鸡血藤、丹参、骨碎补治之，则瘀去而正不伤，营卫调和，气血流通而热退。

鸡血藤是一味较好的血药，不仅能用于妇科的疾病，也能用于其他各科有关血分的病变，它具有当归补血活血之功，又无当归走窜动火之弊，性味平稳，疗效可靠。

第五十七节　车前草运用体会

车前草性味甘寒，是入肝、肾、脾、肺诸经之药，有清热利尿、解毒通淋的作用。早在《诗经》便有"采采芣苢，薄言采之"有关车前草药用的记载了。以后历代的本草专书，对于它的功能和主治，都不断地给予充实和发挥。可以说车前草是内、外、妇、儿等各科的疾患都可选用的药物。现在谈谈笔者应用车前草的点滴体会。

1. 外感风热

凡是感风热之邪而头晕、头痛、咳嗽、脉浮数，舌苔薄黄，舌边尖红者，用车前草20g、山芝麻15g，煎水温服，即能使邪从汗解，又能从小便出，尤以暑湿交蒸而得者，用之甚宜。

2. 夏暑鼻衄

夏暑天气炎热，凡是鼻孔出血而色红者，多属暑热之邪，从口鼻而入，肺经为热邪所伤，阳络受损而导致的病变。以车前草20g、鲜荷叶30g，配适量黄砂糖煎服，则能祛暑止血。

3. 尿血疼痛

小便色黄，短涩疼痛，甚或尿血者，此属湿热遏结下焦，膀胱郁热，损伤阴络之变。可用车前草20g、旱莲草15g、藕节25g，配适量黄砂糖煎水服，则能清热利尿，又能化瘀止血。

4. 目赤肿痛

两眼红肿疼痛，怕光羞明，迎风流泪者，此属肝经风热之变，以车前草20g、九里明15g、野菊花20g，煎水内服，并用桑叶、龙船花各适量煎水熏洗，一般3~5日收效。

5. 小孩热泻

夏秋之间，小孩大便稀薄垢腻，每日数次，或泻下暴迫，每日10余次，时带酸臭，脐腹微痛，身微热者，此属湿热泄泻。可用车前草20g、番桃树嫩叶15g，煎水内服，则能使邪热从小便出而收到清热止泄之功，亦即"利小便以实大便"之意。

6. 经带并病

妇女经行前后不定、量多少不一、色泽暗红而夹紫块，经将行而少腹、小腹胀痛，平时带下量多、色白黄而质稠秽者，此属湿瘀化热，经带并病之变，以车前草20g、益母草15g、马鞭草20g、土茯苓25g，煎水内服。如带下量多并阴痒者，除了内服之外，同时要用车前草、鲜冬青叶各60g，白矾15g，煎水熏洗，则当能收到经带并治之功。

总之，车前草是易得而应用很广泛的药物，只要辨证清楚，配伍得宜，则其疗效是很好的。以上所谈的点滴体会，仅仅从简、便、廉、验方面而言，如果从复方的配伍，则其应用之广，更是不胜枚举。

第五十八节 "蕹菜解药"

在临床实践的过程中，常常听到一些人说"蕹菜解药"。凡是有病在服药治疗期间，不论病的寒热虚实，药的清温补泻，一律禁吃蕹菜。这是对蕹菜不正确的片面认识，必须加以澄清，才能发挥蕹菜在保健中的作用。

蕹菜，又有空心菜、空筒菜、藤藤菜、无心菜、水藤菜等之称。它的性味甘平咸滑，无毒，不仅是人民群众喜爱菜类之一，而且有清润退热，解毒祛秽之功。对鼻子出血、大便干结下血、淋浊带下、痔疮疼痛、痈肿、折伤、虫蛇咬伤等多种疾病，都有一定的疗效，尤其是还能解药物中毒（如砒石中毒、野蕈中毒）和食物中毒（如过食狗肉中毒）。所以南宁人推崇蕹菜是"万能解毒药"，是有一定道理的。可见蕹菜是有其独特的功能，在辨证立法之时，要是能根据蕹菜的性味特点，在处方遣药中，适当配吃蕹菜，则更能较快提高疗效。如阴虚便秘，在应用滋阴通便的同时，并吃用鲜蕹菜辅助治疗，不仅能治标取快于一时，而且收到根治之功。反之，阳虚寒凝引起的便秘，在应用温开通便之时，如果同时进食蕹菜等甘寒之品，当然会影响温开通行的疗效，这就是所谓"蕹菜解药"了。

从"蕹菜解药"之说，笔者想起在治疗期间的"忌口"问题。笔者对于忌口的看法，一是要根据病情，二是要辨明药性，主张既要忌口，又不要忌口。凡是属实属热的疾病，在清解表里或苦寒下夺的同时，配吃甘寒凉之蔬菜类，如苦蕒菜、西洋菜、空心菜之类，则能促进清解之力；反之，山羊肉之腥燥，地羊肉之温热，则非所宜了；属虚属寒的病变，在补虚扶阳的同时，宜配吃温养之品，如鸡、鸭蛋、鸽子之类，则其疗效较佳。反之，雪梨、马蹄之寒凉，与温药不相当，能影响疗效，当在禁忌之列。

总之，疾病的疗效如何，除了决定于辨证是否准确，用药是否适当之外，还与食物营养有密切的关系，辨证明确，用药恰当，食物营养配合得好，则疗效神速；如饮食营养配合不当，纵然辨证、用药正确，仍会影响药物的疗效，延误病机。所以对蕹菜的所谓"解药"，亦应如此，用之得当，则能解毒治病，用之不当，则能影响其他药物的疗效，这就是所谓"蕹菜解药"之意。

第五十九节 漫话糯稻根须

糯稻根须，又称糯根须、糯稻根，是禾本科一年生草本植物糯稻的干根须。它的性味，有说是甘平，有说是甘辛，也有说是甘寒。笔者个人的体会以甘平最切实。

糯稻根须是一味简验的药物，可是它的治疗功效，尚不大引起临床医生的注意，所以目前临床应用不多。其实糯稻根须是平稳冲和之品，有益胃健脾、生津退热的作用，对气阴两虚亏损引起的潮热、自汗、盗汗慢性疾病，有很好的疗效。

孩童一方面是生机蓬勃，发育很快，所谓"纯阳"之体；另一方面又是稚阴稚阳，脏腑娇嫩，发育未全，阴阳的协调不够稳定，因而常常自汗或盗汗，衣服尽湿。其原因虽然相当复杂，但最主要都是阴液不足、阳气偏胜而引起。用糯稻根须适量煎水当茶频饮，往往3~5日即能止汗退热，如配鲜淮山药、莲子、五味子、地骨皮之类治之，则其效尤佳。

肺结核患者到了后期，五脏亏损，百骸俱虚，常常长期低热不退，用苦寒之剂，则犯胃伤脾，阴津受戕愈甚；用温补刚燥，容易动火，夜难入寐；用滋润不当则滞腻，阻碍生机，影响正气的恢复；用糯稻根须配太子参、麦冬、百合之类治之，能养肺胃之阴，药虽清淡而能补，气阴一足，营卫调和，其热自退。

湿热黄疸，在初期属实属热，治之多用清热利湿、攻邪退黄之剂，治之得当，则病愈康复。如过用攻利，则邪虽去而正亦伤，以致病情缠绵不愈，虚黄不退，除了根据病情，综合分析论治之外，配用糯稻根须适量煮水当茶频饮，常常能加速其功效。

《内经》有云："毒药攻邪，五谷为养。"糯稻根须本是谷类根基之一。有敦厚之土气，其性味甘平，能清能补，益胃健脾，对气阴两虚而引起的潮热、自汗、盗汗都有一定的疗效，人们应该加以推广应用。

第六十节　附子临床应用点滴体会

附子是临床应用很广泛的温阳药。张仲景在《伤寒杂病论》中，不仅用四逆辈治疗伤寒三阴证以回阳救逆，而且使用有附子配伍的汤方治疗太阳病误汗、误下的变证。如过用发汗剂而导致汗漏不止，小便难，四肢微急难以屈伸的阳虚液脱病变，用桂枝加附子汤治疗，以复阳敛阴，固表止汗；汗后表未解而正已伤的脚挛急，汗出恶寒阴阳两虚病变，用芍药甘草附子汤治之，取芍药之酸以益阴，附子之辛温以扶阳，从而达到气阴兼顾的目的；汗下之后，表里俱虚而阳虚阴盛的病变，则用干姜附子汤以扶阳抑阴；阳虚而津气亦伤，则用茯苓四逆汤以扶阳救阴；邪热有余、正阳不足的痞证，以寒热互用，邪正兼顾的附子泻心汤治之，既能泻其内陷之邪热，又扶其阳虚之变；风湿之证，在病情上虽然有风胜于湿、湿胜于风、湿留关节等之不同，但其治疗所用之桂枝附子汤、白术附子汤、甘草附子汤三方，均离不了附子之辛热温阳止痛。他如内伤杂病，应用附子治疗的也很多。如历节病用乌头煎、术附汤以祛寒止痛；虚劳腰痛和痰饮而用八味肾气丸，以补阴之虚而助阳之弱；胸痹则用薏苡附子散丸通里祛寒，温阳止痛；脾胃虚寒，水饮内停而呕吐，用附子粳米汤散寒降逆，温中止痛；阴盛格阳而导致的呕吐或下利，则用四逆汤以回阳救逆；阳虚水肿，则用麻黄附子汤，以温经发汗；肠痈则用薏苡败酱散以排脓消肿；寒热错杂，虚实并见的蛔厥而用乌梅丸；妊娠腹痛恶寒，少腹如扇而用附子汤以温阳散寒、暖宫安胎。仅以上所述，可见仲景应用附子治疗疾病的范围是很广泛的。

由于附子辛热有毒，是纯阳之品，在临床中，往往有人少用或慎用，甚或忌用，或者虽然在临床中也偶然应用，但多侧重于扶阳而忽略其他，因而不能很好地发挥附子的作用。其实这都是由于没有很好地理解附子性能的结果。笔者个人认为《增补本草备要》对附子的论述很好："辛甘有毒，大热纯阳，其性浮而不沉，其用走而不守，通行十二经，无所不至，能引补气药，以复散失之元阳；引补血药，以滋不足之真阴；引发散药，开腠理，以逐在表之风寒；引温暖药达下焦，以祛在里之寒湿，治三阴伤寒。"这段话的阐述，切要而中肯，对附子的性能，作了全面的概括。笔者对于附子的运用，既着眼于"回阳救逆"，更注意其"温经通行"的功能。兹例述如次。

1. 温通血脉

凡是素体阳虚，遇寒冷则肢节疼痛剧烈，触之加重者，此属寒凝血滞、经脉不通，常用当归四逆汤治之。本方本为"手足厥寒，脉细欲绝者"而设。痹为寒凝，故以桂、归、芍行血通脉；细辛辛开，通达内外；通草行血中之滞而通九窍；草、枣和中而调营卫。但全方偏于养血通脉，通行之力不足。如疼痛剧烈者，必须加入附子之辛热，才能加强其温化通行之力，从而收到祛寒止痛的效果。

2. 温散祛瘀

凡是跌打损伤之后，每遇气交之变，肢节掣痛或入夜尤痛，此为瘀血停留，外邪侵袭，内外合邪之患，常用桃红四物汤加秦艽、桂枝、制附子以温散祛瘀，辛通血脉。如妇女寒凝经痛，经行错后而量少者，以少腹逐瘀汤加附子治之，则温化通行之力更强。

3. 补血通脉

凡虚劳损伤，血行不畅而四肢麻木重着，入夜加剧者，多见于多孕多产之妇，是由于营血不足，血行不畅而形成的"血痹"。用黄芪桂枝五物加附子治之，既能补养营血，又能温化通行，其痹着之变可止。

4. 温经止痛

痛证有寒热虚实之分，但从临床所见，凡日久不愈之痛证，多属寒凝之患。例如，妇女长期经行错后，色暗红而夹紫块，经行少腹、小腹疼痛剧烈，甚则唇面发青，汗出肢冷者，此属寒凝经痛，常用《金匮要略》温经汤加附子治之，以收温经散寒、补血化瘀之功。

5. 温肾健脾

劳动汗出，腰部感受寒湿，阳气痹着不行，《金匮要略》称之："肾著之病……腰以下冷痛，腹重如带五千钱，甘姜苓术汤主之。"但笔者认为本方仅有温中散寒、健脾除湿的作用，在应用时常加入附子，则能治湿及泉，其功效较捷。

6. 温经补虚

腰脊损伤日久，留瘀为患，长期腰骶坠胀，绵绵而痛者，此属虚瘀夹杂，用附子配羊肉各适量加油、盐煎服，既能温经通行，又能益气养血，其效可期。

总而言之，附子是一味很好的阳药，张景岳称之为"四维药"之一，确是卓识之见，临床应用，只要辨证准确（无咽干、发热、脉数、苔黄、舌红等热象），配伍得当，煎煮得法，纵然没有"四肢厥逆"等阳脱之症，仍可用之温养通行，促进入体气血的流通。

第六十一节　古方能治今病

所谓"古方"，有两方面的涵义，狭义的"古方"，指《伤寒论》与《金匮要略》所载之方剂，即所谓"经方"；广义的"古方"指新中国成立以前的所有方剂，包括经方和时方。本文所指"古方"，仅指前者而言。

经方能治今病，近年来国内外临床报道较多，疗效亦很好，这是客观存在的事实。可惜近年来都有一些人片面理解张元素"古今异轨，古今新病不相能也"之说，认为随着社会的进步，环境的变迁，人民生活需求的不同，疾病的发生也与汉代有异，因而汉代的经方便不适用于今天。这种看法表面上看来有一定道理，但是只要深入研究经方的组合及其配伍严谨的原理，并将其与临床实际相结合，便可看出这种认识是站不住脚的。例如，汗法的麻黄汤与桂枝汤，下法的大、小承气辈，和法的小柴胡汤，清法的白虎汤，温法的四逆汤，补法的炙甘草汤，消法的抵当汤，吐法的瓜蒂散，咳喘寒饮用的小青龙汤与茯苓桂枝白术甘草汤，胸痹心痛用的瓜蒌薤白白酒汤，妇人诸疾痛用的当归芍药散等，都是当前医家临床中常用的方剂，疗效亦卓著。

笔者在长期的临床实践中，既用时方，也用经方，现将临床应用经方的案例简介如下。

一、经行感冒

感冒的治法，实则有辛温解表、辛凉解表之分，虚则有滋阴发汗、扶阳发汗之别。妇女在月经即将来潮或经行一二日时，外感风寒，头晕头痛，乍寒乍热，鼻塞流涕，肢节酸痛，脉象浮缓，舌苔薄白者，证属外感风寒，常用桂枝汤加当归、川芎治之。桂枝汤辛甘和阴，调和营卫，解肌发汗。妇女以血为主，经者血也，在经行之中外感风寒，故除用辛温之品祛除风寒外出之外，特加当归以补血活血，以川芎入冲脉血海，通行上下，促进血脉畅通，则可扶助正气，祛邪外出。

病例 农某，女，38岁。

经行周期基本正常，但量少色淡，每在经前一二日或经行之中，头晕头痛，鼻塞流涕，咳嗽有痰、色白质稀，舌苔薄白，舌质淡，脉象虚缓。此属经行体虚，卫阳不足，邪得乘虚而入，治宜调和营卫，燮理阴阳，祛邪外出。

处方 桂枝6g 白芍6g 川芎6g 当归10g 远志5g 炙甘草6g 大枣10g 生姜6g

嘱每次月经前连服3剂，连续服药3个月，以巩固疗效。

二、肥人眩晕

眩晕一症，有风、火、痰、虚之别。肥人眩晕，多是既痰又虚，治之既要温化痰湿，又要扶助正气。如头晕头重，视物如屋之将倒，胸脘痞闷，泛恶欲呕，舌苔白厚而腻，脉象濡滑，形体肥胖者，应本着"病痰饮者，当以温药和之"，用真武汤配苓桂术甘汤治之，以温肾健脾而逐水湿，痰湿之邪一除，其眩晕之症自退。

病例 朱某，女，48岁。

体形肥胖，经常头晕目眩，泛恶欲呕，剧时站立不稳，下肢微肿，大便溏薄，小便清长，舌苔白厚而腻，脉象弦细。此属脾肾阳虚，水饮内停，以温化之法论治。

处方 制附子6g（先煎） 桂枝6g 茯苓15g 白术10g 白芍10g 炙甘草6g 生姜10g

每日清水煎服1剂，连服6剂，病情缓解，下肢不肿，眩晕减轻。

三、寒凝经痛

妇女月经即将来潮或经行第一二日时，少腹及小腹胀痛剧烈，甚则呕吐清水，四肢寒冷，冷汗淋漓，口唇发青，经水量少、色泽紫暗，夹有血块，块出则疼痛减轻，舌苔薄白，舌质有瘀点，脉象沉紧者，此为寒邪侵袭于下焦，客于胞宫，寒性收引凝滞，以致经血欲行而不能行、或行而不畅的病变，常用当归四逆汤加吴茱萸生姜汤治之。本方既能温散寒邪、活血化瘀，又能养血扶正、疏通血脉，气血调和则寒邪除而疼痛止。

病例 江某，女，18岁。

16岁时在经期于江河中游泳，随即每次月经即将来潮时，少腹及小腹胀痛剧烈、按之加重，汗出而肢冷，面色苍白，口唇发青，甚则昏厥，经色紫黯夹块、量少，脉象沉紧，舌苔薄白。证属寒凝血滞，经脉不通畅。以温开通行之法论治。

处方　当归10g　赤芍10g　桂枝6g　吴茱萸6g　北细辛3g（后下）　通草6g　艾叶10g　炙甘草6g　大枣10g　生姜10g

每日清水煎服1剂，每月经行前1周连服3~6剂，连续服药半年而收效。

四、带下如水

妇女带下的病变，其原因虽然很复杂，但总的来说主要有湿热与寒湿二端，其治疗的原则为热的用清化、寒的用温开。如带下清冷、量多色白、质稀如水，终日淋漓不净，面色晦黯，大便溏薄，小便清长，小腹冷感，舌苔薄白，舌质淡嫩，脉象沉迟者，属脾肾阳虚、寒湿内停，常用附子汤加味温化为治。湿邪重浊黏腻，最易滞血致瘀，在温化之中酌用当归、益母草、泽兰、刘寄奴等活血化瘀之品。

病例　黄某，女，48岁。

经行紊乱，前后不定，量多少不一，色淡质稀，平素带下绵绵，量多色白，质稀如清水，每日均用卫生纸垫。精神困疲，腰酸楚楚，大便溏薄，小便频数，脉象细弱，舌苔薄白，舌质淡嫩。此属脾肾阳虚，水津不化的病变，以温肾健脾，祛散寒湿论治，宗《伤寒论》附子汤加味。

处方　制附子10g（先煎）　党参15g　炒白术10g　白茯苓10g　杭白芍10g　益智仁10g　补骨脂10g　桑螵蛸10g

每日清水煎服1剂。守本方出入，连服12剂而收功。

五、妊娠水肿

水肿的证型，一般有阴水与阳水之分。妊娠水肿，多属于阴水证型，与脾肾阳虚、水湿不化、输布失常，或七情抑结、肝气郁结、气机不畅、水湿壅滞有关。凡在妊娠期间，眼胞及下肢浮肿，精神不振，纳食不香，大便溏薄，小便短少，脉象虚细，舌苔薄白，舌质淡嫩者，证属脾气虚弱、健运失常所致的病变，方用当归芍药散加减治疗，减去川芎之辛窜动火，补加黄芪之甘温，以利气行水。

病例　李某，女，30岁。

妊娠5个月余，2周来胃纳不振，肢体困倦，眼胞及下肢浮肿，以手按压良久始起，大便稀薄，脉象虚缓，舌质淡嫩。证属脾气虚弱、健运失常所致病变。方用当归芍药散加味。

处方　当归身12g　白芍15g　茯苓20g　川芎5g　白术10g　泽泻10g　川木瓜10g　补骨脂10g　黄芪20g

每日清水煎服1剂。守本方出入，连服15剂而见效。

六、产后腹痛

产后腹痛，有虚与瘀之分。凡产后腹痛绵绵、按之则痛减、头晕目眩、腰酸坠胀、形寒肢冷、恶露量少、舌苔薄白、舌质淡、脉象细弱者，此属气血亏损，筋脉失养之病变。治宜温养气血，常用当归生姜羊肉汤治之。如产后少腹及小腹胀痛、按之不减、恶露量少、色黯而夹块、舌苔薄白、舌质正常或边尖有瘀点、脉象沉紧者，此为产后虚瘀夹杂、瘀血内停之病变，轻者以枳实芍药散加苏木、泽兰、益母草治之,重则用下瘀血汤治之为准。

病例 李某,女,28 岁。

产后 15 日,小腹胀痛剧烈、痛过于胀、按则痛剧,恶露量少、色暗夹小块,纳差,大便已 3 日未解,小便正常,脉象沉紧,舌苔薄白,舌质一般。证属离经之血停滞,经脉不利之病变,宜活血化瘀、导滞通行之法为治。

处方 枳实 10g 赤芍 10g 当归 10g 川芎 10g 桃仁 5g 熟大黄 5g(后下)

每日清水煎服 1 剂,连服 3 日,胀痛消失。

总之,经方是久经考验的有效之方,用药精简,配伍严谨,一方能治数病,多种疾病可用一方,只要辨证准确,并结合病情变化随证加减,其疗效更为广泛,所以说古方能治今病,是有临床资料为依据的。

第六十二节 苓桂术甘汤临床应用一得

苓桂术甘汤是医圣张仲景的重要方剂,一用于太阳病误吐下之后,中阳受损,水饮内停而导致的"心下逆满,气上冲胸,起则头眩"等证;一用于痰饮停于胃中,脾失健运,以致清阳不升、浊阴不降而出现"胸胁支满、目眩"等证。根据原方之旨,笔者在临床中治疗乳糜尿和痰浊眩晕症,收到较好的效果。

病例1 秦某,女,57 岁。1991 年 12 月 17 日初诊。

小便无疼痛,但小便末尾流出米泔样,伴腰痛,少腹、小腹隐痛,不时气上冲胸,发时痛苦异常,每饮水则易发。苔薄白,舌质淡,脉象细而间歇。证属脾虚气陷、水谷精微下注引起尿浊之变。拟健脾温中、渗湿降浊为治,药宗苓桂术甘汤。

处方 白茯苓 60g 炒白术 10g 桂枝 6g 炙甘草 10g

每日水煎服 1 剂,连服 3 剂。药后气上冲胸消失,尿浊变清。

病例2 刘某,男,50 岁。1991 年 11 月 7 日初诊。

数日来头晕目眩,剧时泛恶欲吐,汗出,甚则欲仆,平时项背酸麻不舒,纳差。刻诊脉象沉细,舌苔薄黄而腻,舌质淡红。证属中阳不振、水饮内停,兼有风邪。拟温中健脾、鼓舞中阳,兼以息风舒筋为治。方选苓桂术甘汤加味治之。

处方 白茯苓 20g 炒白术 10g 桂枝 6g 葛根 20g 白蒺藜 10g 蝉衣 3g 炙甘草 6g

每日水煎服 1 剂,连服 3 剂。药后诸症大减。

按语 以上 2 例病例临床症状表现虽然不尽相同,但其病机同属中阳不振、水湿痰饮为患,按异病同治之法,均用苓桂术甘汤治之。方中茯苓淡渗利湿,健脾化气行水;桂枝辛温通阳,化浊降逆;白术健脾利湿,得桂枝之温运,则其力更宏;甘草和中,与白术配合,则培土之力倍增,合桂枝更有辛甘化阳之妙。综合全方有鼓舞脾胃之阳、逐饮利水、降逆祛浊的作用。故病例 1 病偏于下,重用茯苓渗湿祛浊,服药 3 剂后,病情好转。病例 2 除水饮停于中焦之外,尚有项背酸麻之感,此为外感风邪,经气不舒,加辛甘凉之葛根鼓舞胃气上行,配苦平之白蒺藜和甘寒轻清之蝉衣以疏散风邪,从而达到鼓舞中阳、温化水饮,兼以祛风舒筋的目的。药服 3 剂,已收初效。

第六十三节 当归芍药散在妇科的临床运用

当归芍药散是《金匮要略》妇科三篇中的重要方剂，历来为医家所推崇，日本医学家运用本方治疗习惯性流产取得很好的效果。笔者在临床中，应用本方治疗妇女的月经、带下、妊娠、产后等疾病，有一定的体会，兹介绍如下，愿与同道共勉。

《金匮要略·妇人妊娠病脉证并治》说："妇人怀娠，腹中㽲痛，当归芍药散主之。"《金匮要略·妇人杂病脉证并治》说："妇人腹中诸疾痛，当归芍药散主之。"这两条原文虽然都很简略，但一为妊期"腹中㽲痛"，一为杂病"腹中诸疾痛"。其着眼都在于"痛"字，而病位都在腹中。引起痛证的原因虽然很复杂，但从其总的病机来说，不外乎虚、实两端，或虚实夹杂而已。盖实则经脉不通，血行不畅，即所谓"不通则痛"；虚则脉道不充，经脉失养而痛；虚实夹杂则通而不畅，养而不荣，经脉失润而痛。所以前人有"气血以流通为贵"之说，即是指痛证而言。本方以当归补中有行而养血活血，川芎疏肝行血以解郁，重用芍药破阴结以敛肝缓急、和阴止痛，白术、茯苓、泽泻三药合用，既能健脾益气，又能培土以化湿。综合全方而论，诚是有通调血脉、健脾祛湿之功，是寓通于补之方。凡是肝郁血虚，脾虚湿困，以致肝脾不和、气血失调而发生的痛症，都可以此方治之，其效满意。

一、月经不调

月经不调是指期、色、量、质的任何改变而言。其致病因素，一般有肝气郁结、脾虚不运、肾失封藏、血热妄行、瘀血内阻等的不同。凡是经行或前或后，行而不畅，经将行胸胁、乳房、少腹、小腹胀痛，胀过于痛，舌苔薄白者，此属七情内伤、肝气郁结之变。本方减去泽泻，加柴胡、合欢花、素馨花、甘松、益母草治之。经行错后，量或多或少，色淡质稀，肢体困倦，大便溏薄，脉象虚缓，舌苔薄白，舌质淡者，此属脾虚不健运，气血来源不足。本方加黄芪、党参、龙眼肉治之。腰酸膝软，经行前后不定、量多少不一、色淡质稀，小便清长，脉象细缓，舌苔薄白，舌质淡嫩者，此属肾失封藏、冲任不固之变。本方减去泽泻加补骨脂、淫羊藿、肉苁蓉、川杜仲、熟地黄治之。经行超前、量多色红，口干、口苦而引饮，脉象弦滑或弦滑而数者，此属血热妄行之变。本方减去当归川芎之辛窜、泽泻之渗利，以辛温之鸡血藤、丹参代之，并加大小蓟、藕节、旱莲草之甘凉，辛苦微寒之益母草治之，使其能止血而不留瘀。经行前后不定、量乍多乍少，经色暗红而夹瘀块，经将行少腹、小腹胀痛剧烈，痛过于胀，按之加剧，脉象弦细或弦涩，舌尖有瘀斑者，此属瘀血内阻、新血不得归经之变。以本方加莪术、泽兰、延胡索、蒲黄、五灵脂、赤芍治之。其中泽兰一味尤为常用之品，因此药性味辛而微温，辛则能开，温则能养，是补而不滞、行而不峻、活血化瘀而不伤正气的良药。

二、经行疼痛

经行疼痛是妇女常见的疾病，其致病的原因虽然有多方面，但总的来说，多是气滞、寒凝引起的实证疼痛，或气血不足、肝肾亏损，以致经脉失养而引起的虚性疼痛。症见经将行或经行时少腹、小腹胀痛剧烈，按之加剧，甚或胸胁、乳房亦胀痛，经行量少、色紫黑而夹块，舌质正常或有瘀点，脉弦或涩者，此属气滞血瘀。宜本方配合金铃子散加柴胡、赤芍、红花、桃仁、血竭治之；如经行前后不定，经色紫暗有块，经行时小腹冷痛或绞痛剧烈，甚则肢冷汗出，唇面苍白者，此属寒凝经痛，其脉多见沉紧或沉涩，宜本方去泽泻加桂、附子、吴茱萸以温经散寒治之；经行量少、色淡质稀，经后小腹绵绵而痛、得按得温则舒，腰酸膝软，脉象虚弱，舌苔薄白，舌质淡嫩者，此属肝肾亏损、气血不足之变。本方去泽泻加党参、炙北黄芪、龙眼肉、熟地黄、小茴香、艾叶治之。

三、宫颈糜烂

带下量多、色白黄相兼、质稠秽如脓样，甚或夹有血丝，腰脊酸胀，阴道胀痛或辣痛，性交后疼痛加剧，脉象弦细，舌苔薄黄而舌质有瘀点者，此是湿瘀胶结于下焦、浸渍胞宫而发生的病变。以本方加鸡血藤、丹参、金银花藤、土茯苓、马鞭草治之。质稠而秽恶难闻者，加三白草、鱼腥草、败酱草，以加强祛秽解毒之功；夹血丝者，则加海螵蛸、茜草根、仙鹤草、大蓟、小蓟、旱莲草以化瘀止血。凡是内诊为中度者，连服 20 剂左右见效；重度者，连服 40 剂以上，始能收功。

四、妊娠腹痛

妊娠期间的腹痛是本方的主症。但由于腹痛的原因有血虚、血寒、气郁、跌仆损伤等的不同，在应用之时，仍然有所增损。血虚者，宜减去泽泻，加北黄芪以益气生血，加黄精、艾叶、桑寄生以补肾壮腰、养血暖宫；虚寒者，减去泽泻，加巴戟天、补骨脂、小茴香以温肾暖宫；气郁者，宜调理气机着眼，要加甘松、合欢花、佛手花治之；如摄生不慎而跌仆损伤者，宜加桑寄生、川杜仲、川续断、金毛狗脊以补肾壮腰、舒筋活络；如阴道见红，宜加苎麻根以止血防漏。

五、妊娠水肿

水肿的原因当然相当复杂，但妊娠期的水肿多与脾肾阳虚、水湿不化、输布失常，或七情抑结、气机升降失常，水湿壅滞有关。治之当本治病安胎的原则，脾虚者本方加广陈皮、大腹皮，并重用白术，以加强健脾养血、理气行水之功；肾虚者，本方加补骨脂、巴戟天、仙灵脾、车前子以温肾行水；如肢冷寒逆，可加桂枝温通血脉，防其血水互结；由于肝郁气滞而浮肿，本方加香附、台乌药、紫苏叶治之。

六、先兆流产

先兆流产，古人称胎漏。其致病的原因，虽然有虚实之分，但从临床所见，以脾肾两虚、肝肾亏损、气血不足者为多见。其治疗之法，当以补肾健脾、益气养血、滋肾柔肝、止血防漏为着眼。如腹痛而阴道出血者，本方减去当归、川芎之辛窜，泽泻之渗利，加鸡血藤、桑寄生、川杜仲、菟丝子、党参、炙北黄芪、桑螵蛸、阿胶治之；如出血量多而色红，加陈苎麻根、仙鹤草、荷叶蒂、南瓜蒂；小腹胀痛而胀坠者，加砂仁壳、佛手花、素馨花、升麻治之。

七、恶露不止

新产之妇多是又虚又瘀，虚实夹杂之体。其恶露如超过 3 周，仍然淋漓不断者，多由于气虚、血热、血瘀等所引起。气虚者，用本方加党参、北黄芪、棉花根、益母草治之，使其气血恢复，自能摄血归经；血热者，本方减去当归、川芎加鸡血藤、丹参、地骨皮、丹皮、旱莲草、荷叶、栀子炭治之。在扶正的基础上，以清其血分之邪热，热退则血脉平静；血瘀者，加益母草、蒲黄炭、红花炭、炒山楂、大小蓟治之。旧瘀除，则新血得归经，其漏红自止。

从以上的举例，可见当归芍药散是医圣张仲景妇科篇重要的方剂，如加减运用得宜，对许多妇科疾病都可以收到满意的效果。

第六十四节　清宫解毒饮

组成　土茯苓30g　鸡血藤20g　金银花藤20g　薏苡仁20g　丹参15g　车前草10g　益母草10g　甘草6g

功效　清热利湿，解毒化瘀。

主治　子宫颈炎、阴道炎。证属湿热蕴结下焦，损伤冲脉、任脉和胞宫，以湿、瘀、热为患而导致带下量多、色白或黄、质稠秽浊，阴道灼痛或辣痛者。

方解　子宫颈炎是现代医学的病名，有急、慢性之分。从临床症状看，急性时宫颈红肿，有大量的脓样分泌物、色白或黄、质稠黏而秽臭，腰及小腹胀痛，个别患者伴有发热、口渴，脉弦细数，苔黄腻、舌边尖红；慢性时则宫颈糜烂，带下量多，少腹、小腹胀痛，腰酸膝软，甚或性交时阴道辣痛或出血。证属湿热带下或湿瘀带下的范畴。治之宜用清热利湿、解毒除秽、活血化瘀之法。本方重用甘淡平之土茯苓为主药，以利湿除秽、解毒杀虫；金银花藤、车前草、薏苡仁之甘寒既能辅助土茯苓利湿解毒，又有清热之功，而且甘能入营养脾，虽清利而不伤正；鸡血藤之辛温，能补血行血，是以补血为主之品；益母草之辛苦微寒，能活血祛瘀、利尿解毒；丹参一味功同四物，有补有行，与鸡血藤、益母草同用，则补血化瘀之功益彰；甘草之甘，既能调和诸药，又能解毒。全方以甘、辛、苦为主，寒温并用，甘则能补，辛则能开，苦则能燥，寒则能清，温则能行。故本方有热则能清，有湿则能利，有毒则能散能解，有瘀则能化能消。

服用方法　清水煎服，每日1剂，连服20～30剂。

加减运用　如带下量多、色黄而质稠秽如脓者，加马鞭草15g、鱼腥草10g、黄柏10g；发热口渴者，加野菊花15g、连翘10g；阴道肿胀辣痛者，加紫花地丁15g、败酱草20g；带下夹血丝者，加海螵蛸10g、茜草根10g、大小蓟各10g；阴道瘙痒者，加白鲜皮12g、苍耳子10g、苦参10g；带下量多而臭秽阴痒者，加蛇床子6g、槟榔10g；带下色白、质稀如水者，减去金银花藤、车前草，加补骨脂10g、桑螵蛸10g、白术10g、扁豆花6g；每于性交则阴道胀疼出血者，加赤芍12g、地骨皮10g、丹皮10g、旱莲草20g、田三七粉6g；腰脊酸痛，小腹坠胀而痛者，加桑寄生15g、川杜仲10g、川续断10g、骨碎补15g。

方歌　清宫解毒土茯苓，二藤三草又丹参；苡仁健脾能除湿，湿瘀带下此方宜。

按语　下焦为阴湿之处，是胞宫之所居，为奇经八脉之所属，其病变虽多端，但多与湿邪有关。湿为阴邪，其重浊黏腻，最易阻遏气机，以致阳气不伸、血行不畅，由湿而瘀，湿瘀久郁则化热生火，灼伤冲、任脉和胞宫，故阴道灼痛，带下不绝、色白黄或夹血丝、其气臭秽。本方重用土茯苓为主药，取其甘淡利湿除秽，解毒杀虫不伤正；金银花藤、车前草、生薏苡仁俱属甘寒之品，能助土茯苓清热利湿、解毒除秽；鸡血藤、丹参、益母草直达冲任二脉，不仅能补血化瘀，而且有通脉解毒之功；甘草有"国老"之称，能解毒而调和诸药。凡湿毒为患于下焦，以致胞宫和冲任二脉损伤而导致带下绵绵不绝、色白黄而臭秽，证属湿瘀为患，用之随证灵活加减，其效显著。

病例 秦某，女，43岁，家妇。1991年2月11日诊。

带下3月余，带色黄绿如脓，其气臭秽难闻，阴痒肿痛。拒绝妇科检查要求服药治疗。诊时舌红苔黄，脉滑数，且伴口苦咽干，溲赤，小腹胀痛。予清热利湿解毒法。

处方　土茯苓30g　金银花藤20g　蒲公英20g　败酱草20g　白鲜皮12g　苦参10g　薏苡仁20g　车前草10g　鱼腥草10g　牛膝10g　益母草10g

用本方连续服用24剂，诸症悉失，唯自觉阴痒未除，遂拟一熏洗方，1周后亦愈。

第六十五节　滋阴降逆汤

组成　生地黄15g　旱莲草15g　鲜荷叶15g　南牡丹皮9g　杭白芍9g　白茯苓12g　泽泻9g　淮牛膝5g　甘草3g

适应证　倒经。月经将行或经行之中，口鼻有少量出血、色红，心烦易躁，脉象细数，苔少舌红者宜之。

制法　先将上药用适量清水浸泡30min，再用火煎煮30min，每剂复煎1次。

服法　每日1剂，分2次温服。

按语　本方为自拟经验方。曾多年应用于临床，凡是月经将行或经中口鼻出血，或经闭不行而有周期性口鼻出血，伴有心烦易躁，夜难入寐，舌苔少或薄白，舌质红，脉象细数者，属阴虚火旺之倒经，用之相宜。方中生地黄、旱莲草、鲜荷叶甘寒，滋阴凉血；牡丹皮苦寒，凉血化瘀；白芍酸寒，和阴血而泻肝火；茯苓甘淡，健脾安神；泽泻甘淡寒而泻肾中邪火；牛膝补肝肾而引血下行；甘草甘平以调诸药。全方组成，俱是平和之品，滋而不腻、泻不伤阴，有滋阴降火、凉血止血之功。若潮热加地骨皮9g、白薇6g；经前乳房胀痛加夏枯草12g、瓜蒌壳9g、橘核9g；平时赤白带下加赤芍9g、凌霄花6g、海螵蛸10g。在服药期间，禁食辛温香燥如香葱、大蒜、生姜、辣椒、烟、酒等之品。即使治愈后相当时间内，亦宜食甘润之品为佳。

病例 马某，女，20岁。1983年9月22日初诊。

13岁月经初潮，一向错后，3~6月一行，但每月均有周期性鼻衄、量少色红、持续3~6日自止。刻下鼻衄第3日，每日鼻子出血3~4次、色红量少、每次1~2滴。平素头晕，腰酸，夜难入寐，脉弦细数，舌苔薄白，舌尖红。证属阴血不足，虚火上炎。治宜滋养肝肾之阴，佐以凉血止血之法。用本方加麦冬9g、淮山药15g。守方出入，每个月连续煎服6剂，连服3个月，经行正常，疗效巩固。

第六十六节　解毒止痒汤

组成　土茯苓30g　槟榔10g　苦参15g　金银花藤15g　车前草10g　地肤子12g　甘草6g。

适应证　湿热阴痒。

制法　上药用清水200ml浸泡30min，煎煮30min。每剂复煎1次，将初煎和复煎的药液混合调匀。

服法　每日1剂，分2次温服。

按语　本方为祖传验方。方中以甘淡平之土茯苓解毒除湿为主药；配辛苦温之槟榔燥湿杀虫为佐，与甘寒之车前草、苦寒之地肤子、苦参同用，则清热燥湿、杀虫止痒之力加强；金银花藤性味甘寒，与土茯苓配合，则利湿解毒之功倍增。综观全方有清热燥湿、解毒杀虫之功。如体质瘦弱，纳食不香，减去苦参、地肤子之苦寒，防其犯胃伤脾，加炒淮山药、炒薏苡仁各15g，以健脾化湿；如阴道灼热，痒痛交加，加黄柏6g、凌霄花9g、火炭母9g，以加强清热化瘀之力，并用夜交藤、蛇床子、苍耳子各适量煎水坐盆熏洗，内外并治，则其效果尤捷。在治疗期间，要禁食肥甘厚腻和辛温香燥之品，并适当节制房事。

病例 袁某，女，32岁，已婚。1182年9月10日初诊。

月经周期基本正常，带下量多、白黄相兼、质稠臭秽，外阴经常瘙痒难忍、夜间尤剧，脉象濡数，舌苔薄黄，舌质尖红。阴道分泌物镜检：霉菌阳性。证属湿热郁滞下焦，化浊生虫。治以养血柔肝、清热利湿、解毒杀虫。方用解毒止痒汤加当归12g、白芍12g、黄柏6g、苍术6g，水煎内服，每日1剂。并以蛇床子30g、枯矾15g、火炭母60g，煎水熏洗阴处。守方出入，共用药20剂收效，带下、瘙痒消失，阴道分泌物镜检结果：霉菌阴性。

第六十七节　柔肝止痒汤

组成　白芍20g　何首乌20g　鸡血藤20g　丹参15g　土茯苓20g　白蒺藜10g　甘草10g
功能　养血祛风，润燥止痒。
主治　老年性阴道炎、外阴白色病变。
方解　外阴居下焦阴湿之地，性甚娇嫩，其所以瘙痒不适，与风、火、湿、毒诸邪有关。肝藏血而为风木之脏，其脉络阴器，体阴而用阳；肾藏精而主水，开窍于二阴。肝肾精血同源，内寄相火。妇女年届"七七"，冲任亏虚，精血不足。阴血亏损则不能潜阳；水不涵木则肝木失养，化燥生风，风动则火动，灼伤津血；血虚不充，阴器失养而枯涩痒痛。治宜甘润养血，祛风止痒。本方以白芍为主药，养肝益阴，何首乌甘润滋肾生血，共奏补益肝肾、息风止痒之功；鸡血藤补血通络，丹参养血化瘀，与白芍、何首乌相伍，则补血润燥之力更宏；土茯苓甘淡渗湿除秽，解毒杀虫，且甘能入脾养营，虽清利而正不伤；白蒺藜气香解郁，平肝止痒；甘草重用泻火解毒，与白芍合用，酸甘化阴，柔肝和中，解痉止痒相得益彰。全方以甘润为主，补中有疏，滋而不腻。凡阴虚血少，化燥生风而导致肌肤干燥、脱屑、阴道干涩、外阴痒痛，坐卧不安者，用之相宜。

加减　阴道灼热痒痛，入夜加剧，带下量多、色黄秽臭者，加龙胆草10g、鱼腥草10g、旱莲草15g；带下夹血丝者，加地骨皮10g、莲藕节15g、茜草根10g；口干便结，夜难入寐者，加柏子仁10g、夜交藤15g；外阴皮肤萎缩干裂，又痛又痒剧烈者，外用鲜旱莲草、鲜首乌叶、鲜九里明各60g，水煎熏洗阴部，每日2～3次。

第六十八节　针灸能治危重病

针灸疗法是祖国医学重要疗法之一，它是中国人民长期与疾病作斗争积累起来的宝贵经验总结，不仅有悠久的历史，而且适应证广泛，对许多常见病、急性病、危重病都有很好的疗效，素为国人所公认，也引起世界各国医学家的瞩目和研究，许多外国朋友，也乐意接受针灸治疗，银针的声誉传播海内外。可是目前却出现一种不可思议的现象，在国内有一些医疗单位反而认为针灸只能治疗一些小病、轻病、慢性病，对针灸的业务，排在可有可无的地位，以致使针灸的治疗范围，越来越缩小，没有很好发挥针灸疗法在卫生保健事业中的优越性，实在非常可惜！

事实告诉人们，针灸能治急性病和危重病的疗效，是不容争辩的。早在战国时名医扁鹊便以针灸治愈虢太子的"尸厥"；东汉时医圣张仲景对热入血室的高热而针刺期门；三国时枭雄曹操经常头风发作，华陀为之针刺脑空穴而立愈；金元时期四大医家之一的李东垣，强调足三里穴是治病康复常用的穴位。这都是有史可察的。近代对针灸疗效的报道，更不胜枚举。拿笔者来说，虽然非针灸专业，对针灸的知识很浅薄，但征之临床，却收到很好的效果。如严重休克患者，以艾灸百会穴和针刺人中穴，则立即苏醒；高热（40℃）的患者，每每针刺中冲、委中两穴放血之后，则温度逐渐下降；回归热、疟疾，都是热性的传染病，针刺大椎、间使、足三里等穴位之后，不但寒热的症状很快消退，而且实验室检查结果，疟原虫、回归热螺旋体俱显阴性；天枢、神阙、气海、下脘、足三里等穴位，既能治愈暴注下迫的急性肠炎，也能治愈缠绵多年的慢性泄泻；关元、归来、三阴交等穴位，对子宫内膜异位症的经行疼痛剧烈，针之能止痛缓解；对急、慢性盆腔炎的疼痛和带下稠秽，有解毒祛秽、消炎止痛之功；合谷一穴，对牙痛一针即止。

总之，针刺和艾灸通过腧穴的特殊性，能达到"疏通经络，宣导气血"的作用，从而使阴阳洽合，气血调和，五脏康宁，提高扶正抗邪的能力，所以不仅能治小病、轻病、慢性病，也能治大病、重病、急性病，这是应该肯定的。当然，谈到这里，也有不可否认的事实，由于有些医疗单位不重视针灸疗法，对针灸业务人员，不培养，不提高，甚至把一些不合格的人也安排到针灸岗位来工作。这些同志既不知寒、热、虚、实辨证论治，更不会注意迎随补泻的手法，选穴配方杂乱，手法随便，得气与否，满不在乎，当然疗效是不高的。因此，希望有关部门重视针灸疗法，注意针灸人才的培养提高。针灸业务人员，要对疾病进行辨证论治，严格掌握针灸疗法的程序，在配穴用方，在手法补泻的强弱快慢方面，都做到一丝不苟，则针灸疗法在治疗危重疾病方面，一定能有所突破，甚或能治愈一些药物所不能治的疾病，不断扩大针灸治病的范围。

第六十九节　肚腹三里留

前哲时贤的针灸学家，在长期的临床实践中，对针灸穴位的主治疗效，以歌诀的体裁加以概括总结，以利于易诵记忆，如"肚腹三里留"，便是"五总穴"之一。这里的"三里"，是指足三里而言，突出地说明足三里与中焦脾胃的密切关系，凡是脾胃的病变都可以选用此穴。

足三里穴为阳明经之所属，补之能益气升清，泻之则能通阳降浊。无病用之，则能调理气血，增加人体的抵抗力，是防病保健的很好穴位；有病用之，则能调整脾胃的功能，以固后天之本。所以不仅是治疗脾胃消化道疾病常用的主穴，而且是其他各科虚实夹杂的疾病，在治疗上必须以"扶正祛邪"为原则者不可缺少的穴位。现在谈谈笔者在临床中应用足三里的点滴经验。

一、防病保健

凡是禀赋本虚，精神不振，营卫不固密，易为外邪所感者，则每次温和灸足三里 5~10min，每日 1~2 次，1 周为 1 个疗程，一般坚持 2~3 个疗程，则胃纳旺盛，精神振奋，营卫调和，可防外邪的侵袭。

二、虚人外感

虚人外感，有阴虚、阳虚、血虚、气虚之不同。凡是阳气不足而导致外感风寒之邪，以致头晕头痛、鼻流清涕者，取足三里配百会、风池、曲池、气海先针后灸，其效甚佳。盖百会穴为诸阳之会，风池为太阳经所属，用之则能振奋阳气，疏风治络以祛邪，曲池穴能走能散，有宣气行血、疏风逐邪之功；气海为气血汇合之处，是呼吸之根，生气之海，用之则能振奋下焦阳气，生气活血。全方配合，则达到扶助正气、逐除邪气的目的。

三、胃脘疼痛

本证有寒、热、虚、实或虚实夹杂的不同。凡属虚寒而绵绵作痛，得温得按则舒者，以足三里为主穴，常配中脘、天枢二穴，先针后灸治之。中脘为六腑之会，是胃之募穴，能壮胃气而止痛；天枢能利脾胃之气而调理中焦气机的升降。如疼痛拒按、口苦口酸者，此属实热之痛，则单针不灸，并以强刺激的手法治之，则能导引胃气下行，胃气和降，其痛自止。

四、疟疾发热

恶寒、发热、汗出，为疟疾发作的三个阶段。如偏于热者，则足三里配大椎、间使治之。大椎为手足三阳督脉之交会，是纯阳主表的穴位，有疏解清热之功；间使为手厥阴心包之所属，能宣心阳而退热。足三里、大椎、间使三穴配用，能疏表清里，扶正祛邪。如热势过高，本着"急则治其标"的原则，可针刺十宣穴放血，使邪有去路，然后缓图根治。如疟疾热少寒多，则以艾灸为主，待正气恢复，正胜则邪却。

五、小孩遗尿

小孩肾气未充，发育未全，以致夜寐遗尿者，取足三里配关元、肾俞、三阴交治之。关元为三阴任脉之会，是藏精之处，肾俞为肾气转输之处，三阴交乃三阴之交会，为肝、脾、肾三经之枢纽，以足三里为主穴，互相配合，则收到治湿及泉之效。一般连续3~5次，其效可期。

六、经行疼痛

妇女经行疼痛有寒、热、虚、实之分。凡经将行时少腹、小腹胀痛，按之不减，经色暗红夹紫块者，此属气滞血瘀之变。治之宜取足三里配三阴交、中极、归来。三阴交是肝、脾、肾三阴经之交会，既能补脾肾之阳，又能调理肝气之滞；中极是胞宫之门户，归来亦是胞宫之所属，中极与归来合用，则能直接温宫暖胞，促进气血的通行，从而达到"通则不痛"的目的。

胃为五脏六腑之本，多气多血。足三里为阳明胃经之所属，故为人身之要穴。只要配穴、手法行当，对很多疾病都有较好的疗效。

针灸足三里的疗效，除了取决于配穴是否恰当之外，手法的补泻是否合理，则是疗效高低的关键。补泻之法，历来过于繁杂，不易为人所掌握，如"随而济之为补，逆而夺之为泻"；或"三进一退为补，三退一进为泻"；"提则为泻，插则为补"等。这种进退提插的提法，看来很简单，实际非一般针灸医生所能操作。笔者个人很赞成时贤以强弱刺激来分析补泻的提法。当然，由于体质等条件的不同，强与弱也是相对而言，体弱而过敏者，虽然是弱刺激，也有强刺激之感；相反，体质肥厚而迟钝者，虽有强刺激手法，仍然有不足之感。所以，应该因人而异。凡是"虚则补之"，以针刺有酸麻胀感而舒适为佳；"实则泻之"，必须针刺酸麻胀感剧烈者为宜。如针刺大椎穴，一定要酸麻胀感扩散上至头、肩胛，下则沿督脉至长强穴。

针刺与艾灸，虽然各有所长，但是不能分割。因为针灸之所以能治病，主要是能疏通经络，宣导气血，使营卫和谐，气血平正。而艾灸之用，由于艾性微苦而辛温，能通十二经而调理气机。近代研究，证实艾灸能增加白细胞数量，杀灭病菌。历来前贤非常重视艾灸的作用。一般来说，实热之证，多是以针刺为主，间或灸之；虚寒之证，多是以艾灸为主，间或针之；虚实相兼，寒热错杂，多是针刺艾灸并用，或先针后灸，或针上加灸，其疗效始佳。

第七十节　行针手法提高针刺疗效的关键

针灸的疗效如何，决定于三个因素：一是要看辨证是否正确；二是腧穴配方是否恰当；三是进针手法的强弱是否适宜。三者之中，缺一不可。其中对于针刺的手法，往往为人所忽视，常见有个别术者，在进针之时，既不注意针刺的深浅，更不注意"得气"的强弱，仅仅进针了事，酸、麻、胀、痛程度如何，不问不察，这不但影响疗效，甚或还会造成不应有的后果。曾见一遗精患者，行关元、三阴交配穴针刺治疗，由于进针不得法，反而遗精次数增多，头晕耳鸣。

本来对于针刺的手法，前人时贤都有不少的论述，如提插补泻、捻转补泻、平补平泻、烧山火与透天凉补泻等。每一种的手法，都有它的适应证，概括起来，它是属于虚证、寒证的，是用提插、捻转或烧山火补法；实证、热证的用提插、捻转或透天凉泻法。根据病情的虚实寒热，患者体质的强弱，采取不同的针刺手法则其效比较满意。

对于前人论述的针刺手法，确是很复杂，但笔者认为最主要是要注意针刺的深浅和行针（提插捻转）的强弱。根据病情的虚实寒热，病位的表里阴阳，性别男女，年龄少、壮、老，季节的寒热温凉，配方取穴部位的阴阳而采取不同的手法。凡病邪在表，属阳证，配方阳部腧穴，时当春夏，气血趋向于外而体质羸弱之老年，或稚阴稚阳娇嫩之婴儿，刺之宜快宜浅，行针则宜弱，从而达到因势利导的目的。反之，病邪在里，属阴证，配方阴部腧穴，时当秋冬，气血趋向于内，而且体质结实的青壮年，刺之宜慢宜深，行针则宜强，旨在能疏通经脉，宣导气血，使气血平正为目的。

总之，决定针刺疗效的高低，固然有多方面的因素，但进针的深浅，行针的强弱，是否与病情相合，却是重要的关键。

第七十一节　美以健为本

爱美是人的共性，而五官端正，头发乌黑，面容娇美，则是美在外的最大标志。如何保护柔嫩而丰满的皮肤，保持容颜的秀丽，肢体匀均，身材肥瘦适中，这是值得研究的。当前许多中青年男女，把美的希望寄托于美容师的矫正术和化妆品的使用。美容师的矫正，化妆品的使用恰当，可以得到暂时的美；用得不当，反而有害。唇膏、胭脂等大多是化学物质，用久了往往面上会出现色素沉着，紫黑难看。其实，面部是否红润，皮肤是否柔嫩，体形是否匀称，关键是在于身体是否健康。因为人体是一个有机统一的整体，体表的五官九窍与内脏息息相关，五脏的精气皆上注于目，灌养四肢百骸，脏腑的功能正常，气血调和，则体质结实，肌肤丰满，面色红润，眼睛明亮，头发乌黑；反之，如果五脏亏损，功能失常，则气血失调，营卫不和，便要百病丛生，面黄肌瘦，毛发焦枯，甚则脱落。

要保持身体的健康，在措施上虽然有多方面，但最主要的是精神情志的调摄，营养物质的全面，生活规律不紊，坚持体育锻炼等。人的生活历程，不论是学习或工作，不论是公事或私事，既有一帆风顺、春风得意之时，也有免不了遭受困难、挫折不称心之事。所以在精神上要坚强，要乐观，要开朗，正确对待个人嗜欲的得失，不要斤斤计较，自寻烦恼，即使遇到最大的不幸，也要保持冷静，正确对待，把创伤的心灵降到最低度。生命在于运动，除了工作学习之外，必须根据体质的情况，注意各项体育的锻炼，如晨起散步园林、跑步、野游爬山、打太极拳、八段锦、老人保健操等，只要持之以恒，则能促进气血畅通，强壮筋骨，永远保持青春的活力。饮食是营养物质的来源，过饱或过饥，太多或太少，对身体的调养都不利，所以要合理吃蛋白质、脂肪、碳水化合物、矿物质等含丰富营养的食物，如动物的肝、肾、乳类、蛋类及豆、米、麦、玉米等。要粗细均食，干饭稀粥搭配，豆、米、面兼食，蔬菜水果并重，饮食多样，荤素合理，营养全面，才能保持健康，精神焕发，肌肤丰满。目前在部分青壮年中，尤其是妇女最为显著，存在着三种不良的饮食习惯：一是喜挑食、偏食，使身体得不到充分的营养；二是为了使肌肤丰满，一味追求肥甘厚味的补品，结果变得臃肿肥胖；三是希望身体苗条，实现所谓"线条美"而采取节食、不食的饥饿疗法，最后不但不美，反而面黄肌瘦，弱不禁风。所以为了健康，为了实现美的希望，应该树立乐观主义，注意体育锻炼和摄取充足而多样的营养，生活有规律，按时作息，劳逸适当，则青年人能正常发育，老年人延长寿命，永葆青春。

总之，"邪之所凑，其气必虚"；"正气存内，邪不可干"。只要从精神情志，食物营养，生活规律，体育锻炼等方面多加注意，则脏腑功能正常，阴阳气血调和，免疫力增加，可避免疾病的发生，保持身心的健康，气血通顺，灌注温煦，濡养全身，自然达到既健康又娇美的目的。要是不注意以健康为本，仅仅从面容上下功夫，所达到的美只是暂时的，是不稳定的。

班秀文临床经验辑要

班秀文 著

李 莉 卢慧玲 整理

湖南文徵卷九

前　言

　　我从事中医临床及教学60余年，在长期的临床实践中，对中医经典著作和历代诸家医学论著进行了潜心研究，在中医基础理论和辨证施治方面有较深的认识和体会，对妇科造诣尤深。本书从医论、医理、医案、医方等方面将我数十年来的治疗经验和体会予以阐述，每种病案后附有按语和体会，所涉及的内容广泛，不仅包括妇科经、带、胎、产、杂病，还有部分内科、儿科、针灸科疾病的内容，尽量使每一种病既有理论的阐述，又有实际的案例，以理论指导临床，从实际验证理论，以便学者在临床中参考运用。

　　本书在整理过程中，得到我的学术继承人李莉副教授、卢慧玲副教授和其他同志的大力支持和协助，特此致谢。

班秀文谨志

2000年庚辰春于邕

#《班秀文临床经验辑要》目录

第一节 医理琐谈……………(299)
  一、试探《内经》有关妇科的论述……………(299)
  二、试论《金匮要略》的温法…(302)
  三、试论张仲景对妇科学的贡献……………(306)
  四、试探张景岳辨证论治的特点……………(308)
  五、调补肝肾在妇科病的临床应用……………(310)
  六、治血法在妇科病的临床运用……………(314)
  七、治肾与妊娠……………(316)
  八、治肾与产后……………(317)
  九、论治瘀与产后病……………(318)
  十、试论妇科节育手术后诸症的病机与治疗……………(319)
  十一、壮族医药学的防治特点…(323)

第二节 医论医话……………(325)
  一、月经病的辨证施治…………(325)
  二、痛经的辨证施治……………(339)
  三、经痛治疗重在疏肝理气活血化瘀……………(342)
  四、崩漏的辨证施治……………(343)
  五、带下病的辨证施治…………(357)
  六、不孕症的治疗经验…………(359)
  七、输卵管阻塞的辨证施治……(362)
  八、试论子宫肌瘤的治法………(363)
  九、房事外感证治………………(365)
  十、运用桂枝汤的经验…………(367)

第三节 医案精选……………(369)
  一、月经疾病（369）
    1. 月经先期（4例）（369） 2. 月经后期（7例）（373） 3. 月经先后无定期（1例）（378） 4. 月经过多（4例）（379） 5. 月经过少（5例）（382） 6. 经期延长（3例）（385） 7. 痛经（7例）（389） 8. 经间期出血（1例）（395） 9. 闭经（5例）（396） 10. 崩漏（9例）（400） 11. 经行感冒（2例）（410） 12. 经行头痛（2例）（412） 13. 经行泄泻（1例）（413） 14. 经行吐衄（1例）（414） 15. 经行口糜（3例）（414） 16. 经行风疹块（1例）（417） 17. 经行眩晕（2例）（417） 18. 经行自汗（1例）（420） 19. 经行溢乳（1例）（421） 20. 绝经前后诸证（1例）（421）
  二、带下疾病……………(422)
    1. 湿瘀带下（4例）（422） 2. 湿热带下（4例）（426） 3. 脾虚肝郁带下（2例）（430） 4. 肾虚带下（5例）（432）
  三、胎产疾病……………(436)
    1. 胎漏 胎动不安（4例）（436） 2. 滑胎（1例）（438） 3. 子淋（2例）（439） 4. 孕妇痒疹（2例）（441） 5. 产后恶露不绝（5例）（442） 6. 产后自汗（3例）（445） 7. 产后诸痛（3例）（447） 8. 人工流产术后下肢浮肿（1例）（449） 9. 产后血晕（1例）（450）
  四、妇科杂病……………(450)
    1. 不育症 不孕症（8例）（450） 2. 癥瘕（8例）（459） 3. 交合诸症（3例）（465） 4. 阴痒（3例）（467） 5. 阴肿（2例）（469） 6. 郁厥（1例）（471）

第四节 药物漫谈……………(472)
  一、鸡血藤治疗妇科病…………(472)
  二、连翘在妇科临床中的应用…(473)
  三、花类药在妇科中的应用……(474)
  四、藤类药在带下病中的应用…(476)
  五、青蒿鳖甲汤之妙用…………(478)

第五节　验方撷英 ………………（478）
　　一、养血调经汤 …………………（478）
　　二、养血化瘀消癥汤 ……………（479）
　　三、养血通脉汤 …………………（480）
　　四、安胎防漏汤 …………………（480）
　　五、活精汤 ………………………（481）
　　六、加味芍药甘草汤 ……………（482）
附1　著名老中医刘惠宁学术思想 ……（483）
附2　老中医刘六桥 ……………………（486）

第一节 医理琐谈

一、试探《内经》有关妇科的论述

《黄帝内经》是我国古代劳动人民在长期的生活、生产与疾病作斗争的过程中积累起来的经验总结，它对人体的生理、病理和疾病的辨证、治疗都有系统的论述，至今仍然是中医各科辨证论治的理论依据。其中对妇科的论述，虽然篇章不多，但却很重要，现综合归纳如下。

（一）经孕之本在于肾

月经、带下、妊娠、分娩是妇女特有的生理特点。《素问·上古天真论》首先对月经和胎孕的来源、形成、有无等问题，特明确地指出："女子七岁，肾气盛，齿更发长；二七而天癸至，任脉通，太冲脉盛，月事以时下，故有子。"这里阐明了月经形成的因素：一是决定于肾气的强弱；二是天癸的至与否；三是任脉的通与涩；四是冲脉的盛与衰。肾主藏精而为作强之官，是元阴元阳之根蒂，是伎巧之所出，只有肾的真阴真阳充沛，肾气旺盛，火暖水温，才能促进天癸的来至，任脉畅通，太冲脉盛，保证月经依时来潮，此时"阴阳和"（《素问·上古天真论》）便有受孕的可能。在这里要加以说明的是，《内经》在强调肾气是经、孕之本的同时，也非常注意其他脏腑、经脉与月经、胎孕的密切关系，故《素问·上古天真论》曰："七七任脉虚，太冲脉衰少，天癸竭，地道不通，故形坏而无子也。"这就是说，肾气的旺盛，固然是天癸产生、任脉和冲脉通盛、月事依时来潮的关键，但是，如果任脉亏虚，主持诸阴的功能失常，或冲脉衰少，血海不能满溢，以致天癸枯竭，同样也会引起月经闭止，生殖功能衰退，便将失去受孕的基本条件。所以《素问·上古天真论》一方面强调肾气是月经、胎孕的根本，另一方面又指出肾之所以能起到这样的作用，主要是依赖于"受五脏六腑之精而藏之"的作用。因而"五脏盛乃能泻"，保持开合施泻，促进人体的正常生长发育。如果"五脏皆衰，筋骨懈堕，天癸竭矣"，则无经行、胎孕可言。

总之，《内经》认为月经和妊娠的根本在于肾气的作用，而肾气之所以能实现一系列的生殖发育过程，除了肾本身的功能之外，必须要有五脏安和与冲脉、任脉的密切配合，才能完成。若五脏功能衰退，肾气便将亏虚。同样，肾气亏虚，五脏也不能独盛。因而，便要经绝不孕。

历代医家论经，强调五脏气血的安和，其中尤以肝、脾、肾三脏为主要，如《景岳全书·妇人规·经脉之本》曰"经脉之本，所重在冲任，所重在胃气，所重在心脾生化之源耳"，实是本《内经》之旨，结合临床实践，加以归纳总结，在前人的基础上有所发挥。

（二）致病原因内伤外感 注重房劳

根据《内经》的记载，引起妇科疾病的致病因素包括外感六淫、内伤七情、房劳所伤等，以致脏腑、经络功能失常，气血不和，阴阳失调而发生轻重不同的病变。

1. 六淫致病

风寒暑湿燥火，常则为六气，能生万物；异则为六淫，不利于生机，其中尤以寒和热的危害最大。寒为阴邪，其性收引，最易阻遏气机；热为阳邪，其性升散，最易伤津耗液。故《素问·离合真邪论》曰："天地温和，则经水安静；天寒地冻，则经水凝泣；天暑地热，则经水沸溢。"太寒则血液凝涩；太热则经血妄行。因而往往导致月经闭止不行，或经行超前、量多、色红等之变。《灵枢·水胀》提出"寒气客于肠外，与卫气相搏，气不得荣，因有所系，癖而内著"，便有"肠覃"之患；"寒气客于子门，子门闭塞，气不得通，恶血当泻不泻"，即出现"状如怀子"之"石瘕"。瘕的所在，虽然一在肠外，一在子门，但均由于外感寒邪而引起，可见寒淫为害之惨烈。

《内经》除了认为寒与热之邪能导致妇科的病变外，还认为气候的递序，五运六气的胜复盛衰，对于胎孕生育也有一定的关系，《素问·五常政大论》"岁有胎孕不育，治之不全，何气使然？岐伯曰：六气五类，有相胜制也，同者盛之，异者衰之，此天地之道，生化之常也"，此段论述虽然是泛指一切生物与季节的关系而言，但因人是生化之一，并与外界气候息息相关，因而岁气的胜复盛衰，多少对胎孕的发育有一定的影响。从现代遗传学的观点来说，很多疾病是来自先天，而先天的疾病，其致病的原因虽然是多方面的，但其中气候的温和或恶劣，四周环境的雅静安宁或嘈杂紊乱，也是重要的因素。另外，《素问·六元政纪大论》指出，少阳相火司天，风火用事，对血脉的运行有一定的影响，甚至发生血崩之变："少阳司天之政，初之气，风胜乃摇，候乃大温，血崩。"

2. 隐曲惊恐

在一般的情况下，喜、怒、忧、思、悲、恐、惊正常的七情变化是不会致病的，但若七情过极就会伤及五脏，导致各种疾病，《素问·阴阳应象大论》提出："怒伤肝，悲胜怒；喜伤心，恐胜喜；思伤脾，怒胜思；忧伤肺，喜胜忧；恐伤肾，思胜恐。"例如，情欲不遂，肝气郁结，肝的疏泄功能失常，就可能有经闭不行之变。另外，《素问·阴阳别论》云："二阳之病发心脾，有不得隐曲，女子不月。"对于"隐曲"二字，历来注家有不同的解释：一是作为不得大小便解（杨上善）；二是作为阳道病解（王冰、李念莪）。但笔者认为，张山雷等作情欲不遂解较为合理。女子经闭不行，其原因虽多，但均与肝有直接或间接的联系。肝藏血，在妇女为先天，若长期情欲不遂，则气机郁结，肝失疏泄，脾不健运，心气不得下通；子病及母，肾的开合失常，故导致"女子不月"。

妇女怀孕之后，宜"调心神和情性，节嗜欲"（《备急千金要方·妇人方上·养胎第三》），以保证身心的健康，促进胎元的正常发育。如果喜怒无常，多思惊恐，则气血失调，波及胎元，便会贻患无穷，或者胎萎不长，或幸而能生，也是多病痴呆。如《素问·奇病论》出癫疾的病名、病因和病机："人生而有病颠疾者，病名曰何？安所得之？岐伯曰：病名为胎病，此得之在母腹中时，其母有所大惊，气上而不下，精气并居。"故任何一种情志的过极变化，都会导致阴阳不和，气血失调，男女皆然，正如《素问·举痛论》所云："余知百病生于气也，怒则气上，喜则气缓，悲则气消，恐则气下……思则气结。"

3. 房劳伤肝

肝肾内寄相火，肾藏精，肝藏血，精血同源，在妇女同为先天。历来养身之道，贵在清心寡欲，节房事，以固护生命的根源。如禀赋本虚，又嗜酒纵欲，不知适可而止，则肾亏肝伤，精血枯竭，正如《素问·腹中论》所云："醉入房中，气竭肝伤，故月事衰少不来也。"肾为元阴元阳之根，肝主开发，为冲任脉之所系，肝肾亏损，则开发不振，经源枯竭，故产生月经闭止、不孕等病变。故《素问·上古天真论》认为，若"以妄为常，醉以入房，以欲竭其精，以耗散其真"，必将"逆于生乐"，不是早衰减寿，便是百病丛生，而在妇女常常首先表现为月经的病变。

4. 奇经失常

经脉内联脏腑，外络肢节，是构成人体组织器官的重要部分。当内脏有病变时，能影响到经脉和络脉，而经络的病变，同样也会导致脏腑功能失常。从妇科的生理特点来说，《内经》认为任脉、冲脉、督脉同起于会阴，一源而三歧，冲脉、任二脉又内系于胞中，与妇科的发病关系最为密切，如《素问·骨空论》曰："任脉为病，女子带下瘕聚；冲脉为病，逆气里急，督脉为病，脊强反折……其女子不孕。"任脉主持诸阴而司妊养，督脉主持诸阳而温暖胞宫，冲脉主一身血海而润养全身。若任脉的功能失常，则水湿不化，阴血停滞，故有带下、瘕聚等之变；督脉虚衰，不能温煦脏腑，则胞寒宫冷，摄精无能，虽婚而不孕；冲脉空虚，血海不满溢，筋脉脏腑失养，则气逆冲上，腹内拘急挛痛，或经闭不行等。可见任何一经的病变，都能引起妇科的疾患。而经脉功能之所以失常，虽然有多种原因，但由于经脉内联脏腑，其病变多责于脏腑的病变。如《素问·评热病论》曰："月事不来者，胞脉闭也。胞脉者，属心而络于胞中，今气上迫肺，心气不得下通，故月事不来也。"胞脉络于胞中而属于心，由于水气上逆，导致肺失宣降，心气不得下通，故导致月经闭止不行等病变。

综上所述，《内经》认为妇科病的致病因素包括外感六淫、内伤七情和有房事耗伤等，导致脏腑、经络功能失常，气血不和，阴阳失调而发病。故《素问·阴阳别论》对血崩的病机言简意赅地概括为"阴虚阳搏谓之崩"。

（三）诊法辨证　尤重色脉

疾病的发生与发展过程是邪正盛衰消长相互转化的过程，要从这种过程了解疾病的本质、症结所在，必须望、闻、问、切四诊密切配合才行。《内经》对于诊察疾病，重视四诊并用，尤重色脉，《素问·阴阳应象大论》云"善诊者，察色按脉，先别阴阳"。在妇女生理或病理情况的诊断和辨证过程中，更重视望诊和切诊的应用。例如，对胎孕和病变的判断就有有关切脉的许多记载，如《素问·阴阳别论》提出"阴搏阳别，谓之有子"；《素问·平人气象论》提出"妇人手少阴脉动甚者，妊子也"；《素问·腹中论》提出"身有病而无邪脉也"；《灵枢·邪气脏腑病形篇》提出"肾脉微涩，为不月"等。在望诊方面，很重视人中的观察，如《灵枢·五色》提出："女子在于面王，为膀胱子处之病，散为痛，搏为聚。"人中为任脉、督脉交会之处，人中的长短、深浅、宽窄及色泽的变化，对于诊察子宫及其他的生殖系统疾病，是具有很大参考价值的。

《内经》对于具体疾病的鉴别诊断虽然不多，但《灵枢·水胀》有关妇女的肠覃和石瘕鉴别诊断的论述却颇为确切。肠覃和石瘕同为寒邪所犯而引起的瘀血病变，两者均有"状如怀子"的症状，但前者"寒气客于肠外"，子宫受到的影响不大，故"月事以时下"，而后者是"寒气客于子门"，直接危害到子宫，故"月事不以时下"，一语道破两者的区别，诚是切当之论。

（四）治疗法则　纲领挈要

《内经》有关治则的论述，内容十分广泛。在大法上有正治、反治、治本、治标等之分，而在分类上，可以说汗、吐、下、温、清、补、消、和俱备。这些治疗法则，都是根据疾病的表里、寒热、虚实、阴阳而提出来的，至今仍然指导着临床。但值得注意的是，妇女以血为本，以血为用，在妇科病的应用过程中，要重视以下两方面。

1. 疏通血脉　调理气血

妇女的疾病，尽管错综复杂，但均与气血失调有关。凡七情所伤，气滞血瘀者，宜"疏其血气，令其调达，而致和平"（《素问·至真要大论》）。寒凝血瘀而形成癥瘕者，则用"血实宜决之"，"肠覃、石瘕，皆生于女子，可导而下"。这种疏气祛瘀的目的，在于调理气机，畅通血脉，保持气血的调和。

2. 论证用药　贵在扶正

《内经》的治疗法则，虽然纲领性很强，但都是根据病情而定的。纵然是怀孕的妇女，仍然本着有是症而用是药。如《素问·六元政纪大论》曰："所谓妇人重身，毒之何如？有故无殒，亦无殒也。大积大聚，其可犯也。"只要是积聚的病变，仍然用化瘀攻伐之品。然而，妇女为娇嫩之体，加上怀孕在身，更宜注意扶正保胎，所以接着便提出"衰其大半而止"。也即是《素问·五常政大论》所说的"大毒治病，十去其六；常毒治病，十去其七；小毒治病，十去其八；无毒治病，十去其九。谷肉果菜，食养尽之，无使过之，伤其正也"。总之，扶正与祛邪兼顾，其目的是为了保护正气，在治疗妇科疾病时尤为重要。

以上两点，是就妇女的病理特点而言，除此之外，《素问·至真要大论》和《灵枢·五色》所提及的其他治则，同样也可以用于妇科。例如，阳虚而经行错后用"寒者热之"或"劳者温之"；血热经行超前则用"热者寒之"；瘀积经痛则用"结者散之"；癥瘕不孕，多用"坚者削之"等。

特别值得注意的是，《内经》全书共附有十三方，其中乌贼骨丸是治疗妇女血枯经闭的名方，也是首载的第一张治疗妇科病的方剂。方中之乌贼骨即海螵蛸，其气味咸温而下行，能软坚，能通行，凡赤白漏下及血枯经闭宜之；藘茹即茜草，气味甘寒，能止血，能活血，凡血崩或经闭可用；麻雀卵气味甘温，有温养精血之功，能治男子阳萎不举及女子阳虚带下，便溺不利；鲍鱼气味辛温，能补益精气而利血脉，为温养之佳品，与诸药同用，则相得益彰。全方具有益气生精、补血养阴、强壮肝肾、活血通经之功，凡血枯精亏诸症，均可用之。至今仍然为妇科常用的方剂之一。

《内经》是一部内容极为丰富而重要的经典著作，它的理论体系、辨证方法和治疗原则，都具有很高的科学性，至今仍指导着人们的临床实践。因此，人们只有结合临床实践，更深入地学习和研究《内经》的有关知识，才能吸取其精华，用来指导临床辨证思维和遣方用药，提高医疗水平，以解除患者的疾苦。

二、试论《金匮要略》的温法

《金匮要略》是东汉张仲景巨著《伤寒杂病论》中杂病部分。它以整体观念为指导思想，以脏腑经络为理论基础，以四诊八纲为辨证中心，以八法为遣方用药的依据，是理论结合实践杂病辨证论治的专书，一直到今天仍然有其重要的意义。

内伤杂病，主要是脏腑功能失调而引起的病变，最易伤气耗血，在治疗上必须重视益气补血，温养回阳，所以八法中温法应用最为广泛。现作初步归纳分析如下。

（一）温法运用的原则

温法是使用温性或热性药物，以消除患者的沉寒痼冷，补益阳气的一种方法。在《金匮要略》中运用温法的原则，一是协调阴阳，二是温养脏腑，促进气血的修复。

1. 协调阴阳

人之一身，不外乎阴阳水火、气血营卫而已。阴阳平衡，水火相济，营卫调和，气血充盛，则人能保持健康，否则便要百病丛生，所以要协调阴阳以保证身体健康。《金匮要略》从温法协调阴阳，综合起来，主要有以下几个方面。

（1）阴阳并补：孤阴不生，独阳不长，阴阳是互根的密切关系。在扶阳之中，必须注意养阴，如"虚劳里急，悸、衄、腹中痛，梦失精，四肢酸痛，手足烦热，咽干口燥，小建中汤主之"是寒热错杂、阴阳两虚而以阳虚为主之症，故取姜桂之辛热以通阳调气；甘草、大枣、饴糖之甘平以益阴，补中缓急；芍药酸而微寒，以敛阴和营，从而达到建立中气、从阴引阳、从阳引阴、阴阳协调的目的。

（2）温补并用：《素问·至真要大论》："衰者补之，劳者温之。"温养之法，虽然是能扶正，但温法祛寒回阳有余，补虚不足；补法则功擅扶正，回阳之力不足。故凡病虚而寒者，常常温补并用。如"心胸中大寒痛，呕不能饮食，腹中寒，上冲皮起，出见有头足，上下疼痛而不可触近，大建中汤主之"。证属脾胃阳虚，中焦寒甚所引起的腹满，故方中以蜀椒、干姜温中散寒，人参、饴糖温补脾胃，温补并用，大建中气，使中阳得返，阳回正复，阴寒消除，诸症悉愈。

（3）温清兼施：温之与清，本是相反的疗法，势如冰炭，两者是不相容的，但在疾病的发展过程中，由于邪正的消长进退，往往有上热下寒、上寒下热、寒热错杂之变，单用温法或清法来治疗，均不能针对病情，故温清并用亦是不可缺少的法则。例如，风湿历节一病，本是由于风、寒、湿外袭而引起的病变，而寒湿之邪郁遏，阳气不得宣伸而渐次化热，化热则伤阴，单温之则阴愈伤，单清之则寒湿不解，故以桂枝芍药知母汤治之，既能祛风除湿、温经散寒，又能清热滋阴。

（4）温阳祛邪：疾病的发生发展过程，实际上是邪正消长的过程。当正虚邪盛之时，宜扶正以祛邪，例如，桂枝附子汤、白术附子汤、甘草附子汤，是治风湿病变的方剂，虽有治风重于湿、治湿重于风、风湿并重的不同，其实三方均用附子以温里，从而达到扶阳益气、祛风除湿的目的。

（5）祛邪扶阳：邪盛正虚，阴盛于内，格阳于外，阳气欲脱之时，非祛除阴寒之邪，不足以复元阳气。例如，"呕而脉弱，小便复利，身有微热，见厥者，难治，四逆汤主之"，中则脾胃阳气衰竭，下则肾阳不固，阴寒内盛，虚阳外越，为阳气欲脱之候。故以四逆汤之辛甘温热治之，以冀祛除阴寒而复元阳。

2. 温养脏腑

脏者藏也，五脏贮藏精气而不泻；六腑传化物而不藏。脏以贮守为用，腑以通行为补，内伤杂病的病变，实际上就是气血不和、脏腑功能失常的病变，所以温养脏腑是温法的主要内容，其中尤其是以脾肾两脏的功能是否亏损为重点。因为脾胃为后天之本，是生化气血营卫的源泉；肾藏精而内寄相火，为先天之本，是性命之根。特别是内伤病的后期，常常出现脾胃虚损的证候，脾胃的亏损，更会影响到其他脏腑，导致病情进一步恶化。故以甘温或甘平之剂温补脾肾，是治疗内伤杂病治本之法。例如，虚寒肺痿而出现头眩、咳嗽、吐涎沫、尿频或遗尿等虚寒之候，治之用甘草干姜汤，名是温肺复气，实是温脾暖胃，从而达培土生金的目的。又如脚气、腰痛、消渴、转胞、水饮等五种不同的病变，证候虽然不同，但由于这五种病变，都是由肾阳虚弱、气化功能失常而引起，所以同用八味肾气丸扶阳滋阴，使元阴元阳恢复，则诸症悉除。

总而言之，温法的着眼点，在于协调阴阳，温养脏腑，使阴阳相对平衡，脏腑功能正常，营卫气血调和，从而保证人的健康。

（二）温法的具体运用

温法是通过温中祛寒、回阳通络等作用，使寒邪去，阳气复，经络通，血脉和，适用于脏腑经络因寒邪为病，根据具体情况，其运用方法各不相同，兹分述如下。

1. 温补肾阳法

肾为水火之脏，是元阴元阳之根，肾阳的盛衰，决定各个脏腑阳气的盛衰，所以温补肾阳是温法的重点，常用方是八味肾气丸。本方既能扶阳，又能滋阴，补中有泄，泄中有补，补阳不伤阴，滋阴不碍阳，刚柔相济，温润并用，组方细微，面面俱到，诚是温补肾阳之良方。

2. 温散寒湿法

寒之与湿，同为阴邪，具有内外之分。寒性收引，湿邪重浊，凡风、寒、湿邪客于肌表，当用温开微汗以祛邪，如"湿家身烦痛，可与麻黄加术汤发其汗为宜。麻黄汤本为外感风寒表实无汗而设，恐其过汗，反而导致伤正而湿邪不解，故加白术一味，使麻黄得术，虽发汗而不太过；术得麻黄，能行表里之湿，使寒湿之邪随微汗而解"。又如"肾著"之病，"其人身体重，腰中冷，如坐水中……腰以下冷痛，腹重如带五千钱，甘姜苓术汤主之"。本病为寒湿之邪着于腰部，故以温中散寒、健脾除湿之甘姜苓术汤治之。其他如甘草附子汤，为表里阳气皆虚、风湿俱盛常用之方，也是取其能助阳温经、散风祛湿之功。

3. 温化水饮法

水饮潴留局部为痰饮，弥漫泛滥全身为水肿，其原因是由于脾阳虚弱，不能运化水湿，或者肾阳亏虚，命门火衰，不能化气行水，故治痰饮"当以温药和之"，以振奋阳气，开发腠理，通行水道。例如，中阳不运，水饮内停，其本在脾，故以苓桂术甘汤健脾利水；又如寒饮郁肺，以致肺气不宣而出现上逆咳喘、痰鸣如水鸡声等症，以散寒宣肺、化痰降逆之射干麻黄汤主之。本方为散中有收，温中有和，使邪去而正不伤，咳喘患者常用之方。

4. 温中益气法

脾胃为气血生化之源，凡中阳虚弱，以致运化功能失常而出现气血亏损、阴阳两虚者，当用温中益气之法。如"虚劳里急，诸不足，黄芪建中汤主之"。以小建中汤温中补虚，缓急止痛，黄芪益气生血，使阴回阳复，其病即愈。又如胸痹喘息咳唾、心胸痞满等，症有偏虚偏实之分。"实者泻之"，用枳实薤白桂枝汤以荡涤之；反之，胸痹疼痛而见四肢不温，倦怠少气，声音低微，脉象细弱等偏虚的证候，不仅既遵"虚者补之"之义，而且又仿"塞因塞用"之法，以人参汤治之，温中助阳，振奋阳气，使大气运转，气机升降正常，则阴寒自散。

5. 温经补血法

血之与气，遇寒则凝则遏，得温则生则通。故凡血虚而有寒者，当用温养之法治之。如"产后腹中疞痛"，"寒疝腹中痛，及胁痛里急者"，两者均为血虚有寒，不能温养筋脉而引起的疼痛。故可同用"当归生姜羊肉汤"主之。方中之当归、生姜温血散寒，羊肉补虚生血，"形不足者，温之以气；精不足者，补之以味"（《素问·阴阳应象大论》），形精兼顾，气味并用，阳复血充，经脉通畅，其效兼卓著。

6. 温血消瘀法

瘀血的形成，是有多方面的因素，但寒凝血瘀，则为其首要。故《素问·调经论》曰："血气者喜温而恶寒，寒则泣不能流，温则消而去之。"凡是寒凝血瘀，虚实夹杂而以血虚为主的病变，治之当用温血消瘀之法，例如，妇人冲任虚寒兼有瘀血而引起的月经不调、痛经、崩漏、不孕等，均可用温经汤治之。本方为温经散寒、调补冲任、养血祛瘀之良方，有扶正祛邪之效。

7. 温阳止痛法

血脉为气血运行的道路，以通畅为贵，不通畅则有疼痛之变。而经脉之所以不通，多由于寒凝而引起。故凡疼痛剧烈、四肢厥冷、甚或唇面青紫、冷汗淋漓、脉沉紧等一派阳虚寒凝之候，张仲景常用逐寒回阳之品，如"病历节不可屈伸疼痛，乌头汤主之"；"心痛彻背，背痛彻心，乌头赤石脂丸主之"；"寒疝绕脐痛，若发则自汗出，手足厥冷，其脉沉紧者，大乌头煎主之"。乌头、附子为大辛大热之品，能破除沉寒痼冷，回阳温血，缓和止痛。

8. 温阳固摄法

《素问·生气通天论》："凡阴阳之要，阳密乃固。"阳虚不能固密，以至出现咯血、便血、遗精等之变。如"男子失精，女子梦交"，脉极虚芤迟者，是由于阴阳两虚，以阳虚为主，因固摄无能之故，以桂枝汤调和营卫，加龙骨、牡蛎潜镇摄纳，使阳气固摄，阴气内守，则泄漏可止；又如中焦虚寒，血不归经而吐血不止，每用柏叶汤温中以止血；先便后血的远血病变，是由于脾气虚弱，统摄无能，治宜温脾摄血，以黄土汤治之；下利日久而致虚寒滑脱、气血下陷者，以温中固脱之桃花汤治之。总之，脾主统血，肾主闭藏，血之所以妄行，精液之所以漏泄，大便之所以滑脱，均由于脾肾阳虚、不能固摄而致之，故温阳固摄为常用之法。

9. 温降冲逆法

脾以升为健，胃以降为和，若脾胃阳虚，运化无能，则水湿停留而有头目昏眩、心悸、呕吐等之病变，如小半夏汤、小半夏加茯苓汤，便是为温化水饮、降逆止呕而设。其则中焦、下焦虚寒，以致厥阴肝寒犯胃而有"呕而胸痛"、"干呕、吐涎沫、头痛者，吴茱萸汤主之"。本方中之吴茱萸苦温，苦则能降，温则能散寒，有降肝胃寒逆之功；生姜辛温，能散寒和胃，人参、大枣甘温，能补脾胃气虚，合而用之，能温化寒饮、降逆止呕。又如妊娠恶阻，呕吐不止者，证属胃虚寒饮之病变，每用干姜人参半夏丸治之，则收到温中和胃、降逆止呕的作用。盖干姜温中散寒，姜汁、半夏蠲饮降逆，人参甘温益气，扶正祛邪并行，疗效良好。

10. 温阳通便法

积结之病变，有寒热之分。阳明腑实热结便秘者，当宗诸承气辈，以苦寒下夺治之；如寒实内结，阳气郁滞，营卫失调而致胁腹疼痛、大便不通，"其脉紧弦，此寒也，以温药下之，宜大黄附子汤"。证属寒结内实，根据《素问·至真要大论》"寒者热之"、"结者散之"、"留者攻之"的原则，故以附子辛热温里散寒，全方有温散寒凝而开闭结、通下大便以除积滞的作用。

11. 温阳通脉法

气血得温阳之气则运行畅通，遇寒则凝滞，凡证属阳虚寒凝而血脉痹阻，以致血液停滞，筋脉失于温养而麻木酸痛，甚或为癥为瘕者，当以温阳通脉法治之。如表里阴阳俱虚之血痹，用黄芪桂枝五物汤温阳益气、和营卫以行痹，瘀血停滞日久形成"癥痼害"者，以桂枝茯苓丸温通血脉、活血化瘀、缓消癥块。

12. 温托排脓

痈疽脓毒，贵在能宣达外透，盖邪去则正安，脓毒尽则新肉自生。如阳气不足，正不胜邪，脓毒停滞经脉脏腑，则其为害非浅，故"肠痈之为病，其身甲错……此为肠内有痈脓，薏苡附子败酱散主之"，即是振奋阳气，以达排脓解毒、消肿祛腐的目的。

总而言之，《金匮要略》的温法，是本着"劳者温之"、"寒者热之"的原则，针对病的属寒属虚者用之。它的应用范围很广泛，这里所举仅仅择其要而已。

三、试论张仲景对妇科学的贡献

张仲景,名机,东汉南郡(今河南省南阳县)人。他刻苦好学,既善于"勤求古训",又能虚心"博采众方",并结合长期的医疗实践,写出了《伤寒杂病论》。这部珍贵的巨著,不仅以六经论治伤寒,以脏腑论杂病,概括了整个内科,而且也渗透到外科、妇产科、儿科及五官等科,对理、法、方、药提出了系统的论述,为辨证施治奠定了基础。所以千百年来,一直是学习中医者所推崇的中医名著,认为是中国医学方书的鼻祖,尊张氏为医中圣人。

张仲景对妇科学的贡献,集中表现在《金匮要略》妇科三篇,这三篇的原文虽然不长,但对妇科的病因病机、辨证论治、立法遣方、用药加减等都有精辟的论述。现就个人体会,作以下的探讨。

(一) 论述病因,扼要精审

疾病的发生,其原因甚为复杂,既有外感六淫之邪,又有内伤七情之变,或饮食不节、劳倦过度损伤等之分。仲师独具慧心,对妇女疾病的致病因素,总的提出"妇人之病,因虚、因冷、结气"。这几个字出自《妇人杂病脉证并治》,实际上概括了妇女经、带、胎、产的发病原因。因为虚,即是精血不足,正气亏损,所谓"精气夺则虚"。"积冷",从字义上说,是深秋寒冷之气,可以理解为外感六淫之邪,其中以寒冷属阴邪,最易损害气机,凝滞血脉,以此为例罢了。"结气"是指气机郁结,也就是说,由于七情郁结,气机不畅。人体的气机贵乎调达,气血贵乎充盛,血脉贵乎温通。如此则能保持人体的健康,否则就会发生病变。根据以上所说的"虚"、"积冷"、"结气",既有本虚不足的一面,又有外感六淫之邪、内伤七情之变,当然会引起月经不调,甚或经闭不行。而月经发生病变,其他的疾病便可随时发生。正如唐宗海所说"凡周身之血,总视血海为治乱,血海不扰,则周身之血,无不随之而安"(《血证论·脏腑病机论》)。由于虚、积冷、结气的危害,均能导致血海的不治,血海不治,则周身气血不和,五脏功能失调,便会发生经、带、胎、产的病变,所以说仲师这几个字,既是病因病机的概括,又可以说明血海与周身血流畅通的关系,血海安和,则全身气血流通而人体健康,否则便要发生疾病。仲师的这些论述很合理又很扼要,不论过去或现在,一直能指导临床实践。

(二) 疑似症状,辨在关键

疾病的发生和发展是多种多样的,要通过四诊、八纲的综合归纳,全面地加以分析,才能作出正确的诊断。而患者的寒、热、虚、实症状,如果在疑似之间,必须抓住其关键,才能从复杂的症状中,找出疾病的本质。仲师在这方面,作出了很好的规范。例如,产后腹痛,是新产妇常见的疾病,在《妇人产后病脉证治》篇中有血虚、寒凝、气滞、血瘀、瘀血兼阳明腑实等的不同,同是产后腹痛,而有虚实气滞血瘀之分,其辨别的关键,血虚兼寒凝的当归生姜羊肉汤证在"腹中疠痛";气滞的枳实芍药散证则着眼在"烦满不得卧";血瘀的下瘀血汤证则在用枳实芍药散之后,"假令不愈者,此为腹中有干血着脐下";瘀血而兼阳明腑实的大承气汤证则以"小腹坚痛,此恶露不尽,不大便"为着眼。又在《妇人杂病脉证并治》中论述经水不利的有三节,均是由于瘀血而引起,但在治疗上则有活血消瘀、逐瘀行水、逐瘀下血等之分。其辨证的关键,土瓜根散证,是在"经一月再见者",月经虽行而不利,不利则败血内停,久留则成瘀,故着眼在消瘀,而不是在通行,瘀积消失,则经水自调;大黄甘遂汤证在"生后者,水与血俱结在血室也",症由水与血互结在血室而引起,故其治疗,不仅要逐瘀,而且要行水,水血并治,则经水通畅;抵当汤证则着眼在"经水不利下",故以逐瘀通经之法治。以三方而论,均有活血消瘀的作用,其所不同者，土瓜根散是又和又通，为三方中平和之剂；大黄甘遂汤既能破瘀逐水，又有滋阴补血之功，为攻补兼施之剂；抵当汤功专攻逐，为三方中峻破之剂，凡体质不虚而干血着脐下，小腹硬痛者宜之。

从以上的举例，可见仲师在复杂疑似的症状中，很注意抓住症状的关键，突破疾病的本质，为立法遣方、用药配伍的依据。

（三）药随症转，灵活多变

疾病的发生和发展的全过程，是千变万化的，因而必须根据疾病寒热虚实的不同阶段，采取或温或清，或补或攻的治疗方法，才能达到治疗目的。仲师对月经病、带下病、胎孕病、产后病等的治疗，都作出了很好的规范，真正做到有是症则用是药，药随症转不拘一格的境地，如妊娠下血，腹中痛的胞阻，用胶艾汤以和血止血，温煦胞宫以止痛；仅"腹中㽲痛"而无下血，则以当归芍药散养血而柔肝，健脾和中以除湿，从而肝脾两调来达到止痛安胎；其或病情较重，本着《内经》"有故无殒"之旨，纵然是有毒犯胎之品，仍然酌情而用，如妊娠阳虚寒甚、胞宫不温而引起的腹痛，"当以附子温其胎"。明知附子辛热有毒，有破坚堕胎之弊，但子脏寒甚，非此大辛大热之品，不能温肾散寒，暖宫安胎，盖"阴阳之要，阳密乃固"，阳复寒散，子脏温暖，气血和调，封藏之功能牢固，则无胎漏之虞。又新产之妇，多是又虚又瘀夹杂之体，其治疗之法，既要温养以扶正，促进气血的恢复，又要化瘀以祛邪，达到除旧生新的目的。如产后腹痛一症，既有用当归生姜羊肉汤以温养散寒、补血止痛，又有用枳实芍药散以调气止痛，其或以下瘀血汤破血逐瘀。又如产后发热，为新产妇常见的疾病，根据其寒、热、虚、实的不同，属阳明腑实的用大承气汤以通便泻热；属太阳中风表证的则用桂枝汤解肌退热；虽有表证而兼阳虚的，则用竹叶汤以扶正祛邪，表里同治，提高其疗效。总之，有此症则用此药，既不忘于产后，又不拘于产后，药随症转，方贵中的，其疗可期。

（四）立法遣方，不忘血本

仲师的《伤寒杂病论》，对外感疾病和内伤杂病的病因病机和治疗，都作了系统而精辟的论述，也就是说理、法、方、药俱备，理论结合实践的专书，其用药是灵活多样的。拿《金匮要略》妇科三篇的用药来说，就是很广的，既有药物的配伍，又有针灸的俞穴疗法，在内治的剂型有汤、丸、散、酒之分，在外治则有熏、坐、洗、敷之别，可以说治疗八法之中，除了吐法之外，其余均兼而有之。这是因为疾病有寒、热、虚、实的不同而决定的治疗方法。但仲师始终本着妇女以血为主、以血为用、"有余于气，不足于血"的特殊情况，在遣方用药上，时时刻刻不忘以血为宗，血虚不足者，固然以温养之法治之。而血实者，在活血化瘀之中，仍然不忘气血的盈亏，例如，产后腹痛，有虚、实、寒三种不同的类型，血虚而兼寒者，以当归生姜羊肉汤治之，既要温经散寒，又要养血止痛，若气血郁滞而痛者，以枳实芍药散调理气机、宣通气血；瘀血停滞而痛者，则以下瘀血汤润燥活血、化瘀破结之法治之。但行气活血攻伐之品，常有戕伤正气之虞，故枳实芍药散以麦粥送服，以和养胃气，保护气血生化之源；下瘀血汤以炼蜜为丸，酒煎送服，实取丸以缓之，酒以引药入血，防其攻伐太过。又如产后热利，既用白头翁汤清热燥湿以治病，又要用阿胶滋阴养血、甘草甘缓和中，以期达到祛邪不伤正的目的。其他如妊娠小便难而用当归贝母苦参丸以解郁养血、清热利水；漏下出血之用温经汤温经散寒、补虚化瘀，均是既本着祛邪治病，又要照顾气血的目的。

从以上的分析，可见仲师对妇科的贡献是很大的，对妇科疾病的致病原因，作了精要的论述，这些论述，既概括了外感六淫，又点出了七情内伤；在辨证论治上，根据病情寒热虚实的不同，点出其关键之所在，辨明疾病的本质，然后立法遣方、用药加减等，都作出了很好的规范，是后人学习的准绳，只要人们能很好地继承，结合临床实践，灵活加减应用，自然能收到预期的效果。

四、试探张景岳辨证论治的特点

张景岳，名介宾，字会卿，又号通一子。原籍四川绵竹，明初迁居山阴（今浙江绍兴）。生于嘉靖42年（1563年），卒于崇祯13年（1640年）。13岁时随父至京师，拜名医金梦石为师，性资聪敏，虚心苦学，不几年便尽得师传。壮年游燕冀间，从戎幕府，曾到过榆关、凤城、鸭绿江等地。军中数年，怀才不遇，无所成就，遂毅然而南归，致力于医学。著有《类经》32卷、《类经图翼》11卷、《附翼》4卷、《景岳全书》64卷等著作。这些书既能阐明《内经》等经典著作及古代医家的理论，又有自己独特的见解，对当时及后世都有极大的影响。

景岳是晚明一位杰出的医学家，学识渊博，经验丰富，他在理论上认为"阴以阳为立，阳以阴为基"，而"阳非有余，阴亦不足"。因而对元阴元阳非常重视，一贯用药偏于温补，强调滋阴，善用熟地黄，有重虚轻实的倾向，但并不能说景岳治病不辨证，不分寒热虚实，这可以从《传忠录》中的《六变辨》、《论治篇》和《新方八阵》等有关篇章得到明证。现在综合摘要介绍如下。

（一）辨证明确，治贵专精

"天下之病，变态虽多，其本则一；天下之方，治法虽多，对证则一。凡治病之道，必确知为寒，则竟散其寒；确知为热，则竟清其热，一拔其本，诸症尽除矣"。这里明确地指出疾病的发生，虽然是错综复杂、变化多端的，治病之方，也是多种多样的，但只要辨证准确，抓住疾病的本质，分清寒热虚实，便能有目的地用药。如属寒证则给予温散之法；属热证则投予清热之剂，病因既除，则一切症状便会消除。寒证热证如此，其他实证虚证也不例外。所以景岳明确地指出"凡施治之要，必须精一不杂，斯为至善，与其制补以消，孰若少用纯补以渐而进之为愈也；与其制攻以补，孰若微用纯攻，自一而再之为愈也。故用补之法，贵乎先轻后重，务必成功；用攻之法，必须先缓后峻，及病则已。若用治不精，则补不可以治虚，攻不可以去实"。总而言之，要辨证明确，抓住疾病发生发展规律，然后用药立方，才能精一不乱，药能对症，则药到病除；反之，辨证不明，用药庞杂，不论或攻或补，或清或温，都达不到"补虚去实"的目的。

（二）补必兼温，泻必兼凉

"虚实之治，大抵实能受寒，虚能受热，所以补必兼温，泻必兼凉"。景岳此说有对的一面，也有不足的一面。盖虚有阴（血）虚、阳（气）虚之分。实有实热、寒实之别，其治疗自有不同，阴虚则宜甘凉，如麦冬、枸杞子之类；阳虚则宜甘温，如人参、熟地黄、鹿胶之类；热实则宜苦寒清降，如大黄、芒硝之类；寒实则宜辛热温下，如巴豆、硫黄之类。可见，"补必兼温，泻必兼凉"之"必"字应该活看，不可胶柱。

（三）温补阴分，托散表邪

景岳对于正与邪的关系，强调以正为重，治病要扶正才能祛邪，他批评一些只知"所急在病，而全不知所急在命"的人，缓急不清，本末颠倒，结果"治夹虚伤寒，不知托散，而只知攻邪，愈攻则愈虚，则无有不死"。所以他认为："故凡治病者，必以形体为主，欲治形者，必以精血为先。"这里所说的"命"、"形体"、"精血"，都可以理解为属正气的范畴。景岳不仅这样说，而且也这样做，对于一些虚人外感寒邪的疾病，采取温托的方法。如在《新方八阵·热阵》中的理阴煎（熟地、当归、干姜、炙甘草）是温中汤的变方，除了"通治其阴虚弱，胀满呕哕，妇人经迟血滞等症"之外，也用于"真阴不足，素多劳倦，因而忽感寒邪，脉见无力者"的虚人外感。乍看此方，一无表散之药，但仔细察之，确有深意在焉。盖阳本根于阴，汗液则化为血，此方以熟地黄、当归补阴养血，干姜之温散，炙甘草之和中，实收到"温补阴分，托散表邪"之功，"若寒凝阴盛而邪难解者，必加麻黄一、二钱"以加强其温托之力。细察立方之源，仍然不离仲景《伤寒论》之意。仲景对外感寒邪，首用麻黄、桂枝二汤汗之，使邪从阳分而出；景岳以理阴煎温补阴分，托散表邪，同是外感寒邪，故治之同用温散之法，但证有虚实之分，因而治之又有一从阳分，一从阴分；一从表散，一从内托之别，同中有异，异中有同，可见景岳在继承前人的基础上，是有所独创的。

（四）阴阳并补，皆从肾气

景岳认为："阴阳二气，最不宜偏，不偏则气和而生物，偏则气乘而杀物。"阴以阳为主，阳以阴为基，必须"阴平阳秘，精神乃治"，才能维持人体的健康。如果阴阳失去相对的平衡，所谓"阴阳离决，精气乃绝"，人便要发病，甚或死亡。所以必须注意调补阴阳。至于如何调补呢？他说："治水治火，皆从肾气，此正重在命门，而阳以阴为基也。"命门为肾之精室，为"天一"所居，是真阴之府，精藏于此，精即阴中之水，谓之元精；气即阴中之火，谓之元气。肾为阴阳之根、水火之源泉，所以调补阴阳应该"皆从肾气"。但景岳在阴阳并补之中，仍然是以阳为主的，因为他认为"故阳惟畏其衰，阴惟畏其盛，非阴能自盛也，阳衰则阴盛矣"。

（五）补阴配阳，补阳配阴

张景岳根据阴阳互根、命门水火互济的理论，对于虚损病变的治疗，确有其独到的地方。他认为虚损的疾病，阴损的可以及阳，阳损的也可以及阴。阴虚的患者，往往伴有阳虚，而阳虚的患者，阴分亦常常不足。所以他在《新方八阵·补阵》中说："故善补阳者，必于阴中求阳，则阳得阴而生化无穷；善补阴者，必于阳中求阴，则阴得阳升而泉源不竭。"只有补阳不忘滋阴，滋阴不离扶阳，从阴补阳，从阳养阴，才能保持阴阳互根、水火互济的密切关系。他的左归丸和右归丸便是这个治疗原则的代表方剂。左归丸有滋补肾阴、壮水之主的作用，凡真阴肾水不足、津液枯竭、精髓内亏之证，均可用之。此方在一派滋阴药中加入鹿胶之温煦，则其生化之力蓬勃。右归丸有温养肾阳、益火之源的作用，凡元阳不足、命门火衰亏损之证者宜之。本方原是补阳温养之剂，但仍以大补肾阴之熟地为君，并配以当归、枸杞子益阴养血，在附子、肉桂项下又注"渐加"，点出附、桂辛热刚燥，必须慎用少用。其目的在于补阳不伤阴，从补阴达到补阳，使阳气得到当归、熟地黄的滋阴养血而生化无穷。可见左归、右归立方之旨，是补阴以涵阳，补火以配水，是景岳重视温补、重视命门水火真阴真阳的具体表现。

（六）药重四维，善用熟地黄

景岳制方用药有其独到的地方，其中特别侧重人参、熟地、附子、大黄的运用。他在《本草正·毒药部》附子下说："夫人参、熟地、附子、大黄，实乃药中之四维，病云至于可畏势，非庸医所能济者，非此四物不可设。"他把人参、熟地黄喻作治世的良相，附子、大黄喻为治乱的良将。非将帅之勇，不足以平天下之乱；无良相之才，难以安天下，治国如此，治病又何尝不如此？当病危殆，非用走而不守之附子不足以回阳救逆；热结硬痛，非用斩将夺关之大黄不为功。但兵能治乱而不能安天下，可暂而不可久，温通或寒泄之药，仅能用于祛邪，不能扶正归元，故平乱不可忘治，祛邪必须扶正，人参、熟地黄在所常用，亦犹治世之能臣。由于景岳偏重温补滋阴，在四味药之中，他又特别强调附子与熟地的重要，"附子禀雄壮之质，有斩关夺将之气，能引气药行于十二经，以追复散之元阳；引补血药入血分，以滋养不足之真阴；引发散药开腠理，以驱逐在表之风寒；引温暖药达下焦，以驱除在里之冷湿"。在附子的应用方面，他主张配合人参、熟地、炙甘草等甘润之品，才能制其毒而制其刚，以发挥其培补的作用。"附子性悍，独任为难，必得大甘之品，如人参、熟地、炙甘草之类，皆足以制其刚而制其勇，以培补之，无往不利矣"。对熟地黄、人参的论述，尤为中肯，"人参熟地则气血之必不可无，故诸经之阳气虚者，非人参不可；诸经之阴血虚者，非熟地不可。人参有健运之功，熟地禀静顺之德，此熟地与人参，一阴一阳，相为表里，一形一气，互相生成"。景岳一生，善用熟地黄，几乎每方必有，故有"张熟地"之称。

（七）疑似之间，治法探病

疾病是错综复杂的，如症在虚实寒热疑似之间，一时难断者，景岳主张以相反之药探病，他说："如当局临症，或虚实有难明，或寒热有难辨，病在疑似之间，补泻之意未定者，即当先用此法。若疑其为虚，意欲用补而未决，则以轻浅消导之剂，纯用数味，先以探之，消而不投，即知为真虚矣。疑其为实，意欲攻而未决，则以甘温纯补之剂，轻用数味先以探之，补而觉滞，即知有实邪也。假寒者略温之，必见燥痰；假热者略寒之，必加呕恶，探得其情，意自定矣。"景岳以药探病，古有遗训，今有常例。如《伤寒论》："阳明病⋯⋯若不大便六七日，恐有燥屎，欲知之法，少与小承气汤，汤入腹中，转矢气者，此有燥屎也，乃可攻之。"这里"不大便六七日"是在使用大承气汤攻下疑似之间，盖大承气汤为苦寒攻下的峻剂，仲景恐后人不当用而误用，或者用之过早，或者用之过重，均足以偾事，故示以小承气汤探之，以有否矢气为用药的依据，今人对一时不明原因的疾病，偶然亦用以药探病之法。如风温卫分阶段的发热与麻疹前驱期的发热，常常在疑似之间，但前者每投辛凉轻清之剂而热即退，而后者虽投辛凉疏解，必待疹出毒解而热始退。当然，为医治病，首先应该辨证清楚，诊断明确，有针对性地用药，才能提高疗效。但由于病情复杂，病变多端，在疑似之间，姑且用药探病，此非治疗之常规，乃权宜之治法，"必不得已而用之"。

总之，景岳的理论是以阳为主，"难得而易失者惟此阳，既失而难复者亦惟此阳"，故重视补法，强调用温、用广、用纯、用久、用重。对温补法应用的论述，确有宝贵的经验，以上所举，仅择其要而已。

五、调补肝肾在妇科病的临床应用

妇科病的治疗原则，和中医其他各科一样，都是从整体出发，根据辨证论治的精神而定的，这些原则都是从长期临床实践中总结出来的。现仅就调补肝肾在妇科病的临床应用，谈谈个人的体会。

（一）调补肝肾的重要性

1. 妇女的经、带、胎、产都和肾有直接的关系

（1）肾气的强弱，决定月经的盈亏有无及畅通与否：正如《素问·上古天真论》"肾气盛⋯⋯天癸至，任脉通，太冲脉盛，月事以时下⋯⋯七七任脉虚，太冲脉衰少，天癸竭，地道不通，故形坏而无子也"。肾为经水之源，肾气充沛，则月经按期来潮；反之，肾气不足，则月经错后或闭止不通。

（2）带下的异常，决定于肾气的蒸化是否正常：带下的发生，《傅青主女科》说："夫带下俱是湿证。"脾为土脏而主运化水湿，脾的运化功能如何，除脾自身之外，在很大程度上取决于肾阳温煦，而肾本为阴阳之根，是水火之宅，是人生气血之始，又"肾者水脏，主津液"(《素问·逆调论》)。这说明了带下的病变，不仅与脾有关，而且与肾的关系尤为密切。

(3) 胎孕的牢固，依赖肾脏的封藏：《素问·六节脏象论》"肾者主蛰，封藏之本，精之处也"。胞脉络肾，与肾的生理、病理有密切的关系。肾的封藏正常，则胎元牢固，足月顺产；反之，若肾气虚衰，封藏不固，则胚胎夭折。

(4) 产的难易和肾的开合有关：《胎产心法》有"胎之发生，主乎肾肝"的说法。总之，胎之未生，赖肾气以载之，胎之将产，赖肾气以运之。

2. 肝藏血而主生发　在妇女为先天

(1) 肝为风木之脏，以血为体，以气为用，体阴而用阳。妇女以血用事，血为气配；气血不能分离。

(2) 肝主疏泄，能生化气血。如《素问·六节脏象论》："肝者罢极之本……以生血气。"同时肝为冲任所系，肝性刚喜调达，人若精神舒畅，肝气冲和，则血脉流通、经气正常；反之，木郁不达，肝气不得疏泄，则气血失调，势必影响冲任而引起经带胎产诸病。

(3) 肝脉络阴器，肝主筋，前阴为宗筋之所会。如《素问·上古天真论》曰："七八肝气衰，筋不能动。"《素问·五脏生成篇》也说："肝之合筋也。"因此，肝的功能失调，会影响到前阴。同时，妇女的经带胎产都与奇经八脉有关，而肝肾的亏损，必导致奇经的失常，奇经功能失常，则妇女经常诸病丛生。

(二) 调补肝肾的依据

妇女的疾病多属气血亏损，脏腑功能失调，属于内伤的范畴，而肝肾功能正常与否尤为主要。因为肝肾与脏腑之间有密切的关系，它们在生理上相互依赖，病理上相互影响，治疗上相互促进，五行上相互生克制约，形成不可分割的整体。肝肾也有它的特性，正如《素问·五常政大论》曰："木曰敷和……水曰静顺。"《尚书·洪范》亦有"水曰润下，火曰炎上，木曰曲直"之说。同时还应了解《内经》所说："肝苦急，急食甘以缓之……肝欲散，急食辛以散之，用辛补之，酸泻之"，"肝恶风"，"肾苦燥，急食辛以润之，开腠理，致津液，通气也"，"肾欲坚，急食苦以坚之，用苦补之，咸泻之"，"肾恶燥"。在治病时除了正确的辨证外，还要搞清脏腑的特性。例如，肝与肾，除了精血同源的关系外，由于肝主疏泄，肾主封藏，这里就存在开与合的关系。脾以升为健，胃以降为和，脾之升要赖肝的升发，胃之降从乎胆的下泄，但反之脾胃虚弱，中焦湿盛，也可导致肝木不升、胆气不降的局面。可见在临床上全面分析各方面的情况是很重要的。

(三) 调补肝肾的临床运用

调补肝肾之法，不仅可用于妇女的疾病，也可用于其他各科的疾病。在辨证上，肝病同样有虚实之分，但虚证"虚则补其母"从肾论治，所以有"肝无补法"之说。其治多以疏肝为主，由于肝阴易亏，肝阳易亢，用疏肝之法，亦常用辛平芳香为宜，做到"疏中有养"、"养中有疏"，即不但要调还要补，如柴胡疏肝散以疏为主，而一贯煎则为"养中有疏"之方。所以《素问·至真要大论》说："疏其气血，令其条达，而致和平。"

一般来说，肾无表证与实证。肾之热，属于阴虚不济火之变，肾之寒，属于命门火衰阳虚之变，在临床上分为阴虚和阳虚两大类。总的治疗原则，是"培其不足，不可伐其有余"。所谓"壮水之主，以制阳光，益火之源，以消阴翳"。阴虚者则用甘润壮水之剂，忌用辛燥或苦寒之品。阳虚者则用甘温益气之品，忌用凉润或辛散，不论是滋补或温补，均要注意补阴要配阳，补阳要配阴，如果阴阳俱虚，则精气两亏，就宜阴阳并补。

现就调补肝肾在妇科经、带、胎、产临床上的应用分述于下。

1. 月经病

经者血也，血者阴也，冲任二脉主之，冲任二脉皆起于胞中，俱通于肾，肾主蛰，有藏精系胞的作用。故妇女月经病变，凡属虚证者，都和肾有直接或间接的关系。《女科经纶》说："月经全赖肾水施化，肾水既乏，则经水日以干涸。"同时由于肝藏血而主疏泄，喜条达，为冲任之所系，所以月经病变的过程多与肝脾肾有关，故其治疗以疏肝调气为主，兼以养肾扶脾。因为胞宫系于肾，冲任二脉又起于胞中，经水出于肾，脾为气血生化之源，正如《景岳全书·妇人规》说："故调经之要，贵在补脾胃以资血之源，养肾气以安血之室。"

（1）月经不调：月经不调是指月经前后不定期，量多少不一，断断续续不净，其原因有以下几个方面。

1）血热：症见月经先期、量多，经色紫黑或鲜红，脉滑数，舌红苔黄。治以凉血清热之法，用芩连四物汤或地骨皮饮，实热则泻肝心之火；虚热则养肝肾之阴，方如两地汤之类。

2）血寒：症见经行后期、量少色淡，畏寒喜热，舌质淡，脉沉迟。治以温经散寒，用温经汤。

3）血瘀：症见经行腹痛拒按，经血紫黑有块，脉沉迟。治以行血逐瘀，用桃红四物汤。

4）血虚：症见经行后期、色淡而量少，脉虚细，舌质淡嫩，苔薄白。治以补血益气，用圣愈汤。

5）气郁：症见经行不畅，量少色紫，经行胸胁、少腹、小腹胀痛，精神抑郁，脉弦细或细涩。治以疏肝行气，用逍遥散。

6）阴血虚衰：症见经量少、色淡红，舌淡苔少，脉虚弱或细数。治以滋阴养血，用归芍地黄丸（汤）。

7）肝肾亏损：症见经行时断时续，量少、色淡、质薄，腰酸膝软，舌淡，脉弦细。治以调肝补肾，用定经汤。

（2）痛经：引起本病的原因，虽有气滞、血瘀、寒凝、血虚、肝肾亏损等之分，但总不外乎虚实两方面的原因。实证采取疏肝调气、活血化瘀、温经散寒、健脾渗湿等法治之，选用加味乌药汤、宣郁通经汤等。虚证当着眼于肾，以促进经水之化生，待经水一足，筋脉得养，肝肾之气得舒，则经痛自除。如经行量少色淡，经后少腹、小腹绵绵而痛，腰酸膝软，舌质淡，脉细弱者，此为肝肾不足，经后血海空虚，不能濡养筋脉之变，治之常用《傅青主女科》中之调肝汤，益精柔肝并用。

（3）崩漏：崩漏是月经病中常见而比较重的病变。其发病原因，虽有瘀、虚、寒、热等之别，但肾为封藏之本，是胞宫所系，肾的功能和冲任之盛衰，可直接影响月经，其则崩漏，所以治疗以肾为主，肝肾同治，可选寿胎丸、五子衍宗丸、两地汤等，俱加二至丸、益母草，血虚宫寒用胶艾汤。

2. 带下病

带下是妇科常见病，临床上有白带、青带、黄带、赤带、黑带之分，《傅青主女科》说："而以带名者，因带脉不能约束而有此病，故以名之。"关于带下的原因，《傅青主女科·带下》认为"夫带下俱是湿证"。所以历来治带多从湿论治。脾为土脏，位居中州，上输心肺，下达肝肾，外灌四旁，主升而运化水湿，故治湿先治脾，脾气健运则湿化而带自止，健脾升阳确是治带的大法之一。但从探本求源来说，治肝肾与治带的关系尤为密切，因带下的异常，决定于肾气的蒸化。同时肝郁可化火生热，肝木乘脾土，也可使脾失健运，引起湿热下注而为带下，所以治带以温肾健脾为主，兼以疏肝清热之法。

根据带下不同的临床表现，下面重点介绍调补肝肾在带下治疗中的应用。

（1）脾虚带下：症见带下色白、如涕如唾、无臭秽之气、质稀水样或如米泔，面色苍白，四肢不温，甚或下肢浮肿，胃纳不佳，大便溏薄，舌淡嫩，苔薄白润，脉细缓者，宜温肾健脾、升阳除湿，方用完带汤。

（2）肝郁化火：症见带下赤白，溺黄，舌苔白黄，精神抑郁，胸胁痛，脉数，舌红干，苔黄，宜调肝解郁，方用丹栀逍遥散；热甚宜清肝泻热，方用龙胆泻肝汤治之。

（3）阳虚带下：症见带下色白质稀，肢冷，脉迟，舌淡嫩、苔薄白，宜温肾培元，方用附子汤加缩泉丸。

（4）阴虚带下：症见带下赤白，口干，舌红少苔，脉细数，宜壮水制火，方用知柏八味丸。

3. 妊娠病

妇女从怀孕到分娩前的一段时间，称为胎前。在这段时期内，由于生理上的特殊变化，往往容易产生一些与妊娠有关的疾病，称之妊娠病。这些疾病的发生，在病因上虽然也有内伤、外感的不同，但与肝肾功能失调有密切的关系。胎之生赖于肝肾，胎之长赖于脾土，故妊娠的病变应以补肾安胎为主，兼以健脾益气、柔肝养血之法，如此则胎气牢固。现就常见妊娠病分述如下。

（1）妊娠腹痛：本病发生由于气血运行不畅所致，其引起的原因一般有血虚、气滞、虚寒等不同。子宫虚寒用附子汤温寒补虚，附子为大辛大热有毒之品，用之必须细察，确属阳虚者宜，同时必须适可而止，方不致误。气滞腹痛治以行气舒肝，用逍遥散加味。

（2）子肿：临床所见虽有虚实之分，但以脾肾阳虚为主。肾阳虚可用温肾扶阳，健脾行水之真武汤；气滞引起可用理气行滞之天仙藤散。

（3）胎漏：引起本病的原因，虽有虚实寒热的不同，但总的来说，均属冲任不固、不能摄血安胎所致。若肾虚胎漏，可用益气养血的圣愈汤加杜仲、川续断、桑寄生、菟丝子等补肾安胎之品。肝气郁滞胎漏，可用疏肝理气的紫苏饮酌加摄血止漏之品治之。

4. 产后病

产后的疾病，其发病原因虽多，但总的来说是亡血伤津、既虚又瘀、虚实夹杂的病变，因而其治疗原则，既要补养气血扶正以固本，又要活血通络化瘀以去其标，而补虚与化瘀又与肝肾有密切的关系，因为肾为水脏而主津液，肝藏血，肝肾同源，津血耗伤，实是肝肾亏损；胞宫与肾同居下焦，"胞络者系于肾"，瘀血停积胞宫，不仅小腹刺痛，恶露淋漓不断，而且腰痛，腰为肾之外府，故产后病的论治，调补肝肾仍是重要法则之一。

（1）产后恶露不下，属气滞者，宜理气行滞，可用七气汤；属血虚的宜补血活血，佐以益气，用圣愈汤。

（2）产后小便频数或不禁，多是产后劳倦、气虚下陷所致。属虚者，宜补肾固胞，八味地黄丸加桑螵蛸、补骨脂之类。

（3）产后血崩者，急宜补气回阳，用救败求生汤治之。

总而言之，妇科的疾病，主要是经、带、胎、产的疾病，治经必先治血，治血必先治气，气生于肾而主于肺；带下以湿为主，水之制在脾，水之主在肾；孕育的生长、胎产的顺易，均与肝肾有直接的关系，所以调肝补肾是妇科病治疗的重要法则。"调"就是疏解调养之意，补则有滋补和温补之分。前者偏用于肝，后者偏用于肾，因前人有"肝无补法，补肾即补肝"（虚则补其母），"肾无泻法，泻肝即可泻肾"（实则泻其子）。肝是体阴而用阳之脏，肝阴易亏，肝阳易亢，所谓"治肝不难，难在肝阴之不足"，因此疏肝之品，必须疏中有养、养中有疏，所以说肝以疏解调养为宗；肾藏精为水火之脏，故治之以补为主，但肾是阴阳之根，病变有阴虚、阳虚之不同，治之有温补、滋补之分，临床中要分清楚。

六、治血法在妇科病的临床运用

血液的病变是错综复杂的，从病因而言，有外感六淫之邪，有内伤七情之变，或饮食不节、劳倦过度等之分；在病性上则有寒热虚实之别；在病位上有在上在下，在经在络，或脏或腑的不同。但不论病位的上下深浅，病性的寒热虚实，其结果都能影响血脉的通行，如血寒则血行不畅，甚或凝滞，阻遏经脉；血热则迫血妄行溢出常道，停滞经脉之间隙而为瘀，灼伤阴血，枯竭凝结；血虚则血脉不充，搏动乏力，血液不能畅利通行；血实有寒实、热实、痰湿、气滞、虫积等之分，均足以阻塞经脉，使血液不能正常运行。所以血液的病变，尽管有寒热虚实的不同，其结果均能影响血行不畅，甚或闭止不行，以致脏腑经络、五官九窍、四肢百骸得不到充分的温养灌注，因而导致功能的失常。

治血之法，前人的论述很多，首先要辨别疾病的寒热虚实，血寒则温，血热则清，血虚则补，血实则破。但血寒有实寒、虚寒之分，前者治之宜温经通行，可用当归四逆汤加干姜、附子之类，以姜、附加强其温开之力，促进血脉的通行；后者则宜温养扶阳，可用当归生姜羊肉汤加肉桂、附子之类，既能扶阳散寒，又能温养血脉，则阳复血充，自无瘀滞之患。血热则宜清宜凉，但血性本温，遇寒则凝，用之不当，反而留瘀为患，故在选方遣药之时，在清热凉血之中必须佐以通行之品。如芩连四物汤、泻心汤之类，既取芩连能泻火止血，又取当归、川芎之辛润，大黄之苦降以祛瘀逐陈，清除离经之血，则血足而无留瘀之患。血虚则宜补养，补养之法，有补血与活血并用，如四物汤之类；有阳生阴长，益气止血之法，如当归补血汤。在补养之中，取当归之润滑，川芎之走窜，可防止纯补壅滞之偏颇。血实则宜攻宜破，但血实有热结和寒凝之分，治之又当有凉开与温化之别，前者可用桃核承气汤或抵当汤以清热逐瘀，化瘀通行；后者则宜小温经汤（《血证论》）或少腹逐瘀汤之辛窜走动，温化逐瘀。痰湿为患者，宜用祛湿化痰、活血逐瘀之品，如导痰汤加当归、赤芍、苏木、浙贝、石菖蒲、远志之类。虫积壅滞而导致血脉不通者，可宗酸苦辛甘能温下清上之乌梅汤加槟榔、使君子、榧子、三棱、莪术之类杀虫逐瘀。七情过极而导致气滞血瘀者，可用疏肝理气、活血化瘀之法，如血府逐瘀汤之类。总之，气血以流通为贵，而血病多瘀，影响血脉的运行，因而治疗血病之法，虽然有补养、攻伐、温化、凉开等之别，但其着眼点均在"通行"二字，亦即要达到《素问·至真要大论》所说"疏其血气，令其调达，而致和平"的目的，使气血运行不息，营养全身，维持健康。

妇女以血为本，以血为用，其月经、带下、妊娠、产乳等的生理功能活动或病理变化，均与血分息息相关，所以可以说治血之法，即是治疗妇科病之法。

（一）经本阴血，经病要治血

经者血也，血液是月经的主要成分，月经的病变可以说即是血液的病变，所以治月经病必定要治血，根据其寒热虚实的不同病机，有针对性地采取或清火、或温经、或消瘀、或补养的不同方法。如月经超前、量多、色红，脉数，舌红苔黄者，是外感热邪或过食燥热之品，以致血热炽盛而引起的病变，治之当用清热凉血之法，方用如芩连四物汤之类。但当归、川芎辛温走窜，容易动血，在出血量多的情况下，用之不大相宜，在临床中多用味苦而性微甘温之鸡血藤和苦而微寒之丹参代之，既能凉血止血，又能防止离经之血留瘀为患；血热由肝郁化火而起者，当用疏肝清热之法，可宗丹栀逍遥散加减治之。血得温则行，过热则妄，遇寒遇冷则凝滞。苦寒之品，虽然能凉血止血，但又能凝滞血液，化燥伤阴，所以对苦寒之品如黄芩、黄连、栀子等必须慎用或不用，或者改用甘平或甘凉之品如白茅根、藕节、荷叶之类，既能凉血，又能化瘀；经行错后，量少色淡，腰腹冷感，腿膝酸软，脉虚细而舌淡者，此属阳虚宫寒、气血两虚之变，当用大补气血、温肾暖宫之法治之。常用人参养荣汤加龙眼肉、巴戟天、制附子之类，本方为五脏互养补益之方，再加附子、龙眼肉、巴戟天温养通行，则血海充溢，经行如期。由于七情过极，肝气郁滞，血行不畅而导致经将行少腹、小腹、胸胁、乳房胀痛者，治之当用行气导滞为法，方用逍遥散、越鞠丸之类；少腹、小腹胀过于痛，偏于气滞者，当酌用芳香行气之品，如素馨花、佛手花、甘松之类；少腹、小腹痛过于胀，经血紫暗有块者，此偏于血瘀，当用活血化瘀之法，以逍遥散加苏木、泽兰、延胡索、益母草治之。益母草辛苦微寒，能活血化瘀，也能止血；苏木甘咸平，能活血祛瘀而不伤正；泽兰甘苦微温，泻热和血，"补而不滞，行而不峻，为女科要药"。如虚瘀夹杂之经行疼痛，又当用温经散寒、补血化瘀之温经汤治之。崩漏出血量多，或量少淋漓日久不净者，当辨别其寒热虚实，病情的轻重缓急，或"急则治其标"，或"缓则治其本"，从而达到血净漏止的目的。从临床所见本症以血热、血瘀、气虚、虚瘀夹杂为多见。如出血量多、色淡质稀，脉虚缓者，此属气虚不摄血之崩漏，宜用归脾汤或补中益气汤补气摄血；量多如山崩，病势危急，当取独参汤单味直入，以益气固脱；出血量多、色红而夹紫块，脉数，苔黄舌红者，此属冲任伏火内动血热之变，治之当用清热止崩之法，常用《妇人良方》之四生丸（汤）加丹皮、丹参、藕节、旱莲草、大小蓟之类出入；阴道出血，量或多或少而夹紫块，小腹胀痛剧烈，块出则痛减者，此属血瘀之患，常见于西医诊为子宫肌瘤或子宫内膜异位症，治之有缓急之分，出血时以《傅青主女科》之逐瘀止血汤为主方，酌加三七末、炒山楂、仙鹤草之类，取其既能化瘀，又能止血，从而达到"化瘀之中有止血"的目的。

从以上说明，治经病一定要治血，但由于妇女"有余于气，不足于血"的生理特点，在治血之时，必须着眼于冲任，注重于肝肾的调节。

（二）带下多湿，见赤要治瘀

带下的病变，在分类上有白带、黄带、赤带、青带、黑带、五色带等之分；在病机上有湿热虫毒、肝郁化火、湿瘀郁结、脾肾气虚等之别，但总的来说，均与湿邪有关，所以傅青主对带下病作了"夫带下俱是湿症"的概括论述，确是经验之谈，因而在治疗上虽然有温肾健脾以升阳除湿、清热利湿以止带、疏肝清热以化火、解毒以杀虫等之不同，但均着眼于湿邪之为患，尤其是湿瘀互结之害更烈。湿邪重浊黏腻，阻遏气机，则血脉不利，血行不畅易为瘀滞，瘀积壅滞，又影响水液的蒸腾输布，反而下注胞宫，瘀湿互结，损伤胞脉，则带下色赤，或白赤相兼。所以凡是带下色红，似血非血淋漓不断者，此是湿热之邪蕴于带脉之间，导致冲任之功能失常，胞脉受损而血随湿热之气下注，治之既要清热利湿，又要化瘀止红，常用四妙散加土茯苓、凌霄花、鸡冠花、刘寄奴、海螵蛸、茜根、丹参、鸡血藤之类治之，则湿可除，瘀可消，其赤带可愈。

（三）孕病之治，要顺气养血

妊娠的疾病同样是错综复杂的，但其治疗总的原则要求不外乎治病安胎。只治母病不顾胎元，则有堕漏之虞，只安胎不治母病，则胎元之本不固，两者是相互影响的。母血是胚胎的营养物质，孕妇情志之舒爽或忧怒，气血的充盈或亏损，时时刻刻影响胎元的发育，而胎气的壅滞，又可以影响孕妇五脏功能的不和、气血的失调。所以必须在辨证论治的基础上，既要养血以治病，又要顺气以安胎，才能达到治疗的目的。例如，妊娠呕吐、妊娠腹痛、胎漏下血等，在症状的表现，虽然有所不同，但妊娠之用桂枝汤，旨在调和营卫，使脾胃调和，气血平和而已；妊娠腹痛之用当归芍药散或加味逍遥散，虽然是有一偏于肝虚血滞，一偏于肝郁气滞的不同，但其着眼点均不离开血，不过一则重在肝脾调和，养血理气，健脾利湿而止痛，一则通过疏肝解郁，理气行滞以止痛；胎漏下血的治疗，血虚的用胶艾汤以调补冲任，养血安胎；气血两虚，治重肝脾的调养，常用泰山磐石散以益气养血、顺气以安胎；肾虚胎漏之用《医学衷中参西录》寿胎丸，已为医家公认的良方。总之，安胎之剂所以喜用菟丝子、桑寄生、川杜仲、川续断和北黄芪、党参、白术、当归身、熟地黄等双补气血、补肾壮腰之品，盖肾不仅是主蛰封藏之本，而且又是气血之始，肾充则胎固；脾统血而主升，肝藏血而主生发，脾土气旺，肝血充足，则胎气生长不息，发育正常，足月顺产。

（四）产后之治，要养血化瘀

产后的疾病，既有外感六淫之邪，又有七情过极及饮食不节等致病因素。但分娩的全过程，既有阴血耗损、元气不足的一面，又有分娩时离经之血、溢出经脉之间隙，或胞衣残留不尽的一面。所以对产后病的治疗，在审证求因、审因论治的基础上，既要养血扶正、促进气血的恢复，又要活血祛瘀以生新，在以虚证为主时，固然要用补养之剂以养之，但为了防止留瘀之患，应该在补养之中酌加行滞化瘀之品，如益母草、莪术、泽兰之类，则补而不滞，有利于血液的再生；如以瘀证为主者，贵在逐瘀祛邪，《金匮要略》曾有"产后腹痛……干血著脐下"而用下瘀血汤之法。盖瘀不去则新血不生，祛邪即可以扶正，两者相反而相成。

今人对新产妇的调养多善用生化汤出入，此方为钱氏首创，《傅青主女科》推崇是"血块圣药"。顾名思义，本方有生血化瘀、推陈出新的作用，凡产后又虚又瘀的疾病，均可加减用之，对虚证则能补，瘀滞则能化，补血不滞瘀，祛瘀不伤正，有病则能治病，无病则能防，扶正抗邪、促进血液的再生，胞宫和冲脉、任脉的修复。

总而言之，新产之妇，既虚且瘀，其病变的治疗既不要忘于产后，又不要泥于产后，补血之中要化瘀，化瘀之中要扶正，所以补血与化瘀均属治血的范畴。

从以上的分析可见，妇女的月经、带下、胎孕、产后等的病变，尽管有寒、热、虚、实的不同，在治疗的立法遣方上，有温化、清凉、补养、攻邪等之分，但均以治血为着眼，如能正确掌握治血之法，则对妇科病的治疗当收到左右逢源之功。唐宗海在《血证论》中概括治血之法有止血、消瘀、宁血、补血等四方面，确是宝贵经验，足为后人效法。

七、治肾与妊娠

妇女从怀孕到分娩前的一段时期，称为胎前。在这段时间之内，由于生理上的特殊变化往往容易产生一些与妊娠有关的疾病，称为胎前病。常见的胎前病有恶阻、肿胀、腹痛、胎动不安、子痫、胎漏下血、转胎、滑胎、坠胎等。这些疾病的发生，在病因上虽然也有内伤、外感等不同，但总的来说，多由于受孕以后，生理上发生了特殊的变化，导致脏腑、气血、阴阳的偏盛偏衰而致病。故治疗多从调理脏腑、气血、阴阳，矫其偏盛偏衰入手，其中以补肾扶脾为主。因为肾藏精而系胞，是先天之根，脾主运化与胃相表里，是气血的来源，为后天之本。胚胎之未生，是依赖母血以滋养，血既来源于脾又为肾精所化，肾藏脾运，精血充足，则胎孕无病，补肾实为固胎之本；扶脾为养胎之源。正如《血证论·胎气》中所说："精者，与血混合之名也，既成胎后，肾中之阳气，则化水以养胎；胃中之水谷，取汁化血，从冲任两脉，下注胞中以养胎，胎中水足，则血不燥，胎中血足，制气不亢，水血调和，则胎孕无病。"

1. 妊娠腹痛

本病的发生，是由于气血运行不畅所致，其引起的原因，一般是有血虚、气滞、虚寒等的不同，它治疗的原则总以顺气安胎为主，但如症见少腹、小腹冷痛，腹胀大，四肢不温，苔薄白而滑，舌质淡嫩，脉细弦等之变，此为阳气虚弱、阴寒内盛、阳不温煦、血不濡养之征，治之当用温经散寒、扶阳抑阴之法，常用艾附暖宫丸（《沈氏尊生书》）加减。方中之四物能养血安胎，黄芪甘温以益气扶阳，官桂之辛甘热有温肾暖宫之功，艾叶、吴茱萸温中散寒，香附理血之气滞，常加杜仲、桑寄生以助川续断固肾安胎。

2. 胎漏下血

引起本病的原因虽有虚实寒热的不同，但总的来说，均属冲任不固、不能摄血安胎所致，以临床所见肾虚者为多。盖肾藏精，为主蛰封藏之本，如禀赋本虚，先天不足，或孕后房室纵欲，伤耗肾气，以致冲任不固而漏下绵绵，症见妊娠期中，腰酸膝软，小腹下坠，阴道流血、色淡质稀，头晕耳鸣，小便频数，舌苔薄白，舌质淡嫩，脉沉细弱等。此属肾气虚弱、冲任不固、胎失所系之变，治之当用固肾安胎之法为主，可宗寿胎丸（《医学衷中参西录》）加桑螵蛸、川杜仲之类治之，从而达到补肾壮腰的目的。

3. 妊娠水肿

妊娠七八月之后，只是脚踝轻度浮肿，且无其他症状出现者，此为生理现象，可不必治疗，待其产后自消。若面部四肢浮肿，且有其他症状者，此属子肿之病变，当按其虚实进行治疗。以临床所见，虽有虚实之分，但以脾肾阳虚为主，故温肾扶阳健脾渗湿之法是为常用。如妊娠数月，面部及下肢浮肿，伴有心悸气短，四肢不温，腰酸软乏力，舌质淡嫩，舌苔薄白，脉沉迟等，证属阳虚不化水、水湿停聚、泛溢于头面四肢而为肿胀之变，治之可用温暖肾阳、化气行水之法，常用《伤寒论》真武汤出入，方中附子一味，辛温有毒，走而不守，有碍胎气，宜审慎而用。

4. 妊娠失音

声音出于肺而根于肾，为舌本所发，如孕妇素体阴虚，受孕之后，肾阴滋养胎儿，则肾阴益亏，不能上荣于舌本而致失音之变。如见妊娠八九月，声音嘶哑，甚或不能出声，伴有头晕耳鸣，潮热颧红，大便干燥，小便短黄，苔少舌红，脉细数等，治之可用六味地黄丸加麦冬、沙参、沙蒺藜、西青果之类，以滋肾养阴、生津润肺，待肾肺津液充足，则能荣养舌本，咽喉清爽，肺之门户大开，其声可复。

总之，妊娠的病变是多种多样，其治疗方法，亦当根据不同的证情而采取不同的原则，但肾主蛰而为封藏之本，妊娠病变的结局，均直接或间接与肾有关，故固肾安胎，实为治妊娠病的重要原则，正如《医学衷中参西录》所说："且男女生育，皆赖肾脏作强……肾旺自能荫胎也。"《血证论》又说："人身之生，总是以气统血，气乃肾中水化之阳……故胎之未生，气载之，胎之将产，气运之。知此，则知护胎者，必调气；催生者，必行气。"可见治肾在妊娠病中至为重要。

八、治肾与产后

产后疾病，其发病的原因多端，但总的来说，是失血伤津、又虚又瘀、虚实夹杂的病变，因而其治疗的原则是要补养气血扶正以固本，又要活血通络化瘀以去其标。补虚、化瘀与肾又有极为密切的关系，因为肾为水脏而主津液，津血耗伤，实是肾阴亏损；胞宫与肾同居下焦，"胞脉者系于肾"，瘀血停积胞宫，不仅小腹刺痛、恶露淋漓不绝，而且又有腰脊胀痛、膝软乏力之变，盖肾主骨而腰为肾之府也，故产后病的论治，治肾仍是重要法则之一。

1. 产后腹痛

本病的发生，既有血虚不畅、筋脉失养的一面，又有血瘀停滞、阻碍经脉、形成"不通则痛"的病变。例如，产后小腹冷痛，恶露甚少或不行、色暗红、面色青白、舌淡苔薄白、脉沉弦而涩，证属阳虚寒凝瘀血停滞之变。以温肾扶阳、活血化瘀之法治之，可用生化汤加肉桂、附子、艾叶之类，生化汤能补血化瘀，肉桂、附子、艾叶温肾扶阳，瘀消阳复，其痛自止。

2. 产后大便难

产后失血伤津，津液不足，不能濡润肠道，以致大肠的传导功能失常而导致大便难。例如，产后大便数日未解，或解时艰涩而下，但脘腹胀痛，面色萎黄，皮肤干燥，饮食如常，苔薄舌淡，脉虚弦或涩等，证属血少津枯、肠道失润之变，宜四物汤加肉苁蓉、枸杞子、女贞子之类治之，盖四物能养血润燥，肉苁蓉和二子能滋养肾阴，待阴血恢复，则大便通畅。

3. 产后小便失禁

本病多由元气本虚，产后复伤气血，以致肾气不固，不能制约膀胱，因而小便失常，证属阳虚不固、闭藏无能所致。治之当用温肾固涩之法，以肾气丸能温肾扶阳，加桑螵蛸、覆盆子、补骨脂、益智仁之类以补命门之火，既能温肾，又能固涩。

4. 产后小便不通

肾主水而司开阖，如禀赋虚弱，复因分娩时损伤肾气，以致肾阳不足，不能化气行水，因而形成小便不通之变，治之当用温肾扶阳、化气行水之法，以肾气丸加味治之。

九、论治瘀与产后病

血液的病变是错综复杂的，从病因而言，有外感六淫之邪，有内伤七情之变，或饮食不节，劳倦过度等之分；在病性则有寒热虚实之别；在病位有在上在下、在经在络、或脏或腑的不同。但不论病位的上下深浅，病性的寒热虚实，其结果都能影响血脉的通行，如血寒则血行凝滞，阻遏经脉；血热则迫血妄行，溢出常道，停滞经脉之间隙而为瘀，灼伤阴血，枯竭凝结；血虚则血脉不充，搏动乏力，血液不能畅利通行；血实有寒实、热实、痰湿、虫积、气滞等之分，均足以阻塞经脉，使血液不能正常运行。所以血液的病变，尽管有寒热虚实的不同，其最后都或多或少与经脉的瘀滞有关，影响血行不畅，甚或闭止不行，以致脏腑经络，五官九窍，四肢百骸，得不到充分的温养灌注，因而导致功能的失常。

治血之法，前人的论述很多，首先要辨明疾病的寒热虚实，血寒则温，血热则清，血虚则补，血实则破。但血病多瘀滞，不论是温或清，补或攻，都应着眼于瘀，有瘀则化，无瘀则防，则其疗效显著。如血寒有实寒、虚寒之分，前者治之宜温经通行，可用当归四逆汤加干姜、附子之类，以姜、附加强其温开之力，促进血脉的通行；后者则宜温养扶阳，可用当归生姜羊肉汤加肉桂、附子之类，既能扶阳散寒，又能温养血脉，则阳复血充，自无瘀滞之患。血热则宜清宜凉，但血性本温，遇寒则凝，用之不当，反而留瘀为患。故在选方遣药之时，在清热凉血之中，必须佐以通行之品，如芩连四物汤、泻心汤之类，既取芩连能泻火止血，又取当归、川芎之辛润，大黄之苦降以祛瘀逐陈，清除离经之血，则血止而无留瘀之患。血虚则宜补养，补养之法，有补血与活血并用，如四物汤之类；有阳生阴长、益气生血之法，如当归补血汤，在补养之中，取当归之润滑，川芎之走窜，可防止纯补壅滞之偏颇。血实则宜攻宜破，但血实有热结、寒结之分，治之又当有凉开与温行之别，前者可用桃核承气汤或抵当汤以清热逐瘀，化滞通行；后者则宜小调经汤（《血证论》）或少腹逐瘀汤之辛窜走动，温化逐瘀。痰湿为患者，宜用祛湿化痰、活血逐瘀之品，如导痰汤加当归、赤芍、苏木、浙贝、石菖蒲、远志之类。虫积壅塞而导致血脉不通者，可宗酸苦辛甘能温下清上之乌梅汤加槟榔、使君子、榧子、三棱、莪术之类以杀虫逐瘀。七情过极而导致气滞血瘀者，可用疏肝理气、活血化瘀之法，如血府逐瘀汤之类。总之，气血以流通为贵，而血病多瘀，影响血脉的通行，因而治疗血病之法，虽然有或补养，或攻伐，或温化，或凉开之别，但其终归在"通行"二字，在选方用药之时，既有常法，又有变法，必须注意有瘀则化，无瘀则防，从而达到如《素问·至真要大论》所说的"疏其血气，令其调达，以致和平"的目的，才能保证气血运行不息，营养全身，维持健康。

新产之妇，多是虚瘀之体，既有阴血耗损、元气不足的一面，又有分娩时离经之血溢出经脉之间隙，或胞衣残留不尽的一面，因而其病变多是虚瘀夹杂，虚实并见。所以对产后疾病的治疗，在审证求因、审因论治的基础上，必须正确处理养血扶正与化瘀生血的关系，在以虚证为主时，固然要以补养之剂以补之，但为了防止补而留瘀之患，应该在补养之中酌加行滞化瘀之品，如益母草、莪术之类，则补而能活，有利于血液的再生；如以瘀证为主者，贵在逐瘀祛邪，《金匮要略》曾有"产后腹痛，乾血著脐下"而用下瘀血汤之法，盖瘀不去则新血不生，祛邪即所以扶正，两者是相反而相成的。

今人对新产妇的调养，多喜用生化汤出入，此方原为钱氏首创，《傅青主女科》推崇是"血块圣药"，依法加减，扩大其应用范围，对产后的血块、血晕、厥证、气短似喘、忿怒、类伤寒二阳症、完谷不化、泻痢等多种疾病都用之。顾名思义，本方有生血化瘀、推陈致新的作用，凡产后又虚又瘀的疾病，均可加减用之，对虚证则能补，瘀滞则能化，祛瘀不伤正，补血不滞瘀，有病则能治，无病则能防，扶正抗邪，促进血液的再生，胞宫和冲脉、任脉的修复。

总而言之，新产之妇，既虚且瘀，其病变的治疗既要不忘于产后，又不泥于产后，补血之中要化瘀，化瘀之中要扶正，所以治瘀之法，在产后病的应用，同样是非常重要的。

十、试论妇科节育手术后诸症的病机与治疗

妇科节育手术是指人工流产术、放置宫内节育器、输卵管结扎术等。一般来说，这些手术对身体无不良影响。但由于人的禀赋不同，体质差异，或者施术者在手术过程中的某些环节操作不当，有些人手术后出现恶露淋漓不绝，腰脊坠胀，少腹、小腹胀痛，月经紊乱，量或多或少，甚或夹血丝，质腥秽臭，并伴有头晕耳鸣、夜难入寐，寐则多梦、心悸心烦、时冷时热等症状。因此对妇科节育手术后诸症（以下简称手术后诸症）的病机与治疗，有待于进一步研究。

（一）病因病机

妇科节育手术是由熟练的妇科医生严格按照常规程序进行的操作，但从手术的结果是阻止受孕、中止妊娠这一点而言，则是属于祖国医学跌打损伤所引起的"堕胎"、"小产"和"半产"的范畴。对于引起"堕胎"、"半产"、"小产"的原因，历代的说法很多，以手术而言，是通过人为的器械操作，清理子宫，阻断受精卵的生存，这属前人所说的"暴损冲任"（《广嗣记要·堕胎》）和"胎脏损伤，胞脉断坏"（《妇科玉尺·小产》），归纳起来，手术后之所以出现症状，其主要的机制如下。

1. 胞脉损伤，瘀血内停

在手术操作的过程中，术者纵然非常认真负责，小心谨慎，操作轻重适宜，但胞宫和胞脉仍然免不了会受到一定的损伤，若是在手术操作过程中，稍有粗心大意，则胞宫和冲脉、任脉的损伤更为严重，由于胞宫和冲脉、任脉的损伤，必有离经之血停滞于经隧之间隙，如清除不净，则留瘀为患，使新血不能归经；而且由于经脉的损伤，尤易受风冷寒湿邪毒之气的侵犯，寒湿收引

重浊，与血相搏则凝滞，胞脉不畅通，故少腹、小腹胀痛；瘀血不净，新血不得归经，故恶露淋漓不绝；冲脉主血海，任脉主诸阴，冲任二脉损伤，统摄阴血的功能失常，故行经量或多或少，或闭止不行，或带下绵绵等。胞脉属心而络于胞中，"胞络者系于肾"（《素问·奇病论》），腰为肾之外府，胞脉、络脉的损伤，瘀血内停，阻遏气机、心气、心血、阴精不能下达胞宫，血海空虚，脏腑气血不和，在下则有腰脊坠痛、经闭不行等之变，在上则影响心主血脉和头主精明的作用，常常出现头晕、头痛、耳鸣、心悸、夜难入寐、寐则多梦等症状。

2. 肝肾亏损，精血两虚

肝藏血，肾藏精，肝肾同为先天。肝脉络阴器，为冲任脉之所系；肾主蛰而为封藏之本，胞宫系于肾。胞宫和胞脉的损伤导致肝肾的亏损，精血匮乏，经源枯竭，生发无能，因而出现经行错后、量少、色淡，甚则经闭不行，或断绪不孕。肝主谋虑，为将军之官，"在志为怒，怒伤肝"（《素问·阴阳应象大论》），"肝气虚则恐，实则怒"（《灵枢·本神》）；肾主伎巧，为作强之官，"在志为恐，恐伤肾"（《素问·阴阳应象大论》），当术后气血受损，肝肾亏虚，则肝的谋虑、肾的作强功能失常，故常见头晕、耳鸣、汗出肢麻、困倦乏力、记忆力减退、性欲淡漠等病变。

3. 摄生不慎，感染邪毒

一般来说，体质健康，注意术后卫生，经过短时间的调养，胞宫和胞脉的损伤是可以恢复的。如果随心所欲，过早性生活，房事不节，或游泳，或冷水盆浴等，外界邪毒秽浊或风湿寒冷之气得乘虚而入，与血相搏，停聚于胞脉之中，既影响伤口的愈合，又形成瘀积为患，轻则少腹、小腹胀痛，重则月经不调、不孕等。如感染湿浊之邪，则化热生虫，可出现带下臭秽、阴道瘙痒等病变。当然，除了摄生不慎，以致感染邪毒之外，还不可忽略在手术的过程中，由于所用器械消毒不严格，或者手术操作的时间过长，外界邪毒浊气得以乘虚直接侵入胞脉等因素。

4. 禀赋本虚，修复力弱

受术者体质强壮，气血充沛，神志舒爽，对胞宫、胞脉的损伤，自身有修复的能力，无后遗之患。如果是一向羸弱、气血不足、禀赋本虚、肝肾不足之体，纵然术者细心操作，手术完善，仍然免不了会出现各种症状。如元气虚弱，不能很好统帅血液，血不循经，则有恶露淋漓，或经行量多；精血不足，筋脉失养，则腰膝酸软、心慌心悸、头晕失眠等。

总之，手术后诸症有虚实之分。实者为离经之血停滞，或外感风冷邪毒之气；虚者则由于手术损伤，气血亏虚，或元气本虚，修复无能所致。但症本由"暴伤冲任"而引起，既有物理性的损伤，又有生理性的阻断，放置宫内节育器和输卵管结扎堵塞术，均有异物留在胞宫，阻塞胞脉，环性沉坠，阻碍气血的运行。所以从临床所见，属于纯虚纯实者少，多是虚实夹杂，虚瘀并见，既有亏损，又有瘀积的病变。

（二）治疗

手术后诸症，既然多是虚实夹杂，虚瘀并见的病变，治疗就应该采取清代沈金鳌"总以补血生肌养脏，生新祛瘀为主"（《妇科玉尺·小产》）的原则。只有补血养脏，才能使五脏安和，扶助正气，促进自身的修复能力；只有生新祛瘀，才能清除离经之瘀滞。在此基础上，分辨证属偏虚或偏实，或以补血为主，或以祛瘀为主，随证制宜，有是证用是药，则疗效可期。笔者常用的治疗如下。

1. 补血化瘀

补养能生血，使耗损的阴血可复；化瘀则能清除离经之污血，新血能归经，使损伤之伤口早日愈合。凡手术之后，要根据受术者的体质及手术后的情况，及时采用此法治疗，既能预防术后感染，又能促进伤口的愈合，可免术后诸症之患。常用生化汤加益母草、鸡血藤、杜仲、川续断之类。腰骶坠胀，少腹、小腹胀痛，则加骨碎补、狗脊、桑寄生、延胡索；恶露淋漓不绝，属于气虚夹瘀者，用补中益气汤加泽兰、海螵蛸、茜草之类。生化汤为补中有行、化中有养之剂，是补血化瘀并重之方，用之既能防止手术后诸症的发生，又能治疗已发生的病症，是治疗手术后诸症的重要方剂。

病例 1 李某，女，32 岁。1983 年 3 月 20 日初诊。

初诊 1983 年 2 月 15 日第 2 次受孕 2 个月余在某市医院妇科行人工流产术。术中无不适。现已术后月余，仍感少腹、小腹时痛，恶露淋漓不止、量少、色暗红，夹紫色小块，腰脊胀坠，腿膝酸软，舌质淡嫩，苔薄白，脉沉细涩。证属脾肾气虚，冲任亏损，瘀血未净。拟益气养血、调养冲任，佐以化瘀导滞之法论治。

处方 当归 20g 川芎 5g 蜜黄芪 20g 杜仲 15g 桑寄生 15g 桃仁 5g 益母草 15g 刘寄奴 9g 炙甘草 6g 阿胶 10g（烊化） 炒山楂 10g

每日水煎服 1 剂，连服 3 剂。

二诊（1983 年 3 月 24 日） 服上方后，恶露停止，少腹、小腹不痛，腿膝酸软减轻。效不更方，守上方去桃仁、山楂，加骨碎补 12g、巴戟天 9g，再服 3 剂。旋即停药，嘱"谷肉果菜，食养尽之"，以善其后。

病例 2 马某，女，34 岁。1990 年 9 月 10 日初诊。

输卵管结扎术后 1 年，经行前后不定，量多少不一，色暗淡夹块，持续 10~20 天始净，其则须服止血药，方能止血。平时腰酸膝软，少腹、小腹隐痛，经行时加剧。现经行已 12 天，仍点滴不净，腰酸，头晕头痛，夜寐不佳。舌苔一般，脉弦细。证属术后瘀积内阻，冲任损伤，拟补血化瘀、调养冲任为主。

处方 当归 20g 川芎 3g 桃仁 3g 红花 2g 益母草 10g 川续断 10g 杜仲 10g 桑寄生 15g 炒山楂 10g 姜炭 2g 炙甘草 5g

每日水煎服 1 剂。

连服 3 剂之后，阴道出血止，转用健脾益气之法，方选异功散加蜜黄芪 20g、益母草 10g、当归 20g，连服 12 剂而收功。半年后随访，经行正常。

2. 补养肝肾

肾藏精而为生殖之本，肝藏血而主生发。胞宫系于肾，冲脉、任脉皆起于胞宫而为肝肾之系，胞宫和冲任脉的损伤即是肝肾的损伤。所以手术后肝肾亏损而引起的症状，当以补养肝肾为主，配加化瘀导滞之品。如月经不调，月经量少，常用归芍地黄汤加鸡血藤、益母草、丹参之类；经行超前而量多、色红，属阴虚火旺者，常用两地汤配二至丸加鸡血藤、丹参、益母草、藕节、白茅根之类；阳虚不固密，血行不归经，以附子汤加鹿角霜、桑螵蛸、黄芪、益智仁、益母草之类。本法用于手术后而偏于虚损者，但虚中夹瘀者亦可使用，用时酌加鸡血藤、益母草之类以补血化瘀。

病例 韦某，女，28 岁，1983 年 9 月 10 日初诊。

初诊 婚后 3 年，第 1 胎足月顺产，第 2、3 次受孕月余即在某市医院妇科行人工流产术。术后半年经行错后、量少、色淡红、质稀，经后少腹、小腹绵绵而痛，平时头晕耳鸣，夜寐欠佳，腰膝酸软，大便干结、2~3日1次，小便淡黄，苔少，舌尖红，脉虚细而略数。证属肝肾亏损，阴血不足。拟滋养肝肾，补血生精之法。

处方　当归15g　杭白芍9g　山药15g　山茱萸9g　巴戟天9g　茺蔚子9g　枸杞子9g　何首乌15g　太子参15g　素馨花3g　阿胶12g（烊化）

每日1剂水煎服，连服5剂。

二诊（1983年9月15日）　上方服到第3剂，经水来潮、量较上月多、色红、现未净，余症消失，舌质正常，苔薄白，脉细不数。药已初效，拟转用益气补血为治，方选圣愈汤增损，以善其后。

处方　蜜黄芪20g　党参20g　当归10g　川芎5g　熟地黄15g　益母草15g　杜仲15g　川续断9g　山药15g　炙甘草5g

每日1剂水煎服，连服5剂。

3. 解毒化浊

手术后摄生不慎，尤其是过早性生活，胞宫和胞脉的创口，最易感染外界风寒湿热邪毒，而邪毒侵犯胞宫和胞脉之后，壅塞停滞，往往化浊生虫，故解毒化浊、祛秽杀虫之法，亦为手术后常用。例如，术后带下量多、色白黄相兼、质稠臭秽难闻而阴痒者，此为湿瘀化热、浊秽生虫之变，常用清宫解毒饮配二妙散加槟榔、水杨梅、火炭母、苍耳子之类治之。

病例1　农某，女，36岁，1985年4月20日初诊。

初诊　30岁结婚，婚后1年足月顺产1胎，后因避孕失败，3年来先后在某市医院妇科行3次人流产术。术后经将行及经行第1日少腹、小腹胀痛剧烈，经色暗红，夹紫块，平时带下量多、色白黄混杂、质稠秽臭，甚或如豆腐渣，阴道瘙痒，夜间加剧，舌苔黄腻，舌质滑润，脉象弦缓。证属湿瘀内遏，化浊生虫。拟健脾化湿、活血祛瘀、解毒杀虫之法论治。

处方　土茯苓20g　鸡血藤20g　当归10g　川芎6g　丹参15g　杭白芍10g　马鞭草15g　炒苍术10g　槟榔10g　石菖蒲5g　益母草10g　金银花藤20g　炒薏苡仁15g　甘草5g

每日1剂，水煎服，连服5剂。

二诊（1985年4月30日）　上方连服5剂之后，阴痒及带下减轻。药既中的，守方再服5剂。

三诊（1985年5月6日）　服上方3剂后，5月3日经水来潮、色量一般，血块少，少腹、小腹疼痛较上月大减。现经行已净，阴道不痒，舌苔薄白，脉象细缓。湿瘀已除，拟转用温养脾肾之法，以善其后。

处方　党参15g　茯苓10g　炒白术12g　益智仁12g　乌药10g　炒山药15g　补骨脂9g　广陈皮3g　炙甘草5g

每日1剂，水煎服。连服3剂。

病例2　黄某，女，29岁，1990年3月25日初诊。

去年11月在某市医院妇科放置宫内节育器之后，4个月来经行紊乱、量或多或少、色泽暗红，夹小块，平时带下量多、色白黄相兼、质稠而臭秽，间夹血丝，少腹、小腹隐痛，性交后加剧，腰痛如折，舌边尖红，舌苔薄黄，脉弦细数。此属异物植入，以致冲任脉功能失常，形成湿瘀胶结、久郁化热、损伤脉络之变。拟祛湿化瘀、清热解毒之法为治。

处方　土茯苓20g　金银花藤20g　鸡血藤20g　车前草10g　益母草10g　薏苡仁15g　丹参15g　海螵蛸10g　马鞭草15g　茜草10g　甘草5g

每日1剂，守方出入，连服15剂而收功。

4. 调摄神志

有是证用是药。根据不同的病情变化而立法选方，虚则补，实则泻，务求药能对症，但药物并不是万能的，有些患者必须通过神志的调摄，解除其思想上的负担，才能治愈。例如，有些人对于手术有不正确的理解，术后多疑多虑，惊恐无常，以致五脏功能不和，气血失调，往往出现精神委靡，自觉时冷时热，肢麻不适，头晕头痛，夜难入寐，经行紊乱，甚或经闭不行等。除了药物治疗之外，还必须针对患者的具体情况，加以慰解，善于诱导，说明妥善的手术对于健康并无多大的影响，其所以出现某一部分的不适是由于生理上的突然改变，营卫气血暂时的不协调所致，只要经过一段时间的调养是可以恢复的。古人所谓"心病要用心药医"。对精神负担较重的患者来说，这一疗法尤为重要，必须加以注意。

总之，育龄妇女实施节育手术后出现的病症，类似前人所说的"暴伤"、"金创"的范畴，但又有其特殊性，放置宫内节育器和输卵管结扎，因有异物留在胞宫，阻塞胞脉，影响其部分的生理功能，所以除了辨证论治之外，必须特别注意养血活血并重。养能柔能润，活则能舒能通，既不影响节育手术的效果，又能调和气血的运行。

十一、壮族医药学的防治特点

壮医药是我国传统医药学的一个重要组成部分，曾对本民族的繁衍强盛作出了很大的贡献。由于地理环境和气候的特殊性，壮医在同疾病作斗争的长期实践中，逐步积累了许多防治疾病的独具一格的方法，并产生了相应的理论来指导临床实践。

壮族人民的主要聚居地是两江（左江、右江）和红水河流域，这里山水秀丽，产物富饶，山峦起伏，江河溪沟网罗，林荫茂盛，加之气候骤变，空气中湿热交蒸，因此多有虫毒的孳生，产生危急的疫疠性病变。北宋时范成大撰的《桂海虞衡志》所称"两江水土尤恶，一岁无时无瘴"，即是指此而言。壮医把这些疾病归类为痧、瘴、蛊、毒等，在防治上有一套相应的方法，如药物内服、熏洗、外敷、针法（陶针、金针、银针、木刺）、刮痧（磁碗刮法、骨弓刮法）、角法、药物洗鼻或雾化、药线点穴灸、灯心火烧等。如能审证准确，用药及操作精当合拍，皆可获得较好疗效。

壮医对疾病的认识及防治方法，既有独特的风格，与中医学又有相同之处，其特点可以归纳为如下几点。

（一）以外治为主，偏重祛毒

壮医认为人之所以发生疾病，是由于受到"毒气"的侵犯，这种"毒气"能使人的气血紊乱，脏腑不和，所以治疗一定要祛毒为先。根据毒气侵犯不同的部位采取不同的治法。如毒气自皮毛肌肉入，则用刮法或挑法；毒气从口鼻而入，则用洗鼻漱口或雾化；毒气从脐口而入，则磁拔法，或脐部药线点灸法；毒气从二阴而入，多用熏洗之法。当然对于特别危重的患者，或缠绵多年不愈的痼疾，也要适当配合草药内服，例如，高热神昏的患者（如闷痧之类），则刮痧、挑痧，又用鲜南蛇勒苗捣汁灌服；肢节烦痛，每遇气交则加剧的患者，除了以大风艾叶、山苍树叶煎水熏洗之外，也常常配服千年健或半枫荷之类。

壮医这种外治祛毒法，根据的是人体内外相通的道理，但人们在分析多数情况下用外治法获效的原因时，壮族人民所处社会环境特殊性的一面是应考虑的。居位分散，人与人的交往不多，虽不能用"嗜欲不能劳其目，淫欲不能惑其心"（《素问·上古天真论》）来说明，但他们生活比较朴素，思想比较单纯，确是事实。因而内伤杂病，尤其是七情所致的精神方面异常症较少，这也可能是导致壮医重祛毒，重外治的重要原因之一。

（二）防治结合，有病早治

壮医在防病上有独特的方法，如早晨的山村，瘴气雾露迷蒙，外出赶路，要口含生姜以散寒避秽；野外耕作，为暴风雨淋湿，则取姜葱汤冰浴，姜糖汤热服，以驱寒湿；溽暑无日，多热多雨，湿热多蒸，山溪洞水，流入江河，大气污染，水源混浊，饮用之水，必先用白矾沉淀过滤，并多吃生大蒜头，以防虫毒在肠胃孳生；当疫病流行之时，走村串寨回家，常用草药汤清洗，以避秽解毒；年老力衰者常用避秽解毒或舒筋活络之品垫席而睡；正在发育的儿童则于胸腔佩带芳香解毒之品。

对疾病的治疗，壮医主张迟治不如早治，方法或刮或挑，或熏或洗，或外治内服并用。病情较轻多用刮法或挑法；病情复杂而重的多是内服药和外治并用。例如，头晕头痛、胸脘闷胀，多用挑法或刮法，使血脉通，毒气尽；咽喉红肿疼痛而发热者，常用金果榄、玉叶金花、火炭母煎水内服，同时还在四肢指（趾）末端放血，使其热毒有出路；发冷发热有定时，泛恶欲呕者，既用鲜黄荆叶煎水熏洗，又内服黄皮树叶汤，促进毒随汗解。尤其值得一提的是，上述防病、治病的方法，不仅专业的壮医能掌握，甚至一般群众也或多或少能掌握其中一二种，所以在壮族聚居的地方，不论病倒在田头，或病倒在山边，随时都能得到简便的治疗。这种群防群治的经验，尽管有些是粗糙的，但它都是壮族人民与疾病作斗争的结晶，只要加以整理提高，仍然是有其实用意义的。

（三）用药简便，贵在功专

广西地处亚热带，药源丰富。据初步调查，植物药、动物药、矿物药共1000多种，其中大部分出产在壮族居住地。壮医的用药很讲究简、便、验，注意选用作用大、功效快的药品，一般常用1~3味，最多也不超过5味，以防药多而杂，反而影响疗效。例如，桂西山区有位壮医，擅于治疗急性乳腺炎，他常用的两味药，在屋前寨边都可以找到。当患者乳房红肿疼痛、热灼难堪、发热恶寒的时候，及时取适量鲜芭蕉根捣烂加温外敷患处，约1时许，乳房疼痛即消失，继在背部心俞穴、肝俞穴针挑出血，第二日换用鲜马鞭草捣烂加温外敷患处。一般治疗2~4日则疼肿完全消失。在右江盆地有位女壮医，善治妇科疾病，她对血虚引起的月经不调，常用黑豆与嫩鲜益母草（酌加油盐）作饮食疗法。她认为黑豆能补肾而暖子宫，鲜嫩益母草能补血活血，有利血液的运行。这种事例，在壮族地区的村村寨寨都可以找到，实在不胜枚举。

（四）扶正补虚，必配用血肉之品

在广西丰富的药物资源中，有蛤蚧、黄精、何首乌、土当归、土党参等补养药物，壮医多用其与血肉有情之品配伍治疗气血两虚、正气不足之体。例如，宫寒不孕，常用羊肉、麻雀肉、鲜嫩益母草、黑豆作饮食疗法；肾虚腰痛，则用豕骨或牛骨配藤杜仲、千年健熬汤；肢节胀痛，经久不愈，每逢气交之变则加剧者，主张多吃各种蛇肉汤或穿山甲肉汤，既能扶助正气，又能祛风通络；干咳无痰，用猪肺或老母鸭肉、鹧鸪肉煮莲藕吃，取其甘润以清养肺胃。不仅虚证如此，有时虚瘀夹杂之体，也配用血肉之品，例如，脾虚不统血而肌肤紫癜者，在用土党参、土黄芪、苏木益气化瘀之外，常配服淮山药牛肉粥，以加强其扶正之力。总之，壮区在长期的医疗实践中，对动物药的运用，已经积累了很宝贵的经验。他们认为凡是虫类药都能祛风止痛；鱼鳞之品可化瘀通络，软坚消块；介甲之属能滋阴潜阳，安心神而定魂魄；飞禽和走兽，虽然有刚柔不同的性能，但都能温养气血，燮理阴阳，为扶正平和之品。这些经验，尤其是饮食疗法的内容，值得加以总结推广。

总而言之，在"雾露炎蒸，为瘴为疠"的山区，长期与"马虫蛇草木之毒"（《岭南卫生方原序》）作斗争形成的壮族医药，其内容是很丰富的，其治法用药的特点也是多方面的。以上的初步探讨，仅仅是其梗概而已。

第二节　医 论 医 话

一、月经病的辨证施治

月经病是指月经的期、色、质、量异常，或伴随月经周期出现症状为特征的疾病。月经病不仅影响妇女的身心健康，而且妨碍胎孕生育，因此，对月经病的防治有着十分重要的意义。现将笔者对辨治月经病的经验体会介绍如下。

（一）月经病的病因病机

1. 病因

月经病发生的原因，主要有外感与内伤两大类。外感病邪中，风、寒、暑、湿、燥、火（热）等六淫之邪皆能导致月经病，但"经者血也"，而寒、热、湿邪易与血结，故六淫病邪中，常以寒、热、湿邪为主。寒湿都是阴邪，寒性收引凝滞，易伤阳气，影响血液的运行，诚如《素问·举痛论》所言："寒气入经而稽迟，流而不行，客于脉外则血少，客于脉中则气不通，故卒然而痛。"故寒邪可致月经后期、月经过少、痛经、闭经等病证。湿邪重浊黏腻，困阻气机，导致血液运行不畅，且"湿胜则濡泄，甚则水闭胕肿"（《素问·六元正纪大论》），故湿邪可致月经不调、痛经、闭经、经行泄泻、经行浮肿等病证。热为阳邪，能使血液沸腾，血流加速，甚则损伤血络，迫血妄行，可致月经先期、量多、经行吐衄、经行发热、崩漏等病证。在寒、湿、热三者中，又以寒邪为多见，寒邪是外邪致病的主因。

内伤，主要指体质的虚弱，不良的精神刺激，饮食不节，多产房劳而言。这些因素都可直接或间接影响到脏腑、气血、冲任的正常生理功能，从而导致各种月经病的发生。如禀赋不足，肾气本虚，往往造成月经后期或闭止不行。素体肥胖易生痰湿，可使月经过少、闭经、经行眩晕、经行泄泻等。长期不良的精神刺激可导致五脏不和，气血失调。七情之中，又以忧思所伤为多见，因为青少年善怀春，中年婚配生产养育后代，老年考虑子女及晚年生活等问题，都有忧思之情。七情所伤主要影响肝，如肝气郁滞，则经行疼痛或经闭不行；肝火过旺，则经行超前或崩漏。饮食是维持人体健康的营养物质，是气血的来源，但若暴饮暴食，或恣食生冷、辛热之品，损伤脾胃，脾不能生化和统摄血液，就会导致月经病。例如，饮食不足，营养不充，气血生化乏源，则致月经后期、量少、闭经；如过食生冷寒凉则血凝，经行受阻而致月经后期、量少、痛经、闭经；过食辛热则血热妄行，导致经行先期、量多，甚则崩漏。房事孕产与肾、胞宫及冲任二脉有着密切的关系，房事过劳、孕产过多都可直接损伤肾、胞宫及冲任脉，造成各种月经病变。

此外，妇科手术如人工流产术、放置宫内节育器、输卵管结扎术等，对胞宫、胞脉都会有一定的损伤，使瘀血内停；肝脉络阴器，为冲任脉之所系。肾主蛰而为封藏之本，胞宫系于肾。胞宫和胞脉的损伤，又可导致肝肾亏损，精血匮乏，经源枯竭，生发无能。还可由于术后摄生不慎，感染邪毒。故术后可以出现月经或先或后，经量或多或少，甚或崩漏，或经闭不行，或痛经等病证。药物有不同性味，《素问·至真要大论》言："五味入胃，各归所喜，酸先入肝，苦先入心，甘先入脾，辛先入肺，咸先入肾。久而增气，物化之常也，气增而久，夭之由也。"故过食某种药物可致脏腑功能失常，如《万氏妇人科》云："如曾误服辛热暖宫之药者，责其冲任伏火也。"冲任伏火则可致月经先期、量多，其则崩中漏下。至于药物避孕、药物流产等又可影响冲任和肝肾，出现月经不调、崩漏或闭经。故手术和药毒也是月经病的致病之因。

2. 病机

对月经病的病机，可归纳为虚、郁、瘀三个方面。

（1）虚：就脏腑而言，常见肝、脾、肾之虚。

肾藏精而主生殖，若先天肾气不足，或后天斫丧太过，耗伤肾气，则可致肾虚而影响冲任的功能。肾虚之中又可分为肾气虚、肾阴虚、肾阳虚和肾阴阳两虚等。肾气虚则冲任不固，可致月经先后不定期、量或多或少、崩漏或闭经；肾阴虚则精血不足，冲任失养，可见月经后期、月经过少、月经稀发、闭经、漏下淋漓不畅、绝经前后诸证；如阴虚生内热，虚火妄动，则可见月经先期、崩漏、经行吐血、经行发热等病证；肾阳虚则命门火衰，封藏失职，温化无能，可见月经过多、崩漏、经行泄泻、经行浮肿等；肾阴虚或肾阳虚日久，可阴损及阳，阳损及阴，而致阴阳两虚。

肝藏血而主疏泄，若素体血虚，或数伤于血，或血的生化不足，或情志内伤，肝血暗耗，或肾的阴精亏虚，不能滋养肝之阴血，可致肝血不足，血海不盈，甚则空虚，而出现月经延后、月经过少，甚或闭经；血虚肝旺可见经行头痛。肝体阴而用阳，若肝阴不足，可致肝阳上亢，虚火亢盛，出现经行眩晕、绝经前后诸证。

脾主运化，为气血生化之源，又有统摄血液之功，若素体脾虚，或饮食不节，或劳倦、思虑过度，损伤脾气，可致脾虚。脾虚失健，运化无能，气血生化之源不足，血虚气少，血海不盈，不能按期满溢，可见月经后期、月经过少、月经稀发、闭经等。脾虚不运水湿，水湿内停，湿渗大肠，可见经行泄泻；湿溢肌肤则见经行浮肿。湿聚成痰，痰湿阻滞冲任，以致胞脉、胞络不通，或痰湿凝聚胞中，可见月经稀发、闭经。脾气虚弱，统摄无权，冲任不固，则出现月经先期、月经过多、经期延长、崩漏等证。

妇女有月经、妊娠、分娩、哺乳的生理特点，经、孕、产、乳皆以血为用，易耗阴血，故妇女常感血分不足，正如《灵枢·五音五味》说："妇人之生，有余于气，不足于血，以其数脱血也。"若复因禀赋素虚，或久病重病，伤及五脏，化源不足，或急慢性失血，或长期哺乳消耗气血，均可引起血虚。血虚则血海不盈，冲任失养，可见月经后期、月经过少、闭经、痛经、经行眩晕等。血和气是相互资生、相互依存的，气为血帅，血为气母，血病可以导致气病；若禀赋不足，素体羸弱，或因久病、重病、过劳等，亦可耗气而致气虚。气虚则冲任失固，防御力弱，可见月经先期、月经过多、崩漏、经行感冒等病证。

（2）郁：肝为将军之官，喜疏泄条达，以柔和为顺。若情怀不畅，抑郁愤怒，可使肝气郁结、气机郁滞、血行不畅、脉络受阻。或肝失疏泄，冲任失调，血海蓄溢失常，出现月经先后不定期、量多少不一、痛经、闭经、经行乳房胀痛、经行情志异常等。气郁日久，郁而化火，肝火旺盛，迫血妄行，则见月经先期、月经过多、经期延长、崩漏；火性炎上，又可见经行头痛、经行吐衄。

（3）瘀：导致瘀血的成因有多种，气为血之帅，血赖气以行，气滞则气机不宣，升降失常，经脉不利，血行受阻，可致血瘀，即《沈氏尊生书》所说："气运乎血，血本随气以周流、气凝则血亦凝矣。"气虚则推动力弱，不能运通血液，以致血液凝滞于脉管之内，如《医林改错》所言："元气即虚，必不能达于血管，血管无气，必停留而瘀。"寒性收引凝滞，血遇寒则凝结成瘀，故《灵枢·经脉》说："寒邪客于经脉之中，则血泣而不通。"热灼阴血，"血受热则煎熬成块"（《医林改错》），形成瘀血。湿为阴邪，其性重浊黏腻，既能阻遏阳气，使气机升降失常，五脏气血不和，经络阻滞不畅，又能直接阻滞胞脉而损伤胞宫，所以瘀血的病变亦与湿邪息息相关。跌仆损伤直接损伤肌肤经脉，或损及五脏六腑，"有所堕坠，恶血内留"（《灵枢·邪气脏腑病形》），血液溢于经脉之外，停滞于组织间隙而为瘀积之患。出血处理不当，亦可成为瘀血之因，因为出血的病变虽有寒热虚实的不同，但结果均可导致血离经脉，《血证论·瘀血》指出："吐衄便漏，其血无不离经。……然既是离经之血，虽清血鲜血，亦是瘀血。"若止血不当，则留瘀为患。例如，过早服用炭药（包括一切收敛药），离经之恶血不清，残留阻塞经隧，就可以形成瘀血。瘀血既是病理产物，又可以作为一种新的病因，瘀阻胞脉、冲任，则血脉不通；瘀血阻滞，新血不得归经，可出现痛经、闭经、崩漏等病证。

综上所述，在寒、热、湿等外邪，内伤七情，饮食劳倦，手术药毒等致病因素作用下，导致机体出现虚、郁、瘀的病理变化，就会产生月经病。

（二）月经病的诊断

诊断月经病要通过望、闻、问、切四诊合参，了解局部症状和全身症状，加以综合分析，辨清寒热虚实，明确在脏在腑。对月经情况要了解期、色、质、量的变化。

1. 经行的先后

经者常也。月经的周期一般是28日左右，凡超前或错后1周以上，并伴有不适感觉者，便是月经病变。经行超前，多为实为热；经行错后，多为虚为寒，但必须结合全身症状和舌脉的变化来判定。若经行超前、量多、色红、质稠、舌质红苔黄、脉数者才属于热；而经行超前、量多、色淡、质稀、舌质淡嫩、脉虚者，则是气虚不摄血之证。经行错后、量少、色淡、四肢不温、舌质淡、脉虚细者，是属虚寒之候；如果经行错后、量或多或少、经色紫暗而夹瘀块、经行时少腹、小腹疼痛、按之不减、舌质紫黯或边有瘀点、脉沉涩者，则是瘀血阻滞胞脉，经行不畅之患。

2. 经色的淡紫

月经的正色，全过程中依次为淡红、深红、紫黯。一般来说，色深红，甚或紫黑而鲜明者，多为热；色淡如米泔者多为寒；紫黯或块多为瘀。当然，还要结合全身脉证来定，正如叶天士所说："色黑属热，此其常也；亦有风冷外束，十中尝见一、二。盖寒主收引，小腹必常冷痛，经行时或手足厥冷、唇青、面白、尺脉迟，或微而虚，或大而无力。热则尺脉洪数，或实而有力，参之脉证为的。"

3. 经质的浓稀

月经的质是以不稠不稀，无凝结，无血块，无特殊臭味为正常。经质稠黏如脂如膏而有臭秽者，为血热之证。经质清稀而无臭味者，乃气血不足之候。凡经血夹有瘀块者，为瘀为实，或虚中夹实之征。

4. 经量的多少

月经的量，一般是50～100ml，经量过多或过少，都是病变的表现。凡是月经多而色淡质稀者，为气虚不摄血；量多而紫黑鲜明者，为邪热迫血妄行；月经过少而色淡者，为气血两虚；量少色紫黯而夹块者，多为血瘀之证。量的多少和证的虚实应结合全身情况来判断。如形体肥胖，平素带下量多，虽经行错后而量少，此为阳气不伸，痰湿凝滞经隧，以致血行不畅之故；若体弱形瘦，心烦少寐，虽经行超前而量多，此多属阴虚不济阳、虚火内动、血室不宁谧所致。

在月经的期、色、质、量四者之中，笔者重在抓色、质的变化。正如张介宾《景岳全书》所言:"凡血色有辨,固可以察虚实,亦可以察寒热。若血浓而多者,血之盛也;色淡而少者,血之衰也。"此其意也。

对于月经病的诊断,不仅要看局部,也要注意到整体,除了对月经的期、色、质、量变化要有细致了解外,还要考虑患者的全身脉证情况,尤其是患者的体型、腹诊表现、带下情况几个方面。笔者把患者体型主要分为木火型、湿土型两大类。木火型者,形体瘦黑,面色偏红,声高多言,口干咽燥,心烦少寐,溺黄便结,证多热化火化。湿土型者,形体肥胖,面色偏白,沉静少言,口甜黏腻,困乏嗜睡,大便不实,证多寒化湿化。临证时要注意腹诊,了解腹壁的寒温、软硬、疼痛的加重缓解因素。若腹部按之不温甚或冷冻者,多为阳气不足;扪之灼热或痛者,多属内有邪热;痛经患者,按其腹部柔软,压之痛减而喜温喜按者,多属虚寒;按之痛甚而拒按者,多属气滞血瘀。此外,还要结合带下的改变来帮助诊断。若带下量多色白质稀无味者,为虚为寒;带下量多色黄质稠臭秽者,为湿为热;带下量多,色或白或黄,质稠黏,伴少腹、小腹疼痛者,为湿瘀夹杂所致。

(三) 月经病的治疗原则

1. 治经要治血

妇人以血为本,以血为用,经者血也,治经必治血。治血之法要根据其寒热虚实的不同病机,"寒者热之"、"热者寒之"、"虚则补之"、"实则泻之",有针对性地采用清热、温化、消瘀、补益的不同方法。如月经超前、量多、色红、质稠,舌红苔黄,脉数者,是外感热邪或过食燥热之品,以致血热炽盛而引起的病变,治之当用清热凉血之法,方拟芩连四物汤之类。方中当归、川芎辛温走窜,容易动火破血,在出血量多的情况下不宜用之。笔者多改用苦而微甘温之鸡血藤和苦而微寒之丹参代之,使其既能凉血止血,又可防止离经之血留瘀为患。血热由肝郁日久所致者,当用疏肝清热之法,可宗丹栀逍遥散加减治之。血得温则行,过热则妄行,遇寒遇冷则凝滞。苦寒之品虽然能凉血止血,但过用又可凝滞血液,化燥伤阴,留瘀为患。所以对苦寒药如黄芩、黄连、栀子之类,必须慎用或不用。笔者往往喜欢选用甘平或甘凉之品,如白茅根、藕节、荷叶之类,既能凉血,又能化瘀,且无凝血留瘀之弊。若为阴虚血热,则以滋阴清热,用两地汤或地骨皮饮加旱莲草、女贞子治之。经行错后、量少色淡,腰腹冷感,腿膝酸软,舌质淡,脉虚细者,此属阳虚宫寒、气血两虚之变,当用大补气血、温肾暖宫之法治之,常用人参养荣汤加龙眼肉、巴戟天、制附子之类。人参养荣汤为五脏互养补益之方,再加制附子、龙眼肉、巴戟天以温养通行,则血海充溢,经行如期。由于七情过极,肝气郁结,血行不畅而导致经行少腹、小腹、胸胁、乳房胀痛者,治之当用行气活血之法,方选逍遥散、越鞠丸之类。少腹、小腹胀过于痛,偏于气滞者,当酌加芳香行气之品,如素馨花、佛手花、甘松之辈;少腹、小腹痛过于胀,经血紫黯有块者,为偏于血瘀,当用活血化瘀之法,以逍遥散加苏木、泽兰、延胡索、益母草治之。苏木甘咸平,能活血祛瘀而不伤正;泽兰苦辛微温,辛则能开,温则能养,补而不滞,行而不峻,为妇科要药。如虚瘀夹杂之经行疼痛,笔者常用温经散寒、补虚化瘀之温经汤治之。若为瘀血阻滞,月经闭止不行,少腹、小腹刺痛拒按者,用桃红四物汤加牛膝、枳实以补血化瘀、活血通经。若寒热虚实之证不显,笔者主张用《医学心悟》之益母胜金丹,益母胜金丹为肝脾肾并治之方,但偏于补益肝脾。笔者基于肾藏精,经源于肾,肝藏血,精血互化,肝肾同源的理论,并受唐宗海"血证之补法……当补脾者十之三、四、当补肾者十之五、六"思想的启迪,以益母胜金丹化裁,自拟养血调经汤(当归、川芎、白芍、熟地、鸡血藤、丹参、续断、益母草、炙甘草)。方中归、芍、芎、地补益肝肾,养血调经;鸡血藤补血活血,"丹参一味,功同四物",活血化瘀之力较为平稳,为虚而瘀者之良药;续断补肝肾,行血脉,益母草能化瘀能止血;炙甘草补脾益气,调和诸药。各药合用，有补肝肾、益阴血、调月经之功效。肾虚为主者，养血调经汤中加杜仲、桑寄生，加强补肾之力；有热象者，去川芎之辛温香燥，熟地改用生地，加地骨皮、知母；出血量多，去川芎，防其辛香行散，加用仙鹤草、血余炭等收敛止血。

2. 活血要治气

治经要治血，然"血为气之配，气热则热，气寒则寒，气升则升，气降则降，气凝则凝，气滞则滞，气清则清，气浊则浊"（《格致余论》）。故笔者认为：治血勿忘气，治血要治气。气病常见有气虚、气郁、气逆，治气有益气、疏气、降气等法。如月经先期、量多、色淡质稀、脉虚缓者，属气虚不摄血之证，用补气摄血之法，常选异功散或补中益气汤。经量多如山崩，症势危急，当取独参汤单味直入，以益气固脱。疏气常用逍遥散，该方能疏肝扶脾、养血和营，为养中有疏之方。如经前或经中乳房胀痛，少腹胀痛连及胸胁，经行先后不定期，量多少不一、色暗红甚或夹块，此为肝气郁滞、气机不利、血行不畅所致，用逍遥散加素馨花、佛手花、香附、益母草治之。若肝阴不足，肝火偏亢，经行时冲气旺盛，冲气夹肝气上逆，火随气逆，灼伤血络，血随气升，可见经行吐衄、血色鲜红、心烦易怒、舌红少苔、脉象细数。拟滋阴降逆汤（生地、旱莲草、鲜荷叶、南丹皮、杭白芍、白茯苓、泽泻、淮牛膝、甘草）以滋阴清热、平冲降逆、引血下行。

治月经病要调理气血，而血药多甘腻，容易阻遏气机，气药多辛温香燥，容易耗伤阴血，故用补血药之时要补中有行，补而不腻滞，常用鸡血藤、益母草等补中有行之品；气药不过用，常选轻清之辈，喜用花类药物。使用之时，要掌握剂量与疗程，做到恰如其分。用活血之药不能太过，以免伤气。气为阳，血为阴，气行则血行，阳生则阴长，在血药中要适当配用气药，必要时采用益气以生血，如当归补血汤之类，使气旺血生。

3. 治血不忘瘀

月经病常表现为异常的出血，如月经过多、经期延长、崩漏、经间期出血、经行吐衄等。出血之时，止血是治疗的首要任务。然离经之血，即是瘀血；止血用药不当，又常有滞瘀之弊。如离经之恶血不清，残留阻塞胞脉，新血不得归经，可使血止后再出血；肝经、胞脉气血阻滞不通，则出现少腹、小腹刺痛，甚则日久成癥，腹中积块。在治疗上要做到止化结合，用药上注意选择既能止血又能化瘀的药物，如三七、苏木之类；若出血较多，瘀血之症尚轻，可用止中有化之品，如茜根、大蓟、小蓟、海螵蛸、瓦楞子；若瘀血较甚，而出血量已少，可用化中有止之辈，如益母草、泽兰等。

炭药（包括其他收敛药）在血证中应用时，笔者认为应当注意两点：一是要少用炭药，最好不用炭药；非用不可，亦不能过早应用。所谓不早用者，是指在无腹痛或腹痛极轻，无血块或血块极少的情况下，才能应用。如果血块多，腹痛剧烈而妄投炭药，不仅疗效不佳，而且有留瘀之弊，贻患无穷。二是要根据病情的寒热虚实，使用不同性质的炭药。如血热出血，当用凉血炭药，如栀子炭、黄连炭、黄芩炭；血寒出血，当用温血炭药，如附子炭、艾叶炭、干姜炭、荆芥炭；血瘀出血，当用化瘀炭药，如蒲黄炭、红花炭；气虚出血，当用补气炭药，如黄芪炭；气滞出血，当用理气炭药，如柴胡炭、香附炭；血虚出血，当用补血炭药，如血余炭、当归炭。

瘀血既成，当用活血化瘀之法。活血化瘀法运用得当，可祛瘀血而生新血，如猛攻太过，戕伐正气，则正衰而瘀不化。所以在选择活血化瘀方药之时，最好选用既能活血，又能补血之品，如三七、鸡血藤、益母草等。气为血之帅，气行则血行，化瘀时宜酌用血中之气药，如延胡索、香附等。血液为人体的重要物质，纵宜攻法，亦宜选用攻瘀而不伤正之品，如虫药中的水蛭、虻虫、穿山甲，以及泽兰、苏木之类，从而达到瘀血去、正气复的目的。

4. 五脏并重　肝肾为宗

妇人以血为本，血旺则经调。而血的生成、运行与五脏都有关系。《景岳全书·妇人规》言："经血为水谷之精气……其源源而来，生化于脾，总统于心，藏受于肝，宣布于肺，施泄于肾。"然五脏之中，笔者认为月经主要与肝脾肾有关，故重在肝脾肾的调治，特别是肝肾两脏在月经病的论治方面显得尤为重要。

（1）固肾培元，以固经血之根基：肾藏精，主蛰，为封藏之本，胞宫系于肾，冲任二脉起于胞中，肾为阴阳气血之根源，是先天之根本，《素问·上古天真论》曰："肾气盛……天癸至，任脉通，太冲脉盛，月事以时下。"肾精充足，精能化血，以作经源；肾藏真阴而寓元阳，肾阳上暖脾土，维持月经之源生化不息，下暖胞宫，使其藏泻有度。故笔者认为：经源于肾而生于胞宫。肾气的强弱，直接与月经的通行固藏有着密切的关系。肾气旺盛，则月经按期来潮；若肾气不足，则月经延后或闭止不通。故滋补肾气、固肾培元为调经的主要法则。治肾之时，要辨清其是阴虚或阳虚，阴虚宜甘润壮水以滋养，阳虚宜甘温益气以温养。但阴阳互根互用，无阴则阳无以生，无阳则阴无以化，故要注意阴中求阳，阳中求阴，使肾中阴阳平谧，经水顺调。如肾阴亏损而致月经量多，经期延长，甚或崩漏者，常用归芍地黄汤加二至丸、益母草治之。肾阳不足，阴寒内盛，寒湿凝滞之痛经、闭经，用附子汤加巴戟天、益智仁、牛膝、益母草等；或用《金匮要略》温经汤加艾叶、小茴香，以暖宫散寒、通经止痛。如少女发育未全，肾气未充之崩漏，用五子衍宗丸加益母草、旱莲草、淮山药之类以治之。

（2）疏肝柔肝，以助经血之畅行：肝为风木之脏，内寄相火，体阴而用阳，具有疏泄气机、储藏调节血液的作用，性喜条达而恶抑郁，主生发阳气，以升为用。肝又为冲任二脉之所系。肝气条达，气机调畅，则脏腑安和，气血津液生生不息；肝血充足，则冲任脉通盛，月事得以时下。反之，气郁不达，肝气不得疏泄，则气机怫结，气血失调，势必影响冲任而导致月经病变，出现经行前后不定、量多少不一，甚则崩漏或经闭不行。肝血亏虚，血海不充，则月经量少、后期，甚或闭经。所以叶天士说："女子以肝为先天。"治肝之法，有治体治用之别。肝郁气滞，以疏肝为主，以治肝用。如情志抑郁，或忿怒伤肝，经期不准、先后不定，量多少不一，经前经行胸胁、乳房、少腹、小腹胀痛，此为肝气郁结、疏泄失司之证，常用逍遥散或柴胡疏肝散加合欢花、素馨花、佛手花治之。肝阴肝血不足，或郁久化火伤阴，则重在柔肝养肝，以治肝体。如素体阴虚，形体消瘦，经行淋漓、量少色红，舌红苔少，细数者，为肝肾阴虚、冲任亏损之变，用一贯煎或归芍地黄汤酌加素馨花、合欢花、生谷芽治之，以滋润柔肝为主，兼之以疏解，养中有疏，防其滋腻。选用治肝之药时，要考虑肝阴易亏、肝阳易亢的特点，疏肝宜用辛甘香淡之品，如柴胡、素馨花、合欢花、佛手花、玉兰花之类，既可解郁行气又不伤阴，养阴常用何首乌、北沙参、麦冬、熟地、黄精等甘润之属，使柔肝而不呆滞。

（3）健脾和胃，以利经血之生化：脾胃同居中焦，胃主受纳腐熟，脾主运化升清，脾胃共同作用，把水谷精微上输心肺，化生气血，营养全身，下至胞宫，生成月经。脾又主统血，能统摄控制血液在经脉中运行，使经行正常。若脾气虚弱，运化失常，统摄无能，往往月经先后不定期，量或多或少，甚则崩漏或闭经。因此，健脾和胃亦为调经之法。若脾胃气虚，经水乏源，月经后期，量少，甚或闭经，用异功散加当归、白芍、炙黄芪以益气健脾、养血调经；若脾虚气陷、统摄无权，冲任失固之崩漏，用补中益气汤加阿胶、仙鹤草、血余炭等补气摄血；若脾虚失运，痰湿内停，阻滞胞脉之月经后期、量少、闭经，用二陈汤或苓桂术甘汤加当归、白芍、石菖蒲、远志、白芥子、皂角刺等豁痰除湿、通经行血，酌加木香、藿香、砂仁运脾行气，使痰湿蠲除，则脾运升清，经行如常。

此外，心主血脉而司神明，为五脏六腑之大主，胞脉属心而络于胞中，心阳之气下降，心血下注胞中，则月经按期来潮。若忧愁思虑太过，以致暗耗心阴，营血不足，神志郁结，胞脉不通，气血不能下达于胞宫，血海空虚，则月经不调，甚或闭止不行，如《素问·评热病论》曰："月事不来者，胞脉闭也。胞脉者，属心而络于胞中，今气上迫肺，心气不得下通，故月事不来也。"可见，月经的通行或闭塞，亦与心主血脉的功能息息相关。对心阳之气不能下达胞脉，胞脉闭塞，月事不行者，笔者以芳香辛开、温通血脉之法，用通窍活血汤加当归、桂枝、石菖蒲、远志、益母草治之。肺主气而朝百脉，有宣发肃降之功，气为血之帅，血的运行依赖于气的推动，随气的升降而运行至全身，循环不息，下达胞宫，生成月经。若肺虚气弱，宣发肃降功能失常，不能朝百脉而主治节，则心主血脉功能失司，肝失疏泄，不能贮藏调节血液，可出现月经不调、崩漏或闭经；子病及母，以致脾失健运，统血无能，则月经先后不定，量多少不一，甚则经闭不行；肺为气之主，肾为气之根，肺气虚弱，可导致肾气封藏无能，出现月经过多、崩漏之患。对肺气虚弱，经行错后量少者，以圣愈汤出入以益气养血治之。

5. 治经要及带

月经病和带下病都是妇女常见的疾病，两者往往同时并见，互相影响。如瘀血内阻，经脉不利，不但会出现月经不调，也会致津液输布障碍，使水反为湿，清反为浊，带下异常。而湿邪壅滞胞官，既能使水精不化，带脉不约，湿浊下注而带下绵绵，又能阻遏经气，伤及奇经，影响血行，形成瘀血，出现经行延后、月经量少等病证。经带并病者，要经带并治。一般来说，虚证以治经为主，从经治带；实证以治带为主，从带治经。因月经病导致带下异常者，以治经为主，顾及带下病；因带下病而影响到月经不调者，则要通过治带来调经。当归芍药散益肝健脾，为经带并治之方，用于经带并病之虚证；经带并病属实证者，用经验方清宫解毒饮（土茯苓、鸡血藤、金银花藤、薏苡仁、丹参、车前草、益母草、甘草）清热利湿、解毒化瘀，通过治带以调经。

（四）月经病的分型论治

月经病证候有寒热虚实之分，患者体质有强弱肥瘦之别，因而治疗时除了掌握基本原则之外，还要结合患者的具体情况和临床见症分型论治。笔者将月经病辨治分9个证型。

1. 血热证

本型的主要症状为经行超前、量多、色深红或紫黑，经质稠浓，伴口渴、心烦、舌红苔黄、脉滑数有力等。根据"热者寒之"的原则，本型治疗应以清热凉血为主，常用《景岳全书》之清化饮（芍药、麦冬、丹皮、茯苓、黄芩、生地、石斛）治之。方中生地、丹皮、芍药、黄芩既能清热，又能凉血；石斛和麦冬养胃生津；茯苓健脾宁心安神。全方清中有润，诚为清热凉血之良方。若伴经行少腹、小腹、乳房胀痛，证属肝郁化火，可酌加川楝子、合欢皮、柴胡、山栀子之类以解郁清热。经量过多而夹血块者，可加益母草、藕节、旱莲草之类以化瘀止血。若症见月经超前、量少、色红、潮热颧红、舌红少苔、脉细数者，此为阴虚血热之象，可用《傅青主女科》之两地汤（生地、地骨皮、玄参、麦冬、白芍、阿胶）以养阴清热。方中生地、玄参、麦冬滋阴生水；白芍、阿胶敛阴养血；地骨皮泻肾火、清虚热。全力以滋养益阴为主，达到"壮水之主，以制阳光"的目的。还可酌加旱莲草、女贞子、茺蔚子之类，以加强其补肾滋阴的功效。

病例　唐某，女，37岁。1992年1月16日初诊。

初诊　月经量多半年。1991年7月放环，自放环后月经量较原来增多一倍，经色暗红，有血块，行经时间7～8日，经中无明显不适，经行尚规则，末次月经1991年1月4日。夜寐不安，大便干结，舌尖红，苔薄白，脉细数。此属肝肾亏损，阴虚血热之象。治以滋肾养肝，清热调经，方用地骨皮饮加味。

处方 当归 10g 川芎 6g 白芍 10g 生地 15g 地骨皮 10g 丹皮 10g 旱莲草 20g 女贞子 10g 北沙参 10g 麦冬 10g 甘草 6g

4剂,每日1剂,水煎内服。

二诊(1992年4月30日) 药后行经时间缩短,经量仍较多,末次月经4月20日。半月来夜难入寐,心烦,头晕,大便数日1行,舌红少苔,脉细弦。仍守前法,上方增损。

处方 当归 10g 川芎 6g 白芍 10g 生地 15g 地骨皮 10g 丹皮 10g 桑枝 20g 夜交藤 20g 丹参 10g 小麦 20g 甘草 5g

4剂,每日1剂,水煎内服。

1992年7月随访,服上方后,经量已正常,25日一周期,行经时间为3日。

按语 肝肾同源,胞宫系于肾。异物植入胞宫,影响肝肾,阴血不足,虚热内生,热扰血海,乘经行之际,迫血下行,故经量增多,经期延长;虚热煎熬,血凝成瘀,故经血夹块;虚热内扰心神,则夜寐不安;热灼津亏,肠道失润,故大便干结;舌尖红,脉细数为阴虚内热之象,治以滋阴生水,补阴配阳。方中生地四物汤凉血和血,使热去而正不伤;甘淡寒之地骨皮清虚热;丹皮"和血、生血、凉血,治血中伏火"(《本草纲目》);旱莲草、女贞子补益肝肾,养血止血;北沙参、麦冬养阴生津;甘草补脾益气,调和诸药。全方滋肾养肝,益阴生水为主,兼以清热凉血,使阴足阳敛,故疗效肯定。

2. 血寒证

本型的主要症状为经行延后,量少、色黯,小腹疼痛,得热则减,畏寒肢冷,面色苍白,大便溏薄,小便清长,舌质淡,苔薄白,脉沉细。根据"寒者热之"的原则,本型的治疗应以温经散寒为主,可用《金匮要略》之温经汤(吴茱萸、当归、川芎、白芍、党参、桂枝、阿胶、丹皮、制半夏、麦冬、生姜、炙甘草)治之。本方不仅能温经散寒,且有益气养血的作用,凡血虚寒凝之证均可用本方加减治之。如寒邪较甚,少腹、小腹疼痛剧烈者,可加小茴香、香附、艾叶之类以温经止痛;有血块者,加莪术、泽兰、益母草以化瘀消块。

病例 黄某,女,16岁。1990年2月22日初诊。

初诊 12岁月经来潮,从初潮开始即出现痛经。经行第1日少腹、小腹疼痛剧烈,痛如针刺刀割,面色发青,四肢冰冷,冷汗淋漓,心慌,呕吐,食入则吐,不能进食,伴有腰痛。服止痛药、用止痛针均无效。月经周期规则,28~30日1行,经量中等,经色暗红、有瘀块,块出痛减,经行5日净。末次月经1990年1月27日。平素时有腰痛,带下较多、稀白无异味,纳食不振,大便干结,舌质淡,苔薄白,脉虚细。证属阳虚寒盛,瘀血内停。治以温经散寒,行血化瘀,以《金匮要略》温经汤加减。

处方 当归 10g 川芎 10g 赤芍 10g 桂枝 6g 吴茱萸 3g 丹皮 10g 麦冬 10g 党参 15g 莪术 10g 香附 10g 炙甘草 5g

4剂,每日1剂,水煎内服。

二诊(1990年7月26日) 服上方后痛经好转,因学习繁忙,未能坚持诊治,停药后经行腹痛再作。末次月经7月5日,经行乳房胀痛,经潮时少腹、小腹胀痛,伴呕吐,冷汗出,经量中等、色暗红、有血块,舌淡红,苔薄白,脉细缓。方已对证,效不更章,再以原方损益。

处方 当归 10g 川芎 10g 赤芍 10g 桂枝 6g 吴茱萸 3g 党参 15g 莪术 10g 益母草 10g 香附 10g 甘松 6g 炙甘草 5g

上方连服3个月。每月经前服药数剂,药后诸症悉除。停药半年后随访,痛经告愈。

按语 患者肾气未充，肾阳不足，阳虚阴盛，寒从内生，血为寒凝，运行不畅，故经来腹痛。张仲景以温经汤治妇人冲任虚寒兼有瘀血而引起的崩漏证，笔者活用之，以之治疗肾阳亏虚，血为寒凝，瘀血内停之痛经。方中桂枝温经通脉，芍药用赤芍，与川芎相须为用，以活血化瘀；吴茱萸暖肝散寒，当归补血养阴，党参、炙甘草补益中气；麦冬、丹皮两味既可养阴活血，又能防他药过燥之性。加入莪术活血，香附理气。二诊时更添益母草、甘松，以加强理气活血之力，去麦冬、丹皮，防其阴寒过用，阻碍阳气生发之机。药能对症，故疗效霍然。

3. 血虚证

本型的主要症状为月经后期、量少、色淡，甚或经闭不行，面色萎黄，头晕心悸，舌淡苔少，脉虚细等。根据"虚则补之"的原则，本型的治疗应以补血益气为法，可用《和剂局方》方人参养荣汤（党参、北黄芪、茯苓、白术、当归、熟地、白芍、肉桂、陈皮、远志、五味子、甘草、生姜、大枣）治之。本方偏重补养后天脾胃，可酌加菟丝子、覆盆子、鹿角胶等，以温养先天之根，促进血液生成之源。如血枯经闭者，当用补而通之的方法，宜一贯煎（当归身、生地、枸杞子、沙参、麦冬、川楝子）酌加党参、黄芪、牛膝、枳实治之。

病例 杨某，女，30岁。1992年9月15日初诊。

6年来经期延后10余日以上，甚或两月1行，经量中等，色淡无块，1周干净，伴腰酸。末次月经7月27日。平素带下一般，心烦失眠，纳便尚可，舌质淡，苔薄白，脉细。证属营血不足，冲任血虚。治以养血益气调经。

处方 当归10g　川芎6g　白芍10g　熟地15g　鸡血藤20g　丹参15g　党参15g　艾叶10g　香附6g　益母草10g　炙甘草6g

3剂，每日1剂，水煎内服。

半年后随访，药后经行规则，每月1行。

按语 经者血也。营血亏虚，冲任不足，血海不能如期满溢，故经期延后，经色淡；血不养心，故心烦失眠；肾为气血之始，肾气不足故腰酸；舌淡脉细为血虚之象。方以四物汤养血活血，鸡血藤配丹参，有补有行，使无留瘀之虞；党参补中益气，使气能生血；艾叶温通经脉，香附理气调经，益母草活血祛瘀。全方以补为主，补而不滞，气旺血足，则经行如期。

4. 气虚证

本型的主要症状为月经先期、量多、色淡质稀，甚则崩漏不止，伴肢体困倦，面色㿠白，气短自汗，舌质淡，苔薄白，脉虚弱无力。"衰者补之"，本型的治疗原则以补气摄血为主，佐以升提之法，可用《脾胃论》之补中益气汤（黄芪、人参、当归、陈皮、升麻、柴胡、白术、甘草）加减治之。方中之党参、黄芪、白术、甘草健脾益气，当归补血调经，陈皮理气，升麻、柴胡升举下陷之清阳；如出血过多，伴有头晕目眩者，可加何首乌、枸杞子以滋阴养血，荆芥炭、棕榈炭固涩止血；经后少腹、小腹绵绵而痛，为气血不足、筋脉失养之征，可用圣愈汤加小茴香、香附治之。

病例 杨某，女，38岁。1991年1月29日初诊。

初诊 不规则阴道流血2个月余。既往月经尚规则，末次月经1990年11月17日，量偏少、2日干净。11月24日复见阴道流血、量或多或少，至12月1日又突然出现剧烈腹痛，到某医院住院检查，拟诊宫外孕、左侧附件炎，好转出院，后再到某医院诊治，诊为功能性子宫出血，服妇康片1周，阴道流血未止，又服中药15日，阴道流血仍淋漓不净，现出血量时多时少、量多时如山崩、少则点滴漏下、色淡红或黯红，面白神差，舌质淡，苔薄白，脉细。诊为气虚崩漏。治予益气摄血。

处方　炙黄芪20g　党参15g　茯苓10g　白术10g　升麻3g　仙鹤草10g　益智仁10g　桑螵蛸10g　小蓟10g　荆芥炭10g　炙甘草6g

3剂，每日1剂，水煎内服。

二诊（1991年2月1日）　上方服1剂流血量减少，2剂尽即无出血。药已对症，守方出入。

处方　炙黄芪20g　党参15g　白术10g　茯苓10g　陈皮5g　升麻2g　柴胡2g　煅牡蛎30g　仙鹤草10g　炙甘草6g

7剂，每日1剂，水煎服。

三诊（1991年2月8日）　阴道流血未作，精神转佳，舌淡红，苔薄白，脉细。气虚不运，必有瘀血内留。治以益气健脾、养血调经，兼活血祛瘀，用归芍异功散加味。

处方　党参15g　白术10g　茯苓10g　陈皮5g　当归身10g　赤芍10g　生牡蛎30g　威灵仙15g　猫爪草10g　香附6g　炙甘草6g

上方进退服20余剂，3月5日经行，量偏多，色鲜红，5日即净。按上法再调治1个月，4月份经行量减，后停药观察，半年来月经周期正常，经量中等，行经期为3日。

按语　患者阴道流血两个月余，血色淡红、量多如崩或点滴漏下，面白舌淡，为气虚下陷、冲任失固、不能制约经血所致。治宜止血为先，采用益气摄血之法。方以炙黄芪、党参、茯苓、白术、炙甘草健脾益气，益智仁、桑螵蛸补肾涩血，升麻升阳举陷；气虚不运，血行不畅，导致血瘀，故又用小蓟止中有化，"破宿血，止新血"（《本草拾遗》），仙鹤草收敛止血，荆芥炭温经止血。血止之后，用异功散健脾益气，炙黄芪补气升阳；瘀积日久，结而成癥，因而以当归、赤芍补血活血化瘀；生牡蛎"除老血"，软坚散结；威灵仙宣通十二经脉，祛血凝气滞；猫爪草活血祛瘀、消癥散结；香附疏肝理气，使气能行血。如是则瘀血去，新血生，气旺统血，血循脉行，自无经乱之虞。

5. 气滞（气郁）证

本型的主要症状，为月经后期、量少、色黯红或正常，间或夹血块，经将行或经行之时少腹、小腹胀过于痛，按之不减，胸脘痞闷，乳房、胁肋胀痛，触之更剧，舌质紫暗或有瘀点，脉沉弦或涩。气滞又往往影响血液的运行。"抑者散之"，本型的治法，当以行气活血为主，佐以化瘀，可用《普济本事方》之紫苏饮（紫苏、陈皮、大腹皮、当归、白芍、川芎、人参、甘草）去甘草合《和剂局方》之失笑散（五灵脂、蒲黄）加莪术、甘松治之。气滞多血瘀，故常配用延胡索、桃仁、红花之类。肝主疏泄，调畅气机，气机郁滞多责之于肝，因而亦可用柴胡疏肝散、逍遥散加减为治。

病例　利某，女，30岁。1991年1月11日初诊。

初诊　半年来经前1~2日出现头痛，以前额部及两颞侧为甚，经潮则痛自止。月经周期尚准，现为经行第3日，头痛已止，经量中等、色暗红，胸闷乏力。平素常觉右胁胀痛，情绪变化时尤甚，纳可便调，舌尖红，苔薄白，脉细弦略滑。辨证为肝气郁结，气机阻滞，经气不利。治拟疏肝解郁，理气行滞，用逍遥散加味。

处方　柴胡6g　当归身10g　白芍10g　茯苓10g　白术10g　薄荷5g（后下）　合欢花6g　素馨花6g　益母草10g　炙甘草6g

4剂，每日1剂，水煎内服。

二诊（1991年1月18日）　药后胸闷乏力症减，右胁仍胀，舌偏红，苔薄微黄，脉细弦。治守前法，上方进退。

处方　柴胡6g　当归身10g　白芍10g　茯苓10g　合欢花6g　素馨花6g　益母草10g　田基

黄 20g　麦冬 10g　郁金 10g　薄荷 5g（后下），炙甘草 6g

4 剂，每日 1 剂，水煎内服。

三诊（1991 年 2 月 9 日）　2 月 5 日经潮，头痛未作，经色、经量正常，现月经未净，舌稍红，苔薄黄，脉弦细。改用养血调经之法。

处方　当归身 10g　川芎 6g　白芍 10g　熟地 15g　鸡血藤 20g　丹参 15g　川续断 10g　益母草 10g　炙甘草 6g

4 剂，每日 1 剂，水煎内服。

按上法再调理 1 个月经周期，头痛不再发作。1991 年 10 月随访，亦无反复。

按语　肝为风木之脏，司藏血而主疏泄，厥阴肝经络阴器，布胸胁上额。本例素有右胁胀痛，为肝郁气滞之征；肝气不伸，气机郁滞，郁久化火，在经将行之时，相火内动，气火上逆，故经前头痛。初用柴胡疏肝解郁，开枢清热，配辛凉之薄荷，辛平香淡之素馨花、合欢花，则其疏解之力更佳；治经不离血，用当归、白芍养血敛阴以柔肝；益母草活血调经，微寒又可平上炎之相火，更以茯苓、白术、炙甘草健脾和中。三诊经血正潮，肝气已舒，遂予以养血调经之药，使经来顺畅，则相火潜藏，诸症告瘥。

6. 血瘀证

本型的主要症状为经前及经行之时少腹、小腹刺痛，按之不减，经行前后不定，量多少不一，有时经行量少淋漓不断，有时突然下血量多，色紫黯有块，块出则疼痛减轻，舌质紫黯或边尖有瘀点，脉沉涩或沉紧等。"结者散之"，本型的治疗原则宜活血化瘀为主，佐以理气行滞，可用《医宗金鉴》之桃红四物汤（桃仁、红花、当归、川芎、赤芍、熟地）合失笑散治之。经痛剧烈者，宜加金铃子散、木香、香附理气止痛；出血淋漓不断，或量多者，宜酌用既能化瘀又能止血之品，如三七、茜根、益母草、藕节、阿胶之类。

病例　何某，女，33 岁。1990 年 6 月 14 日初诊。

初诊　经行腹痛 20 年。13 岁月经初潮，自初潮始经行少腹、小腹疼痛剧烈，甚则呕吐，须服"索米痛片（去痛片）"疼痛方能缓解。月经周期规则，经量中等，经色暗红，夹瘀块，5 天经净，经将行乳房胀痛，经后腰酸累。平素常失眠，大便硬结。末次月经 1990 年 5 月 23 日。舌淡红，苔薄黄，脉细数。证属血瘀痛经。治以活血化瘀，理气行滞，用桃红四物汤加味。

处方　当归 10g　川芎 6g　赤芍 10g　熟地 15g　桃仁 10g　红花 6g　泽兰 10g　鸡血藤 20g　五灵脂 6g　莪术 10g　甘松 10g

7 剂，每日 1 剂，水煎内服。

二诊（1990 年 7 月 12 日）　6 月 19 日经行，腹痛较上月大减，但觉腹胀，经色暗红，经量中等，瘀块减少，经行 4 日干净。经后偏头痛，口苦，烦躁，失眠，大便硬结、数日 1 行，舌淡红，苔薄白，脉沉细。瘀血渐化，但肝气未疏，气郁化热化火，改用清肝解郁、行气活血，用丹栀逍遥散加味。

处方　丹皮 10g　栀子 6g　柴胡 6g　当归 10g　白芍 10g　茯苓 10g　白术 10g　益母草 10g　白蒺藜 10g　薄荷 5g（后下）　甘草 6g

3 剂，每日 1 剂，水煎内服。

三诊（1990 年 7 月 24 日）　7 月 17 日经行，腹痛比上月减轻，但经行腰痛，舌质淡红，苔薄白，脉细缓。现值经后，以补益气血、滋补肝肾为治，用归芍地黄汤加味。

处方：当归 10g　白芍 10g　熟地 15g　淮山药 15g　萸肉 6g　茯苓 6g　丹皮 6g　泽泻 6g　鸡血藤 20g　丹参 15g　补骨脂 10g

4 剂，每日 1 剂，水煎内服。

四诊（1990年8月27日） 8月14日经行，腹痛轻微，经色暗红，有瘀块，经量中等，4日干净，舌淡红，苔薄白，脉沉细。血瘀血滞之象十去其七，予养血活血调经之法以巩固疗效。

处方 鸡血藤20g 丹参15g 当归10g 川芎6g 赤芍10g 熟地15g 续断10g 苏木10g 红枣10g

3剂，每日1剂，水煎内服。

此后继续调治4个月，每月服药3~7剂。至1991年1月随访，月经色、量正常，经行腹痛消失。

按语 肝郁气滞，气不行血，瘀血内停，阻于冲任，经血欲行而不畅，故经行腹痛，经色暗红，夹瘀块；气郁不舒，克伐脾胃，乳络不畅，故经前乳房胀痛；久病正虚，肾精亏损，故经后腰酸累。治以活血化瘀，理气行滞，初诊用桃红四物汤养血活血逐瘀，加鸡血藤补血行血；五灵脂苦泄温通，入肝经血分，活血散瘀止痛；泽兰舒肝气，通经脉，活血祛瘀而不伤正；莪术为血中之气药，既能活血又可行气；甘松疏畅气机，行气止痛。药后瘀血得以消散，故经行腹痛症状大减。然肝气未舒，气机郁滞，化热化火，故见头痛、口苦、烦躁、失眠诸症。再用丹栀逍遥散清肝热，疏肝气，行气活血，使肝气得舒，气助血行，自无留瘀之患。久病伤正，肝肾有亏，终以滋补肝肾、养血调经之法而收全功。

7. 痰湿证

本型的主要症状为月经错后、量少、色淡，甚或经闭不行；带下量多、色白质稀，形体肥胖，胸闷泛恶，肢体倦怠，苔白腻，脉滑或细缓等。根据《金匮要略》"病痰饮者，当以温药和之"的原则，本型治疗方法为健脾燥湿、行气化痰，可用《叶天士女科诊治秘方》苍附导痰丸（茯苓、制半夏、陈皮、甘草、香附、苍术、胆星、枳壳、生姜、神曲）治之。带下色黄而稠秽者，宜加黄柏、连翘、苦参、薏苡仁之类；经闭不行者，酌加活血通经之药，如当归、川芎、牛膝、枳实之属。

病例 刘某，女，37岁。1990年5月14日初诊。

初诊 月经延后，继而闭经两年余。1987年11月因月经量多，行经期延长取环，自取环后月经延后，或两月1行，继而闭经，每需注射孕酮月经方行，不用药则无月经。末次月经1990年2月13日（使用孕酮），3月、4月闭经，5月7日起肌内注射孕酮共3支，迄今经水未潮，夜寐多梦，近两日咳嗽多痰，咽喉微痛，望其形体肥胖，舌质淡，苔薄白，脉沉细。辨证属痰湿阻滞之闭经。治以豁痰除湿、活血通经，用苍附导痰丸加减。

处方 制半夏10g 陈皮6g 茯苓20g 当归10g 赤芍10g 远志5g 藿香10g 鸡血藤20g 丹参20g 炙甘草6g

3剂，每日1剂，水煎内服。

二诊（1990年5月20日） 服药后第2日月经来潮，经量中等、色鲜红，有血块，少腹胀痛。现经量已减，寐差梦多，舌质淡，苔薄白，脉沉细。仍宗前法，上方出入。

处方 制半夏10g 陈皮6g 茯苓20g 当归10g 白芍10g 续断10g 益母草10g 藿香6g 远志5g 合欢花6g 炙甘草6g

3剂，每日1剂，水煎内服。

三诊（1990年6月12日） 5月21日经净，现除夜寐多梦外，余无不适，舌质淡，苔薄白，脉虚细。效不更章，再以原方损益。

处方 制半夏10g 陈皮6g 茯苓20g 鸡血藤20g 丹参15g 当归10g 川芎10g 白芍10g 泽泻10g 荆芥5g（后下） 远志6g 炙甘草5g

7剂，每日1剂，水煎内服。

四诊（1990年6月22日） 月经期至未行，舌质淡，苔薄白，脉细。守上方去白芍、荆芥，加赤芍10g、制附子10g（先煎）。

7剂，每日1剂，水煎内服。

五诊（1990年6月29日） 经水仍未行，无何不适，舌质淡，苔薄白，脉细缓。继用前法，佐以通行。守上方加穿破石20g、炒山甲12g。

7剂，每日1剂，水煎内服。

六诊（1990年7月6日） 7月4日月经来潮，经量中等、色暗红，腰部微痛，舌质淡，苔薄白，脉细缓。现值经期，改用养血活血、补肾调经之法。

处方 鸡血藤20g 丹参15g 当归10g 川芎10g 白芍10g 熟地10g 川续断10g 益母草10g 红花3g 炙甘草5g

3剂，每日1剂，水煎内服。

此后继续调治，间断服药5个月。以苍附导痰丸燥湿化痰，异功散健脾益气，附子、肉桂温通经脉。停药3个月后随访，月经已按期来潮，经期、经色、经量均正常。

按语 本例形体肥胖而月经不行，属实证之闭经。肥胖之体，多痰多湿，痰湿阻滞下焦，气血运行不畅，冲任壅塞，胞脉闭而经不能行，即《女科切要》所说："肥白妇人，经闭而不通者，必是痰湿与脂膜壅塞之故也。"笔者在治疗上从痰湿着眼，以苍附导痰丸加减，用制半夏燥湿化痰，痰湿除而脾自能健；陈皮理气燥湿，气顺则痰湿能除；茯苓渗湿健脾，俾湿去而脾旺，加藿香芳香行散，增强化湿之力；远志"行气散郁，并善豁痰"（《本草再新》），再用当归、赤芍、鸡血藤、丹参养血活血通经，使痰湿得化，经脉通利，故疗效满意。《金匮要略》指出："病痰饮者，当以温药和之。"痰湿乃黏腻重浊之阴邪，非温化不能收其功。治疗过程中用附子、肉桂辛温扶阳，温通经脉，并以导功散健脾益气，治其生痰之源。阳气旺盛，脾气健运，痰无由生，经脉通利，则经水顺调。

8. 脾虚证

本型的主要症状为经行先后无定期，或暴崩下血，或淋漓不绝，色淡质稀，气短无力，面色苍白或虚浮，四肢不温，纳差便溏，舌质淡嫩，脉细弱或虚迟等。"劳者温之"，本型的治疗方法，宜健脾益气、养血调经，可用《伤寒论》理中丸（党参、白术、干姜、炙甘草）加北黄芪、益母草、当归治之。如暴崩下血，则去当归，防其动血，加海螵蛸、荆芥炭、阿胶之类。伴见带下量多色白质稀者，宜用附子汤合缩泉丸温暖脾肾、固涩止带。

病例 张某，女，33岁。1993年4月13日初诊。

阴道流血23日。既往月经周期规则，偶有经期延长。3月10日经行、量中，7日干净。于3月21日复见阴道流血，伴小腹剧痛，腰酸胀，服乌鸡白凤丸等药后腰腹胀痛消失，但阴道流血不止、量时多时少。刻下流血量少、色淡红、无血块；平素带下量多、色微黄，纳寐可，二便调，舌淡红，苔厚腻微黄，脉细。诊为脾虚崩漏。治以健脾益气、养血调经，用理中汤加减化裁。

处方 党参15g 白术10g 炙黄芪15g 当归10g 陈皮6g 荆芥炭6g 鹿角霜20g 芡实10g 升麻3g 柴胡3g 炙甘草6g

3剂，每日1剂，水煎内服。

二诊（1993年4月16日） 上方服1剂后阴道流血即止。现带下量一般、稍黄，纳寐便常，舌淡红，苔黄腻稍厚，脉细。仍以健脾益气为主，并兼补益肝肾，守上方去荆芥炭，加覆盆子10g，4剂，每日1剂，水煎内服。

药后症情稳定，因带下时黄、有臭味，外阴瘙痒，改用当归芍药散加味调理以善后。至1993年7月随访，数月以来经、带均正常。

按语 患者脾气虚弱，统摄无能，故血液妄行、量或多或少、血色淡红；脾虚不运水湿，湿浊下注，故带下量多；湿郁化热，则带下时黄；苔厚腻微黄为脾虚湿热内壅之征。治以健脾益气、养血调经，用党参、白术、炙黄芪、炙甘草健脾益气，气足则能统血；陈皮理气运脾，使补而不滞；当归补血活血，使血止而无留瘀之弊；升麻、柴胡升举下陷之清阳，"脾宜升则健"（《临证指南医案》）；荆芥炭、鹿角霜、芡实温涩止血。如是使脾健升清，则能统摄血液，自无崩中漏下之虞；脾气健运，湿无由生，则带下正常。

9. 肾虚证

本型的主要症状为经行先后不定期、量或多或少、色淡，甚或经闭不行，或淋漓不断，腰膝酸软，头晕耳鸣，精神不振，面色晦黯，便溏溺多，舌质淡，苔薄白，脉细弱。本型属虚损之证，"损者益之"，治宜补益肾气、养血调经，可用《景岳全书》固阴煎（党参、熟地、淮山药、山茱萸、菟丝子、远志、五味子、炙甘草）加鹿角霜、覆盆子、茺蔚子、当归身治之。如经闭不行者，加牛膝、枳实引降下行。出血量多或淋漓不断，此为崩漏之兆，当分其为阳虚或阴虚，阳虚者加黄芪、续断、桑螵蛸、姜炭、艾叶以温肾止血；阴虚则加玄参、女贞子、旱莲草、阿胶以滋肾摄血。

病例 刘某，女，41岁。1992年7月21日初诊。

初诊 3年来月经提前7～10日而至，经量多、色红，有血块，7日干净，经前夜寐梦多，平时常腰痛，困倦思睡，带下量少，纳便如常，末次月经1992年7月4日，舌淡红，苔薄白，有花剥，脉细。证属肾阴亏虚。治以滋阴益肾，养血调经，用六味地黄汤加味。

处方 熟地15g 淮山药15g 萸肉6g 茯苓6g 丹皮6g 泽泻6g 北沙参10g 麦冬10g 当归身10g 茺蔚子10g 甘草5g

3剂，每日1剂，水煎内服。

二诊（1992年7月28日） 药已，口干口苦欲饮，夜寐梦多，舌淡红，苔薄黄，有剥苔，脉细。水亏火旺，治以滋肾阴，清虚火。

处方 生地15g 丹皮10g 地骨皮10g 白芍10g 当归10g 丹参15g 桑寄生15g 麦冬10g 女贞子10g 荷叶10g 甘草5g

3剂，每日1剂，水煎内服。

三诊（1992年8月4日） 7月31日经行、量多、色红，血块少，伴腰痛，现经量已减少，舌淡红，苔薄黄，脉细。仍以滋补肾阴，补阴配阳为法。

处方 生地15g 淮山药15g 萸肉6g 茯苓6g 丹皮6g 泽泻6g 当归身10g 白芍10g 旱莲草20g 女贞子10g 甘草6g

用上方增损，继续调治2个月，经期、经量恢复正常，周期25～28日。

按语 肾阴不足，虚热内生，热扰冲任，血海不宁，经血失其固摄而妄行，则月经先期而量多。治之以"壮水之主，以制阳光"；在《景岳全书·妇人规》所说的"若微火阴虚而经多者，治宜滋阴清火"，正是指此而言。笔者以六味地黄汤滋肾阴，补真水；北沙参、麦冬滋补肺胃之阴，使金能生水，补母而令子实；当归补血和血调经，并治"阴分不足"（《本草再新》）；茺蔚子活血调经，朱震亨言其"有补阴之功"，《本草正义》谓其"沉重直达下焦，故为补益肾阴之用"。治疗过程重在补肾滋水，使水足而火自平，阴生而阳自秘，则经行如期。

以上是笔者临床上对月经病分型论治的方法。疾病是千变万化的，选方用药亦要随证而灵活加减。以上分型仅是就临床常见者而言。在临证之时，还须根据患者体质的强弱、病情的变化及地理环境、气候寒温而决定治疗的原则，才能收到预期的效果。

二、痛经的辨证施治

痛经，顾名思义，痛即是疼痛，经，即是月经。凡妇女在经行前后或在经行之中，少腹、小腹及腰部疼痛，甚至剧烈难忍，常伴有唇面发育、冷汗淋漓、手足厥冷、泛恶呕吐等证。由于本症是随着月经的周期持续发作，所以称为"痛经"，又叫"经行腹痛"。

前人对本病的病因、病机、病位及其治法都有比较全面的论述。例如，《金匮要略·妇人杂病脉证并治》："带下经水不利，少腹满痛，经一月再见者，土瓜根散立之。"这里点出经水不利而少腹满痛，是由瘀血留滞经脉而引起，治之当用土瓜根散（桂枝、芍药、土瓜根、䗪虫）活血化瘀以通经止痛。《诸病源候论·月水来腹痛候》："妇人月水来腹痛者，由劳伤血气，以致体虚，受风冷之气客于胞络，损伤冲任之脉……故月水将下之际，血气动于风冷，风冷与血气相击，故令痛也。"既指出病因是体虚而感受风冷之邪，又指出痛经的机制是冲任损伤，风冷之邪气与血行相击而致之。到了明代，医学大家张景岳对本病的论述尤为全面，（《景岳全书·妇人规·经期腹痛》）中指出："经行腹痛，证有虚实，实者或因寒滞，或因血滞，或因气滞，或因热滞，虚者有因血虚，有因气虚。然实痛者多痛于经未行之前，经通而痛自减。虚痛者于既行之后，血去而痛未止，或血去而痛益甚，大都可按可揉者为虚，拒按拒揉者为实，有滞无滞，于此可察，但实中有虚，虚中亦有实，此当于形气禀质而辨之。"张氏的论述不仅指出痛经有寒热虚实夹杂之分，而且指出经前痛、经后痛为辨虚实的关键，其言符合临床实际，一直到今天，仍然是辨证的依据。

临床上痛经虽然是有气滞血瘀、寒湿凝滞、湿热蕴结、气血虚弱、肝肾亏损等不同，但其总的机制乃是气血运行不畅所致，所谓"不通则痛"。

本病的治疗当着眼于一个"通"字，以达到"通则不痛"的目的，但通行之品，不是辛温香燥，便是攻伐破血，必须审察证情，适可而止，以免伤气耗血，导致不良的后果。

（一）病因病机

1. 气滞血瘀

《灵枢·五音五味》："妇人之生，有余于气，不足于血。"妇女在工作学习、婚配生育等日常生活中，易为七情所伤，肝气郁结，气机不利，运血功能失职，血行受阻，冲任脉不利，气滞则血瘀停滞胞中而作痛。

2. 寒湿凝滞

寒湿为收引重浊之邪，最易阻碍气机，如在经期中冒雨涉水，或久卧湿地，或素体阴寒内盛或过食生冷，寒湿之邪得侵袭于下焦，客于胞宫，经血为寒湿凝滞，行而不畅则痛。

3. 湿热蕴结

湿为阴邪，重浊黏腻，易伤阳气；热为阳邪，易伤阴血。如外感湿热之邪，或房室不洁，湿热侵袭胞宫，或湿邪久郁化热，或素体湿热内蕴，湿与热瘀结，稽留冲任，与经血相击，欲行而不畅，以致瘀滞作痛。

4. 气血两虚

平素脾胃虚弱，气血来源不足，经行之后，血海更虚，胞脉失养而引起绵绵而痛；或禀赋阳虚，运血乏力，经行滞涩不畅；或大病久病之后，气血亏损，冲任俱虚，不能主持经血的施泄调摄，胞脉失养而作痛。

5. 肝肾亏损

肝藏血，肾藏精，精血同源，肝肾有相互滋生的密切关系。如素体肝肾不足，或多产房劳，或久病及肾，都能导致精血亏虚，经源不足，胞脉失养而作痛。

总的来说，痛经的原因有外感六淫、内伤七情、饮食劳倦之分，在病机上有实证与虚证的不同，其总的机制为气血运行不畅。现代医学认为本病多发生于子宫发育不良、子宫过于前屈或后倾、子宫颈管狭窄、子宫内膜呈片状排出（膜样痛经）、盆腔炎、子宫内膜异位症等疾病。

（二）辨证论治

1. 辨证要点

本病的辨证除了重视四诊的综合分析之外，还要抓住痛经的发作时间、部位、性质。凡是经前、经中疼痛，多属实证（气滞、血瘀）；经后绵绵而痛，多属虚证（血虚、气虚）。疼痛在两侧少腹属肝，中间小腹疼痛属肾和子宫；少腹、小腹疼痛连及脐腹，多与脾有关。疼痛如绞，有抽搐感，冷痛，得热则减属寒；腹痛如针刺，喜凉，得热则甚属热；绵绵作痛而喜按者为虚；剧痛而拒按者为实；又胀又痛，胀甚于痛为气滞；反之，痛甚于胀为血瘀。以上是就一般而言，有些病例是虚实夹杂，例如，有的患者，经前、经中、经后少腹、小腹都疼痛，要分清它是以虚为主，还是以实为主，必须形神色脉，加以综合分析才能明确诊断。

2. 治疗原则

根据气血运行不畅，"不通则痛"的病机，其治疗的原则当然是以"通"为主，通则不痛。但症有寒热虚实的不同，因而"通"也有多方面含义。在临床上，凡属寒证，当温而通之；热证，清而通之；虚证，补而通之；实证，泄而通之。温清补泄都是以调气和血，或调血以和气为目的，使气血调和，则经行畅通，其痛自止。

3. 分型论治

（1）气滞血瘀型：症见经将行或经行第1日少腹、小腹又胀又痛，以胀为主，经行不畅、血色紫黯而夹血块，块下则胀痛减轻，经前乳房、胸胁胀痛，经行则舒，舌苔薄白，舌边尖有瘀点，脉象沉涩或弦细。用理气活血、化瘀止痛之法，方用逍遥散合失笑散加减。盖妇女以血为主，肝藏血而主疏泄，故以逍遥散养血疏肝，以调理气机；气滞则血瘀，故用失笑散以化瘀止痛，常加甘松、素馨花、乌药以理气解郁，莪术、泽兰、益母草以活血化瘀；阴虚血亏者，则加何首乌、麦冬、鸡血藤之类；夹痰湿者，则加浙贝、苍术、瓜蒌壳之类；滞而化热，苔黄脉数，宜加丹皮、丹参、地骨皮以凉血化瘀。

（2）寒湿凝滞型：症见经将行或行经时少腹、小腹抽痛，甚则牵引腰脊疼痛，得热则舒，经行量多或色紫黯夹块，肢冷畏寒，大便溏薄，苔白腻，脉弦或沉紧。治拟温经散寒、利湿化瘀法，方用少腹逐瘀汤加减。方中当归、川芎、赤芍活血行瘀；延胡索、蒲黄、五灵脂、没药化瘀止痛；肉桂、干姜、小茴香温经散寒。寒湿相兼者，宜加苍术、茯苓、佩兰以化浊利湿。全方偏于温通，寒实者宜之。如证偏于虚寒者，则宜《金匮要略》中的温经汤治之。本方既有胶艾汤之补，麦冬汤之滋，又有吴茱萸汤之温，桂枝茯苓丸之行，补滋温行俱备，是温经散寒、补虚化瘀的良剂。如经前眼面、下肢浮肿者，此为脾虚湿重，可用当归芍药散（《金匮要略》）或附子汤（《伤寒论》）治之。此两方一则养血疏肝、健脾利湿，一则温肾健脾、扶阳化湿，凡寒湿并重而抽痛者，宜两方配合使用，并加益母草、莪术、刘寄奴、延胡索、苏木、泽兰之类以化瘀止痛。

（3）湿热蕴结型：本型症见平时少腹、小腹绵绵而痛，经将行及经行第1日加剧，按之不减，经行超前、量多、色红或紫质稠秽，平时带下量多、色白黄、质稠黏、有腥臭之气，心烦不眠，溺黄，大便秘结或溏而不畅，阴道或外阴瘙痒，甚或又痒又痛，口苦，舌苔黄腻，脉象弦数或濡数。治拟清热凉血、利湿化瘀之法，方用三妙丸合当归散、龙胆泻肝汤化裁。方中三妙丸有清热、燥湿的作用；当归散有健脾化湿、活血清热之功，两方合用，既能清热燥湿，又有活血止痛的作用。如痛甚则加金铃子、延胡索之类；阴道痒剧难忍则加土茯苓、槟榔、白鲜皮之类。如湿热俱盛，带下量多臭秽，经行胀痛难忍，阴痒而阴肿者，必须用既能泻火清热，又能活血利湿之龙胆泻肝汤治之。本方为泻中有补、清中有养之妙剂，湿热清，血脉通，则经痛自止。

（4）气血两虚型：症见经期或经净之后，少腹、小腹绵绵作痛，按之则舒，经色淡而稀、量少，面色苍白，肢体乏力，舌质嫩，苔薄白，脉虚细。治拟益气养血法，方用圣愈汤加减。方中以党参、黄芪补益中气，四物汤补血活血以治本，常加甘松、玫瑰花、素馨花之芳香理气止痛。离经之血，多有滞瘀之患，有时亦加益母草、莪术以导滞化瘀。气血虚弱，症属亏损之变，非一时所能取效，平时宜用人参养荣汤（《和剂局方》）治之。本方为阳生阴长、血足气旺之方，是五脏交养互益之方，用之得宜，气血恢复，则经痛自失。

（5）肝肾亏损：经净后少腹、小腹隐痛，得温得按则舒，经行前后不一，量少色淡，腰膝酸软，头晕耳鸣，舌质淡红，苔薄白或少苔，脉沉细或虚迟。治拟调补肝肾法，方用调肝汤加减。方中既有滋补肝肾、养血柔肝之功，又能温肾而调冲任，诚是肝肾亏损之良方。如腰酸痛甚欲折者，加制附子、川杜仲、川续断、艾叶以温肾暖宫；少腹、两胁胀痛，加小茴香、佛手花、川楝子、柴胡疏肝理气；夜尿多而清长者，则加益智仁、桑螵蛸以温肾固涩。

（三）几点体会

根据临床的表现，本病是有寒热虚实的不同，但由于体质、生活、环境气候等因素的影响，疾病的发生和发展是相当复杂的。例如，以疾病发作的时间来说，经将行及经中痛属实，经后痛属虚，这仅是指一般而言。实际上，有不少的病例，经前经后俱痛，所以必须结合四诊，详细察，辨明其偏虚偏实，寒热孰重孰轻，分清病情是纯虚或纯实，纯热或纯寒，或是寒热相兼，虚实夹杂，方能不贻误病机。

《内经》有言："治病必求于本。"（《素问·阴阳应象大论》）审证求因，有的治疗，这是肯定的，但本病的主要表现在一个"痛"字，如何及时解除患者的痛苦，也不容忽视。笔者认为还是本着"急则治标，缓则治本"的原则，当疼痛剧烈发作的时候，应以治标为主。对于治标，应以疏导为主，也就是应该从调理气血入手，使血脉通畅，则其疼痛自减。笔者不主张使用镇静麻醉之品，这些药虽然止痛快，但却后患无穷，因为镇静之品，往往导致血液凝滞，反而形成瘀血而阻塞胞脉，结果是越治越痛，历岁不愈，痛苦难堪。

当疼痛剧烈难忍的时候，治标是必要的，但这仅仅是权宜之计，关键还是在治本，只有治本，才能达到根治的目的。至于如何治本，笔者认为一是要辨证明确，二是掌握治疗的时间。分清病情的寒热虚实，或温或清，或补或泻，有的放矢，则疗效可期。在治疗时间上，必须在病未发前进行治疗，因为气血的调和，脏腑功能的恢复，是需要一段时间。在临床上，笔者常常在月经中期给患者服药3~5日，到了经前1周，再给患者服3~5日。在月经中期的治疗，侧重于治本，以祛除病因而调和气血，促进脏腑功能的恢复，在经前1周的治疗，则在治本的基础上，兼以治标。一般来说，要坚持6个月的治疗，疗效才能巩固。

痛经的治疗，本着"通则不痛"，在"通"字上着眼是对的，但如仅用通法，却是值得研究，因为通行之品，不是辛温香燥，便是行血破血，要是使用不当，反而损伤气血，影响疗效。笔者主张药以冲和为贵，如血热则清，药宜甘凉，如鲜荷叶、鲜茅根之类；血瘀则宜化，药宜甘辛微温，如鸡血藤、益母草、苏木之类；气滞宜疏，药宜辛平芳淡，如素馨花、玫瑰花、玉兰花之类；虚寒则宜补宜温，药宜甘温益气，如北黄芪、人参、龙眼肉之类。总之，药贵平和，防其偏性，才能达到祛除病因，又能保护正气的目的。

三、经痛治疗重在疏肝理气活血化瘀

妇女经期疼痛，常见的有少腹、小腹胀痛，腰骶胀坠酸痛，乳房胀痛，经行头痛等之分。其中以少腹、小腹胀痛为多。经者血也，治经必治血；痛者滞也，治痛必调气治血，才能收到预期的效果。兹略陈如下。

1. 经行腹痛

本病是妇女最常见的痛症，其中以青少年和已婚的育龄妇女为多见，前者是情窦初开，正处于肾气未全，发育未充，或欲而不遂的阶段。如有外感六淫或七情内伤，当月经将行之时，相火内动，冲激血脉，以致月经欲行而不能行，或行而不畅，则疼痛乃作；后者则婚配生育，或冲任亏损，或瘀血内停，经行不畅而疼痛。其治疗之法，当分清寒热虚实而采取或温或清或补或攻之法以治之。如经将行胸胁、乳房、少腹、小腹胀痛，经行则舒者，此属肝气郁滞、血行不畅，常用黑逍遥散加芳香花类（如素馨花、合欢花、玉兰花之类）以养血疏肝、调气止痛；如气滞而导致血瘀，经将行及经行第1日少腹、小腹胀痛过于胀，经色紫暗而夹紫块者，以桃红四物加益母草、莪术、延胡索治之；偏于寒凝血瘀，剧时唇面发青，汗出肢冷者，常用《金匮要略》温经汤以温经散寒、补虚化瘀；偏于气血不足而经后小腹绵绵而痛者，以人参养荣汤治之，本方为五脏互养补益之方，是气血俱虚之良剂，但有痛必有滞，常加入莪术、益母草以导滞止痛。

2. 腰骶坠痛

腰骶为肾之外府，为督脉之所属，平时腰骶胀坠疼痛，经行时腰痛如折者，此属肝肾亏损，多由于早婚多产或经产褥中摄生不慎所致。偏于阴虚者，用一贯煎加益母草、鸡血藤、淮牛膝治之；偏于阳虚者，则以《伤寒论》附子汤加胡芦巴、蛇床子治之。阴虚以滋养肝肾而舒筋导滞，阳虚则以补肾扶阳而温煦血脉。

3. 乳房胀痛

乳头属肝，乳房为阳明之所属，凡是经将行乳房胀痛多是肝气郁结，胃府郁热内伏，以致经脉不利所致。治之当用疏肝理气、和胃通络、解郁清热之品，方用丹栀逍遥散加夏枯草以清肝泻火；如乳头又痒又痛难忍者，此为肝火炽盛，宜用龙胆泻肝汤加败酱草、白蒺藜治之，以泻火清热；如平时乳房硬痛，按之有块者，此属乳癖之患，当分之偏于瘀或偏于痰。如偏于瘀者，触之则痛剧，宜用逍遥散加凌霄花、刘寄奴、王不留行、丹参、橘核之类以疏肝理气、清热化瘀；偏于痰者，块痛不明显，可用消瘰丸加猫爪草、海浮石、胆南星之类以清热化痰、散结消块；如情志抑郁，胸闷，胁痛，乳房硬痛，又宜行气解郁，可用越鞠丸出入治之。本方为统治六郁之方，根据症的偏盛加减用之，如痰郁重，可用制南星、制半夏之类；血郁重，则宜加桃仁、红花、丹参、鸡血藤之类以活血化瘀。

4. 经行头痛

头为精明之府，是诸阳之会，凡是经行前后头痛，多与月经有关。盖经将行则相火内煽，冲任失调；经中及经后则血海空虚，均足以导致营卫不和，因而易为六淫之邪所患，如在经中前头、太阳头痛、鼻塞、咳嗽者，寒则宜用荆防败毒散，热则用小柴胡汤，均宜加入当归、川芎，以收养血疏解之功；经后轻微头胀头痛，多属肝肾亏损、水不涵木，当用滋肾柔肝、息风止痛之法，以杞菊地黄丸（汤）加白蒺藜、桑叶治之。如平素阴血不足，肝阳偏亢，经常头晕痛而目眩、耳鸣，当经行之时而加剧者，当审其轻重缓急，或扶正以治本，或急则治其标，或标本同治，当随病情的变化而灵活治之。

从以上的探讨可见，痛经的出现有不同的类型，因而虽然在治疗的方药各有其特殊性，但均不离于疏气，不离于活血，所以说理气活血是治疗经痛的主要法则，只要灵活加减得法，疗效是可期的。

四、崩漏的辨证施治

崩漏是妇科危重疑难症之一，轻者危害妇女健康和影响日常生活，重者可危及生命。本病于古代文献中又分别称为崩中、漏下、血崩和经漏等名。其病名首见于《内经》，如《素问·阴阳别论》指出"阴虚阳搏谓之崩"，王冰释为"阴脉不足，阳脉盛搏，则内崩而血流下"（《黄帝内经·素问》），可见，崩泛指妇科阴道异常出血之证。漏下之名则见于汉代张仲景《金匮要略·妇人妊娠病脉证并治》"妇人有漏下者，有半产后因续下血都不绝者，有妊娠下血者"。后世医家根据崩漏的临床表现，大多崩漏相提并论。如巢氏《诸病源候论·妇人杂病诸候·漏下候与崩中候》指出："忽然暴下，谓之崩中"，"非时而下，淋漓不断谓之漏下"。严氏《济生方》"崩漏一疾，本乎一证，轻者谓之漏下，甚者谓之崩中"。故崩与漏，其临床表现虽然有病势急缓与出血量多少的不同，但其发病总的机制是相同的，而且在发病过程中两者常相互转化，既有先患崩继而成漏者，亦有先患漏突然成崩者，以及崩漏交作，或伴腰疼、头晕、心悸、烦躁失眠、纳差乏力等虚实寒热错杂之证。故本病除包括月经血非时暴下不止或淋漓不尽外，还包括妊娠出血、产后出血、人流、放环后出血、炎证出血、子宫肿瘤出血及血液病引起的子宫出血等，与西医"功能失调性子宫出血"不能相提并论，但其临床出血情况符合崩漏者，亦属本病范畴。

崩漏以青春期、更年期或大产、小产后为多见。青春期多属功能性，更年期出现本病多属功能性和器质性两者兼有。

（一）病因病机

本病病因病机，古有"阴虚阳搏"（《内经》）、"劳伤冲任"（《妇人大全良方》）、"脾胃虚损，下陷于肾，与相火相合，湿热下迫"（《东垣十书》）、"瘀血占据血室而致血不归经"（《千金要方》）、"中气虚，不能收敛其血"（《万氏女科》）诸说。虽然病因多端，不出寒、热、虚、瘀范围，但由于病邪夹杂而至，且患者体质、饮食及其他原因，可致机体脏腑气血失调，冲任紊乱，从而出现虚实夹杂病机。以下将分别论述。

1. 血热迫血妄行

血气喜温而恶寒，寒则涩而不行，温则消而去之。如果阳热偏盛，则能损伤经脉，迫血妄行于脉外，形成异常出血的病变，而导致血热的因素，有外感热邪、内伤七情、过食温燥、阴虚内热诸不同，火热过盛则干扰血海，损伤冲任，迫血妄行。

（1）素体阳盛，相火偏旺：由于先天禀赋和后天生活及居住环境的影响，可形成不同的体质，而个体体质不同，往往导致对某种致病因子的易感性，故临证应将患者体质作为辨证的一个重要内容。如体质偏于阳盛者，其身体健壮，面色潮红，或形瘦，情绪易于激动，舌红苔黄脉数。

《素问·阴阳应象大论》有"阳盛则热"之说。阳盛则相火偏旺，火动于中，损伤脉络，迫血妄行，"阳络伤则血外溢，血外溢则衄血；阴络伤则血内溢，血内溢则后血"（《灵枢·百病始生》）。故阳盛体质者常易诱发月经先期、崩漏等疾。

（2）外感邪热，过食温燥：经者，血也，"天暑地热，经水沸腾"，人与自然密切相关，以外界风、寒、暑、湿、燥、火等六淫之邪，均可乘虚侵袭人体而引起发病。若外感邪热，蕴积于中，加上过食温燥、辛热、酒酪等燥热之品，久则使血内蕴热，热扰血海，血得热而宣流，出现不规则阴道出血。

（3）七情过极，肝郁化火：肝为风木之脏，内寄相火，体阴而用阳，主藏血而司疏泄，其性喜条达而恶抑郁，为将军之官，易动易升，肝气敷和，则经血疏泄有度，血海盈泻有常。若恚怒伤肝，或七情过极，肝气郁结，郁久化火，气逆火升，则可致血海疏泄太过或不及，出现崩漏之变。

（4）湿热带下，壅滞胞宫：胞宫位居下焦阴湿之地，经行产后，胞脉空虚，若贪凉露宿或冷饮，或游泳，湿邪乘虚内袭，蕴久化热，湿热交蒸，壅滞胞宫，既可致水精不化，湿浊下流而出现绵绵带下，又可损伤冲任，致经行紊乱，漏下不绝。

（5）肝肾阴虚，水亏火炽：肝藏血而主疏泄，肾藏精而主生殖，内寓真阴真阳，胞脉系于肾。肝肾同居下焦，肝为乙木，肾为癸水，肝肾一体，乙癸同源。若先天不足，后天失养，或产乳过众，五志化火等原因致肝肾阴虚，则水不涵木，相火亢盛；疏泄太过，肾失固藏，冲任因此不固，血海蓄溢失常。正如李氏所言"妇人血崩，是肾水阴虚，不能镇守包络相火，故血走而崩也"（《东垣十书》）。

2. 气虚摄藏无能

载气者，血也；运血者，气也。气为血之帅，血为气之母，气行则血行，气滞则血瘀。气虚则不能摄血，冲任失固，血液暴下而成崩中，崩久不止遂成漏下。由于脾统血，为气之源，肾主封藏，为气之根，脾与肾既有水土关系，又有先后天关系，故气虚摄藏无能与脾肾二脏有关。

（1）饮食劳倦，脾虚失统：《内经》有"脾统血"、"脾藏营"，《难经·四十二难》有"脾……主裹血"之说。脾胃居中焦，属土而生化万物，人生之精血不仅来源于谷物，还受到脾的统摄、藏纳。故暴饮暴食，或过食寒凉生冷之品，则易损伤脾阳，致寒湿内生，血凝气滞；过食辛热煎炒之品，则辛温助阳，致血内蕴热，脾阴受伤，"脾阳虚则不能统血，脾阴虚又不能滋生血脉"（《血证论·卷一·脏腑病机论》）；脾主四肢，脾气以升为健，经行产后过早操劳负重，可致脾气衰虚，中气下陷，失于统摄之权，则血离脉道，经行紊乱。故"古名崩中，谓血乃中州脾土所统摄，脾不摄血，是以崩溃，名曰崩中"（《血证论》）。临床除重视脾虚失于统摄而致经血妄行的病机外，更注意到脾与肾的密切关系，盖"脾为气血之源，肾为气血之始"，"脾肾不足则冲任脉虚，阴血不能内守，故经漏不止"，治疗上在补脾益气统血的同时兼以固肾。

（2）房劳伤肾，封藏失职：由于崩漏不仅是月经病，而且包括赤带、胎漏、产后出血不止等病变，虽有诸多因素，但终归不外乎肾失封藏，冲任不固而已，而肾之所以主蛰而为封藏之本与肾气强弱有关。房劳多欲，孕产过频，肾元衰虚，冲任不足，均可耗竭肾精，使精虚及气，肾封藏失职，血走而崩。

3. 瘀阻血不归经

瘀血虽然是一种病理产物，但亦有因瘀致病者。瘀血形成后可以成为一种致病因素，危害人体脏腑、气血而致功能失常。致瘀之因有多种：经产不慎、手术损伤、跌打坠伤、损伤胞脉等均可致瘀血停滞，形成旧瘀不祛，新血难以归经之势，致出血不已。

（1）经产不慎，寒邪所伤：胞宫下口接连阴道而通于阴门，而阴门开口于外，外界六淫之邪和污秽邪毒，均可乘虚侵袭而客于胞宫，与血相互搏结，致瘀阻为患。其中寒为阴邪，其性收引凝滞，若经行产后、游泳或冷水盆浴，风湿寒冷之气易乘虚而入，与胞中血凝而形成瘀积。正如《灵枢·痈疽》中所言："寒邪客于经络之中则血泣，血泣则不通。"

（2）房劳手术，血气凝滞：性交本是已婚成年人生活中的一个内容。若在经将行或经中，或经未净时非礼性交，动作粗暴，一则由于情兴正浓，欲火妄动于中，火旺则肝的疏泄太过，可以引起出血量多；二则由于胞宫内之络脉破裂出血，精液与"离经之血"交结，形成瘀血停滞胞中。而妇科的各种手术如人工流产、放环、取环、输卵管结扎、通液术、剖宫产术等，若施术不当，胞宫胞脉损伤难复，离经之血停滞于经隧间隙而留瘀为患，瘀阻新血不能归经，则出血淋漓不绝。

（3）夙有癥积，占据血室：《金匮要略·妇人妊娠病脉证并治》指出"妇人宿有癥病，经断未及三月，而得漏下不止……所以血不止者，其癥不去故也，当下其癥"，由于诸多因素致瘀血停积于胞宫，形成有形可循，推之不移之癥积，癥积占据胞室，则冲任受阻，经脉不畅，血液妄行。临床常见因子宫肌瘤、卵巢囊肿及炎性包块引起阴道异常出血者，此乃瘀积成癥，为本虚标实之变，治常权衡虚实轻重，标本兼顾。

（4）过用收涩，留瘀为患：在暴崩出血之时，根据血遇寒则凝的特性，古有"血宜凉、宜静"之说，本针对血为热迫，易于妄行而制。倘见崩漏出血，动辄过用寒凉或收敛涩血之药，可致血脉凝涩，血虽然暂止但新添瘀弊，离经之恶血残留阻塞经隧，导致新血不得归经，故临证宜选用寒而不凝、止中有化之品止血。

4. 冲任不足或损伤　血海失固

《新编妇人良方补遗大全》"夫妇人崩中漏下者，由劳伤血气，冲任之脉虚损故也"，冲主血海，任主诸阴，二脉均起于胞中，隶属于肾，肾气盛则天癸至，任通冲盛，月事以时；肾气衰则天癸绝，冲任虚竭。对临床常见的室女崩漏、老妇崩漏及节育术后、化学药物所致的崩漏多为冲任不足、冲任损伤，血海失固所致。

（1）"二七"之年，肾气未全：《素问·上古天真论》指出"女子七岁，肾气盛，齿更发长，二七而天癸至，任脉通，太冲脉盛，月事以时下"即在一般的情况下，女子年龄在14岁左右之时，肾气充盛，促进生殖功能的"天癸"物质，初步发育成熟，任脉通畅，冲脉旺盛，经血来潮。由于先天禀赋之殊及地理环境、气候及生活习惯的不同，初潮年龄早晚不一，有的在9岁初潮，亦有在18岁才初潮，且常出现闭崩并见，或点滴漏下不止，其原因都是肾气尚未完全充盛，冲任二脉发育未全，肾主蛰、主封藏功能失司，血海不充或不固所致。

（2）"七七"之岁，肾气衰退：女子到了"七七"之岁，"任脉衰，太冲脉衰少，天癸竭"，由于肾气逐渐衰退，任脉、冲脉、天癸都面临亏虚，非阴虚即阳虚，以致阴阳失调，气血失和。偏阴虚者，虚火妄动于中，使精血不能内守；偏阳虚者，则命门火衰，胞宫失养，阴血不能固藏；阴阳俱虚者，则肾失封藏，开合失司，均可导致冲任不足，血海失固，从而出现崩漏之变。

（3）节育手术，冲任损伤：节育手术后出现不规则阴道流血近年来临床多见，本病证在古籍中从无论述和记载。在临床观察中，本病与冲任损伤有关。盖肝藏血，肾藏精，肝肾在妇女同为先天，肝脉循少腹而络阴器。输卵管位于少腹，属胞脉范畴，冲任出于胞中，隶属于肾。节育手术（如人工流产、放环、输卵管结扎术），可直接损伤胞宫、胞脉，继而导致冲任受损，肝肾受累，固摄无能而致崩漏。

（4）药物刺激，冲任紊乱：随着现代医学的发展，各种新药特药不断问世，由于医者用药不当或患者擅自服用各种药品，在不同的体质可出现不同的反应。这种"药毒"可致肝肾损伤，冲任紊乱，轻者出现月经过多、经期延长，重者可致崩漏。

5. 阳虚阴血内脱

崩漏临床表现为时而暴崩，时而漏下不绝，病程缠绵，失血较多。若素体禀赋不足，脾胃虚弱，阴血生化无源，或偶感风寒，过于宣散，汗出亡阳，均可致真阴亏耗，阳无所附而暴脱。故"须知血下既多，元气即损，转瞬亦即是寒，不可不细心体会"（《医法圆通·卷二·女科门》），此处阳气暴脱多指脾肾之阳。肾主命门，元阳之所出，脾阳根于肾阳，肾阳虚则冲任失固，脾失统摄，可致暴崩不止，甚者危及生命。

综上所述，崩漏病因有五，由于人体是一个统一的整体，脏腑之间、气血之间、经络之间有着不可分割的密切关系，故病邪常夹杂而至，因果相干，导致多脏受累，气血失调，血行紊乱，其中尤以肝、脾、肾功能失常多见。就病机论崩漏的根本在肾，盖妇女一生经孕产乳以血为用，与胞宫、冲任二脉有着密切关系，而冲任二脉皆起于胞中，俱通于肾，肾有主蛰、藏精、系胞的功能，藏真阴而寓元阳，肾功能的盛衰，不仅关系到其他脏腑的盛衰，更直接影响到胞宫和冲任二脉的功能，肾虚则冲任不固，胞宫开合失司，从而导致不规则的阴道流血。故崩漏从肾论治，临证要审证求因，四诊合参，分清标本虚实，辨证施治，不可偏执一端，贻误治疗时机。

（二）治疗大法和辨证要点

长期以来，崩漏是妇科疑难病研究课题之一，临床古今医家大多遵循"急则治其标，缓则治其本"的治则，采用塞流、澄源、复旧三大治法。但对于错综复杂的崩漏重症，不可求一法一方，或一味药物即可达止血或调经目的，应当审证求因，根据地理、气候、个体差异及病因病机的不同，灵活运用治崩三法，局部辨证与全身症状、辨证与辨病相结合，随证随经，因其病而药之，庶不致误。

1. 灵活运用治崩三法

明代方约之在《丹溪心法附余》中率先提出塞流、澄源、复旧治崩三法，迄今仍沿用不衰。方氏曰："治崩次第，初用止血以塞其流；中用清热凉血以澄其源；末用补血以还其旧。若止塞其流而不澄其源，则滔天之势不能遏；若止澄其源而不复其旧，则孤于之阳无以立。故本末勿遗，前后罔紊，方可以言治也。"在多年的临床实践中，灵活运用方氏三法取得了较好的疗效。

（1）塞流要止中有化：崩漏的治疗常以止血为首务。叶天士说："留得一分自家之血，即减一分上升之火。"尤在大出血时，如不迅速止血，则有发生虚脱、危及生命之危。但止血并非专事收涩，必须审因论治。因于寒者，温而止之；因于热者，清而止之；因于虚者，补而止之；因于实者，泻而止之，去其阴血妄行之因，其血自止。塞流止血虽为"急则治其标"之法，但亦不尽为治标，有时亦是标本并治之法。如气虚不摄而致崩漏者，独参汤有益气固脱、塞流止血之功。此外，在塞流止血中，除分清寒热虚实外，重视防止留瘀为患，常酌加活血化瘀之品，如三七、益母草、蒲黄、大蓟、小蓟等。塞流兼化瘀既能阻止其源继续崩溃泛滥，更能化其离经之败血；若只塞流而不化瘀，则离经之血不能复归故道，又不能与好血相合，反停积于中，壅塞经脉气道，阻滞生机，甚则可致癥瘕积聚，后患无穷。

（2）澄源要审证求因：在崩漏出血较少或停止的情况下，本着"治病必求其本"的精神，要进一步找出导致出血的原因，辨其属虚属实，随证施治，并要处理好标本关系。如因热引起的出血，要清热凉血；气虚者宜补气摄血；劳损者要补气固中；气郁者要疏肝理气；瘀血者要化瘀止血；务必做到辨证求因，审因论治，从根本上解决疾病的症结，不可受前人"次清热"的约束，以免伤伐生发之机。

（3）复旧重视脾肾并重：崩漏的善后调理，前人有偏于补脾和偏于补肾之说。金元以后，医者重视"脾统血"的机制，多采用补脾摄血法治疗。笔者一贯主张复旧要脾肾并重，以肾为主。盖脾胃为气血生化之源，是后天资生之本，有统摄血液的作用，脾胃健运，则化源丰富，阴血充盈，且脾胃还是口服药物的必经途径，故善后调理，巩固疗效要重视脾胃。血气始于肾，冲主血海，任主诸阴，二脉皆起于胞中，隶属于肾，血之所以异乎寻常崩中漏下，与肾的开合闭藏、冲任二脉的亏损有着极为密切的关系，肾气的盛衰盈亏，更决定了人体生长、衰老过程。故治崩漏在巩固疗效和复旧方面，除注重调理脾胃外，更应重视恢复肾的蛰藏功能，审察肾阴肾阳的偏盛偏衰，以平为期。

如血热型崩漏，血止后常选用甘润滋阴养血剂，如六味地黄汤、二至丸等，慎用苦寒伤胃之品；气滞化热型崩漏，常用黑逍遥加何首乌、玄参、枸杞子等，注重滋阴柔肝、调理肝脾；阳虚崩漏用右归丸加党参、黄芪温肾摄血；阴虚崩漏用左归丸加北沙参、麦冬滋养潜摄；血瘀崩漏在化瘀消癥的基础上加川杜仲、川续断、骨碎补、千斤拔之类补肾活络；脾虚气陷型崩漏，在补气养血、健脾升阳的同时加菟丝子、覆盆子、桑螵蛸之类温肾固涩。总之，不管是治标还是治本，均要从脾为气血生化之源，肾为冲任之本来考虑，药取甘平或甘凉、甘温，因甘能生血养营，温则生发通行，从而达到促进气血恢复、冲任调和、月事循常的目的。

2. 辨证与辨病相结合

辨证论治，是祖国医学的精华所在。由于崩漏包括了功能性子宫出血，因生殖器官炎症、子宫肌瘤、一些内科疾病如血小板减少引起的出血及产后、人工流产后出血等原因引起的子宫出血，其病因是多方面的，错综复杂，仅依靠四诊搜集和八纲、六经、脏腑等辨证是远远不够的。故应注意辨证与辨病相结合，结合妇科检查及B超、诊刮等有关诊断方法，有的放矢，提高临床疗效。如崩漏出血者，有的患者除经血非时而下外，无具体自觉症状，临床表现亦不典型，治用常法效果不显，此时应嘱其结合西医检查，确定是器质性病变还是功能性出血。如出血是由子宫肌瘤引起，治则重在化瘀消癥，通因通用，以图根治；若出血是功能失调所致，则分清其是内膜增殖过长或是腺囊样增生，选用补中有化、止中有化之法；如出血为炎症所致，多为湿瘀互结，则选用化瘀利湿之法。中西医各属不同的理论体系，有其长处，也有其短处。如西医能借助现代化仪器和检查，对病因、病位认识较具体，中医则通过四诊搜集，着眼于整体观，审证求因，对疾病的性质及邪正的消长有明确的认识，若能两者取长补短，则对于崩漏的立法处方、预后判断，自能左右逢源，收到满意的疗效。

3. 局部辨证与全身辨证相结合

崩漏的病因病机，应从整体和局部症状去全面分析、综合，审证求因。整体病变，以肝、脾、肾三脏功能失调为主，病机复杂，可因虚致实，或因实致虚，最终导致气血紊乱或气阴两虚、阴阳两虚。但不论病因起于何脏，由于肾为气血之根，内寓真阴真阳，冲任隶属于肾，胞宫系于肾，又"经水出诸肾"，"五脏之伤，穷必及肾"，故肾在崩漏的发病中始终占主导位置。而局部症状，以下焦及胞宫症状为主。如注意询问腹痛的有无，喜按还是拒按，血量多少，血色紫淡，血质稠稀，带下的色质等。其中又以出血的色质为要。盖从腹痛而言，前人经验以经前痛为实，经后痛为虚；疼痛剧烈，拒按多属实，隐痛喜按多属虚；从月经周期而言，超前为热，错后为寒。但临床上有很多病例是不典型的，如腹痛剧烈但不拒按，或按之则舒，表现为虚中有实，实中有虚。故局部辨证应以阴道流血的色和质为主。如流血量多，色淡，质稀者属寒，属气虚；流血量少，色淡为血虚；流血虽少，但夹血块者为瘀；不管其量多量少，其中夹块者为实，或虚中夹实。有时整体辨证为虚，而局部辨证为实，此为虚中夹实，或实中有虚。治则有补气化瘀，补血化瘀之分。又如癥瘕占据胞室之崩漏，其流血时多时少，色黯，夹块，伴全身乏力，头晕神疲，面色苍白，舌淡夹瘀，脉虚细者，治用补养化瘀之法。

4. 三因制宜

辨证论治固然从临床症状着眼，还应包括因人、因时、因地"三因"制宜，既要辨别患者体质之强弱、病情之虚实寒热，还要考虑到地理环境的高卑润燥，气候的寒热温凉，综合参之，其中，又以"因人制宜"最为主要。

(1) 因人制宜：根据不同的体质用药有别。《灵枢·寿夭刚柔篇》"人之生也，有刚有柔，有短有长，有阴有阳"，说明人的禀赋在生理上有其差异性，这种差异性在指导崩漏的辨证、用药中有一定的指导意义。如"其肥而泽者，血气有余，肥而不泽者，气有余而血不足，瘦而无泽者，气血俱不足，审察其形气有余不足而调之"（《灵枢·阴阳二十五人》）。在临床辨证中将体质主要分为木火型质人和湿土型质人两大类。木火型质人形体瘦弱，精神易动，不耐烦劳，面唇潮红，或头晕耳鸣，咽干，此型人阴虚多火，易化燥伤阴，治疗时药取甘润，慎用辛燥苦寒之品，以润存阴。如症见阴道流血、量多色鲜，平素胸胁隐痛，纳差，舌尖红，苔薄黄，脉细数，治常用生地、北沙参、麦冬、白芍等清润养阴，佐以荷叶、苎麻根、白茅根、小蓟等凉血止血。湿土型人形胖丰满，肤色白润，疲乏多汗，或带多便溏，患崩漏易向寒化，阳气易衰，治之药取温燥。如症见阴道流血、量多色淡，头晕心悸，身倦乏力，舌淡而胖，脉沉细者，常用党参、北黄芪、白术、仙茅、仙灵脾、巴戟天等温养脾肾，佐以桑螵蛸、鹿角霜、煅龙牡等固涩止漏。阳盛之体，若经期嗜食辛辣或过服温补之剂，可致热壅血分，冲任不固，崩中漏下；血寒之体，过食寒凉，阳气不足，胞宫失煦，亦可漏下不止，根据患者形质之殊，用药则有寒热润燥之分。

根据年龄不同而治则有别。刘完素曰"妇人童幼天癸未行之间，皆属少阴，天癸既行，皆从厥阴论之，天癸已绝，乃属太阴经也"（《素问病机气宜保命集》），强调少女治肾为主，中年治肝为主，老年治脾为主。辨证除考虑患者体质因素外，各年龄的生理特点也不容忽视，在治疗上要有所偏重。如室女肾气未充，天癸始至，冲任发育未全，治宜重在补益肾气，调摄冲任，然情窦初开，肝气易动，治又宜柔肝养血，肝肾并治，临床常用五子衍宗丸、二至丸加鹿角霜、阿胶等，择用"补中有利，柔中有刚，以补为主，阴阳兼顾平稳之方"，阳虚者加补骨脂、巴戟天、川续断、桑螵蛸等温肾益精，阴虚则加女贞子、北沙参、麦冬等滋阴养血。

少妇多产房劳，操劳谋虑，易耗血伤阴，致肝血亏损，肝失条达，肾失固藏，治宜滋肾养肝或调肝扶脾，疏理血气，令其和平。因其经、孕、产、乳，常处于"有余于气，不足于血"状态，"气有余便是火"，治常选用平和调养之剂，若过用刚燥之品，则易助火耗血伤阴。如血热者，常选用鲜茅根、荷叶、旱莲草、益母草、生地、麦冬等；气虚者，用归脾汤或异功散，举元煎加仙鹤草、阿胶、大小蓟等；气郁者，用逍遥散加素馨花、合欢花、益母草等。

老妇天癸欲绝，肾元衰惫，既有真阴日亏、阴阳偏盛偏衰本虚的一面，又有由此产生的虚、热、瘀标实的一面，虚实相兼，治宜侧重于脾，兼以调养肾气，后天养先天，先后天并治，药用补中益气汤、胶艾汤、归芍地黄汤、二至丸加桑螵蛸、鹿角霜之类，酌加鸡血藤、益母草、生三七等止中有化、化中有止之品，补其不足，泻其有余。

(2) 因地制宜：《素问·异法方宜论》谓："地有高下，气有温凉，高者气寒，低者气热，故岭南多瘴，江湖多湿，山阴水野沙石之气，染病有异。"由于生活地区不同，禀赋亦有区别。故临证要把患者居住所在地、生活习性亦作为辨证的一个重要内容，既注重辨体质之强弱、病情之寒热虚实，又考虑其地理环境的高卑润燥。如广西地处桂北者多风寒，患崩以阳虚气虚为多；地处桂东南者地势卑湿，气候炎热，天暑下迫，地湿上蒸，患崩又以阴虚、湿热多见，由于方土、气候各地不一，为医者要因时施治，随地制宜。又如居住乡野之农妇，禀赋雄壮，饮食淡泊，其患崩者，或热、或瘀、或劳伤，治可大剂攻邪，或疏利益气，邪去正复则病安；而居住城市之贵妇，体质娇嫩，腠理疏松，饮食偏嗜，其患崩者，多虚多损，治宜选药轻清甘润调补，处处顾护正气。但临证亦不尽然，亦有农妇并非人人禀气雄厚，贵妇亦非人人皆虚，需观其人、其证而施药，避免偏弊之差。

(3) 因时制宜：遵《素问·五常政大论》"必先岁气，毋伐天和"之经旨，在不同的时令、季节用药亦有所不同。因四时气候的变化，必然直接或间接影响人体，从而使人体脏腑、气血亦产生相应的变化。由于季节气候不同，人体气血阴阳亦有偏于表和偏于里之异，故在辨证时若能注意到这一特点，适当加入季节应时之药，则其效尤捷。如春季温和，阳气升发，人的血气亦向上向外，此时出血患者，要慎用川芎、当归，以免辛燥动血，对出血不利，病情需要用者，可用鸡血藤、丹参代之，则有归芎之功，而无归芎之弊；夏季气候温热，元气外泄，阴精不足，对出血患者，要慎用辛燥之木香、半夏、青皮，或以砂仁壳、素馨花、竹茹代之，注重养阴存津。而秋凉冬寒之际，阳气潜藏，治疗寒性崩漏，在运用温阳固涩药的同时，酌选醋制荆芥穗、醋柴胡、炮姜等升提阳气，引血归经。又如气候多雨潮湿，用药可偏于辛燥；而气候干燥，久晴无雨时，则用药甘润，因时制宜，补其不足，以调和气血阴阳。

(三) 审因论治

1. 血热崩漏

血热多与心肝火盛有关。盖心主血而属火，胞脉属心而络于胞中；肝藏血而属木，内寄相火，又为将军之官，易动易升。若外感温热之邪，或素体阳气偏盛，冲任之脉为热邪所伤，心肝火动，则可使血海蓄溢失常，经血妄行。故治血热崩漏以泻心清肝为主。症见出血量多，血色深红或紫红，质稠或黏，伴口干喜冷饮，便结溺黄，舌红苔黄，脉滑数有力。治疗原则实热以清热凉血为主，着重泻心肝之火，虚热以滋阴凉血为主，着重养肝肾之阴。方药：实热用芩连四物汤（生地15g、当归9g、川芎6g、白芍9g、黄芩9g、黄连6g）加栀子9g、藕节20g、茺蔚子10g、苎麻根10g。虚热用两地汤（生地15g、地骨皮10g、玄参15g、麦冬9g、白芍9g、阿胶9g）配二至丸（旱莲草20g、女贞子10g）加茺蔚子9g、鸡血藤20g。由于当归、川芎辛温动火，走而不守，在出血量少、有瘀滞趋向者，归、芎用量宜小，以3～6g为宜；出血量多时去归、芎，用鸡血藤、丹参代之，或用丹皮、藕节、凌霄花，则凉血而无缩血之苦，止血而无留瘀之弊，从而达抑阳扶阴、清热泻火的目的。若七情过极，五志化火，心烦易燥，胸胁苦满，夜难入寐，阴道出血量多少不一，淋漓难净者，则疏肝清热、凉血止血，常用丹栀逍遥散去白术加淮山药、麦冬、白茅根、荷叶、女贞子、旱莲草之类治之，养阴泻火，增水涵木，其火自熄。在出血量多之时，不可因"血遇寒则凝"，为求速效而妄投苦寒涩血之品，尤不可滥用炭类药，以免留瘀为患。

病例 黎某，31岁，已婚，售货员。1992年3月10日初诊。

初诊 于1991年10月30日因难免流产而行清宫术，术后阴道流血淋漓不净，曾在当地诊刮，病理检查为：①灶性化脓性子宫内膜炎；②轻度子宫内膜增生过长。妇科检查右附件区增厚、压痛。经用西药抗炎、止血后血止。2月22日经行，其量初多后少，持续至今未净，血色淡红，时而夹带而下，口淡乏味，纳寐欠佳，舌淡红，苔黄厚，脉细数。证属湿热蕴结下焦，迫血妄行。治拟清热凉血，化瘀止血法，方用丹栀逍遥散加味。

处方 丹皮10g 栀子10g 醋柴胡6g 当归10g 赤芍10g 益母草10g 白术10g 紫草10g 云茯苓10g 甘草6g

7剂，每日1剂，水煎服。

二诊（1992年3月17日） 药已血止，纳食略增，但带下量多色黄，腰酸而痛，苔黄稍厚，脉细。守上法加补肾固冲之品。

处方 地骨皮15g 丹皮10g 生地15g 当归10g 川芎3g 白芍10g 川杜仲10g 川续断10g 北细辛2g（后下）

7剂，每日1剂，水煎服。

三诊（1992年3月24日） 药后带下减少，但月经逾期4日未行，偶有小腹隐痛，舌淡红，苔薄白，脉细弦。治宜疏肝解郁，行气调经。

处方 醋柴胡6g 当归10g 白芍10g 白术10g 云茯苓10g 黄精15g 佛手花10g 桑寄生15g 川杜仲10g 薄荷5g（后下） 炙甘草6g

7剂，每日1剂，水煎服。

四诊（1992年4月10日） 药后于3月27日行经，量少，色黯，7日干净。仍觉少腹、小腹隐痛，带下量少色黄，纳差，舌淡红，苔薄白，脉细弦。予温肾暖肝，养血调经法善后。

处方 熟地15g 当归身10g 川芎6g 白芍10g 淫羊藿15g 茺蔚子10g 阿胶10g（烊冲） 仙茅6g 艾叶6g

7剂，每日1剂，水煎服。

1992年7月24日随访，患者3个月来经行规则，经量中等，5日干净，诸证已瘥。

按语 肾主生殖，肝主血海，冲任、胞宫所系。肾虚则不能固胎，血虚则不能养胎，胎坠难留。清宫手术胞宫脉络损伤，肝郁气滞，雪上加霜。离经之血阻塞络道，且气郁化火，瘀热互结于下焦，迫血妄行，故崩漏不止。初诊治以清通之法，方中丹栀逍遥清火凉营，解郁缓急，宗仲景泻肝实脾之要义；其中丹皮、赤芍、紫草、当归、益母草凉血活血，俾血止而无瘀滞之弊。二诊出血虽止，虚火未平，治在补益肝肾的基础上仍守凉血清热为法，以标本兼顾，清源遏流，尤妙在一味北细辛引火归原。三诊因失血日久，肝血已虚，气滞血郁，疏泄失职，故用黑逍遥散加味疏肝解郁，兼顾肾本。四诊经水虽行，但量少色黯腹痛，显系肝肾亏损，胞宫胞脉失养，治宜温补肝肾，养血调经。纵观全案，选方用药凉中有温，止中有化，刚柔相济，攻补兼施，药随证转，丝丝入扣。

2. 湿瘀崩漏

妇人以血为本，以血为用，胞宫位居下焦阴湿之地，房室纵欲、手术、药物均可损伤胞脉，外界湿毒之邪易乘虚外袭，客于胞宫，形成湿瘀为患。或素体脾肾阳虚，湿浊内停。湿为阴邪，其性重浊黏腻，易阻遏阳气，使脏腑失和，经脉不利，血行不畅，瘀阻经络，三焦气机不利，水津不能施化而生湿。湿可致瘀，瘀可致湿，湿瘀郁久则化热生火，湿热熏蒸，壅滞于胞宫，既可出现带下黄臭，又可损伤血络而为经漏。证见阴道流血、量少质黏，或夹带而下、带多黄臭，少腹、小腹隐痛，或头晕，纳差，便溏，舌质红，苔白黄厚腻，脉细数。西医检查多伴有慢性宫颈炎、附件炎、盆腔炎等。由于湿瘀胶结，重浊黏滞，经久难化，常可导致少腹、小腹疼痛，病情缠绵。治疗原则为清热利湿，化瘀止血，常用方为当归芍药散合四妙散加仙鹤草、紫草、败酱草、炒山楂、大蓟、小蓟、海螵蛸、茜根等。腹痛明显者，加延胡索、川楝子疏肝清热，行气止痛。若因脾肾亏虚，统摄失职出现湿浊不化，损伤任带而致经行紊乱，漏下淋漓，色淡质稀者，治宜补益脾肾，摄血止带，方用举元煎加土茯苓、海螵蛸、茜根，酌加辛温芳化、疏转气机之品，如白芷、藿香、荆芥、苍耳子等。痰热内盛，迫血妄行者，可用温胆汤去半夏之辛燥，加仙鹤草、瓦楞子、浙贝、益母草、生军炭治之，俾痰湿祛热孤，血不妄行。

病例 李某，43岁，工人。1991年12月23日初诊。

初诊 月经紊乱已半年，10日前因阴道流血不止2个月余住院治疗，经诊断（病理报告为

"子宫内膜腺囊型增生过长，部分息肉样增生"）用益母草流浸膏、妇康片治疗，阴道流血迄今未止。刻诊：阴道流血量少、质黏、色黯，时而夹带而下，溺后有少许紫黑色血块排出，少腹、小腹隐痛，心烦难眠，舌淡红，苔白黄厚腻，脉细数。证属湿瘀相搏，蕴久化热，损伤任带。治宜清热泻火，祛湿化瘀，方用四妙散加味。

处方　黄柏10g　苍术6g　生薏仁15g　牛膝6g　仙鹤草10g　炒山楂20g　蒲黄炭10g　海螵蛸10g　茜根10g

3剂，每日1剂，水煎服。

二诊（1992年1月6日）　上药1剂时出血减少，尽剂后血止，精神振作。今日经行、量多色红，伴头晕胸闷，心烦易躁，舌质淡，苔薄黄，脉细。经行之际，拟养血化瘀，以畅血行，方用四物汤加味。

处方　鸡血藤20g　丹参16g　当归10g　川芎6g　赤芍10g　熟地12g　川续断10g　益母草10g　小蓟10g　炒山楂10g　炙甘草5g

3剂，每日1剂，水煎服。

三诊（1992年1月9日）　药已，诸症消失，唯经量仍多、色质尚可，舌脉如平。拟益气摄血，佐以化瘀止血。

处方　鸡血藤20g　丹参15g　党参15g　白术10g　云茯苓10g　陈皮6g　桑螵蛸10g　煅牡蛎20g　仙鹤草10g　炒山楂10g　炙甘草6g

3剂，每日1剂，水煎服。

四诊（1992年2月10日）　上药3剂后经净。现为经行第5日，经量中等、色红无块，余无不适。予滋肾养阴、凉血止血法善后。

处方　熟地15g　淮山药15g　山萸肉6g　鸡血藤20g　丹参15g　女贞子10g　旱莲草20g　当归10g　白芍10g　小蓟10g　大枣10g

3剂，每日1剂，水煎服。

按语　本案因阴道出血日久，下元亏虚，复因清宫创伤，湿浊之邪乘虚内侵，与离经之血相合，郁滞于胞宫，久则化热生火，损伤冲任而致漏下不绝。初诊重视标本兼顾，塞流中寓澄源，方用四妙散燥湿清热，山楂、蒲黄炭、海螵蛸、茜根活血止血；清利湿热药与化瘀止血药相伍，使湿祛热清，瘀化血止。二诊正值经行，治在养血化瘀的基础上因势利导，意在清除未尽之瘀滞；三诊本脾主运化水湿，主统血之理，着眼于健脾益气，收敛固摄，以期气化则湿化，气旺则能统血；四诊以滋肾固冲以善其后。

3. 血瘀崩漏

唐宗海在《血证论·瘀血》中指出："吐衄便漏，其血无不离经……然既然是离经之血，虽清血鲜血，亦是瘀血。"崩漏病因复杂，出血时间较长，瘀滞在所难免。盖七情所伤，气郁不宣，可致血行不畅；身体亏损，气虚不运，血行瘀滞则癥瘕积聚形成；寒邪侵袭，凝滞收引则宫寒血凝；郁热火毒之邪，炽盛于胞中则血液沸溢妄行；或阴虚火旺，血中津液受灼，停滞为瘀。故因瘀血内阻胞宫导致新血不能归经而妄行之阴道出血，治宜采用活血化瘀，通因通用法，祛其瘀滞，则血能归经。临床上针对不同的病因和体质分别采用理气化瘀、益气化瘀、温经化瘀、凉血化瘀、滋阴化瘀、燥湿化瘀诸法，辨证施治，补化结合，化中寓止。不可草率兜涩，以求暂止其血而忽视求本之治，犯"实实"之诫。症见阴道流血量多少不一、色紫红或黑，夹块，少腹、小腹胀痛，痛甚于胀，按之不减，舌质紫暗，脉沉弦或沉涩。常用方为桃红四物汤合失笑散［当归12g、川芎9g、赤芍9g、熟地15g、川红花6g、桃仁9g、五灵脂6g、蒲黄6g、三七粉6g（冲服）、香附9g、益母草10g］或加苏木、泽兰、小蓟、益母草、刘寄奴、炒山楂、生军炭等。可根据病情加减，如气滞者加延胡索、川楝子理气化瘀；气虚加北黄芪益气化瘀；寒凝加桂枝、吴茱萸温经化瘀。对癥有瘕瘕（子宫肌瘤、卵巢囊肿等）者，在活血化瘀的基础上加夏枯草、猫爪草、浙贝、白芥子、海浮石以软坚化瘀；或加柴胡、素馨花、玫瑰花导滞行气；或加浙贝、玄参、生牡蛎滋阴软坚消癥，血止后继用桂枝茯苓丸、当归芍药散或少腹逐瘀汤等辛开温化，徐图缓攻，或攻补兼施，从本论治。因小产、清宫或人流术后瘀阻血不归经者，可用生化汤加益母草、川续断、红花、延胡索、炒山楂等生血化瘀，不仅能清除节育术后离经之污血，使新血归经，尚可预防术后感染，促进伤口愈合，免除术后诸疾，为寓防于治之法。

病例 王某，44 岁，职工。1990 年 9 月 26 日初诊。

初诊 1 年来经量明显增多，每次行经用卫生纸 2 斤以上。近半年来经行紊乱，诊时阴道流血已半月余、量少而黯、腥秽，伴小腹隐痛，头晕乏力，腰膝酸软，纳谷不馨。妇科检查：宫颈口可见一 3cm×2cm 乳头状赘生物、质脆，触之出血，宫体增大、压痛。经病理活检宫颈赘生物为"子宫内膜息肉"。形体瘦弱，面色萎黄，舌尖红，苔白黄厚，脉细滑数。证属脾虚肝郁，痰瘀搏结而为癥，癥积阻滞胞宫，血不循经而妄行。治宜养血化瘀，软坚消癥。

处方 生牡蛎 30g（先煎） 玄参 15g 浙贝 10g 淮山药 15g 鸡血藤 20g 益母草 10g 小蓟 10g 炒山楂 10g 黄芩 6g 甘草 6g

7 剂，每日 1 剂，水煎服。

二诊（1990 年 10 月 4 日） 药后阴道流血已止，仍有少量淡黄色质稀分泌物流出，身倦乏力，皮肤瘙痒，胃脘隐痛，舌质淡，苔薄黄腻，脉细弦。拟疏肝健脾，养血消积之剂缓图之。

处方 炙黄芪 20g 党参 15g 白术 10g 鸡血藤 20g 生牡蛎 30g（先煎） 茯苓 10g 陈皮 6g 素馨花 10g 炙甘草 6g

7 剂，每日 1 剂，水煎服。

三诊（1990 年 10 月 11 日） 昨晚经行、量多、色红，夹小血块，但经行腹胀明显减轻，舌淡，苔白，脉细滑。仍守化瘀软坚之法。

处方 生牡蛎 30g（先煎），浙贝 10g 玄参 15g 扶芳藤 20g 小蓟 10g 炒山楂 10g 鸡血藤 20g 丹参 15g 益母草 10g 蒲黄炭 6g 炙甘草 6g

7 剂，每日 1 剂，水煎服。

守上法加减出入，酌选刘寄奴、苏木、泽兰、夏枯草、莪术等药，攻补兼施，经期则养血化瘀，因势利导，治疗 2 个月余，诸症悉已，月事循常。5 个月后复查，宫颈赘生物消失，子宫附件正常。随访半年，病不再发。

按语 本例经行淋漓不绝、量少色黯，面黄形瘦，纳呆乏力，乃脾虚肝郁所致。脾失健运，肝失疏泄，气滞、血瘀、湿阻，蕴久化热，"瘕而内著，恶气乃起，息肉乃生"。瘀积占据血室，新血不得归经，则为崩漏之疾。病位于下焦阴湿之地，痰瘀互结，虚实夹杂，既不能纯补，又不能峻攻，宜养血扶正为主，缓消癥积。方用消瘰丸加味扶脾软坚，化瘀止血，寓攻于补，寄消于养，以收补虚不滞邪、攻瘀不伤正之效；俟瘀化血止，则用调理肝脾、扶正化积之法，从本论治而竟全功。

4. 阴虚崩漏

崩漏者病程缠绵，常暴崩与漏下交替而作，从而出现虚实夹杂病机。肝藏血而主疏泄，肾主蛰而为封藏之本，主全身之阴；久崩漏下，日久势必耗血伤阴，使肝肾水亏，木火失养，相火偏旺，且阴越虚则火越旺，热迫血行，则崩漏迁延难愈。故《内经》有"阴虚阳搏谓之崩"之说。从虚实辨证而言，虚中有实，实中有虚，故治既要滋阴补虚以固本，又要泻火（阳）以配阴。症见阴道流血量少，色鲜红、质正常或夹小块，或淋漓不绝，口干不欲饮，大便干结，夜难入寐，舌红少苔，脉细数无力。治疗原则为滋阴清热，凉血止血。治疗重点是养肝肾之阴，在滋阴补血的前提下，酌加清热之品，使水旺阴足，阴能潜阳，其血自止。常用方为归芍地黄汤（熟地15g，淮山药15g，萸肉10g，当归10g，白芍10g，丹皮6g，茯苓6g，泽泻6g，女贞子10g，旱莲草20g）或二地汤合二至丸、炒山楂、益母草、蒲黄炭等，滋阴清热凉血，此为正治之法。由于肺为肾之母，肾上连于肺，金水同源，故肺阴不足，肃降无能亦可致肾阴亏损；而肾阴亏损，阴虚火旺，也能煎熬肺阴。由于滋肾药大多腻滞碍脾，故对脾胃运化能力较差者，宜从润肺养阴或培土生金入手，补其上源，从肺或从脾治肾，此为隔脏治法。常用方有八仙长寿饮，百合固金汤等。养肺阴常用北沙参、麦冬、百合、玉竹、玄参；补脾阴常用黄精、淮山药、莲肉、芦根、石斛等。

病例 巫某，23岁，已婚，农民。1991年1月7日初诊。

初诊 月经紊乱已5年，曾因暴崩下血在当地住院，诊断为"无排卵型功能失调性子宫出血"，经中西医治疗年余，终鲜著效。诊时阴道流血已30余日，其量时多时少、色黯夹块，伴小腹隐痛，性欲亢进，求交难忍，心烦失眠，面色潮红，舌边尖红，苔薄黄腻，脉细滑数。证属肝肾阴虚，相火偏旺，迫血妄行。治拟育阴清热，养血化瘀。

处方 熟地黄20g 淮山药15g 山萸肉6g 旱莲草20g 北沙参10g 麦冬10g 牡丹皮10g 茯苓10g 建泽泻10g 生军炭6g

6剂，每日1剂，水煎服。

二诊（1991年1月17日） 药后诸症减轻，阴道流血时有时无，舌质淡，苔薄白，脉细。转用益气摄血法。

处方 党参15g 白术10g 桑螵蛸10g 海螵蛸10g 伏龙肝10g 升麻3g 炙甘草6g

3剂，每日1剂，水煎服

上药后血止神爽，继予归芍地黄汤、五子衍宗丸出入调理。1991年6月随诊，经事复常。

按语 崩漏病在血分，妇人经、孕、产、乳以血为用，阴血难成而易亏。本病例因暴崩漏下，阴血日益耗损，肝肾阴虚，相火失于潜藏而妄动，阴越亏则虚火益炽，热迫血行，而致淋漓不绝，治宜滋阴泄热，益气固本。初诊用熟地、淮山药、山萸肉三补与沙参、麦冬相伍，意在金水相生，峻补本源；重用丹皮、茯苓、泽泻三泻以清泻虚火，以治其标；旱莲草滋阴凉血止血，诸药合用，滋阴清火，虚火自平。方中妙在生军炭化瘀止血，庶无后患。二诊虚热已戢，气液未复，遂以四君子汤加味益气摄血，此亦李东垣"下血症须用四君子补气药收功"之义。

5. 气虚崩漏

气为血之帅，血为气之母，气能摄血。然气源于脾而出于肺，故治疗气虚而血液妄行成崩者多从脾论治。盖脾胃居中，为气机升降之枢纽，脾升而健，才能将水谷精微上输心肺，下达肝肾，灌注冲任胞脉，统摄血液；脾胃不健，则气机升降失常，血失其统，妄溢于外，临床应根据脾气虚常兼痰湿、湿滞、阴虚、阳损的不同，除宗东垣用参、芪、升、柴等益气升阳外，尚结合具体病证灵活选方用药。如脾虚气陷，统摄无权，血走而崩者，治则为益气升阳、摄血止血，方可选用举元煎或补中益气汤加海螵蛸、益母草、仙鹤草、阿胶之类。注重升发脾阳，使血随气升，其崩可止。如为脾肾阴虚之老妇血崩，出血量多、色红，伴纳呆、便结者，治则为急则治其标，滋阴止血，血止合培补脾肾，方用八仙长寿饮化裁（北沙参10g、麦冬10g、熟地15g、淮山药15g、山萸肉10g、丹皮6g、茯苓6g、泽泻6g）少佐柴胡、荆芥炭，从阴引阳，坚阴止血；若为脾虚痰湿壅滞，冲任损伤而出现阴道流血、量少淋漓、质黏，形胖多痰，便溏困倦者，治则为健脾化痰止血，方用温胆汤（陈皮6g、制半夏10g、茯苓10g、枳实10g、胆南星6g、竹茹10g）加瓦楞子、浙贝、益母草、白及、芡实治之。湿郁化热，湿热下注，迫血妄行者，治则为清热利湿、化瘀止血，方用四妙散（黄柏10g、苍术6g、薏苡仁30g、牛膝10g）或当归芍药散（当归10g、川芎5g、白芍10g、白术10g、茯苓10g、泽泻10g）加仙鹤草、海螵蛸、茜草、荷叶等清利湿瘀，使脾能健运，湿祛气升，气旺自能统血。由于脾为气之源，肾为气之根，故补脾还须固肾，应在补气统血和益气升阳的基础上加用温肾固涩药，如鹿角霜、桑螵蛸、覆盆子、金樱子等。

病例 梁某，28岁，干部。1992年12月30日初诊。

初诊 于1991年2月孕3个月时自然流产，产后清宫，并避孕1年，今年以来有生育要求，却未能受孕，并出现月经紊乱，周期前后不一，淋漓难净，曾服中药（调补肝肾气血之品）不效。自1992年12月16日经行，迄今流血未止、色黯红，无块，伴腰腹酸痛，按之则舒，舌淡红，苔薄白，脉细。证属肝、脾、肾亏损，气不摄血，治法宜分两步：第一步益气摄血归经，第二步滋补肝肾，调经种子。

处方 党参15g 茯苓10g 白术10g 炙黄芪20g 何首乌10g 炒山楂10g 山萸肉6g 仙鹤草10g 炙甘草5g

3剂，每日1剂，水煎服。

二诊（1993年1月3日） 药后自觉良好，服药第1日阴道流血即净。现无何不适。转拟滋养肝肾之法，重在养血益阴。

处方 鸡血藤20g 丹参15g 当归身10g 白芍10g 熟地10g 旱莲草20g 沙蒺藜10g 桑椹子10g 淮山药15g 桑寄生15g 炙甘草5g

7剂，每日1剂，水煎服。

守上方加减出入，共服药14剂，继而停经受孕。

按语 肾主生殖，孕后胎坠，显系肾虚不固，系胞无力；肝为肾之子，肾虚及肝，生发无能，则久不受孕，胎孕维艰；肝肾亏损，冲任不固，则月经紊乱。由于脾为后天之本，气血生化之源，脾统血，流血已久，气血已虚，故初诊以健脾益气摄血为先。在用党参、白术、黄芪补脾益气的同时，佐以何首乌、山萸肉养血敛阴，仙鹤草、炒山楂止血化瘀，使血止而不留瘀，此乃养后天以补先天之意。血止后二诊重在补益肝肾，固本培元，使气能摄血，血旺则能摄精，麒麟有望。

6. 阳虚崩漏

《内经》指出"阴阳之要，阳密乃固"，经者，血也；血者，阴也。经水源于肾，肾藏真阴而寓元阳，阴阳相互依存，相互为用，肾阳之盛衰，肾气之强弱，直接关系到胞宫之藏泻开合。若素体阳虚，或暴崩失血，或偏执寒凉止血之误，可致阳衰阴脱。肾阳虚则不能温养脾阳，脾肾阳虚则封藏不固，阴血暴脱。症见骤然下血甚多或淋漓不断，血色淡红或紫黑夹块，腰酸足软，头晕神疲，气短自汗，舌质淡嫩，苔薄白或滑，脉沉细弱。治则以温阳固脱为要。临床宜选用甘润温养之品，盖甘能生发，温则能养，阳生阴长，血自归经。常用药有艾叶、肉桂、巴戟天、锁阳、仙茅、仙灵脾、菟丝子、川杜仲等，注意与当归、白芍、熟地、黄精等阴药配伍，补阳配阴。常用方如右归丸、缩泉丸加减以温肾固涩［熟地15g、淮山药15g、山萸肉10g、菟丝子20g、枸杞子10g、鹿角胶10g（烊化）、制附子10g（先煎1h）、肉桂6g（后下）、杜仲10g、当归10g］或用《金匮要略》胶艾汤以温经养血［熟地15g、当归10g、川芎3g、白芍10g、阿胶10g（烊化）、艾叶10g、炙甘草6g］。又因气为血之帅，阳虚则气弱，故在温补脾肾之阳的同时，注意选用党参、白术、北黄芪等益气固摄。如肾阳虚弱，下元寒冷，漏下不止，腰痛，小腹冷痛，小便清长，舌淡脉迟者，治宜温肾扶阳、摄血止漏，常用《伤寒论》附子汤加鹿角霜、桑螵蛸、赤石脂、伏龙肝、煅龙骨、煅牡蛎，或参附汤加黄芪、覆盆子、金樱子温阳益气。

病例 仇某，36岁，干部。1993年8月10日初诊。

向来经行规则，但经量偏多，常7~9日干净。1993年5月20日行经，初几天量多如崩，继后淋漓不止，迄今已流血72日。曾用西药卡巴克络、肌内注射缩宫素及口服益母草流浸膏、红霉素等药无效，于1993年6月30日诊刮（病理报告为：子宫内膜呈双相期图象，部分分泌期，部分增殖期，间质水肿，灶状出血），但诊刮后阴道流血未止，于1993年7月14日住铁路医院治疗，B超检查示"右附件46mm×48mm实质性包块"，经服妇康片治疗，阴道流血减少，但仍淋漓未净、色淡红，头晕神疲，腰酸而胀，形体丰腴，眍黯，舌质淡，苔薄白，脉细弱。此乃久崩下血，阴损及阳，阳虚失固所致。治宜温阳摄血法。

处方 补骨脂10g 党参15g 茯苓10g 白术10g 桑寄生15g 桑螵蛸10g 鹿角霜20g 芡实10g 荆芥炭6g 炙甘草6g

水煎服。

药3剂后血止，守上方3剂以资巩固，继予润理脾肾，化瘀消癥之剂善后。

按语 久崩漏下，阴损及阳，阳脱阴衰，宫寒血凝，血滞成瘀，瘀阻血不归经。本病例抓住阳虚这一主要矛盾，仿附子汤之意益火之源，振奋脾肾之阳，使阳密则固，阴霾自散，出血能止。由于诊时值暑热之际，方中附子大辛大热，药性刚燥，走而不守，恐其峻猛伤阴，故用补骨脂代之，则既能温补肾阳，固精止血，而无辛热有毒之弊。

7. 冲任不足崩漏

本型多见于少女和老妇，盖少女肾气未充，发育未全；老妇肾气衰退，真阴真阳日渐亏虚，均能导致冲任功能不足而出现崩漏之变。

二七之年的少女，肾气初盛，发育未全，常出现阴道出血淋漓不净，但无自觉症状，其病机为肾气未充，冲任不足，因起病轻微，尚未影响到其他脏腑和功能，在治则上要以补肾为主，平衡阴阳，兼以养肝，以促进少女冲任二脉发育健全。常用方为五子衍宗丸（菟丝子20g、枸杞子10g、覆盆子10g、五味子6g、车前子10g）。本方补中有利，柔中有刚，以补为主，阴阳并补。临证可根据病情灵活化裁。如肾阳虚者，加补骨脂、巴戟天、川续断、桑螵蛸、鹿角霜等温肾固冲；偏肾阴虚者，合沙参、麦冬、二至丸等滋阴生精，养血止漏；偏气血虚者，上方去五味子、车前子合圣愈汤或人参养荣汤调补脾肾，益气生血，濡养冲任；血瘀者去五味子之酸收加鸡血藤、桃仁、泽兰、苏木、北黄芪等温肾益气活血之品。

妇女年届七七，肾气衰退，天癸欲绝，冲任功能紊乱，常出现偏于阳虚或偏于阴虚，或虚瘀夹杂病机。偏于阴虚者，症见阴道流血、血色鲜红，伴头晕耳鸣，烦热盗汗，难寐多梦，腰酸足软，舌边尖红，苔少或无苔，脉细数无力，治宜滋肾养阴、益精止血，可用左归丸合二至丸［熟地15g、山萸肉10g、枸杞子10g、淮山药15g、菟丝子20g、鹿角胶10g（烊化）、牛膝6g］加仙鹤草、阿胶珠、茺蔚子、地榆炭、小蓟等。偏于阳虚者，症见出血量或多或少、淋漓不绝、色淡，面色晦暗，精神委靡，畏寒肢冷，小便清长，大便溏薄，舌淡嫩，脉沉细弱，治宜补肾扶阳、温经摄血，可用右归丸［熟地15g、淮山药15g、萸肉12g、菟丝子20g、枸杞子9g、杜仲10g、鹿角胶10g（烊化）、制附子9g（先煎）、当归6g、肉桂3g（后下）］加桑螵蛸10g、老姜炭6g、赤石脂10g，使阳生阴长，冲任固摄，漏下能止。

针对少女和老妇冲任不足病机，既要注重通过治肝肾以达治奇经，又要注意选用一些入冲任奇经之药，如当归、何首乌、益母草、延胡索、香附、紫石英等药入冲脉；龟板（胶）、阿胶、杜仲、菟丝子、枸杞子、茺蔚子、核桃肉等入任脉等，临证可酌情配用，以提高疗效，缩短疗程。

病例 杜某,13 岁半,学生。1991 年 7 月 29 日初诊。

初诊 13 岁初潮即出现经行紊乱,周期或前或后,经量较多、色鲜红,夹紫色血块,每次经行常持续 15~20 日,平素无何不适。刻诊:阴道流血已 14 日,量多、色鲜红,夹块,伴口干纳差,大便干结,舌淡红,苔薄白,脉细。证属肾气未充而天癸早至,冲任不足。治拟滋阴凉血,塞流固冲为先,方用两地汤加味。

处方 生地 15g 玄参 15g 地骨皮 6g 白芍 10g 麦冬 10g 旱莲草 20g 阿胶 10g(烊化) 荷叶 10g 地榆 10g 仙鹤草 10g 煅牡蛎 30g(先煎)

3 剂,每日 1 剂,水煎服。

二诊(1991 年 8 月 3 日) 上药 1 剂后血止。现无任何不适。舌淡红,苔薄白,脉缓。出血虽止,亟当培补肾气,固摄冲任以善后。

处方 菟丝子 15g 枸杞子 10g 覆盆子 10g 茺蔚子 10g 五味子 5g 党参 15g 何首乌 15g 淮山药 15g 红枣 10g

7 剂,每日 1 剂,水煎服。

守上法调理,急则治标,缓则固本,共调理 3 个月,月经周期已正常,经行 7 日干净,停药后迄今未再复发。

按语 《素问·上古天真论》曰:女子"二七而天癸至,任脉通,太冲脉盛,月事以时下",本病例患者未及"二七"经水已行,显然肾气未充,冲任二脉发育未全,胞宫藏泻开合失司所致。治疗分两步:在其暴崩漏下之时塞流澄源,先止其血,血止后则着眼于培补肝肾精血,促进冲任发育成熟。治法有条不紊,标本兼顾,方能取效。

8. 冲任损伤崩漏

随着近年来计划生育手术的开展,因受术者体质因素或施术不当,或术后调摄失宜等因素,容易诱发一些病证,其中尤以放环或人工流产术后阴道不规则流血常见,本病古籍中从无记载。通过多年的临床观察,育龄妇女通过人为器械操作而达中止妊娠、阻止受孕的目的,属于前人所说的"暴损冲任"(《广嗣纪要·坠胎》)和"胎脏损伤,胞脉断坏"(《妇科玉尺·小产》)的范畴,其病因类似"暴伤"、"金创",病机为胞宫冲任损伤,瘀血阻络,累及肝肾。盖肾藏精而为生殖之本,肝藏血而主生发,胞宫系于肾,冲脉、任脉皆起于胞宫而为肝肾所系,胞宫和冲脉、任脉的损伤就是肝肾的损伤。由于病变虚瘀夹杂,治宜补养肝肾为主,佐以化瘀之法。补养则能养脏生血,促进修复;化瘀则能导滞生新。根据症候之偏虚偏实,可分别采用以补为主,或以化为主,补中有化,化中有补,以达既不影响节育效果,又能调和气血,使机体适应手术后的变化。具体在治法上可分为两个阶段:流血初期(术后 1 周内)治疗以化为主。症见放环或人工流产术后恶露不绝、量少色黯,伴腰酸而胀少腹、小腹胀痛,舌淡红,苔薄白者,常用生化汤(当归 6g、川芎 3g、桃仁 6g、炮姜炭 1.5g、炙甘草 6g)加益母草、鸡血藤、川续断、川杜仲、炒山楂之类,以预防术后感染,促进伤口愈合和子宫复旧。若术后阴道流血时间较长,或崩或漏者,多为肝肾虚瘀,则采用以补为主,补中寓化之法,根据其阳虚和阴损的不同辨证处方。如为阴虚火旺者,常用二地汤合二至丸(生地 15g、地骨皮 15g、玄参 15g、阿胶 10g、麦冬 10g、白芍 10g、女贞子 10g、旱莲草 20g)加鸡血藤、丹参、益母草、小蓟等;为气虚夹瘀者,用补中益气汤加泽兰、苏木、海螵蛸、茜草等;因阳虚不固者,用附子汤[制附子 10g(先煎)、党参 15g、白术 10g、茯苓 10g、白芍 10g]加黄芪、鹿角霜、炒山楂、三七等;阴虚夹湿,湿瘀胶结,郁久化热,损伤胞络者,用清宫解毒饮(鸡血藤 20g、丹参 15g、土茯苓 20g、金银花藤 20g、车前草 10g、益母草 10g、生薏苡仁 30g、甘草 6g)加马鞭草、败酱草、海螵蛸、茜草、地榆等。在选方用药上,要留意养血活血并重，养血不忘瘀，活血不忘虚，补肝肾常选用能柔能润之品，如当归、白芍、肉苁蓉、黄精、杜仲、千斤拔等；化瘀常用苏木、泽兰、三七、炒山楂、小蓟、益母草等，不轻易使用收涩药或炭药，以免闭门留寇之弊。

病例 尹某，35岁，干部。1993年7月27日初诊。

初诊 人工流产术后阴道流血已17日。诉人流术时经过顺利，但术后3日无明显诱因出现发热（T 38℃），阴道流血，夹紫红色血块，曾服用红霉素、氨苄西林、益母草流浸膏等药，热退而阴道流血未减，遂行清宫术，但清宫术后阴道流血依然。3日前在某医院住院治疗，经静脉滴注红霉素、麦角胺、缩宫素等药，阴道排出大血块，但流血未止，诊时阴道流血量少、色鲜红，伴头晕腰胀，目窠浮肿，纳差便溏，舌质黯，苔薄白，脉滑数。证属人流手术，胞宫胞络损伤，瘀血阻滞，血不归经。治宜补血化瘀为法。

处方 当归身10g 川芎3g 川续断10g 炮姜炭3g 益母草10g 地榆炭10g 生军炭10g 甘草6g

3剂，每日1剂，水煎服。

二诊（1993年7月30日） 药已，阴道流血昨日已止。现腰胀而痛，纳差，便溏，舌淡，苔黄厚，脉细滑。流血虽止，但术后脾虚，运化无力。治宜补脾养肝，佐以清热之法。

处方 当归10g 川芎6g 赤芍10g 白术10g 茯苓10g 泽泻10g 夏枯草15g 骨碎补15g 紫花地丁15g 连翘15g 甘草5g

4剂，每日1剂，水煎服。

三诊（1993年8月24日） 上药后诸症已缓。今日经行、量多、色鲜红，伴腰胀，小腹隐痛，脘胀，纳差便溏，舌淡红，苔薄白，脉细略数。拟益气健脾摄血，防其去血过多。

处方 炙北黄芪20g 党参15g 白术10g 陈皮10g 当归身10g 柴胡5g 升麻6g 荆芥炭10g 煅龙骨30g（先煎） 煅牡蛎30g（先煎） 蒲黄炭6g 炙甘草6g

3剂，每日1剂，水煎服。

四诊（1993年9月3日） 经行5日干净，余症已瘥。现头晕而痛，咽痛，舌淡红，苔薄白脉细。拟滋养肝肾，调理冲任善后。

处方 熟地15g 淮山药15g 山萸肉6g 北沙参10g 麦冬10g 丹皮6g 茯苓6g 泽泻6g 桔梗6g 白蒺藜10g 甘草5g

3剂，每日1剂，水煎服。

按语 本病例因人工流产术后，胞宫胞络受损，邪毒乘虚侵袭，与瘀血搏结于宫内，瘀阻血不归经，复因清宫术，旧创未愈，又复新伤，肝、脾、肾三脏受累，从而出现虚实夹杂病机。治此既要重视补虚扶正，又要化瘀治标。初诊首用养血化瘀之法，仿生化汤之意生血祛瘀。二诊瘀化血止，但因出血较久，恐其邪毒湿瘀恋络，故用当归芍药散加清热解毒之连翘、紫花地丁软坚散结之夏枯草及补肾行血之骨碎补以解毒化瘀利湿，以绝后患。三诊适值经行，有脾虚失统之兆，治则着重健脾升阳，益气统血，用补中益气汤加味，方中煅龙牡、蒲黄炭止中有化，止血而不留瘀。四诊以补益肝肾，调养冲任善后。

五、带下病的辨证施治

带下病临床颇为常见。谚云"十女九带"，昔日扁鹊过邯郸，闻贵妇人，而专为带下医者，以妇人患此证甚多也。以下分三个方面论述。

1. 治带多法，祛湿化瘀为先

带下虽有脾气之虚、肝气之郁、湿气之侵、热气之逼诸因，而水谷精微不能输布生血，反潴为湿，湿浊下注，冲任受损，带脉不固，胞宫藏泻失职机制则一。治带虽有温化、清热、燥湿、补虚、泻实之分，其病因病机不离"湿"、"瘀"二字，故治带多法，祛湿化瘀为先。盖妇人经、孕、产、乳以血为用，胞宫位居下焦阴湿之地，房室纵欲、药物、器械均可损伤胞脉，湿浊之邪即乘虚侵袭客于胞宫。湿为阴邪，其性重浊黏腻，易阻遏阳气，使脏腑气血失和，经脉不利，血行失畅，或湿与离经之血胶结为瘀，或瘀阻经络，三焦气机不畅，水津不能输布施化而生湿。湿能致瘀，瘀能生湿，互为因果，均能阻遏气血流通，形成湿瘀为患。临证常见带下量多，或赤白相兼，少腹、小腹胀痛，痛经、癥瘕诸疾并作。临床应根据湿瘀的轻重主次，灵活采用化湿和血之法。如寒湿凝滞而致经脉不利为瘀者，治以温化寒湿为主，佐以化瘀之法，可选用异功散（党参、白术、茯苓、陈皮、甘草）加补骨脂、益智仁、藿香、苍术、鹰不扑、鸡血藤、益母草等；如湿热或湿毒壅盛，血受热灼成瘀者，则治以清热利湿为主，佐以凉血化瘀之法，常用方为清宫解毒饮（鸡血藤、丹参、土茯苓、金银花藤、薏苡仁、车前草、益母草、甘草）酌加紫草、败酱草、鱼腥草等；若因脏腑气机失调，瘀阻经脉，以致津液不能输布，反陷为湿者，治以活血化瘀行气为主，佐以利湿之法，常用桃红四物汤去熟地，加苏木、泽兰、茜根、马鞭草、车前草、土茯苓、鸡冠花等，治湿又治瘀，俾湿瘀俱化，带下悉除。

2. 以肾为本，温化清利为要

《傅青主女科》开篇之首即有"带下俱是湿症"之言，可见湿与带下密切相关。脾居中州而主运化水湿，脾气健运则清升浊降，湿祛源清，自无带下之虞，故历代医家治带均重视健脾益气，升阳除湿。但湿邪之变不仅与脾弱有关，且与其他脏腑功能失常有关，其中与肾的关系尤为密切。盖肾主水，脾主湿，水湿同源，治湿必治水，治水即可以治湿。又肾为水火之脏，内寓元阴元阳，冲任所系，"五脏之阴气，非此不能滋，五脏之阳气，非此不能发"，肾气的强弱与否，关系到水湿代谢的正常与否。若肾阳虚衰，失于蒸化，则脾阳失运，水谷津液不能升清输布，冲任不固，带脉失约，水湿滞于胞宫，可致带下绵绵不绝；若肾阴不足，则五液亏虚，肝失涵养，生发无能，可出现带下全无，阴道干涩，或肝郁日久化火，乘克脾土，湿热下注，出现带下黄稠、臭秽，故治带不仅要健脾，更要温养肾气，以固根基。临证但见带下量多、色白或淡黄、质稀不臭，伴面色萎黄，纳呆便溏，四肢欠温，舌淡嫩，苔薄白润，脉细缓者，治可用温肾健脾、升阳除湿之法，方用《傅青主女科》完带汤加巴戟天、补骨脂、川椒、鹿角霜等温肾化湿止带；症见带下绵绵、质稀若水，腰酸如折，小腹冷痛，小便频数清长，舌淡，脉沉迟者，治重温肾扶阳，温化水湿，选用《伤寒论》附子汤加黄芪或合缩泉丸化裁（制附子、党参、白术、茯苓、益智仁、淮山药、金樱子、桑螵蛸）温肾固涩，治湿及泉，使阳气流通，阴湿能化；症见带下或多或少，色黄或阴道灼热，头晕耳鸣，失眠心悸，腰背酸困，舌红少苔，脉细数者，常用知柏地黄汤合芍药甘草汤（知母、黄柏、熟地、淮山药、萸肉、丹皮、茯苓、泽泻、白芍、甘草）壮水制火，滋阴柔肝，使真水行而邪湿无所容；若带下黄浊臭秽，或赤白相兼，伴心烦易怒，胸胁胀满，口苦口干，舌红苔黄，脉弦数者，为肾失封藏，脾失健运，湿热下注所致，宗《难经》"实则泻其子"之旨，选用龙胆泻肝汤清肝经湿热，泻肾经虚火。总之，不论是寒湿带下还是湿热带下，均宜以肾为本，温化总以温肾健脾为宗，清利则以泄肾泻肝为法。

3. 经带并治，贵乎知常达变

《素问·骨空论》指出："任脉为病……女子带下瘕聚。"《金匮要略·妇人杂病脉证并治》亦有"妇人经水闭不利，脏坚癖不止，中有干血，下白物，矾石丸主之"的记载，实为经带并病之最早记载。冲主血海，任主诸阴，督统诸脉，三脉一源三歧，均起于胞中，而带脉起于少腹侧季肋之端，环身一周，约束诸脉，故冲、任、督三脉与带脉相通相济，任督病可致带脉病，带脉病亦可致任督病，从而经带并病。此外，叶天士有"八脉隶于肝肾"之说，肝肾虚损，则冲任失固，督脉失统，带脉失约，不能制约经血，血与带相兼而下；或久崩耗血亡阳，精反为浊，白滑之物下流不止。其中以湿热带下引起月经过多、痛经、闭经尤为多见。盖湿热熏蒸，壅滞于胞宫，既可导致水精不化，湿浊下注，带脉失约之绵绵带下，又可损伤冲任，以致经行失常，故治带要注意带病、经病之间的密切关系，分清带病、经病的孰轻孰重，灵活采用治带及经或经带并治之法，在湿浊带下严重时，常通过治带调经，方能取效。如脾虚下陷，运化失职，统摄无能，常可因湿浊不化，损伤任带而出现带下量多或质如米泔，月经超前、量多色淡。治可用益气健脾、止带摄血之法，选用举元煎加土茯苓合《内经》乌贼骨藘茹丸（党参、白术、黄芪、升麻、炙甘草、土茯苓、海螵蛸、茜草）酌加辛温芳化、疏转气机之品，如白芷、荆芥穗、藿香、苍耳子等培中燥湿，从带治经，使经带并调。如湿热下注，交蒸于胞内，致冲任受灼，带脉失约，出现带下黄浊臭秽或赤白相兼，阴道辣痛，月经量少色黯，经痛者，治拟清热利湿；和血化瘀之法，选用《金匮要略》当归芍药散合四妙散（当归、川芎、赤芍、白术、土茯苓、黄柏、薏仁、牛膝、苍术）酌加马鞭草、鱼腥草、连翘、救必应等苦寒燥湿、化瘀解毒之品，俾湿去热孤，脉道疏浚，瘀化血行。

六、不孕症的治疗经验

笔者从事中医教学与临床60余年，长期潜心于不孕症的临床研究。对不孕症的治疗，遵古而不泥古，取得良好的治疗效果。现将治疗不孕症的经验介绍如下。

1. 种子贵先调经，调经不忘治带

历代医家都注重月经和孕育的关系。万全《妇人秘科》言："女人无子，多因经候不调……调经为女人种子紧要也。"临床所见月经不调之妇，鲜有能受孕者。故对不孕症的治疗，笔者首先着眼于调理经候。妇人以血为本，而经、孕、产、乳数伤于血，故常出现"有余于气，不足于血"的病证。经者血也，调经就是要治血，血足方可孕育胎元。调经之法，常从肝脾肾着眼。首先，调经要补益肾气，以固气血之根基。多用左归饮、右归饮、五子衍宗丸等方。气为血之帅，血随气而行，调经要养血，养血要顺气，顺气要疏肝。喜用柴胡、合欢花、素馨花等疏肝顺气之品。调经还要健脾和胃，以助气血之生化，使经源充足，笔者每用归脾汤、人参养荣汤化裁。

月经病和带下病都是妇女常见的疾病，两者往往同时并见，而且带下异常也可以影响到妇女的孕育。故在调经种子之时，必须考虑到月经病和带下病的相互影响。若为经带同病者，不仅要治经，还要治带。经带并治之方，笔者常选用当归芍药散。

病例 韦某，女，25岁。1991年4月5日初诊。

初诊 月经紊乱并痛经8年，不孕3年。13岁月经初潮，一向经行不甚规则，时有闭经。1984年以来经乱加甚，经血量多，行经时间十余至二十余日不等，多次因经崩而昏厥。诊断性刮宫提示子宫内膜增殖。西医诊断为"无排卵型功血"。曾因功能性子宫出血3次住院治疗，效果不显。每于经前、经行小腹剧烈绞痛，需服去痛片方舒。1988年结婚，婚后经乱如故，夫妻同居，未避孕而不孕。因治疗效果不佳，当地医院建议行子宫切除手术，患者不从，求诊于余。到诊为经行第5日，服药（药名不详）后腹痛已缓解，经量仍多、色鲜红，夹血块，头晕目眩，纳

食二便尚可，舌尖边红，苔薄白，脉细。证属肝肾亏损，固摄无能。治予补益肝肾，养血调经。

处方　当归 10g　川芎 6g　白芍 10g　熟地黄 15g　鸡血藤 20g　丹参 15g　续断 10g　益母草 10g　炙甘草 6g

4 剂，每日 1 剂，水煎内服。

二诊（1991 年 4 月 9 日）　本次经行 8 日干净，现除头晕外，余无不适。仍宗前法，守方出入，予药 7 剂。

三诊（1991 年 4 月 16 日）　头晕症瘥，时觉少腹、小腹胀痛，痛引腰部，舌淡红，苔薄白，脉略数。予以疏肝养血，健脾益气。冀气机疏利，化源充足。血行正常，经候如期。

处方　柴胡 6g　当归 10g　白芍 10g　茯苓 10g　白术 10g　黄精 15g　夜交藤 20g　小茴香 5g　香附 6g　炙甘草 6g　薄荷 5g（后下）

7 剂，每日 1 剂，水煎内服。

四诊（1991 年 4 月 23 日）　药后已无腹痛，但带下全无，交后精液溢出，基础体温呈单相，舌淡红，苔薄白，脉细。治拟补肾温阳，调经助孕。

处方　菟丝子 20g　枸杞子 10g　覆盆子 10g　茺蔚子 10g　淫羊藿 15g　仙茅 10g　当归 10g　党参 15g　鸡血藤 20g　苎麻根 10g

7 剂，每日 1 剂，水煎内服。

药后于 5 月 5 日经行，4 日即净，经行腹痛减轻。再如法调理 1 个月，6 月份月经逾期不至，查尿人绒毛膜促性腺激素（HCG）阳性，B 超诊断为早孕。

2. 注重调补肝肾，喜用温通之品

对不孕症的治疗，笔者注重调补肝肾。盖肾藏精，主生殖，为先天之本；肝藏血，主生发，女子以肝为先天。《素问·灵兰秘典论》曰："肾者，作强之官，伎巧出焉。"《素问·六节藏象论》云："肝者，罢极之本……以生血气。"临床所见性欲淡漠，无排卵者，多与肝虚不能生发，肾亏不能作强有关，治之当以调补肝肾为法。再者，多年不孕，盼子心切，常有肝郁，又要考虑疏理肝气。因为不孕症为慢性病症，需要治疗一定的时间，且肝肾同源，阴阳互相互用。因而笔者主张在调补肝肾之时应以平补阴阳为原则，使阴阳无偏颇，常用五子衍宗丸、归芍地黄汤出入治之。不孕症多虚实夹杂，阴阳相兼，纯阴纯虚者少。在调补肝肾之时，适当加入温化通行之品，则疗效尤捷。盖气血以通行为贵，温则能生、能养、能开、能散、能行。笔者常用的温化通行药有路路通、淫羊藿、巴戟天、香附、川芎、红花之类。

病例　陈某，女，31 岁。1990 年 6 月 21 日初诊。

初诊　不孕 4 年。1986 年结婚，夫妻同居，性生活正常，未避孕，迄今不孕。曾在某医院中药治疗半年罔效。配偶精液检查正常。其月经周期尚准，经量中等，经色暗红，血块量多，经前腰胀，乳房胀痛，经行腰胀不减，小腹隐痛。平素带下时多，带多则腰痛，夜寐不安，纳便尚可，末次月经 6 月 17 日，舌淡红，苔薄白，脉细弦。B 超检查提示"子宫稍小"，诊断性刮宫示"黄体功能不足"。中医辨证属肝肾两虚，冲任不足。治以调养肝肾，补益冲任。

处方　当归 15g　白芍 10g　熟地黄 20g　山萸肉 6g　淫羊藿 15g　路路通 10g　红花 1g　大枣 10g

8 剂，每日 1 剂，水煎内服。

二诊（1990 年 7 月 23 日）　药已，经行正常，腰胀痛未作，夜难入寐，舌脉平。仍守前法。

处方　菟丝子 20g　枸杞子 10g　覆盆子 10g　当归 10g　赤芍 10g　熟地黄 15g　党参 15g　白术 10g　路路通 10g　仙茅 10g　红花 1g

调治 3 个月，上方增损共服 70 余剂。于同年 11 月受孕，1991 年 8 月足月分娩一女婴。

3. 辨证辨病相结合 病同证异善化裁

现代医学认为女性不孕与卵巢、输卵管、子宫、子宫颈、外阴、阴道、免疫等因素有关。临床常见有输卵管阻塞、子宫肌瘤、子宫内膜异位症、排卵功能障碍等。笔者治疗不孕症是既辨证，又辨病，辨证与辨病相结合，病同证异之时，能把握病机，灵活化裁。如治疗输卵管阻塞引起的不孕，以活血通络、软坚散结为总原则。常选用温养通行之品，如鸡血藤、当归、川芎、桂枝、制附子、刘寄奴、路路通、皂角刺、急性子、王不留行、穿破石、猫爪草等。由于病因病机不同，证型有别，故需结合辨证论治，在辨证基础上加入温养通行的药物。如属气滞血瘀型者，以柴胡疏肝散加当归、鸡血藤、刘寄奴、郁金、青皮、急性子、夏枯草治之；气血虚弱型者，以十全大补汤加鸡血藤、肉苁蓉、路路通、小茴香治之；寒湿凝滞型者，以少腹逐瘀汤加桂枝、穿破石、王不留行、穿山甲、路路通、香附治之；湿热下注型者，以四妙散加土茯苓、马鞭草、鸡血藤、丹参、赤芍、金银花藤、猫爪草、石菖蒲治之；痰湿郁阻型者，以苍附导痰丸加白芥子、皂角刺、浙贝母、鸡血藤、刘寄奴、路路通、穿破石治之。

对排卵功能障碍的病症，有些学者提出针对月经周期中不同阶段，采用周期性给药。如经后期补阴为主，排卵期补肾调血通络，经前期补阳为主，行经期活血调经，这是有一定道理的。但笔者认为，患者阴阳消长情况各不相同，对经前经后用药无定方，要根据具体情况辨证论治，有是证而用是药。排卵不佳多与肝不生发，肾不作强有关。笔者往往从调补肝肾着眼，针对不同证情，或温肝肾之阳，或滋肝肾之阴，或益肾填精养血，使肝肾阴阳平秘，精充血足，以助排卵。

若为子宫肌瘤或子宫内膜异位症引起不孕者，每兼夹有血瘀，应在辨证的基础上加入活血化瘀之品。常用莪术、益母草、苏木、泽兰、鸡血藤、牡丹皮、赤芍、刘寄奴等。

病例 陈某，女，33 岁。1991 年 5 月 14 日初诊。

初诊 继发性不孕 7 年。曾人工流产 2 次，自然流产 1 次，末次流产时间为 1984 年（自然流产）。自 1984 年以来有生育要求，夫妻同居，未避孕而不孕。24 岁月经初潮，周期 32～35 日不等，经量偏少、色暗红，行经期 5 日。经前乳房痒痛，小腹疼痛，肛门重坠，时时欲便，经行诸症消失。末次月经 5 月 4 日。现纳少腹胀，大便溏烂，夜寐欠佳，舌淡红，苔白稍厚，脉细。1991 年 3 月输卵管通液示输卵管不通，造影为输卵管伞端堵塞；基础体温呈单相。中医辨证属气虚血滞，胞脉不通。治以益气养血，活血通络。

处方 当归 10g 川芎 6g 赤芍 10g 茯苓 10g 白术 10g 泽泻 10g 路路通 10g 皂角刺 10g 甘草 6g 山甲粉 5g（冲服）

6 剂，每日 1 剂，水煎内服。

二诊（1991 年 5 月 21 日） 药后腹胀减轻，时有腰胀，大便仍溏。现为月经周期第 18 日，基础体温未升，舌淡红，苔薄白，脉细。以温补脾肾为主，兼予活血通络。

处方 党参 15g 白术 10g 茯苓 10g 陈皮 5g 仙茅 10g 淫羊藿 15g 当归 10g 赤芍 10g 穿破石 20g 路路通 10g 大枣 10g 瓦楞子 10g（打） 山甲粉 5g（冲服）

三诊（1991 年 5 月 31 日） 上方加减服 11 剂，大便已调。近日乳头稍痒，小腹微胀，舌淡红，苔厚略黄，脉细缓。脾肾不足之症渐减，再循益气养血、活血通络之法，兼以祛湿清热。

处方 当归 10g 川芎 6g 赤芍 10g 土茯苓 20g 白术 10g 泽泻 10g 苍术 10g 黄柏 10g 急性子 20g 菟丝子 20g 山甲粉 5g（冲服）

根据症情变化，上方酌情损益，或加路路通、穿破石、皂角刺、香附以活血通络、软坚散结，或增淫羊藿、仙茅、黄精、枸杞子、覆盆子、熟地黄以调补肝肾。共服药 30 余剂，末次月经 1991

年 7 月 5 日，继而受孕。于 1992 年 3 月分娩一男婴。

七、输卵管阻塞的辨证施治

输卵管阻塞导致不孕临床颇为常见，其证候虚实相兼，寒热错杂，治疗不易。从临床上观察，其病因主要有肝气郁结、血瘀、痰湿闭阻、气血亏虚、胞脉失养等。虚则不充，瘀则阻滞，均可导致输卵管不通。治疗上宜审证求因，辨证辨病相结合，以达通行。

1. 疏肝养血　解郁导滞

输卵管位于下焦少腹，属胞脉范畴，足厥阴肝经所过。肝藏血，主生发，体阴而用阳，妇人经、孕、产、乳以血用事，血常不足，肝阴易亏，若情志怫郁，肝失条达，疏泄失职，则气机不利，胞脉瘀阻；或经产术后耗血伤阴，肝血亏损则生发无能，胞脉失养。治宜遵《内经》"疏其血气，令其条达"之旨，疏肝养血，导滞通脉。症见输卵管通而欠畅或伞端堵塞，经前乳房、胸胁胀痛，经行前后不定，经量多少不一，色黯夹块，脉弦细者，可选用柴胡、香附、素馨花、合欢花、佛手花等辛平香淡之品与当归、芍药、鸡血藤、丹参等血药配伍，以解郁行气，养血舒肝；并在此基础上加郁金、青皮、刘寄奴、王不留行、苏木、路路通等入肝经化瘀通脉。诸药合用，化瘀不伤正，行血不损阴，疏中有养，补中寓行，从而使肝气条达，胞脉通畅。

2. 祛瘀通络　软坚消积

在长期的临床实践中发现输卵管阻塞除外感六淫、内伤七情以致气滞、湿阻、热郁、寒凝外，更有因频繁人工流产、腹部手术致虚致瘀，最终导致瘀血闭阻，胞脉不通。虚、瘀为其病理特点，治宜养血活血，软坚消瘀，攻而通之，但选方用药应避免峻猛破血之品，以免伤伐生机，欲速而不达。症见输卵管完全阻塞，或附件炎性包块，平素少腹、小腹或胀或痛，或经行疼痛，面部黧斑，舌边瘀点，脉沉涩者，可用养血通脉汤（鸡血藤、丹参、桃仁、红花、当归、川芎、香附、穿破石、皂角刺、路路通）养血化瘀，软坚消积，宣导通络。临证还可根据患者体质之壮实羸弱，病邪之新起久潜，证情之虚实主次变通化裁而治之。是方辛开温运，苦降通行，可促进增生性病变、瘢痕组织的软化吸收，松解粘连，收效较佳。

3. 燥湿化痰　温散通行

胞宫位居下焦阴湿之地，房室纵欲，寒湿之邪均可损伤胞脉，或素体脾肾阳虚，气郁不畅，清浊升降失司，痰瘀互结。痰湿为阴寒之邪，寒则收引，湿性重浊黏腻，二邪占踞血室，可致阳气不伸，胞脉瘀阻。痰湿宜温宜化，瘀滞宜通宜行，然脾主运化水湿，肾为水火之脏，治宜从温肾健脾着眼，燥湿化瘀通脉。症见输卵管梗阻并积水，或卵巢囊肿，面白形胖，或月经量多色淡，带下稠黏，胸闷食少，苔白腻者，可用苓桂术甘汤（茯苓 20g、桂枝 6g、白术 15g、甘草 6g）或苍附导痰丸加石菖蒲、白芥子、浙贝、皂角刺、泽兰等温化痰湿、活血通脉；症见经行少腹、小腹剧痛或冷痛，带下清稀，舌淡苔薄白，脉沉细者，可选用《伤寒论》附子汤或桂枝茯苓丸（汤）加艾叶、吴茱萸、莪术、穿山甲、路路通等温经通脉，以畅血行。其中桂枝辛甘温散，走而不守，入血通脉；附子辛热，温肾壮阳，通行十二经络，不仅能鼓舞脾肾阳气，且与血药配伍，化瘀通脉，功专力宏，为温化痰湿、宣通胞脉之要药。

4. 益气养血　攻补兼施

行气、活血、温化痰湿乃针对痰、湿、瘀等病理产物阻塞胞脉之病机所设，然"气主煦之，血主濡之"，气为血之帅，气虚则不能化血、行血；脉为血之府，血虚则脉道不充，气失所载。气血亏虚，由虚而滞，亦可致胞脉失养，枯涩不通。治宜补益气血，濡养胞脉，重建生机。在妇女而言，由于妇女以血为本，故治妇女病必须从治血着眼，而治血要从五脏着手，其中尤以肝、脾、肾三脏最为重要。盖血之始赖肾之蒸腾施化；血之源靠脾之运化升清；血之和不离肝之生发调摄，益气以生血，阳生则阴长。故对体质虚弱，气血不足，温运乏力的输卵管阻塞患者，临床可用补养气血，温补肝肾，健脾佐以通行之法，选用黄芪、党参、当归、何首乌、黄精、熟地、鸡血藤等甘平或甘温之品，以生发气血，濡养胞脉；加用肉桂、仙茅、淫羊藿、巴戟天、菟丝子、小茴香等温肾暖肝，鼓舞生机；酌选香附、乌药、扶芳藤、泽兰、苏木等缓攻不峻之品行气化瘀，畅盛冲任气血，诸药配伍，相得益彰。

八、试论子宫肌瘤的治法

子宫肌瘤是妇女常见的良性肿瘤，多发生于生育期30～40岁之间的妇女。它的发生可能与卵巢功能失调，雌激素分泌过多及长期受到刺激有关，故绝经后逐渐萎缩。根据有关妇科检查，肌瘤发生的部位不同，可分黏膜下肌瘤、壁间肌瘤及浆膜下肌瘤三种。

我国传统医学中虽然无子宫肌瘤之名，但根据临床症状有月经过多、周期缩短、经期延长，甚或不规则出血，淋沥难净，少腹、小腹胀痛，带下量多而臭秽等，可包括在"癥瘕"、"带下"范畴。如《素问·骨空论》"任脉为病……女子带下瘕聚"或"月经不调"、"崩漏"等病中。如《灵枢·水胀篇》"石瘕生于胞中，寒气客于子门，子门闭塞，气不得通，恶血当泻而不泻，血以留止，日以增大，状如怀子，月事不以时下，皆生于女子"，从《内经》首见"石瘕"之名，旋后《金匮要略》三篇有"癥病"之名称，《诸病源候论》"癥瘕"并称。仅从这些记载的病因、症状来看，很多是类似子宫肌瘤。

（一）病因病机

前人虽无子宫肌瘤之名，但根据历代文献的记载，却有近似的病因病机，如《内经》"寒气客于子门，子门闭塞"因而导致"气不得通，恶血当泻不泻，衃以留止"。《诸病源候论》"气血劳伤，脏腑虚弱，受于风冷，令人腹内与血气相结而生"。《医宗金鉴·血癥证治》"乘脏虚分风冷干，饮食内与血相博，因成血癥坚牢固"的叙述。《医林改错》："结块者，必有形之血也。"简要综合这些论点，癥病的形成，是近似子宫肌瘤，盖本病的发生，多由于新产、经行之时，脏腑气血虚弱，冲任脉损伤，为风、寒、湿、热之邪内侵，或七情过极，肝之疏泄失司，或饮食不慎，脏腑功能失调，以致气机不畅，血脉不利，因而形成瘀血、痰饮、湿浊等有形之邪，停积胞宫，胶结不解，日积月累而逐渐形成肌瘤。

根据前人的论述及临床所见，子宫肌瘤之所以发生，在内则由于肝、脾、肾三脏功能失调，气血不和，外邪得以乘虚而入子门，与经、产离经之瘀血凝结，蕴积下焦，郁久化热，与内湿相合，日益增大而成块。

（二）辨证分型

临床上常见有血瘀、气滞、气虚、湿热、痰阻等类型。

1. 血瘀

经产之时，过食生冷，或久居阴湿之地，风冷寒湿之邪客于胞宫，寒、湿、冷俱属阴邪，寒冷收引，湿邪重浊，能凝结血脉，阻遏血液的运行，以致经、产时离经之血凝固而日益长大形成包块。或由于各种手术操作不当，冲任损伤，出血过多，旧瘀不去，新血不得归经，亦可导致凝聚成块。

2. 气滞

血之与气，相辅相成，气为血之帅，血为气之母，气行则血行，气滞则血瘀。若妇女在经产之时，七情过极，喜怒无常，忧思不乐，肝气郁结，则气机不畅，疏泄失司，以致冲脉不能主血海，任脉不能主诸阴，阴血运行受阻而停于胞中，日益长大而成块。

3. 气虚

气行则血行，气虚则推动乏力而血行不畅。如平素体质虚弱，脾肾之气不足，则经产时离经之彼血，无力清除排出，壅滞于胞宫，日久而结块。

4. 湿热

经产之时，胞脉空虚，湿热邪毒乘虚而入，或平素体弱，脾失健运，应升的不升，津液输布失常，湿由内而生，流注下焦，郁久化热，湿阻气机，热伤阴血，凝瘀不散，壅滞胞宫，包块乃成。

5. 痰阻

肝主疏泄，脾主运化，如肝木横逆，损伤脾土，以致脾失健运，水谷精微不能正常输布，营养全身，反而下注变为痰浊，痰浊胶结，壅滞经脉，血行受阻，痰浊与血相博结，久结而成形。

从临床而论，子宫肌瘤的发生，虽然有五方面之分，但总的来说，最终均是邪血互结，影响气血之运行、津液的输布，胞脉窒塞，邪血搏结于胞宫，所以常有月经过多而夹血块，或淋漓难净，少腹、小腹胀痛，带下量多而臭秽，或赤白相兼。在育龄妇女，则输卵管不通而不孕。

（三）治疗原则

本病的发生，既是邪血互结而形成的包块，因而其治疗的原则，当遵《内经》"坚者削之，客者除之……结者散之，留者攻之"、"血实宜决之"的大法则为依据，以活血化瘀、软坚散结、攻坚破积、祛除消块为着眼。但由于本病属顽固之疾，多是正虚邪实，因此在总的治疗原则下，务必要徐图缓攻，顾护正气，以本为主，标本并治，察其兼证，随证处方用药。或活血化瘀，或疏气消块，或行气散结，或清热化湿，或导痰消块，以化瘀、软坚、消块之品为主，佐以扶正之剂，务必要做到在"化瘀消癥"中不损伤气血的目的。

（四）治疗方药

子宫肌瘤是以包块为主证，包块有良性与恶性之分，必须经过 B 超检查，按包块单个或数个，其发生的部位、大小、性质的软硬、病程的长短，以及舌苔、舌质、脉象等伴有症状的综合分析，属于良性的包块，才可以采取药物治疗，若属恶性包块，应该及时手术治疗，以免延误病机，危及生命。

多年来在临床实践中，笔者自拟"养血化癥汤"为治瘤主方，用于临床，结果是三种情况：小的肌瘤完全消失；大的肌瘤有不同程度的缩小；也有的虽服药三个月，包块既不缩小，也不增大。当然也有极个别有增大之趋势。目前在继续临床应用，其疗效尚在今后有待进一步观察。

养血化癥汤的药物组成：鸡血藤，当归，赤芍，莪术，牡丹皮，益母草，夏枯草，海藻，水蛭，香附，王不留行，鸡内金。

方中以苦甘温之鸡血藤，辛甘温之当归，甘平之鸡内金，辛甘平之王不留行为主药，能补血活血，补中有行，行中有补；莪术之辛温，宣导血脉，破血化瘀；赤芍、益母草、牡丹皮性俱微寒，而益母草味又甘辛，取其既能活血散瘀，又能清冲任之伏火；夏枯草之辛苦寒，水蛭、海藻之咸寒，能软坚消块，破瘀不伤新血；香附之辛苦平，行气开郁，宣导血行。全方以辛甘温为主，寒温并用，辛甘同施，辛则能开能散，甘温则能补能行，寒则可清久郁之伏火，咸可软坚消块，促进包块之缩小或消失。在扶助气血之中，佐以攻伐之剂，标本并治，是治疗肌瘤的主方。

治疗疾病，贵在辨证准确，有是病而用是药，在主方的基础上有所增减。如经行量多、色暗红而夹紫块，淋漓难净，伴有少腹、小腹胀痛，按之加剧，平时带下量多、色白黄而有臭秽，苔薄白，舌质紫暗或舌尖瘀点，脉象沉弦或涩者，此属瘀血为主，以本方加刘寄奴、泽兰，在出血期间则加山楂炭、大小蓟、三七，加强其化瘀止血之力；如阳虚寒冷，四肢不温，面色苍白，少腹、小腹冷痛者，此属寒凝血结积块，宜加制附子、桂枝、小茴香温化消积；经行量少、淋漓不断，或突然出血量多，色暗红有块，经将行胸胁、乳房、少腹、小腹胀痛，血块排出后则胀痛略减，舌边尖有瘀点或舌质紫暗，脉象沉弦或沉涩者，此属偏于气滞血瘀之包块，治之当本《素问·至真要大论》"疏其血气，令其条达，而致和平"之旨，可加甘平之合欢花、甘温微苦之玫瑰花、性平之素馨花，取三者芳香气味，入肝醒脾，理气解郁，消除气滞致瘀成块之因，则气机畅通，活血消块之力加强，尤其是玫瑰花一味，最善于理气解郁，和血散瘀而无气药香燥之弊。正如《本草正义》所说："玫瑰花香气最浓，清而不浊，和而不猛，柔肝醒胃，流气和血，宣通窒滞而绝无辛温刚燥之弊，断推气分药之中，最有捷效而最为驯良者，芳香诸品，殆无其匹。"如骤然出血量多，或长期淋漓不断，血色淡而质清稀，偶或夹血块，面色㿠白，精神疲惫，气短懒言，纳食不振，舌质淡，苔薄白，脉虚无力者，此属脾肾气虚，气机鼓动乏力，不能宣通血脉，以致积聚成块，则加黄芪、党参扶助正气，从而达到补气活血消块之目的。若身体过于羸弱，减去牡丹皮之凉开，再加甘温之鹿胶，取其性味温柔，血肉有情，直达冲任，促进气血之恢复。如经行超前、量多色红而夹块，平时带下量多、色赤白相兼、质稠黏而秽臭，胸腔痞闷，烦躁不安，纳食不香，大便溏薄，小便色黄，舌边尖红，苔厚腻而色黄，脉象濡缓或滑数者，此属湿邪久蕴冲任，黏腻不化，与血搏结而成块，郁久化热，宜加马鞭草、土茯苓、贯众、白花蛇舌草加强其清热解毒、利湿化瘀之功。如经行前后不定、量多少不一、色淡红而稠黏，平时带下量多而色白、质黏，体质肥胖，时泛恶欲呕，头晕目眩，精神恍惚，苔白或舌质淡嫩，脉象沉弦细而滑者，此属痰湿内阻，导致瘀血与痰湿胶黏为患而积成包块，宜加瓦楞子、昆布、浙贝母祛痰散结，软坚消块。

以上是笔者在临床常见的证型，但疾病的发生过程，是错综而又复杂的，往往在B超检查为肌瘤之后，而全身伴有症状却有多种证型，因此在选方用药之时，也要相兼配伍，灵活运用，才能收到预期的效果。

九、房事外感证治

房事外感，是指行房伤精之中，骤然风寒，或感冒风寒未愈而行房，或夏日行房之后，恣意乘凉，触犯风寒之气而得，或旅途劳役伤精，抗病力弱而感受外邪之病变。古人称之"夹阴伤寒"。由于本病的发生，是与性生活有关，民间称之"夹色伤寒"。多见于男子，临床少见。但由于行房而得的病变，精气亏虚，复感外邪，表里合病，虚实夹杂，来势猛烈，如处理不及时，常有生命之危！

1. 病因病机

前人对本病的发生，历来有主阴主阳之分，主阳者，认为病属阳虚阴盛，治宜温肾回阳，药用四逆汤、参附汤、麻黄附子细辛汤之类；主阴者，认为本病属阴虚阳亢，治宜滋阴抑阳，药用黄连阿胶汤、黄连鸡子黄汤、加减复脉汤之类。虽然两者均有道理，但均是片面之说，只强调阴阳问题，忽略了外邪为患，是不符合临床实际的。从临床所见，其症状身热面赤，头痛如破，全身骨节酸痛（尤以腰胫为剧），困倦嗜卧，头重不举，或身虽热而下肢冷，口虽渴而喜热饮，少腹、小腹拘急而痛，六脉沉细弦，或浮而无力等一派表里虚实杂夹之症，临床之时，必须加以细察，全面分析，庶不致误。症见行房之后，身热恶寒，肢节疼痛，头痛如破，少腹拘急，口燥咽干，心烦不寐，面赤肢冷，苔少舌红，脉象细数无力者，此为肾阴本虚，行房之后，肾精愈亏，复感外邪之变，治宜滋阴以固本，清解以祛外邪，六味地黄汤加麦冬、生地、桑叶、薄荷、防风、白蒺藜、龙眼叶、桃叶治之。行房之后，畏寒肢冷，头目晕重，倦怠乏力，懒言气短，面青肢凉，脉象虚弱者，此为素禀阳气不足，行房之后，肾阳更虚，感受风寒之邪而发病，治宜温里解表，急时可先用艾条灸神阙、中极、足三里等强壮穴位，以回阳救逆，再煎服参附再造汤以温里解表。

2. 典型病例

病例1 黄某，男，24岁，干部。1994年5月22日初诊。

初诊 自诉头痛发热已2日。前日参加篮球赛之后，当即以冷水淋浴，睡至半夜发热恶寒，头痛如裂，全身酸痛，腰痛如折，胸腹灼热，下肢不温，头重不欲举，舌边尖红，苔薄白，脉沉伏。脉症不合，舍脉从证。拟外感风热论治，用辛凉解表法，方用桑菊饮合银翘汤合剂加减，连服2剂。

二诊 药后仍发热昏沉，头痛尤以两太阳穴剧痛，全身骨节酸痛，舌尖红，苔薄白，脉仍沉伏。为何按外感辨治无效？是病重药轻，还是辨证有误？乃详询其家属，追查病史，始知当晚入睡之时，曾有过性生活，半夜醒后，即觉头晕头痛，发热恶寒，全身困倦，四肢乏力，病发于行房劳累之后，故症似外感，而脉似内伤，虚实夹杂。故治宜用滋阴疏解之法，用六味地黄汤加减出入。

处方 熟地黄15g 生地黄10g 山萸肉10g 淮山药15g 南丹皮10g 云茯苓10g 建泽泻10g 冬桑叶10g 白蒺藜10g 青防风10g 苦丁茶10g 生甘草6g

水煎服，连服3剂。

药后热退，头痛、头重消失。继用龙眼叶、鲜桃叶当茶饮，以清余邪，服异功散、人参养荣汤善后调理十余日后收功。

按语 本案初诊脉证不符，舍脉从证，从外感风热论治，药重清解邪热，未能顾护衰竭之阴精，故疗效不满意。二诊询得其有性交史，故按房事外感辨治，用六味地黄汤滋阴补肾以固其本，桑叶、防风清润疏解而不伤阴，白蒺藜、苦丁茶二药甘苦凉温并用，则散风清热清利头目之功倍增，甘草解毒而调和诸药，共奏扶正祛邪、标本兼顾之功。

病例2 李某，男，28岁，农民。1954年1月25日初诊。

初诊 自诉夜来连续2次行房之后，即感腰脊酸软，头晕头重，两目昏花，恶寒肢冷，鼻塞，虽盖厚被而不温，神疲乏力。诊时面青唇白，语音低沉，但尚能对答如流。脉虚细弱，舌苔薄白，舌质淡嫩。症属肾阳不足，行房之中，复感风寒之邪。治拟益气温阳为主，以驱外邪，仿参附汤与麻黄附子细辛汤出入。

处方
（1）制附子10g（先煎） 党参20g 北细辛3g（后下） 防风10g 秦艽10g 当归10g
2剂，水煎服。

（2）隔姜灸百会、神阙、中极、足三里各10min。

二诊　隔姜灸和服药以后，四肢稍温，头晕头重减轻，脉细，舌淡，苔薄白。守上方去防风、秦艽，加龙眼叶10g、桃叶10g。清水煎服3剂。

三诊　药已，精神好转，头晕重减轻，药即中的，仍守上方再服3剂，旋后饮食调理恢复。

按语　夫妻房帏之事，本为人情之常，但过之则有伤身体。本例患者，在寒冬之时，一夜连续行房2次，肾阳受戕，复感风寒之邪，故畏寒肢冷，头晕头重，神疲乏力，治之当以扶阳为主，以参附之温补，配隔姜灸百会、神阙、中极、足三里，则扶正回阳之力倍增，酌选北细辛、防风、秦艽以驱外邪，表里并治，以温里为主。方中之所以配用当归、龙眼叶、桃叶旨在化瘀导浊，且能防温药之燥，药证合拍，故收到预期效果。

3. 体会

（1）本病的发生虽有阴阳表里虚实之分，但病起于房事之中或房事之后，肾气先亏，阴精枯竭，复感外邪，治之应以肾虚为主，用药从扶正祛邪着眼，注意温阳不伤阴，滋阴不碍阳，疏解不伤正，正邪兼顾，表里并治，才能收到预期之效。

（2）肾藏精而为阴阳之根，是真阴真阳之所在，内寄相火，当其行房交合之时，相火与欲火交蒸，败精浊阴留于精室，影响精液的再生。故在辨证论治的基础上，宜酌配化瘀导浊之品，常用龙眼叶、桃叶。前者性味甘淡平，前者能疏解，后者能化瘀导浊，二药合用，既能疏解外邪，又能宣导气血，促进血液的流通，对舒筋养络、缓急止痛收效更捷。

（3）行房外感是性生活过程中得的疾病，有些患者囿于习俗，隐讳实情，往往只说外感之事，而不愿提及房帏之事。为医者若不加以诊察，以普通外感论治，药不对症，则收效甚微，故在临证之时，除对患者注意四诊的详细收集、综合分析外，还要向患者家属了解，才能得到正确的辨证施治。

（4）本病虽是表里虚实夹杂之变，但总而言之都是肾阴亏竭，或肾阳衰微，正气先虚，复感外邪，治之宜时时顾护正气，选方用药，以冲和为贵，温不过燥，凉不过寒，清药防伤气，补药忌壅。

十、运用桂枝汤的经验

桂枝汤为《伤寒论》中群方之冠。该方配伍严谨，选药精当，具有调和营卫、化气行血、燮理阴阳之功，临证若能师其意而悟其法，则化裁治疗各科疾患，有异曲同工之妙。兹将治验3则整理如次，以飨读者。

1. 不寐

病例　韦某，女，40岁，工人。1990年11月6日因头晕、心悸、失眠4个月余初诊。

初诊　诉自1990年7月始因头晕、心悸、耳鸣、视物模糊住南宁市某医院治疗，诊为"眩晕"。经中西药治疗月余，症状缓解出院。嗣后诸症复作，夜难入寐；交睫则恶梦纷纭，每晚仅能合目养神约2小时。曾经某医院检查诊为"自主神经功能紊乱"、"左心室劳损"。刻下头晕欲仆，视力减退，心悸，四肢麻木，倦怠乏力，形瘦面白，难以坚持工作，舌质淡，苔薄白，脉结代。证属气血亏损，清窍失养，心神不宁。遂投益气养血、养心宁神之剂治之。7剂后，头晕、自汗、肢麻诸症消失，心悸减轻，唯仍难入眠。此乃久病体虚，营卫阴阳失调，阳不交阴所致。转用调和营卫、燮理阴阳之法，方选桂枝加龙骨牡蛎汤。

处方 龙骨 20g（先煎） 牡蛎 20g（先煎） 桂枝 6g 白芍 15g 大枣 10g 生姜 6g 炙甘草 6g

3 剂，水煎服。

二诊 药已中病，入寐甚佳，偶有心悸，守上方加黄芪 20g、当归 10g 以益气生血，巩固疗效。继服 7 剂后诸症消失，精神振作。

1991 年 6 月随访，患者已正常工作半年余，病未复发。

按语 本案乃气血亏虚，血不养心，神不守舍所致。气为阳，血为阴，气虚则阳弱，血少则阴亏；阳虚不能交阴，阴虚不能涵阳，心神失养而外越，心悸、不寐诸症乃作。故初诊用益气养血、养心宁神之剂治之，俾心气充足，心血充盈，心神得安，清窍四肢得养则头晕、自汗、肢麻等症消失。然久病体虚，阴阳失调，不寐仍存。故二诊着重调理营卫阴阳，镇敛潜阳。方用桂枝汤燮理阴阳，调和气血，佐以龙骨、牡蛎镇潜摄纳，使阳能交阴，阴能潜阳，心神内守。在此基础上，继用当归补血汤益气生血善后，从而使阴阳和谐，气血旺盛，不寐乃瘥。

2. 寒痹

病例 陈某，女，55 岁，农民。1990 年 10 月 8 日初诊。

两上肢疼痛反复发作 10 年，加重 1 周。近日来肩、肘、指关节肿痛，屈伸不利，以右上肢为甚，遇冷水则疼痛加剧，痛甚则辗转反侧，彻夜难眠，舌质暗红，尖有瘀点，苔薄白，脉沉细弦。证属寒凝血滞，经脉痹阻。治宜温阳散寒，和营止痛。

处方 桂枝 5g 炮附子 10g（先煎） 白芍 10g 当归 10g 黄芪 20g 党参 15g 川芎 6g 生姜 6g 炙甘草 6g

水煎服。

药 1 剂即觉肩部掣痛大减，夜能安卧。连服 7 剂后诸痛若失，关节屈伸自如。继予四物汤加黄芪、桂枝、秦艽等药益气养血、舒筋活络善后。

按语 痹证乃风寒湿三邪杂至，气血闭阻不通所致。治痹贵在通行。本案以痛为主，遇寒加重，苔白脉沉，实属寒凝血滞，经脉闭阻。方选桂枝汤加味以温阳散寒，通行气血。方中桂枝甘温，温经通脉；附子辛热，散寒通络止痛；生姜温中行血，通里达外，三药合用则温散通行，相得益彰。黄芪、党参益气行血，当归、川芎养血活血，白芍、甘草缓急止痛。全方补养温行，通达内外，共奏温阳通痹止痛之功。由于辨证准确，药专力宏，故奏效甚捷。

3. 自汗

病例 李某，女，25 岁，干部。1991 年 1 月 18 日因产后自汗 23 日就诊。

自诉剖宫产术后出现涔涔汗出，不能自止，动则益甚，每日更衣数次，伴头痛，恶露量少，色黯，面色苍白，舌质淡，边有齿印，脉细缓。证属产后营血亏虚，卫阳失固。治宜甘温扶阳、调和营卫、固表敛汗之法，方选桂枝汤加味。

处方 桂枝 6g 白芍 10g 当归 10g 益母草 10g 大枣 10g 炙甘草 10g 生姜 6g

水煎服。

药 3 剂后自汗十减七八，恶露少、色淡。守原方加金樱子 10g、麻黄根 10g 以固涩止汗。又 3 剂，自汗止，恶露净。

按语 本案乃手术产后耗气伤血，卫阳失固，腠理疏松，阴津妄泄所致。血汗同源，汗出日久则亡血伤阴；阴虚不复，阳气虚弱，阴阳失调，故汗出益甚。治宜甘温扶阳，养血益阴，调理营卫为法。方中桂枝、甘草辛甘助阳，白芍、甘草酸甘益阴；更佐当归、益母草补血化瘀、养血和血；

生姜、大枣调和营卫。全方重在扶阳摄阴，调和营卫，俾卫阳密固，营阴内守，而无自汗之虞。

第三节 医案精选

一、月经疾病

1. 月经先期（4例）

病例1 张某，女，34岁，已婚。1993年4月10日初诊。

初诊 月经先期1年。近1年来无明显诱因出现月经提前而至，20日左右1行，经量中等，色红，血块少，5日干净。经将行乳房胀痛，小腹疼痛。两个月来经前黑带数日，平时带下极少。从本月1日起出现黑带，1周后经水方行，昨日量较多，今日经量减少，色红，无血块，纳可寐好，二便如常，舌尖红，苔薄白，脉细弦。

诊断 月经先期。

辨证 肝郁血热。

治则 经期予以补益肝肾、养血调经；平时则清肝解郁为治。

处方 鸡血藤20g 丹参15g 当归10g 白芍10g 熟地15g 益母草10g 桑寄生15g 地骨皮10g 甘草6g

每日水煎服1剂，连服4剂。

二诊（1993年4月14日） 药已，昨日经净。现大便溏烂，余无不适，舌淡红，苔薄白，脉细。经后转用疏肝健脾、清热调经法。

处方 丹皮10g 栀子6g 柴胡6g 当归10g 白芍10g 茯苓10g 白术10g 益母草10g 淮山药15g 薄荷5g（后下） 甘草6g

每日1剂，水煎服，连服6剂。

三诊（1993年4月21日） 服上药后胃脘作胀，矢气，大便溏，舌淡红，苔薄白，脉细。恐寒凉过用，损伤胃气，上方去丹皮、栀子、益母草、淮山药，加佛手花10g、鸡血藤20g，醋柴胡易柴胡，增强疏肝解郁之效。每日1剂，水煎服，连服7剂。

四诊（1993年5月8日） 4月30日经行，经前黑带明显减少，腹痛减轻，经量中等，色红，少量血块，4日干净。现无不适，舌淡红，苔薄白，脉细。再以清肝解郁为法。

处方 丹皮10g 栀子6g 柴胡6g 当归10g 白芍10g 茯苓10g 白术10g 益母草10g 鸡血藤20g 薄荷5g（后下） 甘草6g

每日1剂，水煎服，连服7剂。

五诊（1993年5月27日） 5月21日经行，量中，经色红，无血块，无腹痛，5日干净；经前黑带少许。现时有反酸，纳可，大便调，舌淡红，苔薄白，脉细。以养血调经、健脾益气法善其后。

处方 鸡血藤20g 丹参15g 当归10g 茯苓10g 白术10g 瓦楞子10g 益母草10g 芡实10g 炙甘草5g

每日1剂，水煎服，连服6剂。

1993年8月随访，经以上治疗，两个多月来月经26～27日1行，经色暗红，量中等，无血块，经行已无乳房胀痛及腹痛，经行黑带极少。

按语 肝气郁结，郁久化热，热迫血行，故月经提前；气滞肝经，故经将行乳房胀痛，小腹疼痛；经行之前阳气内动，肝热益甚，热邪灼伤血络，血离经络，日久则变黑色而为黑带。初诊时正值经行，经源于肾，经者血也，肝为血海，故先以补益肝肾、养血调经法为治，佐甘淡寒之地骨皮以凉血清热。二诊月经干净，改用疏肝健脾、清热调经法，以逍遥散加丹皮、栀子、益母草治其本。丹皮、栀子苦寒，恐过用戕伐胃气，故随证增减之。药后肝气得疏，肝火得清，故经行如期，黑带亦除。

病例 2 李某，女，26 岁。1992 年 11 月 27 日初诊。

初诊 月经先期 4 个月。4 个月来经期提前，16～20 日 1 行，经量偏多，色鲜红或暗红，有血块，经前、经行小腹隐痛，行经时间为 6 日，末次月经 11 月 10 日。面部痤疮常发，经前、经行尤甚；经期容易感冒。刻下头晕，夜难入寐，掌汗多，背部、两足发冷，带下时多，色白，小腹隐痛，纳可，溺多，大便调。

诊断 月经先期。

辨证 肝郁血热。

治则 疏肝清热、凉血调经。

处方 丹皮 10g　栀子 6g　柴胡 6g　当归 10g　白芍 10g　茯苓 10g　荷叶 10g　凌霄花 10g　丹参 10g　薄荷 5g（后下）　甘草 6g

每日 1 剂，水煎服，连服 4 剂。

二诊（1992 年 12 月 11 日） 12 月 4 日经行，量稍减，色鲜红或暗红，血块少，5 日干净，经将行小腹隐痛。现夜难入寐，面部痤疮新发，头晕，舌淡红，苔薄白，脉细。经后血虚，改用养血清热法。

处方 当归 10g　川芎 6g　白芍 10g　生地 15g　地骨皮 10g　丹皮 10g　丹参 15g　荷叶 10g　夏枯草 10g　麦冬 10g　甘草 6g

每日 1 剂，水煎服，连服 7 剂。

三诊（1993 年 2 月 23 日） 药后两月经行周期均为 25 日，末次月经 2 月 21 日，经量偏多，色暗红，有血块，今日经量未减，经行第 1～2 日小腹隐痛，腰胀，经前痤疮又发，头晕，喷嚏，夜寐欠佳，舌淡红，苔黄稍厚，脉细略弦。正值经期，以养血活血、清热调经法治之。

处方 生地 15g　当归 10g　白芍 10g　丹参 15g　泽兰 10g　益母草 10g　麦冬 10g　荷叶 10g　甘草 5g

每日 1 剂，水煎服，连服 3 剂。

四诊（1993 年 10 月 19 日） 药后数月经行规则，但经行前后痤疮仍发，经前感冒。末次月经 10 月 12 日，现面部痤疮散发，咽痛，头晕，喷嚏，稍咳，夜难入寐，寐则易醒，大便调，溺多，舌淡红，苔薄白，脉滑。以疏肝清热、健脾益气法调治，予丹栀逍遥散加减。

处方 丹皮 10g　栀子 6g　柴胡 6g　当归 10g　白芍 10g　茯苓 10g　淮山药 15g　凌霄花 10g　荷叶 10g　薄荷 5g（后下）　甘草 6g

每日 1 剂，水煎服，连服 3 剂。

按语 肝郁化热，热伏冲任，冲任不固，经血妄行，遂致月经先期；肝热疏泄太过，故经量偏多；肝郁气滞，血行不畅致瘀，故经血有块；气郁肝经，故经前、经行小腹隐痛；肝热化火，火热与血瘀结为患，发于面部血络，故痤疮散发。用逍遥散疏肝解郁，加丹皮、栀子清肝经之郁热，再以甘酸寒之凌霄花入厥阴血分，能清血中郁火，活血化瘀；荷叶苦涩平，《滇南本草》谓其"上清头目之风热"，《医林纂要》言："荷叶，功略同于藕及莲心，而多入肝，清热，去湿，以行清气，以青入肝也。"笔者认为荷叶轻清上浮，可清头面之郁热。丹参苦而微寒，有活血凉血养血之功。二诊月经刚净，经后夜难入寐，头晕，乃血虚不足之象，用生四物汤补血养阴，加地骨皮、丹皮、丹参、荷叶、麦冬清热滋阴，夏枯草清肝热，散郁结，适用于瘀热郁结之面部痤疮。药后肝疏热消，故经行有期。

病例3 刘某，女，41岁，已婚。**1992年7月21日初诊。**

初诊 月经先期量多3年。近3年来月经提前7～10日而至，经量多，色红，有血块，7日干净。经前夜寐梦多，平时常腰痛，困倦思睡，带下量少，纳寐可，二便调，末次月经1992年7月4日，舌淡红，苔薄白，有花剥，脉细。

诊断 月经先期。

辨证 肾阴不足。

治则 滋阴益肾，养血调经。

处方 熟地15g 淮山药15g 山萸肉6g 茯苓6g 丹皮6g 泽泻6g 沙参10g 麦冬10g 当归10g 茺蔚子10g 甘草5g

每日1剂，水煎服，连服3剂。

二诊（1992年7月28日） 口干口苦欲饮，夜寐梦多，舌淡红，苔薄黄，有剥苔，脉细。阴虚生热，拟滋肾养血清热。

处方 生地15g 丹皮10g 地骨皮10g 白芍10g 当归10g 丹参15g 桑寄生15g 麦冬10g 女贞子10g 荷叶10g 甘草5g

每日1剂，水煎服，连服3剂。

三诊（1992年8月4日） 7月31日经行，量多，色红，血块少，伴腰痛；现经量已减，舌淡红，苔薄白，脉细。仍予滋补肾阴，养血清热。

处方 生地15g 淮山药15g 山萸肉6g 茯苓6g 丹皮6g 泽泻6g 当归10g 白芍10g 旱莲草20g 女贞子10g 甘草6g

每日1剂，水煎服，连服3剂。

四诊（1992年8月14日） 经行7日干净，现腰痛未减，醒后难寐，舌淡红，苔薄黄，脉细。经后气血亏虚，改用健脾益气养血法。

处方 党参15g 茯苓10g 白术10g 陈皮5g 鸡血藤20g 丹参15g 益母草10g 山楂10g 炙甘草6g

每日1剂，水煎服，连服4剂。

五诊（1992年9月15日） 末次月经8月24日，量多，8日干净。现觉腰痛，劳则困累，舌尖红，苔薄黄，脉细。适值经前，再用滋补肾阴、养血清热法。

处方 熟地15g 淮山药15g 山萸肉6g 茯苓6g 丹皮6g 泽泻6g 当归10g 白芍10g 地骨皮10g 荷叶10g 桑寄生15g

每日1剂，水煎服，连服4剂。

六诊（1992年9月26日） 9月21日经行，现量仍多，色鲜红，夹血块，腰胀痛，舌红，苔薄黄，脉缓。

处方 地骨皮10g 生地15g 白芍10g 丹皮10g 鸡血藤20g 丹参15g 旱莲草20g 女贞子10g 荷叶10g 桑寄生15g 甘草6g

每日1剂，水煎服，连服2剂。

七诊（1992年10月10日） 药后经行7日干净。现觉腰痛，身倦乏力，寐则多梦，纳食可，二便调，带下无异，舌淡红。苔薄白，脉沉细。

处方 当归10g 白芍10g 丹参10g 何首乌15g 地骨皮10g 丹皮10g 桑寄生15g 续断

10g　仙鹤草 10g　旱莲草 20g　甘草 5g

每日 1 剂，水煎服，连服 3 剂。

八诊（1992 年 10 月 24 日）　10 月 17 日经行，量已减，色暗红，血块少，6 日干净。除夜寐多梦外，余无不适，舌淡红，苔薄黄，脉缓。治以滋阴清热，养血调经法善其后。

处方　地骨皮 10g　生地 15g　丹皮 10g　当归 10g　川芎 6g　白芍 10g　麦冬 10g　夜交藤 20g　甘草 5g。每日 1 剂，水煎服，连服 3 剂。

按语　肾阴不足，虚热内生，热扰冲任，血海不宁，经血失其固摄而妄行，故月经先期而量多；腰为肾之府，肾阴不足故腰痛。初用六味地黄汤滋补肾阴，加沙参、麦冬入肺经而润肺养阴，使金能生水。二诊见阴虚生内热，治予滋肾养血清热，用地骨皮饮滋阴清热，去川芎防其辛温过燥，加桑寄生、女贞子增强其补益肝肾之力。以六味地黄汤和地骨皮饮交替使用，使虚热得清，肾阴得复而获效。

病例 4　李某，女，39 岁，已婚。1990 年 11 月 19 日初诊。

初诊　月经紊乱 3 个月。平素月经周期 45～50 日不等，经量偏多，色暗红，夹血块。从今年 9 月份始出现月经紊乱，1 个月两行，11 月时曾因阴道流血淋漓不净而住某市医院治疗，经服止血药及诊断性刮宫后血止，病理报告为"子宫内膜增生过长"，B 超检查见"子宫后壁发现 3.7cm×3.6cm 实质性暗区，宫底见 1.2cm×1.4cm 实质性光团"，提示"多发性子宫肌瘤"。现少腹、小腹胀痛，头晕，腰酸，肢软，纳呆，末次月经 1990 年 11 月 4 日，舌质淡，苔薄白，脉沉细。

诊断　①月经先期；②经期延长；③癥瘕。

辨证　肝郁脾虚，湿瘀内阻，冲任失调。

治则　养血疏肝，健脾利湿，软坚散结消癥。

处方　鸡血藤 20g　丹参 15g　夏枯草 10g　生龙骨 30g（先煎）　生牡蛎 30g（先煎）　当归 10g　川芎 6g　赤芍 10g　白术 10g　茯苓 10g　泽泻 10g

每日 1 剂，水煎服，连服 10 剂。

二诊（1990 年 12 月 3 日）　昨日经行，量中，色红，夹小血块，舌质淡，苔薄白，脉细。经行则养血行血，补中有行。

处方　鸡血藤 20g　丹参 15g　当归 10g　川芎 6g　白芍 10g　熟地 15g　续断 10g　益母草 10g　生龙骨 30g（先煎）　生牡蛎 30g（先煎）

每日 1 剂，水煎服，连服 3 剂。

三诊（1990 年 12 月 10 日）　经行 5 日已净。药后自觉精神振作，刻诊头痛，小腹隐痛，舌淡，苔薄白，脉缓。仍宗养血疏肝、化瘀利湿消癥之法。

处方　生牡蛎 30g（先煎）　浙贝 10g　玄参 15g　鸡血藤 20g　丹参 15g　泽兰 10g　生龙骨 30g（先煎）　何首乌 15g　香附 6g　当归 10g　红枣 10g

每日水煎服 1 剂，连服 3 剂。

四诊（1990 年 12 月 27 日）　药已，小腹痛减，近日带下量多，微臭，外阴瘙痒，头晕头痛，心悸阵作，咽干，舌淡，苔薄白，脉细。此乃脾运失健，湿浊下注，血虚清窍失养所致。继用前法，加强健脾利湿。

处方　当归 10g　川芎 6g　赤芍 10g　白术 10g　土茯苓 20g　泽泻 10g　生牡蛎 30g（先煎）　羌活 6g　刘寄奴 10g　浙贝 10g　香附 10g

每日 1 剂，水煎服，连服 7 剂。

1991 年 2 月随访，诉 1990 年 12 月 30 日及 1991 年 1 月 31 日两次经行，均为 5 日干净，色、量正常。

按语 素来月经量偏多,耗血伤阴,阴血亏损,肝失所养,致疏泄失司,故月经紊乱,1个月两行;肝木乘脾,脾失健运,可使水湿内停;气、血、湿交结,形成癥瘕;瘀血内阻,新血不得归经,故经期延长,治以当归芍药散养血疏肝、健脾利湿,加鸡血藤、丹参养血活血祛瘀。《神农本草经》言夏枯草"破癥",《滇南本草》言其能"行肝气,开肝郁",在本病例用之以散瘀结。生龙骨、生牡蛎软坚散结,治"癥瘕坚结",更用消瘰丸软坚散结块。标本兼顾,使瘀去新生,木疏土旺,冲任和调。

体会 月经先期是指月经周期提前七日以上,甚至十余日一行者。临床常见有血热和气虚。妇女以肝为先天,若情志不畅,肝郁气滞,郁而化热,以致冲任伏热,热扰血海,可致月经先期,即《叶氏女科证治》所言之"性躁多气伤肝而动冲任之脉"是也。如病例1、病例2两例均为肝郁血热型。临床亦可见因血瘀而致月经先期者,如病例4因肝郁脾虚,湿瘀内阻,冲任失调,使血不得归经而致月经先期、经期延长,并积久成癥。当归芍药散为肝脾同治、气血并调之方,可养血疏肝、健脾利湿,适用于湿瘀夹杂之月经先期。

2. 月经后期 (7例)

病例1 董某,女,36岁,已婚。1992年8月18日初诊。

初诊 月经延后5月余。既往月经35日左右一行,今年3~4月份曾停经60余日,经用孕酮经潮。末次月经6月11日,现已停经2个月余,虽再用孕酮,月经仍不行。1周来乳房胀痛,大便硬结,痔疮出血,用"消痔灵"等药后出血停止,带下量少,纳可,每日上午10点多钟饥饿感明显,甚则汗出、手颤,小便正常,舌淡红,苔薄白,脉细。

诊断 月经后期。

辨证 阴血亏虚。

治则 滋阴养血,佐以通行。

处方 当归10g 白芍10g 玄参15g 麦冬10g 生地15g 鸡血藤20g 瓜蒌壳10g 路路通10g 红花6g 枳实10g 甘草5g

水煎服,每日1剂,连服3剂。

二诊(1993年12月7日) 服上方后,1年多来经行一直正常,35日左右1行,量中,色暗红。但今年10月21日经潮后,迄今逾期不行,带下量少,纳可,寐则多梦,大便稍溏,小便正常,舌淡红,苔薄白,脉细弦。现为肝郁脾虚之证,转用疏肝健脾、理气调经法。

处方 柴胡6g 当归15g 赤芍10g 茯苓10g 白术10g 薄荷5g(后下) 益母草30g 路路通10g 枳实10g 红花3g 炙甘草5g

每日1剂,水煎服,连服3剂。

按语 阴液不足,水亏血少,冲任不充,血海不能如期满溢,故月经后期;肝阴不足,疏泄失司,乳络不畅,故乳房胀痛;胃阴不足,虚火炽盛,腐熟太过,故能食而善饥。治以滋阴养血,佐以通行,用生四物通经养血,去辛温之川芎,防其过燥伤阴,加鸡血藤补血;玄参、麦冬滋阴;瓜蒌壳、路路通、红花、枳实理气活血通经,使血海充盈,气畅血通。

病例2 杨某,女,30岁,未婚。1992年9月15日初诊。

月经延后6年。6年来经期延后10余日以上,甚或两月1行,经量中等,色淡无块,7日干净,伴腰酸,末次月经7月27日。平素带下量一般,心烦失眠,纳寐尚可,舌质淡,苔薄白,脉细。

诊断 月经后期。

辨证 血虚。

治则 养血益气调经。

处方 当归10g 川芎6g 白芍10g 熟地15g 鸡血藤20g 丹参15g 党参15g 艾叶10g 香附6g 益母草10g 炙甘草6g

水煎服，每日1剂，连服3剂。

半年后随访，药后经行规则，每月1行，色、量正常。

按语 经者血也。营血亏虚，冲任不足，血海不能如期满溢，故经期延后，月经色淡；血不养心，故心烦失眠；肾为气血之始，肾气不足故腰酸。治以养血益气调经，用四物汤加鸡血藤、丹参养血调经，艾叶、香附温经散寒暖宫，使血得温而行；气能生血，用党参、炙甘草健脾益气，以利血的生化；益母草活血通经。方能对症，故疗效霍然。

病例3 潘某，女，26岁，已婚。1992年1月15日初诊。

初诊 月经后期2年余。13岁月经初潮，经行尚规则，1988年5月行人工流产加放环术，1989年8月取环，自10月份始出现月经错后，周期40~90日不等，经前乳房、少腹胀痛，烦躁多怒，经后自行缓解。自取环后迄今未孕，曾用氯米芬（克罗米芬）、孕酮及中药治疗，用药时能正常行经，停药后症情如故，现仍月经后期、量少、色淡、质稀夹块，性欲淡漠，能寐多梦，大便干结、数日一行，末次月经1991年12月28日，舌质淡红，苔薄白，脉细缓。

诊断 ①月经后期；②断绪。

辨证 气血亏虚，肝肾不足。

治则 补气生血，温肾养肝。

处方 党参15g 炙黄芪20g 熟地15g 当归10g 白芍10g 川芎6g 仙茅10g 淫羊藿15g 炙甘草6g

每日1剂，水煎服，连服3剂。

二诊（1992年1月31日） 昨日经行，量少，伴小腹隐痛，喜按，腰胀乏力，舌暗红，苔薄微黄，脉细弦。药已中病，继用前法。守上方加杜仲10g、续断10g

每日1剂，水煎服，连服7剂。

三诊（1992年6月9日） 药后数月来经水如期而至。刻诊乏力，口淡乏味，余无不适，舌淡红，苔薄白，脉细。用益气养血，理气活血法调经助孕。

处方 党参15g 炙黄芪20g 熟地15g 当归10g 川芎6g 白芍10g 茺蔚子10g 泽兰10g 香附6g 炙甘草6g。每日1剂，水煎服，连服7剂。

按语 经由血化，气行则血行，气虚则不能行血，故月经后期；血虚则经源不足，故量少、色淡、质稀；气血亏虚，阴精不旺，则肝失生发，肾失作强，相火偏衰，故性欲淡漠，难以摄精成孕。用圣愈汤补气生血，加仙茅、淫羊藿、杜仲、续断温补肝肾，以促经源，故药后经行如期。气为血帅，气虚可致血凝成瘀，瘀阻经脉，经气不利，故经前乳房、少腹胀痛。三诊加用茺蔚子、泽兰、香附理气活血，以调经助孕。

病例4 李某，女，17岁。1991年11月5日初诊。

初诊 月经延后、痛经6年，加剧2年。11岁月经初潮，经期多延后，或两月1行，经潮第1日少腹、小腹胀痛，近两年症状加剧，不能坚持学习。昨日经行，少腹、小腹剧痛，冷汗出，腹冷，疼痛拒按，经量中等，色暗红，无血块。大便溏、日1行，纳寐常，舌淡红，苔薄微黄，脉细略数。

诊断 ①月经后期；②痛经。

辨证 虚寒证。

治则　温经祛寒，调经止痛。

处方　当归10g　川芎6g　白芍10g　熟地15g　鸡血藤20g　丹参15g　续断10g　益母草10g　小茴香5g　花椒3g　炙甘草6g

每日1剂，水煎服，连服3剂。

二诊（1991年11月8日）　药已，腹痛缓解，月经已净，现无不适，舌尖红，苔薄白，脉细。上方去小茴香、花椒，加莪术10g、泽兰10g。

水煎服，每日1剂，连服4剂。

三诊（1991年12月10日）　昨日经行，腹痛减轻，经量中等，色淡红，无血块。现腹痛已缓解，纳欠佳，寐可，二便调，舌淡红，苔薄白，脉细略数。上方去莪术、泽兰。

水煎服，每日1剂，连服3剂。

四诊（1992年1月10日）　本月5日经行，腹痛消失，经量中等，色暗红，无血块，现量少欲净，舌尖红，苔薄黄，脉细。仍宗前法，以上方进迟善其后。

处方　当归10g　白芍10g　熟地15g　鸡血藤20g　丹参15g　续断10g　益母草10g　桑寄生15g　炙甘草6g

每日1剂，水煎服，连服4剂。

按语　患者初潮年龄较早，肾气未盛，阳虚气弱，虚寒内生，胞宫寒冷，以致冲任失养，血海空虚，不能如期满溢，故经行延后；阳虚寒凝，经水运行迟滞，瘀阻胞脉，故经行少腹、小腹剧痛。初诊用经验方养血调经汤（当归、川芎、白芍、熟地、鸡血藤、丹参、续断、益母草、炙甘草）补肾养血、活血调经，加小茴香、花椒温经散寒、暖宫止痛。寒性凝滞，血为寒凝则成瘀。二诊加莪术、泽兰活血祛瘀。终则用养血调经汤加桑寄生补益肝肾以善后。

病例5　陈某，女，28岁，已婚。**1992年2月24日初诊。**

初诊　月经延后14年。14岁月经初潮，经期常延后，50~90日1行，经量中等，色红，夹血块，4~5日干净。经行时小腹胀而隐痛，末次月经1992年1月15日。平素带下量少。结婚两年，第2年有生育要求，未能受孕。纳寐可，二便正常，舌淡红，苔薄白，脉细。

诊断　月经后期。

辨证　虚寒证。

治则　温肾壮阳，养血调经。

处方　当归10g　川芎6g　白芍10g　熟地15g　艾叶6g　香附6g　肉桂3g（后下）　续断10g　小茴香6g　茺蔚子10g　炙甘草6g

每日1剂，水煎服，连服4剂。

二诊（1992年3月2日）　药已，月经未行，无何不适，舌淡红，苔薄白，脉细。继守上方，每日1剂，水煎服，连服3剂。

三诊（1992年3月13日）　药后于3月5日经行，色较黯，量中等，4天干净。带下全无，纳便如常，舌淡中暗，苔薄黄，脉细弦。用补肾健脾、养血调经法。

处方　菟丝子20g　枸杞子10g　覆盆子10g　当归10g　赤芍10g　熟地15g　党参15g　白术10g　路路通10g　仙茅10g　红花1g

每日1剂，水煎服，连服7剂。

四诊（1992年4月14日）　4月4日经行，色暗红，夹血块，量中，4天干净，舌淡红，苔薄黄，脉细弦。症见肝郁气滞之象，转用疏肝理气、补肾养血法。

处方　柴胡6g　枳壳10g　陈皮5g　香附10g　川芎6g　白芍10g　菟丝子20g　枸杞子10g　茺蔚子10g　鸡血藤20g　当归10g　炙甘草6g

每日1剂，水煎服，连服7剂。

五诊（1992年5月15日） 5月11日经行，色较前鲜，无血块，5日干净，经中无明显不适，带下正常，舌淡红，苔薄白，脉细弦。肝气已舒，刻诊正值经后，用艾附暖宫丸加减治之。

处方 当归10g 川芎6g 白芍10g 熟地15g 党参15g 炙黄芪15g 艾叶10g 香附10g 肉桂3g（后下） 益母草10g 炙甘草6g

每日1剂，水煎服，连服7剂。

按语 素体阳气虚弱，阴寒内盛，使气血生化不足，运行迟滞，以致冲任不充，血海不能如期满溢，故月经后期；阳虚宫寒，故难以摄精成孕。初诊、二诊用艾附暖宫丸加减温经散寒养血，三诊月经已行，用菟丝子、枸杞子、覆盆子、仙茅补肾温阳以治本，当归、熟地、党参、白术益气养血。因寒凝血瘀，影响肝气之疏泄，症见经血夹块，脉弦，四诊用柴胡疏肝散疏肝理气以治标，合菟丝子、枸杞子、茺蔚子、鸡血藤、当归补肾养血以治本，药后肝气得舒，月经已调，仍用艾附暖宫丸加党参、益母草巩固疗效。

病例6 李某，女，34岁，已婚。1992年6月2日初诊。

初诊 月经延后20年。14岁月经初潮，素月经延后，40～60日1行，经量中等，色暗红，有血块，7日干净。曾用西药人工周期治疗3个月，药时经期尚准，停药后症状复前。经前头痛、小腹隐痛，平素带下正常，末次月经1992年4月26日，现逾期未行经，纳寐可，二便调，精神郁闷，舌淡红，苔薄白，脉细。

诊断 月经后期。

辨证 肝气郁滞。

治则 疏肝理气，活血调经。

处方 醋柴胡6g 当归10g 白芍10g 茯苓10g 白术10g 佛手花10g 益母草10g 薄荷5g（后下） 炙甘草6g

每日1剂，水煎服，连服3剂。

二诊（1992年6月9日） 药后于6月6日经行，量中，色鲜红，迄今未净。本次经前、经行无腹痛，但觉头晕，腰稍胀，舌淡红，苔薄白，脉细。正值经期，以养血调经法，用自拟方养血调经汤。

处方 当归10g 川芎6g 白芍10g 熟地15g 鸡血藤20g 丹参15g 续断10g 益母草10g 炙甘草6g

每日1剂，水煎服，连服3剂。

三诊（1992年6月16日） 6月11日经净。药后诸症消失，现无不适，舌淡红，苔薄白，脉细。经行失血耗气，经后以益母圣金丹加味健脾益气养血。

处方 当归10g 川芎6g 白芍10g 熟地15g 白术10g 丹参15g 香附10g 茺蔚子10g 艾叶6g 党参15g 炙甘草6g

每日1剂，水煎服，连服3剂。

四诊（1992年7月9日） 月经逾期未行，乳房胀痛，大便干结，舌淡红，苔薄白，脉弦细。转用疏肝理气、活血调经法。

处方 醋柴胡6g 当归10g 白芍10g 茯苓10g 白术10g 佛手花10g 益母草10g 薄荷5g（后下） 炙甘草6g

每日1剂，水煎服，连服4剂。

五诊（1992年7月21日） 药后于7月12日经行，经量中等，色鲜红，有血块，4日干净，本次经行无头痛，小腹痛轻微。刻诊头晕，鼻塞，喷嚏，时有两胁刺痛，大便干结，舌淡红，苔薄白，脉细。治以和解少阳法，用小柴胡汤加味治之。

处方　柴胡10g　制半夏6g　党参15g　黄芩6g　当归10g　丹参15g　郁金10g　鸡血藤20g　荆芥3g（后下）　大枣10g　生姜3片　炙甘草6g

每日1剂，水煎服，连服3剂。

六诊（1992年8月7日）　药后上症已瘥。现觉胃脘微胀，嗳气则舒，纳可便调，舌淡红，苔薄白，脉细。经期将至，用圣愈汤加味益气养血，温而行之。

处方　当归10g　川芎6g　白芍10g　熟地15g　党参15g　炙黄芪15g　艾叶10g　肉桂3g（后下）　牛膝10g

每日1剂，水煎服，连服4剂。

七诊（1992年8月14日）　经水逾期未行，无何不适，舌红少苔，脉细滑。仍遵前法，并予活血通经。守上方加红花6g、路路通10g。

每日1剂，水煎服，连服4剂。

八诊（1992年8月21日）　8月17日经行，量较原来略多，头微痛，现量减未净，舌淡红，苔薄白，脉细。月经来潮，用养血调经汤。

处方　当归10g　川芎6g　白芍10g　熟地15g　鸡血藤20g　丹参15g　续断10g　益母草10g　炙甘草6g

每日1剂，水煎服，连服4剂。

九诊（1992年9月4日）　药已，头痛已失，带下无异，时有尿黄，大便3~4日1行，舌淡红，苔薄白，脉细。以温肾健脾养血法，以圣愈汤加减治之。

处方　当归10g　白芍10g　熟地15g　党参15g　炙黄芪15g　肉苁蓉15g　锁阳10g　仙灵脾15g　炙甘草6g

每日1剂，水煎服，连服4剂。

十诊（1992年9月11日）　药已，偶有小腹隐痛，大便2~3日1行，带下无异，纳寐可，舌淡红，苔薄白，脉细。经期临近，改用疏肝理气、活血调经法。

处方　醋柴胡6g　当归10g　白芍10g　茯苓10g　白术10g　佛手花10g　益母草10g　莪术10g　姜黄6g　薄荷5g（后下）　炙甘草6g

每日1剂，水煎服，连服4剂。

十一诊（1992年9月18日）　药后腹痛已瘥，月经期至未行，无何不适，舌淡红，苔薄白，脉细略滑。仍宗前法，上方去莪术、姜黄，加素馨花6g、玉兰花6g、淮山药15g。

每日1剂，水煎服，连服4剂。

十二诊（1992年9月29日）　9月21日经行、色暗红、量中、6日干净，现咽部时热，溺黄，舌淡红，苔薄白，脉细。用六味地黄汤加味以滋阴补肾。

处方　沙参10g　麦冬10g　当归10g　白芍10g　熟地15g　淮山药15g　山萸肉6g　茯苓6g　丹皮6g　泽泻6g　鸡血藤20g

每日1剂，水煎服，连服7剂。

以后继续按上法调治数月，并交替以六味地黄汤滋补肝肾，以益经源。至1993年7月随访，3个月来经行规则，30~35日1周期。

按语　肝气郁结，疏泄失司，气机不畅，血为气滞，运行迟涩，阻于冲任，血海不能如期满溢，故月经后期。肝郁气滞，经脉壅阻，经气不利，故头痛、小腹隐痛。治以疏肝理气、活血调经，用逍遥散为主方，加佛手花、素馨花、玉兰花轻清疏解，益母草、路路通、红花、莪术、牛膝、姜黄活血通经。再配合用益母圣金丹、圣愈汤健脾益气养血。经源于肾，以六味地黄汤、肉苁蓉、锁阳、仙灵脾补肾，使肾阴充足，肾阳旺盛，水能生木，肝体得养，肝用得疏，气助血行，经候如期。

病例 7 王某，女，24 岁。1991 年 7 月 26 日初诊。

月经延后 12 年。12 岁月经初潮。素月经延后，甚或 2 月 1 行，经量中等，色暗红，时夹血块。经前少腹、小腹疼痛，经行腹痛不减，持续至经后数日方缓解。平时带下量一般、色白，纳寐可，二便调，形体肥胖，舌质淡红，苔薄白，脉细。

诊断　月经后期。
辨证　痰湿阻滞。
治则　燥湿化痰，活血调经。
处方　茯苓 15g　制半夏 6g　陈皮 6g　当归 10g　白芍 10g　鸡血藤 20g　远志 6g　益母草 10g　茺蔚子 10g　石菖蒲 6g　炙甘草 5g

每日 1 剂，水煎服，连服 7 剂。

1992 年 9 月 4 日随访，服上方之后，经行周期规则，每月 1 行。

按语　肥胖之体，多痰多湿，痰湿流注下焦，壅滞冲任，血海不能满溢，遂致月经后期；湿性黏腻，阻遏气机，影响血行，故经血夹块，经前、经行少腹、小腹疼痛。治以燥湿化痰、活血调经。方以二陈汤祛痰燥湿；当归、白芍养血；鸡血藤补血活血；石菖蒲、远志祛痰化湿；益母草、茺蔚子活血通经，使痰湿得除，冲任通利。

体会　月经后期是指月经周期延后 7 日以上，甚或 40～50 日一至者。发病有虚有实。虚者有血虚和肾虚，血虚则冲任不足。血海不能如期满溢，如病例 1 之杨某和病例 3 之潘某，笔者常用经验方养血调经汤加减，加党参、炙黄芪等补气健脾之品，使气能生血，血旺则经源充足。血属于阴，血虚则阴亏，补血之时要适当加入养阴之品，如病例 2 之黄某是也。肾虚阳衰，则冲任失养，血海空虚；阳虚寒凝，故月经延后。实者有气郁、痰湿和血寒。气郁者常用逍遥散加素馨花、佛手花等轻清疏解之品，以疏肝气、解郁滞；痰湿阻滞，则冲任壅实，经血不能如期而行，治以燥湿化痰、活血调经，如病例 7 之王某治予归芍二陈汤加远志、石菖蒲等祛痰化湿之品。在辨证基础上适当加入益母草、茺蔚子、路路通、红花等活血通行药，可助经行。

3. 月经先后无定期（1 例）

病例　刘某，女，27 岁，未婚。1989 年 2 月 27 日初诊。

初诊　月经紊乱 11 年。14 岁月经初潮，16 岁开始月经紊乱，经来先后无定，多为延后，经量多、色暗红、无血块，经行时少腹、小腹绞痛，腰痛，平素常觉右少腹疼痛。带下量多、色黄，外阴瘙痒，头晕头痛，耳鸣，纳食可，大便时揩血，小便黄，夜尿多，末次月经 1989 年 2 月 5 日，舌质淡红，苔薄白，脉沉细。

诊断　①月经先后无定期；②带下病。
辨证　肝郁脾虚。
治则　疏肝理气，健脾祛湿。
处方　当归 10g　川芎 6g　白芍 10g　土茯苓 15g　白术 6g　泽泻 10g　黄柏 6g　苍术 10g　鸡血藤 15g　延胡索 10g　甘草 6g

每日 1 剂，水煎服，连服 3 剂。

二诊（1989 年 3 月 2 日）　药已，带下量减，腰痛减轻，仍觉少腹疼痛，头重而胀，胸闷，胃脘胀痛，肛门辣痛，舌淡红，苔薄白，脉虚细。仍守前法，加重疏肝理气之品。

处方　党参 15g　淮山药 15g　莲肉 15g　郁金 10g　瓜蒌壳 10g　延胡索 10g　香附 6g　合欢

皮 10g　甘草 5g

每日 1 剂，水煎服，连服 3 剂。

三诊（1989 年 3 月 5 日）　药后上症好转，但觉脐周疼痛，夜尿多，舌淡红，苔薄白，脉虚细。上方进退。

处方　党参 15g　郁金 10g　瓜蒌壳 10g　延胡索 10g　香附 6g　合欢皮 10g　甘松 6g　陈皮 6g　甘草 5g

每日 1 剂，水煎服，连服 4 剂。

四诊（1989 年 3 月 9 日）　月经期至未行，左少腹疼痛，阴部闪痛，头晕，大便常，小便频数，舌淡红，苔薄白，脉沉细。治以养肝疏肝，祛湿活血。

处方　金银花藤 15g　枸杞子 10g　菊花 10g　刺蒺藜 10g　牛膝 6g　蝉蜕 3g　土茯苓 20g　香附 6g　甘草 6g

每日 1 剂，水煎服，连服 3 剂。

1992 年 6 月随访，药后月经周期正常，每月 1 行。

按语　肝气郁结，疏泄失司，气血失调，血海蓄溢失常，故经行先后不定，经量增多；气郁血滞，经血运行不畅，故经行少腹、小腹绞痛；肝木乘脾土，脾气虚弱，不运水湿，水湿之气流注下焦，伤及任带而为带下，故带下量多，湿郁化热故带下色黄。治以疏肝理气，健脾祛湿。当归芍药散为肝脾同治、气血并调之方，可养血疏肝，健脾利湿，加延胡索、香附、甘松、合欢皮、郁金、刺蒺藜增强疏肝理气、活血调经之力，用土茯苓易茯苓，加二妙散、金银花藤增强燥湿清热之效。更用党参、淮山药、莲肉健脾益气，枸杞子养肝之体，故能使肝气得疏，脾气健运，月经正常。

4. 月经过多（4 例）

病例 1　农某，女，40 岁，已婚。1992 年 7 月 10 日初诊。

初诊　月经量多 4 年。月经尚规则，28 日左右 1 行。1988 年剖宫产，产后两月经转，经量较以前明显增多，每次用卫生纸 3 包多，色红，有瘀块，7 日干净。经将行腰胀，经行腰胀加剧，末次月经 1992 年 6 月 20 日。带下量一般，色白，平素常头晕，眼睑浮肿，容易感冒，纳寐便常，舌淡红，苔薄白，脉细缓。

诊断　月经过多。

辨证　气虚。

治则　健脾益气，养血固冲。

处方　党参 15g　茯苓 10g　白术 10g　陈皮 5g　当归 10g　白芍 10g　鸡血藤 20g　丹参 15g　地骨皮 10g　益母草 10g　炙甘草 6g

每日 1 剂，水煎服，连服 4 剂。

二诊（1992 年 8 月 11 日）　1992 年 7 月 17 日经行，经量较以前减少。1 周来外感，刻诊咳嗽，痰多黄稠、难咯出，鼻塞，头晕，眼睑微肿，肩困累，舌淡红，苔薄白，脉细缓。效不更章，仍宗前法，加祛风解表之品。

处方　党参 15g　炙黄芪 15g　白术 10g　陈皮 6g　当归 10g　升麻 3g　柴胡 3g　防风 10g　荆芥 6g（后下）　益母草 10g　炙甘草 6g

每日 1 剂，水煎服，连服 3 剂。

三诊（1992 年 9 月 8 日）　8 月 15 日经行，经量较前减少约三分之一，色暗红，夹血块。现腰痛，目窠微肿，舌淡红，苔薄黄，脉细。转用滋补肝肾、养血调经之法，以固经源。

处方　当归 10g　白芍 10g　熟地 15g　淮山药 15g　山萸肉 6g　茯苓 6g　丹皮 6g　泽泻 6g

夏枯草 10g　益母草 10g　炙甘草 6g

每日 1 剂，水煎服，连服 3 剂。

按语　剖宫产术后中气受损，经行之际，气随血泄，其虚益甚，不能摄血固冲，使脉中之血随经而外泄，以致经量增多；素体肾气不足，加之脾虚及肾，故经行腰胀；脾气不升，清阳之气不能上布，故头晕；脾虚不运水湿，水湿之邪上泛，故眼睑浮肿；气虚卫外不固，故易感外邪。初诊治以异功散益气健脾，当归、白芍、鸡血藤、丹参养血调经；中气不足，虚热内生，故加地骨皮以清虚热。二诊以补中益气汤补中益气升阳，因气虚外感，加入防风、荆芥祛风解表以治其标。经源于肾，三诊用归芍地黄滋补肝肾、养血调经以收功。

病例 2　唐某，女，37 岁，已婚。1992 年 1 月 16 日初诊。

初诊　月经量多半年。1991 年 7 月放环，自放环后月经量较原来增多 1 倍左右，每次用 1 包卫生纸，1 包多卫生巾，经色暗红，有血块，行经时间 7～8 日。经中无明显不适，经行尚规则，末次月经为 1992 年 1 月 4 日。刻诊夜寐欠安，大便干结，舌尖红，苔薄白，脉细数。

诊断　月经过多。

辨证　肝肾阴虚内热。

治则　滋肾养肝，清热止血。

处方　当归 10g　川芎 6g　白芍 10g　生地 15g　地骨皮 10g　丹皮 10g　旱莲草 20g　女贞子 10g　沙参 10g　麦冬 10g　甘草 6g

每日 1 剂，水煎服，连服 4 剂。

二诊（1992 年 4 月 30 日）　药后行经时间缩短，经量仍多，末次月经 4 月 20 日，半月来夜难入寐，头晕，心烦，大便数日 1 行，质软，舌红少苔，脉细弦。仍宗前法，上方出入。

处方　当归 10g　川芎 6g　白芍 10g　生地 15g　地骨皮 10g　丹皮 10g　桑枝 20g　夜交藤 20g　丹参 10g　小麦 20g　甘草 5g。每日 1 剂，水煎服，连服 4 剂。

1992 年 7 月 9 日随访，服上方后，两个月来经量已正常，行经时间为 3 日。

按语　肝肾同源，胞宫系于肾，异物植入胞宫，肝肾受损，阴血不足，虚热内生，热扰血海，乘经行之际，迫血下行，故经量增多，经期延长；虚热内扰心神，则夜寐欠安；热灼津亏，肠道失润，故大便干结。治以生四物汤加地骨皮、丹皮凉血养阴清热，二至丸滋肾养肝，沙参、麦冬养肺阴，使金能生水。二诊加夜交藤、小麦养心除烦安神，丹参凉血养血活血。药能对症，故疗效满意。

病例 3　覃某，女，14 岁，未婚。1992 年 9 月 19 日初诊。

初诊　月经量多、经期延长 2 年。12 岁月经初潮，月经周期尚正常，唯经量较多，时间较长，最长可达 25 日以上，曾服中药治疗数月无明显效果。现为经行第 8 日，量多，色红，夹少量血块，无腰腹疼痛，面色略苍白，舌淡红，苔薄黄，脉细数。

诊断　①月经量多；②经期延长。

辨证　阴虚血热。

治则　滋阴凉血止血。

处方　地骨皮 10g　生地 15g　玄参 15g　麦冬 10g　白芍 10g　阿胶 10g（烊化）　旱莲草 20g　女贞子 10g　仙鹤草 10g　小蓟 10g　甘草 5g

每日 1 剂，水煎服，连服 4 剂。

二诊（1992 年 9 月 23 日）　药已，经量明显减少，色鲜红，夹块，舌淡红，苔薄白，脉缓。血热虽清，肾虚而冲任不固，转用补肾摄血法，五子衍宗丸加减。

处方　菟丝子 10g　枸杞子 10g　覆盆子 10g　金樱子 10g　炒山楂 10g　仙鹤草 10g　海螵蛸

10g 蒲黄炭 10g 炙甘草 5g

每日 1 剂，水煎服，连服 5 剂。

三诊（1992 年 9 月 28 日） 上药后血止，现无不适，舌淡红，苔薄白干，脉细。仍宗前法，并加健脾益气之品，先后天并治。

处方 菟丝子 20g 枸杞子 10g 覆盆子 10g 车前子 10g 五味子 6g 党参 10g 白术 6g 淮山药 10g 茺蔚子 10g 鸡血藤 15g 炙甘草 5g

每日 1 剂，水煎服，连服 14 剂。

四诊（1992 年 10 月 31 日） 10 月 27 日经行，色量正常，无不适，舌淡红，苔薄白，脉细缓。以滋肾固摄法。

处方 鸡血藤 20g 丹参 15g 菟丝子 20g 枸杞子 10g 覆盆子 10g 旱莲草 20g 仙鹤草 20g 芡实 10g 煅牡蛎 30g 甘草 5g

每日 1 剂，水煎服，连服 3 剂。

五诊（1992 年 11 月 4 日） 药已，经量已少，色淡欲净，舌淡，苔薄白，脉沉细。转用益气止血法。

处方 党参 15g 炙黄芪 20g 白术 10g 仙鹤草 10g 荆芥炭 10g 蒲黄炭 10g 升麻 3g 炙甘草 5g

每日 1 剂，水煎服，连服 3 剂。

按语 室女肾气未盛，肾阴未充，冲任二脉发育未全，阴虚内热，热伏冲任，血海不宁，肾主蛰封藏失司，故月经量多，经期延长。治以滋阴凉血止血，用《傅青主女科》之两地汤。原书用该方治"又有先期经来只一、二点者，人以为血热之极也，谁知肾中火旺而阴水亏乎"究其病机，为肾火旺水亏，阴虚内热，与本病例病机相一致，故借用两地滋阴养血、清热调经，加二至丸补益肝肾、滋阴止血；仙鹤草、小蓟止血。药后月经量明显减少，二诊转用补肾摄血法，使肾气旺，肾阴足，冲任盛，方以五子衍宗丸加减。脾为后天之本，气血生化之源，有统摄血液之功，三诊中加入党参、白术、淮山药等健脾益气之品。对于室女月经过多，应以补肾为主，兼顾补脾。

病例 4 何某，女，23 岁，已婚。1991 年 4 月 4 日初诊。

初诊 月经量多 1 年余。自 1990 年以来无明显诱因出现经量增多，尤以今年 1 月人工流产术后更甚，每次经行用纸 2～3 包，经血色黯，夹块。1990 年 10 月结婚，婚后出现经前腰痛，小腹剧痛，末次月经 1991 年 3 月 20 日。刻诊纳呆，食而无味，带下较多、色白不臭，能寐多梦，面色淡黄，神情倦怠，舌淡红，苔薄白，脉细。

诊断 ①月经过多；②痛经。

辨证 气虚血瘀。

治则 健脾益气，化瘀祛湿。

处方 当归 10g 川芎 6g 赤芍 10g 茯苓 10g 白术 6g 泽泻 10g 益母草 10g 莪术 10g 延胡索 10g 生谷芽 20g 甘草 3g

每日 1 剂，水煎服，连服 4 剂。

二诊（1991 年 9 月 9 日） 药后经量减少一半，痛经消失。末次月经为 1991 年 7 月 1 日，现已孕 2 个月余矣。头晕头胀，厌油欲呕，夜寐多梦，舌淡红，苔薄白，脉细滑。此乃孕后血聚养胎，肝胃不和，拟疏肝和胃。

处方 苏叶 10g 黄连 2g 竹茹 10g 枳壳 6g 陈皮 3g

每日 1 剂，水煎服，连服 3 剂。

按语 体质素弱，中气不足，手术之后，气虚益甚，气虚不能统摄血液，亦不能推动血行，加之手术后瘀血停留，以及脾虚不运水湿，水湿内停，影响血行，均可致瘀。瘀血积于冲任，新血不得归经，故月经量多；瘀血凝结，则经血色黯夹块；瘀阻胞宫，则经前小腹剧痛，水湿下聚，损伤任带故带下量多。治以当归芍药散。当归芍药散有通调血脉、健脾祛湿之功，以赤芍易白芍，加强其祛瘀止痛之力；茯苓、白术、泽泻三药合用，既能健脾益气，又能培土以化湿。益母草既可活血祛瘀，又可利湿；莪术、延胡索活血行气，生谷芽和中健脾。诸药合用，使脾气旺盛，湿祛瘀化，故经量正常，痛经亦瘥。

体会 月经过多是指月经量较以往明显增多，周期基本正常者。病机或为气虚不能统摄血液，或为血分伏热，迫血下行，或为瘀积冲任，新血不得归经等。病例1为气虚所致月经过多，先后用异功散和补中益气汤益气摄血固冲。病例2和病例3均为血热，血热以虚热为多见，治以养阴清热止血，病例2用生四物加地骨皮、丹皮，除养阴清热外，兼有佛手散补血活血之功。病例3用两地汤，重在壮水之主，以制阳光，专补其阴。两例皆配二至丸，以之补益肝肾、滋阴止血。病例4为气虚血瘀，血瘀者宜活血化瘀以止血，此通因通用之理也。

5. 月经过少（5例）

病例1 宋某，女，28岁，已婚。1992年6月5日初诊。

初诊 月经过少4个月。既往月经正常，1992年1月孕70日时因"过期流产"而行人工流产术，术后出现月经错后3~4日，经量少，色黯，2日即净；伴小腹剧痛，腰胀，服"索米痛片（去痛片）"可暂时缓解，经前乳房胀痛，平时白带全无，性交时阴道涩痛，纳便正常，末次月经1992年5月15日，舌淡红，苔薄黄，脉细弦。

诊断 月经过少。

辨证 气血虚弱。

治则 益气养血调经。

处方 炙党参15g 炙黄芪20g 熟地15g 当归10g 川芎6g 白芍6g 柴胡6g 艾叶10g 炙甘草6g

每日1剂，水煎服，连服4剂。

二诊（1992年6月16日） 今日经行，腰胀腹痛明显减轻，量尚少，舌淡红，苔薄白，脉沉细。拟调补肝肾为法，仿左归丸之意。

处方 熟地15g 淮山药15g 山萸肉6g 菟丝子20g 枸杞子10g 茺蔚子10g 仙灵脾15g 肉苁蓉15g 当归10g 白芍10g 炙甘草6g

每日1剂，水煎服，连服3剂。

三诊（1992年6月23日） 本次经行量仍少，色黯，2日干净，但经净后有回血5日，现仍有少量赤白带下，舌淡红，苔薄黄，脉细。此乃肝肾阴虚，相火偏旺，胞宫开合失司。治拟补中寓清之法。

处方 党参15g 白术10g 茯苓10g 陈皮6g 黄柏6g 苍术6g 鸡血藤20g 白芍10g 炙甘草6g

每日1剂，水煎服，连服3剂。

四诊（1992年7月21日） 7月15日经行，腹痛消失，经量较上月增多，色仍黯，现量少未净，余无不适，舌尖略红，苔薄白，脉细。仍予滋阴壮水，以充经源。

处方 熟地15g 淮山药15g 山萸肉6g 当归10g 白芍10g 沙参10g 枸杞子10g 茺蔚子10g 丹皮6g 茯苓6g 泽泻6g

每日1剂，水煎服，连服3剂。

按语 手术之后,耗气伤血,气血虚弱,血海不充,故月经量少;术中离经之血瘀滞胞络经隧,肝气不舒,故经前乳胀,经行腰腹疼痛。治以益气养血调经,用圣愈汤加柴胡以舒肝,艾叶温经散寒止痛。肾藏精而主生殖,肝藏血而主生发,冲任二脉所系。人工流产手术冲任胞络受损,往往累及肝肾,导致精血亏虚,生发无能,故二诊转用调补肝肾法治之,以益经源。

病例 2 汤某,女,24 岁,已婚。1993 年 7 月 30 日初诊。

初诊 月经量少 1 年余,带下量多两个月。1 年多来月经量少,色暗红,无块,3~4 日干净,月经时或延后 7~8 日;经前腰痛,小腹疼痛,时有乳房胀痛。昨日经行、量少、色暗红,下肢酸软,冷汗出。平素带下量多、色黄质稀、臭味,纳可,嗜睡,大便软、2~3 日 1 行。妇检宫颈 II 度糜烂,舌淡红,苔薄白,脉细。

诊断 ①月经过少;②带下病。

辨证 肝肾亏虚。

治则 温补肝肾,调经止带。

处方 当归 10g 川芎 6g 赤芍 10g 熟地 15g 鸡血藤 20g 益母草 10g 续断 10g 艾叶 10g 红花 6g 急性子 20g 炙甘草 6g

每日 1 剂,水煎服,连服 4 剂。

二诊(1993 年 8 月 11 日) 药后经量较前增多,6 日干净。现带下量多、质稀如水,胃脘不适,纳可,大便尚调,舌淡红,苔薄白,脉细。仍守前法,兼顾健脾祛湿。

处方 当归 10g 川芎 6g 白芍 10g 土茯苓 20g 白术 10g 泽泻 10g 艾叶 10g 仙灵脾 15g 益母草 15g 红枣 10g

每日 1 剂,水煎服,连服 3 剂。

三诊(1993 年 8 月 18 日) 药已,带下仍多、质清稀、微臭,阴部稍痒,困倦乏力,舌淡红,苔薄白,脉细。以疏肝健脾补肾法。

处方 柴胡 6g 当归 10g 白芍 10g 茯苓 10g 白术 10g 黄精 15g 艾叶 10g 党参 15g 薄荷 5g(后下) 炙甘草 6g

每日 1 剂,水煎服,连服 3 剂。

四诊(1993 年 8 月 26 日) 带下仍多,外阴瘙痒,昨天用硝酸银治疗后阴道有黄水流出,舌淡红,苔薄白,脉细。转用健脾益气、升阳除湿法,用完带汤加味。

处方 苍术 10g 白术 10g 陈皮 5g 党参 15g 车前子 10g 生薏苡仁 15g 柴胡 6g 白芍 10g 淮山药 15g 荆芥 5g(后下) 益母草 10g 续断 10g 甘草 6g

每日 1 剂,水煎服,连服 3 剂。

五诊(1993 年 8 月 31 日) 药已,带下量减、色微黄,舌淡红,苔薄白,脉细。经期已至,转用疏肝健脾、活血调经法。

处方 柴胡 6g 当归 10g 赤芍 10g 茯苓 10g 淮山药 15g 薄荷 6g(后下) 益母草 15g 玫瑰花 10g 牛膝 10g 丹皮 10g 甘草 6g

每日 1 剂,水煎服,连服 3 剂。

六诊(1993 年 9 月 3 日) 药已,8 月 31 日经行、量明显增多、色暗红,无血块,伴乳胀,现未净,舌淡红,苔薄白,脉细。正值经期,以养血调经法。

处方 当归 10g 川芎 6g 白芍 10g 熟地 15g 鸡血藤 20g 丹参 15g 续断 10g 益母草 10g 炙甘草 6g

每日 1 剂,水煎服,连服 4 剂。

七诊(1993 年 9 月 22 日) 本次经行 5 日干净,近日腰胀,困倦嗜睡,溺多,带下量一般、色微黄，舌淡红，苔薄白，脉细。仍以温补肝肾法巩固疗效。

处方 当归10g 川芎6g 白芍10g 熟地15g 补骨脂10g 杜仲10g 巴戟天10g 狗脊10g 桑寄生15g 北细辛3g（后下） 炙甘草6g

每日1剂，水煎服，连服3剂。

按语 肝肾亏损，阳气不足，影响精血生化，以致冲任不足，血海不能如期满溢，故月经量少、经行延后；腰为肾之外府，肝主筋，肝肾不足，故腰痛、下肢酸软；肝气不足，疏泄失司，肝经气滞，故经前乳房、小腹疼痛；阳虚阴盛，带脉失约，任脉不固，故带下量多，湿郁日久，则色黄而臭。治以温补肝肾、调经止带，用自拟方养血调经汤加艾叶温肾养肝，赤芍、红花、急性子活血通经。月经干净之后出现带下量多、质稀如水，困倦乏力，阴痒等症，为脾虚湿盛之明征，加以健脾除湿法。施治原则以补肾调肝为主，兼健脾以止带，并以后天促先天，使肾气足，肝气旺，经水充盈。

病例3 农某，女，26岁，未婚。1991年7月23日初诊。

初诊 月经量少12年。14岁月经初潮，周期基本正常，但经量偏少，色黯，夹块；伴乳胀，腰胀而痛，少腹、小腹隐痛，大便干结，面颊散在痤疮及黄褐斑，舌淡红，苔薄黄，脉细缓。

诊断 月经过少。

辨证 肾虚肝郁，血瘀化热。

治则 滋肾疏肝，凉血化瘀。

处方 黄精15g 丹参15g 柴胡6g 当归10g 白芍10g 白术10g 茯苓10g 凌霄花10g 红花6g 薄荷5g（后下） 炙甘草6g

每日1剂，水煎服，连服3剂。

二诊（1991年8月6日） 药已，乳痛消失，大便变软。刻诊头晕时作，脱发较多，舌淡红，苔薄白，脉细。治以补肾为主，以促经源。

处方 熟地15g 淮山药15g 山萸肉6g 当归10g 白芍10g 茯苓6g 泽泻6g 枸杞子10g 茺蔚子10g 红花3g 红枣10g

每日1剂，水煎服，连服7剂。

三诊（1991年10月15日） 8月、9月份经行，经量略增、色较鲜，末次月经9月17日，经前面部痤疮多发，乳房隐痛，现带下量多、微臭，舌淡红，苔薄白，脉细。再予滋肾疏肝、凉血化瘀法。守7月23日处方加茺蔚子10g，每日1剂，水煎服，连服6剂。

四诊（1991年10月29日） 10月23日经行，经量较原来增多1/3，色红，偶或夹块，3日干净。现无不适，舌淡红，苔薄白，脉沉细。予补益气血，以充经源。

处方 党参15g 炙黄芪20g 当归10g 白芍6g 川芎6g 熟地15g 益母草10g 炙甘草6g

每日1剂，水煎服，连服3剂。

1992年5月12日因他病就诊，询知数月来经量已增至正常。

按语 经者，血也，其源源而来，生化于脾，总统于心，藏受于肝，宣布于肺，施泄于肾，其中尤以肾、肝、脾三脏为要。月经初潮即量少，乃先天肾气不足，冲任不盛，经源不充之象；大便干结，面部痤疮，苔薄黄乃血分郁热之征。初诊用黄精补肾益精，逍遥散疏肝解郁，丹参、凌霄花、红花凉血化瘀，二诊肝气得舒，瘀热已清，改用补肾为主，以归芍地黄加减，终以补益气血法以收功。

病例4 张某，女，33岁，已婚。1990年8月7日初诊。

初诊 月经量少10年。初潮即经量偏少，近10年月经延后10日左右，经量少，色淡，有时点滴即净，不用垫纸。1984年结婚，夫妻同居，迄今未孕。末次月经1990年8月2日，现为经后第1日，无何不适，纳便正常，形体丰腴，舌淡红，苔薄白，脉沉细。B超检查提示子宫偏小，双卵巢增大（多囊卵巢？）。男方精液检查精子计数偏低。

诊断　①月经过少；②不孕症。

辨证　气虚痰瘀。

治则　健脾益气，化瘀祛痰。

处方　炙黄芪20g　党参15g　白术10g　茯苓10g　泽兰10g　益母草10g　生牡蛎20g（打，先煎）　刘寄奴10g　红枣10g　每日1剂，水煎服，连服14剂。

二诊（1990年11月6日）　药已，9月、10月份经量较原来增多，经行时小腹胀痛，舌质红，苔薄白，脉虚细。续守上法，重在化瘀祛痰。

处方　土茯苓20g　生牡蛎30g（打，先煎）　刘寄奴10g　丹参15g　泽兰10g　赤芍10g　凌霄花10g　浙贝6g　白芥子6g　威灵仙10g　制香附6g

每日1剂，水煎服，连服7剂。

三诊（1990年11月13日）　上方服第2剂时阴道流出水样分泌物，现无不适，舌淡红，苔薄白，脉细缓。痰湿渐化，瘀滞渐疏，效不更方，守上方加北黄芪20g以扶正。每日1剂，水煎服，连服7剂。

四诊（1990年11月27日）　药已，11月25日经行，量已增至正常，色泽俱佳，舌淡红，苔薄白，脉滑。拟养血调经法。

处方　鸡血藤20g　丹参15g　当归10g　川芎10g　白芍10g　熟地15g　续断10g　益母草10g　柴胡3g　黄花倒水莲20g

每日1剂，水煎服，连服3剂。

按语　形体丰腴，乃气虚痰湿之体。脾虚失于健运，一可致经血生化无源，二可致痰湿内生，痰阻经脉，血不畅行，故经量减少、瘀结成癥。治以党参、黄芪、白术、茯苓健脾益气祛湿，泽兰、益母草、刘寄奴活血化瘀通经，生牡蛎软坚散结。二诊加重化痰湿、祛瘀血之力，以土茯苓除湿解毒，浙贝、白芥子化痰散结。《本草正义》谓："威灵仙，以走窜消克为能事，积湿停痰，血凝气滞，诸实宜之。"恐祛邪太过，损伤正气，三诊加入北黄芪益气以扶正，如是使脾气健旺，水湿得运，湿祛痰化，冲任通利，气血畅行，月经正常。

体会　月经过少是指月经周期基本正常，经量明显减少，甚或点滴即净；或经期缩短不足两日，经量亦少者。月经过少有虚有实，虚者有气血虚，血海不充；有肝肾亏，精血不足。经源于肾，故虚证者要顾及治肾，以益经源。实证者多见血瘀和痰湿，痰和瘀又可以互相影响，使病情加甚。多囊卵巢综合征是西医的病名，卵巢增大按中医辨证属癥积之病，结合辨病，加入活血化瘀软坚散结之品，可提高疗效。

6. 经期延长（3例）

病例1　卢某，女，40岁，已婚。1990年11月21日初诊。

初诊　经期延长两年余。近两年多来月经周期尚准，但行经时间延长，每次行经15~20日方净，其间断续，时流时止。月经量较多、色暗红，经行小腹胀。曾服中西药治疗，效果不著；做西药人工周期治疗，当时效可，停药后症情如故。平时带下量或多或少，纳食二便正常，末次月经11月18日，现为经行第3日，经量多、色暗红，伴小腹胀，舌质淡红，苔薄白，脉弦细。1990年11月11日宫腔刮出物病理活检报告提示子宫内膜轻度腺型增生过长。

诊断　经期延长。

辨证　血瘀。

治则　养血活血，化瘀止血。

处方　鸡血藤20g　丹参15g　当归10g　白芍10g　土茯苓20g　小蓟10g　益母草10g　白术10g　炒山楂10g　蒲黄炭10g　炙甘草6g

每日1剂，水煎服，连服3剂。

二诊（1990年11月27日）　药后月经干净，腹胀已消，纳寐可，二便调，舌淡红，苔薄白，脉细缓。仍宗上法，上方去小蓟、蒲黄炭，加生牡蛎30g（先煎）、猫爪草10g。

每日1剂，水煎服，连服7剂。

三诊（1990年12月4日）　药已，无何不适，纳寐二便如常，舌淡红，苔薄白，脉细缓。予养血活血，加软坚散结。

处方　生牡蛎30g（先煎）　丹参15g　赤芍10g　鸡血藤20g　红花6g　海藻10g　刘寄奴10g　泽兰10g　凌霄花10g　夏枯草10g　莪术10g

每日1剂，水煎服，连服7剂。

四诊（1990年12月11日）　药已，无不适，舌淡红，苔薄白，脉缓。予当归芍药散养血健脾，加以软坚散结。

处方　当归10g　川芎6g　赤芍10g　土茯苓20g　白术10g　泽泻10g　生牡蛎30g（先煎）　夏枯草10g　鸡血藤20g　丹参15g　炙甘草5g

每日1剂，水煎服，连服7剂。

五诊（1990年12月18日）　月经期至未行，纳便俱常，带下无异，舌淡红，苔薄白，脉缓。治以疏肝理气，活血调经。

处方　柴胡6g　当归10g　白芍10g　茯苓10g　白术10g　生牡蛎30g（先煎）　鸡血藤20g　丹参15g　薄荷5g（后下）　炙甘草6g

每日1剂，水煎服，连服7剂。

六诊（1990年12月25日）　昨日经行，量中等，色稍黯，无血块，无腹胀痛等症。纳可寐好，二便调畅，舌淡红，苔薄白，脉缓。予养血调经。

处方　当归10g　川芎6g　白芍10g　熟地15g　鸡血藤20g　丹参15g　续断10g　益母草10g　旱莲草20g　女贞子10g　炙甘草6g

每日1剂，水煎服，连服3剂。

七诊（1990年12月28日）　药已，今日经净（经行5日），本次经量正常，现无不适，舌淡红，苔薄白，脉细缓。治予益气养血，辅以活血软坚。

处方　当归10g　白芍10g　党参15g　白术10g　茯苓10g　陈皮5g　鸡血藤20g　丹参15g　益母草10g　生牡蛎30g（先煎）　炙甘草6g

每日1剂，水煎服，连服7剂。

再按养血活血化瘀法调治两个月，至1991年11月随访，数月来月经周期、经量、行经时间均正常。

按语　气郁血滞，瘀血内停阻滞胞脉，新血不得归经而妄行，故月经淋漓延期不净、经量增多。治以养血活血，化瘀止血。初诊正值经期，用鸡血藤、丹参、当归、白芍养血活血，益母草活血祛瘀调经，小蓟、炒山楂、蒲黄炭止中有化，使止血而不留瘀。《本草纲目》言"土茯苓能健脾胃……脾胃健则营卫从"；《滇南本草》以土茯苓治妇人红崩、白带。白术健脾益气。经净之后，又用红花、刘寄奴、泽兰、凌霄花活血祛瘀，生牡蛎、猫爪草、海藻软坚散结，以治子宫内膜增生过长。如是使瘀血去，新血归经，则经行正常。

病例2　林某，女，30岁，已婚。1991年9月17日初诊。

初诊　经期延长2个月。1991年7月16日放环，术后阴道流血10日干净。8月14日经行，量多，色鲜红，夹块，伴畏寒，恶心呕吐；经期延长，15日方净。现为经行第7日，于经期第2日出现恶心呕吐，畏寒、经量少、色暗红，无块，纳寐二便正常，舌淡红，苔薄白，脉细。

诊断　经期延长。

辨证　肝肾阴虚，冲任督失调。

治则　滋补肝肾，燮理奇经。

处方　熟地15g　淮山药15g　山萸肉6g　当归10g　白芍10g　益母草10g　旱莲草20g　丹皮6g　茯苓6g　泽泻6g

每日1剂，水煎服，连服3剂。

二诊（1991年10月11日）　上药二剂后经净。10月4日经行，经期畏寒呕吐消失，经血迄今未净，量多，色暗红；舌淡红，苔薄白，脉细。拟补益脾肾，固涩止血。

处方　党参15g　白术10g　茯苓10g　陈皮6g　桑螵蛸10g　海螵蛸10g　茜根10g　骨碎补15g　淮山药15g　升麻3g　炙甘草6g

每日1剂，水煎服，连服4剂。

三诊（1992年3月13日）　数月来经行畏寒呕吐未作，唯行经期较长，前后淋漓达十余日。现为经行第3日，量少，色淡红，舌脉如平。仍宗滋补肝肾为法。

处方　熟地15g　淮山药15g　山萸肉6g　鸡血藤20g　丹参15g　女贞子10g　旱莲草20g　丹皮6g　茯苓6g　泽泻6g

每日1剂，水煎服，连服4剂。

四诊（1992年9月29日）　月经期、量已恢复正常，末次月经9月12日至9月18日，量中，经行腰胀，余无不适，舌脉如平。欲服药巩固，以滋补肝肾法治之。

处方　熟地15g　淮山药15g　山萸肉6g　沙参10g　麦冬10g　女贞子10g　旱莲草20g　益母草10g　当归10g　鸡血藤20g

每日1剂，水煎服，连服4剂。

按语　冲为血海，任主诸阴，督主诸阳，三脉一源三歧。放环后冲任胞络损伤，累及肝肾，冲任受损，不能固摄阴血，加之肝肾阴虚，虚热内扰冲任，血海不宁，故经血过期未净、经量增多。阴损及阳，阳气失于温煦，故畏寒；冲气上逆犯胃则呕吐。治以滋补肝肾、燮理奇经，用六味地黄汤为基本方，加当归、白芍养血调经，旱莲草滋阴清热止血，益母草活血祛瘀调经，使肝肾得养，虚热得清，冲任通盛，则经行正常。

病例3　刘某，女，42岁，已婚。1993年2月24日初诊。

初诊　经期延长7年。1985年放环，自放环后月经量多，淋漓难净，经色红，无血块，行经时间持续10余日。常有经间期出血。末次月经1993年2月12日，现阴道仍有少量咖啡色分泌物排出，伴腰胀痛，心烦，夜寐不安，口干欲饮，夜尿2次，纳食大便正常，月经周期尚准，面部深黄褐斑，舌淡红，苔薄白，脉细。

诊断　①经期延长；②经间期出血。

辨证　阴虚血热。

治则　滋补肝肾，清热止血。

处方　菟丝子15g　枸杞子10g　车前子6g　覆盆子10g　五味子5g　女贞子10g　太子参15g　旱莲草20g　海螵蛸10g　芡实10g　甘草5g

每日1剂，水煎服，连服3剂。

二诊（1993年3月3日）　药已，阴道流血已止，现带下量多、色黄、味臭，外阴痒，寐差，夜尿多，纳可，大便如常，舌淡红，苔薄淡黄，脉细缓。继以滋补肝肾为法。

处方　鸡血藤20g　丹参15g　熟地15g　山萸肉10g　淮山药15g　旱莲草20g　女贞子10g　白芍20g　生谷芽20g　荷叶10g　甘草5g

每日1剂，水煎服，连服3剂。

三诊（1993年3月11日）　药后寐稍好，夜尿仍多。昨日经行，量尚少，纳可，大便调，舌淡红，有瘀点，苔薄白，脉细。改用养血活血调经法，以因势利导。

处方　当归15g　鸡血藤20g　川芎10g　赤芍10g　熟地15g　桃仁10g　红花10g　路路通10g　牛膝10g　芡实10g　炙甘草5g

每日1剂，水煎服，连服2剂。

四诊（1993年3月17日）　经行初3日量少淋漓，第4日后色、量如常，伴腰痛，昨已经净，现觉口干，夜尿2～3次，纳食大便正常，舌淡红，有瘀点，苔微黄，脉细缓。再以滋补肝肾法治其本。

处方　熟地15g　山萸肉10g　淮山药15g　丹皮6g　茯苓10g　泽泻10g　旱莲草20g　女贞子10g　益母草10g　炒山楂10g　炙甘草5g

每日1剂，水煎服，连服3剂。

五诊（1993年3月22日）　经净5日后，昨日阴道有少量咖啡色分泌物，舌淡红，苔薄白，脉细。上方去炒山楂，加沙参10g、麦冬10g。

每日1剂，水煎服，连服3剂。

六诊（1993年4月5日）　服上方1剂后阴道咖啡色分泌物即消失。现带下量多、色黄味臭，舌淡红，边有瘀点，苔薄白，脉细滑。经期将至，改用理气活血调经。

处方　鸡血藤20g　丹参15g　当归10g　川芎6g　赤芍10g　红花3g　牛膝6g　续断10g　香附6g　枳实6g　艾叶5g　炙甘草5g

每日1剂，水煎服，连服3剂。

七诊（1993年4月10日）　4月5日经行，色、量正常，5日干净。刻诊腰部作胀，舌淡红，苔薄白，脉细。仍予滋补肝肾法治其本。

处方　北沙参10g　麦冬10g　熟地15g　山萸肉6g　淮山药15g　旱莲草20g　女贞子20g　茺蔚子10g　荷叶10g　丹皮6g　甘草5g

每日1剂，水煎服，连服4剂。

八诊（1993年4月19日）　本月17日阴道流血，量少不用垫纸，2日干净，无不适，舌淡红，有瘀点，苔薄白，脉细。上方去茺蔚子、荷叶，加茯苓6g、泽泻6g、益母草10g。

每日1剂，水煎服，连服3剂。

九诊（1993年4月27日）　药已，带下稍黄、量一般，外阴痒，面部散在黄褐斑，纳寐便常，舌淡红，有瘀点，苔薄白，脉细。改用活血化瘀，凉血清热。

处方　生地15g　当归10g　川芎6g　赤芍10g　桃仁10g　红花6g　荷叶10g　侧柏叶10g　凌霄花10g　丹皮10g　甘草5g

每日1剂，水煎服，连服7剂。

十诊（1993年5月4日）　昨日经行、量少色淡，外阴稍痒，咳嗽，舌淡红，有瘀点，苔薄白，脉细。用养血调经法。

处方　生地15g　当归10g　川芎6g　白芍10g　鸡血藤20g　丹参15g　续断10g　益母草10g　前胡10g　麦冬10g　炙甘草6g

水煎服，每日1剂，连服3剂。

十一诊（1993年5月11日）　药后经色转红，量中等，3日干净，纳寐便常，舌淡红，有瘀点，苔薄白，脉细缓。原有经间期出血，现欲服药预防，治以滋补肝肾。

处方 当归10g 白芍10g 熟地15g 淮山药15g 山萸肉6g 茯苓6g 丹皮6g 泽泻6g 旱莲草20g 枸杞子10g 甘草6g

每日1剂,水煎服,连服3剂。

此后继续予滋补肝肾法调治,间断服药3个月,至1993年11月随访,行经时间正常,经间期已无出血,面部黄褐斑颜色变浅。

按语 放环后由于异物留在胞宫,阻塞胞脉,胞宫和胞脉的损伤,导致肝肾亏损,阴精匮乏。阴虚内热,热扰冲任,血海不宁,则经期延长;虚热迫血妄行,故月经量多;氤氲时期,阳气内动,相火旺盛,阴虚不能制阳,虚火灼伤阴络,冲任不固,因而出血。血受热煎熬而成瘀,瘀阻经络,气血不能上荣,故面部黄褐斑。治以滋补肝肾、清热止血,先后用二至丸、五子衍宗丸、六味地黄丸加减,经将行则理气活血调经,以桃红四物汤加路路通、牛膝、枳实因势利导,以促经行。调治数月,肝肾之阴恢复,血海安宁,冲任通畅,则月经正常,经间期出血亦瘥。

体会 经期延长是指月经周期基本正常,行经时间超过7日以上,甚或淋漓半月方净者。在辨证上要分清虚实。实证多因瘀血阻滞胞脉,新血不得归经而妄行,如病例1之卢某,治之以通,重在活血化瘀;结合诊断性刮宫病理检查结果,加用软坚散结之品。虚证多由肝肾阴虚,虚热扰动血海而致,如病例2之林某和病例3之刘某,治之以补,重在滋补肝肾、养阴清热。经将行和经行初期宜因势利导,养血活血调经;经行后期可适当选用固涩药和止血炭药,但要根据证型选择,并做到止血而不留瘀。

7. 痛经 (7例)

病例1 王某,女,22岁,未婚。1992年12月10日初诊。

初诊 痛经7年。14岁月经初潮,周期尚正常,经量中等,但每于经行第1日出现小腹剧痛,不能站立,甚则呕吐,持续2~3小时后自行缓解。昨日经行,腹痛剧烈,现仍觉小腹隐痛,经量中等,色暗红,夹块,纳便正常,面色略苍白,舌淡红,苔薄白,脉细弦。

诊断 痛经。

辨证 瘀血阻滞。

治则 养血活血,化瘀止痛。

处方 鸡血藤20g 丹参15g 当归10g 川芎6g 白芍10g 熟地15g 续断10g 益母草10g 莪术3g 山楂10g 炙甘草6g

每日1剂,水煎服,连服3剂。

二诊(1992年12月26日) 药后小腹痛缓解。现无不适,舌淡红,苔薄白,脉细。治拟活血化瘀,温通瘀积,疏通胞络。

处方 当归12g 川芎10g 赤芍10g 熟地15g 桃仁10g 红花10g 香附10g 莪术10g 益母草10g 荜茇6g 炙甘草5g

每日1剂,水煎服,连服2剂。

三诊(1993年1月30日) 1月10日经行,腹痛大减。现无不适,舌淡红,苔薄白,脉细弦。气为血之帅,气行则血行,拟疏肝理气,佐以化瘀止痛。

处方 柴胡6g 当归10g 白芍10g 白术10g 茯苓10g 佛手花10g 益母草10g 莪术10g 姜黄6g 薄荷5g(后下) 炙甘草6g

每日1剂,水煎服,连服3剂。

四诊(1993年2月11日) 昨晚经行,除腰及小腹微胀外,余无不适,舌淡红,脉细弦。拟养血调经、壮腰健肾法。

处方　鸡血藤20g　丹参15g　当归10g　川芎6g　白芍10g　熟地15g　续断10g　桑寄生10g　千斤拔10g　炙甘草6g

每日1剂，水煎服，连服3剂。

按语　气血以流通为贵，经行之际，胞络通利，经血畅行，自无痛经之虞。若瘀血阻滞，经血排出不畅，不通则痛，发为痛经。治以活血化瘀。气为血之帅，气行则血行，肝主疏泄，调畅气机，故要兼以疏肝理气。初诊正值经期，以四物汤加鸡血藤、丹参养血活血，益母草、莪术、山楂活血化瘀止痛，续断补肝肾、行血脉。二诊用桃红四物汤养血活血祛瘀，加莪术、益母草增强活血化瘀之功，香附疏肝理气、调经止痛，荜茇散寒止痛。三诊以疏肝理气为主，用逍遥散加佛手花轻清疏解肝郁，莪术、姜黄、益母草行气活血、通经止痛。终则加续断、桑寄生、千斤拔壮腰健肾，以固根基。

病例2　陆某，女，17岁，未婚。1992年10月31日初诊。

初诊　痛经5年。12岁月经初潮，周期或前或后，经前数日出现乳房胀痛，腹部隐痛，经行第1日小腹剧痛阵作，不能坚持学习，疼痛拒按，持续1日后自行缓解；经量稍多，色黯红，夹块，末次月经1992年10月10日。带下量一般，平素无何不适，纳便尚正常，舌质淡红，尖有瘀点，苔薄白，脉细弦。

诊断　痛经。

辨证　气滞血瘀。

治则　疏肝理气，化瘀止痛。

处方　醋柴胡6g　当归10g　白芍10g　茯苓10g　炒淮山药15g　薄荷6g（后下）　橘核10g　夏枯草10g　郁金10g　莪术10g　炙甘草6g

每日1剂，水煎服，连服4剂。

二诊（1992年11月12日）　经水逾期2日未行，纳便尚可，舌脉如前，守上方酌加温经行血之品，以促经行。

处方　醋柴胡6g　当归10g　白芍10g　白术10g　茯苓10g　佛手花10g　益母草10g　吴茱萸3g　红花6g　薄荷6g（后下）　炙甘草6g

每日1剂，水煎服，连服4剂。

三诊（1992年11月18日）　11月16日经行，小腹疼痛明显减轻，经量中等、色红、血块减少，舌淡红，苔薄白，脉细。拟养血调经法。

处方　当归10g　川芎6g　白芍10g　熟地15g　鸡血藤20g　丹参15g　续断10g　益母草10g　炙甘草6g

每日1剂，水煎服，连服4剂。

四诊（1992年12月14日）　12月12日经行，经量、色、质正常，唯小腹隐痛，舌脉如平。守上法调理，上方加桑寄生15g、小蓟6g。每日1剂，水煎服，连服4剂。

五诊（1992年12月31日）　经行5日干净，刻诊无不适，舌脉如平。拟温宫行血化瘀法，以荡涤瘀积，畅行气血，俾其通则不痛。

处方　当归10g　川芎10g　吴茱萸3g　莪术10g　益母草10g　赤芍10g　肉桂3g（后下）　艾叶10g　炙甘草6g

每日1剂，水煎服，连服4剂。

六诊（1993年1月13日）　1月11日经行，腹痛完全消失，经血色、质、量正常，舌淡红，苔薄白，脉细。守1992年11月18日方善后巩固。

按语　肝司血海，又主疏泄，肝气郁结，冲任气血郁滞，经血不能畅行，故经行小腹剧痛、经血夹块；肝经经气不利，故乳房胀痛；气血失调，血海蓄溢失常，故月经先后无定期。治以疏肝理气、化瘀止痛，用逍遥散加减化裁。醋柴胡疏肝解郁，配薄荷之辛凉，则其疏解之力更佳，当归、白芍养血敛阴以柔肝，炒淮山药、茯苓、炙甘草健脾祛湿，有见肝之病，当先实脾之意。郁金、莪术行气活血止痛；橘核行气散结止痛；夏枯草行肝气、开肝郁、散郁结；更用吴茱萸、红花、肉桂、艾叶等温经行血之品，使血得温而行，利于气血之畅通。

病例3 颜某，女，33岁，已婚。1993年7月30日初诊。

初诊 经行腹痛两个月。月经周期规则，近两个月来经行小腹胀痛剧烈，有下坠感，伴腰痛，不能坚持工作；末次月经1993年7月8日，经量中等，色深红，有血块，7日干净。平时带下正常，时有头晕，纳寐可，二便调，舌质淡红，苔薄白，脉细弦。

1993年7月17日B超探及右附件厚壁囊性包块，其大小为57mm×45mm，壁厚7mm，欠光滑，印象为"巧克力囊肿"。

诊断 ①痛经；②癥瘕。

辨证 寒凝血瘀。

治则 温经散寒，活血消癥。

处方 当归10g 川芎10g 赤芍10g 蒲黄10g 五灵脂10g 小茴香6g 干姜10g 延胡索10g 没药10g 肉桂5g（后下） 益母草10g

每日1剂，水煎服，连服4剂。

二诊（1993年8月3日） 服上药后无何不适，现值经前，欲防患于未然，舌淡红，苔薄白，脉细弦。仍宗前法，上方加莪术10g。每日1剂，水煎服，连服3剂。

三诊（1993年8月6日） 昨日经行，腹痛未作，经色红，有血块，量中，伴腰酸，时有头晕，舌淡红，苔薄白，脉细弦。治予养血调经，予经验方养血调经汤。

处方 当归10g 川芎6g 白芍10g 熟地15g 鸡血藤20g 丹参15g 续断10g 益母草10g 炙甘草6g

每日1剂，水煎服，连服4剂。

四诊（1993年8月10日） 药已，本次经行血块较前增多，但无痛经，现量少欲净，口糜，舌淡红，苔稍黄厚，脉细。治以养血活血。

处方 当归10g 白芍10g 熟地15g 夏枯草10g 益母草10g 荷叶10g 鸡血藤20g 桑寄生15g 红枣10g

每日1剂，水煎服，连服3剂。

五诊（1993年8月17日） 经行6日干净，口糜向愈，近日晨起痰黄，时有少腹、小腹疼痛，舌淡红，苔薄白，脉细略弦。以活血消癥法。

处方 当归10g 鸡血藤20g 赤芍10g 益母草20g 莪术10g 丹皮10g 夏枯草15g 海藻10g 香附10g 瓦楞子10g 续断10g

每日1剂，水煎服，连服7剂。

六诊（1993年8月27日） 药后无不适，舌淡红，苔薄白，脉弦滑。守上方去瓦楞子，加骨碎补15g。每日1剂，水煎服，连服2剂。

七诊（1993年8月31日） 8月29日经行，无腹痛，经量中等，色红，血块少，伴腰胀，现月经未净，舌淡红，苔薄白，脉细缓。正值经期，以养血调经法。

处方 当归10g 白芍10g 熟地15g 鸡血藤20g 丹参15g 续断10g 益母草10g 桑寄生15g 芡实10g 仙鹤草10g 炙甘草6g

每日1剂，水煎服，连服3剂。

八诊（1993年9月3日）　月经量少欲净，时有小腹隐痛，舌淡红，苔薄白，脉细弦。治以养血活血，健脾祛湿。

处方　当归10g　川芎6g　白芍10g　茯苓10g　白术10g　泽泻10g　泽兰10g　益母草10g　炙甘草6g

每日1剂，水煎服，连服4剂。

九诊（1993年9月7日）　药已，无不适，脉细，舌苔如平。经上治疗，痛经已瘥，再以养血活血、化瘀消癥法调治，以散其癥积。

处方　鸡血藤20g　当归10g　赤芍10g　丹皮10g　益母草20g　莪术10g　夏枯草15g　海藻10g　香附10g　马鞭草15g　红枣10g

每日1剂，水煎服，连服7剂。

按语　寒性凝滞，主痛；寒邪客于冲任、胞中，与经血搏结，形成瘀血。瘀血内阻，经脉之气不利，经血运行不畅，故经行小腹胀痛剧烈，经血夹块。血瘀不行，积结成癥，故腹中积块。治以温经散寒，活血消癥，初用《医林改错》少腹逐瘀汤加益母草、莪术，药后寒邪得散，痛经症缓。但经行阴血耗伤，虚热内生，出现口糜，四诊去辛温之川芎，加荷叶泻心肝之热。更用夏枯草散郁结，海藻消痰软坚，瓦楞子化瘀散结，马鞭草活血散瘀，使瘀血得祛，癥积渐消。

病例4　谢某，女，23岁，未婚。1990年10月26日初诊。

初诊　经行腹痛8年。13岁月经初潮，经期尚规则，但两年后出现痛经，每逢经行则少腹、小腹胀痛剧烈。按之不减，面色苍白，汗出，服止痛片可缓，但服后恶心、呕吐，腹痛持续1～2日缓解，经净后又出现少腹、小腹隐痛1日；曾服当归冲剂不效。末次月经1990年10月18日，舌淡，苔薄白，脉虚而弦。

诊断　痛经。

辨证　阳虚宫寒。

治则　温肾暖宫止痛。

处方　肉桂5g（后下），艾叶10g　熟地15g　当归10g　川芎6g　白芍10g　莪术10g　益母草10g　炙甘草6g

每日1剂，水煎服，连服7剂。

二诊（1990年11月27日）　药已，11月18日经行，少腹、小腹疼痛大减，但经量较多，夹块，舌淡，苔薄白，脉细。效不更方，守上方加桑寄生20g。每日1剂，水煎服，连服3剂。

三诊（1991年11月12日）　自服上药之后已无痛经。但昨日经行，小腹冷痛剧烈，热敷不减，恶心，纳呆，经量较多，夹血块，二便尚调，舌淡红，苔淡黄，脉细缓。仍宗温肾暖宫止痛法，予《金匮要略》温经汤化裁。

处方　肉桂5g（后下），吴茱萸3g　川芎6g　当归10g　白芍10g　丹皮10g　制半夏6g　麦冬10g　党参15g　阿胶10g（烊化）　莪术6g　炙甘草6g

每日1剂，水煎服，连服3剂。

1992年3月12日因带下病就诊，诉药后痛经迄今未发。

按语　肾为冲任之本，胞脉系于肾而络于脑中，先天肾阳虚弱，冲任胞宫失于温煦，寒凝血滞，不通则痛，故经行少腹、小腹胀痛剧烈；待经净之后，血海空虚，冲任、胞脉失于濡养，既虚且寒，故经后仍出现隐痛不舒。治以温肾暖宫止痛，用肉桂、艾叶温肾暖宫、散寒止痛，四物汤养血活血调经，莪术、益母草活血化瘀。三诊痛经再作，虚寒之象昭彰，以《金匮要略》温经汤加莪术治之，使肾阳旺盛，阴翳得消，经脉通利，痛经不作矣。

病例 5 李某，女，27 岁，已婚。1991 年 4 月 18 日初诊。

初诊 经行腹痛 14 年，带下量多 1 年。13 岁月经初潮，自初潮始即有痛经，逐渐加重，每于经前少腹、小腹作胀，经行时少腹、小腹疼痛剧烈，经量中等、色鲜红，夹血块。近 1 年来带下量多，或清稀，或如豆腐渣状。1991 年 3 月 26 日行人工流产术，恶露 10 日干净，现带下量多、质清稀，腰胀，手足酸软，时有心烦，口干口臭，纳寐可，二便调，舌淡红，苔黄厚腻，脉沉细。

诊断 ①痛经；②带下病。

辨证 湿瘀化热，湿热下注。

治则 化瘀祛湿，清热止痛。

处方 鸡血藤 20g　丹参 15g　当归 10g　白芍 10g　苍术 10g　黄柏 10g　生薏苡仁 15g　牛膝 6g　甘草 6g

每日 1 剂，水煎服，连服 4 剂。

二诊（1991 年 5 月 6 日） 药已，带下仍多、质清稀如水，外阴瘙痒，月经逾期未行，腰腹作胀，大便较硬，便后揩血，肛门疼痛，舌淡红，苔白稍厚，脉细滑，仍守前法，用当归芍药散与四妙散合方。

处方 当归 10g　川芎 6g　白芍 10g　土茯苓 20g　白术 10g　泽泻 10g　苍术 10g　黄柏 10g　生薏苡仁 15g　牛膝 6g　红枣 10g

每日 1 剂，水煎服，连服 3 剂。

三诊（1991 年 6 月 10 日） 6 月 9 日经行，痛经较前减轻，色淡红、量中、无血块，舌质淡，苔薄白，脉细弦。上方去川芎、牛膝，加鸡血藤 20g　丹参 15g　以养血调经。每日 1 剂，水煎服，连服 4 剂。

四诊（1991 年 7 月 30 日） 带下量多、质稀色白，时有阴痒，困倦乏力，纳食欠佳，舌淡红，苔薄白，脉细，用养血健脾、祛湿清热法。

处方 当归 10g　川芎 6g　白芍 10g　土茯苓 20g　白术 10g　泽泻 10g　苍术 10g　黄柏 10g　苍耳子 10g　白鲜皮 11g　甘草 6g

每日 1 剂，水煎服，连服 3 剂。

五诊（1991 年 8 月 13 日） 8 月 4 日经行，痛经消失，经色暗红、量中；带下量减少，外阴瘙痒减轻，但觉口干，胸膺疼痛，舌淡红，苔薄白，脉细。效不更方，原方去苍耳子、白鲜皮，加夏枯草 10g，瓜蒌壳 10g。每日 1 剂，水煎服，连服 3 剂。

1991 年 10 月 25 日来诊，诉经行腹痛消失，带下量不多，但觉外阴瘙痒，以利湿清热、化瘀解毒法善其后。

按语 久病入络，瘀血内阻，经脉不通，影响津液的运行，使水湿不运，湿瘀相合，稽留于冲任，蕴结于胞中，故经行少腹、小腹疼痛剧烈，经血夹块。湿流下焦，故带下量多。久病伤正，加之人工流产手术损伤肝肾冲任，故腰胀、手足酸软、脉沉细。苔黄厚腻为湿郁化热之征。治以化瘀祛湿、清热止痛，用鸡血藤、丹参、当归、白芍养血活血，四妙散利湿清热。二诊更加土茯苓、白术、泽泻加强健脾利湿之力，川芎为血中之气药，可行血中之气，有利于通达气血、活血祛瘀。经行之时，恐活血过用，去川芎、牛膝，加鸡血藤、丹参以养血调经。当归芍药散有养血通脉、健脾祛湿之功，适用于经带并病者，以之加减，可治疗湿瘀夹杂的痛经。

病例 6 李某，女，23 岁，已婚。1991 年 2 月 7 日初诊。

初诊 痛经 6 年，婚后 1 年未孕。15 岁月经初潮，经行规则，17 岁时无明显诱因出现经行第 1 日小腹剧痛，持续 1 小时后逐渐减轻，月经周期 28～32 日，经量中等，经色较淡，3 日干净，末次月经 1991 年 1 月 13 日。平时带下正常。1990 年 2 月结婚，夫妻同居，迄今未孕。刻诊无不适，纳便正常，面白少华，舌淡，苔薄白，脉细弦。配偶检查精液量少于 1ml，存活率 60%，余尚可。

诊断　痛经。

辨证　气血不足，气虚血滞。

治则　益气补血，化瘀止痛。

处方　炙党参 15g　炙黄芪 20g　熟地 15g　当归 10g　川芎 6g　白芍 10g　莪术 10g　三七花 10g　炙甘草 6g

每日 1 剂，水煎服，连服 4 剂。

二诊（1991 年 8 月 5 日）　服上药后经行腹痛大减，末次月经 1991 年 7 月 31 日，经量中等、色鲜，现无何不适，自测基础体温双相不明显，要求服药以促孕。拟补肾疏肝健脾法。

处方　菟丝子 20g　枸杞子 10g　黄精 15g　柴胡 6g　当归 10g　白芍 10g　白术 10g　茯苓 10g　茺蔚子 10g　炙甘草 6g

每日 1 剂，水煎服，连服 7 剂。

三诊（1992 年 2 月 20 日）　数月来经行规则，痛经告愈。于 1991 年 12 月 28 日，诊断性刮宫于"子宫内膜部分腺体分泌欠佳"。刻诊纳便正常，舌淡红，苔薄黄，脉细弦。转用温肾养肝法，以促生发。

处方　鸡血藤 20g　丹参 15g　当归 10g　川芎 10g　白芍 10g　熟地 15g　续断 10g　杜仲 10g　益母草 10g　仙灵脾 15g　炙甘草 6g

每日 1 剂，水煎服，连服 7 剂。

按语　气主煦之，血主濡之，患者经色较淡，面白舌淡，乃气血不足之象。气虚则不能行血，血虚则不能润通，以致经行时载运乏力，血液运行迟滞，形成瘀血；瘀血阻滞，不通则痛，故经行小腹疼痛剧烈。治以圣愈汤益气补血，莪术活血祛瘀、行气止痛，三七花有散瘀止痛之功。药能对症，故痛经告愈。嗣后的调补肝脾肾之法以促精成孕。

病例 7　赵某，女，26 岁，已婚。**1991 年 6 月 21 日初诊。**

初诊　经行腹痛 2 年。月经周期基本正常，两年前开始出现经行腹痛，每于月经来潮时左少腹疼痛剧烈，甚或不能坚持工作；得热则舒，经净痛渐减，持续至经后 5 日左右疼痛方缓解。月经量中等、色暗红、5 日干净，末次月经 1991 年 5 月 29 日，1987 年 10 月结婚，婚后两年共人工流产 3 次，1990 年始有生育要求，于 1990 年 7 月孕 2 个月余自然流产，1991 年 2 月孕 3 个月余再次自然流产，自然流产后均行清宫。平时腰酸胀，经行加重，性欲淡漠，带下微黄、量不多，体倦乏力，大便溏，纳寐尚可，舌淡红，苔薄白，脉滑略。

诊断　痛经。

辨证　肝肾亏损，脾虚血滞。

治则　先以疏肝健脾、养血活血以止痛，再以补益肝脾肾治之。

处方　醋柴胡 6g　当归 10g　白芍 10g　茯苓 10g　白术 10g　莪术 10g　郁金 10g　益母草 10g　丹参 15g　薄荷 5g（后下）　炙甘草 6g

每日 1 剂，水煎服，连服 4 剂。

二诊（1991 年 7 月 16 日）　药已，7 月 5 日经行，腹痛大减，经量中等、色暗红，5 日干净。刻诊觉腰膝酸软，时有胸闷，纳寐可，大便溏、日 1 行，舌淡红，苔薄白，脉细。治以补肾养肝健脾。

处方　当归 10g　川芎 6g　白芍 10g　茯苓 10g　白术 10g　泽泻 10g　杜仲 10g　续断 10g　桑寄生 15g　狗脊 10g　红枣 10g

每日 1 剂，水煎服，连服 7 剂。

三诊（1991年9月20日）　8月30日经行，量中等、色淡红，左少腹微痛，持续至今，乏力，口干欲饮，纳可便调，舌淡红，苔薄白，脉细。转用疏肝健脾、养血活血法。

处方　醋柴胡6g　当归10g　白芍10g　茯苓10g　白术10g　莪术10g　郁金10g　益母草10g　丹参15g　薄荷5g（后下）　炙甘草6g

每日1剂，水煎服，连服7剂。

四诊（1991年11月2日）　服上方后经行已无腹痛，末次月经10月3日。刻诊无不适，纳寐可，二便调，带下常，性欲较好，舌淡红，苔薄白，脉细。以补益肝肾、健脾益气之法，以固胎孕之根基。

处方　菟丝子20g　枸杞子10g　茺蔚子10g　当归10g　川芎6g　白芍10g　熟地15g　党参15g　炙黄芪15g

每日1剂，水煎服，连服4剂。

1992年1月17日随访，经行正常，痛经告瘥。

按语　多次流产，损伤肝肾。肝失疏泄，气机不畅，冲任气血郁滞，经血运行不利，故经行腹痛；精血本已不足，经行之后，精血更虚，冲任、胞宫失于濡养，故痛经持续至经后；血得温而行，故得热则舒。腰为肾之府，肝肾不足，故腰酸、性欲淡漠。肝木乘脾土，脾气虚弱，故体倦乏力、大便溏。胞脉系于肾，肾虚则冲任不固，胎失所系；加之脾虚中气亏损，化源匮乏，以致不能摄养胎元而堕胎小产。本病例为虚实夹杂之痛经，虚为肝脾肾不足，实为气郁血滞。治疗上先以疏肝健脾、养血活血以止痛，再以补益肝脾肾治其本。用逍遥散疏肝健脾，加郁金、莪术行气解郁、活血止痛，益母草、丹参活血祛瘀，使肝气得疏，脾气健运，冲任气血通畅，故经行腹痛大减。继用当归、川芎、白芍、熟地养肝补血，杜仲、续断、桑寄生、狗脊、菟丝子、枸杞子温补肝肾，党参、炙黄芪、白术、茯苓健脾益气，肝脾肾并补，在未孕之前先固胎孕之根基，调治半年至1年，然后摄精受孕，则效果较佳。

体会　痛经是指正值经期或行经前后，出现周期性小腹疼痛，或痛引腰骶，甚则剧痛昏厥者。经者血也，痛者滞也，痛经的病变，既以"痛"为着眼，因而其治疗方法，应以"通"为首要，盖"通则不痛"故也。通之法，要根据证之寒热虚实。气滞血瘀者，理气活血化瘀以通；寒邪凝滞者，温经散寒以通；湿热下注者，除湿清热以通；对阳虚宫寒、气血虚弱、肝肾亏损者，则补之以通，纵有瘀滞，亦要攻补瘀滞。

笔者常在治疗痛经方中加入莪术、益母草，莪术辛苦微温，辛则能开，苦则能泄，温则能养，为血中之气药，既能活血又可行气，且又不损伤正气。益母草辛苦微寒，有活血化瘀通经的功用，为治疗痛经的常用药。

治疗痛经要在疼痛未发之前根据辨证进行治疗。还要注意分阶段调治，经前防痛，以活血为主；经期治痛，以调和气血为主；经后调养，以补益气血或补养肝肾为主。如病例2陆某二诊为经前，用逍遥散加益母草、红花、佛手花疏肝理气、活血化瘀，三诊正值经期，转用养血调经法，以调和气血。病例6李某二诊月经刚净，拟补肾疏肝健脾法治其本。如是标本兼顾，则可提高治疗效果。

8. 经间期出血（1例）

病例　杨某，女，23岁，未婚。1991年7月2日初诊。

初诊　经间期出血3个月。月经尚规则，经量中等、色鲜红，有血块，伴少腹、小腹疼痛，行经期为5日。近3个月以来每于月经干净8～9日后又出现阴道流血，血量少于正常月经量、色暗红，持续5日左右。末次月经1991年6月16日，自6月30日起阴道有咖啡色分泌物、量不多，迄今仍淋漓不净，伴头晕、心烦、心悸、腰胀，纳寐可，二便正常。形体稍瘦，舌淡红，苔薄白，脉虚细略数。

诊断 ①经间期出血；②痛经。

辨证 肝肾阴虚。

治则 滋补肝肾，固涩止血。

处方 熟地15g 淮山药15g 山茱肉6g 茯苓6g 丹皮10g 泽泻6g 当归10g 白芍10g 旱莲草20g 女贞子10g 煅牡蛎30g

每日1剂，水煎服，连服3剂。

二诊（1991年10月4日） 药后阴道出血停止，之后月经按期来潮，经间期已无出血。末次月经9月5日，经行腹痛减轻。刻诊头晕，腰胀痛，脚软，疲乏无力，带下量少色暗红，舌淡红，苔薄白，脉细。予疏肝养肝、健脾活血法以调经。

处方 黄精15g 柴胡6g 当归10g 白芍10g 茯苓10g 白术10g 鸡血藤20g 茺蔚子10g 仙鹤草10g 薄荷5g（后下） 炙甘草6g

每日1剂，水煎服，连服4剂。

按语 患者肝肾不足，而氤氲时期，肾气较充，相火易动，肾阳开泄旺盛，阴虚不能制阳，阳气内动，虚火内煽，扰动阴络，冲任不固，则阴道出血。阴虚血少，冲任不足，胞脉失养，故致痛经。头晕、腰胀、心烦心悸、脉虚细略数等症亦为肝肾阴虚之象。初诊治以滋补肝肾，固涩止血，药后阴液渐复，虚火渐清，冲任得固，故经间期出血病瘥。二诊仍有经行腹痛，考虑为肝体不足，影响肝用，疏泄失司，气机郁滞所致，改用疏肝养肝、健脾活血法以调治。

9. 闭经（5例）

病例1 雷某，女，35岁，已婚。1992年9月22日初诊。

初诊 人工流产术后闭经3个月。1992年6月16日行人工流产术，术程经过顺利，但术后迄今月经未行，已检及B超检查排除早孕。刻诊头晕、口干、咽如痰梗，腰胀，四肢酸软无力，夜寐多梦，纳便正常，面色淡黄，舌淡红，苔薄白，脉细。

诊断 闭经。

辨证 肝肾亏损，冲任失养。

治则 补益肝肾，调养冲任。

处方 熟地15g 淮山药15g 当归10g 赤芍10g 丹皮6g 茯苓6g 泽泻6g 牛膝10g 丹参15g 瓜蒌壳10g 路路通10g

每日1剂，水煎服，连服4剂。

二诊（1992年9月26日） 药已，诸症减轻，经水未行，舌淡红，苔薄白，脉缓。仍用补养佐以通行之法。

处方 党参15g 麦冬10g 鸡血藤20g 丹参15g 当归10g 川芎6g 赤芍10g 路路通10g 牛膝10g 枳实10g 炙甘草5g

每日1剂，水煎服，连服7剂。

三诊（1992年10月5日） 10月1日经行、量少、色鲜红，半天即净。经前头晕头痛，咽干而痛，腰胀，迄今未减，能寐多梦，舌淡红，苔薄白，脉细。拟滋养肺肾，俾金水相生。

处方 北沙参10g 麦冬10g 当归10g 五味子6g 淮山药15g 熟地15g 鸡血藤20g 续断10g 杜仲10g 千斤拔15g 炙甘草6g

每日1剂，水煎服，连服10剂。

四诊（1992年10月15日） 药已，头晕略减，腰微胀痛，口干不欲饮，大便结，舌淡红，苔薄白，脉沉细。转用补肾健脾养血息风法。

处方　党参15g　炙黄芪20g　当归10g　川芎6g　白芍10g　熟地15g　白蒺藜10g　蔓荆子10g　续断10g　桑寄生15g　炙甘草5g

每日1剂，水煎服，连服4剂。

五诊（1992年10月22日）　症情徘徊，舌淡红，苔薄白，脉缓。仍宗前法。

处方　党参15g　淮山药15g　山萸肉6g　当归10g　杜仲10g　枸杞子10g　女贞子10g　钩藤10g　蝉蜕3g　小麦15g　炙甘草5g

每日1剂，水煎服，连服4剂。

六诊（1992年10月26日）　昨日经行、色淡红，夹块，量中等，伴头晕腰胀，咽干，四肢乏力，舌淡红，苔薄白，脉细。拟养血调经法。

处方　鸡血藤20g　丹参15g　当归10g　川芎6g　白芍10g　熟地15g　桑寄生10g　狗脊10g　续断10g　益母草10g　炙甘草6g

每日1剂，水煎服，连服3剂。

七诊（1992年10月29日）　经已净，现头晕，腰胀，四肢麻木，夜寐多梦，舌淡红，苔薄白，脉细。用补益脾肾法善其后。

处方　炙黄芪20g　党参15g　茯苓10g　白术10g　陈皮6g　续断10g　狗脊10g　千斤拔20g　骨碎补15g　当归10g　炙甘草5g

每日1剂，水煎服，连服7剂。

按语　人工流产术损耗精血，使肝肾亏虚，精血匮乏，源断其流，冲任失养，胞宫无血可下，而致闭经。治以补益肝肾、调养冲任，佐以通行，用六味地黄汤加牛膝滋肾养肝，当归养血活血，赤芍、路路通活血通经以治标。二诊加入鸡血藤、丹参、党参、麦冬补气血、滋阴液。药后经行，但经量少，半日即净，继续予补肾养肝法，兼以治脾，俾后天养先天，并通过补肺阴，使金生水，经行之际则养血调经，因势利导，使经水畅行。

病例2　李某，女，22岁。1990年7月10日初诊。

初诊　月经稀发6年，闭经5个月。16岁月经初潮，经行一向错后，2~5个月1行、量少、色红、无血块，末次月经为1990年1月30日，迄今已停经5月余，1周来小腹阵发性疼痛，服止痛片可缓解，纳寐便正常，舌淡红，苔薄白，脉沉细。

诊断　闭经。

辨证　肝肾不足，寒凝气滞。

治则　温肾暖肝，养血活血。

处方　艾叶10g　香附10g　肉桂5g（后下）　小茴香6g　熟地15g　当归10g　川芎6g　白芍10g　益母草10g　枳实10g　柴胡6g

每日1剂，水煎服，连服3剂。

二诊（1990年7月19日）　药已，脐腹胀而不痛，腹胀欲便，便后胀减，舌淡红，苔薄白，脉沉细。守上方去熟地，加大腹皮10g。

每日1剂，水煎服，连服4剂。

三诊（1990年10月15日）　上药后经潮，7月、8月经行正常，但9月份又出现闭经，现无不适，舌淡红，苔薄白，脉细。功用温肾疏肝健脾通经法。

处方　艾叶10g　肉桂3g（后下）　益母草10g　芡实10g　黄精15g　柴胡6g　当归10g　白芍10g　白术10g　茯苓10g　炙甘草6g

每日1剂，水煎服，连服7剂。

四诊（1990年11月1日）　药已，下腹坠胀隐痛，大便溏，舌淡，苔薄白，脉细缓。以疏肝健脾养血通经法。

处方　黄精15g　柴胡6g　当归10g　白芍10g　白术10g　茯苓10g　路路通10g　益母草10g　王不留行10g　炙甘草6g

每日1剂，水煎服，连服4剂。

1993年7月随访，上药后经行，2年来月经基本正常。

按语　经水出诸肾，肾主生长发育生殖，初潮即出现月经稀发、量少，显系先天肾气不足，肾阳失于温煦，肝失生发所致。阳虚宫寒，瘀阻气滞，则经水不行。治以温肾暖宫、养血活血，用艾附暖宫丸加减。艾叶、肉桂、小茴香温肾暖宫、祛散寒凝，四物汤养血调肝以充血海，香附理气调经，柴胡、枳实疏肝调气，益母草活血祛瘀。药后经行。三诊再次出现闭经，仍予温肾暖宫，兼疏肝健脾。四诊有经水欲行之势，加路路通、王不留行以活血通经。

病例3　邹某，女，19岁，未婚。1990年12月18日初诊。

初诊　闭经两年余。16岁月经初潮、周期紊乱，经量少，仅行经4次，继则闭止不行。现觉口干，四肢乏力，小腹作胀，大便略干、7日一行，带下量多、色白稠，纳寐尚可，面色淡白，语音低弱，舌质淡嫩，舌苔薄白，脉沉细弱。

诊断　闭经。

辨证　气血虚弱。

治则　健脾益气，养血调经。

处方　党参15g　茯苓10g　白术10g　陈皮5g　鸡血藤20g　丹参15g　当归15g　柴胡5g　炙甘草6g

每日1剂，水煎服，连服3剂。

二诊（1991年5月21日）　上药后于1991年1月23日经行，量中、色暗红，无血块，3日干净。2月、3月份均行经，末次月经3月12日，现停经两个月余，带下量多、色白结块，胃脘灼热，大便干结、5~6日1行，纳寐尚可，舌尖边稍红，苔薄白，脉细略数。拟滋阴养血，兼理气活血。

处方　北沙参10g　麦冬10g　枸杞子10g　熟地15g　当归10g　柴胡6g　茺蔚子10g　丹参15g　川楝子6g　甘草6g

每日1剂，水煎服，连服4剂。

三诊（1991年6月11日）　药已，6月1日经行，量少，色初黯后红，无血块，2日干净，带下已正常，现觉头晕而痛，尤以太阳穴处明显，胃脘灼热，食后微痛，偶有腹胀，纳可，大便溏、3日1行，舌淡红，苔薄白，脉细弦。继用滋阴养血治之。

处方　北沙参10g　麦冬10g　当归10g　白蒺藜10g　丹参15g　黄精15g　枸杞子10g　女贞子10g　红枣10g

每日1剂，水煎服，连服3剂。

按语　脾胃素弱，气血不足，冲任失养，血海空虚，以致月经量少，渐至停闭；脾虚不运水湿，水湿之气下陷而为带下，故带多色白。治以异功散健脾益气，鸡血藤、当归补血活血，丹参活血养血祛瘀，加柴胡疏肝解郁，使肝气疏泄，气行则血行。药后月经来潮，但3个月后再出现月经后期，兼见阴虚血燥之征，转用滋阴养血法，用沙参、麦冬养肺胃之阴，使金能生水，补后天以养先天，枸杞子、女贞子、黄精滋补肝肾，熟地养血滋阴，当归补血活血，柴胡、川楝子、白蒺藜疏肝理气，茺蔚子、丹参活血调经。有补有行，使补而不滞；阴充血足，则经行有期。

病例4　赖某，女，29岁。1989年7月25日初诊。

初诊　闭经3个月。1988年自桂林来邕之后经行后期、量少、色暗淡，近3个月无经行。平时少腹、小腹胀痛，带下量多、色白黄相兼，纳食尚可，大便干结，夜寐多梦，舌质淡，苔薄白，脉虚细。

诊断　闭经。

辨证　肝郁脾虚，气滞血瘀。

治则　疏肝理气，健脾祛湿。

处方　柴胡6g　当归10g　白芍10g　土茯苓20g　白术10g　黄精15g　薄荷5g（后下）　石菖蒲3g　远志3g　茺蔚子10g　合欢皮15g　炙甘草6g

每日1剂，水煎服，连服3剂。

二诊（1989年9月5日）　药已，月经未行，近几天少腹、小腹胀痛加剧，并有乳房胀痛，以左侧显著，带下量仍多、色白黄，能寐而多梦，纳可便调，舌淡，苔薄白，脉沉细。拟宗上法。

处方　当归15g　川芎10g　白芍6g　茯苓10g　白术10g　素馨花6g　益母草10g　厚朴6g　枳实10g　炒枣仁15g　甘草5g

每日1剂，水煎服，连服3剂。

三诊（1989年10月24日）　药后经水即行，量少、色暗红，持续3日干净，经中无不适。末次月经10月8日，现带下量多、色白黄、质稠，少腹、小腹隐痛，舌淡红，苔薄白，脉沉细。拟养血健脾，祛湿清热。

处方　当归10g　川芎6g　白芍10g　土茯苓20g　白术10g　泽泻10g　藿香10g　佩兰10g　苍术10g　黄柏10g　丹参15g

每日1剂，水煎服，连服3剂。

按语　由于环境变迁，生活改变，影响肝的疏泄功能，肝气郁结，血为气滞，运行不畅，阻滞冲任，故月经后期量少；久则气不行血，冲任不通，使经闭不行。气滞肝经则乳房、少腹、小腹胀痛。肝气乘脾，脾运失健，加之肝郁气滞，气不行水，水湿内停，湿郁化热，故带多色白黄、大便干结。用逍遥散疏肝健脾，土茯苓易茯苓，增强除湿解毒之力，合欢皮疏肝活血，石菖蒲、远志化湿，茺蔚子活血调经，黄精既补脾气，又益脾阴。二诊加入川芎、益母草活血行气，素馨花疏肝开郁，厚朴行气燥湿，枳实理气除胀。药后经行，但经后带下量多、色白黄相兼，此乃经带并病，予经带并治。二诊用当归芍药散养血健脾，加二妙散燥湿清热，藿香、佩兰化湿，丹参活血调经，使肝体得养，肝用得疏，脾气健运，水湿不生，则经带正常。

病例5　卢某，女，28岁，已婚。**1993年5月22日初诊。**

初诊　18岁月经初潮，素经行延后，渐至经闭不行，近年每须注射孕酮或服中药方有月经来潮。既往月经量尚可，色红，无血块，4~7日干净；末次月经1993年4月15日（使用孕酮），量较以前明显减少，色淡红。结婚两年，双方同居，性生活正常，未避孕而不孕。平时带下量一般、色白，纳可寐好，二便正常，近日乳房胀痛，月经逾期未行，舌质淡红，苔薄白，脉细弦。

诊断　①闭经；②不孕症。

辨证　肾虚肝郁，气滞血瘀。

治则　疏肝理气，益肾健脾。

处方　柴胡6g　当归10g　白芍10g　茯苓10g　白术10g　薄荷5g（后下）　益母草10g　续断10g　炙甘草5g

每日1剂，水煎服，连服3剂。

二诊（1993年5月27日）　药已，乳房已不痛，月经仍未潮，小腹时有隐痛，带下量一般，纳便如常，舌淡红，苔薄白，脉细弦。以养血通经。

处方　当归15g　川芎6g　赤芍10g　熟地15g　艾叶10g　益母草30g　路路通10g　佛手花

10g 炙甘草 5g

每日 1 剂，水煎服，连服 7 剂。

三诊（1993 年 7 月 1 日） 6 月 4 日经行，量中，色红，5 日干净。6 月 29 日有少许赤带，现已干净，小腹隐痛，时有眩晕，舌质淡红，苔薄白，脉细。以温肾暖宫、调经助孕。

处方 当归 10g 川芎 6g 白芍 10g 熟地 15g 香附 10g 艾叶 10g 肉桂 3g（后下） 补骨脂 10g 炙甘草 5g

每日 1 剂，水煎服，连服 4 剂。

此后月经不行，并出现纳呆、欲呕、头晕、困乏等症，1993 年 8 月 7 日尿妊娠试验为阳性。

按语 禀赋素弱，肾气不足，天癸迟至，故初潮年龄较迟；母病及子，肝血亏虚，加之盼子心切，致肝气郁结，疏泄失司，气血不调，冲任失和，不能摄精成孕。气不宣达，血为气滞，运行不畅，阻滞冲任，血海不能如期满溢，故月经延后；冲任瘀阻而不通，则经闭不行；肝郁气滞，经脉壅阻，故乳房胀痛。初用逍遥散疏肝健脾，加续断补肝肾、行血脉，益母草活血调经。二诊肝气渐舒，改用四物汤加艾叶温经养血，使血得温而行，加佛手花疏肝开郁，益母草、路路通活血通经。三诊月经已行，以温肾暖宫法调经助孕，用艾附暖宫丸加减。药能对症，故疗效满意。

体会 闭经是指女子年逾十八周岁月经尚未初潮，或已行经而又中断达 3 个月以上者。闭经有虚有实，虚者多为肝肾亏损，或气血不足，或阴虚血燥，如病例 1、病例 2、病例 3。实则多由气滞血瘀，或痰湿阻滞。然虚者阳气不足，可致寒凝血瘀；气虚不能行血，可使血行迟滞，导致虚中夹实，虚实错杂，证情复杂。因而虚不可纯补，实不可猛攻，必须权衡其轻重缓急，分清主次，或补中有通，或通中兼补。

经者血也，治经必治血，治血须理气。肝主疏泄，调畅气机，气行则血行；肝又主藏血，女子以肝为先天，因此，闭经从肝论治尤为重要。肾为气血之始，经源于肾；脾胃主受纳腐熟，为气血生化之源，故治闭经亦不离脾肾两脏。

对虚证的闭经，要补而通之，或补益肝肾，调养冲任，或健脾益气，养血调经，以治其本，使经水有源，血海充溢，再适当加入通行之药，冲任二脉通畅，经水即可来潮。

10. 崩漏（9 例）

病例 1 莫某，女，26 岁，已婚。1990 年 8 月 21 日初诊。

初诊 月经紊乱 12 年，不孕 3 年。12 岁月经初潮，经行素来不规则，或前或后，行经时间延长，经量多，1989 年因阴道流血不止而行诊断性刮宫术，术后经乱如故。西医诊断为功能性子宫出血。结婚 3 年，双方同居，性生活正常，未避孕，迄今不孕。末次月经 1990 年 8 月 17 日，经前乳房作胀、腰胀，月经量多、色暗红，有血块，现经量已减少，舌质淡红，苔薄白，脉沉细。

诊断 ①崩漏；②不孕症。

辨证 肝肾亏虚。

治则 补肾养肝，调经促孕。

处方 熟地 15g 淮山药 15g 山萸肉 6g 茯苓 6g 丹皮 6g 泽泻 6g 当归 10g 白芍 10g 旱莲草 20g 益母草 10g 甘草 5g

每日 1 剂，水煎服，连服 3 剂。

二诊（1990 年 8 月 31 日） 药已，月经干净，现无不适，舌质淡红，苔薄白，脉细缓。予补肾养肝健脾法。

处方 菟丝子 20g 枸杞子 10g 覆盆子 10g 当归 10g 赤芍 10g 熟地 15g 党参 15g 白术 10g 路路通 10g 仙茅 10g 红花 1g

每日1剂，水煎服，连服4剂。

三诊（1990年9月28日） 9月16日经行。量中等、色暗红，无血块，3日干净，经行无腰腹疼痛，舌淡红，苔薄白，脉细缓，治以温肾养肝。

处方 当归10g 川芎6g 白芍10g 熟地15g 菟丝子20g 枸杞子10g 蛇床子3g 紫石英20g 红枣10g

每日1剂，水煎服，连服7剂。

四诊（1990年10月26日） 本月20日经行、色量正常，4日干净，现无不适，舌淡红，苔薄白，脉细缓。再用补肾养肝健脾法。予1990年8月31日方加核桃（连壳）30g 每日1剂，水煎服，连服7剂。

随访 药后即停经受孕，于1991年7月28日足月顺产一女婴，重2.9kg，发育正常。

按语 肝肾不足，封藏失司，冲任不固，不能制约经血，而致经行紊乱，或先或后，经期延长，经量增多。肾虚精少，肝虚血亏，精血不足，冲任脉虚，胞脉失养，故不能摄精成孕。脉沉细为肝肾不足之征。初诊以六味地黄汤滋补肝肾，当归、白芍养肝和血调经，旱莲草滋养肝肾之阴，益母草活血调经。脾为后天之本，气血生化之源，二诊肝脾肾并治，用自拟方养精种玉汤，尤妙在红花一味，量仅用1g，《本草衍义补遗》曰：红花"多用破血，少用养血"，在此取其养血之功。三诊经期已准，唯脉细缓，用四物汤加菟丝子、枸杞子滋补肝肾，蛇床子、紫石英温肾暖宫。四诊再用补益肝脾肾之法。如是肝脾肾同治，阴阳并补，使阴平阳秘，肾精充足，故能摄精成孕。

病例2 潘某，女，36岁，已婚。1992年3月2日初诊。

初诊 月经紊乱11年，加重6年。1981年婚后出现月经周期前后不一，时而行经10余日以上，不药可止。2年后月经紊乱加重。从1986年始出现阴道不规则流血，崩漏交作，常需服止血药，甚则诊刮止血。病理检查为"子宫内膜增殖"，用人工周期治疗，治疗期间尚能规则行经，但停药后经乱又作，以至长期服用止血药及"妇康片"治疗至今。末次月经1992年2月8日，经前乳头触痛，经量中等，色暗红，无血块。夜难入寐，寐则多梦，纳便尚可，神情倦怠，面色略黄，目窠、目眶黧黑，唇淡，舌淡红，苔薄白，脉细。孕4产1，人工流产3次。现已停用西药，要求服中药治疗。

诊断 崩漏。
辨证 肝肾亏损，冲任失固。
治则 滋养肝肾，调补冲任。
处方 熟地15g 淮山药15g 山萸肉6g 鸡血藤20g 丹参15g 夜交藤20g 益母草10g 丹皮6g 茯苓6g 泽泻6g

每日1剂，水煎服，连服3剂。

二诊（1992年3月5日） 今早经行，色黯而淡，量少，伴头晕目胀，心悸，心烦欲哭，舌淡红，苔薄白，脉缓。治拟养肝凉血化瘀，因势利导。

处方 生地15g 当归10g 白芍10g 丹参20g 苏木10g 夜交藤30g 益母草10g 甘草6g
每日1剂，水煎服，连服4剂。

三诊（1992年3月16日） 本次经行6日干净，但量少色黯。刻诊除夜难入寐外，余无不适，舌淡红，苔薄白，脉细。拟调理肝脾，益气生血。

处方 炙黄芪20g 柴胡6g 当归11g 川芎6g 白芍10g 白术10g 茯苓10g 泽泻10g 炙甘草6g

每日1剂，水煎服，连服7剂。

四诊（1992年3月23日） 药后夜寐改善。3日前阴道流出少量黄褐色分泌物，伴头晕，心烦，舌淡红，苔薄白，脉细。氤氲之期，相火内燔，损及胞络，暂予益气统血法。

处方　党参15g　白术10g　茯苓10g　陈皮6g　海螵蛸10g　茜根10g　仙鹤草10g　益母草10g　炙甘草6g

每日1剂，水煎服，连服3剂。

五诊（1992年4月3日）　药后翌日血止。现带下较多，寐后易醒，痰多梗喉，舌淡红，苔薄白，脉细。继用补益肝肾法。

处方　熟地15g　淮山药15g　山萸肉6g　当归10g　白芍10g　仙灵脾15g　仙茅10g　猫爪草10g　丹皮6g　茯苓6g　泽泻6g

每日1剂，水煎服，连服4剂。

六诊（1992年4月17日）　4月7日经行，初量少色淡，后量多转红，迄今未净。舌淡红，根微黄，脉细缓。拟滋肾凉血止血。

处方　熟地15g　淮山药15g　山萸肉6g　北沙参10g　麦冬10g　女贞子10g　旱莲草15g　益母草10g　仙鹤草10g　夜交藤20g

每日1剂，水煎服，连服4剂。

七诊（1992年4月21日）　药已，经量已少，时有时无，色淡褐色，伴腰膝酸软无力，舌脉同前。转益气统血法。

处方　党参15g　白术10g　茯苓10g　陈皮6g　海螵蛸10g　茜根10g　仙鹤草10g　益母草10g　荆芥炭10g　炙甘草6g

每日1剂，水煎服，连服4剂。

八诊（1992年5月5日）　药后于4月25日经净。现觉膝下酸冷，得热则舒，头晕偶作，带下略多、色黄，舌淡红，苔薄白，脉细。仍守调理肝肾为法。

处方　黄精15g　枸杞子10g　柴胡6g　当归10g　白芍10g　白术10g　茯苓10g　茺蔚子10g

每日1剂，水煎服，连服7剂。

九诊（1992年11月24日）　因出差而停药，5～10月份经期23～26日1行，量中，7日干净。现除夜寐多梦外，余无异常，舌淡红，苔薄白，脉细。守上法善后巩固疗效。

处方　熟地15g　淮山药15g　山萸肉6g　当归10g　白芍10g　鸡血藤20g　茺蔚子10g　女贞子10g　夜交藤20g

每日1剂，水煎服，连服3剂。

按语　肾为封藏之本，冲任胞宫所系，肝藏血而主疏泄，能调畅气机，气行则血行。肝肾功能之盛衰，直接影响到经血的藏泻。患者婚后房劳伤肾，肾之封藏失司，肝之疏泄失常，而致暴崩下血，或点滴漏下，崩漏交替而作。初诊以六味地黄汤滋补肝肾。用鸡血藤、丹参养血活血，益母草活血调经，夜交藤养心安神。二诊经行，阴虚内热之象昭彰，以生四物汤去辛温之川芎，加夜交藤养肝凉血，丹参、苏木、益母草活血化瘀调经。三诊用当归芍药散加炙黄芪、柴胡、炙甘草调理肝脾，益气生血，以促经源。五诊仍用补益肝肾之法。六诊又值经期，经行10日未净，在补肾养阴基础上加用旱莲草、仙鹤草凉血止血。七诊阴道流血已14日，虽血量减少，但仍淋漓不净，色淡褐色，考虑为阴损及阳，气虚不能摄血，转用益气统血法，以异功散加味调治。整个治疗过程以滋肾养肝为主，兼顾益气健脾，使肾阴得复，肝阴得养，肾能封藏，肝能疏泄，故经行如期。

病例3　韦某，女，25岁，已婚。1991年4月5日初诊。

初诊　月经紊乱7年，不孕3年，痛经2年余。13岁月经初潮，月经时而每月1行，时而前后不一，量多少不定，甚时出现闭经。1984年始经乱加重，时而一月两行，时而数月1行，经量多则如崩，少则淋漓持续数月难净。曾用西药已烯雌酚、孕酮周期治疗，效果欠佳。1988年结婚，婚后症状加重，双方同居，未避孕而不孕，并于经前、经中出现少腹、小腹剧痛，每届经期则坐立不安，不能坚持工作。刻诊为经期第5日，量多如涌，色鲜红，夹血块，伴小腹阵发性疼痛，头晕目眩。1990年宫内膜病理检查结果为"子宫内膜呈不典型增生改变"。察其精神不振，面色略苍白，形体丰腴，小腹轻压痛，舌尖边红，苔薄白，脉细。

诊断 ①崩漏；②不孕症；③痛经。

辨证 肝肾亏损，冲任失调。

治则 补益肝肾，调理冲任，养血化瘀。

处方 鸡血藤20g 丹参15g 当归10g 熟地15g 续断10g 益母草10g 炙甘草6g 川芎6g 白芍10g

每日1剂，水煎服，连服4剂。

二诊（1991年4月9日） 药后少腹、小腹疼痛消失，月经昨日已净。仍觉头晕乏力，舌淡红，苔薄白，脉细缓。仍宗前法，上方去续断，加香附6g、白术10g。

每日1剂，水煎服，连服7剂。

三诊（1991年4月23日） 药后精神振作，自测基础体温为单相曲线，舌淡红，苔薄白，脉细。拟温肾养肝，燮理冲任方法。

处方 菟丝子20g 枸杞子10g 覆盆子10g 茺蔚子10g 当归10g 仙茅10g 仙灵脾15g 党参15g 鸡血藤20g 苎麻根10g

每日1剂，水煎服，连服7剂。

四诊（1991年5月7日） 经行第3日，量多，色红，夹血块，小腹胀痛，但疼痛较前明显减轻，舌淡红，苔薄白，脉细略数。治以补肾养血，调经止血。

处方 鸡血藤20g 丹参15g 当归10g 白芍10g 熟地15g 续断10g 益母草10g 蒲黄炭10g 荆芥炭10g 炙甘草6g

每日1剂，水煎服，连服3剂。

五诊（1991年5月17日） 本月经行4日干净，刻诊无不适，舌脉如平。守上法重在温养，以促生发。

处方 熟地15g 菟丝子20g 党参15g 白术10g 当归10g 红花1g 枸杞子10g 覆盆子10g 路路通6g 仙茅6g 苎麻根10g

每日1剂，水煎服，连服4剂。

六诊（1991年6月21日） 末次月经1991年5月5日，现已停经47日，自觉乏力，纳少，尿妊娠试验为阳性。舌尖红，苔薄白，脉细滑。拟补益肝肾，以固胎元。

处方 菟丝子20g 桑寄生15g 续断10g 白芍10g 阿胶10g（烊化） 杜仲10g 芡实10g 白术10g 炙甘草6g

每日1剂，水煎服，连服7剂。

按语 本病例初潮即经行不规则，显系先天肾气不足；婚后房室劳损，肾精日耗，肾主蛰封藏功能失司，冲任失调，崩漏乃作。离经之血不能复归故道，被阻冲任胞络，不通则痛，故痛经。肾虚血瘀，瘀积胞中，则难以摄精成孕。治以补益肝肾，调理冲任，养血化瘀。初诊正值经期，量多如涌，小腹疼痛，治以四物汤加鸡血藤、丹参养血活血，续断、熟地补益肝肾、调理冲任、益母草活血化瘀调经。二诊仿益母胜金丹意，前之去续断，加香附、白术，以理气健脾。三诊以温肾养肝法，用仙茅、仙灵脾温肾壮阳，菟丝子、枸杞子、覆盆子补益肝肾，当归、茺蔚子、鸡血藤养血活血，党参健脾益气，苎麻根甘寒凉血止血，在此用之以涩精。五诊肝脾肾并治，用自拟方养精种玉汤去赤芍，加苎麻根。通过调治，经行规则，故能摄精成孕。

病例 4 莫某，女，14 岁。1991 年 8 月 29 日初诊。

初诊 阴道不规则出血 67 日。1991 年 6 月 23 日月经初潮。初量少，1 个月之后经量增多，色暗红，有血块。曾用"卡巴克络（安络血）"及中药治疗，迄今阴道出血未止，近几天出血量增多，伴小腹隐痛，头晕目眩，胃纳差，寐可，二便调。面色萎黄。舌质淡，苔薄白，脉细数。

诊断 崩漏。

辨证 脾肾两虚。

治则 健脾滋肾，益气养阴，佐以收敛。

处方 党参 10g 茯苓 10g 白术 6g 鸡血藤 20g 丹参 10g 枸杞子 10g 覆盆子 10g 何首乌 10g 地榆炭 10g 荆芥炭 6g 炙甘草 6g

每日 1 剂，水煎服，连服 4 剂。

二诊（1991 年 9 月 2 日） 药后阴道出血量减少，色鲜红，仍有少量血块，伴小腹隐痛，咽如痰梗，面色萎黄，唇淡，舌质淡，苔根薄黄，脉浮略数。仍宗前法，辅以升提。

处方 党参 10g 茯苓 10g 白术 6g 陈皮 5g 海螵蛸 10g 茜根 10g 仙鹤草 10g 炙黄芪 20g 荆芥炭 10g 升麻 2g 炙甘草 6g

每日 1 剂，水煎服，连服 3 剂。

三诊（1991 年 9 月 5 日） 药已，阴道出血已止。带下量少、色白透明，纳寐可，二便调，舌质淡，苔薄白，脉细滑。以补益脾肾法治其本。

处方 菟丝子 10g 枸杞子 10g 覆盆子 10g 女贞子 10g 茺蔚子 10g 芡实 10g 车前子 6g 淮山药 15g 莲肉 10g 何首乌 15g 红枣 10g

每日 1 剂，水煎服，连服 7 剂。

四诊（1991 年 10 月 10 日） 本月 1 日经行，经行第 1 日腰痛，现经量已减少，色鲜红，觉小腹隐痛阵作，舌尖红，苔薄白，脉细滑。以滋养肝肾，凉血止血法。

处方 沙参 10g 麦冬 10g 熟地 15g 淮山药 15g 山萸肉 6g 茯苓 6g 丹皮 6g 泽泻 6g 旱莲草 20g 女贞子 10g 益母草 10g 甘草 6g

每日 1 剂，水煎服，连服 7 剂。

五诊（1991 年 12 月 3 日） 上药后经净（行经期 13 日）。11 月份月经周期正常，行经期为 7 日。本月 1 日月经来潮，现量多，夹血块，色暗红，伴小腹隐痛，舌质淡，苔薄黄干，脉细弦。治以养血清热止血。

处方 鸡血藤 20g 丹参 15g 白芍 10g 何首乌 15g 丹皮 10g 地骨皮 10g 阿胶 10g（烊化），煅牡蛎 30g（先煎），仙鹤草 10g 蒲黄炭 10g 甘草 6g

每日 1 剂，水煎服，连服 3 剂。

六诊（1991 年 12 月 13 日） 本次经行量较以前减少，7 日干净。现无何不适，舌质淡，苔薄白，脉细。用五子衍宗丸加减调理，以巩固疗效。

处方 菟丝子 10g 枸杞子 10g 覆盆子 10g 女贞子 10g 茺蔚子 10g 芡实 10g 淮山药 15g 莲肉 10g 何首乌 15g 山楂 10g 红枣 10g

每日 1 剂，水煎服，连服 7 剂。

按语 患者二七之年，天癸初至，冲任未盛，脾肾有亏，脾虚气陷，统摄无权，冲任失固，不能制约经血；肾阴不足，阴虚失守，虚火动血，故成崩漏。初诊以四君子汤健脾益气，枸杞子、覆盆子、何首乌滋肾养阴，鸡血藤、丹参养血调经，地榆炭、荆芥炭收敛止血。二诊血量虽减，但仍未净，加炙黄芪、升麻益气升提，使气能摄血。三诊阴道出血已止，用补益脾肾法固本复旧。在月经周期的不同阶段，灵活应用塞流、澄源、复旧三法，使肾阴恢复，肾精充盛，脾气健旺，冲任得因，则月经正常。

病例5 李某，女，38岁，已婚。1992年9月22日初诊。

初诊 阴道流血2个月余。既往月经规则，7月22日经行，量少，色暗红，淋漓迄今未净。曾服益母草流浸膏、云南白药不效，伴有少腹隐痛，拒按，右腰胀痛，纳减，大便干。于1992年8月28日B超检查：子宫右侧见3.5cm×3.6cm圆形包块，提示"右侧卵巢囊肿"，要求中药治疗。察其面色淡黄，形体偏瘦，舌质淡，苔薄黄，脉细。

诊断 ①崩漏；②癥瘕。
辨证 气虚夹瘀。
治则 第一步：益气化瘀摄血；第二步：化瘀利湿消癥。
处方
（1）党参15g 白术10g 茯苓10g 海螵蛸15g 茜根10g 蒲黄炭10g 生军炭6g 仙鹤草10g 炙甘草6g

每日1剂，水煎服，连服6剂。

（2）鸡血藤20g 丹参15g 白术10g 土茯苓20g 泽兰10g 益母草10g 刘寄奴10g 苏木10g 泽泻10g 小蓟10g 红枣10g

每日1剂，水煎服，连服6剂。

二诊（1992年10月18日） 服（1）方4剂后血止，继服（2）方。10月5日经行，色量正常，4日干净。刻诊带下量多、色白黄如涕，右少腹隐痛，溺黄，大便干结，舌淡暗，苔薄白，脉细。用化瘀利湿消癥法，守上两方去小蓟，加金银花藤20g。每日1剂，水煎服，连服15剂。

三诊（1992年11月23日） 末次月经11月5日，4日干净。现觉右中腹时胀，腰胀，带多而黄，大便结，舌脉同前。仍守原法。

处方 当归10g 川芎10g 赤芍10g 白术10g 土茯苓20g 泽泻10g 泽兰10g 刘寄奴15g 山楂10g 益母草10g 甘草5g

每日1剂，水煎服，连服7剂。

四诊（1993年4月17日） 上药共服30多剂，月经周期已正常。1992年12月4日B超复查右附件包块消失。现带多色黄，舌淡红，苔薄白，脉细弦。拟清化湿瘀，以绝后患。

处方 苍术10g 黄柏10g 牛膝10g 生薏苡仁15g 栀子10g 丹皮10g 鸡血藤20g 芡实10g 甘草6g

每日1剂，水煎服，连服10剂。

按语 下焦为阴湿之地，经行产后余血未尽，起居不慎外感寒湿，均可与胞宫之血凝结成瘀，瘀久而成癥。瘀积占据胞宫，血不循经而外溢，故出现阴道流血不止。流血日久，久病必虚，气虚不能摄血，更加重出血之症。治疗上先以益气化瘀以摄血，用四君子汤健脾益气，海螵蛸、茜根、蒲黄炭、生军炭止血化瘀，仙鹤草收敛止血。血止之后，转用化瘀利湿消癥法，以鸡血藤、丹参、当归、川芎、赤芍、刘寄奴、苏木、山楂等养血活血化瘀，用白术、茯苓、泽泻健脾利湿，泽兰、益母草均为湿瘀同治之品，既可活血祛瘀，又能利水祛湿，常用于治疗湿瘀同病者。如是使瘀积去，湿浊化，血得归经，经行正常，癥积亦消矣。

病例6 黎某，女，35岁，已婚。1993年2月9日初诊。

初诊 阴道流血35日。13岁月经初潮，16岁开始出现月经紊乱，多为提前而至，量偏多，行经时间不等，或有十余日不净者。用人工周期治疗时月经尚准，停药后经乱复作。1984年结婚，婚后经中药治疗，于1985年10月分娩一胎。产后月经尚规则，色、量亦可。1992年10月再出现经行紊乱，经来半月方净。1993年1月5日经行、量少、色时鲜红，时暗红，持续至今。伴腰腿酸痛，纳欠佳，平素带下量多、色黄，舌质淡，有齿印，苔薄白，脉沉细。

诊断　崩漏。

辨证　脾气虚弱。

治则　健脾益气、固摄止血。

处方　党参15g　茯苓10g　白术10g　陈皮6g　海螵蛸10g　茜根10g　煅牡蛎30g　荆芥炭10g　炙甘草6g

每日1剂，水煎服，连服3剂。

二诊（1993年3月6日）　服上方后，2月11日经净。末次月经2月27日，量偏多、色暗红，6日干净，无腰腹痛。刻诊右脚疼痛，舌质淡，苔薄白，脉细。以健脾益气、养血调经法固本复旧。

处方　党参15g　茯苓10g　白术10g　陈皮6g　川木瓜10g　海桐皮10g　牛膝10g　当归10g　炙甘草6g

每日1剂，水煎服，连服4剂。

1993年5月15日随访：药后3月、4月份经行正常，量中，行经期为5日。

按语　素有月经先期，量多，行经期延长，脾气虚弱可知。脾虚气陷，统摄无权，冲任失固，不能约制经血，故成崩漏。脾虚及肾，故腰腿酸痛。脾虚不运水湿，水湿之气下陷而为带下，故带下量多。舌淡有齿印，苔薄白，脉沉细是为脾气虚弱之征。初诊用异功散健脾益气，加海螵蛸、茜根、煅牡蛎、荆芥炭固涩止血。血止之后，仍以异功散健脾益气，使经血生化有源，气旺则能摄血。加当归养血调经，牛膝补肝肾而治经源，又可强筋骨，通血脉而利关节。川木瓜、海桐皮舒筋活络而治脚痛。经过调治，使脾气健旺，气能摄血，则经行如期。

病例7　梁某，女，47岁，已婚。1992年3月19日初诊。

初诊　月经紊乱4个月余。自1991年11月开始月经量明显增多，经色鲜红，有血块，行经时间延长，甚或月余不净，需用止血药（药名不详）方可止血，曾于今年农历正月初六因阴道流血不止到某妇幼保健院住院治疗，用药物止血无效，后经诊断性刮宫止血。B超检查提示子宫增大（肌瘤？腺肌瘤？）西医主张行子宫切除手术，因患者不愿手术，转中医治疗。本月16日经行，量多，每日用1包卫生纸经色鲜红，夹瘀块，现经量未减，经前乳房胀痛，纳寐可，二便正常，舌质淡红，苔薄白，脉细。

诊断　①崩漏；②癥瘕。

辨证　血瘀。

治则　先予养血化瘀、收敛止血以塞其流，再用化瘀消癥以复其旧。

处方　当归6g　白芍10g　熟地15g　鸡血藤20g　丹参15g　续断10g　益母草10g　煅牡蛎30g　蒲黄炭10g　荆芥炭10g　仙鹤草10g　炙甘草6g

每日1剂，水煎服，连服5剂。

二诊（1992年3月24日）：药已，阴道流血于3月22日干净，现时有头晕，腰胀，两膝酸痛，小腹胀，带下量少，纳寐便常，舌淡红，苔薄白，脉细。治予养血益气、化瘀消癥。

处方　当归10g　熟地15g　白芍10g　淮山药15g　茯苓6g　丹皮6g　泽泻6g　鸡血藤20g　夏枯草10g　生牡蛎30g（先煎）　浙贝10g

每日1剂，水煎服，连服7剂。

三诊（1992年3月31日）　药已，精神转佳，腰腹胀减轻，头晕，手麻，困倦，带下时多、色清，纳寐可，二便调，舌淡红，苔薄白，脉细。继用上法。

处方　当归10g　川芎6g　白芍10g　熟地15g　白术10g　茺蔚子10g　丹参15g　香附10g　浙贝10g　玄参15g　生牡蛎30g（先煎），瓦楞子10g　夏枯草10g

每日1剂，水煎服，连服7剂。

四诊（1992年4月7日）　药后带下量减、质稀如水，有臭味；头晕气短，腰膝酸软，关节疼痛，舌淡红，苔薄白，脉细。治以养血调经，化瘀消癥。

处方　当归10g　川芎6g　白芍10g　熟地15g　鸡血藤20g　丹参15g　续断10g　益母草10g　浙贝10g　玄参15g　生牡蛎30g（先煎），瓦楞子10g　泽兰10g

每日1剂，水煎服，连服7剂。

五诊（1992年4月13日）　昨日经行、量多、色红，夹紫块，舌淡红，苔薄白，脉沉细。治以养阴清热，化瘀止血。

处方　生地15g　地骨皮10g　丹皮10g　白芍10g　鸡血藤20g　丹参15g　生牡蛎30g（先煎）瓦楞子10g　益母草10g　蒲黄炭10g　炒山楂10g

每日1剂，水煎服，连服3剂。

六诊（1992年5月12日）　昨日经行、经色红、量多，夹紫块，经前10日始头晕，迄今头晕未减，伴咳嗽、恶心欲呕，短气，腰胀，纳寐便常，舌淡红，苔薄白，脉沉细。继用上法。

处方　生地15g　地骨皮10g　丹皮10g　白芍10g　当归10g　北沙参10g　益母草10g　泽兰10g　山楂10g　夏枯草10g

每日1剂，水煎服，连服3剂。

七诊（1992年5月14日）　经行第4日、经量仍多、色鲜红，夹血块，伴头晕，恶心欲吐，昨日便溏、日3行，舌淡红，苔薄白，脉缓。宗前法。

处方　地骨皮10g　丹皮10g　生地15g　白芍10g　鸡血藤20g　丹参15g　生牡蛎30g（先煎）瓦楞子10g　益母草10g　蒲黄炭10g　炒山楂10g　小蓟10g　竹茹6g

每日1剂，水煎服，连服4剂。

八诊（1992年5月19日）　经行1周，昨日干净，刻诊觉头晕，腰胀膝软，短气乏力，纳食不馨，恶心欲呕，夜寐多梦，大便已调，舌质淡，尖有瘀点，苔薄白，脉细缓。以补肾健脾、益气养血法。

处方　当归10g　白芍10g　党参15g　茯苓10g　白术10g　陈皮5g　续断10g　杜仲10g　炙甘草6g

每日1剂，水煎服，连服7剂。

按上法间断用药治疗3个月，每月服药3~4剂，治疗后经量较以前减少，月经周期规则，行经期7~10日。继续以化瘀消癥法调治。

按语　瘀阻胞宫冲任，新血不安，故月经量多、经期延长；血液瘀阻，故经血夹瘀块；血瘀不行，气机被阻，积结成癥，故腹中积块。初诊正值经期，以四物汤加鸡血藤、丹参养血活血，去川芎防其辛温升散，加续断补肾行血脉，益母草活血调经，蒲黄炭、荆芥炭、仙鹤草收敛止血，煅牡蛎收敛固涩。药后血止，继以归芍地黄汤、益母胜金丹、消癥丸加减以益气养血、化瘀消癥，并用瓦楞子化瘀散结，夏枯草散结破癥。五诊经行，量多色红，夹瘀块，仿地骨皮饮方意，以地骨皮饮去药性温行之当归、川芎，加鸡血藤、丹参以滋阴养血清热，蒲黄炭、炒山楂止血化瘀，生牡蛎、瓦楞子软坚散结，益母草活血调经。八诊经行之后，气血两虚，肝肾亏损，用归芍异功散健脾益气养血，加续断、杜仲补肝肾。经过治疗，瘀血渐化，血能归经，则病有转机。

病例8　李某，女，45岁，已婚。1990年6月19日初诊。

初诊　月经紊乱半年余，经行11日未净。既往月经正常，于1989年10月始出现停经，继而出现月经紊乱，周期前后不一，行经期延长，量多，时而长达十余日不能止血。本次经行从6月9日开始，迄今已11日未净、量多、色红，夹小血块，无腰腹痛，纳便正常。察其面色略苍白，形体肥胖，语声低弱，舌淡而嫩，苔薄白，脉沉细。

诊断　崩漏。

辨证　脾肾两虚，冲任不固。

治则　补益脾肾，固摄冲任。

处方　党参15g　白术10g　茯苓10g　陈皮6g　乌药10g　益智仁10g　淮山药15g　蒲黄炭10g　荆芥炭6g　煅牡蛎20g

每日1剂，水煎服，连服7剂。

二诊（1990年6月29日）　药已，经净。现无何不适，舌质淡，苔薄白，脉沉细。崩漏日久，恐有离经之血留瘀为患，治在益气养血的同时兼以化瘀。

处方　鸡血藤20g　丹参15g　党参15g　白术10g　茯苓10g　陈皮6g　北黄芪20g　泽兰10g　仙鹤草10g　山楂10g　炙甘草6g

每日1剂，水煎服，连服4剂。

三诊（1990年7月24日）　7月19日经行，经前经中小腹疼痛较剧，经量多、色淡红，夹大血块，舌淡紫，苔薄白，脉细缓。治以养血调经。

处方　鸡血藤20g　丹参15g　当归10g　川芎6g、白芍10g　熟地15g　续断10g　益母草10g　生牡蛎20g（先煎）　海螵蛸10g　炙甘草6g

每日1剂，水煎服，连服7剂。

四诊（1990年8月10日）　药已，小腹疼痛大减，经行8日干净。B超检查见子宫7.8cm×9cm×9.8cm，宫内光点不均，见2.4cm×2.8cm及3.3cm×4.3cm实质低回声区，边界不清，提示"子宫肌瘤"。舌淡紫，苔薄白，脉细。证属气虚血瘀夹痰，痰瘀搏结为癥，虚实夹杂，宜标本兼顾，缓消癥积。

处方　北黄芪20g　鸡血藤20g　丹参15g　当归10g　川芎10g　赤芍10g　生牡蛎30g（先煎）　威灵仙15g　夏枯草10g　泽兰10g

每日1剂，水煎服，连服7剂。

五诊（1990年9月7日）　8月23日经行、量中、色泽正常，无血块，无腹痛。现纳便正常，舌淡，苔薄白，脉沉细。守上方出入。

处方　北黄芪20g　鸡血藤20g　丹参15g　补骨脂10g　生牡蛎20g（先煎）　茯苓15g　泽兰10g　刘寄奴10g　凌霄花10g

每日1剂，水煎服，连服7剂。

六诊（1990年11月16日）　守上方出入共服30余剂，3个月来经行基本规则，但经量偏多，8日干净。现经净后1日，无何不适，舌淡红，苔薄白，脉弦滑。仍宗前法。

处方　北黄芪20g　当归10g　川芎10g　赤芍10g　白术10g　茯苓10g　泽泻10g　生牡蛎30g（先煎）　山楂10g　刘寄奴20g　泽兰10g　炙甘草6g

每日1剂，水煎服，连服7剂。

七诊（1990年12月28日）　上药共服15剂。本月经行经量较多，5日干净。经后复查B超：子宫6.6cm×7.6cm×8.4cm，宫内光点欠均匀，余无异常，提示"子宫稍大"。现困倦乏力，舌淡暗，苔薄白，脉沉细。治仍予益气化瘀，消痰软坚。

处方　北黄芪30g　桂枝6g　茯苓15g　桃仁6g　赤芍10g　丹皮10g　生牡蛎30g（先煎）　海浮石10g　浙贝10g　香附10g

每日1剂，水煎服，连服14剂。

按语 经曰"年四十而阴气自半"。患者肾气渐虚，藏泻失常，脾气不足，失于统摄，冲任不固，故周期并见、漏下不绝。舌淡嫩，脉沉细为脾肾亏虚之象。初诊正值经行，阴道流血10日未净，以异功散健脾益气，用缩泉丸温肾祛寒，蒲黄炭、荆芥炭、煅牡蛎收敛固涩止血。二诊经净，经后多虚，宜用补法，予鸡丹异功散加北黄芪益气养血。但患者崩漏日久，又恐有离经之血留瘀为患，故用泽兰、山楂活血化瘀，仙鹤草"治妇人月经或前或后，赤白带下"，并有健胃之功。四诊B超检查提示"子宫肌瘤"，辨病与辨证相结合，为脾气虚弱，运化失司，水湿内停，痰浊内生，脾虚又不能统摄血液，离经之血与痰互结，而成癥结之变。证为虚实夹杂，宜标本兼顾，益气养血，化瘀祛痰消癥，用北黄芪、白术健脾益气，当归养血活血，鸡血藤、丹参、川芎、赤芍、泽兰、刘寄奴、凌霄花、山楂活血祛瘀，夏枯草、茯苓、泽泻利湿化痰散结，生牡蛎软坚散结，威灵仙性善走，能通经络，《本草正义》言其"以走窜消克为能事，积湿停痰，血凝气滞，诸实宜之"。药后瘀渐化，痰渐消，月经趋于正常。4个月后B超复查原"子宫肌瘤"消失，唯子宫稍大。终以桂枝茯苓丸加味益气化瘀，消痰软坚而收功。

病例9 谭某，女，26岁，已婚。1990年9月28日初诊。

初诊 月经紊乱3年，阴道流血2个月余未净。3年来月经紊乱，周期前后不一，经量或多或少，经前少腹、小腹胀痛。自1990年7月7日行经，时有时无，迄今未净。现量少，时而夹带而下，腥秽。1985年结婚，婚前引产1次，婚后至今未孕。平素带下量多，色白黄，质稠秽。面色淡黄，舌淡红，苔薄黄，脉细缓。妇科检查：阴道血性分泌物稠秽臭，可疑子宫肌瘤，右侧盆腔混合性包块（炎性可能）。

诊断 ①崩漏；②癥瘕；③断绪。

辨证 湿热瘀结。

治则 清利湿热，化瘀散结。

处方 鸡血藤20g 丹参15g 土茯苓20g 金银花藤20g 生薏苡仁15g 车前草10g 益母草10g 当归10g 萹蓄10g 甘草6g

每日1剂，水煎服，连服7剂。

二诊（1990年10月12日） 阴道仍有血丝样分泌物，夹带而下，质稠，臭秽，舌淡红，苔薄白，脉细。继用前法。守上方加生牡蛎30g（先煎）。每日1剂，水煎服，连服4剂。

三诊（1990年10月16日） 证情同前，舌质红，苔薄白，脉弦细。湿性缠绵，非同一般，守上法再进。

处方 当归10g 川芎6g 赤芍10g 白术10g 土茯苓20g 泽泻10g 黄柏10g 苍术10g 败酱草20g 鱼腥草10g 甘草6g

每日1剂，水煎服，连服7剂。

四诊（1990年10月26日） 药后带下已无血丝，但仍稠秽，两侧少腹隐痛，舌淡红，苔白黄，脉细缓。予理气化瘀，祛痰湿消癥。

处方 生牡蛎30g（先煎） 浙贝10g 丹皮10g 泽泻10g 赤芍10g 土茯苓20g 刘寄奴10g 凌霄花10g 白芥子10g 威灵仙10g 香附10g

每日1剂，水煎服，连服7剂。

五诊（1990年11月6日） 10月30日经行，色暗红，质臭。带下量多、色白黄、质稠，阴痒，舌淡红，苔薄白，脉虚细。拟养血活血化瘀，除湿祛痰消癥。

处方 鸡血藤20g 丹参15g 当归10g 生牡蛎30g（先煎） 川芎10g 桃仁6g 红花6g 佩兰10g 藿香6g 土茯苓20g 黄柏6g

每日1剂，水煎服，连服7剂。

六诊（1991年1月15日） 近2月来月经周期正常，妇检及B超均提示子宫附件无异常。末次月经为1990年12月30日，舌脉如平。要求促孕。予补肾疏肝健脾。

处方 菟丝子20g 枸杞子10g 茺蔚子10g 黄精15g 柴胡6g 当归10g 白芍10g 白术10g 茯苓10g 薄荷5g（后下） 炙甘草6g

每日1剂，水煎服，连服7剂。

按语 下焦乃阴湿之地，平素带多稠秽，湿热蕴于下焦可知。湿邪内阻，血行不畅而成瘀，湿瘀阻于冲任，血不归经，发为崩漏；湿瘀阻于胞脉，两精不能结合，故致不孕。初诊以经验方清宫解毒饮清热利湿，解毒化瘀以止血，加当归养血活血，萹蓄清下焦湿热。湿性黏腻缠绵，三诊带下仍夹血丝，改用当归芍药散合二妙散养肝健脾、清利湿热，并加败酱草、鱼腥草清热解毒。四诊血止之后，予理气化瘀，祛痰湿以消癥，用香附理气，使气行则血行，丹皮、赤芍、刘寄奴、凌霄花、鸡血藤、丹参、川芎、桃仁、红花活血化瘀，生牡蛎、浙贝化痰软坚散结，泽泻、土茯苓、白芥子利湿祛痰，威灵仙消痰湿、通经络。药后湿祛热除瘀化，故月经正常，癥积亦消。

体会 崩漏是指经血非时暴下不止或淋漓不尽的病证。即《景岳全书·妇人规》所言："崩漏不止，经乱之甚者也。"引起崩漏的原因，有血热迫血妄行；有气虚统摄无能，固藏无力；有血瘀阻于冲任，阻遏经脉，新血不得归经；有冲任不足，血海失固。

在治疗上，遵循前人塞流、澄源、复旧三法，但必须以审证求因即澄源为主，在塞流之中有澄源，澄源也为了塞流；复旧离不了澄源，澄源也正是为了复旧。对于复旧固本善后的治疗，笔者主治脾肾并重，先后天并补。因为肾为气血之始，经源于肾，肾又主蛰，为封藏之本，其功能直接影响到胞宫的藏泻、冲任的固摄；脾主运化，为气血生化之源，有统摄血液之功，故复旧应脾肾并治。

在辨证的基础上，要考虑患者不同年龄的生理特点，以便作为辨证的参考。青春期患者病变多与先天肾气不足，肾的封藏不固有关，故治疗宜以肾为主。中壮年时期工作学习，婚配生育，最易耗血伤阴，阴亏则阳易亢，导致肝气疏泄太过；或肝气郁结，气机郁滞，治疗宜侧重在肝，以滋养肝血而柔和肝气，但肝肾同源，房室孕产又与肾有直接相关，故在治肝之时，要兼顾治肾。更年期妇女肾气日渐亏虚，治疗宜侧重于脾，兼以调养肾气，从后天养先天，先后天并治。总之，笔者认为崩漏以治肾为主，治脾治肝两脏时都要兼顾治肾，才能收到良好的治疗效果。

若有瘀血内停或痰瘀互结，积而成癥，癥积占据胞宫，则冲任受阻，经脉不畅，血液妄行，治宜用"通用"之法，予活血化瘀或化痰软坚以消癥。

崩漏塞流之时，止血是治疗的首要任务，但止血用药不当，常有滞瘀之弊，所以对于止血用药，最好选用能止血能化瘀之品，如三七、苏木之类。或止中有化，如茜根、大蓟、小蓟，或化中有止，如益母草、泽兰。关于炭药（包括收敛药）的应用，以少用或不用为佳，若病情需要，非用炭药收敛不可，也要根据病情的寒热虚实使用不同性质的炭药。否则，妄投炭药，非但疗效不佳，而且贻患无穷。

11. 经行感冒（2例）

病例1 谢某，女，28岁，已婚。1992年12月1日初诊。

经行感冒1年余。近1年多来每于经前1~2日出现头痛、头晕、喷嚏、咽痒、全身重坠、睡眠不佳，视力减退，时有复视，经行诸症逐渐减轻。月经周期规则，经量偏少，色暗红，末次月经1992年11月28日，现量少欲净，头重而胀、眼矇、纳少、大便正常、舌淡红、苔薄黄、脉细。

诊断 经行感冒。

辨证 气血虚弱，外感风邪。

治则 益气养血，祛风解表。

处方　当归 10g　川芎 6g　白芍 10g　熟地 15g　党参 15g　炙黄芪 15g　荆芥 6g（后下）　益母草 10g　炙甘草 5g

每日 1 剂，水煎服，连服 3 剂。

1993 年 6 月 8 日来诊，诊服上方 3 剂后，1992 年 12 月～1993 年 2 月经行规则，感冒不作。4 月 6 日行人工流产术，术后经行，感冒又发，要求继续调治。

按语　患者平素气血不足，经前气血下注，其虚益甚，气虚卫外不固，外邪乘虚而入，上扰清空，故头痛头晕；外邪袭表，肺气不宣，咽喉不利，故喷嚏、咽痒；营卫不和，故全身重坠。血虚不能养心，故寐差，血不养目，则视力减退、复视；冲任血少，故经量偏少。治予圣愈汤益气养血，扶助正气，益母草活血调经，荆芥辛而微温，能祛风解表。药后气血得复，气能卫外，正气存内，邪不可干，故感冒不作。

病例 2　蒙某，女，33 岁。1991 年 6 月 25 日初诊。

初诊　经前感冒半年余。近半年来每于经前则发热头痛，鼻塞咳嗽，经净诸证自解。月经尚规则，末次月经为 1991 年 6 月 3 日。现正值经前，近日相继出现发热、恶寒，鼻塞流涕，喷嚏，腰痛，经服"复方感冒灵"、"感冒通"等药，发热已退，余症未减，大便干结，面色淡黄，舌淡红，苔薄微黄，脉细略数。

诊断　经行感冒。

辨证　血虚外感风邪。

治则　养血疏解。

处方　熟地 12g　当归 10g　川芎 6g　白芍 10g　柴胡 6g　前胡 6g　苏叶 6g（后下）　荆芥 6g（后下）　甘草 5g

每日 1 剂，煎服，连服 3 剂。

二诊（1991 年 7 月 23 日）　药已，诸症消失。7 月 2 日经行，量多，色暗红，夹块；经前腰腹隐痛，经后腰痛未减，舌淡红，苔薄白，脉细略数。继守上法。

处方　鸡血藤 20g　丹参 15g　生地 15g　当归 10g　川芎 6g　白芍 10g　续断 10g　益母草 10g　防风 10g　荆芥 6g（后下）　甘草 6g

每日 1 剂，水煎服，连服 3 剂。

三诊（1991 年 9 月 13 日）　8 月 10 日经行，感冒未发。9 月 6 日月经来潮，经前咽痛，迄今未减，咳少，腰酸，便结，舌淡红，苔薄白，脉细滑。证属外感风热所致，仍宗养血疏解法。

处方　鸡血藤 20g　丹参 15g　生地 15g　当归 10g　白芍 10g　桑叶 10g　连翘 10g　木蝴蝶 6g　甘草 5g

每日 1 剂，水煎服，连服 4 剂。

1992 年 2 月随访，经前感冒已瘥。

按语　经者血也，妇人以血为本，其感冒随月经周期而作，与血虚有关。血为气之母，经前营血趋于下，卫气虚于外，风邪乘虚而入，经前感冒由此而作。初诊用四物汤补血调经，加荆芥祛风解表，苏叶发表散寒。柴胡透表泄热，前胡散风邪，炙甘草调和诸药。二诊月经已行，感冒未作，用经验方养血调经汤加防风、荆芥以祛风解表，防患于未然。三诊再次出现经前感冒，但此次为感受风热之邪，症见咽痛、咳嗽、便结等症，用养血调经含辛凉解表法，以桑叶疏风清热、木蝴蝶润肺利咽喉，使正复邪祛，经前感冒可疗。

体会　经前感冒是每逢经期或行经前后出现鼻塞、流涕、喷嚏、咳嗽、头痛、恶寒、发热、全身不适等症状者。行经期气血下注，若素体血虚，或气血不足，卫气不能固表卫外，六淫之邪便可乘虚而入。风邪为六淫之首，可合其他邪气致病，如风寒、风热等。对经行感冒的治疗，一方面要养血调经、益气固表以扶正，另一方面要根据外邪的性质，辛温解表或辛凉解表。辛温解表常选荆芥、苏叶、防风，辛凉解表常选桑叶、连翘、金银花、柴胡、前胡以疏解表邪，使邪去正安。不可过于辛散，单纯祛邪，以免损伤正气。

12. 经行头痛（2例）

病例1 周某，女，29岁，已婚。1993年3月27日初诊。

经行头痛10个月。1992年3月分娩，于产后42日月经复潮，自产后开始出现经行头痛，以右侧为甚，疼痛难忍，影响工作；伴心烦易怒，头晕，乏力。昨日经行，量不多，色黯红，无血块；伴右偏头痛，舌淡红，苔薄白，脉细。

诊断　经行头痛。
辨证　血虚。
治则　养血柔肝止痛。
处方　当归10g　川芎6g　白芍10g　熟地15g　白芷6g　白蒺藜10g　夏枯草10g　麦冬10g　炙甘草6g

每日1剂，水煎服，连服3剂。

1993年9月11日随访，药后头痛消失，数月未发。

按语　产后血虚，经行时精血下注冲任，阴血益感不足。肝体阴而用阳，肝体不足，致肝用有余，肝气偏亢，气有余便是火，气火上逆，则头痛头晕、心烦易怒。治以四物汤养血柔肝，麦冬滋阴，白芷祛风止痛；白蒺藜平肝潜阳，与滋阴药同用，则能柔肝；夏枯草平肝泻火。药后肝体得养。肝用不亢，自无经行头痛之患。

病例2　曾某，女，24岁，未婚。1991年7月4日初诊。

初诊　经前头痛6年。6年来每于月经前出现头痛，以右侧为甚，伴心烦易怒。月经周期25日，经量多，色鲜红，有瘀块，末次月经1991年6月20日，刻诊右偏头痛剧烈，拒按，心烦失眠，身倦乏力，纳食二便尚可，舌淡红，苔薄白，脉细。

诊断　经行头痛。
辨证　肝郁化热。
治则　疏肝健脾清热。
处方　丹皮6g　栀子10g　当归10g　白芍10g　柴胡6g　茯苓10g　薄荷6g（后下）　蔓荆子10g　钩藤10g　夏枯草10g　甘草6g

水煎服，每日1剂，连服4剂。

二诊（1991年7月11日）　药已，头痛减轻，近日心烦，夜难入寐，皮肤起红疹，面部痤疮散发，口干，大便硬、2日1行，舌淡红，苔薄白，脉细。仍宗上法。

处方　丹皮6g　栀子10g　当归6g　白芍10g　柴胡6g　茯苓10g　淮山药15g　麦冬10g　白蒺藜10g　凌霄花10g　甘草6g

每日1剂，水煎服，连服4剂。

三诊（1991年9月26日）　药后头痛消失，但觉头晕，多梦，末次月经9月8日。舌质淡红，苔薄白，脉细弦。守上方去凌霄花，加夏枯草10g。

每日1剂，水煎服，连服3剂。

按语　头者诸阳之会，肝藏血而主疏泄，厥阴肝经络阴器，与督脉交会于巅顶。肝气郁结，气郁化火，则上攻于头，出现经行头痛。予逍遥散疏肝解郁、健脾和营，加丹皮、栀子以清泻肝火,蔓荆子散肝经风热、清利头目而止痛,钩藤清热平肝,夏枯草平肝泻火。二诊夜难入寐,皮肤起红疹,面部痤疮散发,加麦冬滋阴清化,凌霄花能去血中伏火、活血凉血。药后肝气得舒,肝热得清,故头痛可除。

体会 经行头痛是每逢经期或行经前后,出现以头痛为主症者。头痛的原因,有外感六淫之邪,有内伤七情之变,有痰湿瘀血为患。经行头痛与月经周期有关,是气血为痛,若肝血不足者,当养血疏解法,常用四物汤加白蒺藜、桑叶、山萸肉、女贞子等治之,如病例1之症治。若脾气虚弱,气血不足者,用补中益气汤加龙眼肉、钩藤、藁本治之。若肝肾阴虚头痛,以杞菊地黄丸加白蒺藜、当归、白芍治之。肝郁化火者,以丹栀逍遥散加蔓荆子、钩藤、白蒺藜、夏枯草治之,如病例2是也。治经不离血,故在治疗经行头痛的全过程,不论虚证或实证,均用当归、白芍、川芎之类的理血药。

13. 经行泄泻(1例)

谷某,女,28岁,已婚。1992年9月7日初诊。

初诊 经行腹痛泄泻14年。14岁月经初潮,月经尚规则,但每于经前3~4日即出现少腹、小腹胀痛,胃脘不适,继而泄泻,每日3~4次,持续至经净即瘥。末次月经1992年8月20日,现胸闷,纳少,腰痛,久立后加重,尿频,夜尿2~4次,大便溏,阴道干涩、疼痛,性交后加重。带下正常。1988年结婚,初外用避孕,1992年4月以后未避孕,但迄今未孕。舌淡红,苔薄白,脉细。

诊断 经行泄泻。

辨证 肾虚脾弱,肝失疏泄。

治则 补肾健脾,养血疏肝。

处方 熟地15g 淮山药15g 五味子6g 当归10g 白芍10g 枸杞子10g 芫蔚子10g 仙灵脾15g 菟丝子20g 玫瑰花6g

每日1剂,水煎服,连服3剂。

二诊(1992年9月14日) 药已,腰胀减轻,夜尿减为1次,性欲较淡,舌淡红,苔薄白,脉细。继守上法。

处方 熟地15g 淮山药15g 山萸肉6g 当归10g 白芍10g 芫蔚子10g 小茴香6g 仙灵脾15g 益智仁10g 补骨脂10g

每日1剂,水煎服,连服3剂。

三诊(1992年9月28日) 9月18日经行,量偏少,色鲜红,3日干净。经前1日腹泻,但次数减少,天数较原来缩短。性交后腰痛,夜寐多梦,舌淡红,苔薄白,脉细。予温肾健脾。

处方 党参15g 白术10g 茯苓10g 陈皮6g 补骨脂10g 千斤拔15g 鸡血藤20g 丹参15g 郁金10g 玫瑰花6g

每日1剂,水煎服,连服6剂。

四诊(1992年10月15日) 昨日经行,腹痛泄泻消失。唯经前感风,鼻塞流涕,头痛,喷嚏,腰骶微胀,舌淡红,苔薄黄,脉细滑。证属经行阴血亏虚,风邪乘虚内着。治拟养血佐以疏解。

处方 鸡血藤20g 党参15g 当归10g 白芷6g 防风10g 薄荷5g(后下) 荆芥5g(后下) 藿香6g 炙甘草5g

每日1剂,水煎服,连服3剂。

五诊(1992年12月28日) 末次月经10月14日,现停经53日,尿妊娠试验阳性。刻诊胸闷欲呕,腰腹隐痛,舌淡红,苔薄白,脉细滑。予调补脾肾,安胎防漏。

处方 菟丝子20g 太子参15g 桑寄生15g 淮山药15g 白芍10g 杜仲10g 续断10g 竹茹5g 苏叶5g（后下） 炙甘草5g

每日1剂，水煎服，连服3剂。

按语 脾主运化，泄泻多责于脾运失司。然肾为胃之关，内寓元阴之阳，脾阳根于肾阳；又经水出诸肾。经行时经水下注，肾阳益感不足，脾失温煦，则运化失司，湿浊随脾气下陷而为泄泻。肾阳不足，肝失涵养，疏泄失职，腹痛乃作。治以熟地、仙灵脾、菟丝子、益智仁、枸杞子补肾温阳，淮山药健脾益肾，当归、白芍、茺蔚子养血活血调经，五味子固涩止泻，玫瑰花疏肝理气。三诊肾虚证缓，加重健脾益气之力，以异功散加味调治。四诊经行腹痛腹泻证瘥，但见经行感冒，以鸡血藤、当归、党参养血益气以固本，加白芷、防风、荆芥、薄荷、藿香疏风解表。经治疗肾阳旺盛，肾精充足，脾气健运，肝气条达，故能摄精成孕。

14. 经行吐衄（1例）

肖某，女，30岁，已婚。1992年7月9日初诊。

初诊 经行衄血17年。13岁月经初潮，自初潮始经前1日或经行时鼻衄，鼻衄鲜红，一次量为2~5ml，压迫鼻部能止血。经行尚规则，量多，用3~4包卫生纸，经色鲜红，有血块，8~10日干净。末次月经6月29日~7月7日，鼻衄4次。今晨又出现鼻衄，量较多，用棉球压迫后血止。现觉小腹隐痛，带下量少、色白，纳寐便如常，平素常心烦，身痒，舌淡红，苔薄白，脉细。

诊断 经行吐衄。

辨证 肺肾阴虚。

治则 滋肾润肺，引血下行。

处方 生地15g 麦冬10g 沙参10g 枸杞子10g 淮山药15g 泽泻6g 茯苓10g 丹皮6g 白茅根15g 旱莲草15g 女贞子10g

每日1剂，水煎服，连服4剂。

二诊（1992年7月13日） 药后已无鼻衄，现无不适，舌红，苔薄白，脉沉细。仍从前法，加平肝泻火。

处方 当归6g 赤芍10g 玄参15g 麦冬10g 生地15g 牛膝10g 白蒺藜10g 夏枯草10g 甘草6g

每日1剂，水煎服，连服7剂。

1993年8月24日随诊，每次月经前服1992年7月9日方7剂，连服3个月，鼻衄症瘥。至今未见反复。

按语 素体阴虚，经行之时相火较旺，冲气旺盛，气火上逆，灼肺伤络，络损血溢，以致衄血。阴虚生热，热扰血海，乘经行之际，迫血下行，故月经量多。治以生地养阴清热，枸杞子滋肾润肺，淮山药滋肾补脾，沙参、麦冬润肺养阴，女贞子、旱莲草补肝肾养阴血，更用泽泻、茯苓、丹皮即六味地黄丸中的"三泻"以泻肾浊、泻肝火、渗脾湿，使补而不腻。白茅根清热凉血止血。二诊鼻衄已止，仍从前法，以当归养血调经，赤芍清热凉血，玄参、麦冬、生地即增液汤，在此用之以滋阴清热，牛膝引血下行。肾阴虚则水不涵木，使肝阳上亢，肝火上逆，故用白蒺藜、夏枯草平肝泄火。如此连续调治3个月，使肺肾阴复，阴能制阳，火无由生，故经行衄血向愈。

15. 经行口糜（3例）

病例1 韦某，女，32岁。1990年8月3日初诊。

初诊 经行前后口糜反复发作2年余。2年多来无明显诱因每于经前1周左右即出现口腔糜烂,从单个逐渐发展为多个,迁延至经后 4~5 日方愈。下次经前诸症又现,曾多方求治,药时可暂缓,停药后诸症复作,甚或此起彼伏。经行规则,末次月经 1990 年 7 月 10 日,刻下正值经前,口糜复发,局部涩痛,进食尤甚,痛苦难言,小便黄,大便干结。望其表情痛苦,形体消瘦,上腭、口唇内侧、舌尖部有大小不一糜烂点,有的融合成片,局部潮红或灰白,唇红,舌质红,苔薄黄腻,脉沉细。

诊断 经行口糜。
辨证 阴虚火旺。
治则 滋阴清热,泻火解毒。
处方
(1) 生地 15g 麦冬 10g 丹皮 10g 紫草 10g 金银花 10g 野菊花 10g 蒲公英 10g 连翘 10g 生大黄 3g(后下) 甘草 10g

水煎服,每日 1 剂,连服 4 剂。
(2) 青黛粉 15g 调开水涂患处。

二诊(1990 年 8 月 9 日) 药后口糜涩痛大减,点状溃疡基本消失,大便通畅。舌尖红,苔薄白,脉细。前用釜底抽薪之法,通下清上,热毒渐清,继予滋养肝肾,调理冲任。

处方 当归 10g 白芍 10g 生地 15g 沙参 10g 麦冬 10g 丹皮 10g 紫草 10g 金银花 10g 连翘 10g 甘草 10g

每日 1 剂,水煎服,连服 3 剂。
1991 年 5 月因他病来诊,询知其每于经前按方取药煎服,口糜半年未发。

按语 《灵枢·五音五味》曰:"冲脉任脉,皆起于胞中……别而络唇口。"患者木火形质,阴血不足,阳气偏盛,经行前后,相火内动,火热之邪循冲脉上炎,熏蒸上窍,发为口糜。大便干,小便黄,唇舌红,苔薄黄腻为阴虚火旺之象。方用生地、麦冬养阴消热,金银花、野菊花、蒲公英、连翘清热解毒,丹皮、紫草清热凉血,大黄通腑泻热、釜底抽薪,甘草配金银花、蒲公英等清热解毒药,可解热毒。药后热毒渐清,虑及病与月经有关,治经必治血,二诊去苦寒之大黄、野菊花、蒲公英,加当归、白芍、沙参滋阴养血调经。并用咸寒之青黛粉外涂,以清热解毒、凉血散肿。内外并治,标本兼顾,故疗效满意。

病例 2 李某,女,25 岁。1991 年 6 月 24 日初诊。

初诊 经前口糜 4 年。近 4 年来每于经前 10 日开始出现口腔糜烂,持续至经净数日方愈。周而复始,反复发作。月经周期基本规则,末次月经 6 月 3 日。4 日前复见口糜,疼痛难忍,伴少腹胀痛,口苦口干,心烦易怒,夜难入寐,纳呆,大便干结,小便黄,察其右上唇内侧散在糜烂点如绿豆大小共 6 个,舌尖红,苔薄白,脉细。

诊断 经行口糜。
辨证 肝郁化热。
治则 疏肝清热。
处方 丹皮 6g 栀子 10g 当归 6g 白芍 10g 柴胡 6g 茯苓 10g 淮山药 15g 薄荷 6g(后下) 麦冬 10g 生谷芽 20g 甘草 6g

每日 1 剂,水煎服,连服 3 剂。
二诊(1991 年 7 月 1 日) 药后口糜减轻,6 月 29 日经行,量较多,色黯红,夹瘀块,经行第 1 日小腹剧痛,现已缓解,舌淡红,苔薄白,脉细略数。继宗前法,并予养血调经。

处方 生地 15g 白芍 10g 当归 6g 鸡血藤 20g 丹参 15g 丹皮 10g 麦冬 10g 白蒺藜 10g 夏枯草 10g 甘草 5g

每日 1 剂，水煎服，连服 3 剂。

三诊（1991 年 7 月 4 日） 口糜向愈，月经将净，少腹隐痛，按之则舒，咽痒而干，微咳，舌淡红，苔薄白，脉细。仍用疏肝清热法。

处方 丹皮 6g 栀子 10g 当归 10g 白芍 10g 柴胡 6g 茯苓 10g 淮山药 15g 薄荷 6g（后下） 麦冬 10g 益母草 10g 甘草 6g

每日 1 剂，水煎服，连服 4 剂。

1991 年 10 月 8 日随访，连续 3 次经行，口糜未作。

按语 肝气郁结，郁久化热，母病及子，火热乘心，故经行口糜；热扰心神，则心烦易怒，夜难入寐。本病与月经有关，治经必治血，治血不忘肝，治以疏肝清热法，用逍遥散疏肝解郁，健脾和营，白术易淮山药，防其过燥伤阴，加丹皮、栀子凉血泻火，麦冬滋阴清心，生谷芽健脾开胃。二诊适值经期，以当归、鸡血藤、丹参养血活血调经，生地、麦冬养阴清热，丹皮、白蒺藜、夏枯草、白芍凉血泻火，平肝柔肝。三诊药已对症，仍从前法。药后肝气得舒，肝火不生，故口糜可瘥。

病例 3 杨某，女，31 岁，已婚。1991 年 12 月 24 日初诊。

初诊 经前口腔起泡 1 年余。月经周期基本规则，1 年多来经前 1 周始口腔起疱，每次起疱 2~3 个，经行则疱消。经量中等，色红，有血块，偶有小腹坠痛，末次月经 12 月 9 日。平素带下较多，色白质稀，自今年 7 月放环后月经前后数天带下夹血丝，夜尿 1~3 次，纳寐可，大便调。舌质淡红，苔薄白，脉细。

诊断 ①经行口糜；②带下病。

辨证 阴虚火旺。

治则 滋阴清热。

处方 沙参 10g 麦冬 10g 熟地 15g 淮山药 15g 茯苓 6g 丹皮 10g 泽泻 6g 五味子 5g 鸡血藤 20g 小蓟 10g 甘草 5g

每日 1 剂，水煎服，连服 6 剂。

二诊（1992 年 1 月 7 日） 药已，本月 6 日经行，经前带下血丝减少，口腔起疱未发。经血色、量正常，舌红少苔，脉细弦。效不更方。继进 3 剂，每日 1 剂，水煎服。

按语 心主血，胞脉属心而络于胞中。阴虚火旺，火热乘心，经将行阴血下注，虚火益盛，火性上炎，故口腔起疱。肾阴不足，相火偏旺，损伤血络，任带失固，故带下赤白。治以六味地黄汤滋补肝肾，沙参、麦冬滋养肺阴，使金能生水，鸡血藤补血行血，五味子补肾收敛，小蓟凉血止血。药后肾阴得复，虚火得平，故经前口腔起疱可愈。

体会 经行口糜是指经期或经行前后，口舌糜烂、生疮，伴随月经周期反复发作者。临床多见阴虚火旺和胃热熏蒸。阴虚火旺者，宜滋阴降火；胃热熏蒸者，宜清热泻火、荡涤胃热。尚有因情志不畅，肝气不疏，致心肝郁火者，笔者常用丹栀逍遥散加减。

若火热较盛，热盛成毒，则加用清热解毒之品，如病例 1 仿五味消毒饮之意，用金银花、野菊花、蒲公英、连翘的清热解毒、消散疮疡。但苦寒之品不宜久用，以防苦以生燥反伤阴精，以及苦寒凝滞血脉，影响经行。

经行口糜与月经有关，治经必治血。治血不忘肝。肝藏血而主疏泄，内寄相火，为冲脉之所系。经将行之时，相火内动，风火相煽，横逆中州，可导致胃火上逆；母病及子，可导致心火上炎。在治疗时要清泻肝火。

治疗经行口糜可内外并治，以提高疗效。外治可用青黛粉，调开水涂患处；或用鲜冬青叶煎水含漱，以拔毒祛腐，生新理口。

16. 经行风疹块（1例）

黄某，女，39岁，已婚。1993年6月26日初诊。

初诊　经行前后风疹瘙痒4年。近4年来每于经行前后均皮肤干燥，起红色风疹，瘙痒难忍。以经前多发，伴心烦失眠。月经规则，量中等，色黯红，无血块，经净风疹渐消。两个月前曾行引产术，刻诊头晕目眩，身倦乏力，四肢发麻，末次月经1993年6月3日。舌淡红，苔薄白，脉细。

诊断　经行风疹块。

辨证　气血虚弱。

治疗：益气养血，祛风通脉。

处方　当归10g　桂枝6g　白芍10g　黄芪20g　石楠藤10g　通草6g　红枣10g　炙甘草6g

每日1剂，水煎服，连服7剂。

二诊（1993年9月8日）　药后至今行经3次，末次月经1993年8月25日，月经前后均无风疹出现，身无瘙痒。近日多梦，手麻，大便稍硬，舌淡红，苔薄白，脉细。以养血健脾、活血祛风法善其后。

处方　当归10g　川芎6g　白芍10g　土茯苓20g　白术10g　泽泻10g　泽兰10g　槟榔10g　防风10g　马鞭草15g　甘草5g

每日1剂，水煎服，连服3剂。

按语　患者素体血虚，引产重伤气血，血虚更甚，经行时气血益感不足，血虚生风，风盛则痒，故经行风疹瘙痒。血虚不能外荣肌肤，则皮肤干燥；清窍失养，则头晕目眩；血不养筋，则四肢发麻；脾气虚弱则身倦乏力。治以益气养血，祛风通脉，仿当归四逆汤及黄芪桂枝五物汤意，用当归、白芍补血和血，黄芪、大枣、炙甘草益气健脾，桂枝温通血脉使血得温而行，石楠藤辛温，可祛风寒湿，配通草以通经脉。如是使阴血充，阳气足，经脉通，风无由生，故风疹可除。

17. 经行眩晕（2例）

病例1　叶某，女，30岁。1991年12月10日初诊。

初诊　经行眩晕1年余。近1年多来无明显诱因出现经行眩晕，伴恶心呕吐，食入则吐，不能进食，厌油腻。月经时有提前，甚或1月两行，量偏多，色鲜红，或夹血块，经将行小腹隐痛。末次月经1991年11月21日～11月30日，量较多，经后带下色赤如咖啡状，量少，淋漓迄今未净。纳寐可，大便软，2～3日1行，小便调。察其形瘦体弱，面色苍黄，舌质淡红，苔薄白，脉细。

诊断　①经行眩晕；②带下病。

辨证　脾气虚弱。

治则　健脾益气，固涩止带。

处方　党参20g　茯苓10g　白术10g　升麻6g　海螵蛸10g　茜根6g　煅牡蛎30g　淮山药15g　炙甘草5g

每日1剂，水煎服，连服3剂。

二诊（1991年12月20日）　药服1剂赤带即消失。12月16日经行，量少，色黯，本次经行无呕吐，头微晕，经行第2日腰痛，现已缓解，月经未净，舌边稍红，苔薄白，脉细弦。转用疏肝健脾法，以逍遥散加味。

处方　醋柴胡6g　当归10g　白芍10g　茯苓10g　白术10g　黄精15g　益母草10g　芡实10g　升麻3g　薄荷5g（后下）　炙甘草6g

每日1剂，水煎服，连服4剂。

三诊（1992年1月10日） 本月8日经行，色红，量中等，经前眩晕，经行呕吐、腰痛。刻下月经未净，舌淡红，苔薄白，脉弦细。正值经期，以养血调经法。

处方 当归10g 川芎6g 白芍10g 熟地15g 鸡血藤20g 丹参15g 续断10g 益母草10g 桑寄生15g 白蒺藜10g 炙甘草6g

每日1剂，水煎服，连服4剂。

四诊（1992年1月21日） 1月15日经净，1月18日又见咖啡色带下，量少，淋漓迄今未净，纳寐便常，舌淡红，苔薄白，脉细。再以健脾益气，固涩止带法。

处方 党参15g 茯苓10g 白术10g 陈皮5g 海螵蛸10g 茜根10g 鸡血藤20g 山楂10g 炙甘草6g

每日1剂，水煎服，连服3剂。

五诊（1992年1月28日） 药已，赤带消失，但觉脐周隐痛，纳便如常，舌淡红，苔薄白，脉弦而浮。予健脾燥湿，理气和中。

处方 党参15g 茯苓10g 白术10g 制半夏6g 陈皮6g 藿香10g 鸡血藤20g 丹参15g 炙甘草6g

每日1剂，水煎服，连服3剂。

六诊（1992年2月28日） 上药后症状消失，精神振作。末次月经2月6日，经中无任何不适，经量中等，12日方净。现觉乳胀而痛，舌淡红，苔薄白，脉细弦，转用疏肝健脾养血调经法。

处方 醋柴胡6g 当归10g 白芍10g 茯苓10g 白术10g 黄精15g 益母草10g 鸡血藤20g 夏枯草10g 薄荷5g（后下） 炙甘草6g

每日1剂，水煎服，连服4剂。

七诊（1992年4月3日） 末次月经3月6日，11日干净，经行诸症轻微。现值经前，两日来小腹阵发性绞痛，腰胀痛，带下无异，舌淡红，苔薄白，脉细弦。仍守前法。

处方 醋柴胡6g 当归10g 白芍10g 茯苓10g 白术11g 黄精15g 莪术10g 延胡索10g 益母草10g 佛手6g 薄荷6g（后下） 炙甘草6g

每日1剂，水煎服，连服4剂。

八诊（1992年4月28日） 4月6日经行，10日干净，经行腰腹疼痛。刻诊乳房胀痛，口淡，食而无味，带下少而色黄，舌淡红，苔薄黄，脉弦。以补益肝肾，养血调经法。

处方 当归10g 白芍10g 熟地15g 淮山药15g 山萸肉6g 茯苓6g 丹皮6g 泽泻6g 桑寄生15g 杜仲10g 红枣10g

每日1剂，水煎服，连服7剂。

九诊（1992年7月17日） 5月、6月份经行正常，头晕呕吐不作，带下无异。末次月经7月2日，头稍晕，无呕吐，但觉经行第1～3日腰痛甚，经量中等，色红，7日干净。现腰痛已缓解，纳寐便常，舌淡红，苔薄微黄，脉细。仍从前法。上方去桑寄生、杜仲、红枣，加骨碎补15g、北细辛3g（后下）。每日1剂，水煎服，连服4剂。

半年后随访，经行眩晕呕吐已瘥，带下正常，行经期为5～7日。

按语 患者脾胃虚弱，气血不足，经期气血下注，虚损益甚，清阳不升，清窍失养，故眩晕；脾胃升降失和，胃气不降而上逆，故恶心呕吐、不能进食。脾虚不能统血，故经行先期、量偏多、经后赤带淋漓。初诊以四君子汤加淮山药健脾益气，升麻升举下陷之清阳，海螵蛸、茜根、煅牡蛎固涩止带。因脾之升随乎肝，胃之降随乎胆。二诊转用疏肝健脾法，使肝气疏泄，气机调畅，脾胃升降正常。八诊见腰腹疼痛，乳房胀痛；腰为肾之府，经源于肾，予补益肝肾、养血调经法。经健脾疏肝补肾调治数月，使脾气健运，肝气疏泄，肾气旺盛，脾气能升，清窍得养，胃气和降，腑气通畅，故经行眩晕呕吐证瘥。

病例 2 刘某，女，36 岁，已婚。1991 年 4 月 11 日初诊。

初诊 经行眩晕 1 年余。自 1990 年 3 月始每逢经行则出现头晕目眩。右侧肢体麻木，心悸胸闷，腰痛，畏寒，心烦失眠，难以坚持工作。曾因该病分别于 1990 年 3 月和 1991 年 3 月两次住院治疗，经西医检查诊为"脑干脑炎"，用激素治疗症状不能完全控制。末次月经 3 月 30 日，经量较多，刻诊为经后 6 日，仍不时眩晕，发则右侧肢体麻木。额面、眼睑浮肿，尤以晨起为甚，小便短少，大便尚调。带下正常。察其神情倦怠，精神不振，面色淡白，形体肥胖，颜面目窠轻度浮肿，舌尖边红，苔白厚，脉细。

诊断 经行眩晕。

辨证 痰瘀内阻，清阳不升。

治则 燥湿化痰，养血化瘀息风。

处方 茯苓 30g 桂枝 6g 白术 15g 鸡血藤 20g 丹参 15g 白蒺藜 10g 远志 5g 石菖蒲 3g 生龙骨 30g（先煎） 夜交藤 20g 炙甘草 6g

每日 1 剂，水煎服，连服 8 剂。

二诊（1991 年 7 月 4 日） 药已，眩晕略减。近 2 个月来经量较多，色红，夹块，经前头晕肢麻，伴少腹、小腹疼痛剧烈，夜难入寐，寐则多梦，舌淡红，苔薄白，脉沉细。守上法酌加理血之品。

处方 茯苓 20g 白术 10g 桂枝 6g 当归 10g 白芍 10g 蔓荆子 10g 炒山楂 10g 蝉衣 6g 远志 6g 益母草 10g

每日 1 剂，水煎服，连服 4 剂。

三诊（1991 年 8 月 29 日） 药已，经行眩晕较前减轻，末次月经 8 月 8 日，经量较多。现头晕头痛阵作，阴雨天尤甚，口淡无味，大便溏烂，舌尖红，苔薄白，脉细滑。仍从痰瘀论治，佐以宁心安神。

处方 当归 10g 川芎 6g 赤芍 10g 白术 10g 茯苓 10g 泽泻 10g 益母草 10g 小蓟 10g 炒枣仁 10g 远志 6g 炙甘草 5g

每日 1 剂，水煎服，连服 4 剂。

四诊（1991 年 10 月 17 日） 9 月、10 月经行，经量明显减少，平素已无眩晕，经行前后头晕头痛，心悸失眠，但均较治疗前减轻、末次月经 10 月 7 日。现腰痛，右侧肢体麻木，舌尖红，苔薄白，脉细。湿瘀阻络，隧道不通，治宜化湿祛瘀，舒筋活络。

处方 茯苓 20g 制半夏 10g 陈皮 10g 泽泻 10g 桑枝 20g 益母草 15g 桑寄生 15g 杜仲 10g 秦艽 10g 鸡血藤 20g

每日 1 剂，水煎服，连服 4 剂。

五诊（1991 年 11 月 1 日） 月经将至，近日来头痛，腰痛精神不振，心烦多梦，带下增多，夜尿 1~2 次，舌淡红，苔薄白脉细。予健脾化湿，补肾调经。

处方 茯苓 15g 制半夏 6g 陈皮 6g 杜仲 10g 桑寄生 15g 党参 15g 茺蔚子 10g 续断 10g 炙甘草 5g

每日 1 剂，水煎服，连服 4 剂。

六诊（1991 年 11 月 15 日） 11 月 6 日经行，量多，色红，夹紫块，经行第 1~2 日少腹、小腹胀痛，后期有轻度头晕，失眠，不能坚持工作，舌淡红，苔薄白，脉细缓。仍用健脾化湿法。

处方 茯苓 15g 白术 10g 桂枝 6g 党参 20g 炙黄芪 20g 炒枣仁 10g 当归 10g 炙甘草 6g

每日1剂，水煎服，连服4剂。

七诊（1992年7月7日） 经上述治疗后经行眩晕症状大减，经量已正常，平时不觉头晕，唯有下肢仍不时麻木，内踝肿，自服华佗再造丸后症状改善，欲巩固治疗，舌淡红，苔薄白，脉缓。以燥湿化痰，养血活血法善其后。

处方 陈皮6g 制半夏10g 茯苓15g 当归10g 白芍10g 白术10g 白蒺藜10g 香附10g

每日1剂，水煎服，连服3剂。

按语 脾主运化水湿，脾虚失运则湿聚成痰，痰湿内阻，清阳不升，浊阴不降，痰湿上扰清窍，故眩晕；湿阻气逆，血行不畅，瘀阻经络，肢体失养，故半身麻木；脾失统摄，经血妄行，故月经量多。初诊以苓桂术甘汤温化痰饮，健脾利湿，加远志、石菖蒲助其祛痰化湿之力，鸡血藤、丹参、夜交藤养血化瘀，白蒺藜、生龙骨平肝息风。三诊转用当归芍药散加味，以养血化瘀，祛湿化痰，宁心安神。四诊至七诊以二陈汤燥湿化痰，先后加桑寄生、杜仲、续断补肾温阳；党参、炙黄芪、白术健脾益气，使脾运湿化；鸡血藤、当归、白芍、益母草、香附养血活血祛瘀、桑枝、秦艽舒筋活络。经过治疗，使痰湿渐化，瘀血渐祛，经络通畅，清阳得升，故病有转机。

体会 经行眩晕是指每逢经行前后，或正值经期，出现头目眩晕，视物昏花者。本病有虚有实，虚者有血虚，有气虚，有阴虚阳亢；实者有痰湿，有瘀血。然临床所见纯实者少，往往是实中夹虚，如痰湿可因脾虚而生，瘀血可由气虚所致。在治疗上要分清虚实标本，脾为生痰之源，气为血之帅，治痰不忘健脾，化痰要顾及理气。眩晕出现在月经前后或正值经期，与血有关，还要注意治血，选用当归、白芍、熟地、鸡血藤等养血调经之品。

18. 经行自汗（1例）

农某，女，23岁。1991年7月6日初诊。

初诊 经行自汗2年。向来月经规则，经量中等，色鲜红，但近2年来，每于经行第1日则大汗淋漓，衣裤尽湿，伴腰痛，脐下隐痛，经后诸症消失。末次月经7月5日，现为经行第2日，昨天汗出淋漓，现汗已止，经量中等，色红，夹小血块，腰背不舒，纳便正常。舌质淡，苔薄微黄，脉稍弦。

诊断 经行自汗。

辨证 阴虚血热，迫津外泄。

治则 补益肝肾，凉血清热。

处方 熟地15g 淮山药15g 山萸肉6g 沙参10g 麦冬10g 鸡血藤20g 夜交藤20g 丹皮10g 泽泻10g 白芍10g 甘草6g

每日1剂，水煎服，连服3剂。

二诊（1991年7月10日） 月经昨日已净，现无何不适，舌质淡，苔薄白，脉细微弦。仍从前法，上方去山萸肉加五味子6g，每日1剂，水煎服，连服3剂。

三诊（1991年7月24日） 药已，纳可便调，夜寐欠佳，面颊有散在黑褐斑，舌质淡，苔黄稍厚，脉细。拟养血化瘀法以消斑块。

处方 何首乌20g 麦冬10g 百合10g 凌霄花10g 苏木10g 红花2g 赤芍6g 甘草5g

每日1剂，水煎服，连服3剂。

四诊（1991年8月3日） 今日经行，汗出减少，但觉腰胀痛，目眩，经量尚少，舌质淡，苔薄黄干，脉细弦。治以补肾益气、养血调经法。

处方 北黄芪20g 杜仲10g 鸡血藤20g 丹参15g 当归10g 川芎6g 白芍10g 熟地15g 续断10g 益母草10g 炙甘草6g

每日1剂，水煎服，连服4剂。

按语　肝主血海，肾主诸阴，血汗同源。经行之际，阴血下注，肝肾不足，相火偏旺，阴虚阳亢，迫津外泄，故汗出淋漓。汗后虚火渐清，故诸症平息。治以六味地黄汤滋补肝肾，沙参、麦冬滋补阴液，鸡血藤、白芍、夜交藤养血调经。二诊去萸肉，加五味子以收金止汗。四诊经行，汗已减少，因为气有固涩的作用，加入北黄芪以益气健脾，固涩津液。用杜仲、熟地、续断补益肝肾，鸡血藤、当归、白芍补血养肝，川芎、丹参、益母草活血调经。使肝肾阴复，阴平阳秘，经行自汗可愈。

19. 经行溢乳（1例）

黄某，女，29岁，已婚。1991年6月17日初诊。

初诊　经前溢乳3年。平素月经不规则，40～60日1行，近3年每于经前十余日乳房胀痛，可挤压出少量黄白色乳汁，伴烦躁、多梦、目眩，经行则乳胀缓解。因月经不调，恐惧避孕失败，情绪较为紧张。末次月经5月15日，经行小腹胀痛阵作，经色先黯后红，有血块，带下常，纳寐可，二便调。舌淡红，苔薄白，脉细缓。

诊断　经行溢乳。
辨证　肝郁化热。
治则　养血疏肝清热。
处方　当归10g　川芎6g　白芍10g　熟地15g　续断10g　丹参15g　益母草10g　鸡血藤20g　柴胡6g　凌霄花10g

每日1剂，水煎服，连服4剂。

二诊（1991年7月15日）　6月26日经行，色黯红，量中，夹紫块，溢乳减少，小腹胀痛，舌淡红，苔薄白，脉弦细。仍宗前法。

处方　何首乌10g　当归10g　白芍10g　柴胡6g　茯苓10g　白术6g　薄荷6g（后下）　素馨花6g　益母草10g　凌霄花10g　炙甘草6g

每日1剂，水煎服，连服4剂。

三诊（1991年10月31日）　上方连服14剂，溢乳消失，已无乳房胀痛。近日带下量多，色白清稀，舌淡红，苔薄白，脉细。以养血温肾调经法以善后。

处方　当归10g　川芎6g　白芍10g　熟地15g　续断10g　益母草10g　鸡血藤20g　丹参15g　小茴香6g　花椒6g　炙甘草6g

每日1剂，水煎服，连服4剂。

按语　患者情志抑郁，以致肝气郁结，郁久化火；冲任隶属肝肾，冲任经血随肝经郁火上逆，不得下行，上逆则化为乳汁；肝之疏泄失常，疏泄太过，藏之不及，故见溢乳。治以柴胡疏肝解郁，当归、白芍、鸡血藤、熟地养血柔肝，川芎、丹参、益母草活血调经，续断补肝肾、行血脉，凌霄花辛而微寒，可凉血清热。二诊更以逍遥散疏肝健脾，加何首乌养血柔肝；素馨花舒肝开郁，凌霄花凉血清热，益母草活血调经。三诊肝经郁火已平，疏泄正常，溢乳症消，反见带下量多、色白质清稀，出现一派寒象；加之经行溢乳为月经之病，治经必治血，终以养血温肾调经法以善后。

20. 绝经前后诸证（1例）

李某，女，50岁，已婚。1992年6月12日初诊。

初诊　近两年来月经紊乱，周期先后不定，量多少不一，伴烘热，寒热往来，目眩耳鸣，视力模糊，心烦失眠，心悸易惊，腰痛膝软，悲伤哭泣，情绪易于激动，不能控制，甚至有轻生念头。1992年3月绝经，绝经后症状加重，手足心热，舌淡红中裂，苔薄白，脉细弦。

诊断　绝经前后诸证。

辨证　心肾阴虚。

治则　滋肾养心，安神解郁。

处方　百合 15g　小麦 20g　炒枣仁 10g　远志 5g　柏子仁 10g　何首乌 15g　大枣 10g　合欢花 6g　炙甘草 6g

每日1剂，水煎服，连服4剂。

二诊（1992年7月3日）　药已，悲伤感减轻，烘热心悸减少，仍难以入寐，目睏，情绪易于波动，食少，闻肉欲呕，舌尖红，苔薄白，脉细弦。仍从上法，加重清热之力。

处方　小麦 20g　合欢皮 10g　石斛 10g　芦根 30g　白芍 15g　五味子 6g　甘草 6g

每日1剂，水煎服，连服2剂。

三诊（1992年7月10日）　药后诸症减轻，停药后症状又作，3日来嗜睡，心烦，舌淡红，苔薄白，脉弦细。治以滋补肝肾，养心解郁。

处方　百合 20g　熟地 15g　淮山药 10g　萸肉 6g　丹皮 6g　茯苓 10g　泽泻 10g　鳖甲 20g　龟板 20g　浮小麦 20g　夜交藤 20g　五味子 6g　合欢花 10g　红枣 10g　甘草 6g

每日1剂，水煎服，连服4剂。

四诊（1992年8月12日）　药后诸症消失，心情愉快。要求继续服药以巩固疗效。舌淡红，苔薄白，脉细。再用养心安神法。守6月12日方6剂，每日1剂，水煎服。

按语　肾阴为全身阴液的根本，五脏之阴液非此不能滋。患者七七之年，肾气渐衰，肾阴不足，冲任二脉虚衰，天癸渐竭，故月经先期或后期，多少不定，终至绝经。肾阴虚导致内脏阴液不足，心阴虚则心烦失眠，心悸易惊，悲伤哭泣；肝阴虚则情绪易于激动；阴虚不能上荣于头目，则目眩耳鸣，视力模糊；虚热上越则烘热；肾阴虚则腰痛膝软。治以滋肾养心，安神解郁。第一步先养心安神以治标。用甘麦大枣汤加味，小麦养心液安心神；甘草、大枣甘润补中缓急；百合润肺清心、益气安神；何首乌补肝肾、益精血；炒枣仁、远志、柏子仁养心安神；合欢花安神解郁。二诊加石斛滋肾阴、清虚热，白芍养血敛阴柔肝，芦根清热除烦。第二步滋补肝肾以治本。用六味地黄汤加鳖甲、龟板滋阴潜阳，使肾阴充盛，心阴充足，肝阴得养，诸症无由生。

二、带下疾病

1. 湿瘀带下（4例）

病例1　杜某，34岁，工人。1991年3月15日初诊。

初诊　10个月来每于月经前后约4~5日出现带下夹血丝，持续3~5日自止。月经周期尚规则，经色偏黯，经量中等，末次月经为1991年2月19日。现带下夹血丝，量少，伴腰及两髋部作胀，小腹不适，纳食、二便正常，舌淡红，苔薄白，脉细缓。

诊断　湿瘀带下。

辨证　脾虚肝郁，湿瘀下注。

治则　健脾养肝，化瘀利湿止带。

处方　当归 10g　川芎 6g　白芍 10g　茯苓 10g　白术 10g　泽泻 10g　海螵蛸 10g　茜根 10g　甘草 5g

4剂，每日1剂，水煎服。

二诊（1991年3月19日）　3月17日经行，量中等，色暗红，伴腰脊作胀，舌淡红，苔薄白，脉细略数。经行之际，拟养血为主，因势利导。

处方　鸡血藤20g　丹参15g　熟地15g　白芍10g　当归身10g　川芎6g　川续断10g　益母草10g　炙甘草6g

3剂，每日1剂，水煎内服。

三诊（1991年3月22日）　月经基本干净，但仍有少量粉红色分泌物，腰胀而痛，舌淡红，苔薄白，脉细数。经后胞脉空虚，虚火内灼，最易损伤任带，故治拟养血清热，壮水以制火。

处方　地骨皮15g　丹皮10g　丹参15g　当归身10g　白芍10g　生地15g　淮山药15g　麦冬10g　甘草5g

4剂，每日1剂，水煎服。

四诊（1991年3月27日）　药已，带下仍有少量血丝，腰胀痛已消失，纳便正常，舌淡红，苔薄白，脉细缓。仍用健脾益气化瘀之法。

处方　党参15g　茯苓10g　白术10g　陈皮5g　海螵蛸10g　茜根10g　益母草10g　煅牡蛎20g　炙甘草6g

4剂，每日1剂，水煎服。

五诊（1991年4月19日）　4月15日经行，经前6日仍有少量粉红色分泌物，但较前减少。经量中等，色暗红，现量少欲净，舌淡红，苔薄白，脉沉细。仍守上法，湿瘀并治。

处方　党参15g　茯苓10g　白术10g　陈皮5g　鸡血藤20g　丹参15g　扶芳藤15g　茺蔚子10g　炙甘草6g

4剂，每日1剂，水煎服。

六诊（1991年4月23日）　月经干净已2日，本次经后无赤白带。现有少量带下，色黄，余无不适，舌淡红，苔薄白，脉沉细。

处方　当归身10g　川芎6g　白芍10g　土茯苓20g　白术10g　泽泻10g　苍术10g　黄柏10g　薏苡仁15g　牛膝10g　甘草5g

7剂，每日1剂，水煎服。

七诊（1991年6月25日）　5、6月份行经，经行前后赤白带下消失，经量中等，经行时腰胀痛。现夜难入寐，寐则多梦，纳便正常，舌淡红，苔薄白，脉细。转用滋阴补肾，调理冲任法善后。

处方　熟地15g　淮山药15g　萸肉10g　茯苓6g　丹皮6g　泽泻6g　北沙参10g　麦冬10g　夜交藤20g　茺蔚子10g　甘草6g。

3剂，每日1剂，水煎服。

按语　肝藏血，脾统血，肝脾亏虚，则藏血统血功能失司，经行前后，相火偏旺，扰动血海，离经之血夹带而下，故经行前后带下夹血丝，即前人所言"赤白带"也。肝肾同源，肝脾不足，日久及肾，肾精虚，骨失其养，故腰及髋部作胀；肝失疏泄，经气不利，故小腹不适。初诊从调理肝脾入手，养血化瘀，健脾涩带，方中当归、川芎、白芍既能补血又能化瘀，补肝血而不滞；白术、茯苓、泽泻淡渗健脾利湿；海螵蛸、茜根止血止带，湿瘀并治。二诊正值经行，治用四物汤加味养血化瘀，兼以补肾，因势利导。三诊经净后血去阴伤，防其虚火损伤任带，方用地骨皮饮去川芎加淮山药、麦冬，意在补血滋阴清热，壮水以制下焦伏火。四诊、五诊仍守健脾益气化瘀利湿止带之法，体现了治带不忘瘀的宗旨。六诊赤白带消失，但湿瘀久化热，湿热未清，治除湿瘀并治外，更注意清热燥湿以清余邪，方用当归芍药散合四妙散治疗。七诊以补肝肾、养阴血、调冲任的六味地黄汤加北沙参、麦冬、夜交藤、茺蔚子善后。全案理、法、方、药，丝丝入扣，药随证转，体现了辨证施治的特色。

病例2　莫某，女，26岁，工人。1991年9月3日初诊。

初诊　半年多来带下增多、色黄质稀，外阴时痒。阴道内有灼热感，月经量多、色鲜红，夹血块，经行时腰腹疼痛。末次月经为1991年8月28日，现为经净后第1日。带下量多、色黄质稀，阴道灼热瘙痒，咽痛，心烦多梦，舌尖红，苔薄黄，脉细略数。妇科检查：宫颈Ⅱ度糜烂，白带化验检查为霉菌性阴道炎。

诊断　湿瘀带下。
辨证　湿热夹瘀，任带损伤。
治则　清热利湿，解毒化瘀。
处方　土茯苓30g　鸡血藤20g　金银花藤20g　薏苡仁20g　丹参15g　车前草10g　益母草10g　败酱草15g　紫草10g　桔梗6g　甘草6g

7剂，每日1剂，水煎服。

二诊（1991年10月10日）　药后带下减少，阴道灼热感减轻。9月26日行经，经量较前减少，但小腹仍疼痛。现腰酸乏力，纳便尚可，白带量少、色淡黄不臭，舌淡红，苔薄白，脉细弱。病有转机，再宗前法，守上方去败酱草、紫草加连翘20g、白芷10g，再服7剂。

三诊（1991年12月6日）　上药服后白带已恢复正常，月经亦正常，近日复查白带霉菌已消失。现除口干、夜寐欠佳外，余无不适。舌淡红，苔薄白，脉细。湿瘀已除，肾阴虚象渐显，宜补肾养阴以资巩固。

处方　熟地15g　淮山药15g　萸肉6g　茯苓6g　丹皮6g　泽泻6g　沙参10g　麦冬10g　何首乌15g　川枸杞子10g　菟丝子20g。

7剂，每日1剂，水煎服。

按语　本案因素体阴虚，湿热蕴结下焦，损伤冲任脉和胞宫，湿、瘀、热夹杂为患所致。因湿热内蕴，导致气血受阻。瘀滞胞宫，损伤冲、任、带脉，秽液下流，故带下量多、阴部灼痛；湿热生虫，故阴部瘙痒；湿瘀内阻，络伤血溢，故月经量多、经血夹块；湿瘀阻滞胞宫胞络，故经行腰腹疼痛。治之宜用清热利湿、解毒除秽、活血化瘀之法。初诊方中重用土茯苓为主药，以利湿除秽、解毒杀虫；金银花藤、车前草、薏苡仁之甘寒既能辅助土茯苓以利湿解毒，又有清热之功，且甘能入营养脾，虽清热而不伤正；鸡血藤、丹参补血活血；益母草活血祛瘀、利水解毒；甘草既能解毒，又可调和诸药；败酱草、紫草清热凉血、化瘀解毒；桔梗开宣肺气以治咽痛，诸药配伍，虽清利而不伤正。二诊更以连翘清热解毒，白芷芳香燥湿止带，使湿浊除、热毒清、瘀滞去，则带下止。三诊以八仙长寿饮加减以滋养肺肾，调理冲任以固根基。

病例3　麦某，女，32岁，工人。1991年7月23日初诊。

初诊　带下量多11年。自1980年结婚，婚后带下量多，色白黄相兼，时稀时稠，尤以经行前后为甚。4年前在当地医院检查，宫颈Ⅱ度糜烂，行冰冻治疗，术后1年复查，宫颈糜烂未见好转。近1年来白带增多、臭秽，伴阴痒，平素头晕而痛，腰胀，少腹、小腹时而胀痛，夜难入寐，纳便尚可。孕4产1，人流3次，月经延后7日以上，色暗红，夹形块。妇检检查：宫颈Ⅲ度糜烂。

诊断　湿瘀带下。
辨证　湿瘀下注，胞门受损。
治则　清利湿热，活血化瘀。
处方　当归10g　川芎6g　白芍10g　土茯苓20g　白术10g　泽泻10g　苍术10g　黄柏10g　生薏仁15g　牛膝10g　甘草6g

7剂，每日1剂，水煎服。

二诊（1991年8月6日）　上药共服10剂，腰胀减轻，夜寐好转，但带下时多时少、白黄相兼，外阴痒痛，尿频尿胀，舌淡红，苔薄白，脉细。仍守上方加减出入。上方去夜交藤加白蒺藜、槟榔以杀虫止痒。

7剂，每日1剂，水煎服。

三诊（1991年8月20日） 月经于8月13日行，较上月仅推迟3日，经量中等，色暗红夹块，4日干净。经后带下增多、色黄质稀臭秽，阴痒，时而头晕。昨日白带化验检查：霉菌阳性，舌淡红，苔薄白，脉细略数。治宜化瘀利湿，清热解毒杀虫

处方 鸡血藤20g 丹参15g 土茯苓20g 金银花藤20g 生薏仁20g 车前草10g 益母草10g 白芷10g 蒲公英10g 紫草10g 甘草6g

7剂，每日1剂，水煎服。

另用槟榔30g 仙鹤草60g 蛇床子30g

3剂，水煎熏洗外阴。

四诊（1991年8月27日）：药后带下减少、微臭，外阴瘙痒减轻，仍觉偶有头晕，腰胀，舌淡红，苔薄白，脉细。仍守原法。

处方 当归10g 川芎6g 白芍10g 土茯苓20g 白术10g 泽泻10g 白芷6g 紫草10g 鸡血藤20g 苍术10g 黄柏10g

7剂，每日1剂，水煎服。

五诊（1991年11月1日） 守上方加减出入共服药20余剂，月经规则，白带已恢复正常，头晕腰胀也明显好转，阴痒亦瘥，两日前妇检宫颈炎从Ⅲ度转为Ⅰ度，白带化验正常。近日来自觉头胀心悸，尿黄而频，舌淡红，苔薄白，脉细。

处方 熟地15g 淮山药15g 土茯苓20g 益母草10g 当归10g 白芍10g 赤芍15g 连翘20g 鸡血藤20g 红枣10g

7剂，每日1剂，水煎服。

按语 慢性宫颈炎，为临床顽疾，有轻、中、重之别，多因分娩、流产或手术后宫颈损伤，病原体入侵引起感染，宫颈受分泌物的刺激发生浸润，上皮脱落而形成糜烂。西医治疗常采用电熨、冷冻或激光治疗，但对阴道分泌物多者效果欠佳。中医认为，本病与房劳过度损伤肝肾或经产不慎，风、寒、湿、热之邪，尤其是湿浊之邪入侵损伤冲任，湿蕴化热，湿热郁腐，湿瘀阻滞，波及肝肾所致。在本案治疗中，针对湿、热、瘀的特点，治疗上采用了将清热解毒、利湿化瘀、杀虫止痒等法有机结合，灵活运用，方用当归芍药散合四妙散加减出入，守方治疗，使热毒清、湿瘀化，从根本上改善了患者的阴道环境，从而达经带并治的目的。

病例4 邓某，女，25岁，农民。1992年4月28日初诊。

初诊 1年来带下明显增多，以月经中期尤为明显、色黄、质黏稠、臭秽，月经周期正常，经量中等，经行第2日常出现右下腹疼痛、放射腰背、按之痛减，经血夹块。刻诊为经净后第3日，带下量少、色黄，偶有腰痛，纳食二便正常，已婚1年，未避孕迄今未孕，舌尖边红，苔薄黄，脉细弦。

诊断 ①湿瘀带下；②痛经。

辨证 湿瘀下注，气机不畅。

治则 清热利湿解毒，行气化瘀。

处方 鸡血藤20g 丹参15g 土茯苓20g 金银花藤20g 薏苡仁20g 车前草10g 益母草10g 桑寄生15g 川续断10g 香附10g 甘草6g

3剂，每日1剂，水煎服。

二诊（1992年5月5日） 带下量仍多、白黄相兼、臭秽，伴小腹隐痛，腰痛乏力，纳便正常，舌淡红，苔薄微黄，脉细。仍守原法，重在化瘀利湿。

处方　当归10g　川芎6g　白芍10g　土茯苓20g　白术10g　泽泻10g　苍术10g　黄柏10g　连翘20g　旱莲草20g　甘草6g

7剂，每日1剂，水煎服。

三诊（1992年5月12日）　药已，带下量减、色白质稠、仍有臭味，腹痛减轻，困倦乏力，舌淡红，苔薄白，脉细。

处方　苍术10g　黄柏10g　薏苡仁15g　牛膝10g　鹰不扑15g　救必应10g　连翘15g　甘草6g

4剂，每日1剂，水煎服。

1992年10月6日随访，服上药后带下正常，痛经明显减轻，继而受孕。

按语　湿热蕴积下焦、胞宫，损伤任带之脉，气血运行受阻，瘀血内生，湿瘀夹杂为患，故带下量多、经行腹痛；湿热郁遏，煎熬津液，故带下色黄；湿瘀内阻，气机不畅，胞脉闭塞，故难以受孕。初诊以甘淡平的土茯苓利湿除秽、解毒杀虫；金银花藤、车前草、薏苡仁之甘寒既能辅助土茯苓利湿解毒，又有清利之功，虽清利而不伤正；鸡血藤辛温，补血为主，兼以行血，益母草活血祛瘀、利水解毒；丹参一味，功同四物，与鸡血藤、益母草合用，则补血化瘀其功益彰；香附疏肝解郁以行气，桑寄生、川续断补肾壮腰以固本，诸药合用扶正驱邪，利湿化瘀。二诊患者带下仍多，兼有腹痛，说明湿瘀胶结，驱之不易，故治疗上着重化瘀利湿，方中当归、川芎、白芍补血化瘀行血；土茯苓、白术、泽泻健脾利湿；黄柏、苍术清热燥湿；连翘既能解毒，又能利湿化瘀；旱莲草益肝肾、凉血养阴。三诊药已显效，守法再进。除用四妙散清热燥湿止带外，加鹰不扑、救必应、连翘既能利湿，又能化瘀，临床为化瘀利湿止带之佳品。故治疗后湿瘀渐化，胞脉畅通，带下愈，痛经消，能孕育。

体会　带下之成因，傅山在《傅青主女科》已指出："夫带下俱是湿证"。故古往今来，众医治带不离湿。但从临床看来，治带除重视祛湿以外，还要重视化瘀。故治带多法，应重在"湿"、"瘀"两字。盖妇人经、孕、产、乳以血为用，而湿为阴邪，其性重浊黏腻，最易阻遏气机，使冲任带脉功能失常，血行不畅，导致瘀血内生，而瘀血形成后，又可瘀阻经络，影响三焦气化，使水津不能敷布施化而生湿，湿能致瘀，瘀能生湿，互为因果，胶结为患。临证可表现为带下异常，还可因此影响冲任功能而出现痛经、腹痛、癥瘕等疾。妇科检查可发现多为慢性宫颈炎、宫颈息肉等。治疗上既要利湿，又要化瘀，常用方为《金匮要略》当归芍药散。该方原为仲景治肝虚血滞、脾虚湿阻而设。方中既有当归、川芎、白芍治肝治血、养血活血祛瘀，又有茯苓、白术、泽泻治脾治气、健脾利湿，实为肝脾并治、气血并治、湿瘀并治之良方。临证可根据湿瘀的轻重缓急，或以祛瘀为主，或以利湿为先，灵活加减。如病例1杜某，表现为赤白带下，除用本方湿瘀并治外，兼用滋阴清热、健脾止血诸法；病例2莫某和病例3麦某均检查为慢性宫颈炎，为湿、热、瘀壅滞下焦，损伤胞门所致，故治疗上在利湿化瘀的同时，侧重清热凉血解毒，用验方清宫解毒饮治疗。方中鸡血藤、丹参补血行血，金银花藤清热解毒；土茯苓、车前草、薏苡仁利湿解毒；益母草既能化瘀，又能利水解毒。病例4邓某除表现为湿瘀带下外，还因湿瘀阻滞胞宫胞脉而致痛经、不孕之变，治疗上仍用湿瘀并治之法，佐以四妙散清热燥湿，清利结合，使湿瘀能化，达治带及经的疗效。

2. 湿热带下（4例）

病例1　吴某，女，60岁，退休工人。1993年3月6日初诊。

初诊　2月余来无明显诱因出现外阴、阴道瘙痒不适，带下增多、色白质稠、微臭，数日前在带下中还夹有粉红色分泌物，曾到某市医院检查，诊为"阴道炎"，经阴道冲洗及放药后无明显效果。现带下仍多、色黄白,阴道口瘙痒,坐立不安,食辛热食物时瘙痒更甚,少腹、小腹胀痛放射至阴道口,心烦易躁,纳食、二便正常,面色稍黑,神情烦躁,小腹部轻压痛,舌淡红,苔薄黄,脉细。

诊断　①湿热带下;②阴痒。

辨证　血虚生风,湿毒下聚。

治则　养血柔肝,燥湿杀虫。

处方　鸡血藤20g　丹参15g　苍术10g　土茯苓20g　白芍20g　车前草10g　黄柏6g　当归10g　甘草6g。

3剂,每日1剂,水煎服。

另用百部60g　雷丸50g　仙鹤草40g

2剂,水醋同煎熏洗阴部,每日1剂,日2次。

二诊(1993年3月9日)　内服外洗上药后,带下大减,外阴不痒,但夜寐仍差,多梦,舌淡红,苔薄黄,脉细。效不更方,守上方继服4剂。

1月后复诊随访,上症已瘥。

按语　老妇年届花甲,阴血已亏,湿毒之邪乘虚入侵,蕴久化热生虫,故阴道瘙痒不适。阴血不足,肝气不舒,经脉不畅,故少腹、小腹胀痛连及阴部。治宜补虚泻实,标本兼顾,方中鸡血藤、丹参、当归补血行血、补而不滞;白芍、甘草柔肝舒肝、缓急止痛;土茯苓、车前草甘寒淡渗、利湿健脾而不伤阴;黄柏、苍术清热燥湿以除带。诸药合用,能补、能化、能利、能清。更用百部、雷丸、仙鹤草水醋同煎外洗以杀虫止痒,米醋取其酸收,酸味益肝血、消肿去邪毒之功。诸药合用,切中病机,收效甚捷。

病例2　叶某,女,30岁,工人。1991年6月25日初诊。

初诊　5年前因放环后出现带下量多、时而赤白相兼、质稀如水,伴少腹、小腹隐痛,妇科检查为重度宫颈炎,行激光治疗。嗣后带下、腹痛未减,尤以经前腹痛加剧,乳房胀痛,久治无效。刻诊:带下量多、稀稠不一、时而赤白相兼、臭秽难闻,伴腰酸,小腹隐痛。妇科检查:阴道分泌物量多,夹血丝,宫颈重度糜烂,于宫颈9点钟处可见直径1cm大赘生物,表面破溃,触之出血。舌淡红,苔薄黄,脉细数。

诊断　湿热带下。

辨证　湿毒下聚,任带受损,瘀滞胞门。

治则　清热解毒,利湿化瘀。

处方　鸡血藤20g　土茯苓20g　金银花藤20g　丹参15g　薏苡仁15g　败酱草10g　车前草10g　七叶一枝花10g　白花蛇舌草10g　甘草6g

7剂,每日1剂,水煎服。

二诊(1991年7月2日)　药已,白带明显减少,色白不臭。现正值经前,乳房稍胀,舌尖红,苔根黄厚,脉细弦。因湿瘀胞宫,气血失和,改用调和气血,化瘀利湿之法,方用当归芍药散加味。

处方　当归10g　川芎6g　白芍10g　土茯苓20g　白术10g　泽泻10g　黄芪20g　益母草10g　炙甘草6g

6剂,每日1剂,水煎服。

三诊(1991年7月13日)　7月3日经行,腹痛减轻,经量、色质均可,6日干净。但近来带下赤白、量少,伴腰胀,困倦乏力,大便微溏,舌淡红,苔薄白,脉细。湿毒已清,治宜健脾化瘀,固涩止带。方用异功散加味。

处方　党参15g　云茯苓10g　白术10g　陈皮5g　海螵蛸15g　葛根10g　煅牡蛎30g　炙甘草6g。

7剂，每日1剂，水煎服。

守上方间用马鞭草、仙鹤草、金银花藤加减，服药10余剂后复查：宫颈糜烂已从重度转为轻度，宫颈赘生物消失，白带已正常。

按语　本案因手术胞宫胞脉受损，或术后摄生不慎，感染湿毒之邪，湿瘀相搏，积于胞宫，蕴久化热，损伤任带，故出现带下量多、赤白相兼；湿热熏蒸，胞门受损，气血阻滞，久而成瘀，故出现宫颈糜烂及赘生物。由于病程较长，且湿热瘀滞多与阴虚、血虚夹杂出现，故治宜选用甘寒淡渗、化瘀利湿之品，扶正祛邪两相兼顾。初诊方中以土茯苓、薏苡仁、车前草甘寒清热利湿而不伤阴分；鸡血藤、丹参补血行血，能补能化；更以金银花藤、败酱草、七叶一枝花、白花蛇舌草清热解毒、活血除秽，诸药合用，热能清，湿能祛，瘀能化，毒能解，湿瘀热除，收效明显。二诊正值经前，湿毒已清，故用当归、川芎、白芍养血活血、柔肝养肝；土茯苓、白术、泽泻健脾利湿；黄芪补气益脾以助运化；益母草专入胞宫、化瘀行经，全方实有调和气血，使湿瘀俱化之功。三诊湿毒已祛，但脾虚未复，故治宜益气健脾、化瘀止带，方用异功散合《内经》乌贼骨藘茹丸加煅牡蛎以培中固涩，以收全功。

病例3　姚某，女，28岁，教师。1991年3月22日初诊。

初诊　半年来带下量多、色白质稠，伴外阴瘙痒，经白带化验查出有霉菌。用制霉菌素片及中药治疗，效果不明显。现仍觉阴痒，以睡前加重，白带量多、色黄质稠，纳寐尚可，二便调和，舌淡红，苔薄白，脉细稍数。

诊断　①阴痒；②湿热带下。

辨证　湿热下注，蕴久生虫，损伤任带。

治则　清热利湿，杀虫止痒。

处方　当归10g　川芎6g　白芍10g　土茯苓20g　白术10g　泽泻10g　苍术10g　黄柏10g　槟榔10g　九里明20g　甘草6g

4剂，每日1剂，水煎服。

二诊（1991年3月26日）　药后诸症减轻，舌淡红，苔薄白，脉细略数。药证相合，守方再进7剂，另用九里明60g、仙鹤草40g。3剂水煎熏洗外阴部。

三诊（1991年4月5日）　药时诸症减轻，但经净后阴痒，白带增多，伴腰酸，舌淡红，苔薄白，脉细。继用前法。

处方　当归10g　川芎6g　白芍10g　土茯苓20g　白术10g　泽泻10g　白蒺藜10g　槟榔10g　蛇床子5g

7剂，每日1剂，水煎服。

四诊（1991年4月12日）　仍有少量白带、色白如豆腐渣样，阴痒，余无异常，舌淡红，苔薄白，脉细。治在原法基础上加重清热解毒之功。

处方　土茯苓20g　金银花藤20g　丹参15g　益母草10g　野菊花10g　凌霄花10g　白蒺藜10g　甘草6g

7剂，每日1剂，水煎服。

五诊（1991年4月26日）　药已，带下减少、质稀仍有阴痒，舌淡红，苔薄白，脉缓。

处方　当归身10g　白芍10g　土茯苓20g　白术10g　泽泻10g　苍术10g　黄柏10g　生薏仁15g　牛膝6g　九里明20g　甘草6g

7剂，每日1剂，水煎服。

六诊（1991年5月7日）　药后阴痒明显减少，白带量色正常，舌淡红，苔薄白，脉细，诸症已缓，改用健脾利湿杀虫以调理。

处方　党参15g　白术10g　茯苓10g　陈皮6g　当归10g　白芍10g　白蒺藜10g　槟榔10g　九里明20g　炙甘草6g

7剂，每日1剂，水煎内服。

按语　《傅青主女科·带下》有"夫带下俱是湿症"之说。因湿聚下焦，郁久化热生虫，损伤任带，故出现白带增多，色、量异常，阴部瘙痒等症状。治带固然以治湿为主，但因湿性重浊黏腻，易阻遏阳气，使脏腑气血失和，气滞血瘀，形成湿瘀为患。在治疗上除重视清热解毒、杀虫止痒外，要兼顾到湿中夹瘀的病理变化。病案中初诊、二诊均选用当归芍药散去茯苓用土茯苓加强清热解毒利湿的功能，合二妙散、槟榔、九里明清湿热、燥湿杀虫止痒，配用外洗则杀虫效果更佳。由于湿瘀蕴久化热伤阴，湿热与虚火交炽，故阴痒缠绵难愈。四诊除选用清热解毒利湿化瘀之品外，更用凌霄花清下焦伏火，白蒺藜入肝经，疏风止痒。待湿毒已清，则用健脾和湿、杀虫解毒之剂使脾气健运则湿清带止。

病例4　**姚某，女，27岁。1992年8月20日初诊。**

初诊　两年多来带下量多，色黄质稀，味腥且臭。半年前开始出现外阴瘙痒，以夜间为甚。近日来带下明显增多、质稠、恶臭，尤以月经前明显，伴外阴瘙痒，曾行阴道分泌物检查，诊为霉菌性阴道炎。舌淡红，苔薄白，脉缓。

诊断　湿热带下。

辨证　湿热下注，损伤任带。

治则　清热利湿，杀虫止带。

处方　黄柏10g　苍术10g　牛膝10g　薏苡仁20g　金银花藤20g　土茯苓20g　槟榔10g　鹰不扑15g　甘草6g

4剂，每日1剂，水煎服。

二诊（1992年8月24日）　药已，带下稍减、色转淡黄，外阴仍痒，舌红，苔薄白，脉缓。守上方去金银花藤加苍耳子10g。

三诊（1992年8月27日）　带下转白，外阴仍痒，舌脉同前。带下日久，必伤阴津，治在利湿杀虫的同时注意养血。

处方　鸡血藤20g　丹参15g　土茯苓20g　苍耳子10g　槟榔10g　百部15g　川椒6g　乌梅10g　甘草5g

7剂，每日1剂，水煎服。

四诊（1992年9月14日）　药已，带下正常、不臭，外阴痒明显减轻。9月12日在某院取阴道分泌物镜检：霉菌消失。舌淡红，苔薄白，脉细，继用上法调理。

处方　当归10g　白芍15g　土茯苓20g　淮山药15g　生薏苡仁15g　紫草10g　地肤子10g　苍耳子10g　马鞭草15g　甘草5g

7剂，每日1剂，水煎服。

按语　经行产后，胞脉空虚，或起居不慎，用具不洁，湿浊秽恶之毒乘虚入侵，郁滞阴户胞宫，久则化热生虫，湿热下注，损伤任带而致本病。初诊方用四妙散加金银花藤、土茯苓清热解毒燥湿；鹰不扑辛温，既能利湿，又能止带；槟榔杀虫，诸药合用，清热利湿、解毒杀虫。二诊湿热渐清，加苍耳子增强杀虫之功。由于带下乃阴津所化，病久可使阴血耗损，阴虚血燥则阴痒难愈，故三诊、四诊选方用药均在利湿杀虫的同时，选用鸡血藤、百部、当归、白芍、淮山药等阴柔之品，顾护阴血。诸药合用，扶正驱邪，疗效满意。

体会 胞宫位于下焦阴湿之地，而湿性趋下，素体脾虚湿浊下注或经行产后，胞脉空虚之时，外界湿浊秽恶之毒易乘虚入侵，郁滞阴户胞宫，久则化热生虫，损伤任带而出现湿热带下。临证常见带下如脓，或如豆腐渣状，或夹血，臭秽，阴部灼热，外阴瘙痒，白带镜检多为霉菌性或滴虫性阴道炎。根据病情的轻重，治疗上常用清热利湿、解毒杀虫等法。清热利湿，常选用甘淡平的土茯苓、车前草、薏苡仁，利湿而不伤阴；清热解毒则选用金银花藤、败酱草、连翘、七叶一枝花、白花蛇舌草、九里明等；杀虫止痒药物常用槟榔、百部、使君子、仙鹤草、雷丸等。由于湿热蕴久易化燥伤阴，故选用药品均为甘、辛、寒、苦之属，甘能补，辛则能开，苦则能燥，寒则能清。在内服药物的同时，配合外用熏洗，局部治疗与全身治疗相结合，疗效更佳。

3. 脾虚肝郁带下（2例）

病例1 张某，女，26岁，职工。1992年2月17日初诊。

初诊 1年多来，无明显诱因出现白带增多、色黄稠臭秽，曾在某医院检查，诊为"滴虫性阴道炎"，用甲硝唑（灭滴灵）治疗，症状反复难愈。近半年来，又出现月经超前1周以上，经前乳房乳头胀痛，少腹、小腹剧痛，其时头晕欲呕，经量偏少、色淡夹块。诊时带下量多、色灰黄，腰痛，小腹隐痛，纳差，便溏，全身乏力。1988年结婚，夫妻同居，迄今未孕。白带检查：滴虫（+++），脓细胞（++++），清洁度Ⅲ°，舌淡红，苔薄黄腻，脉细弦。

诊断 ①脾虚肝郁带下；②痛经；③不孕症。

辨证 脾虚肝郁，湿热下注。

治则 疏肝健脾，清热利湿。

处方 丹皮10g 栀子6g 柴胡6g 当归10g 白芍10g 白术10g 云茯苓10g 益母草10g 夏枯草10g 枸杞子10g 炙甘草6g

3剂，每日1剂，水煎服，嘱其忌辛热煎炒之品及姜、酒等，以免助湿生热。

二诊（1992年2月21日） 药后诸症略为好转，大便仍溏，舌脉同前。肝木克土，脾失健运，法当"大补脾胃之气，稍佐疏肝之品，使风木不闭塞于地中，则地气自升腾于天上，脾气健而湿气消，自无白带之患矣"。方用完带汤加味。

处方 党参15g 白术10g 苍术6g 淮山药15g 升麻3g 柴胡5g 陈皮6g 荆芥3g（后下），车前草10g 白芍10g 薏苡仁15g 神曲10g 炙甘草6g

4剂，每日1剂，水煎内服。

三诊（1992年2月28日） 药已，带下由黄转白、质稠臭秽，阴部瘙痒，大便微溏，舌淡红，苔白腻，脉细弦。转用湿瘀并治之法。

处方 当归10g 川芎6g 赤芍10g 白术10g 土茯苓20g 泽泻10g 黄柏6g 苍术6g 薏苡仁15g 牛膝6g

4剂，每日1剂，水煎服。

四诊（1992年3月13日） 上药后白带明显减少，3月7日行经，经前乳胀腹痛大减。现口苦口干，大便干结，纳食不馨，舌淡红，苔微黄，脉细弦。此乃湿热伤阴所致，治宜甘寒淡渗利湿。

处方 鸡血藤20g 丹参15g 土茯苓20g 金银花藤20g 车前草10g 益母草10g 生薏仁15g 当归10g 苍耳子10g 鱼腥草10g（后下）

7剂，每日1剂，水煎服。

五诊（1992年3月24日） 服药后诸证好转，但停药后仍有反复。现外阴、阴道不时刺痛，小腹隐痛，口苦便溏，带下稍多，舌淡红，苔薄白，脉细弦。湿性缠绵，非同一般，守上方继服

7剂。

六诊（1992年4月3日） 药后阴痛，少腹、小腹痛均消失。现为经行第3日，经色、量尚可，夹少量血块，舌淡红，苔薄白，脉细弦。经行之际暂拟养血调经，俾经畅而无瘀滞为患。

处方 鸡血藤20g 丹参15g 当归10g 川芎6g 白芍10g 熟地15g 川芎10g 益母草10g 炙甘草6g

4剂，每日1剂，水煎服。

七诊（1992年4月10日） 月经已净，现带下黄稠，尿道灼热，口苦乏力，大便时硬时溏，舌淡红，苔薄黄，脉细弦。仍守清热利湿化瘀之法。

处方 当归10g 川芎6g 赤芍10g 白术10g 土茯苓20g 泽泻10g 黄柏6g 苍术6g 连翘15g 马鞭草15g

7剂，每日1剂，水煎服。

八诊（1992年7月28日） 药后诸症消失。白带常规检查：滴虫消失，白细胞阳性。末次月经为1992年5月2日，经检查为早孕。舌淡红，苔薄白，脉细滑，予健脾补肾以善后。

处方 党参15g 白术10g 茯苓10g 陈皮5g 扁豆花10g 菟丝子20g 枸杞子10g 炙甘草6g

4剂，每日1剂，水煎服。

按语 脾主运化水湿，赖肝木之疏泄，脾虚肝郁，则水湿壅滞，蕴久化热，损伤任带而为带下病。肝失疏泄，气滞血瘀，故经前乳头乳房作胀，少腹、小腹剧痛；肝郁化火，横逆犯胃，上扰清窍，故头晕欲呕；脾失健运，则纳差便溏，湿瘀阻滞胞宫胞脉，故久婚不孕。脉细弦乃肝血不足、肝气郁滞之象。故初诊首拟疏肝清热健脾利湿之法，方用丹栀逍遥散加夏枯草、益母草、枸杞子疏肝解郁，助脾之健运。由于带下病与脾湿下注，损伤任带有关，故二诊重在健脾升阳除湿为主，佐以舒肝解郁之品，方用《傅青主女科》完带汤加味治之，"此方脾、胃、肝三经并治之法，寓补于散之中，寄消于升之内"。又因湿为阴邪，其性重浊黏腻，易与胞中瘀血相搏，阻遏气血运行，形成湿瘀为患。本着治湿不忘瘀的原则，三诊选用了《金匮要略》当归芍药散合四妙散治疗，其中当归、川芎、白芍治肝治血、养血活血祛瘀；茯苓、白术、泽泻治脾调气、健脾祛湿；四妙散芳香化浊、燥湿健脾，其中土茯苓易茯苓，更增利湿解毒之功。四诊患者出现湿热伤阴的表现，故选用的药物均为甘寒淡渗利湿之品，利湿而不伤阴，以达扶正祛邪的目的。全病例紧紧抓住脾虚肝郁这一主要矛盾，健脾疏肝，利湿化瘀，使湿清瘀化，冲任调和，脾气健旺，肝木荣和，而达治带及经、受孕育子之目的。

病例2 黄某，女，29岁。1992年3月17日初诊。

初诊 带下量多半年，近两个月来症状加重，带下色黄绿如脓状、无异味，时有阴痒。月经尚规则，但经量偏多，色暗红，夹块，6日干净。末次月经为2月24日。刻诊觉头晕，气短乏力，带下量多色黄绿，心烦易怒，夜寐多梦，咽中有痰，舌淡红，苔薄稍黄，花剥苔，脉细缓。

诊断 脾虚肝郁带下。

辨证 脾虚湿盛，肝郁化热。

治则 健脾利湿，疏肝清热。

处方 党参15g 白术10g 云苓10g 陈皮5g 薏苡仁15g 白芍20g 夏枯草10g 柴胡6g 荆芥穗6g（后下） 炙甘草6g

3剂，每日1剂，水煎内服。

二诊（1992年3月31日） 药已，带下量减、黄绿色变浅。3月26日经行，量较原来减少，血块亦少，经中无何不适。今日月经已净，纳食、二便正常，舌淡红，苔薄白，脉细。药后已获效机，再步前法，守原方再进3剂。

三诊（1992年4月10日） 药后带下基本恢复正常，阴痒得失，诸证已缓。近日因起居不慎而感邪，咽痒咳嗽，舌淡红，苔薄黄，脉细弦。仍守健脾利湿，佐以宣肺止咳。

处方 党参15g 白术10g 茯苓10g 陈皮5g 桔梗6g 夏枯草15g 黄柏6g 杏仁10g 龙利叶10g 荆芥6g（后下） 炙甘草6g

3剂，每日1剂，水煎服。

按语 傅山在《傅青主女科》开篇之首即有"带下俱是湿症"之说。然湿有外湿、内湿之分，就带下病而言，以内湿为多。内湿之生，首当责脾，脾失健运，水谷精微不能上输以化血，反聚而成湿，流注下焦，伤及任带，则为带下病。本病例患者脾气虚弱，湿聚下焦，郁久化浊，则带下黄绿如脓；脾虚不能统摄血液，则月经量多；脾虚清阳不升，则头晕；湿蕴久化痰，故咽中有痰。治依钱乙《小儿药证直诀》异功散为主方，方中以党参为君，益气健脾，白术为臣，健脾燥湿，茯苓为佐，渗湿健脾，炙甘草和中益土，更加薏苡仁以助茯苓利湿健脾之力。土侮木，脾湿内壅，影响了肝的疏泄，肝郁化热，心神受扰，故烦躁易怒、夜寐多梦，故加柴胡以疏肝气、助脾运化，白芍敛阴、平肝柔肝，夏枯草清肝火，荆芥穗辛温升散，既能助肝之疏泄升发，又寓风能胜湿之意。诸药合用，使脾气健运，肝气疏泄，湿浊能化，故疗效可期。

体会 湿邪为带下病的主要原因，然湿之所生，首当责脾。盖脾主运化水湿，若脾失健运，则水谷精微不能上输以生化气血，反聚为湿，流注下焦，伤及任带，则为带下病。肝主疏泄，肝脉绕阴器，肝的疏泄升发功能可助脾的升清与健运，若肝郁化火，则可致脾失健运、肾失封藏、湿热下注。故治带除重视健脾外，还要顾及到肝的疏泄升发功能。如病例1张某，因脾虚肝郁化火，湿热下注，瘀阻经脉，故出现带下、痛经、不孕症。治疗上肝脾并调、湿瘀并治，初诊用丹栀逍遥散加味治疗，疏肝清热为主，健脾利湿为辅；而病例2黄某则侧重于健脾利湿为主，疏肝解郁为辅，根据临床表现脾虚和肝郁的孰轻孰重而采用不同的治法。临床常用方有逍遥散、完带汤和当归芍药散等，均能收到较好的疗效。

4. 肾虚带下（5例）

病例1 黄某，女，24岁。1991年12月28日初诊。

初诊 1991年9月9日足月顺产，产后恶露淋漓近40日方净，自恶露干净后即出现黄白相兼的带下、质稀量多、腥臭、常需垫纸，乳汁稀少，腰胀而痛，大便硬结，纳食不馨。产后2个月经行，色量尚可，面白形瘦，舌淡红，苔薄白，脉沉细。

诊断 阳虚带下。

辨证 脾肾阳虚，湿浊下注。

治则 温肾健脾，化湿止带。

处方 制附子10g（先煎） 桑螵蛸10g 益智仁10g 乌药10g 山药15g 党参15g 白术10g 茯苓10g 白芍10g 槟榔10g 大枣10g

4剂，每日1剂，水煎内服。

二诊（1992年1月25日） 药后带下减少，腰痛减轻，诸症好转，舌淡红，苔薄白，脉细。药已对症，治宗原法。守原方去槟榔，加补骨脂10g，3剂，每日1剂，水煎内服。

三诊（1992年3月6日） 服药后白带已恢复正常，偶有腰痛，上月经行推迟10日，舌淡红，苔薄白，脉细。治仍拟温补脾肾，佐以养血调经善后。

处方 补骨脂10g 杜仲10g 川续断10g 肉桂6g（后下），炙北黄芪15g 熟地15g 白芍10g 当归10g 川芎6g 艾叶10g 香附6g 炙甘草6g

4剂，每日1剂，水煎内服。

3个月后随访，经带正常，疗效巩固。

按语 患者产后正气未复，脾气虚弱，肾阳亏损，冲任不固，带脉失约，水津不能蒸腾气化，反而下陷，湿浊停滞胞宫，故出现恶露不绝后带下量多；湿浊久停，则带下黄白，腰胀痛为肾虚精亏、外府失养之征。肾阴不足，阴寒内结，肠道气机滞塞，则大便硬结；脾失健运，则纳谷不馨；脾肾阳虚，化源不足，故乳汁稀少。初诊治用温肾扶阳、固涩止带之法，使肾阳恢复、脾气健旺，则湿化带下自止。方用附子汤加补骨脂温补肾阳，缩泉丸合桑螵蛸温肾固涩，再用槟榔杀虫止痒，治本不忘标，温补之中，有化有涩，使肾中元阳恢复，而达温化的目的。二诊药已对证，收效斐然。因肾阳虚则冲任虚寒，血行无力，而致经行后期，故三诊重在温肾暖宫、养血调经，以艾附暖宫汤加补骨脂、川杜仲、川续断、炙北黄芪等以善后巩固。

病例2 周某，28岁，教师。1993年3月1日初诊。

初诊 半年来带下量多、色白稠、腥臭，伴阴部瘙痒，夜间尤甚，经妇科检查发现宫颈轻度糜烂，阴道分泌物镜检有霉菌。月经周期正常，但经量偏多、色黯夹块，经前小腹隐痛，经后自行消失。常在梦中遗尿，有时1个月数次，有时3～4个月1次不等，以阴雨天多见。纳寐尚可，大便正常，舌质淡，苔薄白，脉细滑。

诊断 肾虚湿瘀带下。

辨证 肾虚湿瘀，任带受损，封藏失职。

治则 先以利湿化瘀、解毒止痒祛其邪，继拟培元补肾、固涩小便以治其本。

处方 鸡血藤20g 丹参15g 金银花藤20g 土茯苓20g 车前草10g 益母草10g 生薏苡仁15g 救必应10g 百部15g 槟榔10g 甘草5g

3剂，每日1剂，水煎服。

二诊（1993年3月11日） 药已，带下稍减、仍腥臭，外阴痒，舌淡红，苔薄白，脉细数。药已对证，效不更方，守上方7剂，水煎服。另用仙鹤草60g、苦参30g、九里明30g，4剂，水煎熏洗外阴部。

三诊（1993年4月5日） 药后带下大减、色白不臭，偶有阴痒。昨晚梦中遗尿，舌淡红，苔薄白，脉细缓。治拟益肾固涩，佐以杀虫止痒。

处方 熟地15g 淮山药15g 山萸肉10g 金樱子10g 芡实10g 台乌药10g 益智仁10g 槟榔10g 苍耳子10g 君子肉15g 炙甘草6g

7剂，每日1剂，水煎服，外洗方仍守原方6剂。

1993年8月随访，用完上药后数月来已无阴痒，带下正常，复查宫颈炎已愈，白带化验正常。

按语 本案虚实夹杂，肾虚为本，湿瘀为标。由于湿蕴下焦，损伤任带，故带下量多、色白腥臭；湿蕴久化热生虫，虫动则痒，故阴痒；湿性黏腻，影响气血的运行，而致瘀血停滞，湿瘀相合，积于冲任，新血不得归经，故月经量多、色黯夹块、经前腹痛。肾虚则封藏失职，不能约制水道，故遗尿。本着急则治其标，缓则治其本的原则，初诊拟清热解毒利湿化瘀、杀虫止痒为主，方中鸡血藤、丹参入血分补血行血；土茯苓、车前草、生薏苡仁入水分健脾利湿；益母草、救必应既能化瘀又能利湿，水血并治；金银花藤清热解毒，百部、槟榔杀虫止痒。更用仙鹤草、苦参、九里明水煎外洗则杀虫止痒功效益彰。待湿清瘀化，三诊则用补肾固涩之品从本论治，以收全功。

病例3 杨某，女，32岁，居民。1991年9月19日初诊。

初诊 1年来，带下量多，色白清稀、腥臭，伴阴部瘙痒，近半年来诸症加重。诊时带下绵绵，阴部清冷。平素腰膝酸软，头晕乏力性欲淡漠。月经周期以错后为多，经净后自觉下腹胀痛。曾经妇科检查，未发现异常，舌淡红，苔薄白，脉细缓。

诊断　阳虚带下。

辨证　脾肾阳虚，带脉失固。

治则　健脾温肾，固任涩带。

处方　党参15g　白术10g　土茯苓20g　陈皮6g　苍耳子10g　川续断10g　川杜仲10g　仙灵脾15g　白芷6g　仙茅10g

4剂，每日1剂，水煎内服。

二诊（1991年9月26日）　药已，带下已减，仍觉腰酸膝软，全身乏力，偶有阴痒，舌尖红，苔薄白，脉细。药已对证，守原方去川续断、川杜仲加补骨脂10g、益智仁10g增加温肾之功，7剂，每日1剂，水煎内服。

三诊（1991年10月3日）　服上药后自觉良好，腰膝酸软明显减轻，带下明显减少，外阴瘙痒已消失，唯月经逾期4天未至，舌淡红，苔薄白，脉沉细。带下基本已瘥，转用养血调经法。

处方　鸡血藤20g　丹参15g　当归10g　川芎6g　熟地15g　川续断10g　牛膝10g　红花6g　炙甘草6g

4剂，每日1剂，水煎服。

半年后随访，数月来带下正常。

按语　肾藏精而主水，为封藏之本，脾主运化水湿，若肾阳虚衰，下元寒冷，既不能温煦升腾津液以敷布，又不能助脾阳之运化，从而使水津不化、滑脱下流，故临证表现为带下量多质稀；湿蕴久则臭秽，生虫，故其味腥臭、阴痒。从带下质、味来辨，为热为火者，黄稠臭秽，为虚为寒者，质稀腥臭。肾主作强，腰为肾之外府，肾阳不振，命门火衰，外府失养，故性欲淡漠、腰膝酸软、头晕目眩、月经后期。故治拟温肾壮阳、固任涩带法。方中以五味异功健脾益气，使脾健自能运化水湿；仙茅、仙灵脾、川续断、川杜仲、补骨脂、益智仁等温肾暖宫，使其恢复固摄冲任、约束带脉之功能；苍耳子杀虫止痒，白芷化湿除秽，诸药合用，标本并治，治湿及泉，疗效可期。

病例4　韦某，女，26岁，教师。1993年7月19日初诊。

初诊　近8个月来无明显诱因于月经干净后10日出现赤白带下、量时多时少、常持续10余日至下个月经来潮、不臭不痒，伴口苦口干，心烦易怒，夜难入寐，纳可，二便正常。经行时腰痛，小腹稍胀，舌淡红，苔薄黄，脉细弦。

诊断　肝肾阴虚带下。

辨证　阴虚火旺，带脉失约。

治则　滋阴清热，止血涩带。

处方　北沙参10g　麦冬10g　女贞子10g　旱莲草20g　芡实10g　荷叶10g　小蓟10g　益母草10g　甘草6g

4剂，每日1剂，水煎服。

二诊（1993年7月24日）　药已，诸症好转，赤带已少，但晨起仍觉口苦欲饮，舌脉同前。药证相合，守方再进，酌加花粉10g以生津，4剂，水煎内服。

三诊（1993年7月30日）　服上药尽剂后带下基本正常。今日经行、色红、量中，腰酸减轻，舌淡红，苔薄白，脉细滑，因公出差，要求服中成药以巩固。嘱其服知柏地黄丸善后。1993年9月27日因他疾来诊，询知其赤带已愈。

按语　带下之因，虽有寒热虚实之异，但多与肾、肝、脾三脏有关。本病例患者赤白带下反复发作已 8 个月，伴腰膝酸软，心烦失眠，口干口苦，实为肝肾阴虚、虚火内扰、任带受损所致，故治从肝肾着眼。方中用二至丸滋养肝肾，凉血止血；加小蓟则凉血化瘀止血其效更宏；北沙参、麦冬养阴生津、滋水清火；荷叶轻清既能升发脾阳，又能助芡实健脾涩带，更用益母草直入胞宫，化瘀利湿，以除后患。全方滋补肝肾，养阴壮水，止血止带，待其肾水足则虚火自消，继用知柏地黄丸调理善后，既清其虚火，又养其阴血，标本并治，其带自止。

病例 5 黄某，女，33 岁，干部。1991 年 11 月 4 日初诊。

初诊 4 年来带下如黑豆汁，时夹血丝，近 1 年来症状加重，黑带常数月不止，甚则出现闭经。诊时黑带清稀、味微臭，外阴不痒，伴头晕，肢麻，纳呆，困倦乏力，大便时溏，腰痛，甚则放射到足跟部。18 岁月经初潮，周期较紊乱，以错后为多。末次月经为 9 月 13 日，量少，色暗红，夹血块。表情抑郁，舌淡红，苔薄白，脉细。

诊断 肾虚肝郁带下。

辨证 脾肾亏虚，肝气郁结，任带不固。

治则 补肾健脾疏肝。

处方 党参 15g 土茯苓 20g 白芍 10g 白术 10g 苍术 10g 当归 10g 山药 10g 陈皮 6g 荆芥 6g（后下），柴胡 6g 车前子 10g 炙甘草 6g

7 剂，每日 1 剂，水煎服。

二诊（1991 年 11 月 18 日） 药已，黑带变浅，腰臀部胀痛减轻，精神改善，纳便已恢复正常，舌淡红，苔薄白，脉细。转用滋肾养阴、壮水制火之剂。

处方 熟地 15g 淮山药 10g 山萸肉 10g 土茯苓 20g 泽泻 10g 丹皮 6g 知母 6g 黄柏 6g 旱莲草 20g 泽兰 10g 生地 15g

7 剂，每日 1 剂，水煎内服。

三诊（1991 年 11 月 25 日） 上药后带下由浅黑转淡黄色、量减，诸症消失，舌淡红，苔薄白，脉细。拟清热健脾燥湿与上法交替使用。

处方 苍术 10g 黄柏 6g 生薏苡仁 20g 牛膝 10g 鸡血藤 20g 丹参 15g 土茯苓 20g 甘草 6g

4 剂，每日 1 剂，水煎内服。

用上法调理 2 个月后，经带正常。

按语 肾主水，脾主湿，水湿关系甚为密切，脾气必须升清和健运，才能不断运化水湿，而脾之健运，须赖肾阳之温煦，肝之疏泄。若肾虚肝郁，则可使津液不能输布蒸化，冲任不固，带脉失约，水湿下流而致带下，壅滞胞宫，可致月经紊乱。黑本为水色，因肝肾阴虚化火，脾虚不摄，本色外露，故出现黑带。治疗时因患者有纳呆、便溏等脾虚湿滞的表现，故初诊选用傅青主完带汤去茯苓易土茯苓，加当归意在健脾利湿、疏肝解郁，待脾气健运、肝气疏泄正常，二诊则用滋阴清热、凉血化瘀之知柏地黄汤加旱莲草、生地、泽兰，并重用三泻意在壮水制火。三诊则侧重健脾燥湿，两法交替使用，则补而不腻，利湿而不伤阴，效果满意。

体会 治带方法多种，但从探本求源、治病求本而言，治肾与治带关系尤为密切。盖肾主封藏，为水火之脏，开窍于二阴。若肾之阴阳亏虚，不能蒸化津液，开阖失司，冲任不固，带脉失司，湿浊下注，壅滞胞宫，则为带下之变。又因肾主水，脾主湿，水为湿之本，湿为水之变，水与湿的关系尤为密切，故治湿必治水，健脾阳还须温肾阳。由于肾有阴阳，临证应根据患者表现辨其阴虚、阳虚，分而治之。如病例 1 黄某病发于产后，白带质稀量多，伴腰痛，舌淡苔白脉沉细，方用《伤寒论》附子汤合缩泉丸加减治之，以温肾暖宫、固摄任带；而病例 2 周某既有肾气虚、膀胱失约的遗尿，又有湿瘀阻滞的症状，治疗首先要化其湿瘀，待湿除扶方能议补，以免闭门留寇。而病例3杨某，因脾阳虚及肾阳，故治疗上既注重健脾益气，又兼顾温补肾阳，治湿及泉，温补之中，有化有涩，兼治标症，促进肾阳恢复，而达温化的目的。病例4除出现赤白带外，伴有口苦口干，心烦易怒，夜难入寐，显系肝肾阴虚、虚火内扰、任带受损所致，治疗上注意选用甘寒养阴之品，如北沙参、麦冬、女贞子、旱莲草等，以免湿去阴伤；病例5表现为黑带，虽阴虚火旺症状不典型，但从病机上考虑，仍选用滋阴清热之法，壮水制火，使肾中阴阳平衡，黑带消失。总之，不论是寒湿带下还是湿热带下，都紧紧抓住肾虚这一根本，采用温化或清利之法。

三、胎产疾病

1. 胎漏　胎动不安（4例）

病例1　杨某，女，25岁。1993年5月11日初诊。

初诊　孕2个月余，阴道流血1日。末次月经为1993年2月24日，停经后有胸闷、恶心等反应，经妇科检查诊为早孕。昨日始无明显诱因出现少量阴道流血、色红褐、点滴而下，伴咽痛、咳嗽，痰少而黄，纳便尚可，舌尖红，苔薄白，脉细滑数。

诊断　胎漏。
辨证　阴虚血热，胎元受损。
治则　滋阴凉血，固肾安胎。
处方　桑寄生15g　菟丝子20g　阿胶10g（烊化），旱莲草20g　太子参15g　芡实10g　麦冬10g　桔梗6g　红枣10g。

3剂，每日1剂，水煎内服。

二诊（1993年5月14日）　药已血止。现除咽中有少许痰外，无何不适。舌淡红，苔薄白，脉细弦，拟调补脾肾善后巩固。

处方　党参15g　淮山药15g　桑寄生15g　芡实10g　麦冬10g　浙贝6g　川杜仲10g　桔梗10g　炙甘草6g

7剂，每日1剂，水煎内服。

按语　孕后阴血下聚冲任以养胎，机体处于阴血偏虚、阳气偏亢的生理状态。素体阴虚者，则孕后阴血更虚，阴虚则生内热，热伏冲任，损伤胎元，故出现胎漏。虚火上炎，灼伤肺阴，肺失肃降，故咽痛、咳嗽、痰少而黄；舌尖红，脉细数为阴虚血热之象。初诊用旱莲草滋养肝肾之阴而清热；麦冬清肺胃火而养胃阴；桑寄生、菟丝子辛甘平固肾安胎；太子参益气养阴；阿胶甘平补血而止血；桔梗利咽顺气治其标；红枣补血，诸药甘寒平和柔润，切中病机。二诊血止后，拟补脾肾、清热化痰善后巩固。

病例2　李某，女，30岁。1991年6月18日初诊。

初诊　末次月经为1991年4月28日，停经后有胸闷、厌食等反应，偶有呕吐，吐出胃内容物，经检查为早孕。于6月1日出现阴道流血，量少如咖啡状，伴小腹胀痛。经注射孕酮和服中药后（何药不详）阴道流血已减少。近日来腹胀痛增加，疼痛后有血性分泌物流出，纳少，二便尚调。今年3月30日因自然流产（孕50日）而行清宫术，术后恶露5日干净。形体消瘦，神疲乏力，小腹压痛，舌尖红，苔薄白，脉细弦。

诊断　胎动不安。
辨证　肾虚失养，胎元不固。
治则　固肾安胎，佐以养血。

处方　桑寄生15g　菟丝子20g　川杜仲10g　白芍20g　白术10g　芡实10g　砂仁3g　炙甘草5g

3剂，每日1剂，水煎内服。

二诊（1991年7月15日）　上药服用5剂后阴道流血已止，腹痛减轻，偶有少腹、小腹胀痛。近日来纳差，厌油腻，食后胃脘不适，带下量少，舌尖红，苔薄白，脉虚细。治拟健脾和胃。

处方　党参15g　白术10g　茯苓10g　陈皮6g　桑寄生15g　鸡内金10g　生谷芽20g

3剂，每日1剂，水煎内服。

三诊（1991年11月5日）　上药服后腹痛已瘥。现已孕6个月余。近日来口干，便溏，失眠，舌淡红，苔薄黄，脉细滑。转用滋阴清热安神法。

处方　夜交藤20g　炒枣仁10g　麦冬10g　合欢皮10g　淮山药15g　黄芩6g　白芍15g　甘草6g

3剂，每日1剂，水煎服。

1992年6月30日随诊，于1992年1月30日足月分娩一男婴，现已5个月，婴儿发育良好。

按语　《女科经纶》引《女科集略》曰："女子肾脏系子胎，是母之真气，子所系也。若肾气亏损，便不能固摄胎元。"故补养肾气乃固摄胎元之要。又女子以血为主，补肾必当养血，血聚以养胎。本病例患者在自然流产1个月后又复受孕，肾气亏虚，气血未复导致胎元不固而胎动不安。初诊用桑寄生、菟丝子、川杜仲补肾安胎；白术、芡实、砂仁健脾和胃，使其补而不滞，固涩止血；鸡血藤养血；芍药、甘草柔肝缓急止痛，药后胎安血止。二诊因胎气较旺，脾胃失和，故用五味异功加减以健脾和胃纳谷。三诊阴虚血热，心神不宁，故拟宁心安神、调节情志，使心肾相济以稳固胎元。全案选方用药切中肯綮，收到满意疗效。

病例3　曾某，女，25岁，运动员。1990年8月9日初诊。

初诊　1988年结婚，1989年11月孕2个月时自然流产1次。末次月经1990年6月12日，现已孕58日。9日前无明显诱因出现阴道流血、量少、色暗红，伴腹部坠胀，腰酸，纳寐尚可，精神较紧张，舌尖红，苔白黄厚，脉细滑。

诊断　胎动不安。

辨证　肝肾阴虚，热扰冲任。

治则　滋阴清热，凉血安胎。

处方　旱莲草20g　桑寄生15g　女贞子10g　谷芽10g　荷叶10g　黄芩10g　川枸杞子10g　芡实10g　白芍10g　甘草5g

5剂，每日1剂，水煎内服。

二诊（1990年8月14日）　药后出血已止，腹胀、腰酸减轻，舌淡红，苔薄白，脉沉细。守原方去黄芩之苦寒，3剂，水煎服。

三诊（1990年8月17日）　药已，诸症消失，纳寐佳，精神好，舌脉如平。仍拟补肝肾健脾以善后。

处方　太子参15g　淮山药15g　山萸肉6g　白芍10g　桑寄生15g　川枸杞子10g　芡实10g　炙甘草6g

7剂，每日1剂，水煎服。

1993年5月25日随访，于1991年3月顺产一女婴，母女健康。

按语　肾主生殖，胞脉所系；肝主血海，与肾同居下焦。肝肾阴虚，则相火偏旺，热伏冲任，血海不固，血液妄行而致胎动不安。治拟二至丸滋养肝肾而凉血止血；黄芩清热，古称"安胎之圣药"使热清则胎安；桑寄生、白芍补肝肾、柔肝止痛；荷叶轻清升清阳，既能健脾开胃祛湿，又能止血，诸药合用，标本兼顾，补虚泻实，阴阳平衡，胎元稳固。

病例4 苏某，女，30岁。1992年8月21日初诊。

初诊 孕2个月余，于1992年8月9日出现阴道流血、量少，伴两少腹阵发性隐痛，曾在某医学院急诊科诊为"先兆流产"，经治疗后阴道流血停止。但昨日又出现阴道流血、量少、色淡红，伴头晕，四肢乏力，饮食二便正常。舌淡红，苔薄黄，脉细滑。孕5产1（已殇），人工流产2次，1991年7月自然流产1次。

诊断 胎动不安。

辨证 脾肾两虚，胎失所系。

治则 健脾益气，固肾安胎。

处方 党参30g 炙北黄芪30g 桑寄生15g 川杜仲10g 仙鹤草10g 山楂10g 炙甘草5g

4剂，每日1剂，水煎服。

二诊（1992年8月25日） 药后阴道流血已止，但觉腰酸而胀，偶有两少腹隐痛，头晕乏力，夜难入寐，舌淡红，苔薄黄，脉细弦。守方酌加平肝安神之品。

处方 党参30g 炙北黄芪30g 桑寄生15g 川杜仲10g 夜交藤20g 白蒺藜10g 炙甘草5g

3剂，每日1剂，水煎服。

三诊（1992年9月1日） 药已，腹痛及头晕均有好转，夜能入寐。但昨日又出现阴道点滴流血，腰胀而坠，头痛鼻塞，口干欲饮，口淡乏味，舌淡红，苔薄黄，脉弦略数。病情反复，复兼外感，拟益气疏解。

处方 党参30g 茯苓10g 白术10g 淮山药15g 前胡10g 荆芥5g（后下） 苏叶5g（后下） 桔梗6g 炙甘草6g

3剂，每日1剂，水煎服。

四诊（1992年9月8日） 药后阴道血止，偶觉两少腹掣痛，头痛，舌尖红，苔薄黄，脉细弦。拟补益肝肾从本论治。

处方 熟地15g 淮山药15g 萸肉6g 云茯苓6g 丹皮6g 泽泻6g 枸杞子10g 菊花10g 红枣10g

3剂，每日1剂，水煎内服。

守上法补益脾肾交替服药10余剂，诸症消失。于1993年2月27日足月顺产，母子安康。

按语 多次孕产，脾肾受损，脾虚则气血生化不足。气虚则胎失所载，血虚则胎失所养，肾虚冲任不固，胎失所系，故胎动不安。肾主骨，生髓，通于脑，肾虚则髓海不足，脑失所养，故头晕；脾主四肢，脾虚则四肢乏力。根据其病因病机，治疗上以补益脾肾、调养气血为法，使胎元得固，阴道流血得止。

2. 滑胎（1例）

初诊 韦某，女，24岁。1988年11月29日初诊。1985年结婚，婚后曾3次自然流产。第1次流产为孕3个月余，第2次为孕5个月余，第3次为今年7月份，孕6个月余而堕。除第1次流产时感腰腹胀痛剧烈外，其余两次无特殊感觉。月经周期正常，色量一般，末次月经为1988年11月18日。平素大便干结、3~4日1行，尤其孕期便结更甚。舌淡，苔薄白，脉沉细。

诊断 滑胎。

辨证 脾肾亏损，气血两虚。

治法：补益脾肾气血。

处方（1）：党参15g　云茯苓6g　炒白术6g　当归身10g　炙北黄芪20g　熟地15g　白芍6g　丹参15g　柏子仁10g　柴胡3g　桑寄生15g　炙甘草5g

水煎服。

（2）：菟丝子15g　川枸杞子10g　女贞子10g　覆盆子10g　川杜仲15g　仙灵脾15g　当归身6g　何首乌15g　红枣10g

水煎服。

（1）与（2）两方交替服用。

二诊（1989年6月23日）　守上述两方交替服用已半年，大便干结已改善。现已妊娠1个月余。舌淡红，苔薄白，脉细滑，守上法继用。

（1）：党参15g　炒白术10g　云茯苓10g　陈皮5g　炙北黄芪20g　淮山药15g　桑寄生15g　炙甘草5g

水煎服。

（2）：菟丝子15g　川枸杞子10g　女贞子10g　覆盆子10g　川续断10g　川杜仲10g　补骨脂10g　红枣10g

水煎服。

两方交替服用至超过以往堕胎月份。

按语　孕后胎元不固，与脾肾亏损有关。盖脾主固摄，肾主蛰藏，肾虚则胎失所系，脾虚则固摄无权，胎失所载，故孕后殒堕。因堕更虚，虚损未复，故屡孕屡堕而成滑胎。气阴不足，气虚则推动力弱，阴虚则大肠失润，故大便干结。舌淡、脉沉细为脾肾亏损之征。治拟补益脾肾气血以治其本，未孕之前即行治疗，直至安全度过以往流产月份，使气血旺盛、冲任调和、胎元稳固。经上述治疗，患者函告"于1989年12月29日生了一个健康可爱的小女孩"，合家欢喜。

体会　胎漏，胎动不安、滑胎为临床常见病，西医归属于"先兆流产"范畴。根据病情发展轻重，胎漏者，仅有少量阴道流血（其量少于月经量），无腹痛腰酸。而胎动不安者，以少腹、小腹痛或腰酸为主，阴道流血可有可无，胎漏可发展为胎动不安。而连续堕胎3次以上则为滑胎。引起本病的原因很多，而肾虚其本则一。由于肾主生殖，"胞脉者系于肾"，肾"主蛰，封藏之本"，肾气足则胎元固而无滑漏之虞。由于肾为水火之脏，与肝同居下焦，肝藏血，肾藏精，精血相生相济。故阴虚者常从肝肾论治，如病例1杨某、病例3曾某。又肾为先天之本，脾为后天之本，先天之肾精靠后天脾运化的水谷精微来充养，且胎儿的生长发育也依赖于后天水谷之精的充养，故在补肾的同时还要注意益气健脾，脾气健旺则气血生化有源，气能载胎，血能养胎。在巩固疗效时也常从补益脾肾着眼，本固血足，其胎自安。此外，在辨证施治之前，最好结合现代医学检查，如B超、血HCG等，以判断胎元有否缺陷，如属不治，则尽早采用手术治疗。

3. 子淋（2例）

病例1　尤某，女，24岁。1991年9月2日初诊。

初诊　孕已6个月余，10余日前暴晒后出现尿频、尿急、尿痛，尿黄而短，口渴引饮。曾服中药3剂（药名不详），效果欠佳，继到南宁市某院内科就诊，经尿常规检查后诊为"急性尿路感染"，服用"金钱草冲剂"和抗菌消炎药不效。诊时仍为尿频、尿急、尿痛，日数十行，少腹、小腹胀，口干。无腰痛，无血尿，纳食尚可，大便正常，神情忧郁，面带倦容，舌淡红，苔淡黄，脉弦细略数。尿常规检查：白细胞（++）。

诊断　子淋。

辨证　肝郁气滞，湿热下注。

治则　养血疏肝，清利湿热。

处方　柴胡6g　白芍20g　土茯苓30g　鲜粽叶（连根）30g　连翘10g。甘草5g

3剂，每日1剂，水煎内服。

二诊（1991年9月5日）　药已，尿频涩痛大减。昨日不慎感寒，现自觉低热，头痛，咳嗽，舌淡红，苔薄白，脉浮滑。效不更方，在原方基础上稍佐疏解，以期标本兼顾。守上方加荆芥6g（后下）、苏叶6g（后下）。3剂，每日1剂，水煎服。

1991年10月8日随访，得知药后诸症消失，复查尿常规已正常。

按语　本病例因妊后阴血下注养胎，肝血不足，复因胎气壅滞，气机升降受阻，肝失疏泄，三焦不利，湿热下注膀胱而为淋浊，故症见尿频、尿急、尿痛；少腹乃肝经所过，肝郁气滞，则少腹、小腹作胀；湿热伤津，则口渴引饮，脉弦细数乃风木化火之象，故治则从肝论治，疏肝利湿。方中用柴胡、白芍疏肝理气、柔肝缓急；土茯苓、鲜粽叶重用以清热解毒、利湿通淋，且性味甘淡，甘平，虽利湿而不伤正；连翘解毒利湿；生甘草清热止淋，合芍药有柔肝止痛之功。诸药清润甘平，使肝气调和，木能疏土，使邪去而不伤正，治病而不伤胎，成为治疗湿热子淋之良方。

病例2　袁某，女，24岁，1992年8月18日初诊。

初诊　孕已3个月，10余日前自觉两少腹隐痛，腰痛，尿频，曾到医院检查，诊为"尿路感染"，服抗生素及金钱草冲剂不效。3日前又出现尿频，尿道灼热，尿少而黄，伴头晕腰酸，纳少，时而恶心，少腹隐痛，带少如豆腐渣状，大便尚调。舌淡红，苔白稍黄腻，脉弦细数。尿常规检查：白细胞（+），红细胞（+++）。

诊断　子淋。

辨证　阴虚湿热下注。

治则　滋养肝肾，利湿通淋。

处方　桑寄生15g　女贞子10g　白芍10g　麦冬10g　车前草10g　土茯苓10g　通草6g　甘草5g

3剂，每日1剂，水煎服。

二诊（1992年8月21日）　药后诸症减轻，唯觉耳鸣，舌尖红，苔薄白，脉细。肾开窍于耳，此乃阴虚精血不能上荣，治宜守上方去竹叶之淡渗，加旱莲草20g以增强滋养之功。4剂，每日1剂，水煎内服。

三诊（1992年9月4日）　尿频、黄、少已有改善，偶觉腰部不适，舌淡红，苔薄白，脉细滑数。复查尿常规已正常，拟调养以善后。

处方　太子参6g　桑寄生15g　淮山药15g　莲肉15g　丝瓜络10g　白芍10g　佛手花6g　红枣10g

4剂，每日1剂，水煎内服。

按语　素体阴虚，妊后精血下聚养胎，肾阴不足，相火偏旺，移热于膀胱，津液受灼，故小便量少色黄、尿道灼热；肝失疏泄，气机不利，故少腹隐痛；湿浊上犯，胃失和降，故纳少呕恶；脉细数为阴虚内热之象。正如《胎产心法》所言："妊娠胞系于肾，肾间虚热，移于膀胱，而成斯证。"由于阴虚热炽，津液耗伤，不可一味苦寒胜湿、通淋利水之治，宜治病与安胎并举，选用甘寒淡渗之品。方中桑寄生、麦冬、女贞子滋阴清热、补肾固胎，且麦冬可养阴宁心；车前草、土茯苓淡渗行水；竹叶、通草、甘草利小便、泻心火，诸药合用，使湿热清而淋证愈。

4. 孕妇痒疹（2例）

病例1 郭某，女，25岁。1990年12月24日初诊。

初诊 孕已5个月，3日前因食煎鱼，旋后全身起皮疹，瘙痒，潮红，以致夜不能寐。自觉胎动次数增加，伴口苦，晨起齿衄，痰多黄稠，烦躁多怒，尿黄，大便干结。检查：面色潮红，全身红色斑疹密布，以胸背为多，色深红，部分成片，有抓痕，舌尖红，苔薄黄，脉浮细数。

诊断 孕妇痒疹。

辨证 阴虚内热。

治则 滋阴清热。

处方 夜交藤20g 栀子6g 白芍10g 旱莲草20g 川楝子10g 女贞子10g 野菊花10g 甘草6g

3剂，每日1剂，水煎服。

二诊（1990年12月30日） 药已，皮肤瘙痒消失，夜能安寐，大便转佳，胎动恢复正常。现头微胀，耳痒，舌淡红，苔薄白，脉细滑。守上方去白芍、女贞子，加柴胡6g、苍耳子10g。4剂，每日1剂，水煎内服。

1991年10月14日随访，药后自觉良好，皮疹未再发，已于1991年5月19日顺产一女婴。

按语 女子以血为用，孕时阴血下聚以养胎，机体处于阴血偏虚状态。患者因食鱼而发病，煎炒之食物易化火化燥伤阴动血，且火热之毒窜闭于营血之间，迫血妄行，故症见皮疹，其色深红、口苦、心烦、齿衄、大便秘结均为热盛伤阴之象，故治宜清热凉血解毒。由于孕妇在妊娠期间阴血偏虚，故以女贞子、旱莲草、川枸杞子滋养肝肾、凉血；夜交藤既能镇静安眠又能解毒，野菊花清热解毒，与夜交藤合用解毒作用较强，栀子清热凉血。因血中伏热，胎动不安，故用芍药甘草汤柔肝和肝而护胎。诸药合用，既能滋养肝肾安胎，又能清热解毒泻火。

病例2 黄某，女，28岁。1991年8月20日初诊。

初诊 孕已8个月余，1周前突然出现面部红疹，形如热痱，以前额、眶周明显，剧痒灼痛，搔后局部肿胀，红疹有的融合成片，目眵增多，双目肿胀难睁。曾在某市医院急诊，诊为"过敏性皮炎"，予地塞米松软膏及炉甘石洗剂外用后面部肿痛加剧，心烦而躁，夜不能寐，痛苦不堪，由其夫送来就诊。既往无类似病史。检查：痛苦面容，颜面潮红，斑疹成片，尤以眶周、颊部为甚，部分因搔抓而溃破渗液。双目肿如核桃，四肢亦有散在不规则红疹。面部斑疹肿胀、触痛。舌质红，苔薄黄而腻，脉滑数。

诊断 孕妇斑疹。

辨证 阴虚血热。

治则 清营凉血，泻热化毒，和血安胎。

处方 野菊花15g 金银花10g 桑叶10g 荷叶10g 白芍10g 荆芥6g（后下）

3剂，每日1剂，水煎服。另用新鲜九里明适量熏洗面部。

二诊（1991年8月23日） 药后诸症大减，面部斑疹肿消痛止，部分已干燥结痂，夜能安卧，舌尖红，苔薄黄腻，脉滑数。效不更方，守上方加夜交藤30g、旱莲草10g、连翘10g。4剂，每日1剂，水煎服。外洗仍用前法。

2个月底后随访，询知上药后病瘥。

按语 妊妇阴血下聚养胎，内因肝血不足，阳亢化火，外因感受风热毒邪，风火多煽，血热沸腾，外走肌腠，上蒸面部，使经络阻隔，气血凝滞，致面部红肿。舌红、苔薄黄腻、脉滑数为邪热内盛之象。方中用野菊花、金银花、连翘、桑叶清热解毒泻火；白芍入血分凉血养血平肝；荷叶轻清，既能助脾阳之升发，又能凉血清热；荆芥疏解祛风；其中夜交藤重用取其养血安神、解毒止痒之功。九里明外用取其清肝明目、解毒止痒作用。所选药品均为甘平之品，既能解毒清热、调和气血，又不致损伤胎元。药证相符，获效甚捷。

体会 斑疹的发生有多种原因，有药物中毒，有接触异物过敏，有外感火热毒邪，亦有七情过极而化火生风，迫血妄行，渗溢于肌肤而成。由于孕妇既有风火热毒闭郁营血的表现，又有阴虚的生理特点，虽然用药治则以凉血解毒为主，但宜选用辛凉或甘寒之品，安胎与驱邪兼顾。又因病发于血分，见红必治血，故在辛凉解毒的基础上，酌加白芍、紫草、旱莲草等凉血而不伤胎之品。又痒多由于风，治痒不忘疏风，加入荆芥、防风等辛润祛风之品则效果更佳。

5. 产后恶露不绝（5例）

病例1 杨某，女，29岁。1992年1月30日初诊。

初诊 引产后阴道流血48日。于孕4个月时因胎膜早破而引产，分娩经过顺利。产后第3日行清宫术，但术后阴道流血时多时少、色黯，伴少腹隐痛。近几日来阴道流血增多如月经量、色鲜红、夹血块、昼多夜少，纳便尚可。B超示子宫下段前壁见2.5cm×2.8cm包块，拟"子宫肌瘤"，舌淡红，苔薄白，脉细略数。

诊断 ①产后恶露不绝；②癥瘕。

辨证 血虚夹瘀。

治则 养血化瘀止血。

处方 鸡血藤20g 丹参15g 当归10g 白芍10g 熟地15g 川续断10g 益母草10g 荆芥炭10g 槐花炭10g 栀子炭6g 炙甘草6g

7剂，每日1剂，水煎内服。

二诊（1992年2月3日） 服上药后阴道流血减少，色暗红，仍觉小腹隐痛。舌淡红，苔薄白，脉细。瘀血不祛，新血难以归经，仿生化汤之意加减。

处方 当归10g 川芎6g 姜炭3g 益母草10g 川续断10g 荆芥炭10g 延胡索10g 蒲黄炭10g 炙甘草5g

7剂，每日1剂，水煎服。

三诊（1992年2月11日） 药已，阴道流血逐日减少，但昨日活动后流血稍增，伴小腹隐痛，块出痛减。现阴道仍有少量淡红色分泌物，舌淡红，苔薄黄，脉细。瘀积将尽，转用益气固冲止血法。

处方 党参10g 白术10g 云苓10g 陈皮6g 海螵蛸10g 小蓟10g 山楂10g 荆芥炭10g 益母草10g 升麻3g 炙甘草6g

3剂，每日1剂，水煎服。

四诊（1992年2月14日） 药后出血已止。偶有左少腹隐痛，舌淡红，苔薄白，脉细微弦。继予疏肝理气，化瘀消癥。

处方 柴胡6g 当归10g 赤芍10g 白术10g 云苓10g 益母草10g 泽兰10g 苏木10g 小蓟10g 薄荷5g（后下），炙甘草6g

7剂，每日1剂，水煎服。

按语 产时失血耗气，气血亏虚，产后清宫手术，冲任胞脉受损，离经之血留瘀为患，冲任失固而致恶露不绝。瘀阻气滞，血行不畅，故腹痛拒按、癥瘕内生。故治疗上既要补血养血，又要化瘀止血。初诊方以四物汤去川芎之辛温动血，加入鸡血藤、丹参则补中有行，补而不腻，川续断补肾壮水；益母草化瘀止血；槐花炭、栀子炭凉血化瘀止血。二诊因瘀积胞宫，新血难以归经，故用生化汤加减以生血化瘀而达止血。三诊重在益气化瘀止血，方用补中益气汤加减。从初诊至三诊紧紧抓住产后气血亏虚、虚瘀夹杂的病机，或养血化瘀，或益气化瘀，使瘀血除，新血归经，恶露自止。针对癥瘕的病机，四诊从疏肝健脾化瘀消癥善后调理。

病例2 曹某，女，28岁。1990年12月10日初诊。

初诊 产后已51日，阴道流血未止、量多、色鲜红，伴小腹隐痛，腰酸膝软，全身乏力，乳汁稀少，左侧头痛，时而头晕、劳累或体位改变时尤甚，纳少，口淡，二便如常，舌淡红，苔薄白，脉细。

诊断 产后恶露不绝。

辨证 气血亏损，冲任不固。

治则 补益气血，调养冲任。

处方 炙北黄芪20g 当归身10g 川芎3g 老姜炭3g 川续断10g 益母草10g 泽兰10g 山楂10g 生军炭6g 小蓟10g 炙甘草6g

4剂，每日1剂，水煎服。

二诊（1990年12月17日） 药已，昨日恶露已净，腹痛消失，乳汁量增加，但仍感头晕。舌淡红，苔薄白，脉细缓，拟补益气血善后巩固。

处方 炙北黄芪20g 党参10g 当归身10g 川芎3g 白芍6g 熟地15g 鸡血藤20g 红枣10g 炙甘草6g

3剂，每日1剂水煎服。

按语 该产妇因产时宫颈撕裂，出血较多，加上产后休息欠佳，致气血亏虚，冲任失固而恶露不绝。血虚则不能化乳，故乳汁稀少，阴血不足，清窍失养，则头痛头晕，故治拟当归补血汤合生化汤加减，取泽兰、山楂、生军炭化宫中之败血积聚。选方用药补中寓化，故效果显著。

病例3 许某，女，24岁。1993年3月19日初诊。

初诊 1993年6月因胎儿过大行刮宫产术，术后恶露初红后淡，持续24日干净。但相隔4日后又出现阴道流血、量少、色鲜红、夹块，伴腰胀。B超检查示"宫腔内积液"、"宫腔中强回声团"经服生化丸及抗生素后流血止。但7日前经检查后又出现阴道流血，初少后多、色暗红、夹块，迄今未净，伴小腹不适。检查：腹软，无压痛，舌淡红，苔微黄，脉细。

诊断 产后恶露不绝。

辨证 肝肾虚损，瘀血内停。

治则 滋补肝肾，化瘀止血。

处方 熟地15g 淮山药15g 萸肉6g 当归10g 白芍10g 益母草20g 旱莲草20g 小蓟10g 荆芥炭10g 蒲黄炭10g 炙甘草6g

4剂，每日1剂，水煎服。

二诊（1993年3月26日） 药后血止。现除咽痛外，余无不适。拟补益气血善后。

处方 党参15g 白术10g 云苓10g 陈皮6g 当归身10g 白芍10g 鸡血藤20g 茺蔚子10g 炙甘草6g

7剂，每日1剂，水煎服。

按语 肝脉络阴器，为冲任之所系，胞宫隶属于肾。剖宫手术胞宫胞脉受损，离经之血停滞，既可影响肝主血海、肾主蛰藏的功能，又可致瘀血内阻，血不归经，虚瘀夹杂，故出现恶露不绝，故治疗上以补益肝肾为主，兼以化瘀止血。方用归芍地黄汤去三泻以滋养肝肾；旱莲草、益母草滋阴化瘀止血；小蓟、荆芥炭、蒲黄炭化瘀止血。全方有补、有化、有涩，标本兼顾，药后患者复查B超示宫内积液及强光团均已消失。

病例4 石某，女，26岁。1991年7月3日初诊。

初诊 1991年6月11日因早孕而行人工流产术，术后恶露量多，持续半个月未净，曾到医院检查，拟"人流不全"而行清宫术。术后阴道流血迄今未净，已20余日。其量少、色暗红，夹血块，伴小腹隐痛，按之不减，腰胀乏力，纳少便结、数日1行，经服益母膏、卡巴克络（安络血）、肌内注射庆大霉素等药效果欠彰。舌质偏暗，苔白厚脉弦略数。

诊断 人工流产术后恶露不绝。

辨证 脾肾亏虚，瘀血阻络。

治则 补益脾肾，养血化瘀止血。

处方 鸡血藤20g 丹参15g 白芍10g 生地15g 益母草10g 川续断10g 山楂10g 生军炭10g 荆芥炭10g 甘草5g

3剂，每日1剂，水煎服。

二诊（1991年7月27日） 上药1剂后恶露即净。7月19日行经，6日即止。现腰胀头晕，胸闷腹胀，困倦乏力，舌尖红，苔薄黄，脉细弦。拟补脾益肾法善后。

处方 党参15g 白术10g 云苓10g 陈皮6g 当归身10g 白芍10g 川续断10g 川杜仲10g 炙甘草6g

4剂，每日1剂，水煎服。

1991年12月25日随诊，药后诸症消失，经行正常。

按语 人工流产、清宫两次手术损伤冲任胞络，络伤瘀阻，血不归经，故术后恶露不绝。阴血暴伤，虚瘀夹杂，胞络失养，故小腹隐痛；阴血虚则肠道失润，故大便干结；脾虚则失健运，肾虚则外府失养，故表现出纳少、腰胀。由于脾胃虚弱，故虽补亦不可过于滋腻，故初诊选用养血化瘀之剂，方取生四物汤之意加味去当归、川芎之辛燥，用鸡血藤、丹参代之，则既有当归、川芎补血行血之功而无辛燥动血之弊。山楂既可开胃消食，更能化瘀止血；川续断补肾壮腰膝且能化瘀；益母草、生军炭、荆芥炭均为能化瘀又能止血之品。诸药合用，补中有化，切中病机，故服药1剂后即能止血，继以五味异功加归、芍、川续断、川杜仲补脾益肾、调理气血。

病例5 郑某，女，26岁。1993年3月5日初诊。

初诊 药物流产后阴道流血月余未净。于1月20日药流排出绒毛球，但迄今仍有阴道流血、量少、色黯，偶有腰胀，曾用诺氟沙星胶囊、益母草流浸膏等药无效。妇科检查子宫附件无异常，舌淡红，尖有瘀点，苔薄白，脉弦。

诊断 药物流产后恶露不绝。

辨证 冲任受损，瘀血内阻。

治则 调理冲任，化瘀止血。

处方；鸡血藤20g 丹参15g 川杜仲10g 川续断10g 桑寄生15g 益母草10g 山楂10g 仙鹤草10g 炮姜炭2g 荆芥炭6g 炙甘草5g

4剂，每日1剂，水煎服。

二诊（1993年3月12日） 药已血止。现头晕腰胀，小腹胀痛，按之不减，舌淡红，舌尖有瘀点，苔薄白，脉细弦略数。仍守上法，佐以化瘀止痛。

处方 当归10g 川续断10g 川杜仲10g 骨碎补15g 延胡索10g 白芍10g 姜黄6g 益母草10g 炙甘草6g

4剂，每日1剂，水煎服。

按语 冲主血海，任主胞胎，药物流产后冲任损伤，虚损难复，既有术后阴血暴损，又有瘀血内停，虚瘀夹杂，故恶露淋漓不绝，舌尖瘀为瘀滞之象。由于肝脉络阴器，为冲任之所系，肾主蛰而为封藏之本，胞宫系于肾，故冲任损伤，可导致肝肾亏损，改选方用药以补益肝肾为主。方中桑寄生、川续断、川杜仲药性平和，补益肝肾，调理冲任；鸡血藤、丹参补血而不滞血；益母草、山楂缩宫化瘀止血，仙鹤草、荆芥炭、姜炭收敛止血，全方熔补养、化瘀、收敛为一炉，故药到血止。二诊除继用补肝肾养血法外，针对血瘀气滞所致腹痛，选用延胡索、姜黄化瘀止痛，芍药甘草汤柔肝止痛，故疗效满意。

体会 "产后恶露不绝"一般指产后恶露长达20日以上者。《金匮要略·妇人产后病脉证治》曰："产后七八日，无太阳证，少腹坚痛，此恶露不尽。"近年来，随着计划生育手术的开展，临床出现人工流产术后、药物流产后恶露不绝证。从产后、人工流产后、药物流产后所致的恶露不绝来看，证虽有虚实之分，但以虚为主，虚瘀并见为多，故治疗应从温补气血，调养冲任为主，注意补中化瘀。生化汤是临床常用之方，该方既能生血，又能化瘀，临证可随证加减运用，临床常在该方基础上加川续断补肾养肝，加益母草既能化瘀，又能止血。补血剂常用四物汤。考虑到有的患者阴虚血热，可用鸡血藤、丹参代替方中的当归、川芎，则补血而不燥血，既有补血之功，又无辛温动血之弊。补肝肾常选用甘平、甘温之品，如川杜仲、川续断、桑寄生、菟丝子、骨碎补等。止血则选用能止能化之品，如山楂、小蓟、蒲黄炭、生军炭等。对于人工流产手术、药物流产后出血，多因胞宫胞脉损伤，继而导致肝肾亏损，且由于胞络胞脉受损，离经之血留瘀为患，故治疗上多从补肝肾入手，补中有化，如病例4石某、病例5郑某，在补中化瘀的基础上适当选用荆芥炭、仙鹤草等收敛止血。故补中有化，化中有止，酌加收涩是治疗本病的关键，在于医者临床辨证施治，灵活运用。

6. 产后自汗（3例）

病例1 梁某，女，27岁。1990年12月11日初诊。

初诊 早产后已半年（胎儿夭折），至今仍多汗，动则气喘，汗出涔涔，密则汗湿衣裤，尤以性交后明显，伴腰膝酸软，下肢麻木疼痛，曾服益气摄汗之剂症状无明显改善，故来求诊。面色㿠白，苔薄白，舌淡红，脉虚细。

诊断 产后自汗。

辨证 肝肾阴虚，虚火上炎，迫津外泄。

治法：壮水济火，滋阴敛汗。

处方 熟地15g　淮山药15g　五味子6g　北沙参10g　麦冬10g　当归身10g　白芍10g　丹皮10g　地骨皮10g　泽泻10g

7剂，每日1剂，水煎服。

二诊（1990年12月18日） 药已，腰酸、盗汗消失，手指关节麻痛减轻。但每于凌晨4~6时则烘热汗出，以前胸、背部为甚，伴气喘，大腿外侧麻木。舌淡红，苔薄黄稍干，脉沉细。寅卯之时乃木火当令，当其时而汗出气喘，应拟养血柔肝，佐以固摄，芍药甘草汤加味。

处方 白芍30g　何首乌30g　淮山药15g　芡实10g　金樱子10g　炙甘草10g

7剂，每日1剂，水煎服。

三诊（1991年1月8日） 药已，气喘略减，余证依然。其阴虽复而未固，肝胆郁火未清。守上方加减。

处方 白芍30g　何首乌30g　淮山药15g　芡实10g　金樱子10g　龙胆草6g　甘草6g

3剂，每日1剂，水煎服。

四诊（1991年1月12日）　药后汗止，诸症大减，除晨起手指关节麻痛外，余无不适。舌淡红，苔薄白，脉沉细。药证相合，效如桴鼓。转用柔润调养善后巩固，以冀全功。

处方　北沙参10g　麦冬10g　当归10g　黄精15g　桑叶6g　川枸杞子10g　通草6g　红枣10g

4剂，每日1剂，水煎服。

按语　病例由产后亡血伤津，又因早产儿殇，神伤气郁，郁久化火，致肝肾亏损、龙雷火起。木火刑金，迫津外泄，故气喘汗出；血少则筋脉失养，故肢体麻木；腰膝酸软，性交后加重乃肝肾亏虚所致。初诊用归芍地黄汤去萸肉、茯苓易五味子，加沙参、麦冬、地骨皮以滋水清火、生津敛汗，药后腰酸好转，盗汗消失。但因肝血不足，阴虚火旺，木火刑金，故二诊、三诊改用养血柔肝、泻肝敛汗法。方中芍药、甘草柔肝；何首乌、淮山药养肝；芡实、金樱子健脾收涩；龙胆草清泻肝火。诸药寓补养、柔肝、清泻、收敛于一方，用后汗出即止。

病例2　李某，女，25岁。1991年1月18日初诊。

初诊　刮宫产术后23日，自产后即浑浑汗出，不能自止，动则益甚，每日更衣数次，伴头痛，恶露量少，色黯，纳便正常，舌质淡，边有齿印，脉细缓。

诊断　①产后自汗；②产后恶露不绝。

辨证　营血亏损，卫阳失固。

治则　调和营卫，固表敛汗，化瘀止血。

处方　桂枝6g　白芍10g　当归10g　益母草10g　大枣10g　炙甘草6g　生姜6g

3剂，每日1剂，水煎服。

二诊（1991年1月21日）　药后自汗十减七八，恶露量少，色淡。方已见效，继守前法，酌加收涩之品。守上方加金樱子10g、麻黄根10g。3剂，每日1剂，水煎服。

随访　服上药后自汗止，恶露净。

按语　病例由手术产后耗气伤血，卫阳失固，腠理疏松，阴津妄泄，故自汗不已。血汗同源，汗出日久则失血伤阴，阴虚不复，阳气虚弱，阴阳失调，故汗出益甚。阴虚阳亢，故头痛。阳虚则冲任失固，故恶露不绝。舌淡，脉细为气血亏虚所致。故治用调理营卫的《伤寒论》桂枝汤加益母草，由于辨证准确，故药后出汗止，恶露净。

病例3　曾某，女，27岁。1991年7月2日初诊。

初诊　于1991年6月8日足月顺产，产后恶露淋漓断续，20多日方净。自产后即出现多汗，白日及寐后皆溱溱汗出，以头汗为主，每日需更衣数次，伴尿痛，尿黄。舌尖红，苔薄白，脉细。

诊断　产后自汗。

辨证　气虚失固。

治则　益气养血，固表止汗。

处方　党参15g　炙黄芪20g　白术10g　茯苓10g　覆盆子10g　当归身10g　白芍10g　红枣10g　炙甘草6g

4剂，每日1剂，水煎服。

二诊（1991年7月8日）　服上药后汗出基本控制，尿痛消失。要求继续服药巩固。效不更方，守上方4剂，水煎服。

按语　产时气血耗伤，致气虚不足，阴血亏少。气虚则卫阳不固，腠理疏松，以致阳不敛阴，阴津妄泄，自汗不止。阴血亏虚，虚热内生，迫汗外泄，故盗汗；虚热下迫，故尿痛溺黄。舌尖红、脉细为血虚阴亏之象。故治拟归芍四君汤加炙芪补气和营止汗，覆盆子益肝肾敛汗，红枣调和营卫，药证相合，效果满意。

体会 产后渗渗汗出，持续不止，动则尤甚，甚则卧床休息亦汗出不止者，称"产后自汗"。若产后寐则遍身汗出，湿透内衣，甚则一夜更衣数次，醒则汗止者，称"产后盗汗"。由于病发于产后，产时耗气伤血，气虚则不能固摄津液，故津液外泄而自汗。又因血属阴类，血去阴伤，或因血汗同源，汗出过多亦可伤阴，阴虚火旺，迫津外泄，可出现盗汗。因气血虚与阴虚可相互转化，常可见自汗、盗汗相兼为患，故在治疗上要注意到气为血帅、血为气母、阴阳互根的特点，从调和阴阳，调和营卫着手，可收到较好的疗效。

7. 产后诸痛（3例）

病例1 黄某，女，26岁。1993年2月20日初诊。

初诊 1993年1月4日因滞产而行剖宫产，产后10日无明显诱因出现左下肢疼痛，掣痛连及髋部，尤以髋关节明显，活动、翻身受限。曾肌内注射青霉素、用中药外洗不效。诊时左下肢疼痛不能行走及触地，右腕关节痛，自汗，恶露时有时无、量少、色黯红，迄今未净，夜难入寐，纳便尚可，舌淡，苔薄白，脉虚细。

诊断 ①产后下肢痛；②产后恶露不绝。
辨证 风寒湿瘀，阻滞经络。
治则 养血化瘀，疏风通络止痛。
处方 当归15g 川芎5g 益母草20g 炒山楂15g 川续断10g 桃仁2g 姜炭3g 炙甘草6g

2剂，每日1剂，水煎服。

二诊（1993年2月24日） 药已，恶露已净。但左下肢痛未减，舌脉同前。
处方 鸡血藤20g 桑寄生15g 当归10g 白芍10g 川芎5g 川续断10g 益母草10g 海桐皮10g 川杜仲10g 炙甘草5g

3剂，每日1剂，水煎服。

三诊（1993年3月1日） 药后左下肢疼痛减轻，可步行，但抬腿时仍掣痛不适，舌淡红，苔薄白，脉细。效不更方，守上方3剂。

四诊（1993年3月8日） 左下肢疼痛明显减轻，可行走，夜得安寐。仍觉手关节酸痛，全身乏力，舌淡红，苔薄白，脉沉细。守上方加温经止痛。
处方 鸡血藤20g 丹参15g 熟地15g 白芍10g 海风藤20g 海桐皮10g 秦艽10g 白术10g 羌活6g 制川乌6g（先煎），炙甘草5g

6剂，每日1剂，水煎服。

按语 产后气血俱虚，卫阳不固，若起居不慎，则易感风寒湿邪，外邪与离经之瘀血相搏，留滞于经络关节，则气血闭阻，不通则痛；瘀阻宫中，血不归经，故恶露不绝，脉虚细为气血不足之象。证属以虚为主，虚实夹杂之变。故初诊首用生化汤加益母草、炒山楂、川续断治之，意在化瘀通络。待恶露止后，二诊用养血行血的四物汤去熟地之滋腻用鸡血藤代之，加桑寄生、川续断，川杜仲补肝肾、强腰膝；海桐皮驱风湿、疏通经络；益母草化瘀利湿。诸药合用，扶正为本，佐以驱邪，故症状得以明显缓解。四诊在原基础上加重驱风寒湿、温经行痹止痛之力。药后随访，病情已基本痊愈。

病例2 钟某，女，28岁。1993年5月17日初诊。

初诊 1992年7月足月顺产，产后3日不慎患重感冒，从产后半个月始出现全身骨节肌肉疼痛，畏风畏寒，迄今已 10 个月。产后乳汁稀少，1 个月后经行、量色尚可，但经行时身痛加重，伴少腹、小腹胀痛，舌淡红，苔薄白，脉缓。

诊断　产后身痛。

辨证　血虚经络失养。

治则　调理气血，温经通络。

处方　当归身 10g　川芎 6g　白芍 10g　茯苓 10g　白术 10g　泽泻 10g　威灵仙 10g　海桐皮 10g　桂枝 6g　川木瓜 10g　红枣 10g

3 剂，每日 1 剂，水煎服。

二诊（1993 年 5 月 30 日）　药已，骨节肌肉疼痛减轻，偶有小腹疼痛，便后可减，纳便正常，舌淡红，苔薄微黄，脉缓。拟用温经散寒，养血通络法。方选《伤寒论》当归四逆汤治之。

处方　当归 15g　桂枝 6g　赤芍 10g　北细辛 3g（后下）　通草 6g　威灵仙 15g　炙甘草 6g

6 剂，每日 1 剂，水煎服。

药后随访，身痛及诸痛已愈。

按语　产后气血俱虚，经脉关节失于濡养，复因腠理不密，风寒之邪乘虚入侵，留于经脉关节，使气血运行受阻，故全身骨节肌肉疼痛气血失于温煦，则畏风恶寒，血虚则乳汁生化乏源，故产后乳少；经时气血下注血海，其虚益甚，故经行时身痛明显。初诊选用仲景《金匮要略》中专治妇人腹中疠痛的当归芍药散加驱风通络的威灵仙、海桐皮、桂枝、木瓜治之，意在调理气血、驱邪外出。二诊则选用《伤寒论》当归四逆汤温经散寒、养血通络，使经脉通畅，则其痛自止。由此可见，活用经方治疗妇科病，疗效卓著。

病例 3　苏某，女，24 岁。1992 年 8 月 10 日初诊。

初诊　1992 年 6 月 14 日于孕 6 个月时引产，产后 20 日出现右臀部疼痛，逐渐加重。1 个多月来右臀部及右下肢肌肉疼甚，不能触摸，且抬腿活动均可加重疼痛。诊时右下肢乏力痿弱，不能活动；每日卧床，生活不能自理。入夜右下肢疼痛加重，难以入寐，纳差、便溏，1 个多月来已消瘦 5kg，既往无风湿病及坐骨神经痛史。检查：痛苦面容，右下肢不能活动，触痛，由家人背来就诊。舌质红，苔黄厚，脉细数。

诊断　产后痹证。

辨证　肾虚风寒　湿邪痹阻经脉。

治则　温肾祛风　除湿通络。

处方　鸡血藤 20g　海桐皮 10g　豨莶草 20g　炒淮山药 15g　炒薏苡仁 20g　桑寄生 15g　牛膝 10g　宽筋藤 20g　苍术 6g　黄柏 6g　甘草 5g

3 剂，每日 1 剂，水煎服。

二诊（1992 年 8 月 13 日）　药已，右下肢疼痛减轻，纳食增加。但近日来自汗，多痰，带下量多、色白，大便仍溏，夜寐不实，舌淡红、苔薄白，脉弦。湿热渐清，转用温通法。

处方　北黄芪 30g　防己 10g　当归 10g　牛膝 10g　海桐皮 10g　骨碎补 15g　北细辛 3g（后下）　制川乌 6g（先煎）　炙甘草 6g

4 剂，每日 1 剂，水煎服。

三诊（1992 年 8 月 20 日）　上方加减服用 7 剂，近日来已能站立，右下肢痛减，可触摸，但仍胸闷，多痰，常因咳嗽而痛引臀部，舌淡红，苔薄白，脉细缓。效不更方，守上方加鸡血藤 30g、宽筋藤 20g。7 剂，每日 1 剂，水煎服。

四诊（1992 年 8 月 27 日）　药已，能扶持行走，右下肢痛大减，但髋关节、膝关节仍痛，舌边红，苔薄白，脉细弦。守上方去川乌、骨碎补加千斤拔 20g、狗脊 10g、淮山药 15g、独活 6g、白芥子6g。4剂，每日1剂，水煎服。

五诊（1992年8月31日） 服药后能自行行走，生活自理，不用家人护送可自己行走看病。右髋部及腘窝部时而隐痛。偶有干咳，大便干结，舌淡红，苔薄白，脉缓。久服辛散温通之剂，有伤阴之象。转用滋阴补肾，稍佐通络止痛以善后。

处方 熟地15g 淮山药10g 北沙参10g 麦冬10g 丹皮6g 茯苓10g 泽泻6g 宽筋藤20g 石楠藤10g 川木瓜10g 北细辛2g（后下）

7剂，每日1剂，水煎服。

按语 引产后气血虚弱，百脉空虚，卫外不固，时值长夏多湿季节，素体肝肾亏虚则易感受寒湿之邪。湿性重浊黏腻，寒邪收引凝滞，均可阻遏气血运行，故疼痛、萎痹由此而作。初诊因患者有脾虚湿蕴化热的表现，如纳差、便溏、舌红、苔黄厚、脉细数，故首拟清热利湿、养血通络之法，方用四妙散加味以健脾利湿，且脾气健旺，则气血生化有源。待湿热渐清，二诊则采用温肾益气血佐以通络止痛法。方中制川乌与北细辛配伍，温肾祛寒又能止痛，合当归补血汤益气血；骨碎补、牛膝益肝肾、强壮腰膝；防己、海桐皮驱风除湿。诸药合用，标本兼顾，效果良好。因屡用温通之剂，五诊时患者有阴虚表现，则治疗以滋润养阴为主，以补肝肾，舒筋活络法善后。综观全案，治疗有理有节，紧紧抓住正虚邪实特点，或以驱邪为主，或以扶正为要，注意肝、脾、肾三脏的调理，终能力挽沉疴。

体会 产后身痛，即产褥期出现四肢关节疼痛、麻木、重着，甚至双下肢痿痹不能行走，为虚实夹杂之证。其主要原因与产后气血两亏，百节空虚，经脉失养，或因产伤肝肾，或恶露停滞胞宫，经络胞脉受阻，冲任失调，瘀血不去，则新血不生所致。本病的兼夹病因为外感寒湿之邪，寒主收引凝滞，湿性重浊黏腻，均可致气滞血瘀，经脉关节、脉络受阻而疼痛，麻木、重着。根据本病的特点，在治疗上从扶正养血、通经活络为治疗大法，再根据其偏虚、偏寒、偏湿、偏瘀而采取不同的治法。如病例1黄某以恶露阻滞胞宫为主，故首用生化汤加减以驱除瘀血，瘀血去，新血才能生。继用养血驱风散寒止痛法。病例2钟某属气血亏虚，风寒湿乘虚侵袭，留滞筋脉关节之变，故选用《伤寒论》当归四逆汤治之。病例3苏某病在长夏多湿季节，以湿邪为主，故治首拟四妙散加味清热利湿健脾。其中鸡血藤既能补血，又能疏通经络，临床常重用。在选方用药时要"勿拘于产后"，但又要"勿忘于产后"，顾护气血，如附子、乌头、细辛之类因其辛温燥热有耗津之弊，中病即止，不可久用，如病例3除药物治疗外，临证若能适当配合针灸疗法则疏经通络，行气活血，收效更佳。

8. 人工流产术后下肢浮肿（1例）

曾某，女，31岁。1991年3月5日初诊。

初诊 于1991年1月10日孕2个月余时行人工流产术，术后第4日即出现左下肢浮肿疼痛，步履艰难，曾经民间瘢痕灸及服行气利水中药10余剂，疼痛减轻，但浮肿依然，小溲短涩，大便正常。既往无浮肿及肾病史。检查：精神尚好，形体偏胖，左下肢跛行。左足胫至大腿跟部肿胀，表面潮红，部分皮肤色素沉着，如鱼鳞状。左内踝灸疮化脓，左膝关节以下浮肿，按之应手而起，无明显触痛，局部无异臭。舌淡红，苔薄白，脉沉细。

诊断 人工流产术后肢肿。

辨证 水血互结，经络阻滞。

治则 活血利水，益气通络。

处方 北黄芪30g 防己10g 茯苓10g 鸡血藤20g 川木瓜10g 丹参15g 益母草10g 当归10g 红花3g

3剂，每日1剂，水煎服。

二诊（1991年3月8日） 药已，左下肢肿痛减轻，小便增多，舌淡红，苔薄白，脉细滑。药已中的，守上方加苏木10g、刘寄奴10g，以冀增强化瘀之功。4剂，每日1剂，水煎服。

三诊（1991年3月15日） 3月11日经行，经量较多，夹块。现患肢不时瘙痒，能寐多梦，舌淡红，苔薄白，脉细。水血瘀闭，久则化热生湿，治宜在原法基础上佐以凉血清热利湿，方用当归芍药合二妙散加味。

处方　当归10g　川芎6g　赤芍10g　凌霄花10g　益母草10g　白术10g　云苓10g　泽泻10g　川木瓜10g　苍术6g　黄柏10g

4剂，每日1剂，水煎服。

四诊（1991年3月19日） 药后患肢瘙痒消失，左下肢肿胀已消，行走自如，皮色转常，灸疮痊愈，唯觉腰酸乏力，舌尖红，苔薄白，脉细。守上方去二妙加北黄芪20g、防己10g，7剂，善后巩固。

按语　证属人工流产术后，离经之瘀血阻滞瘀血络道，气机不畅，瘀血化水，阻滞下肢。左主血，右主气，血气相搏，经络阻滞，"血不利则为水"。故左下肢肿胀、疼痛。治宜根据其虚瘀夹杂的特点，水血并治。初诊用防己黄芪汤加鸡血藤、丹参、当归补血行血通络；红花活血化瘀；益母草既能化瘀，又能利湿；川木瓜加强行气利湿之功；茯苓利湿健脾。药能对证，则瘀化肿消。三诊针对湿瘀蕴久化热的病机，选用清化之法。其中凌霄花清下焦伏火，已能入血分活血化瘀，凡血热兼瘀者，用之效果尤佳。

9. 产后血晕（1例）

梁某，女，30岁。1956年4月初诊。

患者平素心悸气短（经X线透视为心脏扩大）。新产第2胎后，恶露量少、色紫红，少腹胀满疼痛，气息短促，继即神昏口噤，两手握拳，牙关紧闭，面色唇舌紫暗，脉结。

辨证　气虚血瘀。

治则　补气消瘀。

处方

（1）针双侧中冲穴，泻法。

（2）红参6g　失笑散6g。

经针刺后，患者苏醒，继之以独参汤送服失笑散3次，以后转用加参生化汤，以巩固其疗效。

按语　药物十九畏歌中有谓"人参最怕五灵脂"。今以独参汤送服失笑散，是仿张仲景在甘遂半夏汤中甘遂与甘草同用之意。盖药物配伍之宜忌，既有常法亦有变法，人参畏五灵脂是其常，根据证情气虚血瘀而用独参汤送服失笑散，是取其变法也。

四、妇科杂病

1. 不育症　不孕症（8例）

病例1　王某，女，35岁，干部。1991年4月5日初诊。

初诊　结婚已11年，夫妻同居，男方精液检查正常，未避孕迄今未孕。15岁月经初潮，经行规则，量中，色黯，夹块，经前右偏头痛。平素带下少，腰腹冷痛，大便微溏。半月前经输卵管通水及造影检查均示双侧输卵管不通。舌质稍暗，苔薄黄，脉沉细。

诊断　不孕症。

辨证　脾肾阳虚，痰湿瘀阻，胞脉不通。

治则　温宫散寒，化瘀通脉。

处方　制附片10g（先煎）　当归10g　川芎10g　赤芍10g　茯苓10g　泽兰10g　急性子20g　茺蔚子15g　川续断10g　独活6g　山甲粉5g（冲）

10剂，每日1剂，水煎服。

二诊（1991年4月23日）　药已，4月16～20日经行，经前偏头痛消失。现右腰冷痛，大便溏烂，舌淡红，苔薄白，脉细缓。药后症状有所改善，守方加减再进。

处方　当归10g　川芎10g　赤芍10g　白术10g　云茯苓10g　泽泻10g　皂角刺10g　山甲粉5g（冲）　路路通10g

3剂，每日1剂，水煎服。

三诊（1991年4月26日）　仍觉右腰及腹部冷胀痛，便溏，舌边红，苔薄黄，脉缓。本次经净后经双侧输卵管造影示输卵管基本通畅，治守原法。

处方　肉桂5g（后下）　艾叶10g　熟地15g　淮山药15g　萸肉6g　菟丝子20g　路路通10g　急性子20g　丹皮6g　茯苓6g　泽泻6g

6剂，每日1剂，水煎服。

守上法加减共服药3个月余，于当年8月停经受孕。

按语　本病例从四诊来看，面白形胖，腰腹冷痛，大便溏薄，乃脾肾阳虚、痰湿之体；痰湿乃阴寒之邪，寒则收引凝滞，湿性重浊黏腻，均可阻滞气机，导滞气滞血瘀，胞脉不通。故治拟温通为法。初诊方中制附子辛甘大热，其用走而不守，通行十二经，除用于温肾壮阳外，更偏重于温经通行之功。但要注意，临床中病即止，不可久用。当归、川芎、赤芍、山甲、急性子与附子相伍，不仅能鼓舞脾肾阳气，且化瘀通脉，功专力宏；茯苓、泽兰、茺蔚子化瘀利湿；川续断、独活强腰膝、活血止痛。二诊效不更法，守方加减，但药性稍缓。三诊输卵管已基本通畅，故治疗以温补肝肾促孕，方用六味地黄丸加艾叶、肉桂温宫散寒、通行气血；急性子、路路通疏通胞络，终使气血调和，痰瘀俱祛，摄精受孕。

病例2　周某，女，34岁，职工。1990年8月21日初诊。

初诊　人工流产术后6年未孕。3个月前因"宫外孕"手术治疗，术中因左侧输卵管壶腹部妊娠行左侧输卵管切除术。探查发现右输卵管因长期炎症肿胀增粗。出院诊为：①左侧输卵管切除；②右侧输卵管硬化。术后月经规则，色量一般，经中除腰胀或小腹微痛外，余无特殊。表情抑郁，形体瘦弱，舌质淡，尖有瘀点，苔薄白，脉虚细弦。妇科检查：子宫正常大小，质中，右侧附件区增厚、压痛，左侧附件无异常。

诊断　①断绪；②癥瘕。

辨证　血虚气滞，瘀阻胞脉。

治则　养血活血，化瘀通络。

处方　桃仁10g　红花6g　当归10g　川芎10g　赤芍10g　鸡血藤20g　丹参15g　穿破石20g　路路通10g　皂角刺10g　制香附6g

7剂，每日1剂，水煎服，同时嘱其辅以猪蹄甲煲食。

二诊（1990年10月26日）　守上方连服10余剂，药后自觉有少腹胀，舌质淡，苔薄白，脉沉细。药至病所，效不更方，守方加辛窜通络之品。

处方　鸡血藤20g　丹参15g　当归10g　红花3g　赤芍10g　川牛膝10g　泽兰叶10g　路路通10g　甘松10g　柴胡6g　穿山甲粉5g（冲）

7剂，每日1剂，水煎服。

三诊（1990年11月9日） 上方共服14剂，每于药后右下腹隐痛，发作数分钟后自行缓解，现仍隐隐作痛，舌淡红，苔薄白，脉细缓。此属辛窜之品，直达血分，正邪相搏。仍守化瘀通络之法，但防其走窜动血伤正，加用调理肝脾、益气扶正之品，以冀全功。

处方　当归10g　白芍10g　川芎10g　云苓10g　泽泻10g　白术10g　路路通10g　赤芍10g　莪术10g　北黄芪20g　穿破石20g　穿山甲粉5g（冲服）

7剂，每日1剂，水煎服。

四诊（1990年12月21日） 经净已11日，守上述两方交替服用，除腰胀外，余无不适。纳便尚可，舌淡红，苔薄白，脉细。守上法加疏肝通络之品。

处方　柴胡6g　当归10g　赤芍10g　白术10g　云苓10g　路路通10g　威灵仙15g　急性子20g　泽兰10g　莪术10g　穿山甲粉5g（冲）

水煎服，每日1剂。

五诊（1991年1月23日） 用上述方剂加减出入，共服药90余剂，经净后行子宫输卵管碘油造影，发现右输卵管外形及内部结构已基本恢复正常，右输卵管通畅。继予补益肝肾、调理冲任法促孕。

处方　菟丝子20g　覆盆子10g　川枸杞子10g　党参15g　白术10g　当归10g　赤芍6g　熟地15g　仙茅6g　路路通10g

7剂，每日1剂，水煎服。守上方与归芍地黄汤加巴戟天、杜仲、菟丝子、枸杞子等加减出入，半年后怀孕。

按语 本病例初为人工流产手术，肝肾损伤，邪毒乘虚而入，滞于下焦，与瘀血相搏，胞脉受阻，久积成癥。复因手术耗血伤阴，虚瘀夹杂。究其本乃肝肾虚损、肝郁气滞所致，舌尖瘀点、右下腹隐痛、脉虚细弦为虚瘀夹杂之象。在治疗上采用攻补兼施之法，以桃红四物汤、逍遥散、当归芍药散加减，活血化瘀、调理气血。因其为阴虚之体，故攻不宜过于峻猛，以免伤伐生机。鸡血藤、丹参、路路通、穿破石、急性子、莪术、威灵仙等养血行血、辛散温通、化瘀消积而不伤正。穿山甲粉性专行散，善于走窜，能活血散瘀、通行经络，与上述诸药合用则能通瘀化积。待输卵管通畅后，改用补肝肾，调冲任以治本，使气血调和，冲任通盛，则能摄精成孕。

病例3 梁某，女，31岁，工人。1990年2月15日初诊。

初诊 结婚已2年余，迄今未孕。去年5月出现溢乳，量少，色白，质稀。14岁月经初潮，周期50~60日不等。现为经期第7日、量时多时少、色黯夹块，偶有少腹隐痛，子宫、输卵管检查无异常，血清泌乳素检查为16lng/ml。舌淡红，苔薄白，脉弦滑。

诊断　①不孕症；②乳泣。

辨证　肝郁血瘀。

治则　养血调肝。

处方　当归身10g　川芎6g　白芍10g　熟地15g　益母草10g　川续断10g　艾叶6g　蒲黄炭6g　大小蓟各10g　炙甘草5g

5剂，每日1剂，水煎服。

二诊（1990年6月8日） 药后经净。末次月经为3月7日，继而停经，经检查为早孕。但不慎于5月中旬自然流产，并行清宫术。现头晕乏力，纳便尚可，舌淡红，苔薄白，脉细缓。堕胎及清宫后，肝肾受损，血气不足，治宜养血为主，佐以疏解，方用四物汤加味。

处方　熟地15g　当归10g　白芍10g　川芎6g　荆芥6g（后下）　白蒺藜10g　大枣10g　炙甘草6g

7剂，每日1剂，水煎服。

三诊（1990年6月22日） 药已，诸症好转。自流产后乳溢较多，色白，偶可见乳血，量少，舌脉同前。此乃瘀血阻滞肝络，迫血妄行，拟养血调肝，化瘀通络，引血归经。拟桃红四物汤加味。

处方 当归15g 川芎10g 赤芍10g 生地10g 红花6g 桃仁6g 王不留行10g 刘寄奴10g 芡实6g

4剂，每日1剂，水煎服。

四诊（1990年6月29日） 乳溢减少，乳衄已止，经水逾期未至，舌淡红，苔薄白，脉沉细，转用疏肝调经法。

处方 柴胡6g 当归15g 白芍10g 云苓10g 白术10g 薄荷5g（后下） 黄精15g 扶芳藤20g 合欢花6g 素馨花6g 炙甘草5g

4剂，每日1剂，水煎服。

五诊（1990年7月3日） 月经仍未行，无自觉不适，舌脉同前。守上法加养血化瘀涩乳之品，盖乳乃血所化也。

处方 鸡血藤20g 丹参15g 当归10g 川芎10g 赤芍10g 熟地15g 川续断10g 益母草10g 麦芽30g 山楂10g

3剂，水煎服。

六诊（1990年7月10日） 上药1剂后经行，但量少，点滴而下，3日干净。两乳仍有少量溢乳，舌淡红，苔薄白，脉沉细。

处方 柴胡6g 当归10g 白芍10g 云苓10g 白术10g 益母草10g 郁金10g 牛膝10g 素馨花10g 甘草5g

7剂，每日1剂，水煎服。

七诊（1990年7月17日） 昨日又出现阴道流血，溢乳增多，舌淡红，苔薄白，脉沉细。肝失疏泄，络道瘀阻，冲任蓄溢失常，宜养血疏肝，化瘀通络。

处方 熟地15g 当归10g 赤芍10g 川芎6g 桃仁10g 红花10g 丹参15g 路路通10g 穿破石20g 柴胡3g

7剂，每日1剂，水煎服。

八诊（1991年2月20日） 用上述方法加减调理半年，经行正常，除左乳仍有少量溢乳外，余无异常，舌脉如平。转用温补肝肾，调理气血、固本培元种子之法。

处方 菟丝子20g 川枸杞子10g 覆盆子10g 党参15g 白术10g 当归10g 白芍6g 仙灵脾15g 茺蔚子10g 仙鹤草10g 合欢花10g

7剂，每日1剂，水煎服。

九诊（1991年5月24日） 守上方加减出入20余剂，继又怀孕，但不慎于昨日又流产。现恶露量多，色暗红，腰膝酸软，舌淡红，苔薄白，脉细。暂拟养血化瘀。药用生化汤加味。

处方 当归身15g 川芎3g 桃仁2g 姜炭3g 川续断10g 益母草10g 延胡索10g 川杜仲10g 炙甘草5g

2剂，每日1剂，水煎服。

十诊（1992年1月12日） 第2次流产后用养血调肝和温补肝肾两法交替服用，方用黑逍遥加川续断、川杜仲、桑寄生及归芍地黄汤、圣愈汤加菟丝子、川枸杞子、茺蔚子、仙灵脾等药调理，继又怀孕，并于1992年9月29日剖宫产一女婴，重3.6kg。

按语 本案以泌乳和月经稀发为主要表现，血中泌乳素增高，属西医"闭经溢乳综合征"范畴。而中医则从"乳泣"、"月经后期"辨治。由于乳头属肝，乳房属胃，经乳同源，俱为精血所化，冲为血海，冲脉下起于胞宫，上连于乳房，胃气充养，肝气条达，冲脉之血下行胞中则为经水,上行乳房则化生乳汁。若肝血不足,则肝体失养而肝用受碍,失于疏泄,故上则为乳泣,下则为月经失调。肝血虚则肾精不旺,生发无能,故久婚不孕。病例中抓住抑乳调经为治疗重点,从肝肾论治,虽然两次流产,最终仍顺产一女婴。

病例4 陈某,女,30岁。1992年12月10日初诊。

初诊 结婚已2年,迄今未孕。男方精液检查无异常。月经周期规则,色量一般,经行时乳房及小腹微胀,经行第1日小腹剧痛,约10min后自行缓解,平素无何不适。经输卵管通液检查示右输卵管不通,激素检查示黄体功能欠佳。舌尖红,苔薄白,脉弦细。

诊断 不孕症。

辨证 肝肾亏损,胞脉瘀滞。

治则 滋补肝肾,化瘀通络。

处方 熟地15g 淮山药15g 山萸肉6g 北沙参10g 麦冬10g 菟丝子20g 茺蔚子10g 枸杞子10g 路路通10g 皂角刺15g 甘草5g

10剂,每日1剂,水煎服。

二诊(1992年12月19日) 两日前有少许赤带,现已消失,药后自觉良好。舌淡红,苔薄白,脉细。拟益气健脾,佐以温通,从后天补先天。

处方 党参15g 白术10g 云苓10g 陈皮6g 北黄芪20g 桂枝6g 路路通10g 急性子20g 炙甘草6g

4剂,每日1剂,水煎服。

三诊(1992年12月23日) 药已,无何不适,舌脉同前。仍拟温养肝肾,以促生发。

处方 菟丝子20g 川枸杞子10g 茺蔚子10g 路路通10g 急性子20g 鸡血藤20g 仙灵脾15g 巴戟天6g 当归身10g 赤芍10g 红枣10g

7剂,每日1剂,水煎服。

四诊(1993年1月6日) 末次月经为1992年12月1日,现已逾期5日未行,纳寐尚可,舌淡红,苔薄白,脉细滑。经水逾期,恐为孕兆,拟调舒肝气为主,慎用犯胎之品。

处方 柴胡6g 当归10g 白芍10g 白术10g 云茯苓10g 佛手花6g 薄荷5g(后下) 炙甘草6g

3剂,每日1剂,水煎服。

五诊(1993年1月19日) 停经48日,妇检诊为早孕。除胃脘不适外,余无异常,舌淡红,苔薄白,脉细滑。拟调理肝肾,固摄胎元以善后。

处方 醋柴胡5g 当归身6g 熟地15g 淮山药15g 鸡血藤15g 菟丝子20g 麦冬10g 桑叶10g 生地15g 川枸杞子10g 甘草5g

3剂,每日1剂,水煎服。

按语 肾主藏精,肝主生发,在妇女同为先天。肝血肾精充足,则冲任通盛,胞宫得养,胞脉通畅;若肝肾亏损,则冲任失养,胞脉因虚而瘀,因瘀而滞,难以摄精成孕。故治疗补中寓攻,先后天并调,从而取得满意的疗效。

病例5 腾某,女,24岁,工人。1988年11月24日初诊。

初诊 经行腹痛已8年,月经周期尚规则,经量中等、色暗红、夹块,常于经行第1~2日出现小腹剧痛,汗出欲呕,不能坚持工作,食止痛片可暂缓一时。1986年结婚,夫妻同居,迄今未孕。现纳差,饮食不慎则易泄泻,能寐多梦,舌尖红、中裂,舌苔后半部黄厚,脉弦细。妇科检查子宫附件均正常。

诊断 ①痛经；②不孕症。

辨证 阴虚血热，瘀阻胞络。

治则 养阴清热，化瘀导滞。

处方 鸡血藤20g 丹参15g 当归6g 白芍10g 赤芍10g 丹皮10g 地骨皮10g 延胡索10g 益母草10g 甘草6g

3剂，每日1剂，水煎服。

二诊（1988年12月15日） 服药后12月12日经行，小腹疼痛明显减轻，现为经行第3日，经量、经色正常，舌淡，苔薄白，脉沉细。拟养血为主，少佐温行。

处方 鸡血藤20g 丹参15g 白芍10g 何首乌15g 艾叶3g 益母草10g 川续断10g 旱莲草15g 甘草6g

3剂，每日1剂，水煎服。

三诊（1989年3月9日） 守上两方加减服用10余剂，经行腹痛消失。现为经行第4日、量少欲净，舌淡红，苔薄白，脉细。拟调补气血，温肾促孕法。

处方 菟丝子20g 川枸杞子10g 覆盆子10g 车前子10g 五味子6g 党参15g 白术10g 仙茅6g 当归10g 熟地15g 仙灵脾15g

7剂，每日1剂，水煎服。

四诊（1989年3月17日） 近日来自觉腰酸，大便干结，舌尖红，苔薄白，脉弦细滑。拟养血滋阴，增水行舟。

处方 玄参15g 生地15g 麦冬10g 当归10g 白芍10g 女贞子10g 桃仁6g 玫瑰花6g 甘草5g

3剂，每日1剂，水煎服。

五诊（1989年4月23日） 末次月经为1989年3月5日，迄今经水未行，经检查为早孕。舌尖红，苔薄白，脉沉细滑。拟调理气血，固肾安胎。

处方 菟丝子10g 当归身3g 川芎2g 厚朴2g 枳壳2g 荆芥2g 羌活2g 艾叶2g 浙贝2g 炙黄芪6g 炙甘草3g

3剂，每日1剂，水煎服。

1991年随访，于1989年12月17日顺产一男婴，嗣后痛经未再复发。

按语 病例由素体阴虚内热，津液受灼，血结不通，经欲行而不畅，不通则痛，故经行小腹剧痛；瘀积阻滞胞络，冲任不能相资，故久婚不孕。初诊用地骨皮饮加味意在养阴清热、凉血化瘀，因瘀积非温不行，故二诊在养血行血的基础上反佐一味艾叶以温宫化瘀。三诊痛经消失，经脉舒畅，则用五子衍宗丸加味以补气血、益肝肾，以促生发。四诊在滋肾养阴的基础上加桃仁、玫瑰花补中有行，舒发肝气。如此标本兼顾，使阴阳平衡，气血调和，经络舒畅，自能受孕生子。

病例6 黄某，男，39岁，个体商贩。1990年7月30日初诊。

初诊 6年前生育1胎后迄今未育。夫妻性生活正常，平素腰酸，容易疲劳，时而太阳穴隐痛，不能久视，纳便正常。精液常规检查：量3ml，色乳白，质稠，死精60%，畸形35%，计数2.3亿/ml。舌淡红，苔黄厚，脉弦细。

诊断 不育症。

辨证 肝肾阴虚，精血亏损。

治法 滋养肝肾。

处方 熟地15g 淮山药15g 山萸肉6g 北沙参10g 麦冬10g 女贞子10g 旱莲草20g 丹皮6g 云苓6g 泽泻6g 夜交藤20g

4剂，每日1剂，水煎服。

二诊（1990年10月11日） 药已，自觉精神较佳。舌淡红，苔薄白，脉细弦。守上法，佐以益气生精，以冀阳生阴长。

处方　菟丝子20g　川枸杞子10g　覆盆子10g　补骨脂10g　黄精15g　党参15g　柴胡6g　淮山药15g　芫蔚子10g　鸡血藤20g

12剂，每日1剂，水煎服。

三诊（1991年1月21日） 用上述两方交替加减服用20余剂，原头痛消失，视力好转，除偶有腰酸外，余无不适。复查精液常规：死精40%，畸形20%，计数1.08亿/ml，仍守上法，平补阴阳。

处方　菟丝子20g　车前子10g　川枸杞子10g　覆盆子10g　五味子5g　淮山药15g　山萸肉10g　鸡血藤20g　丹皮10g　红枣10g

7剂，每日1剂，水煎服。

四诊（1991年5月2日） 守上方加减出入共服药21剂，药后精神、饮食、二便俱佳，舌淡红，苔薄白，脉细缓。拟滋养兼壮阳。即"补阴配阳"之义。

处方　菟丝子20g　川枸杞子10g　覆盆子10g　黄精15g　肉苁蓉15g　锁阳10g　党参15g　紫石英20g　红枣10g

7剂，每日1剂，水煎服。

1992年5月随访，其妻末次月经为1991年4月12日，于1992年1月顺产一男婴。

按语　肝藏血，肾藏精，肝血肾精充盈则精壮而生机蓬勃；肝肾阴虚，精血亏损，水不济火，虚火内炽，真阴耗竭，精子无法生存则死精、精子畸形。肝血不足以濡养外窍则不能久视；肾精亏虚，外府失养则腰酸，脉弦细为精血不足之象。初诊首用六味地黄汤合二至丸，滋养肝肾，壮水济火；二诊则用五子衍宗丸去五味子、车前子加黄精、芫蔚子补中有化；党参、淮山药、鸡血藤健脾益气、养血行血，补而不滞，柴胡疏肝生发。全方除注重滋养肝肾外，兼以调理气血。经上述两方交替治疗，复查精液常规已有进步。四诊、五诊均守前法，用五子汤加味，选用肉苁蓉、黄精、锁阳、紫石英等补而不腻、温而不燥，壮阳益肾生精，最终取得理想疗效。

病例7　钟某，男，35岁，教师。1990年3月29日初诊。

初诊　结婚已6年，最初3年夫妻两地分居，近3年夫妻同居，性生活正常，但迄今未育。自婚后常出现早泄，平素亦常感腰酸、易疲劳，纳便正常。检查外生殖器及其他均无异常。精液常规：量3ml，死精80%，畸形15%，计数7.5千万/ml。舌淡红，苔薄白，脉弦细。

诊断　不育症。

辨证　肝肾阴虚。

治则　滋养肝肾。

处方　熟地15g　淮山药15g、山萸肉6g　北沙参10g　麦冬10g　菟丝子20g　川枸杞子10g　覆盆子10g　扶芳藤10g　丹皮6g　茯苓6g　泽泻6g

4剂，每日1剂，水煎服。

二诊（1990年5月21日） 守上方加减服药30余剂，自我感觉甚佳。复查精液常规：死精30%，畸形15%，计数1亿/ml。现口苦，尿黄，舌淡红，苔薄白，脉弦细滑。效不更方，守方出入。

处方　熟地15g　淮山药15g　萸肉6g　北沙参10g　麦冬10g　鸡血藤20g　丹参15g　夜交藤20g　白芍10g　丹皮6g　茯苓6g　泽泻6g

7剂，每日1剂，水煎服。

三诊（1990年11月22日）　上方连服55剂。复查精液常规：死精15%，畸形10%，计数1.1亿/ml。除偶有腰酸、早泄外，余无不适。治在原基础上温肾壮阳。

处方　熟地15g　淮山药15g　萸肉10g　当归身6g　白芍10g　沙蒺藜10g　川枸杞子10g　覆盆子10g　五味子5g　川杜仲10g　炙甘草5g

10剂，每日1剂，水煎服。

四诊（1991年3月28日）　上方已服30剂。复查精液常规：量3ml，死精1%，畸形45%，计数1.05亿/ml。精神欠佳，四肢痿软，夜寐多梦，舌淡红，苔薄白，脉缓。治除滋养肝肾外，佐以益气健脾，从后天补先天。

处方　党参15g　炙黄芪20g　核桃肉20g　菟丝子20g　川枸杞子10g　蛇床子5g　白术10g　黄精15g　红枣10g

7剂，每日1剂，水煎服。

五诊（1991年7月11日）　守上方服约30余剂，复查精液常规：死精15%，畸形10%，量8.8万/ml。乏力好转，余无不适，舌脉同前。守上法继服。

处方　党参15g　炙黄芪20g　黄精15g　紫石英20g　淮山药15g　菟丝子20g　川枸杞子10g　覆盆子10g　车前子6g　五味子6g　红枣10g

10剂，每日1剂，水煎服。上药服至20余剂时，其妻已妊娠。

按语　肾藏精而为水火之脏、生殖之本；肝藏血而致生发条达，肾之阴精充盈，肝之气血调和，则性功能正常，能作强生发，交而成孕。若肝肾阴虚，精血亏损，水不济火，则虚火内炽，煎熬津血，使精子难以生存而死亡，故交而不育。案中从初诊至三诊以六味地黄与五子衍宗加减出入调理肝肾，滋水济火，坚持守方治疗，使死精数量从原来80%降至1%，但畸形精子却有增多之势，根据脉证来看，与后天脾胃虚弱有关。故从四诊开始，注重补气益脾，在原滋补肝肾的基础上，加用党参、白术、黄芪、淮山药等补脾肾之气，使血足气旺，精子健壮，历经1年多的治疗，终能孕育。

病例8　陈某，女，33岁。1991年5月7日初诊。

初诊　婚后5年不孕。经量偏少、色暗红，经前乳房胀痛，瘙痒，小腹胀痛，肛坠欲便，经后诸症减轻。现为经行第4日、量少未净，伴纳呆，夜寐欠佳，脘腹胀满，得矢气则舒，大便溏薄，舌质淡，苔薄白，脉细。婚前曾人工流产2次，自然流产1次。就诊前曾在市某院行输卵管通液术，提示双侧输卵管不通。子宫输卵管碘油造影示：双侧输卵管伞端堵塞。基础体温测是3个月均呈单相。

诊断　断绪。

辨证　肝肾亏损，冲任损伤，胞脉不通。

治则　舒肝调气，养血通脉。

处方　鸡血藤20g　丹参15g　当归10g　川续断10g　川芎6g　益母草10g　合欢花10g　谷芽20g　炙甘草6g

3剂，水煎服，每日1剂。

二诊（1991年5月14日）　药后月经于5月9日干净，乳房胀痛消失，仍腹胀，时有便意，纳少，便溏，舌淡红，苔白稍厚，脉细。拟补益肝脾，活血通脉之法。

处方　当归10g　白芍10g　川芎10g　茯苓10g　泽泻10g　白术10g　路路通10g　皂角刺15g　甘草5g　穿山甲粉5g（冲服）

水煎服，每日1剂，连服6剂。

三诊（1991年5月21日）　药已，腹胀堕感大减，但久立后腰腹仍胀，大便溏薄，舌质淡，苔薄白，脉细。此为脾肾之气尚未恢复，肝血不足所致。拟益气养血，调肝健脾益肾，佐以通行。上方加补肾之品。

处方　菟丝子20g　枸杞子10g　覆盆子10g　茺蔚子10g　党参15g　穿破石10g　桃仁6g　仙茅6g　红花3g　丹参15g　红枣10g

水煎服，每日1剂，连服39剂。

四诊（1991年7月16日）　7月5日经行，经量仍少，但经血色红，无血块，经前、经期无不适，胃纳一般，大便正常，舌淡红，苔薄微黄，脉细弦。此乃肝肾两虚，精血不足之症。遂停用化瘀通行之品，改用温养肝肾、补血生精为主，以促进气血的恢复。

处方　菟丝子20g　枸杞子10g　茺蔚子10g　当归10g　山药10g　杜仲10g　党参15g　柴胡3g　熟地15g　炙甘草5g

连服21剂后受孕，于1992年3月，足月分娩一男婴。

按语　肾藏精而主生殖，肝主生发，冲主血海，任主胞胎，肝肾精血充盈，冲任二脉通盛，胞宫得以温阳，则能摄精成孕。本病例患者3次流产后继发不孕，属肝肾亏损，冲任损伤，气血不足，胞脉瘀阻，本虚标实，虚实夹杂之证。若一味攻瘀，则虚者更虚，气血难复；若单纯温补肝肾，调养冲任，则胞宫瘀积难除。故治拟攻补兼施为治则。初诊症见月经量少，纳食不振，乳房、小腹胀痛等，为虚中有瘀、虚瘀夹杂之象，故投鸡血藤、丹参、当归生血化瘀；川芎、益母草活血调经；川续断补肝肾通血脉；合欢花疏肝解郁、顺气调经，诸药合用，可达调养中有通行、化瘀不伤正的目的。二诊气血渐复，肝能条达，但恐初诊之方化瘀通络乏力不足，故在调肝脾、气血方剂中加入路路通、皂角刺、穿山甲粉以加强活血化瘀通行之力。三诊投菟丝子、枸杞子、仙茅、淫羊藿、党参、白术等养肝补肾、健脾益气、填精补血，使肝肾得补、气血调和，同时配伍桃仁、红花、皂角刺、穿破石等以化形通络。四诊改用补肾养血为主，以促进气血的充盛而易于摄精。如此标本兼治，气血调达，胞脉畅通，故能受孕生子。

不孕一病，现有原发性不孕与继发性不孕之分，前者称为"全无子"，临床以先天不足、肝肾亏虚和虚实夹杂多见。后者古称为"断绪"，多为冲任损伤、虚实夹杂之变，本病的治疗应本着辨证施治的原则，虚者以调补肝肾、气血、冲任为主，实者宜疏肝行气、活血化瘀、利湿祛痰。但临床上多为虚实夹杂之变，无纯虚纯实之分，故补养中要注意通行，行气活血中要注意扶正，或用攻而不峻，行而不破之品，以照顾到本病的特点。如病例1为脾肾阳虚，由于脾肾失于温煦，痰湿阻滞胞宫胞脉而致胞脉不通，在治疗上既要注意补益脾肾，又要温经通络祛痰，两者交替进行。病例4为肝肾亏损，则滋补之中仍兼以通行，如在一派滋补中加路路通、皂角刺、急性子等，补中有化，化中有补。病例2、病例8是因冲任损伤，血瘀气滞，胞脉不通，冲任不能相资成孕。病例2以活血化瘀为主，病例8则以疏调肝气为主，根据正气的强弱，采用徐图缓攻的方法，或攻补兼施，或先补后攻，或先攻后补，时时顾护到气血冲任，而收瘀祛络通、冲任相资、摄精成孕的目的。病例3以泌乳和月经稀发为主要表现，治疗较为棘手，但在辨证中抓住肝主疏泄、主血海、主生发的特点，从肝论治，初诊一剂方药即中病机，停经受孕，但因根基不固，出现流产。二诊在补肾体时，用行气活血之品以助肝用，使其疏泄有度，气血调和，再次怀孕，但因补肾的力度不够，再次流产。自四诊之后，治疗上改用补肝与温肾交替进行、固本培源，终于第3次妊娠成功。病例5以痛经为主证，乃阴虚血热、瘀滞胞宫所致，治疗在一派养阴凉血中仍不忘通行，待痛经消失、经脉舒畅之时，再用调补肝肾以治本促孕。所选方药，体现了寒而不凝、补而不滞的特点。病例6、病例7均为男子不育，以肝肾阴虚为主，治疗上注重壮水制火、补阴配阳，在滋补中少佐茺蔚子、车前子化瘀通利、疏通经络，且坚持守方治疗，终于达到目的。由此可见，治疗不孕、不育贵在辨证求因，审因论治，有是证用是法，注意以调补肝肾为主，兼以化痰、利湿、通络，使脏腑、气血、阴阳调和，精血充足，则受孕有期。

2. 癥瘕（8例）

病例1 黎某，女，26岁，农民。1991年6月24日初诊。

初诊 1991年4月15日因右侧卵巢区大囊肿而行手术切除，术中发现左侧卵巢亦有拇指大囊肿。术后月经周期超前1周左右，并出现阴吹，阴道簌簌有声，每日5~6次，尤以活动或体位改变时明显。3日前在区医院B超检查示："子宫左前方见27mm×28mm液性暗区，提示左卵巢囊肿"。现纳少，便溏，阴吹，左少腹隐隐作痛，带下量多、色白，舌淡红，苔薄白，脉细。

诊断 ①癥瘕；②阴吹。
辨证 气虚痰瘀互结。
治则 益气化痰，祛瘀消癥。
处方 黄芪20g 茯苓20g 桂枝6g 赤芍10g 桃仁10g 丹皮10g 生牡蛎30g（先煎）瓦楞子10g 猫爪草10g 土茯苓30g 香附10g 鸡血藤20g

7剂，每日1剂，水煎服。

二诊（1991年7月2日） 上药共服21剂。左少腹痛消失，阴吹次数减少。7月15日行经，量较多，色暗红，夹块，现为经行第4日，经量已减，腰酸，左少腹隐痛，舌淡红，苔薄白，脉细。经行之际，拟补肾养血之法。

处方 鸡血藤20g 丹参15g 当归10g 川芎6g 赤芍20g 川续断10g 熟地15g 益母草10g 炙甘草6g

4剂，每日1剂，水煎服。

三诊（1991年7月23日） 药已，月经6日已净。现胸闷欲呕，痰多质稠，带多如脓、黄白相兼，阴痒时作，舌淡红，苔薄白，脉细。痰湿中阻，上逆则呕，下注则为带，宜健脾为主，以清痰源。方用小柴胡汤加味。

处方 柴胡6g 党参15g 黄芩6g 制半夏10g 小茴香6g 生姜10g 红枣10g 炙甘草6g

3剂，每日1剂，水煎服。

药后，诸症消失。7月25日复查B超：子宫附件正常，左卵巢囊肿消失。继服6月24日方7剂巩固治疗。

按语 素体脾肾气虚，阳气不足，脾失健运，水湿不化，聚而生痰，痰湿阻滞胞络，与血气相搏结，积而成癥。术后气血损伤，正虚邪盛，故癥积增大。中气不足，溲便为之变，府气失循于常道，故阴中气体喧扰；脾虚失运则纳少，便溏；水湿下注则带下量多色白。治用桂枝茯苓丸温化痰湿，加黄芪，鸡血藤补气养血，补而不滞；生牡蛎、猫爪草、瓦楞子软坚散结，香附疏肝理气。其中茯苓与土茯苓合用，既加强健脾渗湿之功，又有解毒祛秽之功。诸药合用，攻补兼施，缓消包块。二诊、三诊随证处方，但始终注意以健脾化痰为宗。经过1个月的治疗，终于收到理想的疗效。

病例2 张某，女，29岁，工人。1991年11月8日初诊。

初诊 1990年11月12日因右侧盆腔包块在医学院行右卵巢囊肿加左卵巢楔形切除术，术后病理检查报告为卵巢巧克力囊肿。于1991年1月B超复查：左下腹膀胱外方有7.4cm×6.4cm×4.1cm、子宫左旁有4.8cm×3.1cm×2.3cm及1.6cm×1.4cm圆形液性暗区，提示盆腔多发性囊肿占位。要求服中药治疗。平素月经不规则，时而超前，时而错后1周以上，诊时无何不适，纳便正常，舌淡红，苔薄白，脉细。

诊断 癥瘕。

辨证　湿瘀搏结，积而成癥。
治则　活血化瘀，软坚消癥。
处方　鸡血藤20g　丹参15g　当归10g　川芎6g　赤芍10g　白术10g　土茯苓20g　泽泻10g　莪术10g　猫爪草10g　瓦楞子10g

7剂，每日1剂，水煎服。

二诊（1992年3月3日）　守上方连续服用3个月，月经周期已恢复正常。效不更方，守上方加减。

处方　当归10g　川芎6g　赤芍10g　白术10g　土茯苓20g　泽泻10g　莪术10g　海藻10g　夏枯草10g　猫爪草10g　金银花藤20g

7剂，每日1剂，水煎服。

三诊（1992年5月8日）　上方连服20余剂，4月20日经行，量中，色鲜无块，迄今未净。纳便正常，舌淡红，苔薄白，脉细。拟化瘀止血法。

处方　煅牡蛎30g　山楂15g　瓦楞子10g　海螵蛸10g　仙鹤草10g　葛根10g　荆芥炭10g　炙甘草6g

4剂，每日1剂，水煎服。

四诊（1993年11月5日）　服上方后血止。嗣后用二诊方加减出入，每月服药10余剂，于10月18日B超复查：子宫大小形态正常，左卵巢3.3cm×1.9cm，内见1.3cm×1.3cm类圆形无回声团，右卵巢未见占位性改变。继服原方7剂以巩固疗效。

按语　《灵枢·水胀篇》肠覃的描述，颇似卵巢囊肿。其病机多为寒气客于肠外，与卫气相搏，气不得荣，不荣则滞，气滞血凝，积聚而成。但由于胞宫位于下焦阴湿之地，故湿瘀互结，又为本病的特征。本病例以仲景当归芍药散去茯苓易土茯苓为主方，湿瘀并治，佐以养血化瘀、软坚散结之品，坚持守方服药，徐图缓攻，使多发性的囊肿得以消除。

病例3　屈某，女，27岁，干部。1991年5月30日初诊。

初诊　15岁初潮，月经常错后10日左右，间有2～3月1行，经量较少。本次月经为1991年2月28日，因停经2月余，到某市院检查发现右附件包块，当时疑为"宫外孕"住院，后复查为早孕而行人工流产术。当时妇检发现子宫前方有一鸽蛋大包块，囊性，与子宫粘连。B超检查示子宫右侧5cm×3.5cm液性包块。刻诊：夜难入寐，夜尿2～3次，咽疼，牙龈肿痛，纳可，大便干结。舌淡红，苔薄黄，脉细弱。

诊断　癥瘕。
辨证　肝肾阴虚，气滞血瘀。
治则　第一步：滋养肝肾，清热泻火；第二步：行气活血，软坚消癥。
处方　熟地15g　淮山药15g　萸肉6g　北沙参10g　麦冬10g　白芍20g　牛膝6g　木蝴蝶5g　丹皮6g　云苓6g　泽泻6g

4剂，每日1剂，水煎服。

二诊（1991年6月10日）　药后能寐，咽、齿痛消失。月经逾期未行，两少腹胀痛未作，纳便正常，舌尖红，苔薄白，脉细弱。拟养血通经法。

处方　鸡血藤20g　丹参15g　当归10g　川芎6g　赤芍10g　熟地15g　川续断10g　益母草10g　路路通10g　急性子20g　炙甘草6g

3剂，每日1剂，水煎服。

三诊（1991年6月24日）　药已，月经已行，量少色黯，4日干净。现两少腹隐痛，口苦，夜难入寐，舌尖红，苔薄白，脉沉细，拟活血化瘀消癥法。

处方　桃仁 10g　红花 6g　赤芍 10g　当归 10g　川芎 10g　鸡血藤 20g　丹参 15g　穿破石 20g　路路通 10g　皂角刺 15g　香附 10g

7剂，每日1剂，水煎服。

四诊（1991年8月4日）　药后自觉下腹部收缩感，阵发性隐痛，数分钟后消失。守上方随证加减服药月余，复查B超：子宫 5.8 cm×4.0cm×3.2cm，两附件未见异常。继用逍遥散加味调理气血以善后。

按语　初潮则经行错后，经量偏少，显系肝肾不足所致。肝血不足，则肝郁而气机不畅，血行瘀滞；肾阴亏虚，则虚火内扰，炼液为痰，痰瘀互结而成癥。又因人工流产手术，阴血更伤，阴虚火旺，虚火上炎，故咽疼、牙疼、夜难入寐。本着急则治其标的原则，初诊用六味地黄加沙参、麦冬滋养肝肾，牛膝既壮腰膝，又能引虚火下行，木蝴蝶清热利咽，药能对证，故阴虚火旺得以平熄。二诊因虚瘀夹杂为患，经水逾期未行，故用四物汤加鸡血藤、丹参补血行血；川续断补肝肾调冲；益母草化瘀，路路通、急性子通络行经。三诊后治疗重点在化瘀消癥，方用桃红四物汤加味攻补兼施，连续用药1个月，收到阴阳平衡、瘀消癥除之效。

病例4　杨某，女，34岁，工人。1990年11月9日初诊。

初诊　检查发现卵巢囊肿20日。1985年曾因左侧卵巢肿瘤在医院手术治疗，术时病理检查为畸胎瘤及部分黏液性乳头状囊腺瘤。术后曾化疗以防恶变。1990年10月因少腹疼痛到医院检查，B超示子宫右后方见 2.7cm×3.9cm 液性暗区。自手术后月经时有超前，色量尚正常。现右少腹疼痛，头晕，纳便尚可，舌淡红，苔薄白，脉虚细。

诊断　癥瘕。
辨证　痰湿阻滞，气滞血瘀。
治则　豁痰除湿，化瘀消癥。
处方　生牡蛎 30g（先煎）　丹参 15g　赤芍 10g　刘寄奴 10g　泽兰 10g　凌霄花 10g　白芥子 10g　土茯苓 20g　浙贝 10g　香附 10g　威灵仙 10g

7剂，每日1剂，水煎服。

二诊（1990年11月20日）　药已，偶有少腹胀，阴道有少量黑色分泌物，余无不适。舌淡红，苔薄白，脉细。治在原法基础上健脾益气。

处方　当归身 10g　赤芍 10g　生牡蛎 30g（先煎）　鸡血藤 20g　党参 15g　土茯苓 20g　白术 10g　陈皮 5g　炙甘草 6g

7剂，每日1剂，水煎服。

三诊（1990年12月25日）　药后阴道流血已止，现无何不适，纳便正常，舌淡红，苔薄白，脉沉细。继服初诊方药20余剂，于1991年4月B超复查，右侧卵巢囊肿已消失。

按语　痰湿内停，阻滞胞脉，与血气相结，积于下焦而形成癥块，因其为痰湿瘀结而成，故大多呈"液性"。湿瘀阻滞，气血运行不畅，气滞血瘀，故少腹疼痛；痰湿上犯清空，故头晕。治疗以软坚消癥为原则，用药大多选用既能化瘀，又能利湿之药，如泽兰、益母草等。如无热象者，可用桂枝、苍术、制半夏、白芥子等辛温燥湿化痰，其中土茯苓既能解毒除秽，又可利湿，临床多用。本病例有痰湿蕴久化热之势，除选药平和柔润外，方中配伍一味凌霄花，既可清下焦冲任伏火，又可化瘀消癥。由于痰湿之生，源于脾胃，故补益脾胃，使之健运，为巩固疗效中重要的一环。

病例5　唐某，女，44岁，干部。1993年5月21日初诊。

初诊　10余年来，月经周期常提前7日左右，经量较多，甚时顺腿而下，色暗红，夹块，经前乳房胀痛，纳差。最近检查发现右侧卵巢囊肿（3.5cm×4.3 cm）。平素无何不适，纳便正常，舌淡红，苔薄白，脉弦滑。

诊断 ①癥瘕；②月经量多。

辨证 湿瘀阻滞下焦，损伤冲任。

治则 养血化瘀，软坚消癥。

处方 鸡血藤20g 丹参15g 丹皮10g 夏枯草15g 瓦楞子10g 茜根10g 海螵蛸10g 当归身10g 猫爪草10g 生牡蛎30g（先煎），红枣10g

7剂，每日1剂，水煎服。

二诊（1993年6月4日） 5月28日经行，经量略减，血块亦减少。现经净2天，纳呆，口淡无味，舌淡红，苔薄白，脉细弦。拟健脾益气佐以消积。

处方 党参15g 白术10g 茯苓10g 陈皮6g 鸡血藤20g 丹参15g 莪术6g 益母草10g 炙甘草6g

7剂，每日1剂，水煎服。

三诊（1993年6月12日） 上药服至6剂时，阴道有少量淡红色分泌物，现已消失。纳差，舌淡红，苔薄白，脉细。仍守原法，佐以健胃消食。

处方 生牡蛎30g（先煎） 浙贝10g 玄参15g 山楂10g 夏枯草10g 生谷芽20g 莪术10g 鸡血藤20g 丹参15g 红枣10g

连服14剂。

四诊（1993年7月2日） 药后纳食增加，余无异常。舌淡红，苔薄白，脉细。仍拟湿瘀并治法。

处方 当归10g 川芎6g 赤芍10g 白术10g 土茯苓20g 泽泻10g 莪术10g 刘寄奴15g 泽兰10g 益母草10g 甘草5g

14剂，每日1剂，水煎服。

五诊（1993年8月19日） 除便溏外，纳可。近2个月来月经规则，经前乳胀消失，经量明显减少，经后复查B超，卵巢囊肿已消失。仍服上方7剂以巩固疗效。

按语 经行产后，起居不慎，或恚怒伤肝，气滞血瘀；或忧思伤脾，气滞血瘀湿阻，湿瘀阻滞下焦，日久则形成癥瘕。本病例因湿瘀久居下焦，损伤冲任，故表现为月经量多、月经先期。因流血过多，血海不足，肝失所养，肝气郁结，横逆犯胃，形成肝胃不和的病机。病情虚实夹杂，故治疗上采用攻补兼施法，注意用鸡血藤、当归身、红枣、党参、白术等柔肝益气健脾，并选用生牡蛎、浙贝、瓦楞子、猫爪草软坚化痰，使脾胃运化功能逐渐恢复，囊肿也随之消失。

病例6 谢某，女，39岁，工人。1992年12月12日初诊。

初诊 检查发现子宫肌瘤1年余。月经周期尚规则，但经前小腹疼痛，行经时疼痛加剧，不能坚持工作。月经量多，色黯红，夹块，5日左右干净，末次月经为1992年12月7日。平素无任何不适，纳寐尚可，二便如常。于1990年5月13日B超检查：子宫左后壁见4.9cm×3.1cm×2.8cm低回声区，提示子宫肌瘤并腺瘤可能。舌淡红，苔薄白，脉沉细。

诊断 ①癥瘕；②痛经。

辨证 血瘀气滞，积久成癥。

治则 软坚散结，化瘀消癥。

处方 黄芪20g 桂枝6g 赤芍10g 丹皮10g 土茯苓20g 鸡血藤20g 山楂10g 益母草10g 延胡索10g 莪术10g 红枣10g

7剂，每日1剂，水煎服。

二诊（1993年1月6日） 守上方加减服药20余剂，1月2日行经，腹痛大减，现经血欲净，无何不适，舌淡红，苔薄白，脉细。守原方继续调治。

处方 茯苓15g 赤芍10g 丹皮10g 桃仁10g 莪术10g 刘寄奴10g 威灵仙15g 丹参15g 当归10g 海藻10g 红枣10g

7剂，每日1剂，水煎服。

三诊（1993年2月24日） 上药坚持服用至今。2月1日经行，量多，色红，夹少量血块，伴小腹隐痛，但能坚持工作。近日来咽痛、口干不欲饮，夜寐多梦，舌淡红，苔薄白，脉细。证属久服辛温，有伤津之象，拟养阴软坚散结法。

处方 当归10g 赤芍10g 川芎6g 土茯苓20g 泽泻10g 泽兰10g 生牡蛎30g（先煎） 浙贝10g 玄参15g 益母草10g 红枣10g

水煎服，每日1剂。

四诊（1993年4月15日） 守初诊与三诊方交替加减服用1年余，复查子宫肌瘤从缩小至消失。

按语 中医学无"子宫肌瘤"病名，但由于发生在小腹部，固定不移，乃瘀血内停，气机受阻，久积成癥。因瘀阻于内，冲任气血郁滞，经血运行不畅，故经前、经中小腹疼痛，瘀血不去，新血不得归经，故月经量多；瘀血凝结，则色黯夹块。治宜化瘀消癥法。方用桂枝茯苓丸加减，本方具有活血化瘀作用，是治疗"宿有癥痼"之轻剂，故常加莪术、刘寄奴、威灵仙以增强其活血化瘀之力；加猫爪草、夏枯草、海藻以软坚散结，加黄芪、当归、红枣益气补血，防其攻伐太过，并坚持守方治疗使肌瘤消失，痛经亦随之而愈。

病例7 覃某，女，37岁，职工。1993年2月23日初诊。

初诊 1992年12月因带下夹血丝而到医院就诊，经检查发现子宫肌瘤。平素带下时多时少，偶夹血丝。月经超前5～7日，经前乳反胀痛，腰痛，末次月经为2月12日。现带下量多、色白，伴头晕胸闷，纳寐尚可，二便正常，舌淡红，苔薄白，脉细缓。B超显示子宫4.6cm×5.1cm×6.5cm，宫颈后方见1.3cm×2.5cm肌瘤。

诊断 癥瘕。

辨证 湿瘀阻滞，积而成癥。

治则 健脾利湿，软坚化瘀消癥。

处方 当归10g 川芎6g 赤芍10g 土茯苓20g 白术10g 泽泻10g 生牡蛎30g（先煎） 玄参15g 浙贝10g 海藻10g 香附10g

3剂，水煎服，每日1剂。

二诊（1993年2月27日） 药已，自觉胃脘隐痛，大便溏烂，恶心欲吐，舌淡红，苔薄白，脉细略数。

处方 生牡蛎30g（先煎），浙贝10g 玄参15g 夏枯草10g 莪术10g 苍术10g 鸡血藤20g 三棱6g 香附10g 威灵仙15g 红枣10g

7剂，每日1剂，水煎服。

三诊（1993年3月20日） 上药已服14剂，胃脘痛消失。3月11日行经，经前乳胀减轻。因过食煎炒之品，现大便干结，尿道灼痛，舌淡红，苔微黄，脉细。温燥伤阴，治宜在原基础上加养阴清热之品。

处方 生牡蛎30g（先煎） 浙贝10g 玄参15g 夏枯草10g 鸡血藤20g 威灵仙15g 凌霄花10g 荷叶10g 麦冬10g 红枣10g

7剂，每日1剂，水煎服。

四诊（1993年5月15日） 守上方随证加减共服药近3个月，带下基本正常，余症消失，复查B超，示子宫及附件未见异常。

按语 脾运化水湿，脾虚失于健运，则水湿不化，聚而生痰，痰湿下注，阻滞胞宫胞络，蕴久化热，湿热瘀结，积而成癥。初诊当归芍药散合消瘰丸合用，以软坚化瘀利湿消癥。二诊因患者有血虚内热的表现，故改用以消瘰丸为主凉血化瘀，清热利湿，缓消包块。守方间以猫爪草、夏枯草、桃仁、莪术、土茯苓等药加减进退，最终使脾气健运，湿痰消除，癥瘕消散。

病例8 黄某，女，40岁，干部。1991年12月23日初诊。

初诊 多年来月经尚规则，但月经量少，经前头痛剧烈，伴小腹隐痛。今年4月份检查发现子宫肌瘤2.5 cm×2.6cm。末次月经为11月26日，现无何不适，纳寐尚可，二便正常，舌淡红，苔薄白，脉细。

诊断 ①癥瘕；②经行头痛。

辨证 血瘀气滞，瘀阻脉络，积久成癥。

治则 活血化瘀，软坚消癥。

处方 当归10g 川芎10g 赤芍10g 茯苓10g 白术10g 泽泻10g 生牡蛎30g（先煎） 瓦楞子15g 海螵蛸10g 益母草10g 炙甘草6g

3剂，每日1剂，水煎服。

二诊（1991年12月31日） 药已，月经于12月24日来潮、量少、色黯，现仍点滴未净，伴右偏头痛，咽痛，大便干结，胃脘隐痛，夜寐欠佳，舌淡红，苔薄白，脉细。瘀血内阻，经络不畅，拟养血化瘀法。

处方 熟地15g 当归身10g 川芎6g 白芍10g 鸡血藤20g 丹参15g 川续断10g 益母草10g 泽兰10g 莪术10g 炙甘草6g

3剂，每日1剂，水煎服。

三诊（1992年1月3日） 昨日经净，头痛消失。仍觉咽痛，口干不欲饮，胃脘隐痛，大便干结，舌红少苔，脉细。拟滋阴清热，软坚化瘀。药用桃红四物汤加味。

处方 生地15g 当归身10g 川芎6g 赤芍10g 桃仁10g 红花6g 生牡蛎30g（先煎） 玄参15g 浙贝10g 猫爪草10g 香附10g

7剂，每日1剂，水煎服。

四诊（1992年1月31日） 守上方共服药28剂，1月23日经行，经量偏少，但经行头痛减轻。现左少腹隐痛，胃脘不适，舌淡红，苔薄白，脉细。

处方 茯苓20g 桂枝6g 丹皮10g 桃仁10g 赤芍10g 当归10g 丹参15g 瓜蒌壳10g 连翘10g 山楂10g

7剂，每日1剂，水煎服。

五诊（1992年2月11日） 药已，仍觉左少腹隐痛，带少而黄，纳少，大便溏烂，舌淡红，苔薄白，脉细。证为湿瘀蕴结所致，治宜化瘀利湿。

处方 当归身10g 川芎6g 赤芍10g 白术10g 茯苓10g 泽泻10g 金银花藤20g 连翘20g 延胡索10g 莪术10g 海藻10g

7剂，每日1剂，水煎服。

六诊（1992年11月3日） 数月来守上方加减化裁，经行头痛消失。B超复查，原子宫肌瘤缩小至0.7 cm×0.8cm，继予五诊方药调理。

按语 瘀血内阻，气机不利，积久成癥。癥积已成，瘀阻胞脉，血行不畅，故经来量少、色黯夹块。血瘀气滞，不通则痛，故经前腹痛。瘀阻经络，每逢经行则瘀随血动，故头痛剧烈。治疗采用活血化瘀消癥法。但因病位于下焦，故常夹痰湿为患，故又宜软坚化痰与活血化瘀联合使用，如初诊中当归芍药散合消瘰丸加味。在治疗的全过程中选用方药既注意活血化瘀，又兼顾和营养血，攻补兼施，寒温并用，如四诊中桂枝茯苓丸加味等。经过将近1年的治疗，终使肌瘤缩小，病情得到控制，经行头痛消失。

体会 卵巢囊肿和子宫肌瘤，临床较为常见，祖国医学将其归于癥瘕范畴。《灵枢·水胀篇》早有论述："肠覃何如？歧伯曰：寒气客于肠外，与卫气相搏，气不得营，因有所系，癖而内著，恶气乃起，瘜肉乃生"，"石瘕何如？歧伯曰：石瘕生于胞中。寒气客于子门，子门闭塞，气不得通，恶血当泻不泻，衃以留止，日以益大，状如怀子，月事不以时下，皆生于女子，可导而下"。根据上述所言，其病因皆因经期或产后，寒气入侵，气血凝滞，瘀结积留，故其体用药上可选用温经散寒、活血化瘀为法，导下其衃血，使气血流通，气有所至，血有所归。仲景之名方"桂枝茯苓丸"即据此而设，历经临床验证，迄今仍用久不衰。但在临床上看来，使用时要酌加莪术、刘寄奴、当归尾等增强其活血化瘀之力。由于病位于下焦阴湿之地，故又常兼夹痰湿为患，故又需配伍猫爪草、夏枯草、浙贝、半夏、海藻、生牡蛎等药以软坚散结，香附、延胡索、槟榔行血中之滞，气行则血行；其中土茯苓重用既可健脾利湿，又能解毒除秽，根据卵巢囊肿和子宫肌瘤的发病部位和特点，其病机多与湿瘀有关，故化瘀利湿又为常用之法，代表方如当归芍药散，根据湿瘀的轻重而灵活采用以化瘀为主利湿为辅，或利湿为主，化瘀为辅的方法。此外，由于本病多为虚瘀夹杂为患，本虚标实之证，故选方用药要根据虚实的轻重，攻补兼施，既要顾护正气，又要消癥散结，不可急于求成，过用峻猛攻伐之剂。在治疗上常见3种转归：一为肿瘤稳定，无继续增大或缩小；二为肿瘤消失或缩小；三为肿瘤继续增大。宜配合现代医学的各种检查，如属不治，应嘱其早日手术治疗。

3. 交合诸症（3例）

病例1 陈某，女，34岁，工人。1991年9月5日初诊。

初诊 半年来性欲淡漠，阴道分泌物较少，近两月来性交时阴道干涩疼痛，交后腰酸膝软，四肢乏力，小腹胀坠，时而头晕，记忆力减退，性急易怒，口干而苦，纳食无味，二便尚可，舌淡红，苔薄白，脉细。

诊断 交合涩痛。

辨证 肝肾亏虚。

治则 补养肝肾，调补冲任。

处方 熟地15g　淮山药15g　山萸肉6g　当归身10g　白芍10g　淫羊藿15g　鸡血藤20g　紫石英15g　仙茅10g　益母草10g　川续断10g

7剂，每日1剂，水煎服。

二诊（1991年9月19日）　药已，阴道分泌物略增，交合涩痛减轻，余症同前。守原方去萸肉之酸收，加柴胡6g以促生发。7剂，每日1剂，水煎服。

三诊（1991年9月26日）　药后交合已有快感，无涩痛，腰膝酸软减轻，但时有头晕及小腹坠胀，舌淡红，苔薄白，脉细。拟补中益气汤调理善后。

处方 党参15g　北黄芪15g　白术10g　陈皮6g　当归10g　川枸杞子10g　升麻3g　柴胡3g　炙甘草6g

7剂，每日1剂，水煎服。

按语 妇人交合涩痛多见于肝肾不足，禀赋素虚或有阴道、子宫、附件等病变者。肝肾同源，同为女子之先天，内寄相火，开窍于二阴，一主作强，一主生发，共同激发性欲和保持其旺盛。

肾气充沛，肝木荣合则精血盈溢，琼液润泽，男女交合，情悦意美，自无疼痛；若肝肾不足，则阴器失于濡润，交合时涩痛难忍。故治疗上采用补益肝肾法，方用归芍地黄汤去三泻加仙茅、淫羊藿、紫石英温肾暖宫、调补肝肾；川续断补肝肾强腰膝；益母草专入胞宫化瘀消滞。诸药合用，补中有化，重在温养，故使肝肾功能恢复正常，交合涩痛亦随之而愈。

病例2 苏某，女，30岁，干部。1992年5月5日初诊。

初诊 1992年2月孕2个月时不慎跌仆损伤，致胎死不下而行清宫术，术后2个月经行。近2个月来每于性交后翌日即感觉小腹胀而隐痛，腰膝酸痛，四肢乏力，持续3~4天后方能缓解，带下一般，纳寐正常，舌尖红，苔薄白，脉细数。

诊断 交合腹痛。

辨证 肝肾阴虚，冲任失养。

治则 补益肝肾，调补冲任。

处方 熟地15g 山药15g 山茱萸10g 茯苓6g 丹皮6g 泽泻6g 当归身10g 白芍10g 桑寄生15g 杜仲10g 炙甘草6g

7剂，每日1剂，水煎服。

二诊（1992年6月9日） 药已，性交后腹痛消失，唯觉小腹不适，腰酸乏力，夜寐欠佳，舌尖红，苔薄白，脉细弦。效不更方，守上方增减。

处方 熟地15g 山药15g 山茱萸10g 茯苓6g 丹皮6g 泽泻6g 北沙参10g 麦冬10g 夜交藤20g 炒枣仁10g 大枣10g

7剂，每日1剂，水煎服。

3个月后随访，交合腹痛已瘥。

按语 肾主生殖，患者跌仆伤胎，穷必及肾。肾为水火之源，肾水本亏，复因交合，欲火内动，火盛灼阴，冲任失养，经气不利，故交后小腹胀痛；劳则伤阴耗气，故其症更甚。治用归芍地黄汤滋补肝肾，并用桑寄生、杜仲增强其补肝肾、强筋骨之力，故药后效果满意。二诊因其夜寐欠佳，故用六味地黄汤加北沙参、麦冬、夜交藤、枣仁滋阴安神。由于药证相合，故收效明显。

病例3 方某，女，32岁，居民。1991年1月21日初诊。

初诊 5年来性欲淡漠，每次性交阴道干涩，分泌物少，疼痛，以致惧怕过性生活。平素常觉少腹胀，困倦乏力，精神不振。17岁初潮，月经周期较紊乱，前后不一，但以错后为多，量较少。色淡红，夹少量血块。形体瘦弱，乳房发育较差。1982年结婚，迄今未孕，妇科检查子宫后位，偏小。舌淡红，苔薄白，脉细有间歇。

诊断 性欲淡漠。

辨证 脾肾亏虚，气血不足。

治则 补益脾肾，调理气血。

处方 炙黄芪20g 党参15g 白术10g 当归身10g 仙灵脾15g 肉苁蓉15g 川楝子6g 黄精15g

7剂，每日1剂，水煎服。

二诊（1991年1月28日） 药已，性欲增加，但两少腹房事时仍胀痛，偶有心悸，带下少。舌淡红，苔薄白，脉结代。方用生脉饮合五子衍宗丸加减。

处方 党参15g 麦冬10g 五味子6g 菟丝子20g 车前子10g 川楝子10g 川枸杞子10g 覆盆子10g 紫石英20g 仙灵脾15g 肉苁蓉15g 何首乌15g

7剂，每日1剂，水煎服。

三诊（1991年2月24日） 守上方加减服20余剂，自觉性欲改善，房事时阴道涩痛减轻，纳便正常。守方继续服用3个月后随访，性欲已正常，月经量也较原来增多。

按语 肝主疏泄主生发，肾主发育生殖，17岁方初潮，乳房发育欠佳，月事不调均为肝肾不足之象。肝肾亏虚则龙雷之火不足，故性欲淡漠。由于肾为先天之本，脾为后天之本，脾阳须靠肾阳之温养，肾阳虚则脾失健运，气血生化不足，故治疗上采用先后天并补的原则，后天补先天，先天可壮后天。在用党参、白术、黄芪益气健脾的同时，用仙灵脾、肉苁蓉、黄精温养肝肾，以促生机。二诊针对其脉结代、心动悸的症状，取生脉饮养心气、益心阴，再用五子丸加仙灵脾、肉苁蓉、紫石英、何首乌滋补肝肾、温宫壮阳，使心肾相交，水火互济，阴阳协调，性欲增强。其中紫石英、仙灵脾、肉苁蓉性甘微温，既可温养肝肾，又可免动火劫阴之弊，临床多用。

体会 男女性生活是已婚育龄妇女的正常现象，但临床上有少数妇女因先天禀赋不足或其他因素影响，对性生活缺乏正确的认识，以致出现性欲淡漠，或交时腹痛，阴道涩痛等疾，影响了性生活。究其原因，多与肝肾不足有关。肝肾不足，精血亏虚或子宫、阴道局部疾患如瘀积滞的急慢性炎症等。在治疗上既要着眼于肝肾的调养，又要兼顾化湿祛瘀。如病例1在大队补肝肾药物中配伍一味益母草以化瘀消滞。此外，由于肝肾同源，治肾可达治肝；而肾为水火之脏，内藏真阴真阳，肾阴与肾阳互根互济，故在滋阴的同时要补肾壮阳，在补阳的同时兼顾滋养肾阴，此乃张景岳"补阳配阴"、"补阴配阳"之法，以上3例病例中均有体现。总之，治疗后使阴阳和谐，气血调和，情欢意畅，自无疼痛之虞。

4. 阴痒（3例）

病例1 何某，女，56岁，退休工人。1991年11月12日初诊。

初诊 1周来外阴瘙痒，夜卧不安，带下少、无臭味，伴头晕，纳差，白带化验检查无异常。经外洗及阴道放药无效。舌淡红，苔黄厚腻，脉细。

诊断 阴痒。

辨证 肝血不足，湿热下注。

治则 养血柔肝，清热利湿。

处方 白芍30g 何首乌20g 龙胆草10g 桑枝20g 甘草10g

7剂，每日1剂，水煎服。

二诊（1991年11月19日） 药后阴痒大减。近日来头晕，纳差，大便溏烂，曾自服"土霉素"未效。舌边红，苔黄厚腻，脉细。治在原方基础上加重清热利湿之品。

处方 白芍30g 龙胆草10g 石菖蒲6g 黄芩6g 甘草10g

3剂，每日1剂，水煎服。

三诊（1991年11月22日） 药已，阴痒已瘥。纳食尚可，唯大便不实，舌淡红，苔薄黄腻，脉细。继用健脾利湿之法。

处方 党参15g 白术10g 茯苓10g 藿香6g 葛根15g 桑枝15g 石菖蒲5g 远志6g 炙甘草6g

4剂，每日1剂，水煎服。

按语 外阴居下焦阴湿之地，性最娇嫩，其瘙痒不适，与风、火、湿、毒诸邪有关。肝藏血而为风木之脏，其脉络阴器，体阴而用阳；肾藏精而主水，开窍于二阴，肝肾精血同源，内寄相火。妇女年届"七七"之龄，冲任虚损，精血渐亏，阴亏则不能潜阳，水不涵木则化燥生风，风动则火动，灼血伤津，血虚阴器失养而枯涩痒痛。故治宜养血息风止痒。方中白芍重用以柔肝养阴；何首乌甘润滋肾生血，共奏补益肝肾、息风止痒之功。桑枝甘平，入肝经祛风通络；龙胆草苦寒清泻肝火、燥湿止痒；生甘草重用泻火解毒，与白芍合用，酸甘养阴，柔肝和中相得益彰。全方以甘润为主，补中有泻，故药后阴痒大减。由于脾为湿源，故三诊用四君子汤加味健脾利湿，以绝后患。

病例2 杨某，女，43岁，工人。1991年8月23日初诊。

初诊 1个多月来无明显诱因出现外阴瘙痒，时作时止，曾在医院检查，诊为"外阴尖锐湿疣"，经局部用药后仍觉外阴痒痛。带下量少、质稀，舌淡红，苔薄白，脉细数。

诊断 ①阴痒；②阴疮。

辨证 湿毒下注。

治则 化瘀利湿，清热解毒。

处方 当归身10g 川芎6g 白芍10g 土茯苓20g 白术10g 泽泻10g 槟榔10g 苦参15g 白鲜皮10g 夏枯草10g 甘草6g

7剂，每日1剂，水煎服。

另用九里明50g 猫爪草50g 槟榔20g

7剂，每日1剂，水煎熏洗阴部。

二诊（1991年9月10日） 药已，阴部瘙痒时作时止，时而灼痛，其痛集中在小阴唇处，每次痒痛持续5~6min。舌淡红，苔薄黄，脉细略数。

处方 土茯苓20g 金银花藤20g 生薏苡仁20g 车前草10g 鸡血藤20g 丹参15g 益母草10g 连翘20g 九里明20g 槟榔10g 甘草6g

14剂，每日1剂，水煎服，外用方药同上。

三诊（1991年10月11日） 药后阴痒已减，外阴时痛，带下如水、质稀量少，舌淡红，苔薄白，脉细缓。仍守原法。

处方 当归身10g 川芎6g 白芍10g 土茯苓20g 白术10g 泽泻10g 苍术10g 黄柏10g 连翘20g 白芷6g 槟榔10g 甘草5g

7剂，每日1剂，水煎服。

四诊（1991年11月26日） 外阴瘙痒消失，白带正常，经医院检查，外阴湿疣消失。继用四妙散加土茯苓、金银花藤、龙胆草巩固治疗。

按语 凡房事不慎，或用纸不洁，或沐浴用水污浊，均可致邪毒侵入，食蚀于阴部，轻则瘙痒，重则痒痛并作。湿郁化热，湿热成毒，蕴积于下焦，与血气相搏，郁结成疮，故阴中生疮、肿胀疼痛。治宜清热利湿、杀虫止痒，在治疗中采用内治与外治相结合的方法。方用当归芍药散养血疏肝、健脾化湿；二妙、四妙清热燥湿；槟榔、苦参、金银花藤、九里明、白鲜皮清热解毒、杀虫止痒，标本兼治，内外并治，疗效较佳。

病例3 许某，女，36岁，职员。1991年4月16日初诊。

初诊 4个月来阴部瘙痒，经妇科检查为霉菌性阴道炎，用"制霉菌素片"塞阴道及阴道冲洗治疗未见明显好转，10日前复查白带，霉菌为（+++）。现阴痒时作，尤以经前、经后为剧，带下色黄质稀，纳寐尚可，二便正常。妇科检查：阴道黏膜潮红；宫颈轻度糜烂；子宫后位，正常大小，质中；两附件区增厚、压痛。舌淡红，苔薄白，脉细略数。

诊断 阴痒。

辨证 肝经湿热，化毒生虫。

治则 清热解毒，利湿杀虫。

处方 鸡血藤20g 丹参15g 土茯苓20g 金银花藤20g 生薏苡仁15g 车前草10g 益母

草10g 九里明20g 槟榔10g 龙胆草6g 甘草6g

3剂，每日1剂，水煎服。

二诊（1991年4月19日） 药后阴痒减轻。现正值经前，唯恐阴痒加剧，要求继续服药。舌淡红，苔薄白，脉细。效不更方，守上方7剂，每日1剂，水煎服。

三诊（1991年7月2日） 药已，月经前后阴痒明显减轻，经色、量正常，但停药后阴痒时作，带下量少、质稀、微臭。舌淡红，苔薄白，脉沉细。仍守原法，加用外洗药。

处方 土茯苓20g 白蒺藜10g 槟榔10g 黄柏6g 苍术6g 生薏苡仁15g 牛膝10g 甘草6g

7剂，每日1剂，水煎服。

另用蛇床子30g 仙鹤草60g 乌梅30g

水煎熏洗坐盆，每日1剂。

四诊（1991年7月9日） 药后阴痒消失，舌淡红，苔薄白，脉沉细。仍以调理肝脾巩固疗效，方用当归芍药散合四妙散。

处方 当归10g 川芎6g 赤芍10g 白术10g 茯苓10g 泽泻10g 黄柏6g 苍术6g 生薏苡仁15g 牛膝6g

7剂，每日1剂，水煎服。药后复查白带霉菌消失。

按语 肝藏血而为风木之脏，肝脉绕阴器，肝郁化火，横逆犯胃，脾胃运化失职，湿热循经下注，蕴结于阴器，久则化毒生虫，虫动则痒。经前相火偏旺，经后肝血亏虚，均可生风化燥，使阴痒加剧。治宜清泻肝火，解毒利湿杀虫。由于肝血不足，阴虚火旺，选方用药避免过于苦寒，以免化燥伤阴。方中土茯苓、金银花藤、车前草、九里明，药性甘寒，既能解毒，又能利湿，少佐龙胆草清泻肝火。二诊除继用清热解毒、燥湿杀虫之剂内服外，外用解毒收敛、杀虫的蛇床子、仙鹤草、乌梅外洗，以期内外并治，相辅相成。三诊用养血调肝，健脾利湿的当归芍药散合四妙散调理巩固。在治疗的全过程，紧紧围绕病机选方用药，标本兼顾，药证相合，使缠绵数月的阴痒得以消除。

5. 阴肿（2例）

病例1 朱某，40岁，工人。1991年6月13日初诊。

初诊 1年前无明显诱因出现尿道灼热涩痛，发作时波及外阴肿痛，经小便化验检查无异常，肌内注射庆大霉素后症状可缓解，但症状反复发作，尤以经行前后多见。现尿道灼热，小便腥臭，溺后白浊，外阴肿痛，小腹作胀，性交则外阴痒痛加剧，夜难入寐。检查：两侧阴唇肿胀，小阴唇中段色素变浅，范围约1.5cm²大小。舌质淡，苔白厚腻，脉细。

诊断 阴肿。

辨证 湿瘀下注。

治则 清热解毒，化瘀利湿。

处方 鸡血藤20g 丹参15g 土茯苓20g 金银花藤20g 生薏苡仁15g 车前草10g 益母草10g 石韦10g 紫草10g 甘草6g

4剂，每日1剂，水煎服。

另用苦参60g 百部60g 仙鹤草30g

4剂，每日1剂，水煎熏洗坐盆，每日1~2次。

二诊（1991年12月9日） 守上方服用约50剂，尿道灼热感消失，阴肿已瘥，但性交后局部灼热感偶作，舌淡红，苔薄白，脉细。转用健脾利湿法。

处方　党参15g　茯苓20g　淮山药15g　生薏苡仁15g　连翘20g　扁豆花10g　川续断10g　桑寄生15g　甘草5g

7剂，每日1剂，水煎服。

三诊（1992年1月30日）　药已，交后灼热感消失。妇科检查复查小阴唇色素变浅部位已有好转，继以归芍地黄汤滋肾养阴善后。

按语　外阴、尿道位于下焦阴湿之地，其之所以灼热肿痛与湿、热、瘀有关。湿为阴邪，其性重浊黏滞，蕴久则化热生火，灼伤尿道阴部，故局部灼热肿痛不适。湿阻气机，经络不畅，故小腹作胀。初诊采用鸡血藤、丹参养血行血，土茯苓、金银花藤、紫草清热解毒凉血而不伤阴，车前草、益母草、石韦利湿化瘀消滞，共奏清热解毒、利湿化瘀之功；外用百部、苦参、仙鹤草杀虫利湿，局部治疗与整体治疗相辅相成，故药后疗效卓著。由于湿瘀为标，脾肾虚为本，故二诊拟健脾利湿兼以益肾，以图其本。三诊滋肾养阴以善其后。

病例2　兰某，女，38岁，工人。1993年5月28日初诊。

初诊　半月来外阴肿痛，行走障碍，经西医检查为"右侧前庭大腺囊肿"，经治疗后未见好转。现阴部肿物如指头大小，心烦纳呆，二便尚正常。检查：右侧前庭大腺肿大如指头大小，质较硬，压痛不明显，舌淡红，苔薄白，脉弦。

诊断　阴疮。

辨证　热结血瘀。

治则　清热解毒，养血散结。

处方　当归身10g　川芎6g　赤芍10g　土茯苓20g　夏枯草15g　败酱草15g　紫花地丁15g　连翘15g　紫草10g　泽兰10g　甘草5g

7剂，每日1剂，水煎服。

二诊（1993年7月10日）　药后阴疮已缩小，自觉良好。因工作较忙而停药，阴部肿物又见增大，不痛不痒，白带正常。舌淡红，苔薄白，脉细弦。仍守前法。

处方　鸡血藤20g　当归10g　丹参15g　薄公英10g　马鞭草15g　连翘15g　紫花地丁15g　紫草10g　夏枯草10g　海藻10g　香附6g

7剂，每日1剂，水煎服。

三诊（1993年7月31日）　上药连服11剂，肿物明显缩小，守法加减出入服3个月后，阴疮消失。

按语　妇人阴户一侧凝结成块坚硬，或如蚕茧状者，称之"阴疮"。多为湿热毒邪蕴积于下，伏于肝经，与血气相搏，郁结成疮。治宜清热解毒，活血化瘀，散结消疮。本证初诊方中用夏枯草、败酱草、紫花地丁、连翘清热解毒散结，四物汤去熟地加泽兰、紫草养血凉血活血，土茯苓解毒利湿。全方湿瘀并治，使邪毒外泄。二诊在原方基础上加用海藻、夏枯草软坚散结，香附疏肝理气，使气机通畅，破散肿消。守方治疗，使湿毒清，瘀血祛，气血经络通畅，阴疮亦随之而消。

体会　阴痒、阴疮、阴肿病因虽多，不外虚实两端，实者为外感邪毒和湿热下注，虚者多为肝肾阴虚，或血虚化燥生风所致。其病因不离风、火、湿、毒，病机与肝、脾、肾功能失调有关。故在治疗上应遵循虚则补之、实则泻之的原则，对因肝肾阴虚，水不涵木，木失水养，化燥生风者，治疗上采用滋肾阴、养肝血为主，佐以泻火止痒之法，如病例1若因湿热下注，蕴结阴中，化毒生虫而痒者，可用清热解毒、杀虫止痒法，如病例2、病例3若因湿热下注，阻滞气机，湿瘀互结而致阴肿、阴疮者，又宜在清热解毒利湿的同时兼化瘀，湿瘀并治。由于病变位于阴器，故不论病程新旧长短，均可配用外洗之药，如蛇床子、苦参、苍耳子、九里明、百部、枯矾之类煎水熏洗，内外并治，才能收到预期的疗效。

6. 郁厥（1例）

病例 程某，女，19岁，农垦场职工。1978年3月18日初诊。

初诊 1976年高中毕业之时，开始出现头晕头痛，夜难入寐，寐则多梦，胃纳不振，心烦胸闷，且有辣热之感；剧时则胸胁胀满，嗳气吐酸，四肢胀麻寒冷，坐站均感困难，必须卧床休息，始能缓解，每次发作持续2~4小时，然后肢厥逐渐消失；经行错后，量少色黑不鲜，在经行期间，上症发作加重。两年来经某地有关医院诊治，初步诊断：①血管性头痛？②嗜铬细胞瘤？③癫痫？经多次住院治疗，长期服用镇静剂，效果不满意，特专程来邕就医。诊见患者俯卧位，神志呆滞，但问之尚能对答，面容憔悴，四肢胀麻寒冷，手指轻微颤动，口唇淡白，舌质淡嫩，苔薄白，脉弦而细涩。辨为郁厥证。此乃情志抑郁，化火生热，波及五脏，导致气血亏损，阴阳失调，形成本虚标实之证，仿《金匮要略》中百合、脏躁之旨，治宜益气养阴、柔肝宁神。

处方 小麦30g 百合18g 太子参18g 知母9g 麦冬12g 生地9g 白芍9g 丹参15g 夏枯草9g 五味子5g 甘草9g

3剂，每日1剂，水煎服。

二诊（1978年3月21日） 眩晕减轻，肢厥发作时间缩短，约1小时即缓解。但胃脘胀痛，仍纳差，脉舌如上。疑是知母之苦寒犯胃，生地、五味子之酸凉碍脾，故去之。守上方加地骨皮9g，以代知母、生地之用；复加生谷芽15g、合欢花9g，以期促进解郁导滞之功。3剂，服法同前。

三诊（1978年3月25日） 胃脘已不胀痛，但每日仍眩晕肢麻1小时左右，舌质淡，苔薄白，脉虚弦。阴易亏而难复，病深药轻，实难速效。仍守上方出入。

处方 小麦30g 百合18g 太子参18g 麦冬12g 夏枯草15g 谷精草15g 通草5g 白芍15g 地骨皮9g 南丹皮9g 生谷芽15g 白蒺藜9g 甘草5g

9剂，服法同前。

四诊（1978年4月4日） 服上方9剂后，头晕头痛减轻，肢厥不发，仅上肢指端稍有颤动，舌质淡，苔薄白，寸关脉略弦，尺脉缓弱，药已中病，守方不变，依前法连服上方6剂。

五诊（1978年4月11日） 胃纳转佳，头晕轻微，肢额不发，夜易入寐，仍守上方出入，以固疗效。

处方 小麦30g 白芍15g 北沙参12g 麦冬12g 玉竹12g 百合12g 川枸杞子9g 通草5g 夏枯草15g 桑叶5g 甘草9g

6剂，服法同前。

六诊（1978年4月25日） 经水逾期5日，头晕痛，脉弦而略数。此为相火内动、经水将行之兆，拟疏肝扶脾之法以利导，宗逍遥散加减。

处方 柴胡5g 当归身9g 白芍9g 云苓12g 白术9g 薄荷5g（后下） 南丹皮9g 益母草15g 香附5g 甘草5g

3剂，服法同前。

服上方后，经水来潮，色量一般，5日干净，自此之后，以4月11日方隔日1剂，连续服用，至6月30日停药，观察20日，除头尚微晕之外，肢厥不发，经行正常。仍以益气养阴善其后。

处方 太子参15g 麦冬9g 花粉5g 玉竹5g 扁豆5g 夏枯草15g 丹参15g 桑叶3g 甘草9g

隔日1剂，水煎服。

上方连续服用1个月,诸症消失,舌脉均佳。旋即停药,观察月余,病不再发,即离邕回原地。半年之后来函,工作学习正常,病未复发。

按语 原证为气血逆乱、阴阳之气不相顺接,轻则头目晕眩、四肢厥冷,重则突然昏倒、不省人事的一种病变。其起病之因,有虚实之别,实则为禀赋阳气偏盛,饮食不节,或情志过极,或刺痛难忍等所引起;虚则为元气素弱,或大病、久病气津耗伤,或失血等所致。《内经》所论的厥证,有暴厥、寒厥、热厥、煎厥、薄厥、尸厥等之分,后世则有痰厥、食厥、气厥、血厥、蛔厥、暑厥、郁厥等之别。本病例系由于七情所伤,情志抑郁,以致气机不畅,脏腑功能失常,气血逆乱而形成的病变。病之根在于郁,病之始为实,但郁必伤气伤肝,肝为风木之脏,体阴而用阳,最易化燥生热,故郁久则伤血,气血俱受到亏损,证由实而虚,是本虚标实之变。故取小麦、百合、太子参等甘润之剂以益气生血、滋阴润燥,以夏枯草、白蒺藜、丹参等辛苦之品以平肝息风、解郁清热,意在养中有疏、疏中有养,扶正祛邪兼施,标本并治。前后共服药100余剂,历时3月余,2年之恙始除。

第四节 药物漫谈

一、鸡血藤治疗妇科病

鸡血藤性味苦、甘、温。入血分善治血病。鸡血藤以云南、广西等少数民族地区所产者良。据西南文史古籍《顺宁府志》总结西南地区少数民族使用该药的经验,称其为"血分之圣药",鸡血藤在妇科治疗范围较广,现摘要介绍如下。

1. 以补血为主,善治虚证

鸡血藤以补血为主或以行血为主,历代尚有争议。根据壮族民间用鸡血藤治疗妇人血虚手足发麻的经验,经长期临床实践,该药入肝、心、脾,以补血为主,行血为辅,属滋补肝阴、增强肝用的强壮之药。适用于各种妇科虚证,尤其是血虚偏寒者。如血虚偏寒其症见经行后期、量少色淡,甚或经闭不行,治疗上除选用气血双补的八珍汤或人参荣荣汤以滋养肝血、健脾和中外,常重加鸡血藤以加强补肝血,促升发之力,使冲任旺盛,血海充溢,经期自调。又如治肝肾亏虚、精血不足之月经前后诸症或绝经期前后诸症,症见经期或前或后,量多少不一,经色淡薄,伴见面色苍白或晦暗,头晕耳鸣,小腹不温而坠痛,腰膝酸软等,治疗可用滋补肝肾的六味地黄丸或定经汤重加鸡血藤治之,以待精血两旺,冲任得复而肝肾藏泄有职,诸症得缓。又如治疗肾阳虚衰、肝阳不振的宫寒不孕,症见婚后多年不孕,经行衍期,性欲淡漠,甚或厌惧,卵泡发育不良等,除用张景岳的右归丸加菟丝子、蛇床子、淫羊藿以调动肝、肾的"作强"、"罢极"功能之外,常重用鸡血藤以温养心肝二脏,使肝木得温,肾阳振奋,生机蓬勃而经行有常,子脏温暖而受孕有期。如治疗冲任不足或肝肾亏损的习惯性流产,症见孕后胎元不固,流产频频,伴头晕、目眩、困倦乏力、纳食不香、膝软腰酸、甚则耳鸣等,宜治病于未病之先,除用寿胎丸加川杜仲、覆盆子或泰山磐石散以固肾寿胎外,可重加鸡血藤以温养肝血,使血足气充,肾气能蛰能藏,卵子活跃,其胎自固。因妇人一生耗用精血,常不足于血而相对有余于气,鸡血藤养血补血,故可加减治疗各种妇科虚证。

2. 补中有行,巧治瘀血

鸡血藤集补散于一身,寓温通于补血之中,行血于养血之内,实为调治妇人经血最常用之药物。唐宗海《血证论》指出："凡血证，总以祛瘀为要"，"然既是离经之血，虽清血鲜血，亦是瘀血"。故治经不忘血，治血不忘瘀。鸡血藤补中有行，攻不伤正，为徐图缓攻，治疗瘀血之圣药，常将其加减应于用各种瘀血病证之中。如崩漏是月经病中常见而较急重的病证，尽管病源有寒热虚实之别，但离经之血多留瘀，故与瘀血有关。故治崩不忘瘀，只有瘀去肾才能封藏，冲任才能修复。又如治少女崩漏，常用补肾祛瘀之法，用五子衍宗丸或六味地黄汤加鸡血藤、三七花、益母草、泽兰治之。治疗老年崩漏，常用补脾祛瘀之法，补中益气汤或胶艾汤加鸡血藤、益母草、素馨花治之，治疗中年崩漏，常用补肝祛瘀之法，归芍地黄汤加鸡血藤、丹参、夜交藤、益母草、旱莲草治之。痛经病变，既以"痛"着眼，治当以"通"为要，只有"通则不痛"，临床上以血水两治的当归芍药散加鸡血藤最为常用。若为寒凝胞宫所致，当用温经暖宫散瘀之法，温经汤加附子、艾叶、鸡血藤、丹参治之。若为气滞血瘀所致，当用理气化瘀之法，桃红四物汤加鸡血藤、益母草治之。若为肝肾虚损所致，当用益肾养肝散瘀之法，调肝汤加鸡血藤、益母草治之。产后恶露不绝，虽有虚、实之分，但与瘀血关系极为密切，若为瘀血未净所致，可用生化汤加鸡血藤、益母草治之，以化瘀温通，加强疗效。若体虚有瘀者，要分清虚与瘀的关系，注意补中有化，甚则适当酌用收敛止血之药，常用圣愈汤加鸡血藤、益母草治之，使补不留邪，攻不伤正，标本兼治而取效。

3. 养通血脉，堪治杂病

鸡血藤养血舒筋，疏通血脉，善祛瘀生新，祛风蠲痹，故治疗妇科虚实夹杂、久治不愈的奇难杂症有良效。如性交涩痛，除亏损之外常有冲任之损伤，故治该病在辨证的基础上加用鸡血藤。如见性欲淡漠，甚或畏恶反感，性交涩痛伴见小腹不温，腰膝酸软，交合后腰膝疼痛加重，小便清长等肾阳不振、肝肾两虚者，常以温养肝肾、调理冲任之法治之，右归丸去附子、肉桂，加巴戟天、紫石英、仙灵脾、鸡血藤为常用。如性欲正常，交合时干涩疼痛，甚或见红，伴头晕目眩，心烦难寐，腰膝酸软等症者，多属肝肾阴虚，精血不足，治宜滋阴养血、调补肝肾，常用左归丸加当归身，使肝肾充足，冲任通畅而治愈。如产后风症，虽有血虚、血瘀、外感之不同，但病机多与虚中夹瘀有关。治疗以扶正养血、活络祛瘀为原则，鸡血藤为常用之药。如偏于产后失血过多，筋脉失养所致关节疼痛之产后风，治宜养血益气为主，温通止痛为辅，《金匮要略》黄芪桂枝五物汤加鸡血藤、当归、川芎、宽筋藤为常用。如偏于败血不尽，瘀血内坠致关节疼痛之产后风，治宜养血化瘀为主，疏通经络为辅，《医林改错》身痛逐瘀汤加鸡血藤、桑寄生、威灵仙为常用。如偏于产后血亏、风寒湿侵袭关节疼痛之产后风，治宜温经散寒为主，活血通络为辅，《伤寒论》当归四逆汤加鸡血藤、防风、威灵仙为常用。如子宫肌瘤为妇科常见良性肿瘤，可归入血瘕积聚范畴，本证多为本虚标实、虚瘀夹杂之证。治宜衡量虚实轻重，不可一味峻猛攻伐，以免损伤正气。应攻补兼施，护正气，消散癥块。若肿块较大，体质较强，以瘀血积结为主者，治宜软坚散结，破积消癥为主，补养气血为辅，桂枝茯苓丸加莪术、刘寄奴、猫爪草、鸡血藤、黄芪为常用；若癥块日久不愈，体质较弱，以气血虚弱为主者，治宜补气摄血为主，破积散癥为辅，当归补血汤加莪术、苏木、泽兰、猫爪草、鸡血藤为常用。

综上所述，鸡血藤虽为平和之药，但集补血温通于一身，故善治血病，为妇科之圣药。临床加减得当，可通治虚实诸症及妇科奇难杂症。

二、连翘在妇科临床中的应用

连翘芬芳轻扬，具有辛散之性，能和营调气，通达上下，善清冲任血分之瘀热，且解毒不伤正，利湿不损阴，不仅能广泛用于治疗内、外、儿科之疾，在妇科临床中若配伍得当，则平中见奇，略陈于下。

1. 清郁热，凉血和营治经病

妇人以血为用，血分易虚易瘀。若感受热邪或素体阳盛，过食温燥或七情过极、五志化火致血分蕴热，热伤冲任，迫血妄行，可致经血过多，其则崩漏；热灼津伤，血结而不散，脉络受阻可致经行腹痛、头痛、身痛诸疾。连翘辛苦而寒，善入血分解郁清热，凉血和营，行血散结，使血热能清，血结能散，则血循常道，脉络通畅，血止痛消。用于妇科因热邪塞盛所致之月经量多、崩漏、痛经等疾疗效卓著，可用生四物汤或两地汤加连翘治之。又如湿热所致经行前后少腹、小腹灼热疼痛，阴道灼痛、便溏溺黄者，可用连翘配《金匮要略》当归芍药散和二妙散治之。当归芍药散主治妇人"腹中诸疾痛"，连翘既能助二妙散清泄湿热，又能散结化瘀，流通气血，诸药合用，则湿祛热清，气调血和而痛止。

2. 利湿浊，清热解毒疗带下

带下一病，多因摄生不慎，外感湿毒或肝脾肾三脏功能失调，湿热流注下焦，损伤冲、任、带三脉所致，故带下为患总以湿瘀为纲。连翘性寒而能胜热解毒，味苦降则化湿祛去，其气清馥芳香，更能除秽和中，故丹溪谓其能"泻心火，降脾胃湿热"，治疗湿热带下有清泄芳化、解毒利湿之功。如治疗脾虚所致带下绵绵或黄白相兼、阴痒、纳少便溏者，可用完带汤加连翘治之。完带汤培中胜湿，佐以连翘清利湿热，既能助脾升清输布，又能醒脾除秽，俾脾升而健，湿源自绝。对湿瘀胶结为患，胞络损伤而致赤白带下或经漏者，可用连翘与异功散、海螵蛸、茜草、小蓟配伍，取其凉血化瘀、清热利湿之功，使湿瘀并祛，赤带消失。对湿热壅盛，阴津受损，症见带下黄稠，臭秽或房事后阴道灼痛，口干便结，脉细数者，用连翘与增液汤或八仙长寿饮配用，则养阴清热，利湿而无伤阴之虞。

3. 清心火，通畅三焦愈子淋

子淋以孕妇小便频数窘涩，点滴疼痛为特征。其为患多系阴虚热炽，津液损伤之证，攻之不可，利之不能。盖心主血，胞脉属心而络于胞中，妊后精血下聚养胎，阴血不足，心阳偏亢。若素性抑郁，郁久化火，心火偏旺，移热于小肠，可致膀胱湿热郁热郁结而为淋。治疗除清心火、利湿浊、恢复三焦气化功能外，尚宜选用祛湿不伤阴津、散结解郁之品，顾护胎元。连翘药性平和，清热利水，行三焦而调水道，寒而不凝，利而不伐。《本经逢原》言其善"泻心经客热……利小便"，《药性论》云其"主通五淋，小便不通"，与其他清热利湿药相比，连翘用于孕妇或体虚淋证有利湿不伤胎、祛邪不伤正之妙。

如治疗孕妇小便淋涩，量少而黄，心烦口苦，舌红少苔，脉细数等阴虚心火偏亢者，可用连翘与《伤寒论》猪苓汤配伍，以育阴清热、利尿通淋，治疗肝经湿热下注，少腹、小腹胀痛，尿频涩痛者，则重用连翘20g与柴胡、白芍、鲜棕叶根、通草、车前草等配伍，则养血柔肝、清利湿热，相得益彰。

三、花类药在妇科中的应用

药物除寒热温凉之性外，尚有升降浮沉之势，而花者华也，集天地精灵之气而生，质轻气香能升发阳气、醒脾悦肝之力最优，用之得当，可成逆流挽舟之势，使湿化瘀散，带脉得束。

肝属木而主风，滋生于水，滋养于土，体阴用阳乃藏血之脏，性喜升散条达，且与奇经八脉关系最为密切，冲任皆系于肝，脾为土脏，主湿、主运化，为后天之本，气血生化之源，肝与脾有乘侮之制约关系。肝与性情关系最大，如有怫郁，由气机不舒直接影响于脾之运化与冲任之功能，故每见带下及种种妇科病。正如叶天士指出："奇经八脉固属扼要，其最重调肝，因女子以肝为先天，阴性凝结，易于怫郁，郁则气滞血亦滞。"刘河间及王肯堂均有"天癸既行，病候当究厥阴"之说。使用花类药物，重在取其芳香馨甘之性、悦肝醒脾之力使肝之怫郁得解，脾之运化得行，虽不化瘀瘀自祛，虽不利湿带自除。

1. 素馨花

素馨花又名玉芙蓉，味甘，性平无毒。因其气味甘平，无阴阳寒热之偏颇，且悦肝醒脾之功显著，又是岭南常见之品，故治疗肝郁所致的妇科疾病常用。史书记载：素馨花原产西部，又名耶悉名花，汉时传入南方，如今已是南方本地之药。妇人肝郁临床最为常见，经病夹郁，可加重病情。故治肝必治脾，只有健脾疏肝，气血运化有常，生机盎然，血旺气和才能经带正常。然疏肝之药，多用常有劫伤肝阴之弊，故用药须慎之又慎。而素馨花性味甘平，疏肝之余，尚有润养肝阴之力，故为治疗肝郁的常用药，临床常用于经行乳房胀痛，性急易怒，面部痤疮反复发作，面部黄斑，形体瘦弱，带下绵绵，肝郁日久之体。

2. 凌霄花

凌霄花为紫葳科植物紫葳的花，又名茇华（《吴普本草》）、堕胎花（《植物名实图考》）、藤罗花（《天宝本草》）。入肝经，味酸、性寒，功能凉血祛瘀。临床常用于治疗瘀热并重的经带病。本药性平和，为凉开散瘀之品，用之得当，能使肝郁得解，瘀血得行，郁去则生机有望，瘀除脉络得通，纵有宿疾缠身，也能康复，常用于治疗瘀热内结之经带病，如伴有赤带淋漓、腹痛癥瘕、盆腔炎症、乳腺小叶增生诸疾者。因该药属花类，虽能祛瘀，性本平和，故可长期使用，并无峻猛伤身之虞。

3. 玫瑰花

玫瑰花属庭院种植观赏之花，除有很高的观赏价值外，尚有良好的药用性能。该花性温和，味甘甜，既有温养血脉之力，又有舒发生机之功。药入五脏，血气兼治，温而不燥，疏不伤阴，扶正祛邪，适于妇人气机郁滞、血脉不通柔弱之体，且食之芳香甘美，爽人肝脾，是治疗体虚兼郁、月经失调、带下日久不愈之舒肝运脾之良药。常用于治疗肝郁日久，脾湿不祛，经带淋漓，伴神疲健忘、心悸不安、困倦乏力、面色无华、心脾虚弱、肝郁胆怯之人，用之得当，常使血足神充，郁去神爽，气机通畅，百脉平和。

4. 佛手花

佛手花又名佛柑花，是芸香科植物佛手的花朵和花蕾，体轻气香，味微苦，最善理气化痰，醒悦肝脾之气，故善治妇人带下、痰湿较重兼有心腹疼痛之疾者。根据多年的临床使用，佛手花清香淡雅，气味不浊，与理气止痛之佛手相比，舒肝醒脾之功强于佛手，但化痰止痛不及佛手，故治疗肝胃气痛以佛手为宜，而治疗带下肝胃不和者，因妇人阴柔之体，病多日积月累而成，当有长期治疗的思想准备，故可选用佛手花。妇人素有胃疾，又兼带下，上下不安，精神负担较重，用峻猛之药常不能速解，反而变生他病，故以调和柔养为贵，佛手花最为相宜。临证常用于治疗带下绵绵、清冷不绝、色白质稀，伴见纳呆食少，胃脘隐痛，气喘频频，困倦乏力之证。

5. 合欢花

合欢花是豆科植物合欢的花或花蕾，性味甘平，具有解郁安神、舒肝和络之功，主治心肝血虚，失眠健忘，郁闷不乐，情志抑郁等症。《本草便读》称其"能养血"；《四川中药志》称其"能合心志，开胃理气，清风明日，解郁"；《分类草药性》称其能清心明日。合欢花甘平微苦，集清养于一身，苦能清心，甘能养脾，是治疗心脾两病，隐曲难解，伴有失眠、健忘的各种妇科病之良药。又该药虽甘苦而微香，香能舒理肝气，故又有升发阳气之功，是治疗心、肝、脾俱病之经病、带病的良好辅助药物，常用于治疗月经不调，带下绵绵，伴有口苦心躁，健忘失眠，性情郁闷，思想负担较重之人，或因心肝脾俱病，而见带下淋漓、月经量少、性欲淡漠、青春早逝之人。

四、藤类药在带下病中的应用

妇人带下与湿瘀有密切关系，湿与瘀合，脉络凝滞不通，进而加重病情，使冲任二脉功能难复，进而五脏功能失调，故其治疗，疏通脉络是个重要措施，只有瘀去新生，血脉得复，脏腑经络功能才能正常，带下才能治愈。而藤类药物，质地刚柔相济，得地之阴气滋养，天之阳气润濡，能曲能伸，最善通经疏络，故清除脉络瘀积最善，络通瘀祛，肝之升发之气得行，脾之运化得健，肾之封藏得蛰，任脉得通，带脉得束，带下焉有不愈之理。现举数味藤药如下。

1. 鸡血藤

鸡血藤味苦甘性温、善入血分治血病，西南文史古籍最早记载西南少数民族使用鸡血藤的经验，认为鸡血藤最善治血病，补中有行，虚实之症皆可用之。《顺宁府志》称其为"血分之圣药"。笔者认为该药以补虚为主，善治虚证；但补中有行，巧治瘀血；且通养血脉，堪治顽疾。故不但月经不调，宫寒不孕用之，且湿瘀带下，鸡血藤也是常用之药。

鸡血藤色红如鸡血，因而得名。但鸡血藤是以补为主还是以行为主，古时虽有争论，但一般将其归入活血药之中，如《本草纲目拾遗》认为：该药"活血、暖腰膝，已风痰"。《饮片新参》认为其功用"祛瘀血，生新血，流利经脉，治暑痧，风血痹症"。从壮族百姓以鸡血藤膏久服治贫血、血虚肢麻的经验，经长期实践，该药属一种强壮之剂，以补为主，主要是补助肝血，鼓舞升发之气；同时也具有通行之功，即补中有行，主要是温通之功，暖助肝气，温通血脉，使肝之升发疏散，通疏气血，令气条达的"将军之性"得以充分发挥，故不但用鸡血藤治疗冲任功能不足、气血不和的月经病变、胎产病变及各种杂症，更用于治疗湿瘀带下诸疾，且在治带的同时，使血气之冲逆得以调和，血脉通而百病愈。

肝藏血而主疏泄，肝之失和在带下病的发病中占有举足轻重的作用，肝气不和气血皆病，气血一病，百病丛生。正如《素问·调经论》所言："血气不和，百病乃变化而生"，"血气者，喜温而恶寒，寒则泣而不能流，温则消而去之……寒独留，则血凝泣，凝则脉不通"。肝之气不升发，可致血凝不通，若为肝寒，则病情更甚，而湿为阴邪，性属凝滞黏腻，治宜温宜散。若肝失疏泄，不但血凝，阴湿也会更甚，故使用鸡血藤一味，虽药物平凡，但补中有通，性温而治血，实为一箭三雕之义。其一，甘补之药，适合妇人柔弱之体，滋肝之阴，益肝之阳；其二，疏通血脉，祛瘀生新，有利于肝气刚阳之性复苏；其三，温通血脉，驱散阴邪，使血行湿也祛，不但利于瘀阻之疏散，而且利于阴湿之清除。

由于鸡血藤补中有通，善治妇人诸疾，且久服无伤身损体之虞，故可常用于治疗各种慢性炎症所致带下，如宫颈炎、盆腔炎，甚至某些盆腔肿块影响所致带症。各种慢性炎症所致带下，常缠绵难愈，易于复发，且患者由久病所扰，不但精神状况较差，且体质往往虚中夹实，虚实夹杂，难以平复，成为世人所谓顽疾痼症。从多年的临床经验观察，久带顽疾，湿瘀一般较重，且体质多虚，气血多不足，故欲速治不可，速祛不达，只有徐图缓攻，从气血调治入手，扶正祛邪，在扶持正气、调理气血的基础上，使用化瘀除湿而不伤正的药物，使正气得复，邪气得除，病情才有转愈之机，疗效才能巩固。而鸡血藤集补通于一身，补不滞邪，通不伤正，且性属温和，可益肝阳之气。肝为妇人之先天，与肾脾互为母子制约关系，肝气得疏，肾气得复，脾气得运，瘀祛湿清，最利于带脉之恢复，故为各种带病常用之良药，适用于带病日久、缠绵不愈；或黄带淋漓，或赤带时作，伴见小腹隐痛，腰膝如折，月经不调，伴有瘀血，经色紫暗之人。

又临床使用，患者常连服鸡血藤数月而益觉壮实，无任何不适之感，究其原由，主要是该药味甘入脾，味苦入心，虽善调肝而实为脾心肝俱治之良药，故在治带方剂中，本药为一味主要药物。

2. 金银花藤

金银花藤即忍冬藤，是清热解毒良药金银花的茎叶部分。别名又叫金钗股，大薜荔、千金藤、鸳鸯草、金银藤。性味甘苦微寒，功效清热解毒通络，临床用于瘀热邪毒壅盛者。陈自明《外科精要》用于治疗痈疽发背，初发便当服此，其效甚奇。《医学真传》称："夫银花之藤，乃宣通经脉之药也。……通经脉而调气血，何病不宜，岂必痈毒而后用之哉。"将金银花藤的使用范围扩大到气血壅滞不通诸症。《苏沈良方》称"金银花，古人但为补药，未尝治痈"。金银花藤虽为金银花的茎叶，但药用与花有一定的区别，花质轻清，善于清热解毒，尤其是解气分之毒效果显著。而金银花藤质较重厚，不若花之轻扬，故解气分热毒之力不及金银花，然通络清热，清脉络之热毒则效力优于其花，且茎藤之属，质地重着，故治下部之湿疽壅滞，脉络不通有良效，且古人已有用之补药之先例，故久服无伤身损体之忧。

带下俱为湿病，临床上带下缠绵难愈之人，体质多虚且病情复杂，常湿与瘀合而蕴热阻络，形成各种盆腔的慢性炎症，除了下腹部隐痛不适，或有包块之外，常见带下或黄或赤，或如脓样，淋漓难净，味臭而痒，服药久而不效，或过用苦寒则头晕目眩。此类患者，若用峻猛之药攻邪逐瘀，往往病未去而正已伤，各种变症峰起；若用滋补之药以扶正气，往往正未复而邪气已复盛，故治疗当顾正气又要驱邪气，祛邪与通络补虚三方面兼顾，不可顾此而略彼，临床治疗颇为棘手。在体虚与湿瘀俱重的带下病之中，金银花藤为首选药物，该药清中寓通，且能扶正，用之得当，最善清除盆腔湿瘀之包块，使络通脉畅，瘀祛新生，而顽带得愈。

又妇人阴盛之体，平素操劳烦重，最易因郁致瘀，故脉络不通最为常见，而郁证一生，百病易成，常为加重病情及诱发新病的一个潜在因素，故妇人之病，应注重从血调治，通络为先。尤其是带下等阴湿瘀重之病，更应治带不忘血，治血不忘瘀，故不管瘀重与否，金银花藤均为治疗带下诸病、通络清瘀的一味良药。

3. 夜交藤

夜交藤又叫何首乌藤，是萝科植物何首乌的藤茎或带叶藤茎。性味甘微苦、平。入心肝脾经，具有养心、安神、通络、祛风之效。《本草再新》称其"补中气，行经络，通血脉，治劳伤"。《饮片新参》称："养肝肾，止虚汗，安神催眠。"《陕西中草药》称其："祛风湿，通经络，治失眠、多汗、贫血、周身酸痛、疥癣等皮肤病。"《本草正义》认为其有"引阳入阴"、"调和阴阳"之功，属"有利无害"之药。笔者认为该药既为何首乌之藤，则既禀何首乌补肝、益肾、养血、祛风之性，又有通络之功，故治疗带下兼有肝肾不足之头晕、腰膝软弱、筋骨酸痛等最为适用，属于以补为主、补中有通之药。妇人以肝为先天，肾为人体生殖之根，故带下等妇人疾患，日久病及根本，最易出现肝肾阴虚，肝虚则疏泄不及，肾虚则封藏不能，致使带病经久不愈，且带病既久，多有瘀阻，故纯补虚则邪气壅滞，纯祛邪则体虚难支，唯有补中寓通之剂最为合适，故以夜交藤治之，以肝肾俱治，肝肾固而脉络通，先天足而邪气祛，带下焉有不治之理？

五、青蒿鳖甲汤之妙用

青蒿鳖甲汤是温病之名方,先后引用有二:一者出自上焦,有"苦辛咸寒法"(青蒿、鳖甲、知母、丹皮、桑叶、花粉);一者出自下焦,方中有生地而无桑叶、花粉。名称同而组成略异。但均是以青蒿、鳖甲为主药,都为滋中有清、清中能透,养阴而不碍邪,祛邪不伤正之目的。不过临床应用或以清热清透,或以养阴凉血,宜慎而审之。笔者在应用本方治疗症见绵绵低热、夜热早凉的患者,加减出入,疗效满意。

1. 术后日久,身热不退

一女17岁,因患急性阑尾炎,曾住院手术治疗,术后出院回家,一直夜热早凉,口干舌燥,舌苔黄,脉濡细而略数,根据其脉证,辨其为术后损伤正气,邪乘虚而入,拟青蒿鳖甲汤加地骨皮、白薇治之,守方出入,二旬而愈。

2. 温热不退,夜热早凉

一青年参加体操运动后,身体壮热不退,口渴、多痰、引饮,经多方治疗(药名不详),壮热稍退。诊其脉细而深,夜热早凉,精神委靡。此系久病之躯,邪伏阴分,热邪不退所致。治宜青蒿鳖甲汤加白薇、地骨皮、银柴胡之类,守方出入,药3剂愈。

3. 阴虚火旺,身热不退

一男子体弱多病,经常咳嗽、痰多而黄、颧红、四肢烦热,晨则稍安,暮则热势绵绵,诊其脉细数无力,舌质淡红,苔微黄。此为阴虚于内,虚火内炽,以青蒿鳖甲汤加北沙参、百合、白薇治之,数剂后则热退。

第五节 验方撷英

一、养血调经汤

方药组成 鸡血藤20g 丹参15g 当归10g 川芎6g 白芍10g 熟地15g 川续断10g 益母草10g 炙甘草6g

性质功效 理血类方剂。补肝肾,养血调经。

主治病证 用于肝肾不足,血虚所致的月经病证。

服用方法 水煎服,每日1剂。

加减运用 因肾虚为主者,上方加杜仲、桑寄生,加强补肾之力;阴虚内热者,上方去川芎之辛温香燥。熟地改为生地,加地骨皮、知母;阴道出血量多者,上方去川芎之辛香行散,加用仙鹤草、血余炭等收敛止血。

方义分析 本方由《医学心悟》之益母胜金丹化裁而来。益母胜金丹为肝脾肾并治之方,但偏于补益肝脾。基于肾藏精,经源于肾,肝藏血,精血互化,肝肾同源的理论,并受唐宗海"血证之补法……当补脾者十之三四,当补肾者十之五六"思想的启迪,用鸡血藤补血活血,"丹参一味,功同四物",活血化瘀之力较为平稳,为虚而瘀者之良药;当归、川芎、白芍、熟地补益肝肾,养血调经;续断补肝肾,行血脉;益母草能化瘀能止血;炙甘草补脾益气,调和诸药。诸药合用，有补肝肾、益阴血、调月经之功效。

病例 张某，女，28岁。1993年8月18日初诊。

1年来月经延后10余日左右，甚或3个月1行。经量偏少，色淡无块，5日干净。平素带下一般，偶有腰酸、失眠。纳便一般，舌淡红，苔薄白，脉细。证属肝肾不足，冲任失养。治拟补肝肾养血调经，方用养血调经汤加味。

处方　鸡血藤20g　丹参15g　川芎6g　熟地15g　川续断10g　当归身10g　茺蔚子10g　夜交藤20g　炙甘草6g

每日1剂，水煎服。

守方加减服用10余剂后，经行规则，随访半年，月事正常。

二、养血化瘀消癥汤

方药组成　当归10g　川芎6g　赤芍10g　白术10g　土茯苓20g　泽泻10g　丹参25g　莪术10g　香附10g　皂角刺15g　炙甘草6g

性质功效　理血类方剂。养血化瘀，健脾利湿消癥。

主治病证　因湿瘀所致卵巢囊肿、子宫肌瘤、慢性炎性包块等。

服用方法　水煎服，每日1剂。

加减运用　久病体弱、面白神疲、四肢乏力者，上方去泽泻加黄芪20g以益气化瘀；肝郁气滞者，上方加柴胡6g、夏枯草15g以理气疏肝、通络散结；寒湿凝滞者，上方加制附子10g（先煎1小时）、桂枝6g；湿热下注、带下阴痒者，上方去川芎加马鞭草15g或合二妙散以清热利湿、活血通络。

方义分析　本方由《金匮要略》当归芍药散加味而成。方中既有当归、川芎、赤芍辛苦温通，直入下焦胞脉血分，消散瘀积，又有白术、茯苓、泽泻健脾利湿，以绝湿源。方中以土茯苓易茯苓可增加解毒利湿之功，全方化瘀药与利湿药相配合，有化瘀利湿、调理气血的作用。重用丹参配当归养血化瘀，补而不滞，且一味丹参功同四物，活血而无耗血之虑。欲行其血，先调其气，故佐以芳香入血之香附行血中之气，散血中之郁，气行则血行。胞脉闭阻，久病入络，故选用皂角刺开关利窍、涤垢行瘀；莪术化瘀消癥，借皂角刺锋锐走窜之性引诸药直达病所；炙甘草补脾调和诸药。全方辛苦温通攻邪不伤正，共奏养血化瘀消癥之功。寒湿凝滞者加附子、桂枝是增加其温散通行之力，其中附子走而不守，不仅能温肾壮阳通脉，且与血药同用，则温化寒凝、通行血脉之力益彰。

病例 张某，女，28岁，1993年6月3日初诊。

初诊　月经量少已3个月，半月前经妇科检查及B超检查发现左侧卵巢囊肿，约3.8cm×4cm。诊时患者诉左侧少腹、小腹隐痛，放射腰背部，白带较多、色白黄相兼，偶有阴痒，舌淡红，边有瘀点，苔微黄腻，脉细弦。证属湿瘀阻滞下焦，气血运行不佳，蕴久成瘀。治宜养血化瘀消癥，方用养血化瘀消癥汤加减。

处方　当归10g　川芎6g　赤芍10g　丹参25g　土茯苓30g　白术10g　泽泻10g　莪术10g　香附10g　郁金10g　玫瑰花10g

水煎服，每日1剂，连服6剂。

二诊（1993年6月11日）　药已，左少腹疼痛减轻，带下减少，余症好转。效不更方，守原方故选夏枯草、猫爪草、泽兰、刘寄奴、海藻等药加减治疗，共治疗3个月，左侧卵巢囊肿消失。

三、养血通脉汤

方药组成 鸡血藤20g 桃仁10g 红花6g 赤芍10g 当归10g 川芎6g 丹参15g 皂角刺10g 路路通10g 香附6g 穿破石20g 甘草6g

性质功效 活血祛瘀剂。养血活络，通脉破瘀。

主治病证 冲任损伤，瘀血内停所致月经不调、痛经、闭经、血积癥瘕。

加减运用 输卵管不通、盆腔炎、附件炎而带下量多、色黄稠者加马鞭草15g、土茯苓15g；盆腔炎、附件炎致小腹疼痛者加蒲黄6g、五灵脂6g；盆腔炎重而下腹有包块者加金银花藤15g、莪术10g；经前性急易怒、情绪波动较大者加柴胡6g、白芍10g；肾虚腰痛者加菟丝子10g、川续断10g；胃脘不适者去皂刺、加白术10g。

方义分析 全方由桃红四物汤加减而成。冲为血海，任主胞胎。冲任损伤，瘀血内作，可出现经水不调、闭经、痛经、盆腔炎、附件炎等，其或输卵管不通而致不孕症。方中鸡血藤苦甘温，归肝肾，入血分而走经络。历代认为通中有补，以通为主。鸡血藤甘温补益，苦温通泄，虽能补能散，但以补为主，补中有通，养血通脉，为治疗冲任损伤之常用药。当归补血活血，补中有活，修复冲任；川芎直冲冲脉，行血中之气，能上能下；赤芍、丹参能补行气，散血中之积滞；桃仁、红花逐瘀行血，通行经脉，使瘀血得行，经脉得通；路路通以通行十二经脉而疏泄积滞；香附疏肝理气，使气调血畅；皂刺、穿破石清瘀除热、破除陈积；甘草调和诸药。诸药合用，气得行，血得通，经得养，脉得复，共奏养血活络、通脉破瘀之功。

病例 陈某，女，32岁，已婚。1989年5月20日初诊。

初诊 13岁月经来潮。1984年结婚，婚后3个月不慎流产。4年来有生育要求，夫妻双方共同生活，迄今未孕。月经周期基本正常，量一般，色黯夹血块。经将行略有腹胀，性急易怒，经行则舒，脉细，舌红苔薄白。到广西某医院做输卵管通液试验为双侧输卵管不通。西医诊断为继发性不孕症（输卵管不通）。中医辨证为冲任损伤，气滞血阻。治宜养血活络，通脉破瘀。

处方 鸡血藤15g 路路通10g 桃仁10g 红花6g 赤芍10g 当归10g 川芎6g 熟地黄15g 炮山甲10g 香附6g 穿破石20g 甘草6g

每日1剂，水煎服，连服4剂。

二诊（1989年5月25日） 服上方后第3日，经水来潮。现值经期，经前腹部已不胀，经水色较鲜红，血块减少。上方去穿破石，加白术10g。水煎服，每日1剂，连服7剂。

三诊（1989年9月24日） 服上方后自觉精神较好。又服前方约30余剂。现停经已52日，尿妊娠试验阳性。

四、安胎防漏汤

方药组成 菟丝子20g 覆盆子10g 川杜仲10g 杭白芍6g 熟地黄15g 党参15g 炒白术10g 棉花根10g 炙甘草6g。

性质功效 补益类方剂。温养气血，补肾固胎。

主治病证 习惯性流产。

服用方法 未孕之前，预先水煎服此方3~6个月；已孕之后，可用此方随证加减。

加减运用 如腰脊连及少腹、小腹胀坠疼痛，加桑寄生12g、川续断10g、砂仁壳3g、紫苏梗5g；阴道出血、量少色红，脉细数者，加荷叶蒂12g、苎麻根15g、黄芩10g、阿胶10g；如出血多色红，宜减去当归之辛温，再加鸡血藤20g、旱莲草20g、大叶紫珠10g；出血日久、淋漓暗淡，腹部不痛者，加桑螵蛸10g、鹿角霜20g、花生衣30g、党参加至30g。只要符合补养气血、固肾壮腰之要旨，自能足月产矣。

方义分析 菟丝子辛甘平，覆盆子甘酸微温，两子同用，有补肾生精、强腰固胎之功；杜仲甘温，补而不腻，温而不燥，为肝肾之要药，能补肾安胎；当归、白芍、熟地俱是补血养肝之品，肝阴血足，则能促进胎元的发生；党参、白术、棉花根甘温微苦，能健脾益气、升阳除湿，既有利于气血的化生，更能升健安胎；甘草甘平，不仅能调和诸药，而且能益气和中，缓急止痛。全方有温养气血、补肾益精、固胎防漏之功。

病例 刘某，女，36岁。以往曾孕5次，均流产。此次孕第6次，尿妊娠试验阳性，脉见微滑，两尺沉弱，舌淡，苔白。自述腰酸腿软，无阴道出血。因怕再度流产，精神极度紧张。据辨证确定为肾气虚损，遂投以上方。连服至孕3个月，后足月顺产一女婴，婴儿无畸形，唯头发稀少，色黄。

对于习惯性流产患者经保胎治疗后，多见婴儿发少，色黄。《内经·五脏生成篇》谓："肾之合骨也，其荣发也。"肾之精华在于发，故肾虚而发不荣。上病例经随访，3年后发已变多变黑，与正常儿童无异，智力发育良好。

五、活 精 汤

方药组成 熟地15g 山茱萸10g 山药15g 丹皮10g 茯苓10g 泽泻6g 麦冬10g 当归10g 白芍6g 女贞子10g 素馨花6g 红花2g 枸杞子10g 桑椹子15g

性质功效 滋补类方剂。滋肾调肝。

主治病证 死精症。

服用方法 水煎服，每日1剂。

加减运用 偏于肾阳虚者，加制附子10g、肉桂6g；少腹、小腹冷痛者，加艾叶、葫芦巴、小茴香；夹痰湿者，上方去红花、素馨花，加菖蒲6g、皂角刺15g；夹瘀者加泽兰10g、桃仁10g。

方义分析 方中六味地黄汤，功专肾肝，滋而不腻，寒温相宜而兼滋补气血；当归、白芍、素馨花、红花养血活血、柔肝舒肝；枸杞子、桑椹子、女贞子、麦冬滋补肝肾精气。诸药合用，共奏调肝益肾、畅达气血之功。

病例 郑某，男，32岁，演员。1988年5月22日诊。

结婚4年，夫妻共同生活，未避孕，爱人迄今不孕。平素性欲一般，时有头晕目眩，腰膝酸软，夜难入寐，寐则多梦。胃纳一般，大便干结、隔日1次，小便正常。舌尖红，苔少，脉细数。精液化验检查：量约3ml，计数4000万/ml，成活率10%，死精90%，活动力差，液化时间大于半小时。爱人检查未发现异常。证属真阴不足，虚火内动，阴精衰竭。以壮水济火法论治，处以上方。每日清水煎1剂，连服20剂。药后精液检查：成活率30%，死精50%，液化时间正常，余无特殊。药见初效，守上方加太子参15g、小麦20g、夜交藤20g、旱莲草15g。每日水煎服1剂，连服12剂。复查精液常规：存活率50%，死精10%，活动力一般，计数已接近正常，继用五子衍宗丸加味。

处方 菟丝子15g 女贞子10g 枸杞子10g 五味子6g 车前子6g 覆盆子10g 太子参15g 当归身10g 白芍6g 玉兰花6g 红枣10g

连服30剂，身体康复，爱人次月受孕。

六、加味芍药甘草汤

药物组成　白芍50g　熟地黄15g　当归身10g　炙甘草20g　牛膝6g　红枣15g
性质功效　治风剂。滋阴养血，柔肝息风。
主治病证　阴吹（肝肾阴虚型）。
服用方法　水煎内服，每日1剂，每剂分2次服。
加减运用　兼阴部瘙痒不适者，加龙胆草6g清泻肝火；夜难入寐者加麦冬10g、夜交藤20g清心安神。
方义分析　肝藏血而为风木之脏，其脉循少腹而络阴器，赖肾水以涵养。妇人经、孕、产、乳以血为用，肝血易亏，肝阳易亢。若肾阴亏虚，肝血不足，肝失所养，化燥生风，风动于阴中，则筋旅有声。治宜甘润养血，柔肝息风。本方由《伤寒论》芍药甘草汤加味而来。方中重用芍药、甘草酸甘养阴，润燥柔肝缓急；佐以熟地黄、当归、红枣滋阴补血，俾阴血充盈，阴器得濡，肝风自息；牛膝益肝肾引药下行。诸药合用，共奏滋补肝肾、柔肝息风之功。

病例　韦某，女，36岁。1979年10月初诊。

自述前阴簌簌有声如矢气状已1周，曾经中西药治疗，效果不佳。现前阴仍出声如矢气状、每日6~7次，伴夜寐欠佳，大便干结，舌尖红，苔少薄黄，脉弦细数。证属肝肾阴虚，筋脉失养，肝风内煽，涉及前阴，且后阴谷道不利，谷气升降失常。治宜滋养肝肾，柔肝息风。用加味芍药甘草汤3剂，水煎服后症状消失。

附1 著名老中医刘惠宁学术思想

一、生平传略

先师刘惠宁老中医，系广西壮族自治区博白县人，生于1882年10月，卒于1959年12月，曾毕业于两广语言学校。先师生于中医之家，自幼喜读医书，青年时期游学于沪、穗等地，在课余仍不断钻研中医经典著作之外，并利用假日拜访当地名医为师，亲聆教益，学有所成，即世儒而执医业。1932年回桂，在南宁设诊所，并兼任南宁高中和南宁女中校医。1934年创办医药研究所，任所长兼温病教员，同时被推选为中央国医馆理事。

新中国成立之后，任博白县卫生协会主任，博白县中西医联合诊所所长，先后被选为博白镇、县人民代表。1954年调任广西省中医院医师，广西卫生厅中医委员会副主任委员，1957年又被选为广西省人民代表，1958年广西壮族自治区成立，被选为区人民政府委员。

二、治学态度和学术思想

刘老治学严谨，一丝不苟，强调学以致用，主张理论与实践相结合，他认为《内经》、《难经》、《伤寒论》、《金匮要略》等经典著作是中医学的根源，为医者必读之书，而金、元以后历代诸家有所创见，有所发挥的不同学派，也就是源与流的关系。所以他立论平正，无流派之分，无门户之见，唯善是从，他不仅博览古今历代医籍，而且虚心学习别人的所长，早在20世纪30年代，便向往"中西医合璧"，在他诊治患者的过程中，既注重四诊八纲的辨证，又不忽视现代医学的检查方法，例如，对发热的患者，除了根据四诊合参、辨别其表里虚实之外，还注意体温的记载，个别病例尚有西医的各项检查和论述。

刘老认为阴阳五行是中医理论核心之一，不读阴阳五行，不知阴阳五行，便不是中医。他为了解答一些人对阴阳五行的误解，常常引用现代医学的理论加以阐明，例如，对肝木乘克脾土的问题，他说："所谓木克土者，谓肝有病，可以引起消化器官之疾病，如肝硬化或胆总管病变致胆汁不能输布于十二指肠，即可引起消化不良或发生腹水。《内经》以愉悦舒畅为肝德，忧愁忿怒为肝贼。考古书所谓肝，类似现代医学所说的神经，愉悦则神经舒缓，忧愁则神经郁结，所以肝木克脾土者，乃谓忧愁忿怒，足以阻滞消化耳。"

刘老认为一些人之所以对"伏气温病"有不同的见解，主要由于忽视经训和临床实践的结果，他说："《内经》早有'冬伤于寒，春必病温'之说，时人若能结合临床实践，当不会怀疑'伏气'有无之争。"

刘老对于温病的治疗，注重汗解以排毒。尝说："温热病证，必伤津液，津液愈竭，则毒邪愈盛，疾病因之日深，炎症更甚。然排除病毒的路径、有汗、吐、下之法，但以发汗为宜，因皮肤面积较广，从肌肤汗解排毒，其津液的损害，比从二便排毒受害要小，汗法为温热病祛毒之要法。"他很推崇银翘散、桑菊饮二方，吴鞠通《温病条辨》一书，论病238条，用药118方，立论新颖，制剂精究。银翘、桑菊虽称平剂、轻剂，实则为温病诸方之首。既能疏解风热，又能解毒，为温热患者实用之方。他认为温热病初期，最易伤肺胃之阴，药宜辛凉甘润，银翘、桑菊出入最妙；温热病后期，肝肾之阴亏损，甚或阴涸津竭，药宜甘寒或咸寒，加减复脉汤、三甲复脉汤之类为佳。刘老最慎苦寒之品，因苦能化燥伤阴，寒能损害胃阳。主张药以轻灵精巧为贵，善用桑叶、菊花、竹叶、白茅根等平淡之品，为了方便后学，把《温病条辨》中大部分方剂编成歌诀，压韵顺口，易读易记，如增液汤歌："增液汤为救阴虚，甘苦咸寒润下俱，麦地八钱玄一两，渴时频饮令无余。"

为了说明先师学术思想，如何指导临床，兹举其数例病案如下。

病例 1　肺热燥咳

李某，男，45 岁。咳嗽频频，痰胶黏而夹带血丝，发热口渴，胸痛而不能卧，卧则咳嗽加剧，便结尿短，面足微肿，口燥苔黄，脉象滑数（100 次/min），体温39℃。证属肺热燥咳，以清燥救肺汤治之。方中以沙参易人参，连服 3 剂，咳嗽、口渴减轻，脉数稍减（90 次/min），体温降至38.2℃，药已中病，仍守原方，以石斛易石膏，连服 8 剂，诸症均瘥。

查人参能大补元气，促进血液循环，有助血细胞的产生，是益气生津之品，但人参益气有余而养阴不足，故代以甘凉清润之沙参，取其滋阴润肺；石膏性寒气凉，本是清肺胃邪热之要药，然服药 3 剂之后，诸症已减，恐其过寒犯胃，故以甘平之石斛易之，既能清解未净之邪热，又能滋养肺胃之阴。

按语　清燥救肺汤本是喻氏为清肺润燥而立，刘老善读古人书，用方不泥方，食古而能化，以沙参易人参，石斛易石膏，加强清润之功，实有"顾护津液"之意在焉。

病例 2　久热不退

雷某，男，9 岁。患白喉之后，发热不退，经西医检查心界扩大，心跳快，拟诊为并发心包炎。曾入某医院就医，内科、儿科均谓难治。乃转来刘老处诊治。症见干咳无痰，口干舌燥，神倦欲眠，大便干结，体温常稽留40℃左右，脉象虚数（100 次/min）。证属邪热久稽，阴津亏损。以加减复脉汤进治，服 1 剂后，体温降0.3℃，第 2 日守方再服，体温又降0.4℃，连服 5 日后，口干舌燥和脉象好转，但大便略溏，改投一甲复脉汤，第 6 日大便正常，然体温仍稽留在39℃左右。患儿母谓："小孩仍发热，精神疲倦，恐方不对症，要求换方。"但刘老辨证精确，明确表示"患儿口干舌燥，心血虚，津液伤，非此方不能见效，此乃王道医法，如用霸道医法，欲速而用燥热补血强心之猛将鹿茸，非特无效，恐舌即变黑而燥裂起刺，祸不旋踵矣，欲速则不达也"。患儿母听罢，乃坚定配合治疗，第 7 日仍进该方，第 8 日大便稍结，即将牡蛎减去，连服 2 日，体温降至38℃，精神稍好，脉搏减为92 次/min，脉象和缓而有神，但仍不时咳嗽，第 10 日在加减复脉汤中加川贝、桑叶各6g，以加强镇咳化痰，连服 3 日，稍有见效，体温降至37.5℃，口、舌转润，咳嗽亦减，能吃鸡肝粥一碗半，可以起床。第 13 日将上方减去桑叶，连服 3 剂，症情大见好转，体温降至37.3℃，脉搏78 次/min，咳嗽消失，在原方减去川贝，连服 3 剂，体温、脉搏正常，停止服药。"谷肉果菜，食养尽之"，以善其后。

按语　本例乃疫毒邪热久稽，耗伤阴血，症情复杂，刘老辨证精确，抓住滋阴清热、扶正驱邪为法，始终不懈，以加减复脉汤复其津液，阴血回归，其热自退。

病例 3　夜热早凉

刘某，女，4 岁。夜热早凉，热退无汗，舌燥唇焦，夜哭不眠，早晨体温37℃，入夜则升至39℃，脉数而细，缠绵月余，精神疲惫。曾经摄 X 线及检验痰血，既非肺结核，又非伤寒疟疾，经某省级医院、某军医院先后治疗，效果不满意。乃到刘老处诊治，细察脉证，乃属邪热深伏阴分，以辛凉合甘寒法之青蒿鳖甲汤治之，照原方连服 5 剂，热迟身凉，后以甘润之品调理，病不再发。

按语　本例感受温热之邪，邪热深伏阴分，唇焦舌燥，系因肺胃内分泌功能减退，以致津液枯燥。如用剧烈发汗之剂而欲解其热，恐无汗可出，既使能汗出，又有亡津液脱之虞。所以用青蒿为主药微发其汗而解热，青蒿为解热药中之最和平者，凡原因不明引起之虚热，用之有效。鳖甲、生地、知母滋阴生津而退虚热，有镇静神经之功；丹皮凉血除热，可助血液之养化。全方相须相助，配合紧凑，凡温病夜热早凉，热退无汗，口渴引饮者，用之多效。

病例 4 伏暑夹湿

刘某，女，10 岁。半月前因高热无汗，某医院诊为"流感"，予辛凉解表之剂，热退。2日后又复发热，低热不退，时而呕恶，口渴欲饮而不多，自汗，尿黄赤，经某医院心肺功能和血常规检查正常，初诊为"病毒性流感"，虽用中西药治疗，效果不满意，乃邀刘老诊治。诊见：手足心热，苔白腻，脉细滑。证属伏暑夹湿。以杏仁滑石汤加味治之。

处方　杏仁 9g　法半夏 9g　黄芩 6g　郁金 6g　黄连 4.5g　通草 4.5g　厚朴 3g　橘红 3g　滑石 18g　扁豆花 12g

水煎服每日 1 剂，连服 3 剂，热退病愈。

本病例证属伏暑夹湿，前医用辛凉解表，表邪虽去而湿不化，热虽暂退而暑湿未清，郁热内伏，不得外越，故有潮热、呕恶、溺短、苔腻等症，投予渗淡苦辛之法，清暑化湿并用，药能对症，疗效良好。

刘老从事中医临床教学 50 余年，平生心地善良，态度和蔼，联系群众，虚心谨慎，时刻关心患者的疾苦，深受患者的爱戴和赞扬；热心中医教育事业，爱护学生，谆谆善诱，诲人不倦，桃李遍八桂，为当地温病学派之宗师和中医教育的创始人。惜生前诊务、教学过忙，未暇著述，目前尚存少数医案，正在整理中。

附 2 老中医刘六桥

刘六桥（1874—1951）名汉龙，别号潜初，广西容县十里藜读人。

六桥国学湛深，经史百家，琴棋书画，无所不通。行年二十，感国运之不昌，伤黎民之疾苦，乃弃儒而专攻歧黄之术，以"不为良相，当为良医"为己任，志在救贫贱之危而振兴邦国，其用心之善至矣。

六桥治学严谨，一丝不苟，精勤不倦，持之以恒。嗜书成癖，诊暇教余，手不释卷，专心致志，真有"五六月间无暑气，二三里有书声"之概。尝自谓"六十临帖，仍有进步"，强调"学无止境，做到老，学到老终身学不了"。以读书为每日不可少之精神粮食，而读书之病，最忌浮滑，每读一书，定要深思明辨，反复体念，去粗取精，必能为已用而后止。为医者，当精心钻研《内经》、《伤寒论》、《金匮要略》、《本草经》、《脉经》等书。其中对《内经》、《伤寒论》则奉为中医之圭皋。尝曰："《内经》一书，义理精微，极耐寻味；六气之中，寒为极阴，属于死气，伤人最烈，故仲圣以之立论也。经典著作，犹树之根，水之源，而金元以后诸家之论，如源远而流长，根深而叶茂耳，既要精研经典之深邃，又要博览诸家之著作。庶能避其迂典，去其偏见，学其所长，求其真诠。如河间之寒凉，子和之攻邪，东垣之补土，丹溪之清降，在泾之圆利，大椿之通达，天士之灵巧，念祖之平正，均融合贯通而得之。"六桥虽崇古而不泥于古，不为前哲之论所囿，如对《医宗金鉴》在子痫、子嗽条中药用薏苡仁、丹皮二味，则大不以为然。盖此二物，前者润滑，后者凉开，于胎元不利，虽然《内经》"有故无殒"之说，仍以不用为佳。

六桥先后悬壶于容县、南宁等地数十年，强调医者术也艺也，仁术也；德者道也品也，根本也；为医难，为良医尤难也。医而无德，虽技艺高深亦不足取也，以无德之医而司人命之垂危，其不偾者鲜矣。盖医以解除人民疾苦为矢志，若以谋利为目的，则非医名之所宜也。六桥处境清贫，仍然耿介自持，不阿权贵，安贫而乐道，从不谋家业，一生以活人济世为怀，凡来诊患者，不分贫贱富贵，一视同仁，以彼之疾尤己之苦，穷苦患者就医，床头金尽，既赠医赠药，尤贴心慰问，乐为好施，深得患者称道焉。六桥遣方用药，圆活多变，不拘经方、时方，甚或民间单方，俱择善而用。尝曰："方不在多，有效则灵；药不在贵，去病则名。"故其用经方或单方，均有神机妙算之功。如用当归四逆汤、附桂理中汤加吴茱萸治霍乱，每起垂危之疾；以苦瓜藤一味而治愈瘟牛肉中毒腹泻。"单方一味，气死名医"，虽言过其实，仍有其至理焉。六桥善学，于此可见矣。其虽学验俱丰，誉满杏林，仍谦虚为怀，从不矜耀自衡，不道人之长短，不妒嫉别人之功，与同业相聚，礼仪有加，能者为师，他山之石，可以攻玉，如切如磋，谈论相融，遐迩行家称之敬之。

1934年在广西省立南宁医药研究所任教，力倡教学相长。尝曰："名师出高徒，此其常也；高徒出名师，此其变也。"虚怀若谷，平易近人，师生情谊，如鱼水之欢。先后主编主讲本科班《伤寒论》、《妇科》、《眼科》，以其数十年之临床经验，阐述医学之奥妙，旁征博引，深入浅出，谆谆善诱，深受学者之爱戴。尤其值得称道者，早在20世纪30年代，其在讲授妇科"求嗣"一节之时，即主张"寡欲养精，少生优生"，其见识之远，诚可贵也。在临床教学，其更善于诱导，既从严要求，又敢于放手，每一病例，均由学生自行书写病案，分析病情，遣方用药，然后详细复审，指出当否。

讲义讲稿

中医基本理论

（1974年春西中班讲稿）

班秀文 编

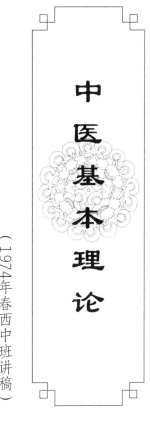

中国基本词汇

《中医基本理论》（1974年春西中班讲稿）

目　　录

第一节　绪论……………………………(493)
　一、人与自然的关系………………(493)
　二、局部与整体的关系……………(493)
　三、形态与功能的关系……………(493)
　四、生理与病理的关系……………(494)
第二节　阴阳五行学说………………(494)
　一、阴阳学说………………………(495)
　　(一)阴阳的基本概念……………(495)
　　(二)阴阳学说在中医学中的应用……(498)
　二、五行学说………………………(501)
　　(一)五行的基本概念……………(501)
　　(二)五行学说在中医学中的运用…(502)
　　(三)对五行学说的评价…………(504)
第三节　藏象…………………………(506)
　一、概论……………………………(506)
　　(一)藏象的含义…………………(506)
　　(二)脏腑的分类与区别…………(507)
　　(三)藏象学说的特点……………(507)
　　(四)藏象学说在辨证论治中的重要性
　　　……………………………………(508)
　二、心与小肠………………………(508)
　　(一)心……………………………(508)
　附　心包络…………………………(510)
　　(二)小肠…………………………(511)
　　(三)心与小肠的表里关系………(511)
　三、肺与大肠………………………(512)
　　(一)肺……………………………(512)
　　(二)大肠…………………………(514)
　　(三)肺与大肠的表里关系………(514)
　四、脾与胃…………………………(515)
　　(一)脾……………………………(515)
　　(二)胃……………………………(517)
　　(三)脾与胃的表里关系…………(517)
　五、肝与胆…………………………(518)
　　(一)肝……………………………(518)
　　(二)胆……………………………(520)
　　(三)肝与胆的表里关系…………(520)
　六、肾与膀胱………………………(520)
　　(一)肾……………………………(521)
　　(二)膀胱…………………………(524)
　　(三)肾与膀胱的表里关系………(524)
　七、三焦……………………………(525)
　　(一)概括人体的部位和脏腑功能…(525)
　　(二)温病学说的三焦辨证，是证候分类
　　　归纳的依据……………………(525)
　八、女子胞…………………………(526)
　九、脏腑组织之间的关系…………(526)
　　(一)五脏之间的关系……………(526)
　　(二)六腑之间的关系……………(533)
　　(三)脏与腑之间的关系…………(534)
第四节　气、血、精、津液……………(539)
　一、气………………………………(539)
　　(一)气的含义……………………(539)
　　(二)气的分类和来源……………(539)
　　(三)气的病证……………………(540)
　二、血………………………………(541)
　　(一)血的含义……………………(541)
　　(二)血的生成与分布……………(541)
　　(三)血的生理和病理……………(541)
　　(四)气血的关系…………………(542)
　三、精………………………………(542)
　　(一)精的含义……………………(542)
　　(二)精的生成来源………………(543)
　　(三)精的作用……………………(543)
　四、津液……………………………(543)
　　(一)津液的含义…………………(543)
　　(二)津液的生成…………………(543)
　　(三)津液的作用…………………(544)
　　(四)津液与气血的关系…………(544)
　　(五)津液的病证…………………(544)

附 痰(饮) …………………………(545)
　(一)痰饮的含义 ……………………(545)
　(二)痰和饮的病机 …………………(545)
　(三)痰和饮的特点 …………………(545)
　(四)痰饮的病证 ……………………(545)
第五节 经络 …………………………(546)
　一、概论 ……………………………(546)
　　(一)经络的主要内容 ………………(546)
　　(二)经络的生理病理 ………………(547)
　　(三)十四经穴位主治规律 …………(548)
　二、十二经脉 ………………………(548)
　　(一)十二经脉的走向和交接规律 …(548)
　　(二)十二经脉在体表分布的规律 …(549)
　　(三)十二经脉的流注次序 …………(550)
　　(四)十二经脉的循行部位与主治 …(550)
　三、奇经八脉 ………………………(555)
　　(一)任脉 ……………………………(555)
　　(二)督脉 ……………………………(556)
　　(三)冲脉 ……………………………(556)
　　(四)带脉 ……………………………(556)
　　(五)阴跷脉和阳跷脉 ………………(557)
　　(六)阴维脉和阳维脉 ………………(557)
　四、经络在临床上的运用 …………(558)
　　(一)经络在诊断上的应用 …………(558)
　　(二)经络在药物方面的应用 ………(560)
　　(三)经络在针灸疗法中的应用 ……(560)
第六节 病因 …………………………(563)
　　(一)病因的含义及其内容 …………(563)
　　(二)疾病的决定因素——外因决定于
　　　　内因 ……………………………(563)
　一、内因 ……………………………(564)
　　(一)精神因素 ………………………(564)
　　(二)体质因素 ………………………(565)
　二、外因 ……………………………(565)
　　(一)六淫(六邪) ……………………(565)
　　(二)疠气 ……………………………(571)
　　(三)饮食不节 ………………………(571)
　　(四)劳伤 ……………………………(571)

　　(五)其他致病的因素 ………………(572)
第七节 病机 …………………………(573)
　一、八纲 ……………………………(573)
　　(一)表里 ……………………………(573)
　　(二)寒热 ……………………………(576)
　　(三)虚实 ……………………………(578)
　　(四)阴阳 ……………………………(580)
　二、病机十九条 ……………………(582)
　　(一)病机的基本精神 ………………(583)
　　(二)对"诸"、"皆"、"属"的理解 …(583)
　　(三)六淫病机 ………………………(583)
　　(四)五脏病机 ………………………(590)
第八节 治则 …………………………(596)
　一、预防为主 ………………………(596)
　　(一)无病先防 ………………………(596)
　　(二)有病早治,防其传变 …………(596)
　二、因时、因地、因人制宜 …………(597)
　　(一)因时制宜 ………………………(597)
　　(二)因地制宜 ………………………(598)
　　(三)因人制宜 ………………………(598)
　三、治标与治本 ……………………(598)
　　(一)标本的含义 ……………………(598)
　　(二)治标与治本的依据 ……………(599)
　四、正治与反治 ……………………(600)
　　(一)正治 ……………………………(600)
　　(二)反治 ……………………………(601)
　五、扶正与祛邪 ……………………(602)
　　(一)扶正与祛邪的关系 ……………(603)
　　(二)扶正与祛邪的运用 ……………(603)
　六、常用治疗方法 …………………(604)
　　(一)汗法(解表法) …………………(604)
　　(二)吐法 ……………………………(605)
　　(三)下法 ……………………………(605)
　　(四)和法 ……………………………(606)
　　(五)温法 ……………………………(607)
　　(六)清法 ……………………………(607)
　　(七)消法 ……………………………(608)
　　(八)补法 ……………………………(609)

第一节 绪　　论

祖国医药学是我国人民几千年来同疾病作斗争的经验总结。它包含着中国人民同疾病作斗争的丰富经验和理论智识，形成了独特的学术体系。遵照毛主席"中国医药学是一个伟大的宝库，应当努力发掘，加以提高"的教导，人们必须继续努力发掘，并加以整理提高。

祖国医药学理论的形成，并不是借助于实验室的试验和各种器械的观察，而主要是通过和疾病斗争，长期而细致地对人体各种正常活动及异常现象的直接观察与体验，进而推理、分析、归纳而总结出来的。为了便于掌握中医的基本理论，现首先从人与自然、局部与整体、形态与功能、生理与病理等关系的认识，做初步的介绍。

一、人与自然的关系

客观世界的一切事物的发展过程，都是有内在联系的整体，都是互相依存，互相制约的。尽管由于历史条件的限制，前人不可能有这样完整的认识，但是已初步认识到人与整个自然界密切相关的，一方面，人要不断克服环境，改造环境，从自然界摄取必须的生活物质；另一方面，自然界的变化，对人体也有一定的影响，如春夏之时，气候温热，人体血气活动多趋向于体表；秋冬气候寒冷，气血活动趋向于里。因而在肤色、脉象及水液代谢等方面均有所改变。又如在发病上，夏天多痢，秋时多疟。北方寒燥，江南温湿，人民生活环境不同，在多发病上，也有所不同。所以对疾病的诊断和治疗，除了辨明正邪的盛衰、病情的轻重之外，也必须考虑到周围环境的因素。

二、局部与整体的关系

人体的组织结构，是由各个局部组成的有机整体，如属于内脏的五脏六腑；属于形体的皮肤、肌肉、筋骨，以及经络系统等，其复杂的生理功能，不论是内在的消化循环，或外在的视听言行等，都是许多组织器官的联合作用，共同构成了不可分割的统一整体。例如，人体对饮食物消化、吸收与利用，就是依靠胃的受纳、消磨，脾的运化，心的输送，肺的布散等几个脏器的协调活动而完成的。任何脏器的活动，都是整体功能活动的一部分，而其各个局部之间，又存在着互相促进和互相制约的关系。因此，局部与整体是辩证的统一。

根据上述对生理上局部与整体的认识，在病理上，各个局部的病变，不仅可以互相影响和传变，而且能够出现整体上的功能失调，所以临床诊断时，既要重视局部病变，又必须注意整体的病变，全面进行审察，才能作出正确的诊断。在治疗时也不能孤立地看病、看证，必须将局部与整体结合起来。

三、形态与功能的关系

机体的形态结构与功能活动是互相联系与制约的，功能以形态为物质基础，而形态器官又是机体功能不断适应外在环境变化而演变的产物。前人对人体的认识，并不单纯从形态着眼，总是在观察与分析功能活动的基础上，结合形态观察来建立生理的基本概念。因此，特别注重功能的变化。如五脏虽与现代医学所说的脏器名称一样，但两者的概念并不完全相同。除了指实质脏器的某些功能之外，主要的是概括了某些方面的功能活动。在功能活动中，精神活动又占有重要的地位。形体是产生精神活动的物质基础，而精神活动反过来对人体又能产生重要的影响。因此，形体与精神，两者亦是辩证统一的关系，其中尤其注重精神活动对形体的影响，如在生理理论中，强调精神活动对其他组织器官功能的主导作用；在病理上则把神志失调作为致病因素之一；在诊断和治疗疾病之时，也常常考虑精神因素之作用。

四、生理与病理的关系

人体在正常情况下的功能活动是生理，在病变时情况下的功能形态改变则是病理。它们都是人体在不同的条件下的不同反映，因此，两者亦是辩证统一的关系。从生理概念的形成及对病理的分析来看，两者是紧密结合的，如生理上的一些认识，往往都是在观察分析病变的基础上总结出来的，同时，又以此为指导，来分析临床病变的表现，在实践中不断充实、发展生理的概念。所以在讲述生理功能时，常以病理表现作反证，在分析病理时，又以生理功能为依据。同时，在观察病变时，从不单纯着眼于致病因素（病邪）的一方，而是时刻注意正气在病变中的状态与反应。因此，扶正与祛邪则是治疗疾病的基本法则，其中尤应注意维护正气，是治病康复的主要关键。

综上所述，前人对人体的认识，是通过长期的临床实践而逐步形成的，它不仅具有丰富多彩的实践经验，而且已经形成一套比较完整的理论体系。这个体系早在春秋战国年间的古典医籍《内经》一书中就已初具规模。以后随着社会的发展，医疗经验的不断总结，历代医家在《内经》的基础之上，结合当时的临床实践，又加以发展和补充，从而使它更为充实和系统化。其内容主要包括有：属于人体组织结构，和生理方面的，有脏象、经络；属于病理方面的，有病因、病机；属于诊断方面的，有四诊、八纲；属于治疗方面的，有逆从、标本、八法，以及药物方剂、针灸、推拿等。在这些内容中，以脏象、经络理论为核心，并以阴阳五行作为思想方法和说理工具，从生理、病理到诊断、治疗，形成密切联系不可分割的独特体系。这些理论，几千年来一直指导着中医的临床实践。

第二节　阴阳五行学说

学习目的

（1）掌握阴阳五行学说的基本概念及其在临床上的应用；
（2）了解对阴阳五行学说要用历史唯物主义和辩证唯物主义的观点加以分析，批判地继承。

阴阳五行是我国古代的哲学思想，是自发的朴素的唯物论，并具有初步的辩证法思想。早在二千多年以前就被引用到中医学中来，经与医疗实践相结合，成为中医基本理论的一部分，用来说明人体的生理功能、疾病的发生发展规律，指导临床诊断和治疗，它不仅在历史上对中医学的发展起过积极的作用，而且一直到今天仍为中医临床所运用，其中尤以阴阳学说的运用更为广泛。但是，由于历史条件的限制，阴阳五行学说不可能有完备的理论来解释宇宙，其中还有一些封建迷信和唯心主义等内容。人们要遵照毛主席"清理古代文化的发展过程，剔除其封建性的糟粕，吸收其民主性的精华"（《新民主主义论》）的教导，扬弃其糟粕部分，吸收其合理的部分，以期达到"古为今用"的目的。

一、阴阳学说

（一）阴阳的基本概念

阴阳是对立而又互相统一的两个方面，阴阳学说认为任何事物的变化都具有对立统一的两个方面，这两个方面的内在联系，互相作用和不断运动，是事物生长、变化和消亡的根源。

祖国医学中的阴阳学说是用以解释人体脏腑生理、病理，以及临床诊断、治疗和处方用药的一种说理工具。也是人体内外结构及功能之间两个对立面的通用代名词，而且更重要的是用以说明它们之间对立统一的关系。

1. 阴阳的对立性、相对性和灵活性

阴阳是抽象的名词，它的基本意义是说明事物发展中的矛盾和统一，是代表事物相对现象的两方面，它可以作为一切事物的分类、变化的总纲，也可以说明由简到繁、从博返约的道理。如"水为阴，火为阳"，"水火者，阴阳之征兆也"。

由于上古劳动人民从事物的运动变化的观点出发，发现自然界一切事物和现象，无不包含着互相对立而又统一的阴阳两方面，如天与地、上与下、左与右、动与静、出与入、升与降、成与败、乃至昼与夜、明与暗、寒与热、水与火等。可以说明阴阳是相对而机动的代名词，凡是活动的、兴奋的、在外的、向上的、无形的、温热的、光亮的、刚强的事物，都属于阳的范畴。一切沉静的、抑制的、在内的、向下的、有形的、寒冷的、黑暗的、柔弱的，都属于阴的范畴（表6-2-1）。

表 6-2-1

类别	人体	气血	脏腑	脉象	二便	疮疡	动静	表情	四时
阳	外背	气	六腑	浮数洪大	便秘溺黄	红肿	烦燥妄言	愉快	春夏
阴	内腹	血	五脏	沉迟细小	泄泻尿多	白平	静卧懒言	抑郁	秋冬

阴阳的相对属性既代表两个对立的事物，又可以代表同一事物内部所存在的互相对立的两个方面，例如，白天属阳，夜晚属阴，但白天之中，早晨至中午属阳，而中午至傍晚属阴。所以说阴阳不是绝对的。同时，必须有相对的关系和客观事物作为基础，例如，要辨别一个患者的病情属阴属阳，首先要有患者症状的存在，然后才能根据患者的脉证，运用阴阳进行分析，如果脱离客观事物而空谈阴阳，阴阳本身便是一无所有。

2. 阴阳在对立的基础上具有统一性（阴阳互根互用）

任何事物阴阳之间，除了互相对立的关系之外，它们任何一方都不能脱离另一方而单独存在，因而它们又是统一的，互相资生、互相依存的。所以《素问·阴阳应象大论》："阴在内，阳之守也；阳在外，阴之使也。"例如，物质属阴，功能属阳，脏腑功能之所以能发生正常的生理活动，要靠物质的供养作为基础（阳生于阴）；而物质的消化、吸收、代谢等，要靠脏腑功能活动的作用，作为生化的动力（阴生于阳），通过阴阳的互相作用，构成了人体的生理活动（图6-2-1）。

阳主生发，阴主长养，如果只有物质的阴，没有阳的气化，或者只有脏腑的功能（阳），而无物质的供养（阴），因而阳就不能起生发的作用，同样，阴也不能起到长养的作用。所以说"孤阴不生，独阳不长"（图6-2-2）。

根据"阴生于阳，阳生于阴"的互根道理，说明了生命的根本自始至终是一个阴阳互相联

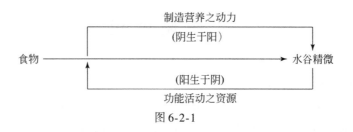

图 6-2-1

```
阳主生发 ┐
阴主长养 ┘ 互相为用——正常生理

阳的生发，要靠阴的长养 ┐ 无阴则阳不生 ┐ 孤阴无阳，则阴不能生
阴的长养，要靠阳的生发 ┘ 无阳则阴不长 ┘ 独阳无阴，则阳不能长
```

图 6-2-2

系、互相斗争的过程，所以说"生之本，本于阴阳"。如果阴阳任何一方发生了异常变化，就会发生病变。例如，气属阳，血属阴，"气主煦之，血主濡之"（《难经》），气血互相为用，互相维系，方能保持人体的健康。在病理上气虚就会失去温煦固摄作用而血脱；血虚就会失去濡养涵蓄的作用而气散，故阳虚则阴脱，阴虚则阳越，甚至发展为"阴阳离决，精气乃绝"的危垂证候（图6-2-3）。

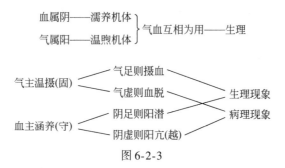

图 6-2-3

同样，心阴不足，可以导致心阳不足。在心阴不足的初期，可以出现心阳的虚性亢进（心烦、怔忡、失眠、多梦、脉数、舌红）的证候，但由于缺乏阴（物质）的供养，功能的亢进只能是暂时的，到了一定的程度就会由兴奋而转为衰竭，出现心悸、空虚、虚烦、脉虚、舌淡等阴阳两虚的脉证（图6-2-4）。

```
阴损及阳——阴精伤耗——物质衰少——阳缺长养——功能衰退
阳损及阴——阳气伤耗——功能衰退 { 生长无权
                                   不能化生营养 } 物质衰少
```

图 6-2-4

从以上的论述，不论是从生理活动或病理变化来看，都说明阴阳在相对的基础上是统一的，是互相为用、互为其根的。

3. 阴阳的消长平衡与失衡

人体的阴阳，它一方面，代表互相对立而又统一的两个方面；另一方面，它又不断存在着"阴消阳长"和"阳消阴长"互相斗争的过程，此消彼长，此盛彼衰，从而维持人体相对的动态平衡（图6-2-5）。

```
功能活动──→营养物质消耗（阳长阴消）┐
生化营养──→功能动力消耗（阴长阳消）┘ 互为消长──相对平衡
```
图6-2-5

阴阳的消长关系，是有一定限度的，如果超越了生理的限度，便出现阴阳的偏盛或偏衰，可发生不同的病变。

（1）阴虚阳亢：阴虚（肝肾）过甚（阴消），阳气得不到足够的阴来涵养，阳气不能潜藏，就会出现阴虚阳亢（阳长）的证候。例如，阴虚阳亢的高血压，其症状是头痛、眩晕、失眠、多梦、性情急躁易怒，舌质干红、脉弦细数等（图6-2-6）。

```
阴虚    阳亢 ─┬─头痛、眩晕、失眠、急躁易怒─┐
(阴消)→ (阳长) └─舌质干红、脉弦细数────────┴→滋阴潜阳
```
图6-2-6

（2）阳盛阴虚：患急性热性病，往往大热（阳长）伤阴（阴消），出现烦渴，尿短少，唇焦舌燥，甚则出现昏迷（阳明腑实或热入心包）等阴伤液耗的证候，它是属于阳盛引起阴虚造成的病变（图6-2-7）。

```
急性 ─→ 大热 ─→ 阳盛 ─→ 烦渴，尿短少，唇焦 ─→ 甚至昏迷 ─→ 泻热存阴
热性病    伤阴    阴虚    舌燥，脉洪大或沉实
```
图6-2-7

（3）阳虚阴盛：脾肾阳虚，运化失职，水湿内留，形成阴邪过盛，寒水泛滥的水肿病（图6-2-8）。

```
脾肾 ─→ 运化 ─→ 水湿 ─→ 阴邪 ─→ 水湿 ─→ 水肿 ─→ 补阳抑阴
阳虚    失职    内留    过盛    泛滥           （阳虚为主）
```
图6-2-8

（4）阴盛阳虚：内伤生冷，寒邪直中，导致寒中洞泄，脾肾阳伤，四肢不温，昏迷抽搐的慢惊证，这是由于阴盛引起阳虚所造成的（图6-2-9）。

```
内伤生冷┐
寒邪直中┘→脾肾阳伤─→寒中洞泄─→甚则四肢不温─→破阴存阳（寒邪为主）
                              昏迷抽搐
```
图6-2-9

4. 阴阳的转化

阴阳，这一对矛盾不是固定不变的，在一定的条件下可以互相转化，阴可转为阳，阳可转为阴。引起阴阳转化的条件，一般有以下几方面。

（1）体质的强弱：疾病初起，人体正气未衰，多表现为实证（阳）；病久失治，正气已衰，常由实证转为虚证（阴）。

（2）病机的转归：如高热患者，大汗亡阳而出现四肢冷冰（由阳转阴）；感受寒邪，阳气不伸而发热（由阴转阳），或者是真寒假热、真热假寒等。

（3）治疗的当否：阳热之证，过用寒凉伤阳，可以变为寒证；里虚寒证，过用温燥之药，伤阴耗液，可以变为热证。

(二) 阴阳学说在中医学中的应用

阴阳学说在祖国医学理论体系是重要的一环，因而不论是生理的功能、病理的变化、诊断的方法、治疗的原则等，都可用阴阳的道理来分析归纳，现在逐次概述如下。

1. 说明人体的组织结构

人体的组织结构有内外、上下之分，根据阴阳的属性，可以说明其部位的归属，例如，《素问·金匮真言论》说："夫言人之阴阳，则外为阳，内为阴。言人身之阴阳，则背为阳，腹为阴。言人身之脏腑中阴阳，则脏者为阴，腑者为阳。肝、心、脾、肺、肾五脏皆为阴，胆胃、大肠、小肠、膀胱、三焦六腑皆为阳……故背为阳，阳中之阳心也；背为阳，阳中之阴肺也；腹为阴，阴中之阴肾也；腹为阴，阴中之阳肝也；腹为阴，阴中之至阴脾也。"如图 6-2-10 所示。

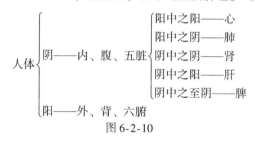

图 6-2-10

从人体的内外来说，则身体的外部为阳，内部为阴；从前后来分，则背部为阳，腹部为阴；从脏腑来分，则五脏（心、肝、脾、肺、肾），藏精而不泻，所以属阴；六腑（胃、胆、大肠、小肠、膀胱、三焦），传化物而不藏，所以属阳。背部为阳，心属火而居于上，是阳居阳位，所以说"阳中之阳"。肺虽居于上，但属金而性凉，是阴居阳位，所以说是"阳中之阴"。腹部为阴，肾属水而居于下，是阴居阴位，所以说是"阴中之阴"。肝属木而体阴用阳，其性刚强而居下焦，是阳居阴位，所以说是"阴中之阳"。脾属土而居太阴，所以说脾是"阴中之至阴"（图 6-2-11）。

脏腑 { 五脏——藏精而不泻（主静）——属阴
　　　 六腑——传化物而不藏（主动）——属阳

图 6-2-11

2. 说明人体生理功能

人体的生理功能，一方面是表现在脏腑经络的各个作用及其相互的关系，另一方面，表现在抗御病邪的侵袭，卫外的力量。在《内经》里，常常用阴阳来概括说明。例如，《素问·生气通天论》说："阴者藏精而起亟也，阳者卫外而为固也。"这就是说阴在内，是蓄藏精气的，是物质的来源，当阳气在外行动的时候，在内的阴精便起而相应地支援；而阳气在外，能保卫而护护外，使邪气无法侵袭人体。这种互相为用，在正常的生理活动中，是保持协调而相对的动态平衡。所以《素问·阴阳应象大论》指出："阴在内，阳之守也；阳在外，阴之使也。"这不单说明阴阳的互相关系，而且也概括地说明阴阳的生理作用。人体之阴气能内守不散，是因为有阳气的外卫；而阳气能在外运行，起到卫外的作用，是由于有阴气的内守。换言之，阴是物质，阳是功能，两者之间必须互相资生，互相为用，才能保持人体的健康。

总而言之，人体的生理功能，分而言之，则有脏腑经络四肢百骸，合而述之，不外阴阳二气而已。阴内而阳外，两者相对平衡，互相为用，腠理固密，则虽有"虚邪贼风"，弗之能害。

3. 说明疾病的变化

《素问·生气通天论》提出："阴平阳秘，精神乃治；阴阳离决，精气乃绝。"阴气与阳气相对平衡，阴气才能内守而涵养阳气，阳气秘密而主生发，固卫于外，阴阳互相资生，互相消长，才能保持人体的健康，如果阴阳的相对平衡遭到破坏，就会出现阴阳偏盛或偏衰的现象，阳偏盛就会形成阴虚，阴偏盛就会导致阳衰，例如，功能亢进、津液消耗等热性证候，多属阳偏盛，而功能不全或减退、浊阴之滞积（如阳虚水肿）等寒性证候，多属阴盛。所以《素问·阴阳应象大论》说："阴胜则阳病，阳胜则阴病；阳胜则热，阴胜则寒。"如图 6-2-12 所示。

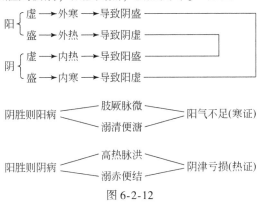

图 6-2-12

阳主外，其气热；阴主内，其气寒。一般来说，阳虚则外寒，阳盛则外热；阴虚则内热，阴盛则内寒。但在病情危至，阴阳格拒的情况下，也有所不同，所谓"重寒则热，重热则寒"，"重阴必阳，重阳必阴"（图 6-2-13）。

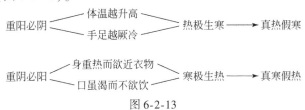

图 6-2-13

以上寒热的真假，是就阴阳格拒的特殊情况而言的，它的本质和现象是不一的。根据病情的转归，阴阳的转化，很多的疾病可以由热证变寒证、寒证变为热证。例如，外感寒邪，表现为恶寒，甚则战栗，如不汗解，阳气被郁而出现高热、烦躁、口渴等，便是由寒证转为热证；又如小儿肺炎，开始有高热、咳喘等阳证，但病情发展到严重阶段，往往是手足冰冷、面色苍白、唇鼻发青等阴证。

总之，阴阳可以说明病位的内外，疾病性质的寒热，以及正邪消长的虚实，从而对病机有概括的认识。

4. 作为诊断的总纲

四诊（望、闻、问、切）、八纲（阴、阳、表、里、寒、热、虚、实）是诊察疾病的基础，是分析归纳疾病的依据。而阴阳在八纲之中占主要地位，为辨证的总纲。如《素问·阴阳应象大论》说："善诊者，察色按脉，先别阴阳。"如图 6-2-14 所示。

$$\text{脉的阴阳}\begin{cases}\text{浮，数——阳}\\\text{沉，迟——阴}\end{cases}$$

$$\text{色的阴阳}\begin{cases}\text{面色红润光明——阳}\\\text{面色枯槁晦暗——阴}\end{cases}$$

图 6-2-14

从脉从色都可以用阴阳来说明，而疾病的归纳，虽然是有八纲之分，但又可以归纳为阴阳两大类（图6-2-15）。

$$
\text{八纲}\begin{cases}\text{表、热、实——阳}\\\text{里、寒、虚——阴}\end{cases}\text{阴阳为纲}
$$

$$
\begin{rcases}\text{阴——不足、衰弱}\\\text{阳——有余、强盛}\end{rcases}\text{区别疾病类型}
$$

$$
\begin{rcases}\text{表——偏于外}\\\text{里——偏于内}\end{rcases}\text{划分病位深浅}
$$

$$
\begin{rcases}\text{寒——怕冷身寒}\\\text{热——怕热身热}\end{rcases}\text{疾病的性质}
$$

$$
\begin{rcases}\text{虚——正气虚}\\\text{实——邪气盛}\end{rcases}\text{正邪的盛衰}
$$

图6-2-15

可见病的种类，虽然是复杂的，但仍然可以根据病位、性质、消长而决疾病的属阴属阳，作出正确的诊断。

5. 确定治疗原则

疾病的治疗，是根据病机而决定的。治疗目的在于"谨察阴阳所在而调之，以平为期"《素问·阴阳应象大论》。协调阴阳的相对平衡，以达到扶正祛邪，如阳热太过而导致阴液耗损者，则以寒凉之剂以退其阳热之邪；阴寒太盛而阳衰者，则以温热之品以除其阴寒之邪。这就是《素问·至真要大论》所谓"寒者热之，热者寒之"的原则。如果由于阳虚不能制阴而形成阴盛者，则须益阳以消阴，因为阴之所盛，实由于阳之先虚而致之；由于阴先虚而导致阳浮（头晕、目眩、耳鸣）者，则应须补阴以潜阳。这便是"阳病治阴，阴病治阳"的原则（图6-2-16）。

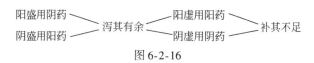

图6-2-16

总之，疾病治则的基本法则，有余则泻，不足则补，使阴阳偏胜偏衰的异常现象，重新恢复相对平衡，保证生理功能的正常活动。

6. 归纳药物的性能

从治疗疾病的效果来说，药物的功能特性是多种多样的。但归纳起来，不外乎寒热温凉、辛甘（包括淡）酸苦咸四性五味，以及升降浮沉而已。其中寒凉属阴，温热属阳；沉降为阴，升浮为阳。辛甘淡能发散为阳，酸苦涌泄为阴（包括咸）。

温性、热性的药属阳——附子、肉桂、干姜。
凉性、寒性的药属阴——黄柏、黄芩、黄连。
辛甘淡味的药属阳——吴茱萸、甘草、茯苓。
酸咸苦味的药属阴——白芍、牡蛎、黄柏。
升浮、发散的药属阳——苏叶、薄荷、柴胡。
沉降、涌吐的药属阴——龟板、磁石、瓜蒂。

由此可见，不论是药物的四性五味，或者是升降浮沉，都可以用阴阳说明归纳，以便正确应用于临床，从而达到治疗的目的。

毛主席说"一定的文化是一定社会的政治和经济在观念形态上的反映"(《新民主主义论》)。阴阳学说虽然具有朴素的辩证法思想,对祖国医学起了促进的作用,是理论体系中重要的一部分,但也掺杂为封建统治阶级服务的唯心主义和形而上学观点。例如,人的听觉视觉和手足运动的能力,主要是取决于各人后天的劳动锻炼,但"天人相应论"者,不根据客观实际,采取形而上学的"取象比类"方法,认为"天不足西北,故西北方阴也,而人右耳目不如左明也;地不满东南,故东南方阳也,而人手足不如右强也"。认为天有日月星辰,人也有"帝皇将相",内脏也有"君臣将相",甚至连处方配伍也有"君臣佐使"。辩证唯物主义认为,人和自然界确有密切的联系,这是客观的事实。但是和"取象比类"的方法来解释人体组织器官、生理病理是有体质的不同。所以,人们必须用马克思主义的方法给予批判的总结,对于正确合理的部分应当努力发掘,并加以整理提高;对于糟粕的部分,必须进行彻底的批判和扬弃,决不能兼收并蓄。

二、五行学说

五行,就是金、木、水、火、土五种物质的总称。五行学说认为世界是物质的,一切事物都是不断地发展变化、运行不息的,五行是构成物质世界的最基本元素,它们之间存在着密切的关系。

(一) 五行的基本概念

在祖国医学中的五行学说,主要有两个内容:一是五行对事物的归属;二是五行的相互关系。

1. 五行对事物的归属

宇宙间的多种多样物质,都具有一定的特性,都在一定的规律上,不断地运动变化着,彼此之间不是各自孤立而是互相联系的。因而,祖国医学借用五行学说来说明人体内部及人体与外界环境之间的相互关系。如把季节、五行等自然界的因素与人体的五脏联系起来,根据它们各自的特点而分属五行(表6-2-2)。

表6-2-2 五行归类简表

五行	木	火	土	金	水
五脏	肝	心	脾	肺	肾
腑	胆	小肠	胃	大肠	膀胱
五窍	目	舌	口	鼻	耳
五体	筋	脉	肌肉	皮毛	骨
五志	怒	喜	思	忧	恐
五色	青	赤	黄	白	黑
五味	酸	苦	甘	辛	咸
五气	风	暑	湿	燥	寒
季节	春	夏	长夏	秋	冬

按照上表的归类,以木为例,因肝性喜条达,具有升发生机的作用,故将肝与草木萌芽的春天、风、青色等自然现象相联系,又把与肝有关的腑、窍、体、志列入木行。其余类推。

2. 五行的相互关系

五行学说认为五脏之间有相生、相克、相乘、相侮的关系。

五行相生：相生，是相互资生、相互促进、相互助长之意。五行的相生次序是木生火，火生土，土生金，金生水，水生木（即肝与心、心与脾、脾与肺、肺与肾、肾与肝有促进、助长、资生的作用）。在相生的关系中，任何一行都有生我、我生的关系。生我者为母，我生者为子。以土为例，火生土，火为土之母；土生金，金为土之子。

五行相克：相克，是相互制约、相互抑制、相互克服之意。五行的相克次序是：木克土、土克水、水克火、火克金、金克木（即肝对脾、脾对肾、肾对心、心对肺、肺对肝有制约、抑制、克服的作用）。在相克的关系中，任何一行都有克我、我克的关系。我克者为我"所胜"，克我者为我"所不胜"。以木为例，木克土，则土为木所胜；金克木，则金为木所不胜。

五行相乘、相侮：相乘是抑制太过。相侮是反克之意，即对我所不胜者进行欺侮、反克。这种情况的出现，是由于强弱悬殊，相克关系超过了正常水平所造成。例如，金有余，则火不能对金起到正常的制约，金便对木加强抑制，这就是过甚到制伏自己所胜，这叫相乘；同时金也可以反过来欺侮自己所不胜的火，这叫相侮（反克）。又如金不足，则自己克不胜的火，就会对金加强抑制，而原来对金所胜的木，也由于金的不足，反过来欺侮它。肝木有余加重对脾土的克伐时，在临床上常出现泄泻、腹胀等症状，这叫做"木乘土"。又如脾虚失运，水湿潴留，不能制水，水反侮土，出现大腹胀满、水肿等症状，这叫做"土不制水，水反侮土"。这些都是由于强弱悬殊相乘相侮的反常现象（图6-2-17）。

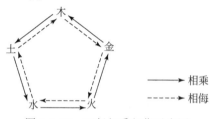

图6-2-17 五行相乘相侮示意图

五行的相生与相克是不可分割的两方面。没有生，就没有事物的发生和成长；没有克，就不能维持正常的协调关系。因此，必须生中有克，克中有生，相生与相克，是相反相成的。它们之间，是一脏促进一脏，一脏抑制一脏，促进与抑制相结合，才能起到制化的作用。五者之间的相互协调，相对平衡地运动不息，才能维持人体功能正常活动，达到健康的状态。但仅仅用五行的生克去解释人体的生理和病理变化（尤其是病理）是不够的，还要有五行乘侮的关系来说明。

（二）五行学说在中医学中的运用

五行与临床诊治有一定的关系，现在将比较常用的举例如图6-2-18所示。

$$
\text{面色}\begin{cases}
\text{青——肝主青，肝主风——肝风}\\
\text{赤——心主赤，心主火——心火}\\
\text{黄——脾主黄，脾主湿——脾湿}\\
\text{白——肺主白，肺主寒燥——肺寒}\\
\text{黑——肾色黑，肾藏精无实证——肾虚}
\end{cases}
$$

$$
\text{五味}\begin{cases}
\text{酸——敛肝，补肝——白芍、吴茱萸、五味子}\\
\text{苦——清心火——川黄连、木通}\\
\text{甘——补脾益气——大枣、炙甘草}\\
\text{辛——宣肺利气——薄荷、杏仁}\\
\text{咸——益精补阴——蛤蚧、龟板}
\end{cases}
$$

图6-2-18

培土生金法：是通过调理脾胃以达到治愈肺金疾病的一种方法。当肺痨病（肺结核病）久病不愈，阴损及阳。肺虚耗夺脾气以自养，则病及于脾（子病累母），脾胃气虚，出现久咳气短、饮食减少、大便溏薄、形肉消瘦等症状，可用"培土生金法"治疗。调理脾胃，助长肺金，使脾肺气阴恢复，增进抗病力量（图6-2-19）。

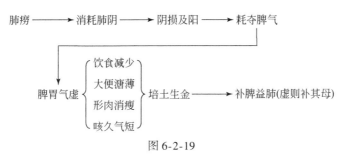

图 6-2-19

滋水涵木法：是治疗肝肾阴虚，肝阳偏亢的一种疗法。脏腑亏损的虚痨病，临床时如出现眩晕、耳鸣、遗精、潮热颧红、舌苔红绛、少苔，脉弦细数等症者，是由于肾阴不足，水不济火，阴不潜阳，肝火妄动所致（母病及子）。在治疗上根据"虚则补其母"用滋阴潜阳、补益肝肾等"滋水涵木"之法，药如生地黄、熟地黄、天门冬、麦门冬、龟板，方如杞菊地黄丸之类（图6-2-20）。

图 6-2-20

降火清金法：是清心火养肺阴的一种治疗方法。在临床上出现眼鼻干燥、口干咽痛、干咳无痰、小便短赤、大便燥结、舌红、苔黄、少津、脉细数等。此为心火炽盛，灼伤肺阴，是"火旺刑金"的病变，治宜降火清金法，药如生脉散、清燥救肺汤之类（图6-2-21）。

图 6-2-21

扶木抑土法：是舒肝健脾、调理脾胃的一种治疗方法。肝木过盛，导致脾胃失调，出现腹痛、泄泻等，称为"肝木乘脾土"。治疗时宜用补脾抑肝之剂，药如痛泻要方之类（白芍、白术、防风、陈皮）（图6-2-22）。

肝气过盛——乘脾——脾胃失调——腹痛泄泻——补脾抑肝

图 6-2-22

益火生土法：是温肾助阳、促进脾阳健运的一种治疗方法。命门火衰，不能生土，可出现黎明泄泻、胃呆食少等。治宜益火生土，使肾阳恢复，脾土健运，药如四神丸之类（图6-2-23）。

图 6-2-23

(三) 对五行学说的评价

五行学说虽然以五行的相生、相克关系说明一切事物和其他事物的关系，承认世界是由物质构成的，是一种朴素的唯物论，应用到医学方面，说明内脏之间互相依赖和互相制约关系，解释了部分生理、病理以至治疗用药问题，但其中不少部分是机械唯物论和唯心主义的，是形而上学的。

1. 以偏面概括全面

例如，"木生火"，木确是一种燃烧的物质，但这并不等于世界上只有木材能生火；又如"水生木"，植物的生长固然需要水的滋养，但只有水的滋养，没有阳光的温煦，木还是生长不了的。因此，五行学说中的相互关系虽然有一定的道理，但从认识论的整体上则是以偏概全，是错误的。

2. 机械循环论

按照五行生克乘侮的推理方法，是木生火、火生土、土生金、金生水、水生木……在疾病的传变上系肝病传脾、脾病传肾、肾病传心、心病传肺、肺病传肝。根据这种推理方法，很明显是一种循环论，把事物的变化发展，看成只是简单的物质循环、往复，而不是向前推进的。所以说是机械循环论，是错误的。

3. 机械唯物论

五行学说，硬把各事物，勉强凑合为"五数"，用以说明它们之间的关系。例如，五行配五脏（挤掉了心包），五行配五时（硬加一个长夏），在病因中讲的是"六淫"、"七情"，为了配合五行，把六淫改为五气，七情改为五志。这种勉强凑合，牵强附会，随处可见，这是一种机械唯物论，是错误的。

毛主席在《矛盾论》指示："但是古代的辩证法带着自发的朴素性质，根据当时的社会历史条件，还不可能有完备的理论，因而不能完全解释宇宙，后来就被形而上学所代替。"产生于封建初期的五行学说，尽管它力图说明宇宙，但由于没有完备的理论，因而不能完全解释宇宙，并渗入了"机械唯物论"、"循环论"等形而上学的内容，影响了中国医学的发展。人们必须以马克思列宁主义、毛泽东思想为武器，加以分析批判。至于五脏之间的相互资生、相互制约和相互影响等关系，根据祖国医学有关生理、病理的理论，是可以作出解释说明的。当然，不能停留在现有的认识上，人们的任务，更在于以毛主席哲学思想为指导，运用现代科学方法，开展中西医结合，积极进行研究，才能更深入地阐明人体生理、病理各种复杂关系。

总而言之，人们对五行学说，既要懂得它的原义，更要用辩证唯物主义和历史唯物主义的观点加以批判地继承，以便更好地发掘祖国医学宝库，为创造我国新医学派而共同努力。

小 结

（一）阴阳

1. 阴阳的基本概念

（1）阴阳的对立性：阴阳是代表两个相对的事物属性，以及一个事物的两个方面。人体的组织结构、脏腑、经络、生理、病理、证候和药物等，均具有相对的两方面，因而可以用阴阳的理论来概括说明。

（2）阴阳的互根互用：阴阳不但是互相对立，而且是互相资生、互相为用的，例如，水火是不相容的，但又互相为用的，所谓"孤阴不生，独阳不长"。

（3）阴阳的消长制约：阴阳互相消长，互相制约，既表现于日常的事物之中，也表现生理、病理等之中，例如，植物的生长，既要水分，又要阳光；而人的生理，亦是如此，既要有营养物质（阴）的基础，更要有运化的功能（阳）。水分与阳光，物质与功能，互相制约、互相消长、才能保持相对的平衡。

（4）阴阳的转化：在一定的条件下，阴阳可以互相转化，例如，寒证变热证，热证变寒证，虚证变实证，实证变虚证。所谓"寒极生热，热极生寒"，"重阴必阳，重阳必阴"。

2. 阴阳学说在中医学中的应用

（1）说明人体组织结构（图6-2-24）。

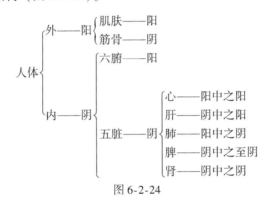

图6-2-24

（2）说明人体生理功能：阴是物质，是藏精而主于内；阳主外而为固，是功能的。

（3）说明病理变化：阳虚则外寒，阴虚则内热；阳盛则外热，阴盛则内寒。以阳性热而主外，阴性寒而主内。

（4）作为诊断的总纲：面色红润光明，脉洪数为阳，面色槁枯晦暗，脉沉迟为阴；表证、热证、实证为阳；里证、寒证、虚证为阴。所以说阴阳是八纲中之总纲。

（5）确定治疗原则：有余之证则泻之，以证属阳故也；不足之证属阴，宜补养之，调其偏胜，补之不足，使之相对平衡。

（6）归纳药物的性能（图6-2-25）。

$$四性\begin{cases}寒、凉——阴\\温、热——阳\end{cases}$$

$$五味\begin{cases}辛甘淡——阳\\酸苦咸——阴\end{cases}$$

图6-2-25

（二）五行

1. 五行的基本概念

（1）五行对事物的归属：祖国医学借用五行学说来说明人体组织器官属性及人体与外界环境之间的相互关系。以木为例，因肝性喜条达，具有升发生机的作用，故将肝与草木萌芽的春天、风、青色等自然现象相联系，又把与肝有关的腑、窍、体、志列入木行。

（2）五行的相互关系：五脏之间有相生、相克、相乘、相侮的关系。

1）五行相生：肝与心、心与脾、脾与肺、肺与肾、肾与肝之间，有促进、助长、资生的作用。生我者为母，我生者为子。例如，火生土，火为土之母；土生金，金为土之子。

2）五行相克：肝对脾、脾对肾、肾对心、心对肺、肺对肝有制约、抑制、克服的作用。我克者为我"所胜"，克我者为我"所不胜"。例如，木克土，则土为木所胜；金克木，则金为木所不胜。

3）五行相乘、相侮：相乘是抑制太过。相侮是反克之意，即对我所不胜者进行欺侮、反克。例如，金有余，则火不能对金起到正常的制约，金便对木加强抑制，这就是相乘；同时，金也可以反过来欺侮自己所不胜的火，这叫相侮（反克）。

2. 五行学说在中医学中的运用

（1）用于诊断：由于肝脏、青色、酸味等均属木，所以患者如面现青色、喜食酸味、脉象弦，就可以考虑为肝脏的病变。

（2）用于治疗：因酸属木，故味酸之药，如白芍、吴茱萸、五味子等有敛肝、补肝的作用。根据五行相生相克规律确定的治疗原则，有培土生金法、滋水涵木法、降火清金法、扶木抑土法、益火生土法。

3. 对五行学说的评价

五行学说以五行的相生、相克关系说明一切事物和其他事物的关系，承认世界是由物质构成的，是一种朴素的唯物论。应用到医学方面，说明内脏之间互相依赖和互相制约关系，解释了一些生理病理以至治疗用药问题。五行学说有合理的内容，对祖国医学有一定的指导意义，但其中也有部分机械唯物论和唯心主义的内容，要用辩证唯物主义和历史唯物主义的观点加以批判地继承。

思考题

1. 你对阴阳五行学说的看法怎样？
2. 病例分析
（1）感冒发热，是阴证还是阳证？
（2）大失血后是阴不足还是阳不足？
（3）面色苍白，四肢无力，懒言，语音低。这是阳不足还是阴不足？

第三节　藏　象

学习目的

（1）掌握脏腑的生理及脏腑组织器官之间的相互关系；
（2）了解脏腑的含义、内容、理论特点及其在辨证论治上的重要性。

一、概　论

（一）藏象的含义

藏象，就是指体内的脏腑。脏者，藏也，藏即是脏腑深居在体内而外面看不到的意思；象是征象、形象之意,除了指某些实质脏器之外,主要是指内脏的生理功能活动、病理变化表现于体表的现象。所以,藏象不仅是指体内脏腑的形态,更主要的是脏腑的生理功能及病理变化反映于外的生理、病理现象。

(二) 脏腑的分类与区别

脏腑,狭义是指五脏六腑,广义的还包括奇恒之腑、气血、精、津液等。

　　　　五脏——心、肝、脾、肺、肾(包括心包络,称之为六脏);
　　　　六腑——胃、大肠、小肠、胆、膀胱、三焦(上、中、下);
　　　　奇恒之府——脑、髓、骨、脉、胆、女子胞。

人体是一个整体,五脏六腑之间是存在着密切的关系,它们既分工又合作。总的来说,脏与腑的不同点是:五脏有贮藏精气的功能;六腑有腐熟水谷、分别清浊、传递糟粕的功能(图6-3-1)。

$$
\text{五脏所藏}\begin{cases}\text{心藏神}\\\text{肝藏血}\\\text{脾藏营}\\\text{肺藏气}\\\text{肾藏精}\end{cases}\text{贮藏精气(精华部分)(藏而不泻,满而不实)}
$$

$$
\text{六腑所泻}\begin{cases}\text{精华——输送五脏贮藏}\\\text{糟粕}\begin{cases}\text{水液——从小便排出}\\\text{渣滓——从大便排出}\end{cases}\end{cases}\text{传化水谷(泻而不藏,实而不满)}
$$

图 6-3-1

脑、髓、骨、脉、胆、女子胞,其功能是藏精而形态中空,与五脏六腑有同有异,故另别一类,谓之"奇恒之腑"。胆是六腑之一,但它的功能贮藏清净之胆汁,很像五脏的功能,和其他五腑有所不同,所以又列入"奇恒之腑"(图6-3-2)。

$$
\text{奇恒之腑}\begin{cases}\text{形态——中空——似六腑}\\\text{功能——藏精——类五脏}\end{cases}\text{非腑非脏又腑又脏}
$$

图 6-3-2

气血、精、津液是脏腑功能活动的物质基础,又是脏腑功能活动的产物,两者之间的相互关系,是非常密切的。

(三) 藏象学说的特点

脏腑学说是研究脏腑生理功能、病理变化及其相互作用的学说,是基本理论最重要的环节,它的主要特点,是有如下几方面。

1. 实践性——生活实践、医疗实践、解剖知识

毛主席教导说:"实践、认识、再实践、再认识。"脏腑学说理论的形成,是上古劳动人民通过长期的生活实践和医疗实践总结出来的。仔细观察人体的生理、病理及治疗等所表现的一切现象,从而探知脏腑的正常和反常现象的规律,用阴阳五行的理论,结合解剖的知识,加以演绎归纳,成为独特的理论体系。所以说脏腑学说不仅是一个解剖的概念,而更重要的是一个生理概念,也就是说不但是体内某些真实脏器的名称,而更重要的概括了体内一系列的生理功能。因此,祖国医学的脏腑和现代医学的脏腑,在名称上虽然是基本相同的,但在概念上却是大大的不同。例如,以"心"来说,既代表了解剖形态的"心"(血肉之心),但最主要是生理上概括了循环系

统、神经系统（大脑）一部分器官的功能。尽管《灵枢·经水》说："若夫八尺之士，皮肉在此，外可度量切循而得之，其死可解剖而视之，其脏之坚脆，腑之大小，脉之长短，血之清浊……皆有大数。"但由于历史条件的限制，解剖学的知识还比较简单，在形态与功能方面，仍多侧重于功能的活动。如何把形态与功能活动进一步地结合起来，这有待今后的努力。

2. 整体观念——脏与腑、内脏与体表组织器官

内脏经过经络的相互联系，不仅脏与脏、腑与腑、五脏与六腑有密切的关系，而且内脏与体表组织器官的关系也非常密切，所以，内脏的功能活动，是以五脏为中心，在心的指导下，在生理上相互依赖，在病理上相互影响，因此，人体复杂的生命活动，都是起源于内脏的功能，内而消化循环，外而视听言行，无不是内脏活动的表现。内脏的活动，实际上就是人体整个生命的活动，表现了机体的活动整体性。同时，内脏与外界气候、环境也有密切关系。

3. 建立在病理现象和治疗效果的推理上——以病理反证生理

脏腑学说，虽然是以生理功能活动为主要的内容，但由于它是建立在病理现象和治疗效果的推理上，因此，不仅要研究每一脏腑的生理功能，而且还要从病理的变化、治疗的效果来加以印证。例如，失眠、健忘，本是神经系统的病变，但前人多认为是血不养心、心主神明的功能减退所致，所以要用养心安神之药来治疗（如补心丹之类）。又如高热昏迷的状态属于"痰火蒙闭心窍"，每用"清热开窍"之药而收功。就这样，从病理现象的观察，结合治疗的效果，推论出"心主神"的生理功能（图6-3-3）。

$$\left.\begin{array}{l}\text{健忘、失眠——血不养心、神不守舍——养心安神}\\\text{高热、昏迷——热邪痰火、蒙闭心窍——清热开窍}\end{array}\right\}\text{心主神明}$$

图 6-3-3

正由于脏腑学说有以上的特点，因而对于每一脏腑的讨论，都包括以下两个主要内容。
（1）本脏腑的生理功能和病理表现；
（2）本脏腑与其他脏腑和体表组织器官的相互关系。

（四）藏象学说在辨证论治中的重要性

辨证论治是祖国医学的精华部分，在内容上虽然有六经辨证、卫气营血辨证、八纲辨证、脏腑辨证等之分，但脏腑辨证是最重要的环节（内伤病主要以脏腑辨证为主）。正如清末唐容川所说："医不知脏腑，则病源莫辨，用药无方。"如图6-3-4所示。

$$\text{在病情分型上}\left\{\begin{array}{l}\text{肝肾阴虚——滋养肝肾}\\\text{脾胃虚寒——温中健脾}\end{array}\right.$$

在治疗用药上　健脾、和胃、疏肝、养肾……

图 6-3-4

二、心与小肠

（一）心

心是脏腑中最重要的器官，它统管脏腑的功能活动，使之相互协调，为人体生命活动的中心，有心包围护于外，有经脉下络小肠，与小肠相表里。开窍于舌，其华在面。它的主要功能为五脏六腑的主宰，是情志思维的中枢，主宰血液的循环。

1. 心主血脉，其华在面

"主"：主营、联系的意思。"华"：即光彩之意。

心之所以能主管血液的运行，不断输送养料以维持各个组织器官的功能活动，主要包括以下两方面。

（1）心为血脏，脉为血府（脉者，血之府也），心与血脉直接相连。
（2）心气（阳）的不断推动作用。

水谷的精微（即是食物营养成分）经脾的运化传送，再经心肺的气化（生理作用）而成血，血有营养全身各个组织器官的作用；脉为血行的管道，血液的循环运行，有赖于心与脉的作用，而以心为主导。心脏功能健全，血液能在脉管内正常的运行，得以营养全身，精力充沛，面色红润光泽，所以说"其华在面"。反之则面白无华，甚至苍白或口唇发绀。

食物入胃——胃的腐熟——脾的运化——上输于肺——贯心脉——血。

心气的强弱，直接影响到血液的循环运行。例如，心气不足，则脉虚弱无力；心血不足，则脉细数或虚数；心的气血两虚（阴阳两虚），可出现脉律不整，如结、代、促之脉象（图6-3-5）。

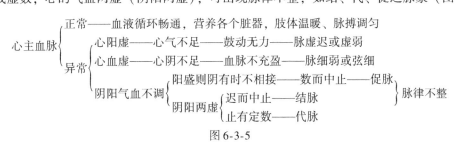

图 6-3-5

心主血脉的功能异常，除了表现在脉的变化外，还表现在其他的症状。例如，心烦、心悸、失眠、健忘、入寐多梦等（图6-3-6）。

```
心阳虚 ┐        ┌ 心中空虚，惕惕而动，动之尤甚
       ├ 心悸 ──┤
心阴虚 ┘        └ 心悸而烦，惕惊不安，入寐多梦，易醒
```

图 6-3-6

心血的荣华光彩之所以表现于面部，这因为六阳经脉皆上行于面部（阳明主面），手少阴心经支脉从心系上挟咽系目系，同时面部的血脉比较丰富，"诸脉皆属于目"。因此，血脉的功能是否正常、神志的变化如何，都容易在面部表现出来（图6-3-7）。

```
           ┌ 正常——血行旺盛——面色红润、光彩饱满
心之华在面 ┤      ┌ 心血虚——血虚不荣——面色淡白或苍白
           └ 异常┤
                  └ 心气衰——血行不畅——面色㿠白或青紫，憔悴无华
```

图 6-3-7

2. 心主神志，为五脏六腑的主宰

神，指精神，意识思维活动。"心藏神"，即是说心主精神思维活动。"心藏神"这一功能，是客观事物反映于心而产生的。因此，这里所说的"心藏神"，实际上是指大脑的生理功能。所以《医林改错》："灵机记性，不在心而在脑。"《医学原始》："耳目鼻聚于首，最显最高，便于接物。耳目口鼻之所导入，最近于脑，必以脑先受其象而觉之。而寄之，而存之也。"心之所以能主管精神意识，思维活动，除了从实践中接触客观事物之外，还须要有血、气作为物质基础，才

能够完成的，所谓"血气者，人之神。"

由于心既主一身的血脉，又主精神、意识、思维的活动，因而能主宰、调节各个脏器的功能，使之协调合作，保证全身各个脏器的功能正常。要是心脏的功能失常，便影响到各个脏器的功能活动，所谓"心动则五脏六腑皆摇"（《灵枢·口问》）（图6-3-8）。

$$\text{心主神志}\begin{cases}\text{正常}——\text{五脏安和}——\text{气血调匀}——\text{神志舒爽}\\\text{异常}\begin{cases}\text{心阴偏亢}——\text{心火炽盛}——\text{神不守舍}——\text{狂笑不安}\\\text{痰阻心窍}——\text{窍道不通}——\text{神明障碍}——\text{谵语昏迷}\end{cases}\end{cases}$$

图 6-3-8

"脉者神之舍"。心主血脉与藏神是相互联系的，如心血不足，可以影响心神，使神不安藏，出现失眠、健忘等症；而神的活动异常，也可导致心血不足或血行不畅，脉络瘀阻，发生心痛、胸闷等之变（图6-3-9）。

$$\text{心阴虚}——\text{心血不足}——\text{心阳偏亢}——\text{神不安藏}\begin{cases}\text{心悸而烦}\\\text{失眠健忘}\\\text{慢惊易醒}\end{cases}$$

神呆不明——脉络瘀阻——血行不畅——心痛、胸闷

图 6-3-9

3. 心主汗

汗为心之液。血之与汗，异名同类，"夺血者无汗，夺汗者无血"（《灵枢·营卫生会》）。大汗出可以损害心阴，甚至大汗亡阳。"津者阳之液，汗者津之泄也"（《类经·脏象类》）。这里不仅指出阳、津、汗三者的关系，尤其指出心与汗的密切关系，心功能的正常与否，固然可以影响汗液的排泄，而汗液的多少，也可影响心阳的盛衰（图6-3-10）。

$$\text{心与汗}\begin{cases}\text{血汗同源}\begin{cases}\text{夺血无汗}\\\text{夺汗无血}\end{cases}\\\text{心阳虚弱}——\text{卫阳不固}——\text{自汗}\\\text{心阴虚}——\text{阴虚阳亢}——\text{迫汗外出}——\text{盗汗}\end{cases}$$

图 6-3-10

4. 心开窍于舌

"开窍"，即是联系，反应最敏感之意。舌主味觉，心的别络系舌本。心的病变容易影响到舌的颜色，所以有"舌为心之苗"之说。《灵枢·脉度篇》说："心气通于舌，心和则能知五味矣。"如图6-3-11所示。

$$\text{心的功能}\begin{cases}\text{正常}——\text{舌体系柔软红润、运动灵活，味觉敏感（心血足）}\\\text{异常}\begin{cases}\text{心血不足}——\text{舌淡无华}\\\text{心血瘀滞}——\text{舌边尖紫晦}\\\text{心经有热}——\text{舌质红绛，甚则糜烂溃疡}\\\text{痰迷心窍}——\text{舌强不能言（舌卷、舌硬）}\end{cases}\end{cases}$$

图 6-3-11

附　心包络

心包，又称心包络，是心的外卫，有保护心脏的功能。心包与心的关系，主要表现在病理方

面。凡邪入于心，心包先受其影响，以免直接侵入心神，发生生命危险。如《灵枢·邪客篇》："心者……邪弗能容也，容之则心伤，心伤则神去，神去则死矣。故诸邪之在于心者，皆在于心之包络。"所以热性病出现的神昏、谵语等症，则称为"邪入心包"，实质上仍属"心藏神"功能失常所反映的症状，在治疗上多用清热、解毒、开窍之药。

（二）小肠

小肠与心相为表里，是六腑之一，它的生理功能是主化物而分别清浊。其消化吸收过程如图6-3-12所示。

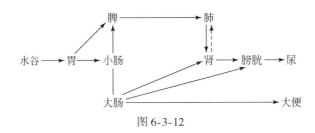

图 6-3-12

小肠有"受盛"、"化物"和"分别清浊"的功能。就是说小肠是接受、贮盛来自胃已经初步消化的食物，进一步消化，同时吸收其具有营养作用的精华部分（清），由脾上输于肺，经肺的宣化开发而输送全身，以供给各脏器和四肢百骸的功能活动，并将其糟粕的部分（浊）下移大肠成为大便，糟粕中的水液经肾进入膀胱成为小便，最后排出体外（小肠这些功能，实际上是属于脾的运化功能）。

小肠"受盛化物"和"分别清浊"的功能失常则消化吸收便发生障碍。如图6-3-13所示。

小肠功能失常 $\begin{cases} 去大肠的水分过多——尿少泄泻 \\ 渗入膀胱水液过多——尿多便结 \end{cases}$

图 6-3-13

大小便失常固然有多种原因，但和小肠的吸收有很大的关系，所以，有时治疗腹泻，每用"分利"之法而收功。所谓"泄泻不利小便，非其治也"。"利小便，所以实大便"，即是指此而言。

（三）心与小肠的表里关系

心与小肠的表里关系，是从以下几方面来理解的。

1. 从脏腑经络的阴阳（图6-3-14）

$\left.\begin{array}{l}脏腑\begin{cases}心——脏——阴——里\\小肠——腑——阳——表\end{cases}\\经络\begin{cases}手少阴经脉属心而络小肠——行于手内侧——里\\手太阳经脉属小肠络心——行于手外侧——表\end{cases}\end{array}\right\}$表里关系（经络关系）

图 6-3-14

心为脏，属阴，属里；小肠为腑，属阳，属表。经络的循行路线，心经在手的内侧，小肠经在手的外侧，在小指端相接，恰是一阴一阳、一表一里地循行着。

2. 从病变的相互影响（图6-3-15）

```
心火炽盛          移热于小肠         小肠实热
(失眠、口舌糜烂) ←──────────→ (小便短黄、尿痛、尿血)
```

图6-3-15

3. 从治疗用药上

清小肠火的药，也能清心火。如车前子、木通之类。
清心火的药，也能泻小肠之热。如山栀子、连翘之类。

思考题

1. 心和小肠的主要生理功能和病理变化？
2. 分析以下的病型和病理。
一男，年四十余，平时沉静少言，面色虚浮，能睡，自汗，舌质淡，大便溏薄，脉虚大无力。

三、肺 与 大 肠

肺与大肠相表里，开窍于鼻，其华在毛。它的主要功能是司呼吸，主肃降，辅助心脏主持血液的运行，是主持一身之气的重要器官。

（一）肺

1. 肺主气，司呼吸

气，主要有两个意思，一是指一定的物质（自然界之清气，水谷精气）一是指功能（如脏腑经络之气）。物质与功能结合，保证人体的正常活动（图6-3-16）。

```
         ┌呼出体内之浊气 ┐
         │              │吐故纳新
         │吸入大自然界之清气┘
         │      ┌营气—行于脉中，化生血液
肺主气─┤水谷的精气│    滋养脏腑四肢          ├积于胸中—宗气（物质）
         │      │卫气—行于脉外，温养肌肤
         │      └    控制腠理，抗邪于外
         └脏腑经络之气（功能）
```

图6-3-16

肺主持人体内外气体的交换，又主周身之气，所以肺气充足与否，对全身组织器官的功能活动有极重要的影响。故《素问·五脏生成论》："诸气者，皆属于肺。"《图书编》："肺在诸脏之上，而诸脏之气咸由之以吐纳也。"肺之所以能主气，司呼吸的作用，除了肺本身的宣发、肃降之外，还需要其他脏腑的协作，其中尤以肾为最重要，因为肾主纳气，气之根在肾。没有肾的合作，往往出现"气喘"等之变。

肺主气，司呼吸的功能失常，则往往引起多种的病变，如图6-3-17。

$$\left.\begin{array}{l}\text{肺热壅盛}\\\text{痰浊阻肺}\\\text{风寒犯肺}\end{array}\right\}\text{肺气不宣}\longrightarrow\text{气喘、气急、气紧}$$

肺虚——肺气不足——气短、气少、全身乏力

图 6-3-17

2. 协助心脏，推动血液的运行

肺能辅助心脏，推动血液的运行，有治理调节的作用（图6-3-18）。

$$\text{协助心脏}\left\{\begin{array}{l}\text{肺朝百脉——通调气血，内养脏腑，外营皮毛}\\\text{心主血，肺主气——气以血养，血以气推而行}\end{array}\right\}\begin{array}{l}\text{气行血行}\\\text{血至气至}\end{array}$$

图 6-3-18

肺之所以能协助心脏主持血液的循环，是因肺主气而朝百脉。肺主气，心主血，脉者血之府，气行则血行，血至气至。气有推动血液的能力，所以后世有"气为血帅"之称，临床上往往大出血而用补气摄血的方法。如果肺有病变，往往导致血行障碍，如图6-3-19所示。

肺热壅盛——肺气失宣——血行障碍（唇舌发绀，肢冷不温）

图 6-3-19

3. 肺主肃降，通调水道

肃是清肃，降是下降。肺本身清肃空虚，又主秋天清凉肃降之气。故称为清肃。肺居上焦胸中，它的气机以清降为顺，水从气行，肺气肃降，才能通调水道，下输膀胱，保持人体水液的输布排泄，水道的通畅与调节，与肺气有极密切的关系，所以有"肺为水上之源"的说法（图6-3-20）。

$$\text{水液入胃—归脾输肺—肺的气化—宣发肃降}\left\{\begin{array}{l}\text{清者—输至肺腑经}\\\text{络，散布全身}\\\text{浊者—下降于肾}\\\text{注入膀胱}\end{array}\right\}\begin{array}{l}\text{气化水行}\\\text{水行气化}\end{array}$$

$$\text{废物的排泄}\left\{\begin{array}{l}\text{从呼而出（肺主气）}\\\text{从皮毛而出（肺主皮毛）}\\\text{从大小便而出（肺气肃降）}\end{array}\right\}\text{通调水道}$$

图 6-3-20

肺气以宜宣（通畅）、宜清（清净）、宜降（下降）为正常的功能活动，如果清肃宣降的功能失常，则水道失于通调，便可发生水液潴留而导致水肿等之变。在临床上常用宣肺利水的药物，如麻黄、细辛、杏仁、苏子、葶苈子、紫苏叶之类，亦即是治水先治气、气行则水自通之意（图6-3-21）。

$$\text{肺气壅塞——宣降失常}\left\{\begin{array}{l}\text{咳、喘、胸胁胀满}\\\text{痰饮、水肿、小便不利}\end{array}\right\}\text{宣肺利水}$$

图 6-3-21

4. 肺主皮毛（包括皮肤和肌表）

皮毛是指皮肤和肌表，有开合的功能。而这种功能的活动是依靠卫气的温养、润泽、固密才

能完成的。卫气的物质基础是来于中焦，气化之源出于下焦，其宣化则出于上焦（肺）和肺有直接的关系（图6-3-22）。

卫气 { 物质基础出于中焦水谷精气 / 气化源泉出于下焦（命门） / 宣发出于上焦（肺） }　卫气的作用 { 温养肌肤 / 润泽毫毛 / 固密肌表 } 肺主皮毛

图6-3-22

5. 肺开窍于鼻

鼻是呼吸出入的通道，与肺有直接的关系，肺气正常，则鼻窍通利、嗅觉灵敏。如外感风寒，肺气不宣，则鼻塞流涕；肺热则喘咳，甚则鼻翼煽动。有些鼻的疾病，通过治肺而收敛，例如，急性鼻炎，可用麻杏石甘汤之类（图6-3-23）。

肺 { 热壅盛——鼻翼煽动 / 寒阻塞——鼻塞流涕 } 解表 { 清热 / 宣肺 }

图6-3-23

6. 肺主声

喉是肺系之一，发音的强弱，也与肺有关，肺气不足，则声音宏亮；肺气虚，则声音低微，如肺痨后期，往往声音嘶哑（图6-3-24）。

肺 { 正常——肺气充足——喉咙清爽，声音宏亮 / 异常 { 肺气虚弱 / 风寒袭肺 } 声音嘶哑 { 金破不鸣 / 金实不鸣 } }

图6-3-24

（二）大肠

大肠是传导之官，有传导和变化的功能。当小肠送来的水谷残渣，经过大肠吸收其部分水分，变为成形的大便，传送到体外，所以《脾胃论》有"大肠主津"的说法。如果大肠的功能失常，则形成泄泻或便结，甚或下血等之变。因为燥化太过则便秘，燥化不及则泄泻（图6-3-25）。

大肠 { 生理——传送糟粕，吸收水分，形成大便 / 病理 { 大肠实热——灼伤津液——便秘（燥热便秘） / 大肠湿热——影响水分吸收——泄泻（湿热泄泻） / 高热侵犯大肠，损伤血络——大便下血（肠风下血） } }

图6-3-25

（三）肺与大肠的表里关系

肺属脏，为阴，在里；大肠属腑，为阳，在表。通过经脉的相连，互为表里（图6-3-26）。

手太阴肺经而络大肠（手太阴别络"列缺"入手阳明） / 手阳明大肠经而络肺（手阳明别络偏分穴入手太阴） } 表里关系

图6-3-26

除了从经脉的联系来认识之外，还可以从生理上的相互关系和在病变时的相互影响来理解（图6-3-27）。

```
                肺气肃静⇌大肠传导正常（生理）  ┐
                       大肠壅滞                │ 表里关系
              肃静失职⇌       →肺气喘满（病理）┘
                       大便秘结
```

图 6-3-27

正是由于肺与大肠有极其密切的关系，所以有些气虚的便秘，用补肺气之药而大便通利；反之，某些因大肠有热而大便秘结，因而导致肺气喘满，往往用苦寒通便之药而收功。此即所谓"治上可以治下"、"泄不可清上"之意。

根据以上所述，肺与大肠的生理功能和病理变化，基本上相当于现代医学的肺与大肠，但肺除呼吸功能之外，还包括一部分血液循环、体液代谢和体温调节的功能。

思考题

1. 为什么说肺是协助心脏主宰血液循环的？
2. 如何理解肺与大肠的相互关系？

四、脾 与 胃

脾有运化食物和水湿有及统摄血液的功能，为气血生化的来源，有"后天之本"之称。在功能联系上，外应于大腹，在体为肉，开窍于口，其华在唇；其经脉络胃，与胃相表里。

（一）脾

1. 脾主运化

脾主运化的功能包括两方面：一是运化食物的精微，一是运化水湿。所谓"饮入于胃，游溢精气，上输于脾，脾气散精，上归于肺，通调水道，下输膀胱"（《素问·经脉别论》），脾"为胃行其津液也"（《素问·太阴阳明论》）（图6-3-28）。

胃主容纳腐熟食物，经过初步的消化后，转输到小肠和脾，再进行细致加工，在小肠中进行分别清浊的活动，糟粕部分转入大肠，精化的部分由脾上输心肺，在转送过程中，其清纯部分，由肺输布全身；其较浓厚部分，由脾入心肝，入心的化为血液，通过经脉而布全身，以营养各个组织器官；转入肝的化为肝阴而滋养筋膜和有关脏器，或贮藏于肝，以待其他脏器活动时的需要。所以说胃和脾都是消化的重要器官，胃是主容纳腐熟，脾主运化转输，彼此合作，完成水谷的消化、吸收、输送任务。

水液的代谢固然是依靠肺和胃等有关脏器的气化作用，才能完成输布和排泄。但水液之所以能上输心肺，下达肝肾，外灌四旁，首先是依靠脾的运化，才能完成的。

脾之所以能运化食物精微和水湿，主要是脾阳的主升作用。如果脾阳虚弱，则消化力弱，食欲减退，甚则腹部胀满、腹泻等。在水液代谢方面，如果脾阳虚弱，则水湿停留，变为有害之水湿，同时，外界的湿邪，容易侵犯，所以有"脾恶湿"、"脾为湿困"之说。水湿停留于肠胃，则大便溏薄；停于肌肤，则发生水肿；在肺部则为痰湿，引起咳嗽多痰。因为痰之生，是由于脾阳虚而引起，所以有"脾为生痰之源，肺为贮痰之器"之说。水湿下注于足，则发生脚气。在治疗上常用健脾燥湿、健脾化痰、健脾利水等之法（图6-3-29）。

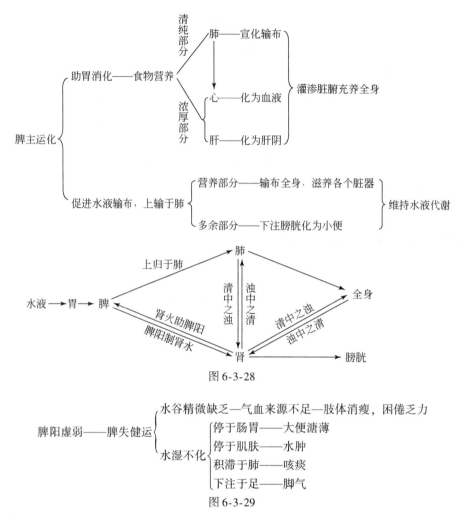

图 6-3-28

图 6-3-29

2. 脾统血

统，就是统摄，有收摄控制之意。也就是说，血液之所以能循环运行，主要是脾气统摄控制的结果。

当脾将水谷的精微上输心肺而化为血液之后，其所以能循环输送全身，营养各个组织脏器，固然是与心主血，肺主气和肝的调节作用有关，但气血的化生来源于脾，脾气所至，血亦随之。如果脾气虚弱，不能运化食物的精微，气血的化生无源，形成气虚血弱，则血液妄行经脉之外，可造成种种出血症，如妇女月经过多、崩漏、瘀斑等，在临床上可用"补脾摄血"、"引血归脾"等方法而收效。"治血先治脾"，已形成治疗慢性出血的基本原则（图 6-3-30）。

图 6-3-30

3. 脾主肌肉、四肢

肌肉为人体重要组织之一，有保护筋骨、血脉和内脏的作用（图 6-3-31）。

肌肉四肢的营养来源于脾 { 运化正常——营养足 { 肌肉结实 / 四肢有力 } / 运化失常——营养少 { 肌肉消瘦 / 四肢乏力 } } 脾主肌肉四肢

图 6-3-31

肌肉的丰满结实或消瘦，取决脾的运化功能，因为肌肉的营养来源于脾，脾气健旺，营养充足，则肌肉满而结实；若脾病以致消化、吸收、转输发生障碍，则肌肉缺乏营养而逐渐消瘦、四肢乏力。

人的运动主要是依靠四肢的活动，而四肢的活动，除了与筋骨有关之外，还要靠肌肉的伸缩运动。四肢肌肉的营养（水谷清阳之气）来源于脾，所以又有"脾主四肢"之说。

肌肉的丰满结实，四肢的活动有力，固然与营养有关，但与是否注意体育锻炼、积极参加体力劳动也有很大的关系。

4. 脾开窍于口，其华在唇

口唇的情况，可以反映脾胃的功能，脾胃的功能正常，则食欲良好，饮食有味，口唇红润光泽；若脾气虚弱，则运化失常，营养不良，常常口唇色泽苍白，无光泽（图6-3-32）。

脾与口唇 { 正常——食欲良好——营养充足——口唇红润 / 异常——食欲缺乏——营养不足——口唇苍白 }
（足太阴脾经脉连舌本、散舌下）

图 6-3-32

（二）胃

胃是消化道主要器官之一，有容纳水谷和腐熟水谷的作用，所以称为"水谷之海"。在临床上有"有胃气则生，无胃气则死"。可见胃在食物消化过程中的重要性，它与脾相合，共同完成人体营养的补给，所以称"脾胃乃后天之本"。

胃之所以能正常行使其消化功能，主要是胃阳（消化功能）和胃阴（胃内的津液、胃液等）的相对平衡。如果外感热病，伤及胃阴，可引起食欲缺乏、大便秘结等；过食生冷，胃部受寒，损及胃阳，可导致消化不良、大便泄泻等（图6-3-33）。

胃 { 生理——受纳水谷，腐熟水谷 / 病理 { 过食生冷—损及胃阳—纳呆、腹泻 / 热病伤津—伤及胃阴—食少、便结 } 胃气上逆—恶心呕吐 }

图 6-3-33

（三）脾与胃的表里关系

脾和胃经过经络联系，构成表里关系（足阳明胃经别络"丰隆"别走足太阴脾经；足太阴脾经别络"公孙"别走足阳明胃经）（图6-3-34）。

足太阴经属脾而络胃——脏——里 } 表里关系
足阳明经属胃而络脾——腑——表

图 6-3-34

在正常情况下，脾胃是相反相成，相互为用，共同完成水谷的消化吸收任务。可以从以下去理解。

（1）脾性湿而主升，胃性燥而主降，一湿一燥，一升一降，只有脾性湿，才能防止胃的燥化太过；而胃性燥，又能助脾化湿。胃主降，水谷得以下行；脾主升，水谷精微得以输布全身。两者分工合作，完成水谷的消化、吸收和输送。如果两者配合失调，则可发生病变；胃的阳气易亢而成胃实（胃病多燥多热）；脾的阳气易困而成脾虚（脾病多湿多痰），所以有"实则阳明（胃），虚则太阴（脾）"的说法。脾气不升而反下陷，则发生腹泻、脱肛、子宫下垂等症；胃气不降而反上逆，就会发生恶心、呕吐、呃逆等症，所以又有"脾宜升则健，胃宜降则和"的说法。

（2）脾胃有病多相互影响，如胃虚不能消谷，则脘腹胀满、大便不实；脾虚不运，则胃纳不佳、食后胀闷。

脾胃不论在生理或病理上，都有极为密切的关系，但由于各有其不同的特性，因而在治疗上也有所侧重。例如，呕吐、腹泻，前者以降逆和胃为主，后者则以健脾升阳为主。

从上所述脾胃的生理与病理，胃基本与现代医学的胃相同。但脾除包括消化系统的大部分功能之外，并与造血系统和水液代谢等功能有关，可见与现代医学的脾名同而实异，有很大区别。

思考题

1. 为什么说脾胃是气血生化之源？是后天之本？
2. 病例分析

一成年男性患者，食欲缺乏，脘腹胀痛，按之则舒，嗳气吐酸，面色萎黄，肢体倦怠，大便溏薄，苔薄白，舌质嫩而有齿痕，脉虚无力。

要求：（1）证属脾或胃？病情属实或属虚？（2）治疗原则如何？

五、肝　与　胆

肝藏血，调节血量，以供机体的活动；肝主疏泄，能调节精神的活动和情志的变化，以供气血的调达。在功能联系上，外应两胁，在体为筋，开窍于目，其华在爪，其经脉络胆与胆相表里。

（一）肝

1. 肝藏血（贮藏血液，调节血量）（图6-3-35）

$$\text{肝藏血}\begin{cases}\text{活动时——血液从肝流到全身各个组织器官}\\\text{安静时——血液部分回流肝}\end{cases}\text{贮藏调节}$$

图 6-3-35

肝藏血，包括血液的贮藏和调节两方面。当人体活动时，储藏在肝的血液，就流到全身各个组织器官，以供功能活动的需要。所以《素问·五脏生成论》说："足受血而能步，掌受血而能握，指受血而能摄。"当休息及入眠时，则部分血液回流而归于肝，所谓"人卧则血归于肝"。妇女的经期，也与肝有极密切的关系，如《妇人秘传》说："肝为血海，冲任之系，冲任失守，气血妄行也。"若肝气衰弱，藏血不足，不能正常调血量，则人的活动能力减退，容易疲劳，所以又说"肝为罢极之本"。肝藏血的功能失常，可出现各种出血的病变，如图6-3-36所示。

$$\text{肝藏血功能失常}\begin{cases}\text{肝阴不足——肝阳上亢}\begin{cases}\text{轻则——头晕目眩、多梦易惊}\\\text{甚则}\begin{cases}\text{犯胃——胃络伤——吐血}\\\text{上炎——阳络伤——衄}\end{cases}\end{cases}\\\text{肝血不调——月经紊乱、崩漏、经闭}\end{cases}$$

图 6-3-36

2. 肝主谋虑、主疏泄

谋虑是考虑和智谋的意思；疏泄，是疏通畅达之意。也就是说，肝主谋虑的功能，是思维活动的一种表现，与人的一部分精神活动和情志的变化有关。

主疏泄，就是通过肝气的升发（疏）和下泄的作用，主管全身气机的舒畅条达（肝喜条达）（图 6-3-37）。

$$\text{主疏泄}\begin{cases}\text{疏——升发疏散抑郁之气}\\\text{泄——下泄调理积滞之气}\end{cases}\text{主管一身气机的舒畅条达}$$

图 6-3-37

在正常的生理状态下，肝通过肝气的疏泄作用（既不抑郁，又不可亢），调节人的精神情志活动，使人体心情舒畅，气血调达，从而使各个脏器的功能活动进行正常，特别是脾胃的消化吸收功能更需要肝主疏泄的作用，所以，在临床上有所谓"治胃不离肝"之说。

肝主疏泄，喜条达升发而恶抑郁，如果受到各种不良因素，精神过度刺激，肝气抑郁，气机不畅，影响到精神和情绪的异常，可以出现种种的肝气郁结的病变，例如，两胁胀痛，食欲缺乏等（图 6-3-38）。

$$\text{肝失疏泄}\begin{cases}\text{肝气郁结——胁肋胀痛、纳差、胃疼、经闭等}\\\text{肝郁化火——胁肋胀痛、烦躁易怒、月经过多等}\end{cases}$$

图 6-3-38

3. 肝开窍于目

目主视觉，与肝的藏血有关。所谓"肝受血而能视"。目得肝血的滋养才能发挥它的视觉作用（肝脉连目系，出于额而与督脉会于头顶）（图 6-3-39）。

$$\text{肝与目}\begin{cases}\text{肝血充足——精明视物、辨别五色}\\\text{功能失常}\begin{cases}\text{肝血不足——目无与养——视力减退、甚则夜盲}\\\text{肝阳上亢——虚火上炎——羞明流泪、目赤肿痛}\end{cases}\end{cases}$$

图 6-3-39

目的视觉固然与肝有特别的密切关系，但并不否认其他脏器的关联。《灵枢·大惑论》指出："五脏六腑之精气，皆上注于目而为之精"，"目者，心之使也"。《素问·五脏生成论》说："诸脉者皆属于目。"可见除了肝之外，目与其他脏腑（尤其是心）也有关系。在正常情况下，目得肝血的滋养而能视，可以辨别万物，在病变时，有些眼病，如夜盲、赤眼等用补肝养血或平肝泻火之药而收效。所以说，"肝开窍于目"是有其临床实践意义的。

4. 肝主筋，其华在爪

筋附着于骨的关节。"诸筋者皆属于节"。具有约束骨骼和联系关节的收缩、驰张作用。人体的躯干、四肢才能伸缩活动自如。而筋活动的物质基础是来源于肝，肝血充足，则能输布精气养筋，支持筋的活动，所以说"肝之合筋也"，"其充在筋"。肝血的盛衰决定筋脉的荣枯，筋节运动的强弱亦可测知肝血的盈亏。如果肝血不足以养筋，可以出现痿症（四肢无力，甚至不能站立）或筋脉拘挛；肝阳过亢，会出现痉挛、抽搐等，在临床上，有些疾病出现痉挛抽搐，分清寒热虚实之后，每用补养肝肾或平肝泻火之法而收效。

"爪为筋之余"。筋为肝所主，指（趾）甲的荣枯，可以表现出肝功能的状况。肝血足，则指（趾）甲坚韧而有光泽；肝血不足，则指（趾）甲变软、变薄、颜色暗淡无泽，所以说"其华在爪"（图6-3-40）。

$$\text{肝主筋，其华在爪}\begin{cases}\text{肝血充足——筋脉得养——肢节运动自如、爪甲坚韧红润}\\\text{肝血不足——筋脉失养——肢节运动不灵、爪甲软薄枯萎}\end{cases}$$

图 6-3-40

根据以上所述，肝的生理功能，相当于现代医学的血液循环神经、消化系统等部分的功能。

（二）胆

胆为六腑之一，但与其他各腑的功能又不一样。它附在肝的下面，与肝相连和肝共同发挥疏泄的作用。

胆内贮藏胆汁。胆汁是清静之液体。故又叫"中清之府"或"中精之府"。胆汁由肝疏泄而来。如《脉经》说："肝之余气泄于胆，聚而成精。"因胆汁清静，故称"中清之府"。

胆除了贮藏胆汁、帮助肠胃消化之外，前人还认为有"主决断"的作用。临床上把胆怯、易惊多梦、夜寐不宁等症状列为胆虚证。其实这些症状，并不是胆的实质病变，而是神经系统的部分功能。胆的变化，基本是与肝相同（图6-3-41）。

$$\text{胆气盛——郁}\begin{cases}\text{肝脉循两胁——胁痛}\\\text{疏泄太过}\begin{cases}\text{口苦}\\\text{犯胃——呕吐}\end{cases}\end{cases}$$

图 6-3-41

（三）肝与胆的表里关系

肝和胆，是表里的关系，这可以从经络的联属，以及肝胆在生理上的相互依赖、在病变上的相互影响来理解（图6-3-42）。

$$\text{经络}\begin{cases}\text{足厥阴经之脉属肝络胆——脏——里}\\\text{足少阳经之脉属胆络肝——腑——表}\end{cases}\text{表里关系}$$

图 6-3-42

肝胆均有疏泄功能，两者协作共同完成对精神情志调节和消化功能。

肝胆的疾患，基本是一致的，如肝胆火旺，可出现头痛、急躁易怒、口苦、目眩、胁痛等。两胁胀满，偏头痛，都从肝胆论治（肝胆两经的经脉都走人体两侧）。另外，肝的经脉下络阴器，所以一部分生殖器的病变如疝气、经痛、附件炎、月经不调等也与肝有关。

思考题

1. 肝与胆的生理功能？
2. 心主血、脾统血、肝藏血的相互关系如何？

六、肾与膀胱

肾有藏精、主水、纳气、生髓、主骨的作用，与膀胱相为表里，开窍于耳和二阴，其华在发，是人体十分重要的器官，称之为"先天之本"。

（一）肾

1. 肾藏精

肾所藏之精，称为肾阴，亦即真阴，是人体生命的基本物质，有男女媾合之精，是生殖发育的根本；有水谷化生之精，是人体维持生命的物质基础。前者称"先天之精"；后者称"后天之精"，两者均藏于肾（图6-3-43）。

$$\text{肾藏精}\begin{cases}\text{五脏六腑之精——生活物质（后天之精）}\\\text{肾藏本身之精——生殖物质（先天之精）}\end{cases}$$

图 6-3-43

先天之精来自父母，所谓"常先身生之谓精"。当人体发育到一定年龄，又得到后天之精的滋养，肾气逐渐充实，便产生了"天癸"（与性腺、性激素有关的内分泌）的物质，它能促进男性产生精液，女性开始月经，这时性功能成熟，就有生殖能力。所以说，先天之精是形成胚胎的物质基础，出生以后为生长发育之要素。如《素问·上古天真论》："女子七岁，肾气盛，齿更发长；二七而天癸至；任脉通，太冲脉盛，月事以时下……七七任脉虚，太冲脉衰少，天癸竭，地道不通，故形坏而无子也。丈夫八岁，肾气实，发长齿更；二八肾气盛，天癸至，精气溢泻……七八肝气衰，筋不能动，天癸竭，精少，肾气衰，形体皆极；八八则齿发去。"肾气的盛衰，人体的强弱，固然与人的劳动、体育的锻炼及生活的调节、精神的舒适有关，但其最主要则是取决于肾精的盈亏，如肾精充足，则肾气有余，年虽老而不衰（图6-3-44）。

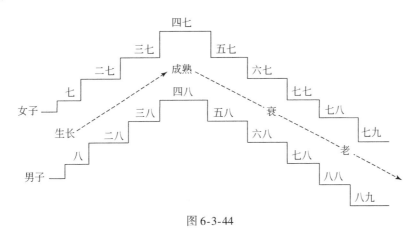

图 6-3-44

后天之精，即是五脏六腑之精，是来自饮食水谷所生的精气，它输布于五脏六腑，肾接受五脏六腑的精气而收藏之，以便随时供应各个脏器的需要，同时又不断的贮藏，故肾藏精的多寡，除肾气本身的功能外，还与五脏六腑的盛衰有密切的关系，故后世医家有"补肾应从脾入手"和"补肾不如补脾"的说法。

《灵枢·本身》："两精相搏谓之神。"两精，即男女生殖。相搏，即搏聚之意，也就是说，人体生命源于父母的生殖之精，两精结合形成新生命时即产生了神。所以肾精的充足与否，决定了人的生殖功能和繁衍后代的能力（图6-3-45）。

肾的功能，一般称之为肾气，但肾气有时是专指肾阳而言，其实，肾的功能，是肾阴、肾阳共同完成机体的生殖和维持机体生命活动的能力（图6-3-46）。

肾无实证，是指藏精而言，即是"五藏满而不实"的意思。

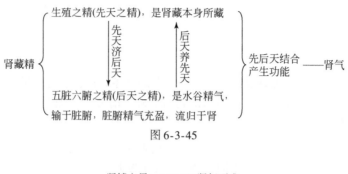

图 6-3-45

```
肾精充足 ⇌ 肾气旺盛

肾精不足 ⇌ 肾气虚弱 ┌ 轻——精神委靡、健忘、头晕目眩、腰酸耳鸣
                    └ 重——性功能减退（早泄、遗精、阳痿不育）
```

图 6-3-46

2. 肾主水

人体水液的代谢和调节，与脾、肺、肾三脏有关，但最主要的为依赖肾的作用。故《素问·逆调论》说："肾者，水脏，主津液。"

饮食物经过脾胃等器官的消化吸收和肺的输布，其中营养部分供给各组织器官的需要，而水液部分由肺气的肃降作用，下行到肾。水有清浊，肾加以分别清浊，即将清者（有用物质）重吸收，复上升至肺，为气为清，清中之清者，由肺输至皮毛，流经五经；清中之浊者，从三焦决渎下行于肾，归肾之水液为浊；浊中之浊者，从膀胱排出体外；浊中之清者，再经三焦气化上升至肺，复由肺气化而下降至肾，这种循环不已，以维持人体水液代谢的平衡，是通过肾阳的蒸化，以及脾、肺、三焦等的协作而完成的。肾有病，肾的功能失常，水液的输布排泄发生障碍，可导致小便不利，甚则全身水肿，或夜尿、遗尿、小便失禁等。阴虚阳盛，灼烁津液，可以导致肾消证（下消证，多饮多尿）（图 6-3-47）。

```
肾主水功能失常 ┌ 肾阳虚弱——水湿不化 ┌ 轻则——夜尿、遗尿
              │                    └ 重则——小便失禁或全身浮肿
              └ 阴虚阳亢——开阖失常——多饮多尿
```

图 6-3-47

3. 肾主骨、主髓、通于脑

肾精是生长骨髓的物质基础。髓藏于骨腔之中，髓聚而上通于脑，所以说"脑为髓之海"，"诸髓者，皆属于脑"。肾精充足，则骨、髓、脑三者充实健壮，四肢轻劲有力，行动灵活，精力充沛，耳目聪明。如果肾精不足，常出现行动缓慢、骨弱无力、贫血、眩晕、健忘及智力发育迟缓等。临床上对软骨病及神经衰弱，常用补肾治疗的方法而收到一定的效果（图 6-3-48）。

```
肾藏精——精主髓 ┌ 髓充养骨——骨壮 ┐
              └ 髓为脑浆——脑满 ┘ 肢体灵活耳聪目明

肾精不足——髓少来源 ┌ 脑海空虚——智力迟钝
                  └ 骨失滋养——肢体痿弱
```

图 6-3-48

4. 主命门火

命门附于肾，历来说法不一，有说命门附于右肾，也有说命门在两肾中间。但对命门的作用，认识是一致的，也常用来指导临床。

命门，即是生命之门，也就是生命根本的意思；火，是指功能。命门之火，一般是指肾阳，亦即真阳，是人身真火所寄存的地方。肾藏精，指先天之真水，又称真阴。真阴真阳相互为用才能起化生的作用，才能生生不息。命门真火与先天真水相结合，成为"水火相济"的作用。它是促进生殖发育的动力，又是其他脏腑之阳的根源，全身各个脏器组织的阳气都是来源于肾中的命门，十二脏都需要命门火来温养，才能发挥它的功能。可见命门真火的盛衰，直接影响到人体阳气的盛衰，它是非常重要的。《景岳全书》："五脏之阴气，非此不能滋，五脏之阳气，非此不能发。"如图6-3-49所示。

$$\text{先天}\begin{cases}\text{元阳(命门之火)}——\text{维持生命的主要力量}\\\text{元阴(先天之精)}——\text{生长发育的主要物质}\end{cases}\\\text{后天}——\text{水谷之精}——\text{五脏六腑之精藏于肾}\end{cases}\text{产生功能}——\text{肾气}$$

图 6-3-49

命门之火在人体生理活动中，占着非常重要的地位。如果命门火衰，可导致种种的疾病，如遗精、滑精、阳痿、五更泄泻等，命门火亢，兴奋过度，火扰心神，神不守舍，可出现烦躁、失眠、梦泄、性欲亢进等（图6-3-50）。

$$\text{命门之火}\begin{cases}\text{衰}\begin{cases}\text{精关不固}——\text{滑精、遗精、阳痿}\\\text{不能暖土}——\text{胃关不固}——\text{腹泻、肾泄}\end{cases}\\\text{亢奋}——\text{扰乱心神}——\text{失眠、烦躁、梦泄、性欲亢进}\end{cases}$$

图 6-3-50

命门火衰，多叫做"肾阳虚"，因为肾阳是元阳、真阳、真火。而肾阴与肾阳是相互依存、相互消长的关系。所谓"水火相济"，才能保持人体动态的相对平衡，要是肾的阴阳失去相对的平衡，便要发生病变（图6-3-51）。

$$\text{肾}\begin{cases}\text{阴不足}——\text{肾阳偏亢}——\text{头晕耳鸣、咽喉干痛、夜热盗汗、失眠心烦}\\\text{阳不足}\begin{cases}\text{水气不化}——\text{形寒肢冷、水肿、咳喘（水气凌心）}\\\text{生殖功能衰退}——\text{早泄、滑精、阳痿、不育}\end{cases}\end{cases}$$

图 6-3-51

5. 肾主纳气

呼吸是由肺所主，但要依赖肾的协调，因为气之根在肾，肾有帮助肺吸气和降气的作用，所以有"呼出心与肺，吸入肾与肝"的说法。通常称之"肾主纳气"。如果肾气虚，纳气无力，就会发生虚喘、短气，这种虚喘的特点，是呼多吸少。治之要用补肾纳气的方法（图6-3-52）。

$$\text{肾精}\begin{cases}\text{足}——\text{气壮}——\text{气息平和（肾主纳气）}\\\text{虚}——\text{气弱}——\text{短气虚喘（肾不纳气）}\end{cases}\text{精能化气}——\text{气之本在肾}$$

图 6-3-52

6. 肾开窍于耳、开窍于二阴

耳主听觉，是肾的外窍，依赖肾的充养，听觉正常与否，其根源多与肾有关，《灵枢·脉度篇》："肾气通于耳，肾和则耳能闻五音矣。"

肾主藏精，受五脏六腑之精气而藏之。人体内脏功能都依靠它的精气来供养，所以肾气的盛衰关系到人体的强壮和衰老。骨髓是精气所生，上通于脑，精髓和津液不足，则脑海空虚，会引起目不明耳不聪。如年老肾气弱或精脱的人，都会出现耳聋的症状。《灵枢·决气篇》："精脱者耳聋，气脱者目不明。"

二阴，是指肛门与外阴，是肾的下窍。大小便的排泄，外生殖器的勃起，排精、卵等，都与肾的功能有关。因为肾主水而藏精，如果肾阳不足，可以引起小便不利或尿频、尿多、大便溏薄、阳痿、早泄等。肾阴不足，可以引起小便如脂膏、下消、大便秘结、遗精等（图6-3-53）。

$$肾气虚弱\begin{cases} 固摄无力 \begin{cases} 小便淋漓或失禁 \\ 大便泄泻（五更泄） \end{cases} 偏于阳虚 \\ 津液亏损 \begin{cases} 大便秘结 \\ 小便如脂膏 \end{cases} 偏于阴虚 \end{cases}$$

图6-3-53

7. 其华在发

头发是血的余气所生，血属阴，肾主诸阴，肾气盛，精血充盛，毛发茂密，乌黑光泽；肾气虚，则精气不足，毛发稀疏而脱落，或斑白无光泽。

（二）膀胱

膀胱的功能主要是储存和排泄尿液。《诸病源候论》："津液之余者，入胞则为小便。"待贮留到一定量时，再排出体外。膀胱有病，就会出现尿频、尿急，或排尿疼痛。

（三）肾与膀胱的表里关系

肾与膀胱的关系非常密切，因为不仅在经络上相互联属，而且在生理上、病理上及治疗都是不可分割的。

1. 经络（图6-3-54）

$$经络 \begin{cases} 足少阴肾之脉络膀胱——脏——里 \\ 足太阳膀胱之脉络肾——腑——表 \end{cases} 表里关系$$

图6-3-54

2. 生理与病理

肾主水，称为水脏，内藏命门真火。膀胱为水液汇集的地方，称为水腑。其气化赖肾的气化，然后才能排尿，而肾的气化功能来源于命门真火。如果肾中真火衰微，则肾的气化功能失常，膀胱也就不能气化排尿；同样膀胱的功能失于约束或癃闭，也会引起肾主水的功能失常，以致水肿等病变。

3. 临床意义

小便的病变，虽然是有多种的原因，但其治疗的方法，多以治肾入手（图6-3-55）。

$$肾气虚 \begin{cases} 不能固摄——小便失禁——缩泉丸——温肾固涩 \\ 不能化气——小便癃闭——肾气丸——温肾利水 \end{cases} 从肾入手$$

图6-3-55

根据以上所述，肾的生理功能，相当于现代医学的泌尿、生殖系统和部分的内分泌、神经系统的功能，并关系到营养物质的代谢。膀胱基本与现代医学所说的膀胱相同。

思考题

1. 肾的主要生理功能？
2. 古人有"补脾不如补肾"和"补肾不如补脾"的说法，你的看法怎样？

七、三　焦

三焦，就是上焦、中焦、下焦的总称。对三焦的形态和功能，历来的看法不一。多数看法认为，三焦并不是一个独立的器官，而是某些脏腑及其部分功能的概括。《中藏经》："（三焦）总领五脏六腑，营卫经络，内外左右上下之气也。三焦通，则内外左右上下皆通也。"《医学入门》："观三焦妙用，而后知脏腑异同，同而异，分之则为十二，合之则为三焦。"

三焦是六腑之一，大多数认为上焦指心肺，相当于胸部脏器功能；中焦指脾胃，相当于上腹部脏器功能；下焦指肝、肾、膀胱、大肠、小肠，相当于下腹部脏器功能（图6-3-56）。

（一）概括人体的部位和脏腑功能

总的来说，三焦的主要功能，是气的作用，这种作用，称之为"三焦气化"或"三焦元气"（图6-3-56）。

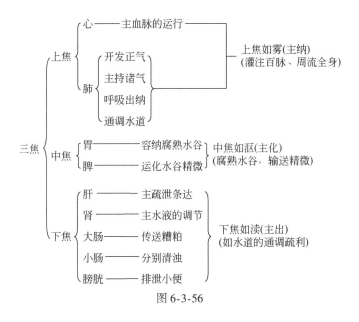

图6-3-56

（二）温病学说的三焦辨证，是证候分类归纳的依据

后世温病学说，用三焦作为证候的分类，以说明疾病的深浅轻重，与上述的意义是不同的（图6-3-57）。

根据三焦辨证的轻浅深重，在治疗上有所谓"治上焦如羽，非轻不举；治中焦如衡，非平不安；治下焦如权，非重不沉"。

近来对三焦的研究，有人说的体液平衡系统，是根据"三焦者，决渎之官，水道出焉"来理

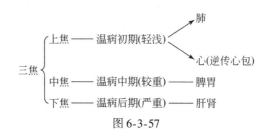

图 6-3-57

解的。

手少阴三焦经与手厥阴心包经相为表里。

八、女 子 胞

女子胞，又名胞宫（子宫），是奇恒之腑。它的主要功能是主月经和孕育胎儿，和肾、冲脉、任脉有密切的关系。因为冲、任二脉都起于胞中，冲为十二经之血海；任主诸阴而孕育胎儿。人发育到成年时期，五脏精气盛满，因而肾藏精气及冲脉血海盛满，任脉经气因而畅通，所以月经按时来潮，便有生殖能力，如阴阳和，可以怀孕生子。肾气和冲任二脉的盛衰直接影响到子宫的生殖功能（图 6-3-58）。

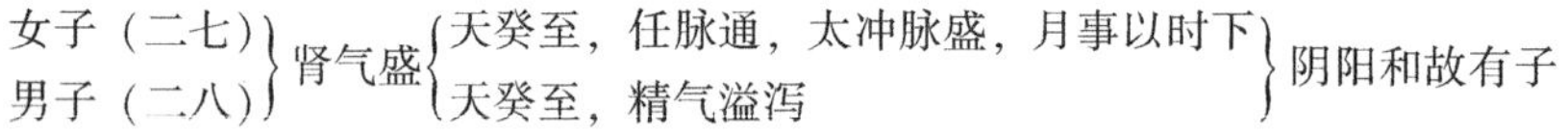

图 6-3-58

肾、冲、任三者共同保证月经、生育、胎产的正常。肾精充沛，冲脉盛满，任脉畅通，则月经调匀、怀孕生子；若肾精亏损，冲任脉虚，则经不调，甚至不孕（图 6-3-59）。

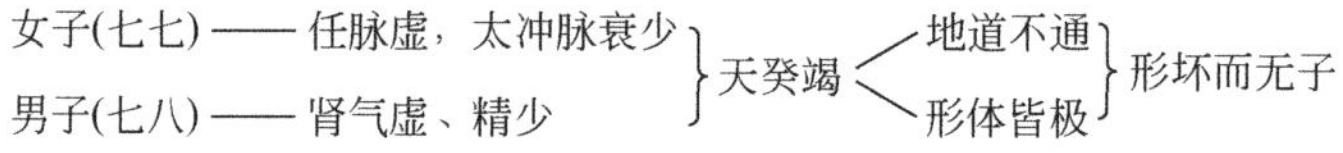

图 6-3-59

九、脏腑组织之间的关系

五脏和六腑，虽然各有不同的生理功能，但人体是一个对立统一的整体，脏腑之间是存在着相互依存、相互制约的密切关系，从而维持脏与脏、腑与腑、脏与腑之间的动态平衡，如果这种平衡一旦破坏疾病就要发生。

对脏腑之间的相互关系，可以从各脏腑的生理功能的相互依存和病变时的相互影响及其治疗的效果来探讨，便知道它们彼此之间是息息相关的。

（一）五脏之间的关系

1. 心与肺

心与肺的关系，主要是营卫气血的关系。

心主血、主营；肺主气、主卫。营血属阴，卫气属阳，一阴一阳，相互为用，血为营，气为卫，血气相随，周行全身。所以有"气为血之帅，气行则血行；血为气之母，血凝则气滞"之说。肺气充沛，则血液循环正常。反之肺气不足，则血液循环障碍。从实质上来说，营卫就是气血，从作用上说，气血就是营卫。同是来源于水谷的精气（主要），化生为四种不同形式的物质。所以营卫气血四者的关系，是非常密切的。在人体中，血的运行，赖气的推动；而气的运行，靠血的输载。所以心血足则肺气充沛，保证气血循环，完成养料和废物的交换，完成营养和保卫作用，维持机体的正常生理活动。心与肺的关系，实际就是营卫气血的关系。在治疗上有"损其肺者益其气，损其心者调其营卫"的说法。

营卫气血虽是来源于水谷的精气，但必须与自然界清气的结合，才能贯心脉，推动气血的运行，以营养全身（图6-3-60）。

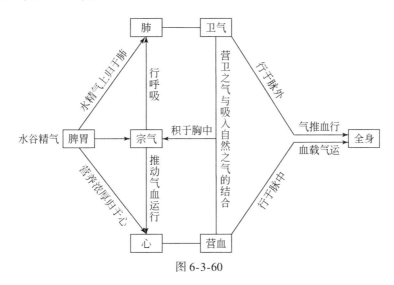

图 6-3-60

根据图（6-3-60）示，可见心的营血和肺的卫气的密切关系，所以在肺气不足时，常常出现血行障碍，如咳嗽气喘，手足不温，舌质紫暗；心阳衰微、血不运行，亦可出现气喘等症状（图6-3-61）。

```
肺气不宣 ⇌ 血行障碍（咳嗽、唇舌发绀、手足不温）
肺气虚 → 推动心血功能不足 → 心悸气短
心火炽盛 → 损伤肺阴 → 咳痰、咯血、心烦、失眠
心气不足 → 血行不畅 → 肺气失宣（心胸疼痛、咳喘）
```

图 6-3-61

在临床上，营卫的偏胜偏虚，容易患伤风感冒，在治疗上用调和营卫的方法，如《伤寒论》中的桂枝汤证。又如气血的病变往往是气血并治，或治血先治气（图6-3-62）。

血证——治血先治气 { 气虚崩漏——益气摄血
虚劳胸痛咳血——补益肺气、化瘀止血

图 6-3-62

从以上几点看来，可见心与肺的密切关系，表现在气血营卫的关系上。

2. 心与脾

心与脾的关系，主要是血液的生成和运行的关系。

心主神志和血脉，脾主运化而统血。心血的来源于水谷的精微，而脾的运化和水谷精微的变

为血液,又依赖心阳的作用(图6-3-63)。

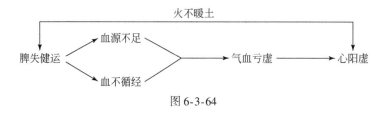

图6-3-63

脾气虚弱,既不能运化食物精微,更不能统摄血液,造成气血来源不足而出现贫血、心悸;或血不循经而妄行,如月经过多或崩漏等。心阳虚弱,火不暖土,又影响脾的运化,如食少、浮肿等(图6-3-64)。

```
                    火不暖土
           ┌─────────────────────────┐
           ↓        血源不足          
        脾失健运 ─┤            ├─→ 气血亏虚 ─→ 心阳虚
                    血不循经          
```

图6-3-64

心与脾的关系很密切,在临床上往往心脾同病,既有食少、倦怠、面色萎黄等脾虚证,又有心神不安、健忘、少寐多梦等心虚证,甚至出现吐、衄、崩漏等出血之变,在临床上,常常心脾并治,可用归脾汤之类(图6-3-65)。

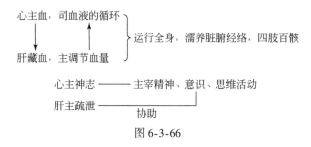

图6-3-65

3. 心与肝

心与肝,主要是血液循环与血量储藏调节的关系。

心主血,是一身血液循环的中心;肝藏血,是调节血量、储藏血液的重要脏器。只有心血旺盛,血脉通畅,肝才能藏血充盈,而肝的藏血,调节血量,又有利于心血的循环。两者彼此互相合作,才能濡养各个脏器、筋脉、维持人体四肢百骸的正常活动(图6-3-66)。

```
    心主血,司血液的循环 ─┐
         ↕              ├─ 运行全身,濡养脏腑经络,四肢百骸
    肝藏血,主调节血量 ─┘

    心主神志 ─── 主宰精神、意识、思维活动
    肝主疏泄 ───
              协助
```

图6-3-66

心血不足,肝失所藏,不能濡养筋脉,可出现血虚火旺的证候,如眩晕、易怒,或筋脉失养而出现手足拘急、抽搐等;肝阴不足,肝阳偏亢,可出现吐血或月经过多等疾患(图6-3-67)。

肝与心是木火相生,肝火过旺,心火亦旺,凡是苦寒清热之药,如黄连、山栀子、龙胆草之

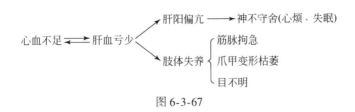

图 6-3-67

类,既能清心之热,更能泻肝之火,肝火过旺引起的吐血,泻肝即可止血。补血养阴之剂,既可促进血液的恢复,更可柔养肝之阴(图6-3-68)。

肝火旺而吐血——苦寒清热——平肝泻火——热退血止

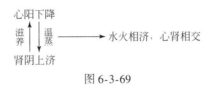

图 6-3-68

4. 心与肾

心与肾的关系,主要是水火阴阳、上下升降的关系。

心与肾的关系,主要表现于心阳和肾阴相互之间的协调作用。心阳怕上亢,肾阴怕下泄。在正常的情况下,肾阴蒸腾上交于心,心阳得到涵养而不上亢,保持心神舒爽,心阳下达肾阴,则肾阴固摄蒸腾、上养心阳。心火肾水,一动一静,上下相交。相互为用,这就是所谓"心肾相交"、"水火相济"(图6-3-69)。

```
    心阳下降
滋 ↑↓ 温
养    蒸  ──→ 水火相济,心肾相交
    肾阴上济
```

图 6-3-69

心火属阳,其性炎上,但得到肾水的涵养,则不致上亢,且能下达肾阴,使肾水蒸腾上济,而肾水属阴,其性顺静沉潜,得心阳的温暖,则不致下泄而固摄,如此循环上下,相互协调,保持正常的生理活动。

肾水的蒸腾上济,除了心阳的下达作用之外,其中肾中命门火的协作,是很重要的。命门火和心阳的关系,是根本和枝叶的关系。命火是人身活动能源的根基,心火是人身功能的表现。所以命火充足、秘藏,则心阳充足,表现血液循环畅旺,而血液循环畅旺,又可以充实命火的物质濡养,维持人体生理的正常活动。反之命门火衰,则火的根基衰微,可导致心阳不足、血液循环不畅,也可影响到命火的功能(图6-3-70)。

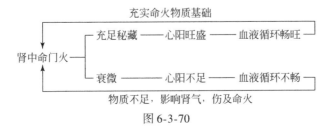

图 6-3-70

肾阴不足，心火过盛，则两者失去协调，称之"心肾不交，水不济火"。在病机上，由于肾阴不足会导致心血虚而形成心阳偏亢，可出现虚烦失眠、健忘、心悸；肾阳虚则精关不固而滑精、精神困倦（图6-3-71）。

肾阴虚——心阴虚——心火独亢 { 虚烦、失眠、心悸、健忘 / 精关不固、遗精、神疲 } 心肾不交

心阳不振——肾水不化——水气凌心（心悸、咳喘、水肿）

图6-3-71

心之与肾，在生理和病理上，既有密切的关系，因而在治疗上，就所谓"欲补心必先实肾，欲补肾必先宁心"。也就是说，要补心之阴，首先要补养肾的阴精，阴精一足，上升于心，则心的阴血自足，可以涵养心阳；同样，要补肾的阴精，也必须温养心阳，是心气下降，则阳生阴长，阴精自足。

5. 脾与肝

脾与肝的关系，主要是运化与疏泄的关系。

脾主运化而统血，肝藏血而主疏泄。饮食物在消化、吸收、储藏的过程，除了脾的运化之外，还有赖于肝的疏泄和藏血作用才能完成；而肝的疏泄，又赖脾的运化，才能生气荣茂。所以说脾主运化，为肝血的来源；肝主疏泄，是促进脾的运化（图6-3-72）。

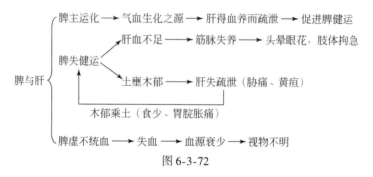

图6-3-72

脾气虚弱，既不能生血，又不能统血，造成肝血的不足，不能上养"精明"，因而出现头晕眼花，视物不清，甚则夜盲、耳鸣耳聋等症。又如脾虚不运，久泻之后，肝木得不到涵养，以致虚风内动，如小儿慢惊风（抽搐、嗜睡露睛）。同样，肝失疏泄，木郁乘土，可出现食欲减退、腹胀作痛、大便溏薄或便结等一系列脾胃不和的病变。

脾和肝在生理、病理上既是密切的关系，因而在治疗上，也是不可分割的。例如，气滞胃痛，即以疏肝行气止痛之剂治之，所谓"治胃不离肝"。肝气疏泄，则脾胃的消化正常，脾升胃降，气血调和，其痛自止。脾病及肝，如脾不统血，则肝血不藏，导致血行紊乱，如妇女月经不调、崩漏等，可以用健脾摄血的方法。又如脾虚久泻、虚风内动的小儿慢惊风，可用补脾温中为主，佐以息风镇静之剂。

6. 脾与肺

脾与肺的关系，主要是生气与主气及水液调节的关系。

肺的肃降、宣发，其功能的强弱，取决于脾运化水谷精微的供给，脾能健运，水谷的精微源源不绝上输于肺，肺得濡养，又必须依赖肺的主气作用，才能输布全身；肺气的肃降，又能协助

脾运化水湿。两者在营养物质的吸收输布及水液的代谢方面是非常密切的。所以概括地说，脾的运化功能正常，肺得营养，肺的宣降活动畅达，才能完成输布水液，宣发卫气的作用。同样，脾赖肺气的输布和宣发，得到新鲜的清气和水津的润养，又能增强它的运化功能，完成水谷精微和水湿的运化。反之，脾气虚弱，不能运化水谷精微上输于肺，肺失滋养，因而肺气虚弱，卫外不固，易受外邪的侵犯，如肺痨病，多是正气先虚，抗病力弱而邪毒乘之。另一方面，肺虚则肃降无力，通调水道的功能失常，以致影响脾的运化水湿，造成脾为湿困，水饮停留，重者形成水肿，轻者蕴而生痰，上逆于肺，表现为咳嗽痰多、色白而黏、胸脘作闷、胃纳不佳等症，病变在肺，而病本则在于脾，这就是所谓"脾为生痰之源，肺为贮痰之器"（图6-3-73）。

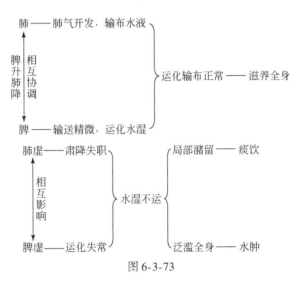

图 6-3-73

脾之与肺，在生理上相互依赖，在病变上相互影响，因而在治疗之时，必须考虑脾肺同治。例如，脾虚不运的水肿，不仅要治脾，还要治肺。因为只有健脾之阳，水湿之气才能运化，只有宣肺之气，上窍一通，气行则水行，水液才能下输于肾和膀胱。虚痨咳嗽，既要补肺止咳，更要补脾健运，以促进对食物的消化、吸收、输布，加强脏腑的功能活动，从而能达到扶正祛邪的目的。

7. 脾与肾

脾与肾的关系，主要是先天与后天、水与土的关系。

肾阳能推动和协助脾阳的运化作用，促进对水谷精微的吸收输布；脾阳主运化水谷精微，水谷之精微化为五脏之精，五脏之精充盈则归于肾。所以脾的运化，有赖于肾阳（命门火）的温养，而肾藏精盈满与否，和脾有直接的关系。

脾阳虚弱，不能运化水谷，则肾藏精虚少，可出现头晕、耳鸣、健忘等肾虚之症；肾阳衰微，不能温养脾阳，水气不化，则水湿泛滥而出现泄泻、水肿等症。

脾与肾是密切的关系，所以在治疗脾虚泄泻之时，投理中温脾而不愈者，常加附、桂之品，进一步补肾火以助脾阳，常收到良好的效果；肾阳衰引起的水肿，投以真武汤之类，温肾健脾并重，已达到肾阳暖脾土、脾土制肾水的目的（图6-3-74）。

8. 肾与肝

肾与肝的关系，主要是相互滋养的关系。

肾主诸阳而藏精，肝主疏泄而藏血。肝血依赖肾精的滋养，然后肝的疏泄才能正常。所以肝

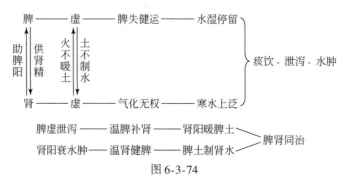

图 6-3-74

与肾的关系，主要反映在肾精与肝血的相互滋养方面。

肾阴不足，肝失其营养，肝阳偏亢，就会出现头晕、目眩、耳鸣、失眠等"肝阳上亢"之症；而肝阳的偏亢，往往疏泄太过，导致肾的封藏不固，出现多梦、遗精、腰酸等症。在临床上有"精血同源"或"肝肾同源"之说（图6-3-75）。

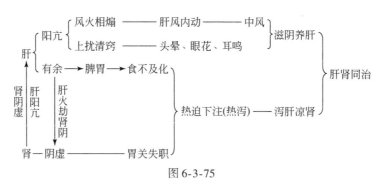

图 6-3-75

肝肾有同源相互滋养的关系，因此，当肾阴不足，导致肝阳偏亢之时，就要补养肾精，是阴精充足，水能涵木，则肝阳生荣而不亢，这种滋肾养肝的方法，在临床上叫"补肾即所以补肝"。常用方如六味地黄丸、知柏地黄丸之类。肝气有余，郁而化火，疏泄太过，影响脾胃，食不及化；另一方面又可消烁肾阴，导致胃关不固，形成热迫下注的热泻证候。在治疗上常用泻肝清热的方法，方药如龙胆泻肝汤、芩连葛草汤等之类，这叫做"泻肝即所以泻肾"。可见肝肾同治的重要性。

9. 肾与肺

肾与肺的关系，主要是主气与纳气及水液代谢的关系。

水液的代谢，上靠肺的通调，下靠肾的开合，中靠脾的运化。肾主水，肺为水之上源，肺气肃降，通调水道，使水液下归于肾，经肾和三焦的气化，使清者复上归于肺，输布全身；浊者下输膀胱而成小便。两者协作，对水液的调节，起着重要的作用。另一方面，肺司呼吸，又必须依赖肾阳的推动和协助，才能吸进清气，呼出浊气，完成其"吐故纳新"的功能。所以说"肾主一身之水，肺为水之上源"，"肺主呼气，肾主纳气"。

肾与肺的功能失调，可以出现水肿等的病变；肾虚不能吸气，可以出现气喘（肾喘）的证候（图6-3-76）。

从以上看来，肺病可以影响到肾，肾病也可以影响到肺。因而在临床上遇到某些的肾病或肺病，常常采取"肺肾同治"的方法，例如，由于邪热乘肺或风寒外来而引起的肺气不宣的水肿，可用解表发汗或宣肺利水的方药治之；肾虚不纳气而出现的气息浅短，可用温补肾阳之法。

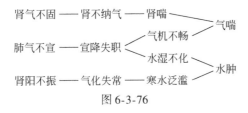

图 6-3-76

10. 肺与肝

肺和肝的关系，主要是升发与肃降气血调节的关系。

肝气主升而喜疏泄，肺主降而宣发。肝气条达，肺气畅通，则人体周身之气机，血液通利。肺和肝关系到人体气机升降通畅，任何一方的病变，都可能出现胸胁刺痛等气机不畅的证候。所以说肺主调节全身之气，肝主调节全身之血，肺气的升发、肃降，能协助肝气的疏泄调节；肝气的疏泄，有利于肺气的宣降（图6-3-77）。

```
              互相促进
肺主宣降 ⇌ 肝主疏泄
              调节气血
```

图 6-3-77

肺气虚弱，不能宣发肃降，即影响肝的调节疏泄功能，而出现乏力少气、情绪抑郁等；反之，肝火过盛，也影响肺气的宣发肃降，临床上称之"木火刑金"，有胸胁刺痛，头晕目赤，烦热口苦，急躁易怒，甚则阵阵作咳、咯痰带血等之变（图6-3-78）。

```
              相互影响
肺失宣降 ⇌ 肝失疏泄
(胸胁胀痛、烦躁易怒、咳痰带血)
```

图 6-3-78

由于肺与肝的关系，主要表现在气血的调节和气机的升降通畅方面，因而在治疗上，都是疏泄气血为主，如肝火偏盛，则酌加平肝泻肝之品，或滋阴柔肝之剂；如木火刑金，肺阴受灼，肝失濡养，又宜养肺阴和柔肝之剂并用。

以上是从生理、病理及治疗用药等来说明脏与脏的密切关系，但人体是有机的整体，不论是生理的活动、病理的变化，都不仅仅是一二个脏器的问题。所以人们不能"把什么事情都看成是绝对的、静止的、孤立的、不变的"。应该是"不但要看到部分，而且要看到全体"。在临床时，要全面而细致的研究，找出疾病的本质，然后立法用方。

（二）六腑之间的关系

六腑都位于腹部，饮食物的消化、吸收、津液的输布，废物的排泄等一系列过程，就是在六腑既分工又合作的情况下完成的，所以六腑之间的关系，也是非常密切。

由于六腑的生理功能是"传化物而不藏"，为"传化之腑"，所以六腑是"以通为用"（即实而不满为其生理常态）。在正常的生理情况下，它们是不停地运动着。如果脏腑中某一部分阻塞不通，就会引起传导功能失常，发生轻重不同的病变。

（1）肝胆郁结，湿热内蕴而成结石，阻塞了胆中，或蛔虫梗阻胆道，都可引起腹部疼痛、目黄、尿黄等症。

（2）湿热下注膀胱，膀胱的气化失职，形成砂淋（泌尿系结石），梗阻尿道，排尿障碍，便有尿痛、尿血等之变。

（3）肠腔内容物的正常运行发生了障碍，不能顺利通过肠道，称为肠梗阻，均能引起急性腹痛，如阳阴腑实证，潮热、腹痛、舌苔黄燥、大便秘结等。

总之，六腑以"通降为顺"，以"滞塞不通为逆"，所以，在治疗上，必须以"通"为基本法则，以通则不痛故也。

（三）脏与腑之间的关系

脏阴腑阳，有表里的关系。互为表里的脏腑，彼此通过经脉相互联系，并且在生理、病理等方面有特殊的关系。这在前面有关的各节已讨论过，这里不再重复。

思考题

1. 五脏六腑总的功能是什么？
2. 试述心肾相交和心肾不交的生理和病理？
3. 什么是肝肾同病、肺肾同病？什么是肝肾同治、肺肾同治？试举一些例子说明。

小　　结

（一）藏象的定义和内容

藏象学说是研究人体生理功能，病理变化及其相互关系的学说。脏者，藏也，即是脏腑深居在体内而外面看不到的意思；象，是征象，形象的意思，除了指某些实质脏器之外，主要的是指内脏的生理功能活动，病理变化表现于体表的现象。

脏腑的内容，狭义的是指五脏（心、肝、脾、肺、肾，包括心包络）六腑（胆、胃、小肠、大肠、膀胱、三焦）。广义的是指除了五脏六腑之外，还包括奇恒之腑［脑、髓、骨、脉、胆、女子胞（子宫）］和精神气血津液五官（耳、目、鼻、口、舌）七窍和前后阴等。

胆虽然是六腑之一，但它生理功能是贮藏清净之胆汁，和其他五脏内装的浊质、传化水谷的功能不同，所以又列入奇恒之腑。奇者异也，恒者常也，即是异于五脏六腑的意思，奇恒之腑的生理功能是贮藏精气，类近五脏；形态中空，又近似六腑，所以说非脏非腑，即是这个意思。

（二）脏腑的理论特点

伟大领袖毛主席教导人们："实践、认识、再实践、再认识。"脏腑理论的形成，正如毛主席所指示的那样，是我国劳动人民长期和疾病作斗争的经验总结，在长期观察生理现象、病理变化、治疗效果相互关系的基础上，结合内脏的直观剖视推论出来的，它的主要特点如下。

（1）有一定的实质形态观察的基础，但最主要的是建立在病理变化和治疗效果的推理上。

（2）以五脏为中心，在心的主持调节下，强调人体各个组织之间的有机联系。不论脏与脏、腑与腑、脏与腑、内脏与体表组织之间，都是有机联系的整体，在生理功能上存在着互相依存、互相制约的密切关系，例如，五脏的精气来源于六腑的传化，而六腑的传化功能，又依赖五脏的功能活动。因而，在病理变化上则互相影响，任何一脏发生了病变，都可能影响到别一个脏的生理功能，例如，肾阴不足，心阳就偏盛，可出现虚烦不眠、梦遗、腰酸膝软、头晕耳鸣、脉虚数无力、舌红少苔或无苔等"心肾不交"之证。

（3）脏腑不仅是一个形态单位，最主要的是功能单位。例如，心，不仅是心本身，还代表了血液循环和神经系统的一部分功能。

总之，人体复杂的生命活动，都是起源于内脏的生理活动功能，内而饮食消化、血液循环，外而视听言行，无不是内脏功能活动的表现，所以内脏的活动，实质上就是人体整个生命活动，因而，在研究脏腑的时候，不但要看到局部，而且要看到整体；既要看到脏腑，又要看到体表组织器官；既要看到生理功能，又要看到病理现象。这样，才能比较正确地认识脏腑的本质。

（三）脏腑的生理功能

1. 五脏

（1）心：主持血液的循环和精神意识思维的活动，为生命活动的中心。

1）心主血脉："脉"是血行的通路；"血"是流动着有营养的赤色液体；"主"是主持、主管的意思。心与脉道（血管）相通，依靠心阳的推动力量，肺气的调节协作，把血液输送全身，内注五脏六腑，外养各个组织器官，从而维持人体的生命活动。

心的功能不全，不能主持血脉，则可出现血脉的病变，如心血不足，便有心慌、失眠、健忘、面色苍白、舌淡红、脉细弱等；心火炽盛，则烦躁失眠、眼红、舌尖红、苔黄、脉滑数等。

2）心藏神，为五脏六腑之主："神"是指精神意识和思维的活动。心既然能主持血液的循环，又是精神意识和思维活动的发源地（其实是大脑皮质的作用），在脏腑中居于首要的地位，各个脏腑都在心的主导下，才能更好地发挥其功能，并且取得互相协调，共同维持生命的正常活动，所以说"心藏神，为五脏六腑之主"。

如果心不藏神，则精神异常，轻则心慌、失眠；甚则喜笑不休、语无伦次等之变。在外感热病（急性传染病）恶化时，可出现烦乱、谵语、神志昏迷等病变，这叫做邪入心包。

附　心包络

心包络，简称心包，是心的外围，有保护心脏的作用。

（2）肺：《素问·五藏生成》指出："诸气者，皆属于肺。"肺既是体内气体交换的场所，同时又起到主持一身之气的作用。肺主持一身之气，为气机上下交换的枢纽；又主宣发和肃降，把津液营养输送全身，以滋养机体的功能活动，把多余的水分经肾下注膀胱，排出体外。

1）肺主气：一是司呼吸，呼出浊气（二氧化碳），吸入新鲜清气（自然界氧气）。二是宣发输布，把食物的精微和吸入的自然界新鲜氧气输布全身，以营养各个脏器和体表组织器官等。

肺的主气作用失常，则影响呼吸的进行和食物营养的输送敷布，例如，肺内邪热痰阻，则气喘气促、口唇发绀等；肺气虚弱，则气短气少、呼吸浅促之变。

2）肺气肃降，通调水道：在正常的情况下，肺气有肃降的作用，不仅能保持呼吸的正常进行，且能调节水道的通行，输布津液，以营养肢体，温润皮毛，把多余的水分下输膀胱，排出体外。

肺气肃降失常，可以上逆发生咳喘，以致影响水液的代谢，造成小便不利，甚则水肿等水液停留的病变。

3）辅助心脏，推动血液的循环：肺通百脉而生一身的气机，血液的循环，除了心脏本身的作用外，肺气的协助，也是很重要的。这种辅助心脏的作用，实际上就是大循环和小循环的关系。

肺气虚弱，不仅有呼吸浅促、语言无力的病变，而且还出现面色苍白、舌淡、脉虚细无力等血脉的病变。

（3）脾：统摄血液，运化食物精华和水湿的功能，为气血化生的来源，有"后天之本"之称。

1）脾主运化：一是助胃肠消化食物，吸收输送食物营养上输于肺，以宣发敷布全身；二是促进全身水液的环流，在水液的调节排泄过程中，起到升清降浊的作用。

脾主运化失职，可出现食欲缺乏、脘腹胀满、腹泻等症；运化水湿的功能失常，则水液停滞而为害，停于肺为咳嗽多痰，停于肌肤则发生水肿。

2）统摄血液：血液循环的动力，是心的作用，血液循经而行，有赖于脾的统摄控制，因脾是食物营养的来源，能益气生血，血足则气壮，气壮则能统领血液在经脉内循行。

脾虚气弱，则血液妄行，往往有出血的疾病，如妇女月经过多、崩漏等，每用治脾的方法而收效。

（4）肝：肝藏血而调节血量，以供给机体的活动需要；肝主疏泄，能调节精神情志活动，以使全身血气调达。

1）肝藏血：肝有贮藏血液和调节血量的作用，根据机体的活动情况，适当地输送血液的多少，当人在休息时，大量的血液则归藏于肝。肝之所以能贮藏血液，又能调节血量，主要依赖它本身的疏泄作用。

肝藏血的功能失常，可以出现各种出血症状，例如，肝阴不足，肝阳上亢，轻则头晕目眩、多梦易惊，甚则吐血等疾患。

2）肝主谋虑，主疏泄：谋虑是思维活动的一种表现，也就是说肝与人的一部分精神活动和情绪变化有关。在正常的情况下，通过肝气的疏泄，不仅能调节精神，且能使气血条达，从而使各个脏器的功能活动正常进行。

肝的功能失常，可出现种种的病变，如胸胁胀痛、食欲缺乏、烦躁易怒，在妇女可出现月经过多、崩漏等之变。

（5）肾：有藏精，主持水液代谢的作用，为人体生命活动的根本，是很重要的脏器，有"肾为先天之根"之称。

1）肾藏精：精，是人体生成发育最根本的物质。肾藏的精，有先天之精和后天之精，前者是指五脏六腑之精，有维持生命活动的能力，来自水谷的精气。先天之精依赖后天之精的营养，才能成熟旺盛。

肾精通过肾阳的功能，对人体起着很重要的作用：①决定人体的生长衰老，肾气盛，则生长发育、体质壮健、灵巧而能干；反之，肾精不足，则肾阳衰微、体弱多病、耳目不清等现象。②肾精生髓养骨，通于脑，髓、骨、脑都来源于肾精，肾精足，则骨、髓、脑三者都健壮，耳目聪明，行走灵巧有力；反之，肾精不足，则髓减骨软、两腿乏力，如小孩的佝偻病等。③有生殖能力，肾气盈盛，能促进男子有精液，妇女有月经，性功能逐渐成熟，逐渐有生殖的能力。反之，肾气虚弱则不育。

2）肾主水：肾在水液代谢的过程中，能调节和排泄水液，这因为肾阳有蒸化的作用，使水液上腾下达，既能布散滋润全身，又能下注膀胱，排出体外。

2. 六腑

（1）胆：贮藏胆汁，消化食物（主要脂肪，食物）。

（2）胃：容纳腐熟消化食物。

（3）小肠：助胃消化食物，进行分清别浊工作。

（4）大肠：传化糟粕。

（5）膀胱：贮藏尿液，排泄小便。

（6）三焦：流通气血，疏通水道。

上焦——主纳，敷布卫气，温养肌肤（上焦如雾）。

中焦——主化，蒸津液，泌糟粕，化精微，生气血（中焦如沤）。

下焦——主出，主水液的清浊和排泄（下焦如渎）。

脏腑的生理功能，如图6-3-79所示。

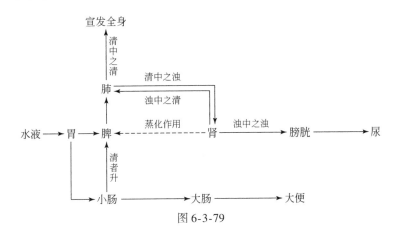

图 6-3-79

（四）五脏与体表组织器官的关系

1. 五脏的外合

合，即是配合，有密切联系的意思。

心合脉——心血足，则脉流利调匀；心血虚，则脉细弱。

肺合皮——肺气足，则皮毛固密而润泽，抗病力强；脉气虚，则皮毛疏松而憔悴，抗病力弱。

脾合肉——脾能健运，营养充足；则肌肉丰满结实，四肢有力；脾虚不运，营养障碍，则肌肉消瘦，四肢乏力。

肝合筋——肝血足，筋得滋养，四肢活动自如；肝血虚，筋失滋养，肢体萎废，麻木不仁。

肾合骨——肾气足则髓满，髓满则骨坚固；肾气虚则髓减，髓少则骨酸软乏力。

2. 五脏的外窍

窍，是孔窍，联系相通，反应最敏感的意思。

心开窍于舌——心血足，舌的运动自如，能调节语言，辨别五味，心血虚，则舌质淡红；心热盛，则舌质红绛，甚则舌卷不能言。

肺开窍于鼻——肺气和利，呼吸通畅，辨别香臭，肺气不宣，嗅觉减弱，香臭不分。

脾开窍于口——脾能健运，饮食旺盛，脾虚不运，口淡无味，饮食不振。

肝开窍于目——肝血足，则视力良好，能辨别一切复杂事物的色泽；肝血虚，则视力减弱，甚则夜盲。

肾开窍于耳——肾气充足，则听力灵敏；肾气虚弱，则听力减退，甚则耳聋。

肾除开窍于耳之外，还和前阴、后阴有极密切的关系。

肾与前阴——肾气充沛，则小便正常，在孕妇则胎元牢固。肾气虚衰，则小便失调，在孕妇多有滑胎之变。

肾与后阴——肾气充沛，则大便调和，次数有规律；肾阴虚，则大便秘结；肾阳虚，则五更泄泻（黎明泄泻）。

3. 五脏的外荣

荣或华，都是指色泽光彩，即是内脏的功能表现于外的意思。

心之华在面——心血充足，面色红润；心血不足，面色苍白，甚则口唇发绀。

肺之华在毛——肺气足，则毫毛润泽；肺气虚，则毫毛枯槁易脱。

脾之华在唇——脾健则唇色红润；脾虚则唇色苍白。

肝之华在爪——肝血充足，则指甲坚韧而有光泽；肝血不足，则指甲变软薄而色泽暗淡。

肾之华在发——肾气盛，精血足，头发乌黑发光；肾气弱，精血虚，头发花白而易脱。

以上五脏的外合，五脏的外窍、五脏的外荣，是说明内脏的生理功能和病理变化，对体表组织器官的密切关系，但这仅仅是就每一脏的特殊相关来说，人体是一个整体，任何一个脏的功能活动、病理变化，都直接或间接与各个脏器有关，例如，肝开窍于目，肝与目有特殊的联系，但五脏六腑的精气皆上输于目，所以其他脏器有病，同样影响到目，如脾虚不运、肾精不足，都可出现头晕眼花。心热炽盛，也出现两眼红肿疼痛，每用苦寒之药泻心而收效。肾开窍于耳，耳为宗脉之所聚，肾虚或心血虚，都可出现耳鸣或耳聋。肺主皮毛，皮毛的固密润泽，固然与肺有特殊的关系，但毛发为精血之余，因而毛发的乌黑润泽，又与心、肝、肾、脾有关。所以再研究内脏与体表组织器官的关系时，不能把"外合"、"外窍"、"外荣"看成是彼此孤立和永远不变的，应该综合归纳，加以全面的认识。

4. 脏腑主要功能（图 6-3-80）

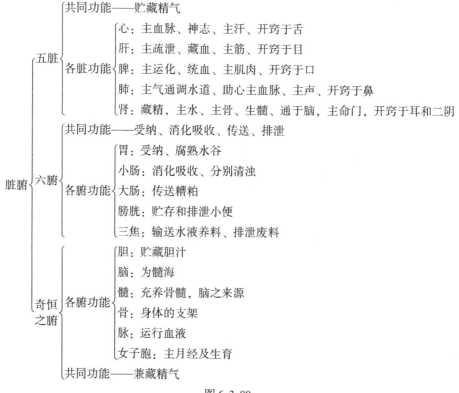

图 6-3-80

第四节　气、血、精、津液

学习目的

(1) 掌握人体气、血、精、津液的含义、生成、功能及其分类。
(2) 了解气、血、精、津液之间及其与五脏六腑的关系。

气、血、精、津液是维持人体生命活动不可缺少的物质。它们来源于先天的精气与后天所获得的空气和饮食，是通过脏腑的功能活动而生成的，为五脏六腑所支配，反过来又滋养五脏六腑和全身组织，以保证其正常的生理活动。

一、气

（一）气的含义

气有两种含义：一是指有营养作用的精微物质；一是指脏腑的功能活动或动力（图6-4-1）。

图 6-4-1

总的来说，气有化生与固摄血液、温养全身组织、抗御外邪和推动脏腑组织的活动等作用。简而言之，气有功能与物质两种含义。

（二）气的分类和来源

1. 先天之气

原气（元阴、元阳之气，真阴、真阳之气）——来源于父母，藏之于肾。

原气是人体生长发育动力的源泉，与后天之气相合，称之为真气（正气），是人体生命活动能力的集中表现。《灵枢·刺节真邪论》："真气者，所受于天，与谷气并而充身者也。"关乎人体抵抗力的强弱，正气强则不易得病，所谓"正气存内，邪不可干"。纵然得病，病邪亦较轻，治之也容易。

2. 后天之气

水谷的精气，自然界的清气。

（1）脏腑之气（脏腑、经络及各组织的功能）：脏腑之气，是来源于水谷，营养脏腑，外养肌肤。脏腑组织受到滋养之后，通过原气的作用，产生功能活动，这种功能活动，叫做气，又叫做脏气或脏腑之气。在经络的称为经气。例如，肺的呼吸功能，称之肺气；胃的消化功能，称之胃气。他如心气、肝气、脾气、肾气等均是。

中气是脾胃之气的总称，有促进消化吸收功能，维持腹腔内脏正常位置的作用。中气不足，可出现消化、吸收功能减弱，精神不振，语言低微，以及出现胃、肾、子宫下垂及脱肛等之变，治之宜用补中益气之法。

(2) 宗气。

(3) 卫气、营气：卫气、营气都有抗拒病邪的作用（图6-4-2）。

$$宗气\begin{cases}水谷之精气\\自然界之清气\end{cases}积于胸中——主血脉，司呼吸$$

$$\begin{matrix}卫气\\营气\end{matrix}\Big\}来源于水谷\begin{cases}刚悍部分，行于脉外，温养脏腑，润泽肌肤\\柔和部分，行于脉中，化生血液，营养周身\end{cases}$$

图6-4-2

总之，从气的来源说，有先天、后天之分。先天之气，来源于父母（与生俱来），藏之于肾，即肾中真阴真阳之气，合称原气。后天之气，来源于脾、肺，是水谷之精气与自然界的清气的结合体，称之宗气。

先后天之气相结合，称为元气或正气（真气）。

后天之气，在阳分的为阳气；在阴分的为阴气。

行于皮毛四肢的为卫气；行于经脉之中的为营气。

在脾胃的称为中气；在上焦称为宗气；在下焦称为下焦元气（图6-4-3）。

$$真气（元气）\begin{cases}先天之气（真阴真阳之气）——来源于父母，藏之于肾—原气\\后天之气\begin{cases}水谷之精气\\自然界之清气\end{cases}积于胸中—宗气\begin{cases}行于脉中—营气\\行于脉外—卫气\end{cases}\\\quad\quad\quad\quad\ 脏腑之气（包括经络之气）\end{cases}$$

图6-4-3

（三）气的病证

人体之气来源充足，气机通畅，则是保持健康主要因素之一，否则便要发生病变。一般来说，气的病证，主要的有气虚、气滞、气逆等三个方面。治之往往要用"补气"、"行气"、"降气"等治疗法则。

1. 气虚

气虚指脏腑之气不足（尤以脾、肺二脏多见），其主要临床症状是：少气懒言，语言低微，头晕自汗，神倦乏力，饮食不振，或内脏下垂，脉虚弱，苔薄白、舌质嫩，治之常用补气之法。

2. 气滞

气滞指脏腑气机不畅（图6-4-4）。

主证—胸腹胁肋胀痛
$\begin{cases}肺—胸部满痛，气促有痰\\脾胃—脘腹胀痛，消化不良\\肝—胁腹胀痛，嗳气吐酸\end{cases}\begin{cases}肺气失宣\\肝失疏泄\\脾胃不和\end{cases}$

$\begin{matrix}脾\\胃\end{matrix}\Big\}气滞\begin{cases}不运—运化障碍\\不降—传导失常\end{cases}$积滞气弱—肝木乘土—纳差—胁腹胀痛—保和丸

肝气　　情志　　加重　　妨碍$\begin{cases}不及—胁腹胀痛，痛经、闭经\\太过—气逆、眩晕、月经淋漓不止\end{cases}$
郁滞　　不舒　　郁滞　　疏泄

图6-4-4

3. 气逆

气逆指肺、胃之气上逆，或肝气升发太过。

（1）肺气逆—喘咳—降气法（苏子降气汤）。
（2）胃气逆—呃逆、呕吐—降气法或镇逆法（丁香柿蒂散、竹叶石膏汤）。
（3）肝气升发太过—眩晕、昏倒、吐血—镇潜法（天麻钩藤饮）。

二、血

（一）血的含义

血是在人体内（血脉内）流动着具有营养作用的红色液体，其中的营气，是营养物质的主要部分，在生理和病理上，多是营血并称。

（二）血的生成与分布

血是水谷精气所化生（并有赖于肾精）。饮食物经过胃的腐热，脾的运化，其精微上输心肺、通过心肺的气化作用，转化为血，再注于心，运行全身（图 6-4-5）。

水谷的精气（营养）
津液 } 中焦气化作用——→贯心脉——→肺——→血

图 6-4-5

《灵枢·决气篇》说："中焦受气取汁，变化而赤是谓血。"

《灵枢·营卫生会篇》认为："中焦亦并胃中，出上焦之后，此所受气者，泌糟粕，蒸津液，化其精微，上注于肺脉，乃化而为血。"

《灵枢·邪客篇》："营气者，泌其津液，注之于脉，化以为血。"

血的分布是循行于脉中的，外而四肢百骸，内而五脏六腑，周行全身，无所不至。而血之所以能生成和循行，除了心的作用外，其余各脏器都有密切的关系，正如《景岳全书》："总统于心，藏受于肝，生化于脾，宣布于肺，施泄于肾。"

（三）血的生理和病理

血的功能是循环不息地营养全身各个脏器，从而维持人体的正常功能活动。《素问·五脏生成篇》说："肝受血而能视，足受血而能步，掌受血而能握，指受血而能摄。"可见五脏六腑、四肢百骸等一切器官都要血液的营养，才能维持其正常的生理功能，否则便会发生病变。例如，血液运行发生障碍，肌肤得不到足够的营养，便要麻木不仁；四肢得不到足够的血液，就会手足不温，甚至萎弱（瘫痪）不用。

血得温则运行通畅，遇寒则凝涩，遇火热迫则妄，气乱则血逆，气虚则血脱，气滞则血瘀。血的病证，主要有出血、血虚、血瘀三种。

1. 出血——火热迫血妄行或脾不统血等（图 6-4-6）

火热—迫血妄行 { 肝火过盛—损伤阳络—鼻衄—龙胆泻肝汤加牛膝、白茅根（心肝火旺）
五志过极化火—伤及肺络—咳血—沙参麦冬汤加白茅根、茜根
胃火过盛—伤胃络—吐血—三黄泻心汤加味

脾虚不统血 { 便血—温脾肾止血—黄土汤
月经过多或崩漏—益气摄血—归脾汤或补中益气汤

图 6-4-6

2. 血虚——失血过多或生血不足（图 6-4-7）

血虚 { 主证—面色苍白、唇舌爪甲淡色无华、头晕目眩、心悸、脉细弱
治则—补血法 { 滋养肝脾—八珍汤
益气生血—补血汤 } 阳生阴长

图 6-4-7

3. 血瘀——气滞、寒凝、热结、损伤（图 6-4-8）

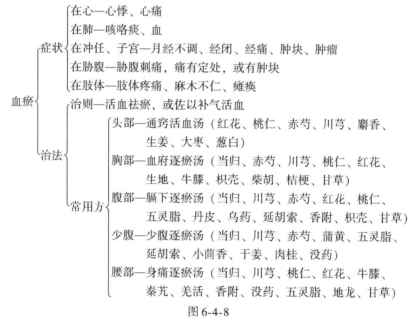

图 6-4-8

（四）气血的关系

血和气的关系非常密切，通常气血并称。气与血，一阴一阳，相互依存、相互为用。血的生成和运行，有赖于气的温养作用；而气的生产和作用的发挥，亦赖血液的滋养（物质基础），所谓"气为血帅"、"血为气母"。这就说明了气血两者之间的相互依存关系。因此，在病理上，常常是相互影响，交互为病，如气滞可引起血瘀，血瘀亦可以导致气滞；气虚可引起血虚，血虚亦可引起气脱等。

三、精

（一）精的含义

精是构成人体和维持生命活动的基本物质。它的含义是有广义和狭义之分，广义是概括全身的精气而言，如"五脏者藏精气而不泻"。狭义的精是单指肾所藏的生殖之精（图6-4-9）。

精 { 广义—五脏六腑之精（先天之精，水谷之精）
狭义—肾脏本身之精（生殖之精，先天之精）

图 6-4-9

（二）精的生成来源

后天之精是食物的精华，为人体的主要物质，它来源于水谷的精微，是经过脾胃的消化、吸收作用而获得的，《素问·上古天真论》说："肾者主水，受五脏六腑之精而藏之。"即是指水谷之精而言，又称为后天之精。而先天之精，则是禀赋于父母的精气，《灵枢·本神篇》说："故生之来，谓之精。"这说明精是与生俱来的，人身既由此精而生成。《灵枢·决气篇》指出："两神相搏，合而成形，常先身生，是谓精。"《灵枢·经脉篇》认为："人始生，先成精，精成而脑髓生。"如图6-4-10所示。

$$\text{人身精的来源}\begin{cases}\text{先天—禀赋于父母之精气}\\\text{后天—摄取水谷之精气}\end{cases}$$

图6-4-10

（三）精的作用

五脏六腑之精，是生命活动的物质基础；生殖之精是繁衍人类，具有生殖能力的物质，亦既是人体生命活动的基本物质。当男女两性之精相结合后，就在母体中孕育，构成身形（图6-4-11）。

$$\text{精的作用}\begin{cases}\text{五脏六腑之精—支持内脏的功能活动}\\\text{肾本身之精—生育繁殖的物质}\end{cases}\text{生命的基础}$$

图6-4-11

先天之精与后天之精的关系，是很密切的。当具有生命力的人体形成之后，先天之精就成为人体各种活动的物质基础。但先天之精必须得后天之精的供养，才能继续生长、发育，发挥生殖能力。

水谷之精，输布于五脏六腑，滋养脏腑、四肢百骸。平时五脏六腑精气充盈，则流归于肾，储藏于肾。又转过来随时供应五脏六腑不断的需要。当生殖功能发育成熟时，又转化为生殖之精。

人体整个生命的活动过程，精不断地被消耗，也不断地得到水谷之精的滋养和补充。可见精不仅是构成人体的物质基础，而且是维持生命活动的物质基础，它密切关系着人的生长、发育、衰老、死亡的整个过程。所以《素问·金匮真言》："夫精者，身之本也。"因此，精气充盈，就会身体强壮，精力充沛，灵巧多能，机体的抵抗力强；反之，精气亏损，就会身体虚弱，精力不足，发育迟缓，运动乏力，智力低下，机体的抵抗力很弱，形成未老先衰之状态（本节与"肾藏精"结合来看）。

四、津　液

（一）津液的含义

津液是人体各个脏器、组织中正常的液体，是维持生命的重要物质之一，所以说是人体内水液的总称。但严格说来，津与液有一定的区别（图6-4-12）。

$$\left.\begin{array}{l}\text{津—属阳—较清稀}\\\text{液—属阴—较浓厚}\end{array}\right\}\text{在临床上，多是以津液并称}$$

图6-4-12

（二）津液的生成

津和液都是来源于水谷的精微，经过脾胃的消化、运化，肺、肾、三焦的输布，膀胱和汗的排泄生化、输布、调节过程，浊者注入膀胱，清者注入全身（图6-4-13）。

$$水谷 \begin{Bmatrix} 胃的腐熟 \\ 脾的运化 \end{Bmatrix} 津液 \begin{Bmatrix} 肺——宣降 \\ 肾——蒸腾 \end{Bmatrix} 三焦气化 \begin{Bmatrix} 清者—灌注全身 \\ 浊者—注入膀胱 \end{Bmatrix}$$

图6-4-13

（三）津液的作用

津属阳，主向外蒸润发泄，随卫气布散，其作用是温润肌肉、充养皮肤；液属阴，主向内灌注之濡养，其作用有补益脑髓、滑利关节。另外，津液通过中焦营气的作用，可以转化为血液；通过五脏的作用，可以转化为泪、汗、涎、涕、唾五液。总之，人体内而脏腑，外而肌肤九窍关节等，都必须依据津液来维持正常活动。

津—随三焦、肌肤、五脏、皮毛—向外蒸润发泄—温润肌肤，充养五脏，化生血液；

液—随五脏、走关节、空窍—向内灌注之濡养—补益脑髓，滑利关节（图6-4-14）。

$$五脏津液所化 \begin{Bmatrix} 心——汗 \\ 肝——泪 \\ 脾——涎 \\ 肺——涕 \\ 肾——唾 \end{Bmatrix} 五液$$

图6-4-14

（四）津液与气血的关系

津液与气血都是来源于水谷的精微，它们的关系是很密切的。《灵枢·营卫生会》"夺血者无汗，夺汗者无血"，后世有"津血同源"之称。在生理上相互依存，相互滋生，气血足则津液足，津液足则气血畅盛。在病变上相互影响，相互为病，津液的不足，可引起气血的亏损。大吐、大泻、大汗之后，则津液亡失，常出现呼吸短促（气虚）、心跳加快（血虚）、肢冷、气少等气血亏损的证候。若大出血之后，也会出现口渴、小便短、大便干结等津液不足的证候。临床上常把亡血与亡津液并提，早在《伤寒论》就有"亡血家，不可发汗"的原则，后世更有"养血可生津，保津即保血"的说法，都指出了津液和气血的关系。

（五）津液的病证

津液的病变，主要是有火热伤津和津液亏损。

1. 火热伤津（实）（图6-4-15）

外邪入里—化热化火—伤津液 $\begin{Bmatrix} 在经—高热心烦、大渴、大汗—清热养津 \\ 在腑—潮热、狂躁、谵语、便结—急下存阴 \end{Bmatrix}$

$\begin{Bmatrix} 素体阳盛 \\ 过食辛热 \end{Bmatrix} 肠胃积热 \rightarrow 津液暗耗 \rightarrow 热更炽 \rightarrow 灼伤津液 \begin{Bmatrix} 目赤、口干、便结 \\ 舌苔干黄、脉数 \end{Bmatrix} \begin{matrix} 清热润肠 \\ （麻子仁丸） \end{matrix}$

图6-4-15

2. 津液亏损—肺、胃或肾阴虚，津液来源不足（虚）（图6-4-16）

津液亏损 $\begin{Bmatrix} 主证——五心烦热、口干、纳差、苔少或无苔，脉细数 \\ 治则——养阴润燥法 \end{Bmatrix}$

图6-4-16

附 痰（饮）

（一）痰饮的含义

痰和饮都是脏腑病理变化的产物，是由于体液停积反映于临床上的两种不同证候。古人谓"积水成饮，饮凝成痰"。即稠浊者为痰，清稀者为饮。痰和饮的产生，与肺、脾、肾三者关系较为密切。痰的概念比较广泛，不单指咳咯的痰液，痰又可成为继发多种病证的原因（图6-4-17）。

$$\text{体液停积} \begin{cases} \text{稠浊——痰} \\ \text{清稀——饮} \end{cases} \text{脏腑病理产物}$$

图 6-4-17

（二）痰和饮的病机

人体在正常的生理状态下，水谷之精气得脾的健运，得肺的治节，得肾阳的煦蒸，得三焦之气化，或化为血，或化为津液，以营养全身；或变为汗，或变为气，或变为溺而排出体外。在病理状态下，脏腑失却正常生化输布功能，当水谷精气在体内游溢过程中，如遇外邪或脏腑之气偏盛或偏衰都会发生痰饮，如图6-4-18所示。

$$\left.\begin{array}{l}\text{风寒犯肺}\\\text{肺气虚弱}\end{array}\right\}\text{肺气不宣——宣降失常——水液留滞}\begin{cases}\text{气寒、多成饮}\\\text{气热、多成痰}\end{cases}$$

$$\left.\begin{array}{l}\text{寒湿犯肺}\\\text{辛燥厚味}\end{array}\right\}\text{脾失健运——水湿不化——留聚肺脾}\begin{cases}\text{气寒、多成饮}\\\text{气热、多成痰}\end{cases}$$
（脾为生痰之源，肺为贮痰之器）

$$\text{肾阳不足——水气不化——聚而上泛——演变成为痰饮}$$

图 6-4-18

（三）痰和饮的特点

痰和饮食水湿停聚的病变，从发病的部位来说，饮多见于胸腹四肢，故与脾胃关系较为密切。痰则全身各处均可出现，无处不到，与五脏之病均有关系（图6-4-19）。

痰的主证——胸胁痞满而胀痛，咳嗽痰多，恶心呕吐，腹泻纳差，心悸，眩晕，癫狂，肢节、皮肤胀麻，苔白滑或厚，脉滑。

$$\text{饮的主证}\begin{cases}\text{痰饮——身体消瘦，咳嗽有痰，肠中漉漉有声（水饮于胃肠）}\\\text{悬饮——咳唾牵引胸胁痛（水饮留于胁下）}\\\text{溢饮——身体痛重而肿（水饮留于四肢肌肉）}\\\text{支饮——咳喘气逆，短气不得卧，其形如肿（水饮留于胸膈）}\end{cases}$$

图 6-4-19

（四）痰饮的病证

痰饮的病变，一般是在肺为多，但也有在心、经络、肌肉的。举例如下。

痰湿犯肺，多见咳嗽痰多、色白痰多，治以温化痰湿，用二陈汤之类。

痰湿心窍，卒然昏倒，痰涎壅塞，治以开窍涤痰，用稀涎散或安宫牛黄丸之类。

痰流注经络，可见项下痰核瘰疬，治以消痰软坚，用消核散之类。

饮在肺，咳逆倚息，短气不能平卧，体微浮肿，治以泻肺逐饮，用葶苈大枣泻肺汤之类。

小　　结

气、血、精、津液都是人体内生命活动的重要物质。精、血、津液同属于有形的液体物质，他们可以互相为用，故可用"阴"或广义的"精"来概括，他们共有的特征是属阴、有形，为功能活动的物质基础。

气虽然一方面指营养作用的精微物质，但更重要的是指脏腑组织器官的功能活动。气与上述三者不同，气的特征属阳、无形（精微物质，肉眼看不见），主动，主要表现为功能活动。两者之间，相辅相成，精充则气足，气衰则精亏。

气、血、精、津液与脏腑经络之间的密切关系。气、血、精、津液既是脏或腑经络功能活动的物质基础，又是它们功能活动的具体表现。只有脏腑经络功能正常，气、血、精、津液充盛，人体才能健康。

痰饮和瘀血，都是病理的产物，但又为继发其他疾病的原因。它们的概念包括的内容比较广泛，不仅仅是指咳咯的痰（饮）和出血后的瘀血。

思考题

1. 气、血、精、津液在生理和病理上的相互关系？
2. 什么叫痰？它是怎样产生的？

第五节　经　　络

学习目的

（1）掌握经络的概念、组成和功能。
（2）掌握十二经脉的大体循行路线、走向与交接规律、分布规律、流注次序和表里关系。
（3）奇经八脉总的功能，任脉、督脉、冲脉和带脉的循行路线和主要功能。
（4）了解阴跷脉、阳跷脉、阴维脉、阳维脉的循行路线和主要功能，以及经络的病理知识及经络理论在临床上的运用。

经络为人体组织结构的重要组成部分，沟通表里上下，联络脏腑组织和运用气血的系统，是基本理论主要内容之一。

经，为路径之意，是纵行的干线；络，有网络之意，是经的细小分支。因此，经与络纵横交错，遍布全身，是机体各组织器官相互联系和运行气血的通路。

一、概　　论

（一）经络的主要内容

经络的内容，分为正经和奇经两类。正经有十二条，左右对称，即手足三阴经和手足三阳经，合称十二经脉，各自分属一个脏一个腑。奇经有八条，即督脉、任脉、冲脉、带脉、阴维脉、阳维脉、阴跷脉、阳跷脉。通常把十二经脉加上任督两脉，合称十四经脉（图6-5-1）。

络脉分为别络、浮络、孙络三种。其中别络比较粗大（十四经脉别处之络），浮络是浮行于浅表部位的络脉，孙络是络脉最小的分支。一般说经络是干线粗大，深而不可见；络脉是支线，浅而可见。《灵枢·经脉篇》指出："经脉十二者，伏行分肉之间，深而不见……诸脉之浮而常见者，皆络脉也。"如图 6-5-1 所示。

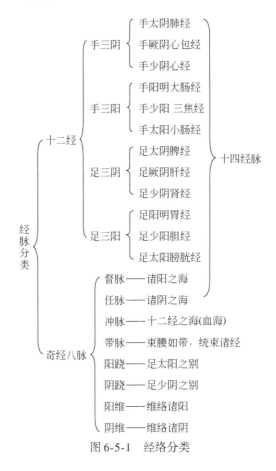

图 6-5-1　经络分类

（二）经络的生理病理

经络的生理作用是"行血气，营阴阳，濡筋骨，利关节"。它内属脏腑，外络肢节，通里达表，运行气血，联系全身，以维持人体组织器官的正常生理功能。《灵枢·本脏篇》云："经络者，所以行血气而营阴阳，濡筋骨，利关节者也。"营，运营也。《灵枢·海论》说："夫十二经脉者，内属于脏腑，外络于肢节。"

经络既然是内属脏腑，外络肢节，因而在病理情况下，经络与疾病的发生和传变都有关。例如，外邪侵入人体，首先是经络受害，则气血运行发生障碍，机体联络功能失调，经络所过部位及所属脏器组织都受到影响，发生不同的病变（图 6-5-2）。

风寒外侵 { 犯肺——咳，咯痰，胸闷痛 ； 传肠胃 { 腹痛，泄泻（虚证） ； 便秘（阳明实证） } } 肺主皮毛，与大肠相表里

图 6-5-2

脏腑的阴阳失调，发生各种病变，也可以波及所属的经络受病而反映在相应的体表上如图 6-5-3 所示。

肝病——肝之经脉循两胁——胁痛
肾病——腰在肾之府——腰痛
肺病——背为肺之府——肩背痛

沿着所属经络通过部位及所属脏腑区域反映症状

图 6-5-3

（三）十四经穴位主治规律

（1）经络循行所过——即为该经主治范围。

（2）头面部穴位大多数主治面部病症，但有少数穴位如百会、人中、素髎、风府等尚能治全身病。

（3）一般躯干穴位不但能治局部病证，而且对内脏和全身有作用，例如，胸腹部穴位均能治局部疾病、内脏疾病、急性病，如膻中、关元、气海。腰背部穴位均能治局部疾病、内脏病、慢性病，如大椎、命门、肾俞等。

（4）手足三阳经在手足上的穴位，均可治头面、五官的病证，发热病，神志病。在前臂小腿上的穴位，均主治脏腑疾病，包括胸腹腰背部位的病证。而手三阳经大多数穴位尚可治肩、背、颈部及头面部位的病证。在上臂、大腿的穴位，一般主要治疗局部病证。

（5）手足三阴经分布在手、足上的穴位，均能主治咽喉、胸、肺的病证及神志病，但足三阴经的部分穴位尚能主治泌尿、生殖系统及肝脾肾的疾患。在前臂、小腿上的穴位均能治五脏病，其中手三阴经穴位以治心肺、心包病为主，足三阴经穴位以治肝脾肾为主。在上臂、大腿上的穴位，一般主治局部病证。

（6）本脏腑所属的经穴，除能治本脏腑的病证外，尚可治与其相表里的经的病证。

二、十二经脉

（一）十二经脉的走向和交接规律

关于十二经脉的走向与交接，《灵枢·逆顺肥瘦》说："手之三阴，从脏走手；手之三阳，从手走头；足之三阳，从头走足；足之三阴，从足走腹。"其基本规律：手三阴经从胸腔走向手指端，交于手三阳经；手三阳经从手指端走向头面部，交于足三阳经；足三阳经从头面部走向足趾端，交于足三阴经；足三阴经从足趾走向腹腔和胸腔，交于手三阴经。如此"阴阳相贯，如环无端"（《灵枢·营卫生会》），就构成了十二经脉的循环径路（图6-5-4）。

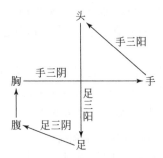

图 6-5-4 十二经脉走向和交接示意图

（二）十二经脉在体表分布的规律

1. 在头面部（图6-5-5）

手足三阳经均到头 { 面部及前头部——手足阳明经; 侧头部——手足少阳经; 颊部——手太阳经; 后头、前额、头项——足太阳经 } 头为诸阳之会

图6-5-5

2. 在躯干（图6-5-6）

手足三阴经分布在前面 { 胸腹——足三阴经; 胸——手三阴经 }

足三阳经分布 { 胸腹——足阳明经; 侧面——足少阳经; 背面——足太阳经 }

图6-5-6

3. 在上肢（图6-5-7）

手三阴经分布于屈侧（内侧） { 太阴经在前; 厥阴经在中; 少阴经在后 }

手三阳经分布于伸侧（外侧） { 手阳明经在前; 手少阳经在中; 手太阳经在后 }

图6-5-7

4. 在下肢（图6-5-8）

足三阴经分布于内侧 { 足太阴在前; 足厥阴在中; 足少阴在后 } 内踝上八寸以下，厥阴在前，太阴在中，八寸以上则交叉对换

足三阳经分布于外侧 { 前侧——足阳明经; 外侧——足少阳经; 后侧——足太阳经 }

图6-5-8

掌握这些体表分布的规律，对于疾病的诊断和治疗（尤其是针灸和新针疗法），都有很大的

帮助。

（三）十二经脉的流注次序

十二经络都有一定的循行部位，其循行分布不但左右对称，而且有一定的连接顺序，从手太阴肺经开始，依次传至足厥阴肝经，再传于手太阴肺经，循行不已，周而复始。由于十二经脉是气血运行的通道，所以脉中气血也是循经运行，首尾相贯，如环无端。其流注次序示意如图6-5-9所示。

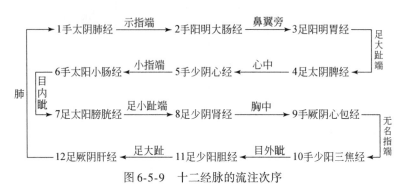

图6-5-9　十二经脉的流注次序

（四）十二经脉的循行部位与主治

1. 手三阴经

手三阴经从胸部开始，经上肢屈侧循行到手部与手三阳经连接。一般胸部的病症可以取手三阳阴经的穴位来治疗。

（1）手太阴肺经—属肺络大肠

1）循行路线：起于中焦胃脘，向下联络大肠，再返回幽门，经胸外侧中府、云门，达上肢屈侧桡侧，经天府、尺泽、孔最、列缺、太渊、鱼际，止于拇指端少商穴。

分支：由腕后列缺穴至示指端商阳穴与手阳明大肠经相连，如图6-5-10所示。

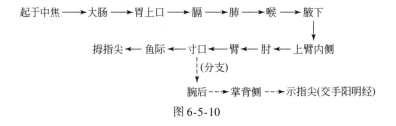

图6-5-10

2）主治疾病：肺及大肠、胃、胸腹、咽喉、鼻、上肢等部位的病症，热病，自汗，盗汗，消渴，以及本经所及过部位的病症（以治肺病为主）。

（2）手厥阴心包经—属心包，联络上、中、下焦，过膈

1）循行路线：起于胸中，出属心包络，向下过膈肌，依次络于上、中、下三焦。

分支一：从胸中分出，出胁部当乳头外侧的天池穴，沿上肢内侧正中下行，经天泉、曲泽、郄门、间使、内关、大陵、劳宫，止于中指末端的中冲穴。

分支二：从掌中分出，沿无名指出尺侧端的关冲穴，与手少阳三焦经相接，如图6-5-11所示。

```
起于胸中 ──→ 心包 ──→ 上焦 ──→ 膈 ──→ 中焦 ──→ 下焦
  ┊(分支一)
  ↓
  胁 ---→ 腋 ---→ 上侧内壁 ----→ 肘 ---→ 下臂 ----→ 掌 --→ 中指
                                                    ┊(分支二)
                                                    ↓
                                                  无名指(交手少阳经)
```

图 6-5-11

2）主治疾病：心、胃、胸部病、神志病、神经衰弱、大脑发育不全、哮喘、疟疾，以及本症所经过部位的病症（以治胸、胃病的为主）。

(3) 手少阴心经——属心络小肠，与目有联系

1）循行路线：起于心中，属心系，过膈肌，络小肠。

直行者：从心系出来，经腋下的极泉穴至上肢，沿内侧后面下行，经过青灵、少海、通里、阴郄、神门，止于小指端的少冲穴，与手太阳小肠经相连接。

分支：从心系（与他脏联系的脉络）向上循行经咽喉，连于目系，如图 6-5-12 所示。

```
起于心中 ──→ 心系 ──→ 膈 ──→ 小肠
           (分支)┊ ┊(直行)
                ↓ ↓
目系 ←--咽喉 ←──┘ └─→肺→腋--→上臂内侧--→肘--→臂--→掌--→小指(交手太阴经)
```

图 6-5-12

2）主治疾病：心、胸部疾病、神志病、大脑发达不全、神经衰弱、中风失语，以及本经所过经过部位的病症（以治心病、神志病为主）。

2. 手三阳经

手三阳经从手部起始，经上肢伸侧循行到头部，与足三阳经连接。一般头颈部、面部、目、耳、鼻、咽喉的病症及发热病，可取手三阳经穴位治疗。

(1) 手阳明大肠经——属大肠络肺

1）循行路线：起于示指桡侧商阳穴，沿上肢伸侧面的桡侧上行，经三间、合谷、阳溪、偏历、温溜、手三里、曲池、肩髃，向后至大椎，再前行入缺盆，进入胸腔络肺，过膈肌，属大肠。

分支：从缺盆上行，通过颈，经天鼎、扶突，到面部经禾髎在"人中"交叉，止于对侧迎香，与足阳明胃经相连接（图 6-5-13）。

```
起于示指→合谷→臂→肘→上臂外侧前缘→肩→大椎→缺盆→肺→膈→大肠
                                              ┊(分支)
                                              ↓
(交足阳明经)鼻←-----口←---下齿←---颊←---颈
```

图 6-5-13

2）主治疾病：前头、面、口齿、眼、鼻、耳、咽喉等的部位的病症，胸腹部的病症（曲池对胸膜炎有效），发热病、风疹、高血压及本经所经过部位的病症（以治面、口、齿疾病及发热的为主）。

(2) 手少阳三焦经——属上、中、下三焦，联络心包，经脉至目外眦

1）循行路线：起于无名指的关冲穴，沿上肢伸侧正中线上行，经液门、阳池、外关、支沟、

天井、臑会至肩,交出走少阳之后,内行入缺盆,布膻中,绕心包,过膈肌,依次属上、中、下三焦。

分支一:从膻中分出,向上出缺盆,至肩部,左右交于大椎,经颈至耳后,上行出耳上角,再经面颊屈曲向下至眼眶下;

分支二:从耳后分出,进入耳中,出行耳前,在面颊与另一支脉相交,止于目外眦的瞳子髎穴,与足少阳胆经相连(图6-5-14)。

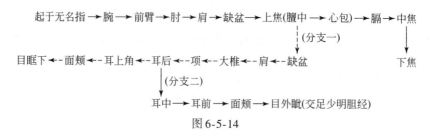

图 6-5-14

2) 主治疾病:侧头、耳、眼、喉部的病症,发热病、风疹、胸胁痛、便秘结,以及本经所过部位的病症(以治侧面,耳病为主)。

(3) 手太阳小肠经—属小肠络心,与胃、眼、耳有关

1) 循行路线:起于小指端尺侧的少泽穴,沿手、上肢外侧后面上行,经后溪、腕骨、养老、小海至肩后骨缝(肩贞穴),绕行肩胛部,相交于肩上(会于督脉之大椎),入缺盆,进体腔,络心,过膈肌,经胃下行,属小肠。

分支一:从缺盆循颈到颊部,至目外眦,回入耳中的听宫穴;
分支二:从颊部分出,向上行于眼下,至目内眦,与足太阳膀胱经相接(图6-5-15)。

起于手小指→腕→肘内→上臂外侧→肩胛→大椎→缺盆→心→膈→胃→小肠
　　　　　　　　　　　　　　　　　　　　　　　　↓(分支一)
　　　　　　　　　　　耳←--目外眦←--颊←--颈
　　　　　　　　　　　　　　　　　　　　↓
　　　　　(交足太阳经)目内眦←——鼻←—目眶下

图 6-5-15

2) 主治疾病:小肠、心、眼、耳、鼻、喉等病症,以及本经所过部位的病症(以治项、肩、背部疾病患为主)。

3. 足三阳经

足三阳经从头部起始,经躯干下肢循行到足部与足三阴经连接。一般头面、腰腹的病症,发热病及神志病等,可以取足三阳经的穴位来治疗。

(1) 足阳明胃经—属胃络脾

1) 循行路线:起于鼻之两旁,上行相交于鼻根部,至目内眦,再向下沿鼻外侧,入上齿内,又回转环绕口唇,向下交于承浆穴,再沿下颌的后下方而出于大迎穴,向上经耳前,沿发际至前额。

分支一:从大迎穴下行至人迎穴,入缺盆,沿喉咙向下后行,左右交会于大椎穴,折向前行,入缺盆,进体腔,过膈肌,属胃,络脾。

直行者:从缺盆向下,沿乳中线下行,夹脐两旁,下至气街。

分支二：从胃下口向下，沿腹部下行至腹股沟气街，与上脉会合，向下沿大腿前侧，过膝膑，沿胫骨前缘下行至足背，入足第二趾外侧端厉兑穴。

分支三：从膝下足三里分出，向下至中趾外侧端。

分支四：从足背冲阳穴分出，前行至大趾内侧端隐白穴，与足太阴脾经相连（图6-5-16）。

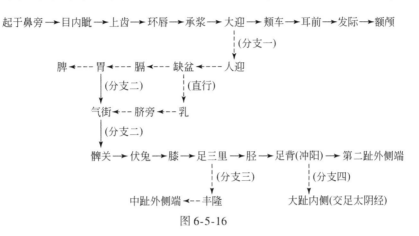

图 6-5-16

2）主治疾病：肠胃、神经疾病，热病，血病，头面部疾病，皮肤病。

(2) 足少阳胆经—属胆络肝

1）循行路线：起于目外眦，向上至头角，再下行至耳后，又上行经额部至眉上，向后折至风池穴，沿颈至肩，左右交会于大椎穴，前行缺盆。

分支一：从耳后入耳中，走出于耳前，至目外眦之后。

分支二：从目外眦向下至大迎穴，与手少阳经会合，至眼眶下，向下经过颊车、颈部至缺盆与前脉会合，再下行通过横膈，络肝，属胆，沿胁肋之内而出于气街，绕阴毛边际，进入环跳。

直行者：从缺盆向下经过腋下，沿胸侧经过季胁下行于入环跳，与前脉会合，再沿下肢外侧下行，浅出外踝前，沿足背到足第四趾外侧端。

第三支脉：从足背分出，前行出足大趾外侧端，往后穿过足大趾爪甲至其后丛毛处，与足厥阴肝经连接（图6-5-17）。

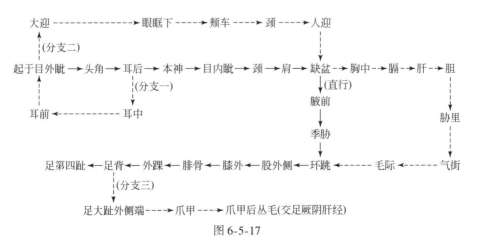

图 6-5-17

2）主治疾病：肝、胆、侧头、眼、耳、鼻、喉、胸、腹、胁、下肢、足等部位的病症（以治身体侧面疾病为主）。

(3) 足太阳膀胱经—属膀胱络肾

1) 循行路线：起于目内眦，上行额部，交汇于头顶部。

分支一：从头顶至耳上角。

直行者：从头顶入颅内，络于脑，又折回下行至项后，挟脊柱而至腰部，络肾，属膀胱。

分支二：从腰部分出，挟脊柱两旁下行，经过臀部，下行至腘窝中。

分支三：从项分出下行，经肩胛骨内侧，从附分挟脊柱下行，经过髀枢，沿大腿外侧，至腘窝中与第二支脉相会合，又向下经外踝后，沿足背至小趾的外侧端，与足少阴肾经连接（图6-5-18）。

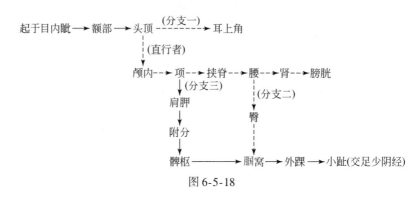

图6-5-18

2) 主治疾病：眼、头项、后头、颈后、腰背部的病证，与本经背俞穴相关的脏腑病，以及本经所过部位的病证（以身体背面疾病为主）。

4. 足三阴经

足三阴经从足部起始，循下肢内侧上行，经腹到胸与手三阴经连接。一般腹部和泌尿生殖系统方面的病症，可以取足三阴经的穴位治疗。

(1) 足太阴脾经—属脾络胃

1) 循行路线：起于足大趾内侧隐白穴，上行于内踝之前，沿小腿内侧的中间，在内踝上八寸交足厥阴之前，向上沿大腿内侧前缘入腹，属脾络胃，通过横膈，沿食道两旁，联系于舌根，散布于舌下。

分支：从胃向上通过横膈，流注于心中，与手少阴心经相接（图6-5-19）。

起于足大趾 → 内踝 → 腿肚 → 股前 → 腹 → 脾 → 胃 → 膈 → 食道 → 舌
　　　　　　　　　　　　　　　　　　　　　　　　↓(分支)
　　　　　　　　　　　　　　　　　　　　　　　　膈--→心(交手少阴经)

图6-5-19

2) 主治疾病：脾胃、泌尿生殖系统疾病、各种慢性出血、贫血、失眠、水肿，以及本经所过部位的病证（以治脾胃及生殖疾病为主）。

(2) 足厥阴肝经——属肝络胆

1) 循行路线：起于足大趾外侧丛毛处（大敦穴），沿足背向上，过内踝前一寸之中封穴，于内踝上八寸交叉足太阴脾经之后，沿大腿内侧进入阴毛中，绕过阴器，至少腹，挟胃两旁，属肝络胆，向上通过横膈，分布于胁肋，再进入咽峡部，向上连接目系，再向上与督脉会于头巅之百会穴。

分支一：从目系向下经过面颊深层，环行于口唇内。

分支二：从肝分出，通过横膈，注于肺中，与手太阴肺经相接（图6-5-20）。

```
起于足大趾 → 足背 → 内踝 → 膝内侧 → 大腿内侧 → 阴器 → 小腹 → 胃
                                                              ↓
巅 ← 额 ← 目系 ← 颊 ← 喉 ← 胁 ← 膈 ← 胆 ← 肝
           ↓（分支一）              （分支二）↓
        唇里 ←---- 颊里        （交手太阴肺经）肺 ←------ 横膈
```

图 6-5-20

2）主治疾病：肝胆疾病、泌尿系统疾病、生殖系统疾病，以及本经所过部位病证（以治肝胆及生育疾病为主）。

(3) 足少阴肾经——属肾络膀胱

1）循行路线：起于小趾下，斜行于足心（涌泉穴），至内踝前又沿内踝后，转向足跟中，向上沿下肢内侧的后缘，通过脊柱，属肾，络膀胱。

直行者：从肾向上，通过肝和横膈，进入肺中，沿喉咙，挟于舌根部。

分支：从肺出，络于心，注于胸中，与手厥阴心包经相接（图6-5-21）。

```
起于足小趾 → 足心 → 内踝 → 小腿 → 腘窝 → 股 → 脊柱 → 肾 → 膀胱
                                                           （直行）↓
                舌根 ←-- 喉咙 ←-- 肺 ←-- 膈 ←-- 肝
                                      ↓（分支）
                （交手厥阴心包经）胸中 ←---- 心
```

图 6-5-21

2）主治疾病：泌尿生殖系及内分泌疾患、神经衰弱、喉、胸、腰部病证，以及本经所过部位病证。

三、奇经八脉

奇经八脉，即督脉、任脉、冲脉、带脉、阴维脉、阳维脉、阴跷脉、阳跷脉的合称。《难经·二十七难》说："凡此八者，皆不拘于经，故曰奇经八脉。"即谓八脉不隶属于脏腑，相互间无表里关系，走向交接自成体系，与十二正经不同，所以称为"奇经"。奇经八脉循行有其特点，归纳起来，主要是：一是与五脏六腑无直接关系（通过十二经脉与脏腑联系）；二是除任、督二脉有本经的穴位外，其余的无专穴；主病重点，多与肝肾有关（尤如妇科病），因任、督、冲、带四脉皆与肝肾经脉相连。

（一）任脉

任，有"抱"、"担任"和"妊养"之意，本经行于胸腹部的正中，如人的怀抱，能担任一身的阴经，对妇女的经、带、胎、产，更有密切的关系（图6-5-22）。

```
起于胞中 → 出于会阴 → 毛际 → 关元 → 腹 → 胸 → 咽喉 → 颐 → 面 → 目下
```

图 6-5-22

主治疾病：泌尿系统、生殖系统、消化系统及本经所过部位的病证。

（二）督脉

督，是有总督之意。十二经脉中，六阳经脉除足阳明外，大都交会于督脉上的"大椎"穴位，如江河汇流于大海，所以称督脉是诸阳脉之海，是阳经脉的总纲。督脉的径路，是在人身背后脊柱正中线，除足阳明胃经之脉与督脉交会于头部"神庭"穴之外，其余五条阳经经脉，都有交会或通过大椎穴（图6-5-23）。

```
起于尾闾骨端下会阴穴 → 并于脊里 → 上至风府 → 入脑 → 上巅
                                                    ↓
止于齿根(龈交穴) ← 循额至鼻柱
```

图 6-5-23

主治疾病：生殖、泌尿、神经、神经、消化系统疾病，以及本经所过部位的病证。

（三）冲脉

冲，有要冲的意思，即是说，冲脉是总领诸经气血之要冲。它的作用，常与任脉相提并论，因为两者都起于胞中，任主诸阴而妊养胞胎，冲主血海而为十二经脉之海。此脉的循行，遍及上下左右、前后内外、无所不至。历来的说法有出入，但归纳起来，主要有前、后、下三条如图6-5-24所示。

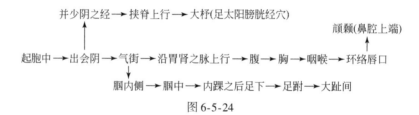

图 6-5-24

主治疾病：冲脉为十二经气血之海，凡气血的失调，均与此脉有关，如妇女的月经不调、痛经、闭经等。

（四）带脉

带脉，总束诸脉，回绕一身，如束带然，所以称带脉。在十二经脉与奇经八脉中的其他七脉，都是上下直行。唯带脉是向横流经，环身一周，绕过腰部，与其他经脉交织起来，形成纵横交错的关系（图6-5-25）。

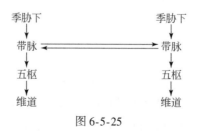

图 6-5-25

主治疾病：带脉与任、督、冲有密切关系，这三条经脉同源（起于胞中）而三歧，依靠带脉环络起来，成为一个体系。这个体系与肝肾相连接，故带脉的病证，多属肝肾和脾的病证，如赤白带、腰痛等。

（五）阴跷脉和阳跷脉

跷，含有轻捷矫健之意。它的生理作用，主管机体的肌肉运动，眼目的开合亦与跷脉有关。其脉起于足跟，行于肢体内侧的叫"阴跷"，行于肢体外侧的叫"阳跷"（图6-5-26）。

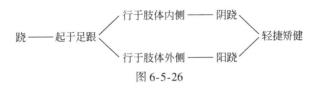

图 6-5-26

阴跷是足少阴肾经别出的一支脉，起于足跟"然谷"穴后方，沿内踝上行，上至于目内眦，与手足太阳、足阳明、阳跷脉交会（图6-5-27）。

足少阴之别 ⟶ 起于跟中 ⟶ 然谷之后股内侧 ⟶ 入阴上 ⟶ 胸 ⟶ 缺盆
　　　　　　　　　　　　　　　　　　　　　　　　　　　　　　　　↓
(与手足太阳、足阳明、阳跷脉交会)目内眦 ⟵ 九天

图 6-5-27

阳跷脉是足太阳膀胱经的别脉，起于足跟外侧，沿足外踝上行，入风池，与手足太阳经、阴跷脉会于目内眦，再上入发际，转向耳后，与足少阳经交会于项后（图6-5-28）。

足太阳之别 ⟶ 起于跟中 ⟶ 外踝 ⟶ 上行入风池 ⟶ 目内眦(与阴跷交会)
　　　　　　　　　　　　　　　　　　　　　　　　↓
(与足少阳经交会)耳后 ⟵ 发际

图 6-5-28

（六）阴维脉和阳维脉

维字，含有维持、联系的意思。阳维与手足三阳经脉联系，会于督脉；阴维是与手足三阴脉联系，会于任脉。所以有阳维维诸阳脉、阴维维系诸阴之说。

阴维脉起于诸阴经之交会处，从内踝上面的筑宾穴，沿内侧上行至大腹，与脾经、肝经、肾经相会，交于脾经大横、腹哀穴、肝经期门穴，上行至咽喉，通过任脉的天突、廉泉，止于颈椎之前，与任脉相接（图6-5-29）。

起于小腿内侧（筑宾）→下肢内侧→腹→胸膈→咽喉（与任脉交会）

图 6-5-29

阳维脉起于诸阳经交会处，从足外踝下向金门穴，沿着上行，会于胆经的阳交穴，上行膝外侧，循着胆经居髎穴，复以胁肋侧而上达肩头，通过臑会、肩髃诸穴，至上肩井穴，绕向肩后臑俞穴，一面由肩井沿胆经线从颈至风池穴，再一直上至脑空、承灵、临泣诸穴，而至前额阳白穴，复上沿发际至本神穴而止（图6-5-30）。

起于足外踝下（金门）→下肢外侧→躯干后外侧→肩→颈→头

图 6-5-30

阴维脉和阳维脉的作用，为维系阴阳二种经脉。阴阳能够维系，则营卫表里和谐，健康得以维持。

四、经络在临床上的运用

(一) 经络在诊断上的应用

1. 经络循行部位或特定穴出现异常有助于病证的诊断

经络与内脏有密切的联系,在经络循行的道路上或在经气聚集的俞、募、原、络等处出现压痛点,异常感觉摸到结节状、条索状的反应物,可以帮助测知脏腑的病变。例如,肺有病,肺俞或中府有压痛;胃有病,胃俞或脾俞有压痛;阑尾炎,阑尾穴有压痛;胆囊炎——胆囊点有压痛。

(1) 俞:俞,通腧,是脏气运转之处。俞穴又称背俞穴,因其为脏腑之气输注于背腰部的腧穴。俞穴位于背腰部足太阳膀胱经第一侧线上,即夹脊相去1.5寸处,分别与相应脏腑位置的高低基本一致。俞穴共有12穴,其名称(所在椎数)如图6-5-31所示。

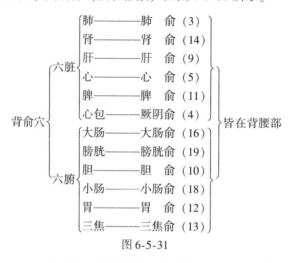

图6-5-31

(2) 募:募,音暮,为肉间膜系,是脏气聚集的部位。脏腑之气结聚于胸腹部的腧穴称为募穴,六脏六腑共有12募穴穴(图6-5-32)。

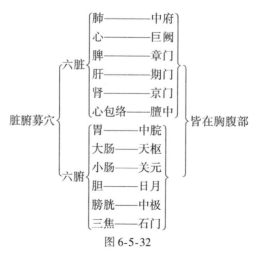

图6-5-32

(3) 原穴:原穴,是脏腑真气转注于经络的穴位,分布在四肢腕、踝关节附近,是治疗脏腑病的12个要穴(图6-5-33)。

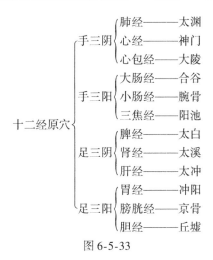

图 6-5-33

（4）络穴：络脉由经脉别出的部位都有一个腧穴，称为络穴。络穴具有联络表里的作用，能刺一络而治两经的疾病。十二经脉位于四肢部肘或膝关节以下各有一个络穴，加上任脉之络鸠尾、督脉之络长强、脾之大络大包，合称十五络穴（图6-5-34）。

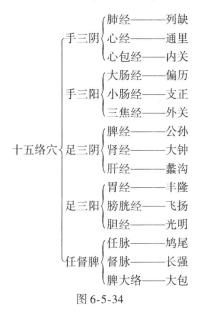

图 6-5-34

2. 经脉循行路线或分布区，也可作为诊断之用

经络有一定的循行部位，络属相应的脏腑，具有不同的生理、病理特点。据此可以分析病情，指导诊断（图6-5-35）。

```
少阳病之胁痛、目眩、耳聋、口苦 ⎫
阳明头痛多在前额                 ⎪
外感内伤可出现                   ⎬ 外感内伤均可出现
太阳头痛多在后头及项             ⎪
厥阴或督脉头痛，多在头顶         ⎭
```

图 6-5-35

（二）经络在药物方面的应用

从实践中，发现某些药物对某些脏腑经络具有选择性，因而产生了药物归经的理论，对临床用药有一定的指导意义（图6-5-36）。

$$\begin{cases} 藁本入太阳经——治太阳头痛 \\ 白芷入阳明经——治阳明头痛 \\ 柴胡入少阳经——治头痛及少阳病 \end{cases}$$

图 6-5-36

此外还有"引经药"，如荆芥引药入肝，羌活能引诸药入足太阳经等。

（三）经络在针灸疗法中的应用

1. 局部或近邻取穴（图6-5-37）

$$\left.\begin{matrix} 眼部取眼区穴 \\ 耳部取耳区穴 \\ 肩部取肩部穴 \end{matrix}\right\} 局部取穴$$

$$\left.\begin{matrix} 眼病取风池 \\ 鼻病取印堂、上星 \\ 膝痛取阳陵泉 \end{matrix}\right\} 近邻取穴$$

图 6-5-37

2. 远隔取穴（图6-5-38）

$$\left.\begin{matrix} 前头部痛\begin{cases}手阳明——合谷\\足阳明——内庭\end{cases} \\ 耳\quad 病\begin{cases}手少阳——中渚\\足少阳——阳陵泉\end{cases} \\ 腰\quad 痛——足太阳委中、殷门 \\ 泌尿生殖系统——足太阴三阴交 \end{matrix}\right\} 循经取穴$$

$$\left.\begin{matrix} 肺病咳血、咯血——肺经太渊、列缺、孔最、鱼际、尺泽 \\ 胃脘痛、呃逆、胀满——胃经足三里、内庭、上巨虚、梁门 \\ 肝病胁痛黄疸——肝经太冲、中封、期门、章门 \end{matrix}\right\} 本脏腑所属的经络取穴$$

$$\left.\begin{matrix} 咳嗽咯血 —— 合谷配肺经孔最 \\ 腹痛腹泻 —— 足三里配脾经公孙 \end{matrix}\right\} 表里关系取穴$$

$$\left.\begin{matrix} 眼病——肝开窍于目——肝经太冲、行间及膀胱经肝俞 \\ 耳病——肾开窍于耳——肾经太溪、水泉及膀胱经肾俞 \\ 肌肉\begin{cases}萎缩\\无力\\跳动\end{cases}肌肉痛——脾主肌肉\begin{matrix}脾经太白、阴陵泉\\膀胱经脾俞\end{matrix} \\ 肺阴虚、盗汗——肺主皮毛——肺经鱼际，膀胱经肺俞 \\ 五官和五体（皮肤、肌肉、筋、脉、骨）—\begin{matrix}五脏俞穴或配\\合本经穴位\end{matrix} \end{matrix}\right\} 按脏腑与其他组织关系取穴$$

图 6-5-38

3. 特定取穴法

这种取穴法，主要是根据某些穴位的特殊作用来选取的。

(1) 俞募取穴法（图6-5-39）。

$$\left.\begin{array}{l}\text{五脏病——俞穴}\\\text{六腑病——募穴}\end{array}\right\}\text{常交替使用或相配使用（具体穴位见上）}$$

图 6-5-39

(2) 原、郄、络取穴法：郄穴，郄，空隙也。即人体气血聚集于空郄之处。十二正经各有一个郄穴，加上阴维、阳维、阴跷、阳跷各一个郄穴，共有十六个郄穴。原穴、络穴取穴法见上述相关内容（图6-5-40）。

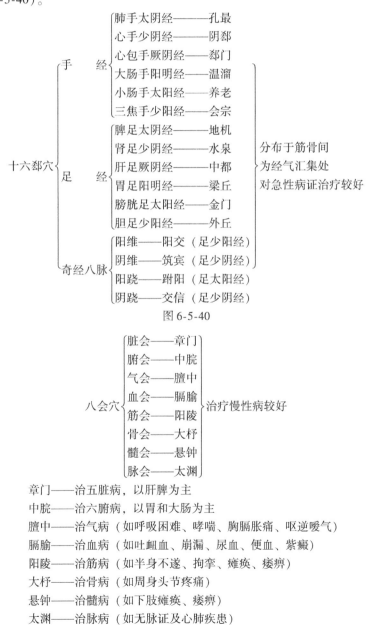

图 6-5-40

$$\text{八会穴}\left\{\begin{array}{l}\text{脏会——章门}\\\text{腑会——中脘}\\\text{气会——膻中}\\\text{血会——膈俞}\\\text{筋会——阳陵}\\\text{骨会——大杼}\\\text{髓会——悬钟}\\\text{脉会——太渊}\end{array}\right\}\text{治疗慢性病较好}$$

章门——治五脏病，以肝脾为主
中脘——治六腑病，以胃和大肠为主
膻中——治气病（如呼吸困难、哮喘、胸膈胀痛、呕逆嗳气）
膈俞——治血病（如吐衄血、崩漏、尿血、便血、紫癜）
阳陵——治筋病（如半身不遂、拘挛、瘫痪、痿痹）
大杼——治骨病（如周身头节疼痛）
悬钟——治髓病（如下肢瘫痪、痿痹）
太渊——治脉病（如无脉证及心肺疾患）

图 6-5-41

（3）八会取穴法：八会穴是指五脏、六腑、气、血、筋、脉、骨、髓八个聚会穴。凡脏、腑、气、血、筋、脉、骨、髓的病变，都可取其聚会的腧穴进行治疗，如腑病取中脘，气病取膻中等（图6-5-41）。

以上所说的俞、募、原、郄、络及八会穴，可以配合运用，也可以单独取用。治疗慢性病以俞募相配或原络相配，疗效较好。

4. 经验取穴

"肚腹三里留，腰背委中求，头顶筑列缺，面口合谷收"（图6-5-42）。

    风池——迎风流泪，肝风眩晕
    风门——外感风寒风热
    风市——下肢风湿，风疹
    丰隆——治疗一切痰证
    肺俞、鱼际、合谷、复溜——盗汗、自汗
    强壮穴位 { 膏肓、大椎、命门、脾俞 / 肾俞、合谷、足三里、关元 } 对慢性病或体弱者用之

图6-5-42

以上介绍的取穴方法，临床上多是配穴成方。一般以2~3穴为宜，常以局部或邻近与远隔取穴相配，可以只针一侧，也可以双侧同时取穴，或左右各取不同的穴，如失眠时可取左侧神门与右侧内关相配。如治疗时间比较长，同一穴位不能连续使用太久，应该经常更换穴位或有一定时间，否则，可产生穴位疲劳或适应现象而影响疗效。

小 结

经络的循行路线是在长期临床实践中总结出来的，它不是虚构的概念，而是针刺穴位时针感传播的通路。从生理上说，它是人体各部分互相联系的联络网；从治疗上说，它是人体受刺激而发生反应的反应通路。针灸的治疗，就是在经络上最敏感的点——穴位上进行刺激，通过经络的调整左右达到治疗目的。什么病采用什么穴位，通常是根据经络理论选定的。故经络理论能知道临床实践，说明这个理论是有一定道理的。

至于经络的物质基础是什么，是有待于解决的问题。对经络学既要看到它有指导临床的一面，又要看到它限于历史条件而不够精确的一面；对现代生理解剖学也要看到它已有的成就，又要看到它尚有许多未阐明的问题。因此，人们必须用唯物辩证法作指导，用现代科学知识和方法去研究，那么，经络实质的问题，一定能得到解决的。

思考题

1. 经络的生理作用和哪些规律？它与内脏及各组织的关系是怎样？
2. 经络理论在临床上如何应用？
3. 你对经络理论的看法？

第六节 病 因

学习目的

(1) 正确理解内因和外因在发病中的相互关系；
(2) 掌握各种病因所致的病证临床特点。

(一) 病因的含义及其内容

凡能影响人体正常生理功能，导致气血紊乱，阴阳失调而引起疾病的因素，叫做病因。所以说病因学说是研究致病因素的一门科学。在两千多年前，我国第一部医书《内经》中是把病因分为内因、外因两类。《素问·调经论》说："夫邪之生也，或生于阴，或生于阳，其生于阳者，得之风雨寒暑；其生于阴者，得之饮食居处，阴阳喜怒。"如图6-6-1所示。

$$\text{邪}\begin{cases}\text{生于阳———风雨寒暑（外因）}\\\text{生于阴———}\begin{cases}\text{饮食居处}\\\text{阴阳喜怒}\end{cases}\text{（内因）}\end{cases}\text{泛指致病因素}$$

图 6-6-1

自《内经》之后，又创有三因之说，凡是六淫之邪所引起的外感病，称之为外因；七情、劳倦、饮食引起的称为内伤病，属于内因；又因创伤、虫兽伤等与前两者有别，称为"不内外因"。此种病因分类方法，在临床上曾沿用了一个较长的时期。这种分类方法是不符合唯物辩证法的事物发展观的。无论是外界气候的变化、外伤、虫兽伤、精神刺激、过劳、饮食不节等，都是外来的致病因素，应该属于外因，而人本身的精神因素和机体抵抗力的变化，才是疾病发生的内因（图6-6-2）。

$$\text{病因}\begin{cases}\text{内因：喜、怒、忧、思、悲、恐、惊（七情）}\\\text{外因}\begin{cases}\text{六淫：风、寒、暑、湿、燥、火}\\\text{饮食劳伤及外伤（枪刀、跌伤、火烫、虫蛇）}\end{cases}\end{cases}$$

图 6-6-2

"辨证求因"、"审因论治"是临证的重要环节，所以掌握不同病因的发病规律，对于疾病的预防和治疗，有着非常重要的意义。

(二) 疾病的决定因素——外因决定于内因

伟大领袖毛主席教导人们："事物发展的根本原因，不是在事物的外部而是在事物的内部，在于事物内部的矛盾性"，"外因是变化的条件，内因是变化的根据，外因通过内因而起作用"（《矛盾论》）。疾病的发生和变化，虽然是错综复杂的，但总的来说，不过是正气（机体抵抗力）和邪气（致病因素）两个方面相互搏斗的表现，《灵枢·百病始生》曰："风雨寒热，不得虚，邪不能独伤人。卒然逢疾风暴雨而不病者，盖无虚，故邪不能独伤人。此必因虚邪之风，与其身形；两虚相得，乃客其形。"正气是发病的根据，邪气是发病的条件，疾病的发生与否，首先决定于正气的强弱。正气强盛，卫外固密，外邪无法入侵；只有正气虚衰，卫外不固的时候，病邪才有机可乘。当然，前人在强调正气（内因）为主导的同时，并不否认外邪致病的重要性，如《素问·刺法论篇》："五疫之至，皆相染易，无问大小，病状相似，不施救疗，如何可得不相移易者？……不相染者，正气存内，邪不可干，避其毒气。"

正气存内——保持机体正气（抵抗力）强盛；避其毒气——预防五疫的毒气传染。

正气的强弱，固然是决定致病的因素，但在疫毒过于暴烈的情况下，如果只强调"正气存内"，而忽略"避其毒气"的措施，那也是不适当的。

一、内　　因

内因是指引起机体生理功能发生变化而导致疾病的内在因素，主要包括精神因素和体质因素。

（一）精神因素

喜、怒、忧、思、悲、恐、惊七种情志活动，称为七情。情志的活动，本来是人体对外界环境的一种生理反应，一般在正常范围内是不能致病的。但情志活动太过，就可能引起体内阴阳失调，气血不和，经络不利，脏腑功能失调而导致病变。同时，情志不和，正气虚弱，外邪更易于乘机而入（图6-6-3）。

```
         ┌正常──愉快的反应──气和志达，营卫通利
    喜──┤     ┌过喜伤心──心神涣散──不寐、心跳
         └异常─┤
               └痰迷心窍──神不安宁──喜笑不休

         ┌正常──疏泄条达、气血调和
    怒──┤     ┌过怒伤肝─┐         ┌胁胸胀痛，甚则呕血昏厥
         └异常─┤         ├气火上逆─┤
               └肝火素盛─┘         └烦躁、善怒

                   ┌伤及脾阳─┐
    忧思则气结──┤         ├健运不振──胃脘胀痛、纳差肢软
                   └郁结不舒─┘

              ┌伤肺──肺气膹郁──意志消沉、活动缓慢
    悲──过悲─┤
              └伤脾──健运失常──食欲减少、消化不良

    恐──恐伤肾──精却──不能上养心神──心慌

         ┌触动心神──神惊气乱──心惊、晕厥─┐
    惊──┤                                    ├多是心气先虚
         └心气虚─────────触事而动─────┘
```

图6-6-3

七情为病，概括起来，都是气的病变，如宋《简易方》认为："夫气为病，大抵不过喜怒忧思悲恐惊寒热而已，喜则气缓，怒则气激，忧则气结，悲则气紧，恐则气沉，惊则气动……"《直指方》说："人有七情病生七气。"情志过极，虽然能使五脏的功能有所伤，但总不离五脏六气的紊乱而致之。"所以《素问·举痛论》指出："余知百病生于气也，怒则气上，喜则气缓，悲则气消，恐则气下，寒则气收，炅则气泄，惊则气乱，劳则气耗，思则气结。"

情志过极的病变，都与五脏有关，但心为五脏六腑的主宰，为精神之所舍，因而心在情志的变化上，是起着决定性作用。所以《灵枢·口问篇》说："心者，五脏六腑之主也……故悲哀忧愁则心动，心动则五脏六腑皆摇。"如图6-6-4所示。

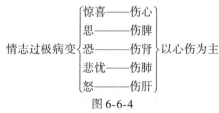

图6-6-4

一般来说，情志的病变，多由外界的刺激，但内脏气血的失调，同样也可以引起的。例如，素体阳盛，气血有余的人，在情志上，往往容易激动发怒。肝气虚弱，气血不足的人，往往胆怯而易惊。对于这种病变，只要调整五脏，使之气血安和，阴阳相对平衡，情志即可恢复正常。

（二）体质因素

体质的强弱与疾病的发生、发展和预后有密切的关系。体质强壮、脏腑坚实、气血充和、腠理固密、精神焕发，则不易生病，纵然得病，亦多为实证，易于治疗而恢复快。体质虚弱，脏腑亦坚，气虚血少，腠理疏松，精神委靡，易于受病，其证多虚，疗效较慢。

体质的强弱，固然与疾病的发生有密切的关系，而年龄性别的不同，对疾病也有很大的关系。例如，年老肾气衰退，多是阴虚阳亢之变；小儿稚阳之体，脏腑未充，易寒易热，易虚易实，多是肠胃和外感的病变；妇女由于生理上的特殊，则有经、带、胎、产之变。此外，"胖人多痰湿"、"瘦人多虚火"，均为酿成某些疾病的内在条件。

体质的强弱，虽然是与素质有关，但并不是固定不变的。即使是体质较差，只要树立革命的乐观主义精神，加强锻炼，讲究卫生，充分发挥内在的积极因素，亦可变不利为有利，变体弱为体强。

二、外　因

外因是指气候，温度、湿度、季节、环境等的改变，以及一切外界致病因素而言。它包括有六淫之邪，饮食劳伤，刀伤跌仆及火烫伤、虫兽咬伤等外界致病因素。

（一）六淫（六邪）

"淫"，即是太过的意思。六淫，就是风、寒、暑、湿、燥、火六种自然气候，超过正常而危害人体健康之意（图6-6-5）。

$$\text{风寒暑湿燥火}\begin{cases}\text{正常——应至而至——对生物有利——六气（生长万物）}\\\text{异常}\begin{cases}\text{太过—未至而至}\\\text{不及—至而不至}\end{cases}\text{对生物不利—六淫（致病因素）}\end{cases}$$

图 6-6-5

风寒暑湿燥火是自然界的正常气候，在正常的情况下，能生长万物，对人类有益而无害，所以称之"六气"。《素问·宝命全形论》说："人以天地之气生，四时之法成。"如果四时六气太过或不及，即是"未至而至"或"至而不至"，都可能引起疾病的发生，称之为六淫。在习惯上泛指外感病的致病因素。因此，它与季节气候的变化有关。所以后世医家称时令发生的疾病，叫做"时病"，如《时病论》便是明显的例子（图6-6-6）。

春————风——春季多风病（伤风、风寒）
夏————暑——夏季多暑病（中暑、暑湿）
长夏———湿——长夏多湿病（泄泻、湿热）
秋————燥——秋多燥病（秋燥）
冬————寒——冬季多寒病（伤寒）

图 6-6-6

六气中之火与暑（热）同类，所谓"热极生火"，而且五气在一定的程度上，都可以化火的。

外界气候的变化非常复杂。人体的强弱也有不同，因而在同一季节之内，六淫既可以单独致病，也可以数邪夹杂一起致病，出现不同性质或多种病邪致病，在错综复杂的情况下，必须加以辨别（图6-6-7）。

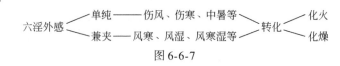

图6-6-7

除此之外，还有内风、内寒、内湿、内热、内燥等，是内伤病过程中脏腑阴阳失调出现的一种病理状态，它与六淫之邪引起的外感病不同，但两者临床表现在某些方面都有相似之处，故一并在此介绍。

1. 风——春令主气、阳邪

（1）外风

1）风的特性：风为阳邪，轻扬善行而多变，最易伤人。且能兼夹其他五气致病，四时皆可发生，所以《素问·风论篇》说："风者，百病之长也。"《灵枢·五色篇》云："风者，百病之始也。"

2）主要症状（图6-6-8）。

```
                       ┌风疹——病在皮肤
发病骤急，病程较短    ┤伤风感冒——病在肺卫  ┐
风邪侵犯肌表、肺卫——风在表——头痛恶风     ├多汗恶风
症状具有游走性——如行痹                    ┘
```

图6-6-8

风邪除单独致病之外，常常与其他病邪侵犯人体，最常见的有以下三种如图6-6-9所示。

```
风寒——头项胀痛，恶寒重发热轻，无汗鼻塞、苔薄白、脉浮紧
风热——头痛口干、恶寒轻发热重，汗出，苔白薄、舌质红、脉浮数
      ┌侵袭肌表——身热不扬、微恶风寒、头重如裹
风湿 ┤流注经络——骨节痛烦、游走不定
      │          ┌卫气不泄——湿热郁在皮肤——湿疹
      └侵袭肌肤 ┤
                 └湿热郁滞肌肤——营卫壅滞——痒疮
```

图6-6-9

（2）内风：内风的产生，常由于心、肝、肾阴血不足，或六淫化火，煽动肝阳而引起，所谓"热极生风"（图6-6-10）。

```
            ┌轻型——头晕目眩，情绪不宁，手足蠕动，麻木（前驱期）口眼歪斜（风中经络）
多突然发病 ┤
            └重型——卒然昏倒，不省人事，抽搐，角弓反张（中脏）偏瘫等（中腑、后遗症）
```

图6-6-10

内风的发生，常见的有以下三种情况。

1）热极生风（图6-6-11）

```
                        ┌热闭经络清窍——壮热、神昏、抽风
外感温热—传里—化热伤津 ┤          ┌炼液成痰、迷清窍——神昏痉厥
                        └热传心包 ┤
                                   └神志昏迷、抽搐
```

图6-6-11

2）阴虚风动（图6-6-12）。

```
                               ┌轻型—头痛眩晕
肝肾阴虚—水不涵木—肝阳上亢—引动肝风 ┤
                               └重型—风火上逆—突然昏倒
```

图6-6-12

肝为风门之脏，体阴而用阳，赖肾水以滋之。肾水不足，肝失所养，体弱而用强，则肝火偏亢而上炎；风自火生，血随气升，横逆络道，上冲巅顶，直扰精明之府，可出现眩晕、抽搐或卒中不省人事等症状。

3）血虚生风（图6-6-13）。

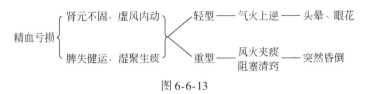

图6-6-13

肝藏血而性则强，赖精血以濡养。如肾元不固，脾失健运，精血亏损，则肝阴不足，肝阳偏亢，风自内生，夹痰夹火，则可出现瘛疭、眩晕、痉厥等之变。

从以上可以看出，内风的为病，多与心、肝、肾三脏有关，病之本在肝肾，而病之标则在心。此外，内风又与痰有很大的关系，如内有痰火郁结，则更易生风；反之，肝风内动，痰浊上厥，易出现卒中之变。

2. 寒——冬令主气，阴邪

（1）外寒

1）寒的特性：寒邪致病，多在冬季，但其他季节可因气温下降而致病。其性阴凝收引，而伤阳气。

2）主要症状（图6-6-14）。

$$\text{临床主证}\begin{cases}\text{易伤阳气——卫阳受寒——发热轻、恶寒重、无汗、脉浮紧}\\\text{寒邪凝滞}\begin{cases}\text{留滞筋骨经络——痛症}\\\text{留于肠胃——呕吐、腹痛、泄泻}\end{cases}\\\text{传里发热——邪传阳明经——高热、烦渴、大汗}\end{cases}$$

图6-6-14

寒邪与风邪、湿邪等相兼致病，常见的如下所示。

风寒：见上"风"。

中寒如图6-6-15所示。

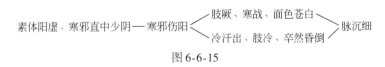

图6-6-15

寒痹：痹，即是闭阻不通之意。寒痹，就是阴寒之邪，阻滞经脉筋骨，气血运行受阻，因而形成"不通则痛"。

（2）内寒——内脏阳气不足（如体质素虚，功能衰退，阴盛阳衰等）（图6-6-16）。

$$\text{里寒}\begin{cases}\text{虚证—阴盛生内寒—脾肾虚寒}\begin{cases}\text{面色苍白、呕吐，肢冷泄泻}\\\text{小便清白，脉沉细，苔白滑}\end{cases}\text{（重在脾）}\\\text{阳痿早泄，神疲肢冷（重在肾）}\\\text{实证—过食生冷——沉寒积冷}\begin{cases}\text{食减腹痛，泄泻或便秘}\\\text{苔白厚或白腻，脉沉迟}\end{cases}\end{cases}$$

图6-6-16

里寒虽有虚实之分，但多由于阳气素弱，或过食生冷而引起，主要是寒从中生，是阴盛阳衰的病变。

3. 暑——夏天主气、阳邪

(1) 暑的特性：暑为阳热之体，主升主散，其致病多在夏季。临床则有高热、烦渴、多汗等特征：①暑的为病，有一定季节性（立夏——大暑）。②暑病只有外感（伏暑是外感暑邪，伏而后发）。③暑多夹湿（胸闷，泛恶欲呕，食欲缺乏）。④易伤气津（体倦乏力，唇干口燥，便秘尿少）。

(2) 暑病的主要症状：暑病的范围很广，它的表现是多种多样的，但临床最常见的有伤暑和中暑（图6-6-17）。

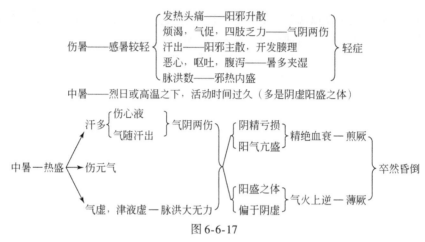

图 6-6-17

以上都是暑天阳热之邪所引起的主要症状，在临床上有所谓"阳暑"和"阴暑"（暑月中寒）之分。

阳暑——身热，头痛，口渴，心烦，汗多，倦怠，大便不爽，小便赤涩。

阴暑——肌肤蒸热，恶寒头痛，无汗，腹痛泄泻。

4. 湿——长夏主气，阴邪

(1) 外湿：外湿致病，多与气候有关，或阴雨连绵，久处雾露潮湿之地，或因长时间涉水淋雨，如防护不周或脾胃素体湿盛者，也容易感受湿病（外湿）。

1) 湿的特性：湿为长夏（农历六月）的主气，其性黏腻重浊，多缠绵不易速解，常常反复经久不已。但得温则化，得阳则宣。

2) 湿邪致病的特点：外湿伤人，多由体表肌肤而入，浅则侵犯皮肉筋脉、关节，深则伤及五脏六腑。湿侵入人体之后，如脾阳虚，则可以寒化，胃热则容易热化，在治疗上过用寒凉之药，易于寒化，妄用温燥易于热化（图6-6-18）。

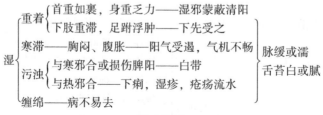

图 6-6-18

湿邪伤人，常与风寒相并致病。常见的湿病，有以下几种，如图6-6-19所示。

$$
\text{湿犯经络}\begin{cases}\text{气血凝滞}\text{——肢体疼痛}\\\text{气血运行受阻}\text{——肌肤麻木}\\\text{湿留关节}\text{——关节疼痛，行动不便}\end{cases}\text{着痹}
$$

$$
\text{寒湿}\begin{cases}\text{畏寒}\text{——湿遏卫阳}\\\text{头胀而重，胸闷}\text{——湿遏清阳}\\\text{肢体困倦，疼痛有定处}\text{——湿邪重着}\\\text{口不渴，大便溏薄}\text{——寒湿俱为阴邪}\end{cases}\text{舌苔白滑，脉濡缓}
$$

$$
\text{湿热}\begin{cases}\begin{cases}\text{身热不扬}\text{——湿热内蕴}\\\text{口渴自汗，心烦}\\\text{胸满，小便短赤}\end{cases}\text{湿轻热重}\quad\text{舌苔黄腻，脉滑数或濡数}\\\text{重证}\begin{cases}\text{黄疸}\text{——湿热交蒸于内，胆液外泄，侵入肌肤}\\\text{下痢脓血}\text{——湿热下注大肠}\\\text{尿频，尿急，尿痛，尿血，淋证}\text{——湿热下至膀胱}\\\text{痈肿，湿疹}\text{——湿热壅滞肌肤}\end{cases}\end{cases}
$$

图 6-6-19

（2）内湿：内湿的形成，多因饮食不节，损伤脾胃，故使脾胃的运化功能失常，津液不得运化敷布，故湿从内生，聚而为患。

主证——胸脘胀闷，肢体困重，纳差呕恶，舌苔厚腻（图 6-6-20）。

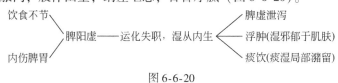

图 6-6-20

5. 燥

燥是秋分的主气，有凉燥和温燥的不同。

凉燥——感受秋凉风燥之气（凉而干）；温燥——感受秋阳久旱之气（燥而热）。

燥者，干也。不论是凉燥或温燥，皆能伤人津气。

（1）外燥：秋天的气候干燥，易生燥病。气候转凉而干燥，易生凉燥证；燥从热化，则成温燥证。

1）燥邪致病特点——犯肺，伤阴伤津：燥为秋令，肺为娇脏，秋令清肃之气下行，肺亦应之，故燥气首先犯肺，最而伤津耗液（图 6-6-21）。

$$
\begin{cases}\text{燥邪犯肺}\begin{cases}\text{干咳无痰或黏稠}\\\text{而少，或痰中带血}\end{cases}\text{燥伤肺津}\\\quad\quad\quad\quad\text{或伤及肺络}\\\text{鼻咽干燥}\text{——肺津受伤}\\\text{发热恶寒}\text{——表证未罢}\end{cases}\text{肺阴干燥，宣发失常——胸痛}\\\text{燥伤阴津}\begin{cases}\text{口唇皮肤干燥}\text{——燥伤气津，敷布无源}\\\text{发热无汗，大便干结}\text{——燥伤阳阴，阴血受损}\end{cases}\text{脉细涩}
$$

图 6-6-21

2）外燥的分类：外燥分凉燥与温燥两种。凉燥：秋末天气转凉，西风萧条，感受者多为风燥，病属凉燥，比隆冬所受之风寒较轻。所以有次寒之称（图 6-6-22）。

$$
\text{凉燥——次寒}\begin{cases}\text{发热轻，恶寒重，头痛无汗（卫阳受遏）}\\\text{唇燥咽干，干咳，苔薄白而干（津液已伤）}\end{cases}
$$

图 6-6-22

温燥：秋令时节，久旱不雨，气候早热，感受者多病温燥，属于燥热病，比春末感受的风温较重（图6-6-23）。

温燥 $\begin{cases}恶寒轻，发热重\\身热有汗\end{cases}$ 燥热为主，热则腠理开 $\begin{cases}口渴目赤，干咳无痰，咳血\\气逆而喘，心烦，小便赤短\end{cases}$ 燥热损伤肺胃阴津 $\begin{cases}苔白，舌边\\尖红，脉浮数\end{cases}$ 燥热伤津

图6-6-23

（2）内燥：内燥的产生，主要有以下原因如图6-6-24所示。

$\begin{cases}呕吐，腹泻，出汗，出血过多\\温热疾病，久病伤阴\\消耗性慢性疾病\\过多温燥、汗、吐、下之药\end{cases}$ 津液不足，阴血亏损

图6-6-24

内燥的主征，为体液的不足，肾主五液，故燥病常波及于肾。但肝肾同源，常由肾而肝，而肺为水之上源，又多由伤肺而引起（图6-6-25）。

内燥 $\begin{cases}潮热，盗汗，心烦，失眠\\脉细数而涩，舌绛，少津，无苔\end{cases}$ 精血干涸 $\}$ 津液亏损 $\begin{cases}消渴善饥，大便干结，尿少\\脉细数，舌红，少津，苔薄而干\end{cases}$ 气津干涸 $\}$ 气阴两伤

图6-6-25

6. 火

火之与热，只在程度上轻重的不同。火由热而生，旺于夏季，但四时可见。

（1）火的产生和特性：火的产生和特性，主要的有以下几方面。包括：①热极可以化火；②风、寒、暑、湿、燥五气入里化火；③脏腑功能失调，精神刺激，皆能化火；④火性炎上，为害甚烈，能燔灼脏腑津液。

（2）火邪致病的分类：火邪的为病，范围很广，但多属里证，临床上常分虚实两类。

1）实火——多是外感六淫化火，其临床特点：①起病较快，变化迅速，如小儿急惊风（热极生风）②火热最易伤津（图6-6-26）。③火性上炎，可因脏腑不同而异（图6-6-27）。④迫血妄行——吐血、衄血、皮肤斑疹等。⑤火证多见舌质红绛，舌苔黄燥，脉洪数。

阳明经热证 $\begin{cases}高热烦渴\\汗出，脉洪大\end{cases}$ 热蒸汗出，津液耗伤

图6-6-26

心火上炎 $\begin{cases}心烦失眠——热而灼阴，心液亏损\\神昏，谵语，狂躁——热邪迫扰心神\end{cases}$

图6-6-27

2）虚火：多因内伤引起，如脏腑功能失调（肺、肝、肾）血气不调，或久病失于调养，精气亏损，或情志不舒等，均可导致虚火的发生（图6-6-28）。

虚火的临床特点——起病缓慢，病程较长。

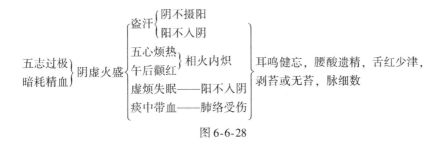

图 6-6-28

（二）疠气

疠气，又称异气、戾气、毒气等。前人把传染性很强的急性传染病叫"疫疠"，它是由于某些不同于六淫的疠气或疫邪引起的病变，其临床症状相似，而且传染很快。正如《素问遗篇·刺法论》所说："五疫之至，皆相染易，无问大小，病状相似。"如图 6-6-29 所示。

$$\text{疫疠之气}\begin{cases}\text{有极大的传染力}\\\text{多从口鼻而入}\end{cases}\text{是天地间一种不正之气}$$

图 6-6-29

疫病对人类的健康危害很大，它之所以能产生和传播，除了与"邪之所凑，其气必虚"有关之外，往往与气候的反常、卫生条件差等原因有关。

（三）饮食不节

饮食不节，常常是致病因素之一。暴饮暴食，或过食生冷，或肥甘厚味之品，或误食不洁或有毒之食物，均可导致病变（图6-6-30）。

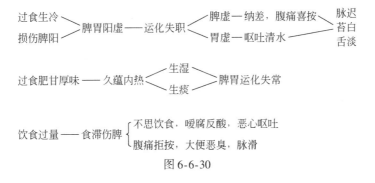

图 6-6-30

总之，饮食不节，或过饱过饥，或过寒过热，或偏食或肥厚味都能导致脾胃受损，气血失调，以致引起多种不同的病变，对身体健康危害是很大的。

（四）劳伤

劳，是过度之意。凡是活动太久或安逸太过，都可造成脏腑气血的失调，因而使人发生劳损或安逸的病变。《素问·宣明五气篇》："五劳所伤，久视伤血，久卧伤气，久坐伤肉，久立伤骨，久行伤筋。"如图6-6-31所示。

五劳所伤 { 久视伤血——心
久立伤骨——肾 } 过劳
久行伤筋——肝
久卧伤气——肺 } 过逸
久坐伤肉——脾

图 6-6-31

五劳所伤，实际上是与五脏有关。积极参加有益的活动，又注意适当的休息，把劳逸结合搞好，对身心的健康、保证工作的效率，都有积极的意义的。

（五）其他致病的因素

1. 外伤致病——刀、枪、跌打伤、火烫伤、虫蛇咬伤等

外伤致病，轻则体表肌肤，深则筋骨、脏腑、血脉。如处理不及时，可危及生命。

烫火伤，不仅损伤皮肤肌肉，还可损及脏腑、气血，耗灼津液而出现昏厥等之变。

虫蛇所伤，既损伤局部皮肤肌肉，又可损伤脏腑，使气血紊乱而出现中毒的症状。如毒蛇、狂犬、蜂蝎等咬伤。

2. 中毒——食物中毒和化学中毒

3. 寄生虫

小　　结

（1）病因，即是致病的因素。过去分为内因、外因、不内外因，是不恰当的。实际上这些致病因素，大多数是属于外因。其中七情是人体本身的精神活动，应该属于内因，但引起七情变动的外来刺激，则应属于外因。同样，劳倦作为致病的病因，应该属于外因。但其造成机体抵抗力降低的结果，又是内因的范围了。

（2）疾病的发生，是正与邪斗争的过程，是正气与邪气的反应。既要注意外邪的一面，更要重视正虚的一面。所以《素问·评热论》说："邪之所凑，其气必虚。"《素问·刺法论》说："正气存内，邪不可干。"强调内因（正气）是起着主要作用，但也不否认外因的作用，在强调内因为主导的同时，也注意"避其毒气"，避免邪气的侵犯。

（3）不论是内因或外因的致病因素，都是由于太过或不及，造成脏腑气血的紊乱而致之，如果能保持一种既不亢奋，又不抑制，既不太过，又无不及的相对平衡状态，就不会发病的。

思考题

1. 风与寒的临床症状有何异同？
2. 暑、燥、火的临床症状有何异同？
3. 外风与内风的原因和临床表现有何不同？
4. 外湿与内湿的原因和临床表现有何不同？

第七节 病 机

学习目的
(1) 掌握八纲的临床特征、病理及转化。
(2) 了解"病机十九条"的主要精神和临床运用。

"病机"二字，最早见于《内经》。王冰说："得其机要。"张景岳说："机者，要也，变也，病变所由出也。"所谓"病机"，其实质是通过审察证候，了解疾病产生的主要原因和病情发展过程中机体内部变化和转归的结果。简而言之，"病机"是诊断和证治的核心，是基础医学和临床医学的桥梁，是辨证施治的重要环节。所以《素问·至真要大论》说："谨守病机，各司其属，有者求之，无者求之，盛者责之，虚者责之，必先五胜，疏其血气，令其调达，而致和平。"

一、八 纲

伟大领袖毛主席教导人们："研究任何过程，如果是存在着两个以上矛盾的复杂过程的话，就要全力找出它的主要矛盾。"由于病邪轻重的不同，人体的强弱和外在条件的不一，因而每个疾病的临床症状是错综复杂的。不过，论疾病的类型，不属于阴，便属于阳，论其病位的深浅，不属于表，便属于里；论病的性质，不属于热，便属于寒；论邪正的盛衰，不属于虚，便属于实。所以尽管疾病是错综复杂，变化多端，都可以用阴阳、表里、寒热、虚实八纲加以概括，以利归纳分析，掌握正邪的消长，疾病的趋势，分清主次，辨别真假，为立法用药的依据。

表里——说明疾病部位的深浅和病情的轻重；寒热——区别整个疾病的性质；虚实——指出正邪的消长；阴阳——概括疾病类型的总纲。

八纲的辨证，虽然各有所侧重，但他们之间是相互联系而不可分割的，例如，从表证来说，就有表寒、表热、表虚、表实之分（其他类型亦类似）。可见疾病在发展过程中，都会出现阴中有阳、阳中有阴、寒热错杂、虚实并见等之变。所以在研究八纲病理及其辨证时，既要抓住每一纲的特征，又要注意到相互之间的联系。

（一）表里

1. 表里的含义

表与里，又称内与外，它代表着病变部位的深浅，标志着病情轻重的趋势。

表里是个相对的概念。以内外相对而言，皮毛、肌肉、经络为表；脏腑、骨髓为里。以脏腑而言，腑为表，脏为里。以经络而言，三阳经为表，三阴经为里。在三阳经中，也可分太阳经为表，阳明经为里，少阳经为半表半里（图6-7-1）。

外邪 ——→ 太阳经 ——→ 少阳经 ——→ 阳明经 ——→ 三阴经(太、少、厥)

图 6-7-1

太阳经脉行于背，主一身之表，是六经的藩篱，敷布阳气以卫于外，所以说太阳为表（太阳为开）。少阳介于半表半里之间，有转输内外的功能，所以说"少阳为枢"。"阳明为阖"，受纳阳气以支持内脏的功能活动，所以说阳明主里。

2. 表证的形成和特征

（1）从病因来说，是外感六淫之邪。

表，即是浅在的表位。表证，是指病邪在皮肤、经络的病变而言。它主要的致病因素，是外感六淫之邪（图6-7-2）。

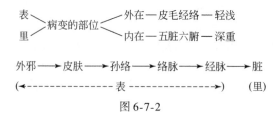

图6-7-2

外感六淫，首先犯表；精神刺激、饮食劳伤，则病起于内。所以《素问·太阴阳明论》："故犯贼风虚邪者，阳受之，饮食不节，起居不时者，阴受之。"阳主外，阳受之，病在表，多见邪在经络肌腠的证候；阴主内，阴受之，病在里，多见内脏的病变。

（2）从临床症状来说，有表证的特征。

人体感受外邪之后，其证候表现的特征为恶寒、发热、头项强痛、脉浮。这是机体卫外功能（正气）抗御病邪的一种表现（正邪相争）。从病邪来说，是浅在部位；从正气来说，尚未受到大的损害，若处理得当，驱邪外出而解，否则病邪继续入里，则出现脏腑的病变（图6-7-3）。

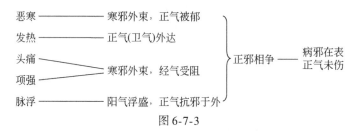

图6-7-3

以上的表证特征，是就临床的典型症状而言，如果体质本虚，气血虚弱，或感受寒邪太盛，拘束卫气，脉不能外达，寒者脉多沉而紧，气血不足者，脉多细沉。

由于人体强弱不同，正邪消长错综复杂，因而病邪在表，也有虚实寒热之分（图6-7-4）。

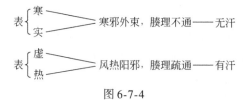

图6-7-4

寒为阳邪，其气凝闭，卫外之阳被郁，故表寒之证，恶寒重发热轻而无汗（表实证类此）。热为阳邪，其气疏泄，卫外之阳蒸发，故表热证恶寒轻而发热重而汗出，他如表虚之自汗，多属素体营弱卫强，是感受风阳之邪而致之。常用桂枝汤调和营卫、解肌发汗之法治之。

3. 里证的形成和特征

里证的形成，一般是病邪在表，不得汗解，继续深入脏腑，或卫气本弱，外邪直中三阴，或脏腑自身病变而致之。其临床症状的特征，同样有虚实寒热之别。

（1）表邪传里：病邪在表，正不胜邪，或治之不得法，均可由表入里，它是通过经络与脏腑相属的通路及五体（脉、筋、肉、皮、骨）与五脏的相合而入的。如《素问·痹论》说："五脏皆有合，病久而不去者，内舍于其合也。故骨痹不已，复感于邪，内舍于肾；筋痹不已，复感于邪，内舍于肝；脉痹不已，复感于邪，内舍于心；肌痹不已，复感于邪，内舍于脾；皮痹不已，复感于邪，内舍于肺"，"诸痹不已，亦益内也"。一般来说，出现阳明经（或气分）不恶寒反恶热的症状，便是病邪由表入里的表现（里热证）。

（2）外邪直中三阴：平素阳气虚弱的人，卫外的功能不固，腠理疏松，外邪容易直入三阴。所以古人有："实则太阳，虚则少阴"，"太阳之里，即是少阴"之说（图6-7-5）。

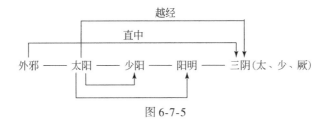

图 6-7-5

（3）里证的特征如图6-7-6所示。

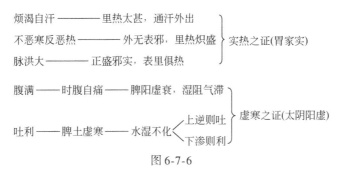

图 6-7-6

当病邪入里，根据人体内在情况不同，可以出现重热（喜寒恶热、口渴引饮……）、里寒（喜热怕寒、口不渴……）、里虚（腹痛喜按，大便溏……）、里实（腹痛拒按，便秘……）等不同。其中循传里的多属实热之证，病变在阳明经，越经传或直中的多属虚寒之证，病变在太、少二阴。里寒与里虚，虽同为阴证，但有轻重的不同，里寒不一定里虚，里虚则多兼里寒。里实与里热同为阳证，但里热不一定里实，多属无形之邪热，而里实多为有形之燥结（图6-7-7）。

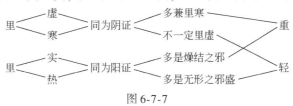

图 6-7-7

表邪传里或脏腑本身阴阳气血失调而出的内脏病变，都是属于里证。但这里所指的表证和里证，是就外感病的传变而言。如果由于脏腑自身功能的失常而引起的病变，虽然同是里证，但属于内伤病的范畴。

（4）表里的转化：表里的相互转化与否，及其转化如何，主要取决于以下的因素。

1) 正气的强弱：邪气太盛，正不胜邪，则表邪入里内陷，引起脏腑的病变；反之，正胜邪却，不仅表证在外而解（如轻感冒），即使病邪已入里，还有出表而解之机。例如，麻疹是阳热之毒，自口鼻而入肺胃，如患者正气充沛，则透疹良好，色泽红润，按序出没。所以，一般来说，病邪由表入里，多是病势进展的不良现象；自里出表，多是病势转愈的趋向。

素体健壮，正气充沛，邪气虽盛而猛烈，尚有抗御病邪的能力，所谓"正邪相争"，以祛邪于外，即使病邪入侵，也是循序渐进，若是体质很弱，正气不足，则外邪往往越经而入，甚至直中三阴）。

2) 受邪的轻重：正气的强弱，固然是病与不病的重要环节，但古人并不忽视外邪致病的重要性，如《素问·刺法论》说："不相染者，正气存内，邪不可干，避其毒气。"明确指出了疫邪具有传染性，要达到免受外来疫邪的感染，除了"正气存内"之外，还必须注意"避其毒气"，防止它的入侵。若是外邪过于猛烈，正不胜邪，则病邪仍有入侵之机。

3) 治疗的当否：表里的转化，除了取决于正邪势力的对比为其关键之外，其中治疗适当与否，也是很重要的，例如，风寒外束的表实证，用辛温解表法，宜适可而止。如过用大汗亡阳，反而汗漏不止，恶风小便难，四肢拘急，难以屈伸等之变。病本在表，误用下法，反而引邪深入，如"心下痞"等之变。温邪初入营分，宜用清透之法，使邪外出气分而解，要是早用甘寒或咸寒之剂，反而招邪内入，造成病情上的恶化。

（二）寒热

1. 寒热的含义

寒与热，是两种性质相对的致病因素，又是两种性质相反的病理表现。寒是阴气偏胜的一种病理现象，属于功能的病理衰退；热是阳气偏胜的一种病理表现，属于功能的病理亢奋。正如《素问·刺志论》说："气实者，热也；气虚者，寒也。"如胃中寒，则胃中腐熟水谷的功能减退，水谷停滞不化，胃气郁结，脾不健运，因而腹胀；胃中热，则胃的功能亢盛，腐熟的作用加强，所以善于消谷而善饥、心悬撩乱等之状。故《灵枢·师传篇》说："胃中热则消谷，令人悬心善饥，脐以上皮热；肠中热则出黄如糜，脐以下皮热；胃中寒则腹胀，肠中寒则肠鸣飧泄。"如图6-7-8所示。

```
       ┌胃的消化功能亢盛──消谷善饥┐
胃热  ┤                              ├功能亢奋
       └胃火上炎，熏扰心神──心悬撩乱┘

胃寒──腐熟消化功能衰退──水湿停滞不化──胃气郁结──脾不健运──腹胀满

                ┌传导失职──肠鸣
肠寒──清浊不分 ┤
                └完谷不化──飧泄
```

图6-7-8

2. 寒热的病理

寒与热是阴阳偏胜或偏衰的一种表现。《素问·调经论》说："阳虚则外寒，阴虚则内热；阳胜则外热，阴盛则内寒。"阳主表，其气热；阴主里，其气寒。所以阳虚则寒，阳盛则热；阴虚则热，阴胜则寒。现将病理归纳如下（图6-7-9）。

```
              ┌       ┌寒邪入侵──→阳气不能外达      ┐
              │病理 ┤                                    ├肌肤失于温养
阳虚生外寒 ┤       └内伤虚损──→亢阳衰微──→卫阳不足┘
              │
              └主证──形寒肢冷，面色㿠白，脉沉迟或细弱

              ┌病理──寒邪入侵──→肌腠闭塞──→卫阳受郁化热
阳盛生外热 ┤
              └主证──面赤气粗，壮热有汗或无汗，烦躁口渴，脉洪数
```

阴虚生内热 { 病理 { 脾气虚弱——→不能为胃行其津液——→胃气郁积化热 / 素体阴虚——→津液不足——→水不济火——→阴虚阳亢 } 主证——潮热颧红，口干不渴，舌红苔少，脉细数

阴盛生内寒 { 病理——阳气不足——→阴气偏胜——→气血凝泣——→内而脏腑／外而肢节——→失于温养 / 主证——形寒肢冷，大便溏薄，小便清长，脉沉迟

图 6-7-9

由于阴阳具有相互制约的关系，阴阳的偏胜，往往能相互影响，所以不仅如《灵枢·刺节真邪论》所说："阳胜则为热，阴胜则为寒。"即是说热可以由于阳盛，也可以由于阴虚；寒可以由于阴盛，也可以由于阳衰，一虚一实，一表一里，必须仔细辨认（图6-7-10）。

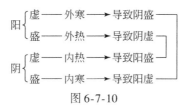

图 6-7-10

总之，寒热的病理，是由于阴阳的偏胜，营卫的失调，既有外来之邪的侵犯，更有内在的致病因素，例如，正气衰微，或受外寒的侵袭，或阳从阴化，或正气被遏，都表现出寒的证候。正气旺盛，或感受温热之邪，或阴从阳化，或阳气外浮，都表现出热的证候。

3. 寒热的转化

在疾病的发展过程中，在一定的条件下（如病理的演变，治疗的当否），寒热是可以相互转化的。如《素问·阴阳应象大论》说："寒极生热，热极生寒。"便是指病程的演变而言。一般来说，由热转寒（如高热神昏而突然四肢冰冷），多由于正气耗伤，病势趋向恶化；由寒转热，是阳气来复（除表寒入里化热之外），多是正气逐渐恢复，病势趋向好转的表现（图6-7-11）。

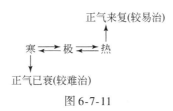

图 6-7-11

4. 寒热的真假

在大多数患者中，表现的在外症状和内在病理变化是一致的。但由于疾病的变化过程中是错综复杂，也有病理属寒而外见热象，或病理属热而见寒象，这种本质与现象不一致的情况，通常出现在疾病比较严重阶段，一般称之真热假寒，或真寒假热。这种真真假假之变，要特别加以注意，以免误诊（图6-7-12）。

真热假寒 { 病理 { 热盛于里，阳气内结 / 不能宣发，格阴于外 } 本质——内热 / 外见症状 { 身凉肢冷，不欲近衣 / 烦躁口渴，大便难 / 小便短赤，脉沉有力 } 假象——外寒 } 阳盛格阴

真寒假热 { 病理 { 阴邪太盛，元阳衰微 / 不能内潜，格拒于外 } 外见 症状 { 身热面红，反欲近衣 / 下利清谷，小便清长 } } { 本质——内寒 / 假象——外热 } 阴盛格阳

图 6-7-12

这种寒热的真假，都是阴阳离格的表现，《伤寒论》对寒热真假的辨别，有概括的说明，如原文第十一条："患者身大热，反欲得衣者，热在皮肤，寒在骨髓也；身大寒，反不欲进衣者，寒在皮肤，热在骨髓也。"如图 6-7-13 所示。

身（皮肤）大热 / 反欲近衣 } 真寒假热证

身（皮肤）大寒 / 反不欲进衣 } 真热假寒证

图 6-7-13

除了寒热真假之外，还有所谓表寒里热、表热里寒、上热下寒、下热上寒等寒热错杂的现象，在临床上也是常见的。

（三）虚实

1. 虚实的含义

不足为虚，有余为实。虚与实，是体现人体正气与病邪相互对抗消长的形势而言。如《素问·通评虚实论》说："邪气盛则实，精气夺则虚。"所以虚是指人体抵抗力（正气）的不足，实是指病变（邪气）的亢进。

词解：邪气——指六淫之邪、停食、停饮（水）、瘀血等病变。实——强盛之意。邪气亢盛，正气未衰，正邪相搏。精气——指人体的正气而言。夺——是剥夺丧失之意。虚——正气虚弱不足。

2. 虚实的证候病理

当人身感受邪气之后，机体的正气与之抵抗，这就是"正邪相争"。在相争的过程中，正长则邪消，正消则邪长，就会反映出实证或虚证两种不同类型的病理现象。

实证是正邪相争，势均力敌，邪气虽盛，正气未衰，脉证相应的阶段，如《素问·玉机真脏论》的"五实"。《伤寒论》里的麻黄汤证等，都是属于"邪气盛则实"的一类（图 6-7-14）。

脉盛————心
皮热————肺
腹胀————脾 } 五实（五脏实论）
前后不通——肾
闷瞀————肝

图 6-7-14

《伤寒论》"太阳病，头痛发热，身疼腰痛，骨节疼痛，恶风无汗而喘者，麻黄汤主之"（35 条）。

虚证是正不胜邪，正气溃退，脉证虚衰的阶段。如《素问·玉机真脏论》的"五虚"，《伤寒论》里的理中、四逆汤证，都是属于"精气夺则虚"的一类（图 6-7-15）。

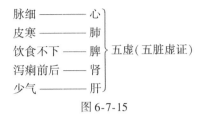

图 6-7-15

心合脉，心脏受邪则脉盛；肺合于皮，肺受热则皮热；脾主运化，脾受邪则失其健运之职，所以腹部胀满；肾主前后之阴，肾受邪则大便不通、小便癃闭；肝脉上头，开窍于目，肝受邪则头晕目眩、视物不明。所以叫做五脏之实证。反之，脉细者是心血虚；皮寒者是肺气虚；肝藏血，为罢极之本，肝不藏血则气少力乏；肾为主蛰封藏之本，肾虚则泻痢前后、二便失禁；脾主运化，胃主容纳腐熟，饮食不下，为脾胃虚弱之证。所以叫做五脏之虚证。

麻黄汤证的病理，为风寒外束、卫阳闭郁、营阴内遏而形成的表实证，所以属于"邪气盛则实"的一类。理中四逆汤证，是营血不足、脾肾阳虚的虚寒证，所以属于"精气夺则虚"的一类。

总之，实证是正气足、邪气盛，多见于疾病的初期或中期，病程一般较短，如外感六淫或痰饮、食积、气滞、血瘀、水肿等。虚证是正气虚、邪气盛，多见于疾病的后期（如邪热久羁，阴血内耗，由实热转化为虚热）和一般慢性疾病（如五脏器质损伤的各种病变）。

3. 虚实的转化

虚与实的病理是相互转化的，如实证而病邪久留，精气耗损，或攻邪太过，损伤正气，都可以由实而虚。另外，由于脏腑功能减退，精气血阴阳亏虚，导致气滞、痰饮、食积、瘀血等病理变化，从而形成因虚致实，虚实并存的病及变化。造成虚实交错兼杂的症候。虚实转化因素，一般来说，虚实的转化是疾病发展和治疗的结果。

（1）疾病的发展：在正邪相争的过程中，正气为邪气所夺，实证可以转虚；相反的，假若正盛邪却，正气逐渐恢复，可以由虚证转实证。例如，《伤寒论》"少阴病下痢，若利自止，恶寒而蜷卧，手足温者，可活"（288条）（图6-7-16）。

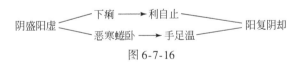

图 6-7-16

《伤寒论》的太阳病，本是在表的实证，在正邪相争的过程中，正气为邪气所夺，正气迅即溃散，卫外功能不固，太阳的恶寒发热，就可以转为不发热只恶寒的少阴证，所谓"太阳之里，即是少阴"，"实则太阳，虚则少阴"。这是正气内夺不能抵抗病邪的不良现象。

（2）治疗的当否：在临床治疗中，如果对疾病的治疗得法，药能对症，则虚证可转为实证，如命门火衰引起的黎明泄泻（五更泄泻）、畏寒肢冷，每用四神丸治之，待脾肾之阳来复，则肢体温暖、大便调和。这是由阴转阳，由虚转实的良好现象。反之，治疗不当，实证可转为虚证，如《伤寒论》云"发汗后，身疼痛，脉沉迟者，桂枝加芍药生姜各一两人参三两新加汤主之"（62条）。太阳病本是在表之实证，发汗太过而致正气外夺，由阳转阴、由实转虚的不良现象。

4. 虚实的真假

在疾病发展过程中，由于人体功能紊乱，有时出现的症状，似虚非虚，似实非实，虚实混淆，不能正确反映病理。每易迷惑难辨，甚至出现"大实有羸状，至虚有盛候"的复杂现象（图6-7-17）。

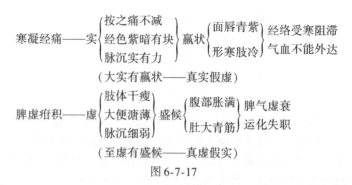

图 6-7-17

虚实的真假与寒热的真假一样,多出现在疾病比较严重的阶段,必须结合禀赋的强弱、病程的长短,全面综合地分析病情,透过其显露于外的假象,了解掌握其隐伏在内的本质,这样论治,虚则补之,实则泻之,或先攻后补,或先补后攻,或攻补兼施,灵活运用,才不致误,否则"至虚有盛候,反泻含冤;大实有羸状,误补益疾。辨之不可不精,治之不可不审",造成医疗上的过错。

总之,虚与实是对立而又统一,虚中有实,实中有虚,或实多虚少,或虚多实少,病理不同,治法亦异。

(四)阴阳

1. 阴阳的含义

阴阳是一切事物对立统一的代名词。一切事物的发生、发展和变化,都是对立面相互斗争和相互转化的结果。

根据阴阳的互根、消长对立而统一的关系,用之作为解释人体脏腑生理、病理,以及临床诊断、立法选方用药的一种说理工具。

2. 阴阳盛衰的病理

在健康的情况下,人体的阴阳是相对平衡的,如果某一方发生了偏胜或偏衰,便要发生病变,所以《素问·阴阳应象大论》说:"阳胜则身热,腠理闭,喘麤为之俯仰,汗不出而热,齿干以烦冤,腹满,死,能冬不能夏。阴胜则身寒汗出,身常清,数栗而寒,寒则厥,厥则腹满,死,能夏不能冬。"

词解 俯仰:形容呼吸困难前屈后俯状态。

烦冤:即烦闷之意。

能:做耐字解。

身常清:身体带有清冷之意。

数栗而寒:时时出现身寒战栗的状态。

阳气的偏胜,则阴气必衰,阳郁于肌表,不得散发,故身必发热;腠理闭塞,阳气不得外出,肺气不宣,所以前屈后仰,呼吸困难而有喘息之状;阳盛于中,内有郁热,伤耗阴液因而心胸烦闷,口齿干燥,阴气已绝于中,盛阳壅郁于内,所以出现腹满的症状。证属阴阳败乱之时,尚有耐受之机(阳得阴则相济);若在夏令炎热之时,阳气盛行,病多难治(图 6-7-18)。

人体阴气偏盛,阳气必衰,因而则有身寒之症。阳衰阴盛,卫不固表,因而汗出,阳气虚衰,故身体常有清冷战栗之象,阳气不能外达于四肢,故四肢厥逆;阳竭于中,阳气因而壅郁而

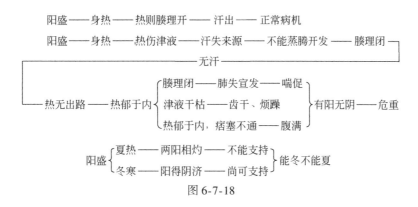

图 6-7-18

不散，所以出现腹满之症。这是孤阴无阳的逆症。但在夏季阳气跃盛之时，尚有耐受的能力（阴得阳相济），到了冬令阳衰阴盛之时，病情愈趋恶化，病更难治（图6-7-19）。

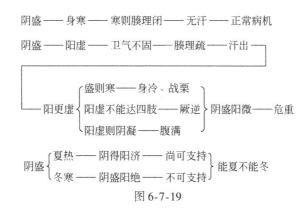

图 6-7-19

同一腹满，却有阴胜阳胜的不同，因此必加以辨别（图6-7-20）。

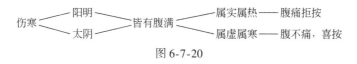

图 6-7-20

阴阳任何一方的偏胜，都会使对方发生病变。所以《素问·阴阳应象大论》说："阴盛则阳病，阳盛则阴病。阳胜则热，阴胜则寒。"《素问·调经论》说："阳虚则外寒，阴虚则内热，阳盛则外热，阴盛则内寒。"如图6-7-21所示。

阴胜则阳病——阴胜则寒——寒证（阴盛阳衰），如四逆汤证（回阳救逆）。
阳胜则阴病——阳胜则热——热证（阳盛阴伤），如石膏汤证（清热存阴）。

这里的内外寒热，也是相对而言的，因为阳主外而阴主内，故说阳主的寒热是外，阴主的寒热是内，阴邪炽盛的热和阴液亏损的热，阳虚的寒和阴虚的寒，在本质上是不同的（图6-7-22）。

3. 阴阳的转化

在病理变化过程中，阴阳的偏胜偏衰，在一定的条件下可以向各自相反的方向转化，而出现"重阴必阳，重阳必阴，寒极生热，热极生寒"的现象。例如，肺炎患者高热、面红、咳嗽、胸痛、脉数有力等，这是功能亢盛的阶段，属于阳热之实证。如果病情继续恶化，正不胜邪，出现冷汗、冷肢、呼吸喘促、面色苍白、口唇青紫、脉微细无力等，这是功能衰微的表现，属于阴寒

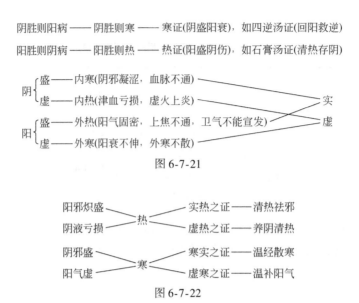

图 6-7-21

图 6-7-22

的虚证。这种现象，可以叫做"重阳必阴"，或"热极生寒"，或"阳极反阴"。又如阴寒过甚，阴不敛阳，阳浮于外而出现面色浅红、发热不渴、四肢厥冷、大便泄泻、小便清利等内真寒而外假热的症状。这种现象叫做"重阴必阳"，或"寒极生热"，或"阴极反阳"，都是病情严重阶段阴阳转化的病理表现（图6-7-23）。

寒极生热——阴寒过甚，阴不敛阳，阳浮于外（真寒假热）——回阳救逆
热极生寒——内热之极，阳不育阴，阴隔于外（真热假寒）——清热和阴

图 6-7-23

思考题

1. 八纲病理的相互关系及其临床上的运用？
2. 病例分析

一妇女三十余岁，已婚。体质羸弱，胃纳不振，自感倦怠乏力，少气懒言。

平时带下色白，质稀，量不多，无特殊臭味。每逢经行则颜面微肿，大便泄泻，月经前后不足，量多少不一，经色淡紫，间或有小块，经前经中小腹胀痛，按之不减，脉沉细，苔薄白，舌质淡，边尖有紫暗点。

要求：（1）明确此例是属于外感病或内伤病？

（2）从八纲病理分析，此例属于哪一类型？或者是多型相兼？

二、病机十九条

病机十九条，见于《素问·至真要大论》。它把千变万化、错综复杂的临床表现，归纳于某一种病因之内，作为审证求因的纲领。同时，利用不同的病因进行分析疑似的症状。这对于认识病理变化，掌握辨证规律有很大的帮助。但是"事物都是一分为二的"。对古代的医学理论，首先肯定它有丰富的临床实践经验为基础，但又看到在当时的历史条件下认识事物的局限性和片面性，对待"病机十九条"的学习，必须掌握矛盾的普遍性和特殊性这一规律，密切联系临床实践，才能深入理解病机十九条的精神，不至被假象所迷惑。

(一) 病机的基本精神

1. 把多种不同的症状，归纳于一种病因之下

例如，属火的五条，虽然表现的症状有瞀瘛、狂越、冲上……等之不同，但其病因都属于火，这对于抓住重点，有利于审因论治。只要掌握了治火这一原则，就可以解决一系列火的症状。

2. 分析疑似的症状，找出它不同的病因

例如，引起角弓反张的症状，在文中就有热、湿、风的不同，根据不同的病因，采取不同的治疗方法（同病异治）。

(二) 对"诸"、"皆"、"属"的理解

病机十九条，每一条都有"诸"、"皆"、"属"三字，虽然表示有一定概括性，但并不是包罗一切，所以对这几个字的理解如何，也是很重要的。

诸——多种之意（大多数），不能理解为"凡"字。

皆——大多数，同字之意。

属——近也，犹言"有关"之意，不能理解为"隶属"。

为了便于学习讨论，把病机原文十九条归纳为"六淫"和"五脏"两大类（图6-7-24）。

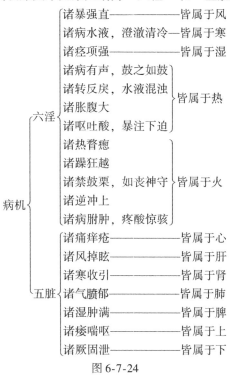

图 6-7-24

(三) 六淫病机

1. 属于风的一类

诸暴强直，皆属于风。

"暴"是突然、骤急之意，"强直"，即是肢体颈项强直。风为阳邪，其气上行主动而通于肝，是善行而数变，为百病之长，包括的范围很广，既代表致病因素，又可代表某些临床症状，凡是病急而出现肢体抽动的，都可以用风来形容。本条主要是指病因，但也可以指症状，例如，太阳病中风，发汗太过，津脱液伤，掀动风水，则筋急强直。

历代医家在长期临床实践中，把风病分为外风、内风，凡是外感风邪所致的疾病，称之外风，如热极生风；肝阴不足引起的称之内风，如虚风内动（图6-7-25）。

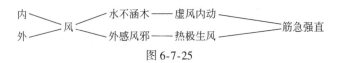

图6-7-25

无论内风或外风，都可出现筋脉拘急、肢体强直的症状。但这里主要是指外风而言。因为"暴"是突然发作之谓，病变过程较急，所谓"风者，善行而数变"。肝为风水之脏，肝主筋，风通于肝，风邪伤人后，轻者风湿、中风（指《伤寒论》中的中风证），重者导致肝风内动，故出现肢体强直（图6-7-26）。

风——人体 { 轻——风温、中风（发热、恶风寒、汗出……）
　　　　　　{ 重——导致肝风内动（筋脉拘急，肢体强直）

图6-7-26

内风出现的强直，多先有头晕、目眩、肢麻等肝阴不足、肝阳上亢的过程，病情的变化较长。不过，疾病是错综复杂的，临证时属内属外、属实属虚，必须脉症合参，细心而全面的辨别，才不致误。

引起强直病变的原因是很多，只就病机十九条来说，除了"风"之外，还有因湿、因热及属肝的不同。所以在临床上遇到"风"一系列的症状，要认真细致分析，切不可粗心大意。

2. 属于寒的一类

诸病水液，澄澈清冷，皆属于寒。

"水液"，包括上下所出，出于上的清窍如痰、涕、泪、唾液等，出于下的浊道如小便清长、大便溏稀等。"澄澈清冷"，即是水液清晰透明、淡薄而寒冷之意。

从临床中所见，凡是排泄物澄澈清冷，多属人体功能衰退、阳气已衰、阴气偏胜的疾病。例如，胃为燥土，喜润而恶燥，胃寒则主降失职，时吐清口水；寒性的泄泻，大便多清稀（当然热泻也有稀溏，但多有臭秽之味）；又如妇女的带下病，凡是脾肾阳虚的，多是带下色白、稀质如水（图6-7-27）。

带下 { 色白、质清稀如水，无特殊臭味——脾肾阳虚
　　　{ 色白黄相兼，质稠而黏，有特殊臭味——湿热下注

图6-7-27

一个主要的临床症状，虽然是辨证施治的关键，但疾病终究是错综复杂的，往往排泄物稀薄而属热，也有属寒而结的（图6-6-28）。

大便 { 热泻——质稀暴注——大肠湿热
　　　{ 冷秘——干涩难通——阳虚阴结

图6-7-28

所以对疾病的鉴别，必须四诊合参，全面地分析其脉证，才能避免造成医疗上的过失。

3. 属于湿的一类

诸痉项强，皆属于湿。

"痉"，即口噤、角弓反张、筋脉挛急不柔和之意；"项强"，即颈项强直，不能转侧之意。

湿为阴邪，其性黏腻，最易伤阳，湿邪阻滞筋脉，影响气血的运行，筋脉得不到充分的濡养，所以湿邪阻滞之处，轻则麻木重着，重则出现筋脉挛急强直之状（痉），颈项为太阳经脉所循环的部位，湿邪侵袭足太阳经，因而颈项强直，不能转侧。

造成痉病的原因很多，本条是指出因湿而致痉，如《温热经纬·湿热篇第四条》："湿热证三、四日即口噤，四肢牵引拘急，其则角弓反张，此湿热侵入经络脉隧中，宜鲜地龙、秦艽、灵仙、滑石、酒炒黄连等味。"湿热化燥，津液枯涸，邪热内传，引动肝木则成痉，这是因湿所致的例子。

湿邪久郁化热，不仅影响气血的运行，更能化热损伤阴血，使筋脉失去营养，所以严重时可出现大筋拘而不伸，小筋弛而无力的症状。"湿热不攘，大筋软短，小筋弛长，软短为拘，弛长为痿"（《素问·生气通天论》）（图6-7-29）。

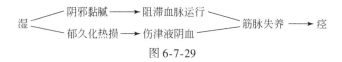

图 6-7-29

4. 属于热的一类（共4条）

热与火，在性能上基本是一致的，但在程度上有轻重的不同，所谓"热为火之渐"。如壮蒸之症，必伴有口渴、苔粗糙、舌质红绛、神昏谵语等症状，才能算是"火"邪。若单纯的发热，则不能理解为火邪。

本类属热的四条，并不能代表火邪，只能作为和寒邪相对而言。

（1）诸病有声，鼓之如鼓，皆属于热："有声"，即膨胀肠鸣。"鼓之如鼓"，前一"鼓"字是动词，是鼓打之意；后一"鼓"字是形容词，是指肠中有气如鼓的空响。

饮食不节，或肥甘过度，造成肝实脾热，肝气内郁脾不健运，以致积聚壅滞而化热，腹部胀满如鼓。如小儿疳积引起的腹部膨胀，多属此类疾病。

腹胀如鼓，不仅热证可出现，虚寒之证亦属不少，如慢性肾炎的腹水，多属脾肾阳衰而致之（图6-7-30）。

腹胀如鼓 { 热——唇舌干燥，大便秘，脉数有力——积滞化热，脾胃失和
         寒——唇舌淡白，大便溏薄，脉沉细弱——阴盛阳衰，脾不健运

图 6-7-30

由此可见，证的属寒属热，必须根据脉象及其兼证，细心辨别。一般来说，伴有腹满、大便不爽，矢气恶臭，肠鸣，唇舌干燥，脉沉数有力（如大承气汤证的痞、满、燥、实、坚），才属于热，由于积滞壅阻，胃的受纳腐熟无力，脾不能为胃行其津液，造成脾胃的升降失职，所以出现腹部鼓胀。反之，唇舌淡白，大便溏，无矢气，脉沉细弱，此属虚寒之证。胃不腐熟，脾不健运，故腹部虚满如鼓。

（2）诸胀腹大，皆属于热："胀"，即胀满。"腹大"，即腹部胀满膨大之意。《素问·脉要精微论》说："胃脉实则胀。"《灵枢·本神篇》云：脾气"实则腹胀，经溲不利。"如图 6-7-31 所示。

```
外感六淫——传里化热  脾气不升     清浊相干
                                        →痞塞不通→胀满
饮食厚味——积滞化热  胃气不降     湿热互结
```
图 6-7-31

外感六淫之邪，传里化热，或平日嗜酒厚味，可造成脾胃湿热郁结，进而导致清浊之气相干，脾气不升，不能为胃行其津液；胃气不降，积滞痞闭，所以腹部胀满。外感传里化热，若是痞、满、燥、实、坚俱备，此为阳明腑实证。本着"中满者，泻之于内"，宜苦寒下夺，以大承气汤主之（芒硝、大黄、厚朴、枳实）。嗜酒厚味，多是湿热郁结，既要清热利湿，又要除满消胀，可用中满分消丸之类。

腹大胀满，并不完全属于热，也有属寒的，如《素问·异法方宜论》所说"脏寒生满病"。例如，慢性水肿，多属脾肾阳虚、寒湿停聚、水气不化而致之（图6-7-32）。

```
          寒湿积聚
脾肾阳虚——        →肿满（腹水）→温阳利水
          水气不行
```
图 6-7-32

本条和上述的"诸病有声，鼓之如鼓"，虽然同为腹部满胀之病，病因也属于热。但前者胀而有声，多属食滞气郁化热、痞满中焦而致；而本条虽同为腹胀，但胀而无声，是中实的腹胀症，当然，证的气、血、痰、火，应以四诊的综合分析，加以细心的研究才不致误。

（3）诸转反戾，水液混浊，皆属于热："转"、"反"、"戾"，即是筋肉挛急、角弓反张之象。"水液混浊"，水液，这里指小便而言，即是小便或水泻混浊不清之意。

转、反、戾三者，严而分之，虽然有一定的区别，但总的来说，都属于筋脉挛急、角弓反张的现象，属于痉证的范畴，而痉的形成，原因是多方面的，以病机十九条而言，便有风、湿、热及属肝之分（图6-7-33）。

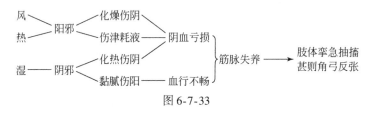

图 6-7-33

热为阳邪，最易伤津耗液，阴血亏虚，轻则小便短黄混浊，甚则筋脉失养。《难经·二十二难》云："血主濡之。"所以出现肢体挛急、抽搐、角弓反张等一系列的症状。

膀胱为津液之府，小便混浊，说明膀胱有热。但混浊之小便，也不完全属于热，例如，小儿伤食，日久不愈而致脾虚气陷（面白神疲，舌淡，脉虚软）者亦有之。《灵枢·口问》："中气不足，溲便为之变。"每用补中益气汤加减，以益气生清之法治之（图6-7-34）。

```
      运化失职
脾虚——         →清浊相干——→水液混浊
      精微下注
```
图 6-7-34

在正常的情况下，脾气散精，上归于肺而宣发全身，如伤食太过，脾气受损，造成中气下陷，则精气不升，浊气不降，清浊相干而出现水液混浊，治之宜益气升清。他如久治不愈的乳糜尿，多属脾肾阳虚，常用温养脾肾之法治之。

（4）诸呕吐酸，暴注下迫，皆属于热："暴注"，就是急骤喷射的水泻。下迫，是形容下利时，直肠及肛门发生急迫的感觉，即里急后重。上则呕吐酸味，下则下利，里急后重，肛门灼热，此乃火热为患（图6-7-35）。

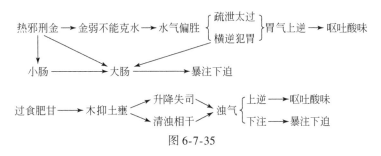

图 6-7-35

热为火之渐，火性炎上，故有"诸逆冲上，皆属于火"之说，由于热邪炽盛，则抑制肺金太过，以致肺金无力克木，木气偏胜，则疏泄太过，横逆犯胃，使胃气不降而上逆，故呕吐酸腐之物；心肺各与小肠、大肠互相表里，热邪由心肺可转移小肠和大肠；胃和大肠，本为阳明之所属，胃热亦可以下注于大肠，导致大肠传异失职，所以出现肛门灼热、里急后重之感。

过食肥甘不洁之物，造成木抑土壅之变，肝木不能疏泄，脾土不能运化，因而脾胃的升降失司，清浊之气混杂，浊气上逆则呕吐酸味，下注则腹痛腹泻、肛门灼热、里急后重。

在临床上，呕吐酸腐、暴注下迫者，固然可以同时出现，但也有个别出现的。暴注下迫，一般多属热，而呕吐酸水，则不完全属于热，也有寒的。因为胃寒则腐熟消化无力，形成食滞停留，水温不化，上逆则呕吐。

后世医家，凡属胃热而呕吐者，多主以温胆汤加味；由于火能制金，肝木自甚的呕吐吞酸，叶天士主以麦冬、沙参、枇杷叶、竹茹、石斛等佐金平水法；凡属胃寒而呕吐的，多用温中降逆之剂，如小半夏加茯苓汤之类。

小结：热邪的病机，一共是四条，前两条是说明热邪内郁，脏腑之气机不能畅通，所以发生腹大、胀满等的证候。例如，热邪内闭于肺，则肺气不宣，可见胸胀喘息；热结脾胃，则升降传输失职，故腹部多气，胀大如鼓，叩之有声；热在下焦，水液被劫，可以见大便秘结、小便不利、少腹胀满等证。后两条主要说明因热而造成急性的肠胃疾患。一般来说，排泄大量的水液之后，津液阴血亏损，筋脉失养，所以容易出现筋脉痉挛的症状；水液浑浊，又呈急性泄下，里急后重，肛门灼热，上则呕吐酸臭之物，多属火热之患。

5. 属于火的一类（共5条）

火的涵义有两个方面：一为外感六淫之火；一为内脏功能偏胜所致之火，如肝火、痰火等（图6-7-36）。

火 { 无热而自觉心烦易怒，头晕耳鸣——肝火或虚火 / 无热而精神失常，詈骂不避亲疏——痰火 } 内脏功能偏胜

图 6-7-36

（1）诸热瞀瘛，皆属于火：瞀，读成"冒"或"茂"，即是心中昏乱、神志昏蒙之意。瘛，音翅，即四肢抽搐之意。

热病化火，邪陷心包则神昏；或邪灼伤津液，筋脉失养则痉挛抽搐（图6-7-37）。

本条的"火"，是指外感六淫之火。诸热，可以壮热看。在发高热的过程中，火邪扰伤心神，神不守舍，神明无所由出，故神志昏糊不清，同时，火热之邪灼伤津液，阴血亏损，筋脉失养，所以不仅神志昏糊，而且常伴有痉挛、抽搐等之变，所谓"热邪伤身则瞀，亢阳伤血则瘛"（图6-7-38）。

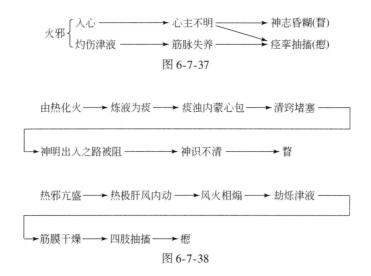

图 6-7-37

图 6-7-38

在临床中，发热、神昏、抽搐的患者，属热属火者固多。例如，火郁生风的急惊风，以及温病逆传心包出现的神昏、舌绛而用至宝丹、牛黄丸等都是属于诸热瞀瘛，皆属于火的一类。

但并非所有瞀瘛皆属于实火。例如，虚风内动，则多瘛而不瞀，所谓"神倦瘛疭，但见手指蠕蠕而动"。亡阴伤血之头眩目瞀，多是瞀而不瘛。唯是火邪用事，则瞀而且瘛，瞀深厥深，反映了热极生风，风助火势，火借风威的病理变化。

（2）诸躁狂越，皆属于火："躁"，即烦躁不安。"狂越"，即神志失常妄动，如登高而歌，弃衣而走。

《难经·二十难》说："重阳者狂，重阴者癫。"本条是以躁、狂、越并举，显属火邪亢盛的表现。因为火为阳热之邪，阳主动，阳气太过则为狂。《素问·阳明脉解篇》说："四肢者，诸阳之本也，阳盛则四肢实，实则能登高也……热盛于身，故弃衣欲走也。"所以热胜于外则肢体躁扰；热胜于内，则神志躁动。治之在镇惊安神之中，必须着重直折苦降之法，如黄芩、黄连、山栀、芦荟之类（图6-7-39）。

热结阳明——→邪火上扰心主——→神不安舍——→烦躁狂动
六淫化火——→热结阳明 { 火邪入心——消耗心液——阳盛则烦
火邪入肾——消耗肾阴——水不济火则躁

图 6-7-39

以上是就外感之火而言，多属纯阳无阴的阳明实火，即是"重阳者狂"之意。如果五志（喜、怒、忧、思、恐）郁结化火，煎熬阳明津液（胃为水谷之海），结为痰火，上蒙心窍，亦可以出现无热而躁狂的症状。治之除镇心安神之外，应着重在解郁散结，从疏肝理气、涤痰清热着手（图 6-7-40）。

五志郁结化火→煎熬阳明津液→结为痰火→上扰心神→躁狂越（无热烦躁）

图 6-7-40

在临床中，躁证属阴属虚的也不少，例如，《伤寒论》"少阴病，吐利、烦躁四逆者，死"（296 条）。此为阴寒独盛、虚阳欲脱的危候。所以在临证之时，必须加以细辨。一般来说，阳躁狂越，脉证俱实；阴躁不狂，脉证俱虚。一虚一实，证既不同，治之亦异。

（3）诸禁鼓栗，如丧神守，皆属于火："禁"、即口噤，牙关紧闭之意。"鼓栗"，即鼓颌发抖，"如丧神守"，即是心神惶恐不安之状，简而言之，即是口噤不开，鼓颌战抖，神志不安（图 6-7-41）。

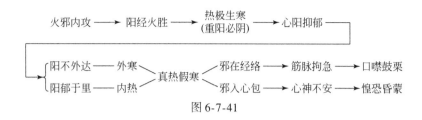

图 6-7-41

口噤，多为三阳经的病变，因为三阳之经，并络入颔颊（尤其阳明经环于口唇）当火热之邪内攻，鼓动阳明之阳上熏于心，心阳被抑，阳气抑郁于里，不得宣达于外，外则假寒，内则真热，邪热客于经络，灼耗津液，筋脉失养，故口噤鼓颔等之变；火邪入心包，神不守舍，故惶恐难堪，甚则神志昏蒙。

口噤鼓颔的病变，风寒暑湿皆可致之，例如，在疟疾发作之时也有鼓栗之变，但不完全是火邪，治之方法，多用调理和解。又如《伤寒论》"太阳病，或已发热，或未发热、必恶寒"（3条）是指寒邪外侵而言。本条是指热病化火，上扰心神、热深则厥深，外寒而内热，故寒栗鼓颔，惶恐不能自持。

(4) 诸逆冲上，皆属于火：凡是功能本来向下，因病反而向上叫做"逆"。如肝气横逆、胃气上逆之类。突然向前进行叫做"冲上"，是突然向上之意，如呕吐、呃逆之类。

引起冲上的病变，是有多种的，但本条主要是火邪，其病理示意如图 6-7-42 所示。

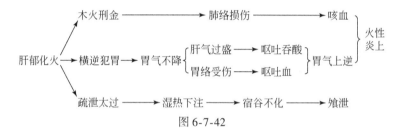

图 6-7-42

肝为风水刚强之脏，性喜疏泄条达，如肝郁化火，则横逆脾胃，中焦气机受阻，脾胃升降的功能失常，火性炎上，胃络受伤，则有呕血、吐血之变；酸为肝之气，肝气过盛，故逆上而吞酸；肝气疏泄太过，湿热下注大肠，则食谷不化而飧泄。

肺为娇脏，喜润而恶燥，木火刑金，消烁肺阴，灼伤肺络，便有咳嗽、痰黄之变。

火热之邪，属阳而其性炎上，故可引起冲上的病变，但并不是说所有冲上的疾病都属火。也有属虚寒的（图 6-7-43）。

```
       ⎧食入即吐——多属火热之邪（清热降逆，如大黄甘草汤）
   呕吐⎨
       ⎩朝食暮吐——多属中阳不振（辛温通阳，如吴茱萸汤）

       ⎧新病⎧呃逆之声有力
       ⎪    ⎨                    ——胃有实热（苦寒下夺，如泻心汤）
   呃逆⎨    ⎩唇口干燥便秘
       ⎪    ⎧呃逆之声低弱
       ⎩久病⎨               ——胃气将绝（温中扶阳，如理中汤）
            ⎩唇白舌淡，便溏
```

图 6-7-43

寒湿之邪，能损伤脾胃之阳，使升降失司，清者不升，浊者不降，清浊相干，故亦可造成冲上的病变。可根据脉证的虚实寒热，加以处理。如呕吐、呃逆属实属热，可用苦寒之剂以清火；如朝食暮吐，久病呃逆，属虚寒，又宜用温中扶阳之法。

(5) 诸病胕肿，疼酸惊骇，皆属于火："诸病胕肿"（胕与跗同），有的解释为"肤肿"、"浮肿"（胕肤同意）。但根据本条的精神，应理解为红肿痛热的炎症较宜，既符合下面"疼酸惊骇"的一句，更符合病变发展的规律，如《素问·风论》说"疠气者，有荣气热胕"（图 6-7-44）。

外邪──→经络──→经气受阻──→血液凝滞──→郁久化火 { 邪在肌肤经络──→红肿高热 邪入于心──→惊骇不宁 }

图 6-7-44

外邪入侵经络之后，经气的运行受阻，营卫的功能失调，造成血液的凝滞，卫阳之气不得宣发，正邪相搏，郁久而化热，热盛则血郁肉腐，邪稽留经络血脉，则红肿痛热；火邪太盛，则影响五志（尤其是心）的安宁，故有痛酸惊骇的病变。

痛酸的病变，不一定是火，如湿邪也能引起痛酸，但其必痛酸而麻重（重著），以湿为阴邪故也。此则火热之邪，既有痛酸，更有红热之感。

小结：火邪的病机，是热邪较重的表现，首两条是属于热病过程中所出现的精神症状，前者表现为神昏抽搐，一般是由于热极生风，或热伤津液，筋脉失养所致；后者躁扰不宁，狂妄越常，是火亢于内、神不守舍的表现。寒栗振战而兼见口噤不能自持的，多是火气过亢、火扰心神之征。火性炎上，所以表现的证候是逆气上冲，例如，呕血、吐血、气上逆，以及诸呕吐酸等皆属之，火为阳热，能灼伤营卫气血，所以也见到肢体局部红肿痛热，时刻惊叫不安。总的来说，火热通于心，火邪为病，多是神志和血脉的病变（图 6-7-45）。

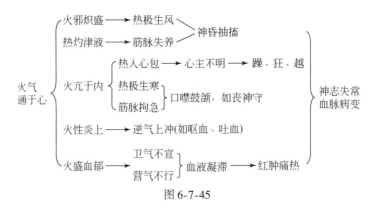

图 6-7-45

（四）五脏病机

1. 诸风掉眩，皆属于肝

"掉"，为振动摇摆之意；"眩"，即头晕眼花。简而言之，即是头晕目眩、振摇欲扑的，多与肝有关。

对于本条的理解，应该从肝和风的特性及其相互的关系来理解。如《素问·阴阳应象大论》所说："在天为风，在地为木，在脏为肝"；"肝开窍于目"，"风胜则动"，"肝主筋、在变动为握"。可见在正常或病变的情况下，肝和风都有极密切的关系。

引起肝风的病变，一般是有两方面的诱因：一是外感风邪所引起的，称为外风，如"诸暴强直，皆属于风"；二是因肾阴虚不能涵养肝水引起的，称为内风。从本条的精神，主要是偏于内风（图 6-7-46）。

五志化火──→肝阴暗耗 } 肝阳偏亢 { 上扰清空──→目眩头晕 风胜则动──→肢体摇摆 } 风阳升动
肾阴素亏──→水不涵木

图 6-7-46

肝为风木之脏，体阴而用阳，其性刚劲，主动主升。如谋虑太过，或忧郁恼怒，每使肝阴暗耗，肝火偏亢，风阳升动，上扰于清空，因而发生头晕目眩；或肾水素亏，水不涵木，木少滋荣，肝体不足，肝用偏亢，亦另风阳上扰，发为眩晕之变；风盛则动，股肢体摇摆于外。

眩晕，摇摆的病变，并不完全属于风的为患，还有火、痰、虚（气血虚、脾肾虚）、气郁等之变。例如，《伤寒论》说"太阳病，发汗，汗出不解，其人仍发热，心下悸，头眩，身瞤动，振振欲擗地者，真武汤主之"（82条）。便是太阳病过汗之后，肾阳虚而水气上泛引起的眩晕摇动，所以用温经散水之真武汤治之。

2. 诸寒收引，皆属于肾

"收"，敛也。"引"，急也。即是筋脉拘急、关节屈伸不利之意，也就是形寒畏冷、四肢蜷缩的征候。

《素问·阴阳应象大论》说："肾生骨髓……在天为寒，在地为水，在体为骨，在脏为肾。"寒有内寒、外寒之分，这里主要指内寒而言。寒主收凝，其性属肾，肾为水火之脏，是元阴元阳之所出，肾阳虚衰，阴寒内胜则收引（图6-7-47）。

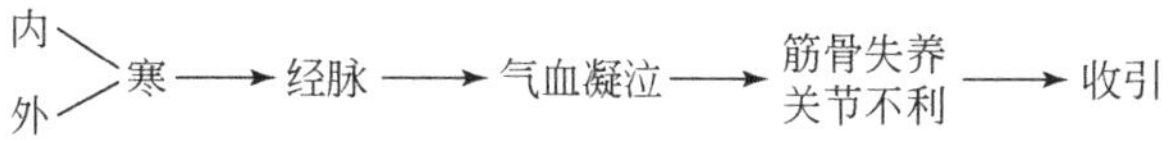

内/外 寒 → 经脉 → 气血凝泣 → 筋骨失养 关节不利 → 收引

图6-7-47

《灵枢·本脏》说"经脉者，所以行血气而营阴阳，濡筋骨而利关节者也"；《素问·调经论》云"血气者喜温而恶寒，寒则泣不能流，温则消而去之"。《难经·二十二难》指出"气主煦之，血主濡之"。筋骨关节的活动，要靠气血濡养，而气血的运行，是喜温而恶寒的。当寒邪入侵经脉，或者肾阳虚衰，不能温煦经脉的时候，气血不能畅流四肢百骸，筋骨失养，关节不利，所以出现形寒畏冷、四肢蜷缩等之变。

收引的病变，不一定属寒属肾，必伴有形寒肢冷，面色㿠白，二便清利，脉搏细弱，这才是属于肾阳虚衰、阴寒内胜的一类。治之多用温肾壮阳之法，如金匮肾气丸。

3. 诸气膹郁，皆属于肺

"膹"，是呼吸急促。"郁"，是痞闷不舒。简而言之，即是呼吸浅短急促，胸部满闷不舒之意。

《素问·六节藏象论》云："肺者，气之本。"后世医家有云："肺者气之本，肺气降则诸气皆降。"此条的"气"字，是指肺部的功能病变而言。肺为娇脏，主一身之气，职司呼吸，喜润宜降，如外感六淫之邪，或五志郁结，则气机不利，以致肺气壅盛，调节肃降无权，气郁则胸部痞塞不畅，气逆则呼吸急迫，所以说："诸气膹郁，皆属于肺。"如图6-7-48所示。

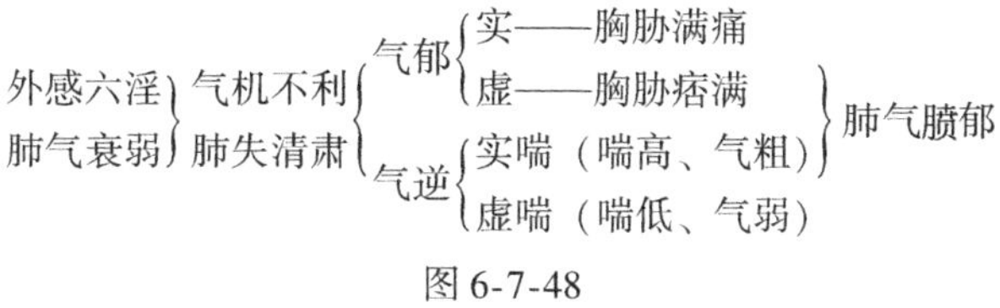

外感六淫 / 肺气衰弱 } 气机不利 / 肺失清肃 } { 气郁 { 实——胸胁满痛 / 虚——胸胁痞满 } 气逆 { 实喘（喘高、气粗） / 虚喘（喘低、气弱） } } 肺气膹郁

图6-7-48

任何原因，使肺部的气机功能障碍时，都会发生呼吸迫促、胸部痞闷的现象。在临床上，喘而兼胸闷的多属肺，但也有不属于肺的。例如，暴怒之后，肝气上逆，同样也有呼吸喘急、胸部痞闷之变。

4. 诸湿肿满，皆属于脾

"肿"，在皮肤四肢；"满"，是指腹内胀塞。"肿满"即是浮肿胀满之意。

本条的肿满，是由湿不化所形成。而湿的来源有两方面：一为外湿先伤荣卫肌肉，久而内合于脾，形成肿满；一为脾虚水湿不运所致。本条主要是指里湿而言，脾居中州，职司运化转输水谷之精微，上输心肺，下达肝肾，外灌四旁。若脾阳虚衰，运化转输失职，水谷不化，湿浊内潴则腹满肿胀；流溢于四肢肌肤，则四肢肌肤浮肿（图6-7-49）。

$$
\text{脾主运化、传输二脏}\begin{cases}\text{肺主气}——\text{水之末（气行则水行）}\\ \text{肾主液}——\text{水之本（关开则水行）}\end{cases}\text{水之制在脾}
$$

图 6-7-49

水湿在人体内的运行吸收，主要是依靠脾、肺、肾三脏来进行的，本条之所以侧重在脾，所谓"脾土主运化，肺主化气，肾主五液。凡五气所化之液，隶属于肾；五液所行之气，悉属于肺，转输二脏，以制水生金，悉属于脾"。从这里可以看出，水液的运行排泄，固然有赖于脾、肺、肾及膀胱、三焦、小肠、大肠的协同作用，但首先在于脾，如果脾虚不运，则不能传输上下，便失其生金制水的作用，所以说肿满的疾病，多与脾有关的。例如，虚性的水肿，往往用健脾培土、温阳化湿之法治之而收功（图6-7-50）。

$$
\text{脾失健运}\begin{cases}\text{水湿不化}\rightarrow\text{弥漫中焦}\rightarrow\text{流溢于四肢}\rightarrow\text{四肢浮肿}\\ \text{不能制水生金}\begin{cases}\text{肺气虚弱}\rightarrow\text{宣降失职}\\ \text{肾阳不足}\rightarrow\text{水势泛滥}\end{cases}\text{肢体肿满}\end{cases}
$$

图 6-7-50

水湿是阴凝之邪，每会引起肢体的肿满，但肿满的病变，不一定完全由于湿。例如，前讲的"诸胀腹大，皆属于热"、"热盛则肿"，便属于热而不属于寒。

5. 诸痛痒疮、皆属于心

本条的主证是痛、痒、疮。这里的"疮"字，不仅代表所有疮疡的外证，而且包括所有的皮肤病，如疥疮等。但根据本条的整个精神来看，应该是阳疮的方面，不包括阴疮在内（图6-7-51）。

$$
\text{疮疖}\begin{cases}\text{有红肿病痒}——\text{痈（阳疮）}\\ \text{有痛痒而红肿不明显}——\text{疽（阴疮）}\end{cases}
$$

图 6-7-51

心属火，主血液的运行，其充在血脉。心火内炽，导致血液的运行不畅，使卫气聚停于局部（卫气的功能，外则润泽肌肤，内则温养五脏），气血凝滞，热郁甚则血壅肉腐，故疮生而痛痒作矣（图6-7-52）。

$$
\text{心属火主血脉}\rightarrow\text{心火内炽}\rightarrow\text{血脉不调}\rightarrow\text{气血凝滞}\rightarrow\text{血壅肉腐}\rightarrow\text{疮}\begin{cases}\begin{matrix}\text{热甚}\\ \text{有余}\end{matrix}\text{痛}\begin{cases}\text{卫气稽滞}\\ \text{不通则痛}\end{cases}\\ \begin{matrix}\text{热微}\\ \text{不足}\end{matrix}\text{痒}\begin{cases}\text{营卫不和}\\ \text{肌肤失调}\end{cases}\end{cases}
$$

图 6-7-52

《灵枢·痈疽篇》说："寒邪客于经络之中则血泣，血泣则不通，不通则卫气归之，不得复反，故痈肿。寒气化为热，热胜则腐肉，肉腐则为脓。"

《内经知要》说："热甚则疮疼，热微则疮痒。"

6. 诸痿喘呕，皆属于上

本条的主证是痿、喘、呕。呕是呕逆，喘即是咳喘。痿有肺痿、足痿之分，即是倦怠无力、手不能握、足不能行。这些病变都属于热。

大凡一切痿证的病机，都属于上焦肺脏的病变，因为"上焦开发，宣五谷味，熏肤，充身，泽毛，若雾露之溉，是谓气"（《灵枢·决气》）。如果肺热灼烁津液，肺失施布，于是发生皮毛、筋脉等枯萎软弱的疾患。《素问·痿论》云："故肺热叶焦，则皮毛虚弱急薄，著则生痿躄也。"

肺位于上焦而主持诸气，气下行而肃降，肺失肃降之职，故上逆而喘也；胃位于中焦，为水谷之海，五谷之精微，虽由胃的容纳腐熟，脾的健运而得，但必借上焦之气的开发，才能宣化，如上焦的宣发功能失常，则导致胃气郁而不行，所以胃气上逆而呕（图6-7-53）。

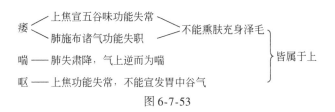

图 6-7-53

属于上的呕，一般是喘呕并见，如果仅仅呕而不喘的，多属胃腑本身的病变（应结合脉证）。例如，小儿的顿咳，便是咳而又呕，治之宜肺胃并治。

痿证的病变，既然属于上，但在治痿的经验上，历来都主张"治痿独取阳明"。这因为阳明属胃，胃为水谷之海，是津液的来源，痿之所以生成，主要是肌肉筋骨得不到津液阴血的濡养，所以宜养胃以生津，濡养肺阴以润筋脉。《素问·痿论》指出："阳明者，五脏六腑之海，主润宗筋，宗筋主束骨而利机关也。"《素问·阴阳应象大论》说："肝生筋。"如图6-7-54所示。

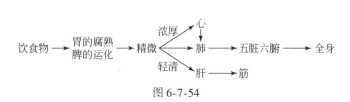

图 6-7-54

《素问·经脉别论》指出："食气入胃，散精于肝，淫气于筋。食气入胃，浊气归心，淫精于脉。脉气流经，经气归于肺，肺朝百脉，输精于皮毛。"从以上的条文来看，痿证的根源在于胃，所以"治痿独取阳明"是有道理的。

7. 诸厥固泄，皆属于下

厥者，逆也，气血逆乱所致的病症。轻则四肢厥冷，重则昏不知人。

固、泄是指大小便而言。下，泛指肝、肾和膀胱（图6-7-55）。

厥有寒厥和热厥之分，主要是阴虚和阳虚所形成，《素问·厥论》云："阳气衰于下，则为寒厥；阴气衰于下，则为热厥。"由于三阳脉衰于下则阳虚而阴盛，阳气不相顺接，阴气独行上逆，所以为寒厥；三阴脉衰于下，则阴虚而阳盛，阴气不相顺接，阳气独行上逆，所以发为热厥（图6-7-56）。

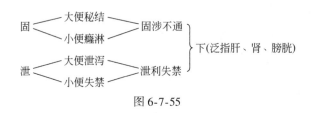

图 6-7-55

```
足三阳经—阳衰—阴盛 {阳气不相顺接/阴气独行上逆} 寒厥
足三阴经—阴衰—阳盛 {阴气不相顺接/阳气独行上逆} 热厥
```
}阴阳偏胜偏衰——独行上逆——厥证

图 6-7-56

总的说来，寒厥和热厥的病机，是由于肾元受损，导致阴阳偏胜偏衰的结果。但仅仅依赖手足的寒或热，是不能判断是阴虚或阳虚的，必须脉证的结合，才能作出鉴别。

后世医家对"厥证"的论述，更进一步的发展，在病理、症状、治疗等方面更为全面。例如，《伤寒论》指出"凡厥者，阴阳气不相顺接，便为厥。厥者，手足逆冷者是也"（337条）；"手足寒，脉迟……当温之，宜四逆汤"（324条）；"伤寒脉滑而厥者，里有热，白虎汤主之"。这里既点出厥证的病机是"阴阳气不相顺接"，又指出了寒厥和热厥的共同症状是"手足寒冷"。同时，指出寒厥为脉迟，热厥为脉滑，作为鉴别的要点（图6-7-57）。

```
厥 {寒厥——寒极阳衰
    热厥——热极阳郁} 阴阳之气不相顺接 → 手足寒冷
```

图 6-7-57

寒极阳衰，阳气衰微，不能温布于外而手足逆冷为寒厥；热极阳郁，阳气内郁而不能向外透达，也能引起手足寒冷而为热厥。

《伤寒论》对寒厥和热厥的认识，重在外感六淫之邪所引起（外因），寒厥是外感病从少阴寒化，是属于虚证，治之当用扶阳抑阴，如四逆汤；热厥是外感病从阳明热化，是属实证（舌干、口燥、烦渴引饮），治之宜宣透郁阳，如白虎汤的清透。《素问·厥论》重在人体的正气，寒厥和热厥都属虚证，所以对肾阳不足引起的寒厥，治之当用益火之原（补阳），如附桂八味之类；肾阴不足而致之的热厥，又宜壮水之主（补阴），可用知柏八味之类。

固涩与泄利，同脾、肺、肾的气化都有关，但这里主要是指肾的功能而言。"开窍于二阴"。正由于肾主二阴，所以肾的功能不正常时，大小便可发生固涩或者泄利的病变（图6-7-58）。

```
大便 {固——老年便秘——阴阳两虚
      泄——五更泄泻——脾肾阳虚}
小便 {固（癃闭）——肾阴虚、肾阳虚
      泄（尿多）——肾气不固}
```

图 6-7-58

大小便的固涩或泄利，有阴虚或者阳虚的不同，由于"肾开窍于二阴"，治之多以补肾之阳或益肾之阴为主。

以上厥、固、泄的病症主要是指下焦肾的病变而言。但并不是所有的厥、固、泄都属于下。例如，阳明经之厥，为癫狂走呼、腹满面赤、妄见妄言，是阳热之邪归心，扰乱心神而致之。又如肺气不宣，也使小便不利，所谓"上焦不通，则下焦不泄"，以提壶揭盖法，小便可通，这就是由于肺气不利，不能通调水道下输于膀胱的缘故。这就不属于下而返属于上。再如肺移热于大肠而引起的大便干燥，服润肺药大便可以通调，这同样也不属于下（图6-7-59）。

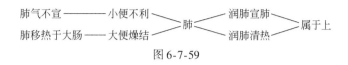

图 6-7-59

临床症状相同，但病因病位有所不同，因而在治疗上，也是不同的。

总之，风性数变善动，入通于肝，肝主筋而开窍于目，所以肝的病变多有振掉摇摆、头晕目眩等。寒主收引，临床表现多为肌肤收缩、肢体拘急，这由于肾阳不足、阳气不能温煦所致。肺主气，肺有病则气机不利，不能输布畅达，而为胸满闷郁、呼吸不舒，甚至喘息上气等现象。四肢浮肿或腹部胀满，是由于脾病不能为胃行其津液，水液的输布和排泄失常，遂停于内而为水湿。痛痒是疮疡常见的征候，其病机一是由于心火旺而致血热肉腐，二是由心阳不足，血脉凝泣所致。虽然是有虚实寒热之分，但病属心主之血脉，所以概括的说属于心。厥为阴阳之气偏胜或偏虚而出现的逆证，以下虚而导致上盛的为多，主要表现为四肢寒冷，甚至不省人事。固是二便不通，泄是二便不固，凡此病皆在下焦，以肾主诸阴而开窍于前后二阴。痿是指皮毛、筋肉、骨脉枯萎软弱等疾患，这是由于上焦功能失常，不能开发，宣五谷味、熏肤、充身、泽毛所引起，主要责之于肺。肺气上逆为喘，胃气上逆为呕，所以皆属于上。

小　　结

（一）八纲病理

八纲的病理变化，是表里出入、寒热进退、邪正虚实、阴阳盛衰之间的关系。但这些千变万化、错综复杂的关系，都可以用阴阳来作为它的总纲。如病在表，属实，属热者均为阳；在里，属虚，属寒者皆为阴。表实而发热者，为之阳证，里虚而身寒者，为之阴证。可见一些疾病的演变转化，无不体现了阴阳相对的两方面。因此，掌握阴阳的变化，便成为综合病象、分析证候、辨证施治基本法则之一，是八纲中的总纲。

（二）病机十九条

（1）《内经》病机十九条，言简而意深，临床意义很大，是根据复杂的临床症状归纳出来的辨证求因的初步概念，必须综合分析，贯彻辨证方法，才能运用自如，例如，"诸呕吐酸，皆属于热"，必伴有脉弦数、舌红等，始可断定为热，用苦寒泻热之法。

（2）病机十九条，每一条的概括性虽然都很强，但然存在一定的局限性，不能把它看作包罗万象。

（3）学习与运用病机十九条，要与内经以后的医学连贯起来，如汉代的《伤寒论》、清代的《温病学》，很多条文是该病机的阐发。如《金匮要略》说"食已即吐，用大黄甘草汤"，便是"诸逆冲上，皆属于火"的进一步发挥。

思考题

1. 病机十九条与脏腑、经络、病因的相互关系？
2. 病机十九条的基本精神和临床运用价值？

第八节 治 则

学习目的

掌握疾病的治疗原则,以便指导处方用药。

治则,就是治疗疾病的基本法则,是经过长期临床实践总结出来的治疗规律。

伟大领袖毛主席教导人们:"不同质的矛盾,只有用不同质的方法才能解决。"治疗原则是建立在整体观念和辨证的基础上,针对病因、病位、症状和个体的差异而制订出各种不同的治疗方法。

人体是一个统一的整体,在心的主导下,以五脏为中心,人体内脏及各个组织器官之间,在生理上都保持相互依存的密切关系,因而某一脏腑组织器官功能发生障碍,就会相应的影响到其他脏腑组织器官。所以在治疗之时,就要从整体出发,既要照顾整体,又要重视局部,尤其是要充分调动医务人员与患者的两方面的积极性,才能更快地到达治疗的目的。

疾病的发生,是错综复杂的,但总不外乎正邪相搏而致脏腑的功能失调。所以治疗的原则,虽然是多方面的,但其着眼点仍在于扶正祛邪,调理脏腑气血阴阳,使正胜邪却,脏腑安和,从而达到恢复健康的目的。

一、预 防 为 主

预防为主,是我们社会主义祖国卫生工作四大方针之一。伟大领袖毛主席教导说:"应当积极的预防和医治人民的疾病,推广人民的卫生事业。"新中国成立后,我国卫生事业取得了巨大的成就,在此之前危害人民生命很大的传染病,如天花、霍乱、鼠疫等已经消灭,广大劳动人民的健康水平大大的提高。人们要充分发动群众,讲卫生,除四害,为革命锻炼身体,增强人民体质,不断地提高人民的健康水平。

在两千多年前,祖国医学已强调"不治已病、治未病"。其意义是无病先防,有病早治,防其传变,把疾病消灭在萌芽阶段(图6-8-1)。

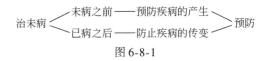

图6-8-1

(一) 无病先防

(1) 重视体育的锻炼。例如,华佗的"五禽戏"、气功疗法,太极拳等。
(2) 注意饮食起居的调节。"饮食有节,起居有常"。
(3) 注意精神的饱满。"精神内守,病安从来"。
(4) 注意环境卫生。"黎明即起,洒扫庭前,内外清洁"。
(5) 防避致病因素的侵袭。"虚邪贼风,避之有时"。

(二) 有病早治,防其传变

疾病的发生,往往是由浅入深的,由这一脏腑传至另一脏腑。所以必须争取早期治疗,以免疾病的深入发展,危及生命。《素问·阴阳应象大论》说:"故邪风之至,疾如风雨。故善治者治皮毛,其次治肌肤，其次治筋脉，其次治六腑，其次治五脏。治五脏者半死半生也。"如图 6-8-2 所示。

邪风→皮毛→肌肤→筋脉→六腑→五脏

图 6-8-2

《金匮要略》云："夫治未病者，见肝之病，知肝传脾，当先实脾。"

《难经·七七难》说："所谓治未病者，见肝之病，则知肝当传之于脾，故先实其脾气，无令得受肝之邪，故曰治未病焉。"如图 6-8-3 所示。

肝 —传→ 脾（肝木乘脾土）

图 6-8-3

二、因时、因地、因人制宜

伟大领袖毛主席教导人们说："世界上的事物是复杂的，是由各方面的因素决定的，看问题要从各方面去看，不能只从单方面看。"疾病的产生和变化，有它的共性，也有它的特性。要是"离开具体的分析，就不能认识任何矛盾的特性"。所以在治疗上要全面地看问题，根据患者的思想、体质的不同，所处的地理环境、气候的差异，作具体的分析处理。在整体观念的基础上，既有原则性又要有灵活性。

（一）因时制宜

四时气候的变化，如春温、夏热、秋燥、冬寒，均对人体有一定的影响，而反常的气候，更是诱发疾病重要条件之一，根据不同季节的气候特点，考虑用药原则，叫做因时制宜。不同的季节，人体的生理功能活动和病理的变化也有所不同，例如，春夏属阳，气血趋向于外；秋冬属阴，气血趋向于内，治疗用药，也相应地有所区别。

1. 四时气候的特点（图 6-8-4）

春———温
夏———热
长夏——湿
秋———凉
冬———寒

图 6-8-4

2. 四时气候对人的影响（图 6-8-5）

四时 { 生理 { 春夏 } 阳——阳气发泄——气血向外
            { 秋冬 } 阴——阳气收藏——气血潜内
       病理 { 春——多风湿
             夏——多湿热
             长夏—多湿病
             秋——多燥病
             冬——多风寒

图 6-8-5

3. 根据四时气候用药（图6-8-6）

外感病 ｛春温多风——辛凉疏表；夏热多湿——辛凉芳化；秋凉多燥——辛润解表；冬寒多冷——辛温解表｝ 四时异治

图6-8-6

（二）因地制宜

根据各地区不同的地理环境，考虑用药的原则，叫做因地制宜。人生活在自然环境之中，既有适应环境的能力，更有克服改造自然环境的能力。但也不能否认自然气候对人体的影响，尤其是我国土地辽阔，人民的生活习惯等差异很大，因而在治疗用药之时，必须注意因地制宜，做到"五方异治"（图6-8-7）。

西北地高气寒——病多风寒 ｛多用辛温之药；慎用寒凉之药｝
东南地卑气热——病多风热 ｛多用辛凉芳化；慎用辛温滞腻之药｝ 四方异治

图6-8-7

（三）因人制宜

患者有年龄、性别、体质情况等的不同；妇女有经、带、胎、产的特殊；小儿脏腑娇嫩，气血未充，为稚阳之体，易寒易热，易虚易实。在治疗的过程中，应该根据患者的具体情况，加以不同的处理，不仅在用药剂量上有所区别，就是在立法用方上也不一样。例如，患者素体阳盛，平时怕热，就要慎用温药；反之，平素怕冷，体质偏寒，就要慎用寒药。又如妇女是"气常有余，血常不足"，在治疗之时，药贵冲和，不宜攻伐太过；小儿稚阳之体，易虚易实，药宜甘平，调其脾胃。这种全面地照顾患者的年龄、性别、生活习惯、体质强弱及精神的特点，给予适当的治疗方法，就叫因人制宜。

三、治标与治本

（一）标本的含义

标，就是标志，即现象；本，就是根本，即本质。标本是一个相对的概念，主要的是根据疾病的主次先后和病情的轻重缓急而区分的。

以邪正而言——正气为本，邪气为标。
以症因而言——病因为本，见症为标。
以新久而言——久病为本，新病为标。
以内外而言——在内为本，在外为标。

伟大领袖毛主席在《矛盾论》中指出："研究任何过程，如果是存在着两个以上矛盾的复杂过程的话，就要用全力找出它的主要矛盾。捉住了这个主要矛盾，一切问题就迎刃而解了。"标与本的关系，就是主要矛盾与次要矛盾的关系。在一般的情况下，本是主要矛盾方面，决定疾病过程的性质，标是矛盾的非主要方面。

（二）治标与治本的依据

根据标本缓急的不同，大致分以下三方面。

1. 治病求本——缓则治其本（本急于标）

治病求本，就是分析病情，找出病因病理，即找出疾病的主要矛盾，给予有效的治疗，这是最根本的原则。在一般情况下，标根于本，本急于标，病本能除，标证也随之而解，如图 6-8-8 所示。

$$
\text{阴虚发热}\begin{cases}\text{阴虚——病因（本）}\\\text{发热——症状（标）}\end{cases}\text{滋阴清热}
$$

图 6-8-8

《素问·标本病传论》说："先寒而后生病者，治其本；先病而后生寒者，治其本；先热而后生病者，治其本；先热而后生中满者，治其标；先病而后泄者，治其本；先泄而后生他病者，治其本；必且调之，乃治其他病。"如图 6-8-9 所示。

$$
\left.\begin{array}{l}\text{先感受寒邪——后生其他疾病（标）——如发热恶寒}\\\text{先身有病——后发现寒证（标）——如身寒肢冷}\\\text{先身有病——后发生泄泻（标）}\\\text{先病泄泻——后发生其他疾病（标）——如久泻痉厥}\end{array}\right\}\begin{array}{l}\text{先治其本}\\\text{则标自除}\end{array}
$$

图 6-8-9

在临床治疗中，有不同的疾病，其病因病理相同，根据治病求本的道理，可以用相同的方法治疗，这叫做"异病同治"（图 6-8-10）。

$$
\left.\begin{array}{l}\text{胃下垂}\\\text{肾下垂}\\\text{子宫下垂}\\\text{脱肛}\end{array}\right\}\underset{\text{（病机）}}{\text{气虚下陷}}——\underset{\text{（治则）}}{\text{下者举之}}——\text{补中益气汤}
$$

图 6-8-10

疾病的症状相同，但其病因病理不同，根据治病求本的道理，治法也就不同，这就是"同病异治"（图 6-8-11）。

$$
\text{哮喘病}\begin{cases}\text{寒喘——治以温药}\\\text{热喘——治以寒药}\\\text{虚喘——治以补药}\end{cases}\text{同病异治}
$$

图 6-8-11

2. 急则治其标——标急于本

在一定条件下，标证也可以转化为主要矛盾方面，形成标急于本的局面，这时就应该按"急则治其标，缓则治其本"的原则处理，如图 6-8-12 所示。

肝硬化腹水（本）—呼吸困难，二便不通（标急于本）—峻下逐水—十枣汤

图 6-8-12

肝硬化是本，腹水是标，但腹水已引起腹病胀满、呼吸困难、二便不利。此时标证已转化为主要矛盾方面，必须峻下逐水，用十枣汤之类。待标证缓解，再用软坚活血或疏肝健脾之法以治本。《素问·标本病传论》说："先热而后生中满者，治其标"，"先病而后生中满者，治其标"，

"大小不利，治其标"。中满、大小不利，都是比较严重而危急的症状（图6-8-13）。

急则治其标 { 外感热邪先有他病 } 传里（脾胃）——中满 { 饮食不振药力不行 } 先治标—治标亦治本
{ 无论感受何种病邪 } 导致大小便不利者——先利大小便——后治病邪

图6-8-13

3. 标本同治——标本俱急

凡是疾病出现标本俱急的，可用标本同治的方法，以提高疗效，缩短病程，减轻患者的痛苦（图6-8-14）。

血虚外感 { 阴虚血亏——本（旧病） 外感风寒——标（新病） } 养血发汗（标本同治） 解表不伤正 扶正不滞邪 扶正祛邪

图6-8-14

阴虚血亏的患者，又兼有外感风寒的表证。阴虚血亏为本，新感风寒为标。若单行发表取汗，可因汗源不足，不但不能发汗祛邪，而且阴血更伤；若只滋阴养血，则外邪胶固不解。所以治之当滋阴养血与辛温解表同用，才能表解而不伤正，扶正而不滞邪，达到扶正祛邪的目的。

总之，疾病是千变万化的，治本或治标，或标本同治，都根据疾病的具体情况而定。凡是本急于标，当先治本；标急于本，当先治标；标本俱急，标本同治。这在治疗上是很重要的，所以《素问·标本病传论》说："知标本者，万举万当；不知标本，是谓妄行。"

四、正治与反治

（一）正治

正治，又名逆治，是针对病情而采用与病情相反的药物，以达到治疗目的的一种方法，即是"逆病象而治"之意（图6-8-15）。

热证——以寒治热
寒证——以热治寒
虚证——以补治虚
实证——以泻治实

图6-8-15

《素问·至真要大论》提出："寒者热之，热者寒之，微者逆之，甚者从之，坚者削之，客者除之，劳者温之，结者散之，留者攻之，燥者濡之，急者缓之，散者收之，损者温之，逸者行之，惊者平之。"这里的"寒者"、"热者"等系指证候的属性而言。"热之"、"寒之"是指治疗原则而言。同一热证或同一寒证，在辨证上，仍有表里虚实的不同，在治疗上亦有所区别（图6-8-16）。

正治 { 寒 { 表寒——辛温解表——麻黄汤 里寒——辛热温里——四逆汤 } 寒者热之
热 { 表热——辛凉解表——银翘散 里热——苦寒攻里——承气汤 } 热者寒之 }

图6-8-16

"微者逆之，甚者从之"：这是根据疾病的本质和现象的异同情况来决定治法的，也就是说病势有轻重的不同，在治疗上有逆从的区别（图6-8-17）。

```
          ┌ 病情正常发展  ┌病势较轻┐      ┌药性与病象相反，逆其病
微者 ─────┤              │症状单纯├ 逆之 ─┤
          └ 本质和现象一致 └反映真象┘      └象而治，治其真象（正治）

          ┌ 病情异常发展  ┌病势严重┐      ┌药性与病象同，顺其病象而治不治
甚者 ─────┤              │症状复杂├ 从之 ─┤
          └ 本质现象不一致 └出现假象┘      └假象，但治本质（反治）

          ┌真寒──热之  ┐
          │真热──寒之  │ 微者逆之（正治）
寒热类型 ─┤真寒假热──以热治热│
          │真热假寒──以寒治寒│ 甚者从之（反治）
          └              ┘
```

图6-8-17

在寒热两大疾病类型中，有真寒真热（微者）和真寒假热、真热假寒（甚者）的不同，在治疗上也就有逆之、从之的区别，其他疾病的类型，也可以本着这个原则论治。

"坚者削之"：坚，即坚硬如石；削，推荡削平之意。凡腹内坚硬有形的病证，如癥瘕之类，可用攻伐消削的方药治疗，如鳖甲煎丸等。

"客者除之"：客，即外来客邪。除，即铲除。如外来客热于阳明而大便秘结，可用承气汤下之；邪客于肌肤，可用麻黄汤之类汗之。

"劳者温之"：劳，即劳倦；温，即温养。病属虚劳（头晕，倦怠，肢体乏力，少食等），宜温而养之，如人参养荣汤、归脾汤之类。

"结者散之"：结，即郁结，如邪气痰浊郁结，散，即消散。如肝气郁结而用逍遥散之类。

"留者攻之"：留，指内脏积滞不能排除于外，如痰饮蓄水、经闭等。攻，指攻逐，用攻逐之药以排除积聚，如十枣汤、承气汤、抵当汤之类。

"燥者濡之"：燥，指干燥；濡，即濡润。干燥的疾病，要用滋润的方法，如燥热病损伤脾胃的津液（咽干口渴，或发热干咳少痰），可用沙参麦冬汤之类。

"急者缓之"：急，指脏气急逆或筋脉拘急；缓，即用舒缓的方药治疗。如《素问·脏气法时论》说："肝苦急，急食甘以缓之。"如癔病，精神恍惚，神态失常，可用养心宁神、和中缓急的甘麦大枣汤治之。

"散者收之"：散，指正气耗散的病证，如盗汗、滑精等。收，指收敛。正气耗敛，要用收敛的药物治疗。如血脱气散用独参汤，暑伤无气用生脉散，遗精用金锁固精丸，盗汗用牡蛎散。

"损者温之"：指一般亏损的虚弱证，如阳虚、中气不足等，宜用温补强壮药，如八味、补中益气之类。

"逸者行之"：逸，是安逸，即运动障碍、四肢不灵活之意，如瘫痪、痿痹等。行，指用行血通络的药治疗，如小活络丹之类。

"惊者平之"：惊，指一般不安的现象，如心悸、失眠、小儿惊风、抽搐等。平，指用安神、镇静的药物治疗，如朱砂安神丸、抱龙丸之类。

（二）反治

反治，又叫做从治，就是在表面上是顺从症状而治，实际上仍然是针对疾病本质的一种治疗原则，是疾病本质和症状不一的情况下用之。如真寒假热而用热药，表面是顺从假热而治，但实际上，仍然是针对寒的本质。

1. 热因热用，寒因寒用，塞因塞用，通因通用

用热药治疗热证，叫做热因热用；用寒药治疗寒证，叫做寒因寒用；用补塞药治疗不通的病证，叫做塞因塞用；用通利的药治疗通泄的病证，叫做通因通用。这种顺从其症状而治的方法就叫反治法。

（1）热因热用——以热药治假热，用于真寒假热证（图6-8-18）。

```
下利清谷，手足逆冷 ┐
脉微欲绝           ├──内真寒 ┐四逆汤加参桂等（引火归原）
                  ┘         │
面红目赤——阴盛于下，格阳于上——外假热┘（顺从表面的假热而用热药）
```
图6-8-18

（2）寒因寒用——以寒药治假寒，用于真热假寒证（图6-8-19）。

```
舌干口燥，烦渴引饮，脉沉而滑———内真热 ┐白虎汤（清里泄热）
                                    │
四肢厥冷——热极阳郁（热深厥深）——外假热┘（寒药顺从表面的假寒而用）
```
图6-8-19

（3）塞因塞用——用补塞的药治疗闭塞不通的虚证（图6-8-20）。
血虚经闭——用补养气血的治疗方法。

```
          ┌脾阳不运┐
腹胀 ─────┤       ├虚胀──中气衰弱──理中汤
          └腹膨便溏┘
```
图6-8-20

（4）通因通用——用通利的药，治疗通泄的疾病（图6-8-21）。
湿热下痢——清热渗湿，化滞行气。

```
          ┌瘀血阻滞经脉┐
瘀血崩漏 ─┤           ├淋漓不绝——活血化瘀
          └新血不得归经┘
```
图6-8-21

2. 反佐法

疾病发展到阴阳格拒的阶段，出现假象时，或大寒，或大热，如果单纯以热药治其真寒，或以寒药治其真热，往往药下咽时即吐，发生格拒不入的情况。这时就要用反佐法起诱导作用，制止机体对药物的反抗。其法有2种。

（1）在方药组成中，加入相反的药物，以起到监制、诱导的作用。
例如，白通汤加人尿、猪胆汁，是热药中加寒药反佐（图6-8-22）。

```
                        ┌附、羌、葱——温通救逆
白通汤证——阴盛于下格阳于上┤
                        └猪胆汁人尿——咸寒反佐（同气相求，引导阳药入阴）
```
图6-8-22

（2）在服药上采用相反的方法。
例如，热药冷服（如姜、附冷饮），寒药热服（如承气汤热饮）。

五、扶正与祛邪

疾病的过程，是正气（内因）与邪气（外因）矛盾双方斗争的过程。治疗的根本目的，是在改变正邪双方力量的对比，促进疾病向好的方面发展。所以各种治疗措施，都是根据扶正和祛邪的原则制订出来的。

（一）扶正与祛邪的关系

扶正，是为了更好地祛邪，即是增强抵抗力以战胜疾病。而祛邪的目的，又是为了保护正气，即是消除致病因素，使脏腑气血恢复正常。所以前人有"扶正即所以祛邪，祛邪即所以安正"的说法。在临床中，要仔细分析正邪盛衰的不同情况，根据正气与邪气在疾病矛盾中所占的地位，区别主次。病情的轻重缓急，适当运用扶正与祛邪的原则（图6-8-23）。

扶正——增强抵抗力——祛邪外出（祛邪）｝扶正即所以祛邪
祛邪——消除致病因素——保护正气（扶正）｝祛邪即所以扶正

图6-8-23

（二）扶正与祛邪的运用

1. 扶正——适用于单纯正虚而无外邪者

扶正，就是运用药物、营养、功能锻炼等方法扶助正气，提高机体抵抗力和自然修复能力，从而战胜病邪，恢复健康。此法适用于单纯正虚而无外邪的患者，或者有外邪而正虚为主要矛盾的病例。

在药物治疗上的运用，扶正即是补法。根据虚证有阴虚、阳虚、气虚、血虚等的不同，因而在具体上的运用，就有助阳、益气、补血、滋阴等之别（图6-8-24）。

扶正——补法｛助阳——温脾肾之阳｝补肾为主
　　　　　滋阴——养肝肾之阴
　　　　　益气｝补脾胃为主
　　　　　补血　　　　　　　　　｝正虚而无外邪者适之

图6-8-24

便溏、肢冷、脉微细等之变是属于脾肾阳气不足之证，治之当用附桂理中、四逆汤之类回阳；大便结、五心潮热、脉细数、舌质红等之变，是属于阴虚火旺之证，治之当用知柏八味之类以滋阴降火。由于肾为真阴真阳之所出，是水火之脏，凡阴阳之不足者，当以补肾为主。倦怠乏力、面色苍白、脉虚细者，乃是气血不足之证，治之当用益气养血之剂，如八珍汤、人参养荣汤之类。以脾胃为气血生化之源，凡是气虚血少之病，除治疗其致病的根源外，应以大补脾胃为主，以期促进其气血的恢复。

2. 祛邪——适用于邪盛而正虚不明显者

祛邪，即是攻法。通过运用药物、手术、针灸、拔火罐等各种治疗方法，祛除病邪，以期达到祛邪正复的目的。此法适用于邪气盛而正虚不明显者，或者正虽虚而以邪盛为主要矛盾的病例。由于机体的差异、病邪轻重的不同，在攻法上多种多样，要根据具体灵运用（图6-8-25）。

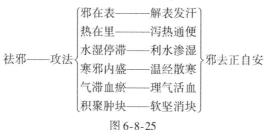

图6-8-25

发热恶寒、头项强痛、脉浮等，为邪在表，当用麻黄汤或银翘散之类解表发汗，以祛散在表之邪；烦热口渴，大便秘结，是热结于里，当用苦寒下夺之剂，如承气汤之类，以泻下通便，清解其在里的热邪；尿少、水肿，为水湿停滞，当用利水渗湿，以疏利在里之湿邪；便溏肢冷，为寒邪内盛，当用温经散寒，如四逆汤之类；或寒积凝结，当用温化之法（如巴豆等）；胸胁胀痛，为气滞血瘀，当用理气活血之法，如桃红四物汤、柴胡疏肝散之类；积聚癥瘕、肿块疼痛之变，既要用活血化瘀（如少腹逐瘀汤之类）之剂，还要用软坚消块之法（如消瘰丸）。

3. 扶正兼祛邪——适用于正虚严重而有邪者

在正邪斗争的过程中，正虚已明显而仍有邪者，当以扶正为主，兼以祛邪，即在补剂之中，酌加祛邪之药（图6-8-26）。

热病 { 伤阴——正虚 / 大便结——邪实 } 新加黄龙汤 { 增液、归参——扶正滋阴 / 调胃承气——通便祛邪 } 扶正祛邪

图6-8-26

4. 祛邪兼扶正——适用于邪升盛正虚，以邪盛为主者（图6-8-27）

阳明气分证 { 高热——邪热炽盛——邪盛 / 口渴——津液已伤——正虚 } 白虎加人参汤 { 参、草、米——益气养胃 / 石膏、知母——清热生津 }

图6-8-27

5. 先扶正后祛邪——适用于正虚邪盛，以正虚为主者（图6-8-28）

下利清谷（内脏虚寒） / 身体疼痛（表邪未解） { 治里为先——四逆汤 / 下利止———又宜解表 } 先补后攻

图6-8-28

6. 先祛邪后补正——适用于邪盛正虚，以邪盛为主者（图6-8-29）

阳明腑实证 { 高热烦渴 / 大便秘结 / 舌干苔黄 } { 里热炽盛——承气汤——泻实祛邪 / 津液已伤——益胃汤——滋阴生津 } 先攻后补

哮喘病 { 发作期——攻病为主——苏子降气汤 / 缓解期——扶正为主——六君子汤 } 先攻后补

图6-8-29

总而言之，扶正与祛邪，根据临床的运用，归纳起来，主要的是扶正以祛邪（以扶正为主）、祛邪以扶正（以祛邪为主）和攻补兼实施（先补后攻、先攻后补）等。

六、常用治疗方法

汗、吐、下、温、清、和、补、消是药物治疗的八种基本方法，现扼要分别介绍如下。

（一）汗法（解表法）

汗，这里做动词理解，是散的意思。汗法，是运用解表发汗的药物，组成一定的配伍，是开泄腠理（汗孔）、祛邪外出的一种治疗方法。

1. 汗法的运用

汗法的主要作用，是祛除在表之病邪，防止其向里传变，从而达到早期治病的目的。《素问·阴阳应象大论》说："邪风之至，疾如风雨，故善治者治皮毛，其次治肌肤，其次治经脉，其次治六腑，其次治五脏，治五脏者半死半生也"，"其在皮者，汗而发之"（图6-8-30）。

$$\text{外邪} \longrightarrow \text{皮毛} \xrightarrow{\text{汗法}} \text{肌肤} \longrightarrow \text{经脉} \longrightarrow \text{六腑} \longrightarrow \text{五脏}$$

图6-8-30

(1) 外感病的初期（表证）。
(2) 麻疹（将透未透）。
(3) 腰以上水肿——"开鬼门，洁净府"。
(4) 疮疡初起。
(5) 风湿痹痛（偏于风的行痹）。

2. 汗法的注意点

(1) 虚弱的患者，纵有表证（发热恶寒等），亦宜慎用发汗药。
(2) 温热患者，慎用辛温发汗。
(3) 病邪传里，禁用汗法。

（二）吐法

吐法是利用有催吐性能的药物，或用手指、鹅毛等探吐，引导有形之邪或有害的物质从口而出，从而达到缓解或治愈疾病的一种方法。《素问·阴阳应象大论》说："其高者，因而越之。"

1. 吐法的运用（图6-8-31）

有形之邪——停留胸膈 $\begin{Bmatrix} \text{汗之不可} \\ \text{攻之不能} \end{Bmatrix}$ 吐法

图6-8-31

(1) 食物中毒（图6-8-32）。

$\begin{matrix} \text{暴饮暴食——胃脘胀痛} \\ \text{误食毒物——尚在胃中} \end{matrix} \Big\}$ 吐之——瓜蒂散

图6-8-32

(2) 中风痰厥或癫痫（图6-8-33）。

$\begin{matrix}\text{中风}\\\text{癫痫}\end{matrix}\Big\}$ 痰涎壅盛，阻塞咽喉 $\begin{Bmatrix}\text{上焦不通}\\\text{气息急迫}\end{Bmatrix}$ 吐之——解毒雄黄丸

图6-8-33

2. 吐法的注意点

年老体弱、妊娠或新产妇、气虚短气或喘息者禁用吐法。

（三）下法

下法是利用有泻下作用的药物，通过泻下大便以排出肠内积滞和体内积水及实热蕴结的一种

治疗方法，它与汗法相对。汗法是用于病在表，而下法则用于里症。《素问·阴阳应象大论》说："其下者，引而竭之，中满者，泻之于内。"如图 6-8-34 所示。

邪热 ⎫
宿滞 ⎭ 互结——肠中燥矢停滞（里症）——下法

图 6-8-34

1. 下法的运用

（1）大便秘结（图 6-8-35）。

大便秘结 ⎰ 热结——寒下 ⎰ 峻——三承气汤
　　　　 ⎱ 　　　　　　 ⎱ 缓——麻仁丸
　　　　 ⎰ 寒结——温下 ⎰ 峻——三物备急丸
　　　　 ⎱ 　　　　　　 ⎱ 缓——半疏丸

图 6-8-35

（2）水饮内停（图 6-8-36）。

水饮内停 ⎰ 肿胀 ⎱ 逐水——十枣汤
　　　　 ⎱ 喘满 ⎰

图 6-8-36

（3）痰热内结（图 6-8-37）。

痰热内结 ⎰ 痛胀痞闷 ⎱ 泻痰——滚痰丸
　　　　 ⎱ 黄苔厚腻 ⎰

图 6-8-37

（4）血蓄下焦（图 6-8-38）。

血蓄下焦 ⎰ 少腹硬满 ⎫
　　　　 ⎨ 小便自利 ⎬ 逐瘀——桃核承气汤（或丸）
　　　　 ⎩ 大便色黄 ⎭

图 6-8-38

2. 下法的注意点

表邪未解、年老阴虚或新产妇血虚、妇女经期或孕妇等，均禁用下法。

（四）和法

和法，即是和解法，有疏泄调节之意，是针对病既不在表，又不在里，通过药物的疏泄调理而达到治愈的一种方法。《素问·至真要大论》说："疏其血气，令其调达，而致和平。"

1. 和法的运用

（1）邪在半表半里（图 6-8-39）。

伤寒——邪入少阳 ⎰ 往来寒热 ⎫
　　　　　　　　 ⎨ 胸胁苦满 ⎬ 病在半表半里——和解——小柴胡汤
　　　　　　　　 ⎨ 默默不欲饮食 ⎬
　　　　　　　　 ⎩ 心烦喜呕 ⎭

图 6-8-39

(2) 肝气郁结（图6-8-40）。

肝气郁结 { 腹胁胀满 / 月经不调 / 经前寒热 } 和肝——逍遥散

图6-8-40

(3) 饮食太过（图6-8-41）。

饮食太过 { 腹胀满痛 / 恶心呕吐 / 吞酸泄泻 } 肝胃不和——疏肝和胃——半夏泻心汤

图6-8-41

2. 和法的注意点

邪在表或已入里、阴寒之证，均不宜用和法。

（五）温法

温法，又叫祛寒法，是运用性质温热的方药，以祛除寒邪、补益阳气的一种方法。《素问·至真要大论》云："寒者热之"，"清者温之"。

1. 温法的运用（图6-8-42）

温法—里寒证 { 脾肾阳虚——阴寒内盛 { 四肢不温 / 脘腹痞胀 / 呕吐泻泄 } 温中祛寒——附桂理中 / 心肾阳虚 / 外邪直中 } 邪入三阴 { 畏寒踡卧 / 自利汗出 / 四肢厥冷 } 回阳救逆——四逆辈

图6-8-42

2. 温法的注意点（图6-8-43）

实热症或热伏于里的热厥证 / 阴虚火旺（素体阴虚）/ 各种出血症（出血，便血等） } 均宜慎用，以免伤阴动血

图6-8-43

（六）清法

清法，即是清热法，是运用性质寒凉的方药，通过泻火、解毒、凉血等作用，以达到清热保津、除烦止渴的一种治疗方法。《素问·至真要大论》说："热者寒之。"

1. 清法的运用

清法——里热用之（图6-8-44）。

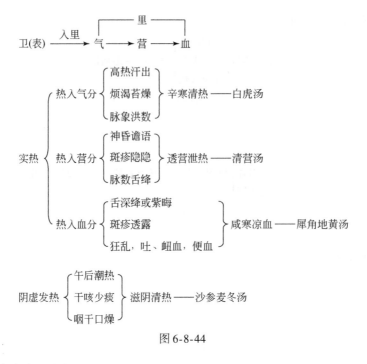

图 6-8-44

2. 清热的注意点（图 6-8-45）

脏腑虚实、中阳不足者
新产妇发热者 } 忌用或慎用，以免损伤阳气
阴盛格阳、真寒假热者

图 6-8-45

（七）消法

消法，是有消散和破削之意（渐消缓散），是利用有软坚、破结、消积、理气性能的方药，来达到消除体内结聚的一种方法。多用于慢性的积聚胀满的病变，如肝脾肿大等病证。《素问·至真要大论》说："坚者削之，客者除之……结者散之，留者下之。"

1. 消法的运用

凡是气、血、痰、食引起的积聚癥瘕，都可用消法治疗（图 6-8-46）。

积——推之不移——属脏
聚——聚散不定——属腑 } 癥瘕之意相同

图 6-8-46

（1）理气活血（图 6-8-47）。

癥瘕
积聚 } 气结血瘀——理气活血，消坚磨积——化积丸

图 6-8-47

（2）消食导滞（图 6-8-48）。

饮食太过——脾失健运—— 脘腹胀满
吞酸嗳腐 ——消食导滞——保和丸

图 6-8-48

(3) 消痞健脾（图6-8-49）。

小儿疳积 { 能食而瘦 / 肚大青筋 } 消痞健脾，磨积消疳——肥儿丸

图 6-8-49

(4) 利水祛湿（图6-8-50）。

肢体肿满——消水散肿 { 阴水——实脾饮 / 阳水——疏凿饮子 } 利尿祛湿

图 6-8-50

阴水——腰以下肿甚，脘腹胀满，食欲不振，四肢不温，苔厚腻润，脉沉迟。
阳水——遍身浮肿，皮色光亮，脘腹痞闷，烦热口渴，小便短赤，大便干结，苔黄腻，脉沉数。

2. 消法的注意点（图6-8-51）

气虚腹胀或土衰不能制水者
气血虚弱，脾胃虚寒者   } 不宜用消法
妇女血枯经闭者

图 6-8-51

（八）补法

补法，是运用有滋补性能的方药，以扶助正气、增加抵抗力，消除各种衰弱状态，从而达到扶正祛邪的一种治疗方法，所谓"虚则补之"。

1. 补法的运用

(1) 补气（图6-8-52）。

中气下陷 { 脱肛 / 阴挺 } 补脾肾元气——补中益气汤

图 6-8-52

(2) 补血：脾胃主水谷的容纳运化，是气血生化之源。凡是气血不足者，以补脾胃为主（图6-8-53）。

血虚 { 面色萎黄或㿠白，头晕目眩 / 心悸失眠，脉弱舌淡 } 补养气血——人参养荣汤

图 6-8-53

(3) 补阳（图6-8-54）。

阳虚 { 腰以下水肿，腰腿酸软 / 大便溏薄，小便频数 } 温肾补阳——八味肾气丸

图 6-8-54

(4) 补阴（图6-8-55）。

阴虚 { 潮热盗汗，怔忡不寐 / 头晕耳鸣，口干咽燥 } 滋养肾阴——左归丸

图 6-8-55

肾为水火之脏，为真阴真阳之源，凡是阴阳之不足者，俱以补肾为主。

正气已虚，内有积聚，在临床上常把消导与补益的方法结合运用，如图6-8-56所示。

$$\left.脾胃虚弱\atop 饮食停滞\right\}枳实消痞丸\left\{{人参、白术——补脾\atop 枳实、厚朴——泻滞}\right\}消补同用$$

图6-8-56

对于虚证的治疗，除了药物的滋补之外，还应该注意饮食的调节，如《素问·藏气法时论》说："五谷为养，五果为助，五畜为益，五菜为充，气味合而服之，以补益精气。"

2. 补法的注意点

药必对症，不要滥用补法（图6-8-57）。

$$\left.表邪未解\atop 有实热者\right\}忌用补法$$

图6-8-57

小 结

（一）预防思想（图6-8-58）

$$治未病\left\{{未病之前——预防疾病的产生\atop 已病之后——预防疾病的传变}\right\}预防$$

图6-8-58

1. 无病先防

（1）重视体育的锻炼（如"五禽戏"，太极拳）。
（2）注意饮食起居的调节，"食饮有节，起居有常"。
（3）注意精神的舒爽，"精神内守，病安从来"。
（4）注意环境卫生，"黎明即起，洒扫庭前，内外清洁"。
（5）防止致病因素的侵袭，"虚邪贼风，避之有时"。

2. 有病早治，防其传变

（1）内伤病（图6-8-59）。

$$肝\xrightarrow{传}肝（肝木乘脾土）$$
（注意调理脾胃，防止肝病传脾）

图6-8-59

（2）外感病（图6-8-60）

$$卫\longrightarrow 气\longrightarrow 营\longrightarrow 血$$
（在卫，气用清解之法，防其传营血）

图6-8-60

（二）知常测变（要求具体分析）

（1）因时制宜——根据四时气候用药。
（2）因地制宜——根据地理环境用药。
（3）因人制宜——根据个体差异用药。

（三）标本缓急（抓住主要矛盾）

(1) 缓则治其本（本急于标）。
(2) 急则治其标（标急于本）。
(3) 标本同治（标本俱急）。

（四）治病求本（抓住疾病的本质）

1. 正治（逆治）

寒者热之，热者寒之，虚则补之，实则泻之。

2. 反治（从治）

寒因寒用，热因热用，塞因塞用，通因通用。

3. 反佐

(1) 在方组中加入相反之药。
(2) 热药冷服，寒药热服。

（五）扶正祛邪（重视内在因素）

(1) 扶正以祛邪（以扶正为主）。
(2) 驱邪以扶正（以驱邪为主）。
(3) 攻补兼施（先攻后补，先补后攻）。

（六）常用治疗方法

常用治疗方法包括汗、吐、下、温、清、和、补、消8种药物治疗的基本方法。

1. 汗法（图6-8-61）

外邪 { 皮毛 / 肌肤 } 汗法 { 外感病的初期（表证） / 麻疹（将透未透） / 腰以上水肿——"开鬼门，洁净府" / 疮疡初起 / 风湿痹痛（偏于风的行痹）

图6-8-61

2. 吐法（图6-8-62）

有形之邪——停留胸膈 { 汗之不可 / 攻之不能 } 吐法 { 食物中毒 / 中风痰厥或癫痫

图6-8-62

3. 下法（图6-8-63）

邪热 / 宿滞 } 互结——肠中燥矢停滞（里症）——下法 { 大便秘结 / 水饮内停 / 痰热内结 / 血蓄下焦

图6-8-63

4. 温法（图6-8-64）

里寒证 { 脾肾阳虚 / 心肾阳虚 / 外邪直中 } 温法 { 温中祛寒——附桂理中 / 回阳救逆——四逆辈 }

图6-8-64

5. 清法（图6-8-65）

实热 { 热入气分——辛寒清热——白虎汤 / 热入营分——透营泄热——清营汤 / 热入血分——咸寒凉血——犀角地黄汤 }

虚热——阴虚发热——滋阴清热——沙参麦冬汤

图6-8-65

6. 和法（图6-8-66）

邪入少阳 / 肝气郁结 / 肝胃不和 } 和法 { 和解少阳——小柴胡汤 / 和肝解郁——逍遥散 / 疏肝和胃——半夏泻心汤 }

图6-8-66

7. 补法（图6-8-67）

气虚 / 血虚 / 阳虚 / 阴虚 } 补法 { 补气——补中益气汤（补益脾胃） / 补血——人参养荣汤（补养气血） / 补阳——八味肾气丸（温肾补阳） / 补阴——左归丸（滋养肾阴） }

图6-8-67

8. 消法（图6-8-68）

积聚癥瘕——消法 { 理气活血——化积丸 / 消食导滞——保和丸 / 消痞健脾，磨积消疳——肥儿丸 / 利水祛湿 { 阴水——实脾饮 / 阳水——疏凿饮子 } }

图6-8-68

思考题

1. 如何理解"治病求本"、"标本缓急"、"虚实补泻"、"同病异治、异病同治"的意义和相互关系？
2. 立法处方时，为什么要注意因时、因地、因人制宜？

妇科讲义

（基础理论部分）

班秀文 编

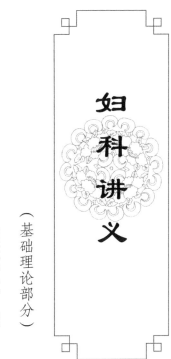

编 写 说 明

本讲义是以湖北中医学院主编的《中医妇科学》、《全国中医妇科师资班资料汇编》为蓝本，并参照有关资料，结合个人体会编写而成，旨在和提高班的同学们共同学习，共同提高。但由于时间仓促，存在的问题也不少，仍请读后多提宝贵意见。

班秀文

1985年6月

《妇科讲义》（基础理论部分）

目　录

第一节　绪言 …………………………（619）
　一、中医妇科学研究的范围 ……（619）
　二、中医妇科学的发展概况 ……（619）
　　（一）夏、商、周时期 ………（619）
　　（二）两汉时期 ………………（620）
　　（三）晋隋时期 ………………（621）
　　（四）唐宋时代 ………………（622）
　　（五）金、元、明、清时代 …（624）
第二节　历代妇产科主要著作简介 …（626）
　一、唐宋时代 ……………………（626）
　　（一）《经效产宝》 ……………（626）
　　（二）《卫生家宝产科备要》…（627）
　　（三）《妇人大全良方》………（627）
　二、明、清时代到现在 …………（628）
　　（一）《产鉴》 …………………（628）
　　（二）《妇人规》 ………………（628）
　　（三）《万氏妇人科》…………（629）
　　（四）《达生篇》 ………………（629）
　　（五）《医宗金鉴·妇科心法》 …（629）
　　（六）《沈氏女科辑要》………（630）
　　（七）《妇科玉尺》……………（630）
　　（八）《济阴纲目》……………（630）
　　（九）《傅青主女科》…………（630）
　　（十）《女科经纶》……………（631）
　　（十一）《沈氏女科辑要笺正》 …（631）
　　（十二）《妇科知要》…………（631）
　　（十三）《哈荔田妇科医案医话选》
　　　……………………………………（632）
第三节　《内经》有关妇科的论述 …（632）
　一、有关经孕的生理 ……………（632）
　二、有关病因病机 ………………（635）
　三、有关诊断辨证 ………………（637）
　四、有关治疗原则 ………………（639）
第四节　《金匮要略》妇人病篇 ……（640）
　一、妇人妊娠病脉证并治 ………（640）
　小结……………………………………（643）
　二、妇人产后病脉证治 …………（644）
　小结……………………………………（647）
　三、妇人杂病脉证并治 …………（647）
　小结……………………………………（653）

第一节 绪 言

一、中医妇科学研究的范围

妇科学是研究防治妇女杂病和胎产疾病的专门学科。根据历代文献的记载，它研究的范围分为调经、种子、崩漏、带下、胎前、临产、产后、杂病等项目，概括起来，即是经、带、胎、产、杂病等常见疾病的预防和治疗为主要内容。另一方面，人们还应该看到，由于妇女有经、孕、产、育等不同的生理，因而对其疾病的预防和治疗，必须注意"有余于气，不足于血"（《灵枢·五音五味》）的特点，例如，经期中或新产外感六淫之邪，治之不仅要疏解，而且要顾护正气，才能达到扶正祛邪的目的。

妇女既有自己一些特殊的病变，又有其他各科病变的可能，其病变是比较复杂的，所以《千金要方·求子第一》说："夫妇人之别有方者，以其胎娠、生产、崩伤之异故也。是以妇人之病，比之男子，十倍难疗。……所以妇人别立方也。"说明妇女的疾病，有其发病的共同规律，又有它的特殊性，必须深入地研究，才能很好地进行预防和治疗。

妇科学虽然是一门专门学科，有它的特殊性和独立性，但它终归是祖国医学的一部分，是临床的一门学科。因而它同样从整体观念出发，以脏腑经络学说为核心，以辨证论治为依据而立法遣方的。所以妇科医务工作者，不仅要具备妇科防治的专门知识，而且要善于运用有关基本理论和有关学科知识来进行妇女疾病防治的探讨，才能收到事半功倍之效。

二、中医妇科学的发展概况

妇科是祖国医学的组成部分之一，有着悠久的历史，数千年来在我国妇女保健事业中起着重要的作用。但妇科学起源于何时，有待于今后的考证。目前只能根据现有的文字记载，将发展的概况加以介绍。

（一）夏、商、周时期

医药知识是人们对疾病和治病过程的认识，它的发生和发展离不开人类的生产和生活的实践。妇科学起源于何时，尽管目前还缺乏有力的论证，但它是来源于生活实践，来源于长期的医疗经验总结，这是可以肯定的。

最早见于文字记载的是有关产科的叙述，公元前十二三世纪，在甲骨文卜辞中记有"贞，子母其毓，不井（井内有人字）（死）"。这是在当时医学刚萌芽的情况下，古人通过占卜推测孕妇临产安全与否的一种方法，当然是愚昧无用的，但可见对妇人孕产的重视。散在《诗经》、《尚书》、《周易》等古典著作中的一些病名，也有顺产逆产、不孕等的记载，在药物方面，不仅有桃仁、芍药、茜根、益母草、白芷等理血之药，而且还有种子药和避孕药。如《诗经》云："东门之𬃷，芦茹（即茜草）在阪"，"中谷有蓷（音推，即益母草），暵其乾也"，"采采芣苢（音浮以，即是车前），薄言采之"。又如《山海经·中山经》记述："青要之山……其中有鸟焉，名曰鴢（音杳），其状如凫（音扶，即野鸡），青身而朱目赤尾，食之宜子。"《山海经·西山经》又云："嶓冢之山……有草焉，其叶如穗，其本如桔梗，黑华而不实，名曰蓇蓉，食之使人无子。"这些药物的记载，有一部分无从查考究系何物，有一部分一直到今天仍然是妇科的常用药。说明当时人们对妇女病的用药，以及"种子"、"绝育"等都有一定的认识。

以上说明胎产是占重要的位置，其原因何在，有待于进一步的研究。不过，个人初步的体会，是和当时的社会环境有关。在原始的氏族社会，男子是以狩猎为生，妇女则从事采集经济，相对来说比男子的狩猎较为稳定，是人们生活可靠的来源。加之交互群婚所带来的所谓"民知其母，不知其父"（《庄子》）的特定血缘关系，致使妇女在氏族中占有重要的地位，于是以母系为中心的氏族社会时期，妇女受到普遍的尊敬，而由于群婚所引起的胎产一系列问题，当首先引起人们的重视。

由原始氏族社会过渡到奴隶社会，医药学术随着社会的发展也在不断的总结提高，我国第一部医书《黄帝内经》问世了（这部经典的成书时期，一向有争议，有说成书于春秋战国时期，有说是秦、汉时期的作品，甚至还有人断定成书于东汉或魏、晋、南北时期）。这部经典著作是很多医家经过长期的搜集、整理、综合而成，内容极为丰富和珍贵，对妇科的生理、病理、辨证、治则等都有所论述。同时在13个处方中列出了治疗妇科病的第一张方剂——四乌贼骨-芦茹丸。其详细内容，当在原文学习中再进行讨论。

由于妇科理论的形成，出现了擅长于妇科的名医。据《史记·扁鹊仓公列传》记载"扁鹊名闻天下，过邯郸，闻贵妇人，即为带下医"，秦越人为战国时期杰出的医学大家，他对祖国医学的贡献，历来为后人所敬佩。

尤其值得提出的，在西周时期，我们的祖先已经注意到优生学，反对近亲结婚，提倡晚婚，如《礼记》："三十曰壮，有室。"《周礼》："男三十娶，女二十嫁。"又载："礼不娶同姓。"《左传》："男女同姓，其生不蕃。"这些见解，一直到今天仍然很合科学，是有益于中华民族的健康昌盛的。

我们的祖先在原始氏族社会时期，在不断的生活实践中，逐步对医药有所认识，掌握了一些妇产科的常用药。到了奴隶社会，社会在不断的发展，我们的祖先对医药的认识，也由感性认识而上升为理性认识，对妇女的经、带、胎、产等疾病的论治，都有一定的理论为指导，尤其是由群婚杂交进步到提倡晚婚，反对近亲结婚，这更有特别的意义。可见医学是随着历史的发展而发展，我们祖先的贡献是很大的。

（二）两汉时期

《黄帝内经》的问世，标志着医学理论体系的初步形成，随着医学不断地发展，到了汉代，妇科学也进一步地发展。在著作方面，出现了妇科的专著。根据《汉书·艺文志》、《隋书·经籍志》记载，妇科的专门著述有《妇人婴儿方》、《范氏疗妇人方》、《徐文伯疗妇人瘕》、《疗妇人产后杂方》等，据推算以上这些为我国最早的妇科专著，但可惜原书多已散佚。在现在的祖国医学书籍中，有专篇论述妇科的著作以汉代张仲景的《金匮要略》妇科3篇为最早。此书以论述内伤杂病为主，一共25篇（23~25的最后3篇为杂疗方和实物禁忌。所载方剂多见于后世方书，多属验方性质，一般版本多不载入，目前多见有22篇），其中第20~22篇，专论妇女的妊娠、产后及杂病等。

《妇人妊娠病脉证并治》专论妇女妊娠的疾病。其中有妊娠诊断、妊娠宿有癥病、妊娠呕吐、妊娠腹痛、妊娠出血、妊娠水肿等的辨证论治。同时，对安胎养胎的方法亦举例加以论述。由于妊娠腹痛和下血，最能影响胎儿，甚至导致流产，所以篇中对腹痛和下血的论述，不仅详细，而且具体。

《妇人产后病脉证并治》专论妇人产后常见的疾病。由于产后气血多虚，抗病力弱，容易感受外邪，所以篇中首先提出产后痉病、郁冒、大便难为新产三病。其次论述产后腹痛、中风、虚烦、呕逆、下利等病。篇中以产后郁冒、产后中风、产后腹痛为重点论述。在论治方面，既要照顾气血两虚的产后特点，又要根据临床证候，全面综合分析，在遣方用药方面，既不忘于产后，又不拘泥于产后，有斯病则用斯药，药以对症为贵。

《妇人杂病脉证并治》论述妇人杂病的病因、证候及治法。在内容上，包括热入血室、梅核气、脏躁、经水不利、带下、漏下、腹痛、转胞、阴吹、阴痒等十多种疾病。引起这些疾病的原因，归纳有虚、冷、结气三方面。以调经为论治的重点，因为月经正常，则经水不利、带下、漏下、腹痛等不会发生。在治疗方法上，有内治和外治之分。内治有汤剂、丸剂、散剂、酒剂；外治法中有坐药、洗剂、润导等，是《金匮要略》治疗方法最多的一篇。

《金匮要略》妇科3篇，对妇科疾病的病因病机、辨证论治、立法遣方都有系统而全面的论述。这些珍贵的经验总结，直至现今科学昌盛的时代，仍然能指导临床，人们应该很好地继承和发扬。

与张仲景同时，还有一位伟大的医学家——华佗。他精通内、外、妇、儿、针灸各科，尤以外科著称，对妇科也有很大的研究和贡献。据《后汉书·华佗传》云："有李将军者，妻病，呼佗视脉。佗曰：'伤身而胎不去。'将军言：'实伤身，胎已去矣。'佗曰：'案脉，胎未去也。'将军以为不然。妻稍差。百余日复动，更呼佗。佗曰：'脉理如前，是两胎。先生者去血多，故后儿不得出也。胎既已死，血脉不复归，必燥著母脊。'乃为下针，并令进汤。妇因欲产而不通。佗曰：'死胎枯燥，势不自生。'使人探之，果得死胎，人形可识，但其色已黑。"从这段文字的记载，既有按脉辨证，找出难产之因，又指出善用针药合治以下死胎。其术之精，不仅标志华佗的高明，而且也表明当时妇科的发达。可惜杰出的医学大家，竟为曹操的残暴所害，致使华佗救人之术，不能很好地遗传于后世。

(三) 晋隋时期

自东汉末年，长期的兵燹战乱，张仲景的《伤寒杂病论》遗失殆尽，幸有晋代王叔和加以搜集整理，才能把《伤寒论》保存下来，他为祖国医学立下了不可磨灭的丰功伟绩。

王叔和在《内经》论述妇科理论的基础上，对妇女的生理、病理现象，有进一步的认识，其表现在以下几方面。

(1) 在月经方面，有居经（3月1行）、避年（1年1行）、激经（孕后仍有月经来）之说。尽管对居经、避年、激经之说，究竟是属生理，或者是属病理，目前有所异议，但王氏在《内经》"月事以时下"的基础上有所认识，有所提高，这是可以肯定的。

(2) 《内经》对妊娠脉是"妇人手少阴脉动甚者，妊子也"（《素问·平人气象论》）。王氏在此基础上，对受孕之脉及将要临盆之脉，都有所发挥，他在《脉经·平妊娠分别男女将产诸证》中说："三部脉沉浮正等，按之无绝育，有妊也。……妇人怀娠离经，其脉浮，设腹痛引腰脊，为今欲生也。但离经者不病也。又法妇人欲生，其脉离经，夜半觉，日中则生也。"王氏这些细微的叙述，都是经过临床观察而得出的经验总结，是信而有征。

(3) "阴虚阳搏谓之崩"（《素问·阴阳别论》），在这里，《内经》对崩的论述，只有病机而略于症状。王氏则根据出血色泽的不同，有"五崩"之分。他认为"白崩者，形如涕；赤崩者，形如绛津；黄崩者，形如烂瓜；青崩者，形如蓝色；黑崩者，形如衃血也"（《脉经·平郁冒五崩漏下经闭不利腹中诸病证》）。崩症确有青、白、黄、赤、黑的不同，但往往混杂相兼，故后人有"五色带"之说。王氏的叙述，实在是临床经验之谈。

仅仅从以上三方面看来，人们可以得到这样的结论：王叔和既是《伤寒论》的功臣，也是对妇科有所贡献的医家。

南齐褚澄著有《褚氏遗书》1卷，论述精血化生之理，提倡节育和晚婚。"精未通而御女以通其精，则五体有不满之处，异日有难状之疾……合男子多则液枯虚人，产乳众则血枯杀人"（《精血》）。"合男女必当其年，男虽十六而精通，必三十而娶，女虽十四而天癸至，必二十而嫁，皆欲阴阳气完实而交合，则交而孕，孕而育，育而子坚壮强寿。今未笄之女，天癸始至，已近男色，阴气早泄，未完而伤，未实而动，是以交而不孕，孕而不育，育而子脆不寿"（《求子》）。从这几段话，可见褚氏对节欲晚婚是很重视的。只有"当其年"，"阴阳气完实"才进行交合，则合而能孕，分娩子女健康强壮。反之，过于早婚，不注意节欲，则犯"未完而伤，未实而动"，则气血亏损，百病丛生，纵然能生子女，亦是羸弱不堪！褚氏这些思想，实际上是适合晚婚、少生、优生的思想，是十分可贵的。

北齐徐之才的《逐月养胎法》1卷，详细叙述胎儿逐月发育的情况及孕妇的卫生知识，并提出分经逐月养胎的理论："妊娠一月，足厥阴脉养……妊娠二月，足少阳脉养……妊娠三月，手少阴脉养……妊娠四月，手少阳脉养……妊娠五月，足太阴脉养……妊娠六月，足阳明脉养……妊娠七月，手太阴脉养……妊娠八月，手阳明脉养……妊娠九月，足厥阴脉养……妊娠一月始胎，二月始膏，三月始胞，四月形体成，五月能动，六月筋骨立，七月毛发生，八月脏腑具，九月谷气入胃，十月诸神备，日满即产矣。"古人在当时的历史条件下，能如此细致地观察胎儿发育的情况，也符合实际，是难能可贵的。对于"分经养胎"之说，虽有所争议，但从某一方面来说，仍然有研究的价值。在妊娠的前4个月，为肝胆、包络、三焦、木、火之气温养胎元生长的时期，此时用药慎忌温燥，甚或要用黄芩之类的苦寒，所谓"胎前宜凉"，多指妊娠的前半期而言。妊娠后6个月，为脾胃、肺、大肠、膀胱、土、金、水主令濡养之时，寒湿之气易伤胎元，此时用药以甘温为佳，所谓"白术为安胎圣药"恐亦指此而言。所以只要能综合分析，很好地结合"分经养胎"之说，则安胎保胎之功自能实现。

到公元7世纪初的隋唐时代，以巢元方为首，集体编纂的病因病理学《诸病源候论》，全书共50卷，其中37～44卷是论述妇产科疾病。前4卷专论妇科杂病，共有月水不利、月水不断、月水来腹痛、月水不通、崩中漏下、带下、阴肿、阴痛、阴疮、阴挺下脱等141论。后4卷则为妊娠病、将产、难产、产后病等，共122论。每一候论都分析病因病理，详而不杂，简而能明。例如，《月水不调候》说："妇人月水不调，由劳伤气血，致体虚受风冷。风冷之气客于胞内，伤冲脉、任脉，损手太阳、少阴之经也。冲任之脉，皆起于胞内，为经络之海。手太阳小肠之经，手少阴心之经，此二经为表里，主上为乳汁，下为月水。然则月水亦是经络之余，若冷热调和，则冲任脉气盛，太阳、少阴所主之血宣流，以时而下。若寒温乖适，经脉则虚，有风冷乘之，邪搏于血，或寒或温，寒则血结，温则血消，故月水乍多乍少，为不调也。"这段话不仅点出病因病理，而且指出病位之所在及有关的经脉，层次分明，言之有理。又如《阴挺出下脱候》认为："胞络伤损，子脏虚冷，气下冲则令阴挺出，谓之下脱。亦有因产而用力偃气，而阴下脱者。"对阴挺的病因，论述中肯扼要，符合临床实际。尤其值得提出的是，当时对人工引产，已有所认识，如《妊娠欲去胎候》指出："此谓妊娠之人羸瘦，或夹疾病，既不能养胎，兼害妊妇，故去之。"这里指出所以要人工流产的原因，是由于孕妇体弱有病，对胎儿、对孕妇都不利，言虽短而切实。总之，《诸病源候论》是一本病因学的专书，其中对妇产科方面共论列283种病候，分门别类，病因病理清楚，对后世有较大的影响。

（四）唐宋时代

公元7世纪的唐朝时代，我国文化已发展至一个鼎盛时期，其中建立了新的医学制度，设立太医署，开办比较完备的医科学校，又由国家修撰医药书籍，不下一百数十种，不少是兼论妇产科的疾病和治疗的，比较著名的有《备急千金要方》和《外台秘要》两书。

《备急千金要方》是唐代著名医学家孙思邈所撰，他认为人命重于千金，故以千金为书名。全书系统地总结唐代以前的医学成就，内容丰富，是各科医方的大成。全书共30卷，专论妇产科方面的有3卷，列于卷首，以示重要，其内容可归纳如以下几方面。

（1）指出妇产科的重要性，应该是独立的学科。他说"夫妇人之别有方者，以其胎妊生产崩伤之异故也……十四已上，阴气浮溢，百想经心，内伤五脏，外损姿颜，月水去留，前后交互，瘀血停凝，中道断绝，其中伤堕，不可具论矣。生熟五脏，虚实交错，恶血内漏，气脉损竭，或饮食无度，损伤非一，或疮痍未愈，便合阴阳……所以妇人别立方也"（《求子》）。从妇女致病的病因病机的不同，强调成立专科的必要。

（2）广泛的讨论赤白带下、崩中漏下、求子种子、养胎禁食、临产注意、产后护理等问题，其中有不少的独到见解。如对临产时以二三人在旁陪伴为宜，如人过多，反有难产之虞。又对新产百日之内，不宜同房，否则损伤身体，便要百病丛生。

（3）明确指出不孕症有"全不产"（原发性）、"断续"（继发性）之分。同时指出不孕症有妇女的原因，也有男子的病变。他说"凡人无子者，当为夫妻俱有五劳七伤、虚羸百病所致，故有绝嗣之患。夫治之法，男服七子散，女服紫石门冬丸，及坐药荡胞汤，无不有子也"（《求子》）。

（4）重视灸法对不孕症和绝育的应用。其云："子脏闭塞，不受精疼，灸胞门（在关元左边二寸）五十壮"、"妇人绝嗣不生，胞门闭塞，灸关元三十壮报之"、"妇人欲断产，灸右踝上一寸三壮，即断"。这些灸法的疗效如何，固然有待于研究加以观察总结，但重视灸法的应用，是可以肯定的。

《外台秘要》是唐代王焘编撰，全书40卷，分1104门，是搜集东汉到唐代诸家的方书而成，广泛而不庞杂，临床各科排列合理，先论后方，次序井然，为我国现存的唐以前医药大成书籍之一。其中第33卷、34卷为妇产科之方，凡85门，480余方，主要是妊娠病及临产、产后病的治疗，如子痫、横产、胞衣不出等，同时也汇集附录《小品方》、《备急千金要方》的堕胎方和断产方。

公元9世纪唐代大中初年（公元853～854年），昝殷撰著《产宝》一书，是我国第一本产科专著，全书共3卷，分41门，计260余方。上卷讨论妊娠疾患，体例与《备急千金要方》相似。此书曾经遗失，后从日本《医方类聚》等书录出，重印刊行，即现在的《经效产宝》。

公元960～1270年的两宋时代，妇产科有了进一步的发展。宋代的医事制度，太医局明确分有：大方脉、风脉、小方脉、眼科、疮肿折疡科、产科、口齿咽喉科、针灸科、金镞兼禁科9个科，共300人，其中产科10人，并设有产科教授（见《元丰备对》）。在公元10世纪的时代，我国明确地把妇产科划为一个专科，是世界上妇产科独立分科之始，比欧洲各国提早了8个世纪。由于设立了妇产科，更促进妇产科学的发展。当时妇产科方面的专著，有李师圣的《产论》、郭稽中的《产育宝庆集》、朱瑞章的《卫生家宝产科备要》、薛轩的《坤元是保》、杨子建的《十产论》等。这些著作都是综合了当时的妇产科知识编辑而成。尤其是《十产论》一书，更充实了妇产科的内容，除了叙明正产之外，还详细描述因胎位异常所致的难产，记有横产、倒产、偏产、坐产、碍产等各种难产及助产方法，更记有脐带方式及胎位转正各种手法。对横产转正手法的描写："凡推儿之法，先推儿身令直上，渐渐通以中指摩其肩，推其上而正，渐渐引指攀其耳而正之。须是产母仰卧，然后推儿直上。候其身正，门路皆顺，煎催生药一盏，令产母吃了，方可使母用力，令儿下生。此名横产。"转胞手法是医学史上异常胎位转位的最早记载，说明900年前，前人对难产的处理已积累了不少有用的经验。遗憾的是，这些经验没有很好地继承和发扬。

以上多偏重于胎产方面的论述，而妇科的其他疾病，多包括在大方脉之内，一直到陈自明（1190—1270）所著的《妇人大全良方》问世，才能概括妇产全科，全书共24卷，分有调经、众疾、求嗣、胎教、候胎、妊娠病、坐月、产难、产后、疮疡10门，260余论，在调经门记载有关月经的生理及异常诸证的治疗；众疾门有劳瘵引起的闭经等一般常见的妇科疾病；求嗣门指出劳伤气血、经血闭涩、崩漏带下三者可导致不育；胎教门记载妊娠各时期胎儿的发育情况；候胎门记载妊娠的诊断及孕期中应禁忌的药物；妊娠门记载有孕期卫生及妊娠所特有的疾病；难产门所载，大多与《十产论》内容相似；产后门记载产褥期的护理及产后感染产褥诸证。该书内容丰富，是宋代杰出的妇科作品，一直到今天，仍然是一部很有价值的医学参考书籍。除此之外，在其他医籍中，如《太平圣惠方》、《圣济总录》、《普济本事方》、《三因方》、《济生方》等都有妇科专论。可见妇产科学在宋代进入迅速发展的阶段。

（五）金、元、明、清时代

从公元13世纪中叶至公元14世纪中叶时代（1277~1367年），是我国医学上争鸣最盛行的时期，主要是金元四大家的争鸣。

刘完素（约1120—1200），即刘河间，是金代著名的医学家，为金元四大家之一，他以火热立论，用药多偏寒凉。在妇科方面，主要有以下论述。

在病因上，认为白带是属于湿热郁结，"下部任脉湿热甚者，津液涌溢而为带下"，纠正了当时概以白带偏寒的偏见。

在治疗上，以泻火为主，但又要结合不同的年龄和不同的气候。"如女子不月，先泻心火，血自下也"，"妇人童幼天癸未行之间，皆属少阴，天癸既行，皆从厥阴论之；天癸已绝，乃属太阴经也"。后人根据他这些理论，少女侧重治肾，中年着重治肝，绝经期着重治脾。在用药上，他主张结合气候，"大抵产病天行，以增损柴胡，杂证从加添四物"。在四物汤的应用上，他主张"春倍川芎，夏倍芍药，秋倍地黄，冬倍当归……春防风四物；夏黄芩四物；秋天门冬四物；冬桂枝四物，此时时常服随证用之也"。

张从正（约1156—1228），即张子和，主张祛邪务尽，攻邪从速，善用汗、吐、下三法以攻邪。他这种论点，也用在妇科疾病的治疗，在他的医案中，常常用吐、下法来治疗月经病。试举一例如下所述。

"一妇年三十四岁，经水不行，寒热往来，面色萎黄，唇焦颊赤，时咳三四声，向者所服之药：黑神散、乌金丸、四物汤、烧肝散、银甲丸、建中汤、宁肺散，针灸千百，病转剧。戴人先为涌痰五、六升。午前涌毕，午后食进，余证悉除。后三日，复轻涌之，又去痰一、二升，食益进，不数日，又下通经散，泄泻一、二升后，数日去死皮数重，小者如麸片，大者如荇膜，不一月，经水即行，神气大康矣"。

李杲（1180—1251），字明之，自号东垣老人，为金元四大家之一，他以"内伤脾胃，百病由生"为论点。其补脾升阳、益气补血的主张，对妇产科的治法，具有重要的指导作用。如他论经漏"皆由脾胃有亏，下陷于肾，与相火相合，湿热下迫，经漏不止……宜大补脾胃而升举血气"（《兰室秘藏·妇人门》）。对于产后用药，主张以补血为首要。他说"妇人分娩及半产漏下，昏冒不省，瞑目无所知觉，盖因血暴亡。有形血去，则心神无所养。心与包络者，君火，相火也，补其血则神畅，常时血下降亡。得血则安，亡血则危……亡血补血，又何疑焉？今当补而升举之，心得血而养，神不昏矣"（《兰室秘藏·妇人门》）。

朱震亨（1281—1358），字彦修，号丹溪翁，金元四大家之一。他的论点是"阳常有余，阴常不足"，力主戒色欲以存阴精，善用滋阴泻火之法。治病以气、血、痰为主。对妇科病的治法，胎前应清热养血，黄芩、白术是安胎圣药。产后疾病，治之以补虚为主。"产后无得令虚，当以大补气血为先，虽有杂证，以末治之"（《丹溪心法·产后》）。

从公元14世纪中叶至公元19世纪中叶的明清时代，妇产科有所发展，兹摘要介绍如下。

《广嗣纪录》为明代万全（密斋）所著，他对妇女的生育问题有独特的见解，"求子之道，男子贵清心寡欲以养其精；女子贵乎平心定意以养其血"（《寡欲篇》）。在《择配篇》中，说明女子先天生理缺陷导致不孕的有五种，即是螺、纹、鼓、角、脉。还编有《妇人秘科》一书，对临床也是一本有参考价值的书。

《女科撮要》，为明代薛己（立斋）所撰。以脾肾并重，以脾为主为论点，善用甘温益中、补土培元之法治疗妇科疾病。例如，对于血崩证，认为多因脾气受损，下陷于肾，与相火相合，湿热下迫所引起，当用甘温之剂以调补脾气，使血得以归经而自止。

《本草纲目》为明代李时珍所作，成书于公元1578年（明万历六年），全书共52卷，分16纲，62目，收载药物1892种，内容丰富，论述广泛，是影响深远的医学著作。他对月经的理论叙述其详："女子，阴类也，以血为主。其血上应太阴，下应海潮。月有盈亏，潮有朝夕。月事一月一行，与之相符，故谓之月水、月信、月经……女人之经，一月一行，其常也；或先或后，或通或塞，其病也。复有变常，而古人并未言及者，不可不知。有经期只吐血、衄血或眼耳出血者，是谓逆行。"这一段话，既指出正常月经，又指出月经的病变，尤其点出经行吐衄，更说明李氏的理论是从长期的实践中来。

《女科证治准绳》是《证治准绳》的一部分，是明代王肯堂所编，于1607年辑成。此书内容丰富，采集前人各家之说，加以发挥。书中分为：治法通论、调经门、杂证门、胎前门、产后门，每门分为若干证，证后有方。例如，在《治法通论》中，以四物汤为妇科通用方，结合见证，四时气候再加二味而成为各科六合汤，如加黄连、栀子，治妇产科发热、心烦不得眠；加干姜、附子，治妇产科之见虚寒脉微、白汗等。尤其对于小产特别重视。"夫妊娠日月未足，胎气未全而产者，谓之半产……俗叫小产……小产不可轻视，将养十倍于正产也"。此后武之望的《济阴纲目》便是在此书的基础上整理改编而成。

《妇人规》是《景岳全书》中专论妇科的部分，是明代杰出医学家张景岳所撰。内容分为总论、经脉、胎孕、产育、育后、滞浊遗精、乳病、子嗣、癥瘕、前阴10类。立论纯正，适合实用（详见妇科专著介绍）。

到清代，妇人杂病和产科合并为妇人科，通称女科。主要著作有肖慎斋的《女科经纶》、陈修园的《女科要旨》、沈尧封的《女科辑要》、吴谦的《医宗金鉴·妇科心法要诀》、沈金鳌的《妇科玉尺》等，论述简单扼要，各有所长，为实用参考之书。

在胎产方面的专著，清代有阎城斋的《胎产心法》、张曜孙的《产孕集》、汪补斋的《产科心法》等都各有见地，对产科有所发挥，尤其是亟斋居士的《达生篇》影响其大，流传很广。他的临产六字真言"睡，忍痛，慢临盆"，明确指出分娩是正常生理现象，不必惊慌和操之过急，让其自然娩出，确是正确之论。

在半封建、半殖民地的旧中国，实行消灭中医的政策，祖国医学受到很大的摧残，后来由于中医界人士和人民的抗议，才使中医免于覆灭。在这时的妇科专著有张山雷的《女科辑要笺正》、张锡纯的《医学衷中参西录》的妇科部分，都有独特的见解。

1949年中华人民共和国成立，党制定执行发掘整理祖国医学的中医政策，中医工作空前地发展，妇产科在医疗、科研、教学也在不断地进展，中医院校课程设置妇产科，有全国共用的教材，并先后在杭州、广州开办全国性的妇科师资提高班，各省、市、自治区也开办类似的班次，逐步培养提高妇科专业人才。较大的中医院，开设独立的妇科，在防治妇产科疾病方面，取得了可喜的成绩，如中药治疗宫外孕，为非手法治疗闯出了一条新的途径。在学术活动方面，前后在太原、天津召开全国妇科学术交流会议，并成立全国妇科学会和各省、市、自治区分会，能更好地组织妇科工作者相互学习，交流经验，共同提高。在妇科著作方面，有北京中医医院、北京中医学校编的《刘奉五妇科经验》、徐荣斋编的《妇科知要》、《罗元恺医著选》、哈荔田著的《哈荔田妇科医案医话选》、刘云鹏著的《妇科治验》、黄惠卿编著的《妇科证治验录》、朱南孙等整理的《朱小南妇科经验选》、韩百灵著的《百灵妇科》、王渭川著的《王渭川妇科治疗经验》、张达旭编著的《中医妇科临床经验选》等。这些书都是长期临床经验的总结，既有理论的阐明，也有病案的验证，从不同的角度促进妇产科学的发展。

第二节 历代妇产科主要著作简介

一、唐宋时代

(一)《经效产宝》

《经效产宝》，又名《产宝》，为唐代昝殷所著，撰于公元852～856年（唐大中6～9年），是我国现存最早的产科专书，全书分有上、中、下3卷及续编1卷。其中妊娠病12论，难产4论（图7-2-1）。

```
           ┌ 妊娠安胎方论
           │ 妊娠食诸物忌方论
           │ 益气滑胎令易产方论
           │ 妊娠恶阻呕吐不食方论
           │ 胎动不安方论           ┐ 其中以安胎、食忌、恶
妊娠病十二论┤ 妊娠漏胞下血方论       │ 阻、胎动不安、漏胞下
           │ 妊娠心腹腰痛方论       ├ 血、身肿腹胀为主要，
           │ 妊娠伤寒热病防损胎方论 │ 尤以养胎、安胎最重要
           │ 妊娠患淋小便不和方论   │
           │ 妊娠下痢黄水赤白方论   ┘
           │ 治妊娠水气身肿腹胀方论
           └ 妊娠千金易产方论

      ┌ 治产难诸疾方论
难产四论┤ 难产死生方论     ┐ 论中对横产（肩产式）、倒
      │ 难产令易产方论   ┘ 产（足产式）作重点介绍
      └ 胎死胞衣不出方论
```

图7-2-1

本卷对妊娠病、难产病机的论述，治疗的原则，是切实中肯的。例如，在《胎动不安方论》中说："安胎有二法，因母病以动胎，但疗母疾，其胎自安；又缘胎有不坚，故致动以病母，但疗胎则母瘥。"《难产令易产方论》说："疗产难坐草数日，困乏不能生，此为母先有病，经络俱闭所然。"母病致胎病，胎病致母病，起因有先后，因而治疗有主次之分。在用药上也很精审，立方多是3～6味，如安胎之用鲤鱼、粳米，难产之用当归、川芎，胞衣不出而用牛膝、葵子，都是仅仅二味药。不足之处，很多有方而无论，对于"食忌"也言之太过。

中卷及下卷都是讨论产后各种疾病的治疗和处方，包括的病症很多，主要的有中风、烦闷、淋浊、下痢、血晕、小便遗失、乳汁缺乏、乳汁自出、乳痈等。其中对血晕（出血过多而休克）的急救方法，简便易行，在《产后小便赤方论》中，对阴道膀胱瘘的发生，肯定为难产损伤所致，更是说明审证的仔细。

续编一篇，内载有周颋《传授济急方论》、李师圣、郭嵇中《论二十一证方》及《产后十八论方》，都是宋代产科学上的名著，也有重要的参考价值。

总之，该书全部的内容，都是对妊娠、分娩、产后病等加以论述，有证有方，浅显易懂，是

一本值得参考的产科专书。

(二)《卫生家宝产科备要》

该书是宋朱瑞章所编,成书于宋代淳熙十一年(1184年),是我国产科学上一部珍贵的文献。全书共分8卷,内容包括妊娠、胎产、产后,以及新生儿的护理、哺育和治法。全书有论有方,系汇集宋以前有关产科资料而成,其中重要的有晋《肘后备急方》、隋《诸病源候论》,以及唐宋名著如《备急千金要方》、《外台秘要》、《太平圣惠方》、《圣济总录》等,至于产科专书,则引用更多,如《产育宝庆集》、《备产济用方》等名著,几乎全部收录于本书之内,有关儿科则从《万全小儿集验方》、《小儿药证直诀》等摘要录入。

由于本书引用的资料的原书已佚,从保存古代文献来说,也有它的一定历史意义。

(三)《妇人大全良方》

《妇人大全良方》,又名《妇人良方》、《妇人良方集要》,是宋代著名医学家陈自明所著,撰于公元1237年(宋嘉熙元年),共24卷,内容有调经门20论(卷1),众疾门91论(卷2~8),求嗣10论(卷9),胎教门8论(卷10),候胎门6论(卷11),妊娠疾病门50论(卷12~15),坐月门11论(卷16),产难门7论(卷17),产后门71论(卷18~23),疮疡门14论(卷24),共论288证,分述病因、证治。特别是陈氏的按语,论述精辟,对后世颇有影响。如明代王肯堂的《女科准绳》、武之望的《济阴纲目》均取材于本书。论后附有治验,可供临床参考。

在十门的论述中,以调经门、众疾门、妊娠疾病门、产后门为重点。在调经门中包括月经生理、月经不调、经闭、经痛、月经过多、白带等;众疾门包括外阴病、子宫脱垂及相当于膀胱阴道瘘、子宫或卵巢肿瘤或结核等的病症;妊娠疾病门包括胎动不安、堕胎、滑胎、早产、妊娠呕吐、子肿、子痫及泌尿系疾病,妊娠合并心脏病或合并其他疾病、绝育避孕等。产后有产后调理、产后血晕、产后中风等。

《妇人大全良方》的学术观点是重视血气、脏腑、冲任,用药偏重于补益。

(1) 重血气。"气血者,人之神也,然妇人以血为基本,苟能谨于调护,则血气自行,其神自清,月水如期,血凝成胎","夫人之生,以气血为本,人之病,未有不先伤其气血者"。

(2) 和脏腑。"妇人脏腑和调,经脉循环,则月水以时而无病"。

(3) 病变不离冲任。"妇人病有三十六种,皆由冲任劳损而致,盖冲任之脉,为十二经之会海","妇人脉不利者……伤于冲任之脉故也","妊娠漏胎下血,此由冲任气虚,不能制约"。

(4) 辨证详明。"凡癫痫,风痉,破伤风三症,皆能瘈疭,但癫痫则仆地不省,风痉瘈疭,甚则角弓反张;破伤风瘈疭,则有伤口","乳房忽壅肿痛,结核色赤,数日之处,焮痛胀溃,稠脓涌出,脓尽而愈,此属肝胃热毒,气血壅滞,名曰乳痈,为易治。若初起内结小核,或如鳖棋子,不赤不痛,积之岁月渐大,巇岩崩破,如熟榴,或内溃深洞,血水滴沥,此属肝脾郁怒,气血亏损,名曰乳岩,为难疗"。

(5) 药物治疗,偏重补益。"妇人月水不通,但滋其化源,其经自通","室女经闭……切不可用青蒿、䗪虫等凉血行血,宜用柏子仁丸(柏子仁、牛膝、卷柏、泽兰)、泽兰汤(当归、白芍、泽兰、甘草)益阴血,制虚火"。

(6) 治崩重脾胃。"暴崩下血不止,大法当调补脾胃为主"。

(7) 产后不宜苦寒。"产后大便秘涩,因肠胃虚弱,津液不足,若用苦寒药通便则危矣"。

(8) 注意调节神志和节制生育。"积想在心,思虑过度,多致劳损。盖忧愁思虑则伤心,而血遂竭,神色先散,月经先闭。且心病则不能养脾,故不嗜食;脾虚则金亏,故发嗽;肾水绝则肝木不荣,而四肢干痿,故多怒,鬓发焦,筋骨痿,若五脏伤遍则死。若自能改易心志,用药扶持,庶可保生","合多则沥枯,虚人产众,则血枯杀人","妇人有临产艰难,或生育不已,而欲断之,故录验方,以备所用"。在断产论中,列有3张断产方。

在卷17产难门还录载了杨子建的《十产论》,除了正产之外,分为伤产、催生、冻产、热产、横产、倒产、偏产、碍产、坐产、盘肠产等。其中记载有各种转正手法,如对横产者,"产母当令安然仰卧,稳婆推儿身顺直,头对产门,以中指探其肩,不令脐带羁扳,方可用药催之,继以产母用力,儿即生","碍产者……因而转身,脐带绊其肩,以致不能生,令产母仰卧,轻推儿向上,以中指按儿肩,脱脐带仍念儿身正顺,产母努力,儿即生"。

总之,《妇人良方》编集宋以前有关妇产科资料,内容丰富,切合实用,是一部妇产科名著。但由于历史条件的限制,书中也保留了一些不健康的东西,例如,逐月安产藏衣忌向方位,推妇人行年法,禁草法,禁水法,催生灵符等,是其缺点,应该批判地加以继承。

二、明、清时代到现在

（一）《产鉴》

《产鉴》是明代万历年间（1618年）王化贞所著,是妇产科专书之一,全书分上、中、下3卷。上卷详述妊娠和产前的治疗;中卷详细论述临产须知和在分娩过程中各种异常情况的处理及临产的证治;下卷详细论述诸证的治疗和调补。全书内容丰富而精辟,言词简洁,论断扼要而详明,疗法方药切当,共阐述产科常见病73种,是妇产科中一本好书。

（二）《妇人规》

《妇人规》2卷,是明代大医学家张景岳关于妇产科的专著,是他晚年的著作。内容分为总论、经脉、胎孕、产育、产后、带浊遗精、乳病、子嗣、癥瘕、前阴10类。其中总论类有妇人9证,论难易2论;经脉类有15论;胎孕类有14论;产育类有13论;产后类有12类;带浊遗精类有4论;乳病论有5论;子嗣类有5论;癥瘕类有5论;前阴类有7论。每类先说理清楚,后辨证定方,既引用名家之言,又有自己的见解,是理论结合实践较好的妇科书。

在这本书中,张氏对妇科的学术思想,主要有以下几方面。

(1) 妇女的生理特点,在于冲任、脾胃、阴血。"盖天癸者,言后天之阴气,阴气足而月事通,是即所为月经也,正以女体属阴……故月经之本,所重在冲脉,所重在胃气,所重在心脾生化之源耳"（《妇人规·经脉之本》）。

妇科疾病,着重调经。"女人以血为主,血旺则经调而子嗣……故治妇人之病,当以经血为先"（《妇人规·经脉诸脏病因》）。

调经重在脾肾。"调经之要,贵在补脾肾以资血之源,养肾气以安血之宝"（《经不调》）。"四脏相移,必归脾肾"（《妇人规·经脉诸脏病因》）。"阳邪之至,害必归阴,五脏之伤,穷必及肾,此源流之必然,即治疗之要着"（《妇人规·经脉诸脏病因》）。

(2) 重视辨证论治。"盖胎气不安,必有所因,或虚或实,或寒或热。皆能为胎气之病,去其所病,便是安胎之法,故安胎之方不可执,亦不可泥其月数,但当随证随经,因其病而药方,乃为至善,若谓白术、黄芩乃安胎之圣药,执而用之,鲜有不误矣"（《妇人规·安胎》）。"宜凉则凉,宜补则补,惟以安之,因之为主治"（《妇人规·妊娠卒然下血》）。"凡产后气血俱去,诚多虚证,然有虚者,有不虚者,有全实者,凡此三者,俱当随证随人,辨其虚实,以常法治疗,不得执有诚心,概行大补,以致助邪,此辨之不可不慎也"（《妇人规·论产后大补气血》）。"若腹痛血多腰酸下坠,势有难留者,无如决津煎、五物煎,助其血而落之,最为妥善"（《妇人规·胎动欲堕》）。

（3）明确反对早婚，注意孕妇节欲、少动。

（4）必要时实行人工流产。"有妇人临产艰危，或病甚不胜产育者，则下胎断产之法，有不得已亦不可废者也"（《妇人规·下胎断产》）。

（5）指明生化汤为钱氏之方。另编有《妇人规古方》，收集了186方，以供参考备用，写明生化汤是钱氏方。

（三）《万氏妇人科》

《万氏妇人科》是明代万全（密斋）所作，全书分有4卷，内容有经、带、胎、产等的辨证论治。辨证以肝、脾、肾立论，用药以培补气血、调整脾胃为主，辨证严谨，方药显效。

（四）《达生篇》

《达生篇》，为清代署名亟斋居士所撰，刊行于公元1715年（清代同治戊辰年），内容主要论述胎前、临产、产后调理方法，难产救治之方，文字通俗易懂，流行甚广。

本篇在"原引"、"大意"部分说明撰编之宗旨在于"以言其理"，也即是说妇女分娩是正常的生理及其本篇的重点内容之外，并分有上卷、中卷、下卷3部分。上卷有原生、临产、宜忌、试病、验案等，在"临产"提出"六字真言"："一曰睡，二曰忍痛，三曰慢临盆。"是"养神惜力"珍贵之言。中卷有保胎、饮食、小产、产后胎死腹中、胞衣不下、乳少、格言、原方等。在保胎强调绝欲与节欲；饮食则要求"宜淡泊，不易肥浓；宜轻清，不宜重浊，宜甘平，不宜辛热"。在小产引薛立斋之言："小产重于大产，盖大产如果熟自脱，小产如破其皮壳，断其根蒂也。"对生男生女亦有正确认识"连胎生女，此亦人事之常"。原方，即是录古人有名的处方，如保胎神效方、生化汤、加味川芎汤等。卷下主要是附方，有千金不易牡丹方、治产后肉线方、保胎无忧散、胞衣不下方、三朝方等，并附小儿方多首。

（五）《医宗金鉴·妇科心法》

《医宗金鉴》是清代乾隆年间由吴谦等80人奉清政府之命所编辑的一本医学教科书，刊行于公元1742年（清代乾隆7年）。

全书共90卷，分13部分，内容简要，切合实用。它认为"理求精当，不尚奇斜，词谢浮华，惟期平易。证详表里、阴阳、虚实、寒热；方按君臣佐使，性味功能，酌古以准今，芟繁而摘要……成书二部，其小而约者，以便初学诵读，其大而博者，以便学成参考。使为师者，必由是而教，为子弟者，由是而学"。又说："是集凡论一证，必于八者（按：即指表里寒热虚实阴阳），反复详辨，故谓之：'心法'。医者，书不熟则理不明，理不明则识不精，临证游移，漫无定见，药证不合，难以奏效。今于古今之言病机、病情、治法、方药，上参灵素，弃其偏驳，录其精粹，编为歌铃，学者易于成诵，故曰'要诀'。"其体例特点，每病每方先列歌诀，后用文字注释，使学者易学易通。例如，对于妇科方面的内容，该书凡例中说："妇科诸证与方脉无异，惟经带胎产癥瘕不同，兹集于此数证，折衷群书，详加探讨，病情方药，要归正当。"

卷44~49是《妇科心法要诀》，内容分调经门、经闭门、崩漏门、带下门、癥瘕积痞疝癖疝诸证门、嗣育门、胎前诸证门、生育门、产后门、乳证门、前阴诸证门、杂证门12门。在每一大类及每一证中，均有病因、病机、症状、诊断、治疗、方药等的论述。例如，调经门分有以下几方面，如图7-2-2所示。

```
          ┌ 妇科总括、天癸月经之原
          │ 妇人不孕之故，月经之常、月经异常
          │ 外因经病、内因经病、不内外因经病
    调经门 ┤ 气秽清浊病因、愆期前后多少
          │ ……
          │ 调经证治、先期、过期证治
          └ ……
```

图 7-2-2

妇科总括云："男妇两科同一治，所异调经崩带癥，嗣育胎前并产后，前阴乳疾不相同。"随即注释云："妇人诸病，本与男子无异，故同其治也。其异于男子者，惟调经、经闭、带浊、崩漏、癥瘕、生育子嗣、胎前、产后诸病，及乳疾、前阴诸证不相同耳。故立妇人一科，以分门而详治焉。业是科者，必先谈方脉、心法诸书，然后读此，自有豁然贯通之妙。"

（六）《沈氏女科辑要》

《沈氏女科辑要》为清代沈又彭（尧封）编著。全书分上下两卷，共80节。对妇女经、带、胎、产的生理、病理及辨证施治方面，作了全面而系统的论述。书中各节，首先选录历代医家的有关论述，明晰源流，解疑释惑；其次阐明作者的观点，尤能重实践，发前人所未发；最后附录医案和方药，以便临床运用。因此，王孟英称之"世罕传本"，为之续按。张山雷则认为是书"大有取之无尽，用之不竭之妙"，以之授课能"示女科之涯略"。可见本书是一本学验宏丰的妇产科专著，对于临床、教学、科研均有重要参考价值。

（七）《妇科玉尺》

《妇科玉尺》是清代医学家沈金鳌的代表著之一。作者采集前人之说，参以己见，相互考订而成此书。全书内容有6卷，分为月经、胎前、临产、小产、产后、带下、崩漏、妇女杂病8篇。每篇先作综合叙述，概要地说明该门的证候，次列理法方药，以为临床治疗之用。

（八）《济阴纲目》

《济阴纲目》为清代武之望辑著。本书以明代王肯堂的《女科准绳》为蓝本，重加编次。略有损益，纲举目张，便于阅读。全书共14卷，分为调经、经闭、血崩、赤白带下、虚劳、积聚癥瘕、求子、浮肿、前阴诸疾、胎前、流产、产后、乳病13门。每一证候先说明病因，继即论脉论证，最后随症处方用药。尤其是汪淇在书眉上的评释，都从经验中体会得来，不但可以帮助读者正确认识妇科要旨，更启发在临床中的灵活应用。

（九）《傅青主女科》

《傅青主女科》，简称《女科》，为明末清初医学家傅山所作，约成书于公元17世纪，初刊于公元1827年（清代道光7年）。

全书有上、下两卷。上卷分有带下、血崩、鬼胎（相当于葡萄胎或畸胎瘤之类）、调经、种子共5类；下卷分有妊娠、小产、难产、正产、产后共5类。两卷总共77条、80症、83方、2法。每一症均先论述别人的理解，然后提出个人的看法。例如，对血崩昏暗"妇人有时血崩，两目黑暗，昏晕在地，不省人事者，人莫不谓火盛动血也。然此火非实火，乃虚火耳。世人一见血崩，往往用止涩之品，虽亦能取效于一时，但不用补阴之药，则虚火易于冲击，恐随止随发，以致经年累月不能痊愈者有之"。在理论之后，并立方施治，方后又有说明，方剂均属自行创造。

总观本书主要的论点如下所述。
(1) 妇科疾病，主要在肝、脾、肾、气血和冲、任、督、带的失常。
(2) 注重分型论治（图7-2-3）。

带下病
- 白带（脾虚湿重）——完带汤
- 青带（肝经湿热）——加减逍遥散
- 黄带（肾火盛而脾虚）——易黄汤
- 黑带（下焦火热盛）——利火汤
- 赤带（肝热脾湿）——清肝止淋汤

五带即五种类型

血崩
- 血崩昏暗（气阴两虚）——固本止崩汤
- 郁结血崩（肝气郁结）——平肝开郁止血汤
- 闪跌血崩（血瘀）——逐瘀止血汤
- 大热血崩（血海大热）——清海丸

图7-2-3

"是止崩之药，不可独用，必须于补阴之中行止崩之法，方用固本止崩汤（大熟地、白术、黄芪、人参、当归、黑姜）……盖血崩而至于黑暗昏晕，则血已尽去，仅存一线之气，以为护持。若不急补其气以生血，而先补其血而遗气，则有形之血，恐不能遽生，而无形之气，必且至尽散，此所以不先补血而先补气也。然单补气则血又不易生，单补血而不补火，则血又必凝滞，而不能随气而速生。况黑姜引血归经，是补中又有收敛之妙，所以同补气补血之药并用之耳"。

血热之崩，治法"必须滋阴降火，以清血海和子宫"，方用清海丸（熟地、淮山药、山萸、丹皮、五味子、沙参、麦冬、白术、白芍、龙骨、地骨皮、桑叶、玄参、石斛）。

(3) 重视气血，攻补并用。

产后编分上、下卷，有产后总论、产前产后方宜忌、产后诸症治法3部，共55症，连补编3症，共58症。

总之，本书对女科的经带胎产各种证候，论述多有发明，辨证详细，用药纯和，处方平正。而且文字浅显易懂，是学习、研究妇科必读之书。

（十）《女科经纶》

《女科经纶》为清代肖慎斋所著，刊行于公元1684年（清代康熙二十三年）。全书共8卷，搜集历代有关妇科的证治和理论，摘录其精要。分有月经、嗣育、胎前、产后、崩淋、带下、杂证7门。共列病163种，引录各家论述7000余条，并作按语，有补充，也有批判。凡证候寒热、虚实，都有条不紊地叙述，详于论治，而略于方剂，目的在于使学者掌握要则，以便有所准绳。强调月经、胎产、崩淋、带下为重点。全书有论而无方，是理论为主的参考书。

（十一）《沈氏女科辑要笺正》

《沈氏女科辑要》原是沈尧封辑著的稿本，经王孟英加按语后刊行，始有流传。经张山雷笺注，内容尤为充实，故名之《沈氏女科辑要笺正》。

原书分上、下两卷，共80节，今经张氏重加编次，分上卷为31节，下卷为51节。对经带胎产及方药主治，根据辨证论治原则，逐条阐释，或为驳正，反复剖析，不厌其详。

（十二）《妇科知要》

《妇科知要》是著名医学家徐荣斋编著。于1981年6月正式刊行，全书分上、中、下3编。上编为诊法，按"四诊"、"辨证"两个部分叙述，对四诊的内容加以补充，如对问诊有"妇科十问歌",在切诊举出常见脉12种,每种都有临床体会。中编为症治病类,分有月经病、带下病、胎前病、产后病、乳房疾患、前阴疾患、妇科杂病7类,每类有若干病症,根据虚实寒热的不同证型,采取不同的治法。下编为方药,筛选传统有效成方123个,近代经验交流方39个。每方都有临床运用,说明作者的体会及加减配方等问题。

总之,该书是以临床实践为主,是理论与实践相结合的书,内容深入浅出,经验体会,切实可用,是一本很好的妇科参考书。

(十三)《哈荔田妇科医案医话选》

《哈荔田妇科医案医话选》是著名妇科学家哈荔田的经验总结,全书分医案、医话2篇。医案篇主要是月经病、妊娠病、产后病及其他疾病的治疗经过,理法方药俱备,言出实践体会,学之颇得启发。医话篇不仅有常见病的治疗,并对气分药在妇科的应用作出了精辟的阐明,而且对整体观念与妇科的关系、胎教等问题,也作了比较详细的论述,这对于充实妇产科的内容,起到推动的作用,尤其是对外治法的介绍,为目前妇科书所少有。总之,该书是一本理论联系实际的书,是值得学习参考的。

第三节 《内经》有关妇科的论述

《内经》是一部很重要、很宝贵的经典著作,是学习中医必读之书。其中对妇产科的生理、病理、辨证、治疗等,都有精辟的论述。现在初步综合归纳如下。

一、有关经孕的生理

【原文】《素问·五藏别论》:"脑、髓、骨、脉、胆、女子胞,此六者,地气之所生也。皆藏于阴而象于地,故藏而不泻,名曰奇恒之府。"

【提示】 该条指出奇恒之腑的作用是"藏而不泻",并指出女子胞是奇恒之腑之一。

【注释】 奇,异也;恒,常也。言异于五脏六腑也。所谓奇恒之腑,既不同于五脏的藏精,也不同于六腑的传化水谷,其中尤以女子胞为显著,它接受阴气所生化,能贮藏人体的阴精,它的功能象地的收藏生化一样,有藏有泻。因为女子胞是产生月经的源泉,是孕育胎儿的基地。月经与妊娠,有定期的藏,有定期的泻,这种又藏又泻的作用,和五脏的藏精、六腑的传化都是不同的。

【原文】《灵枢·决气》:"两神相搏,合而成形,常先身生,是谓精。"

【原文】《灵枢·经脉》:"人始生,先成精,精成而后脑髓生。"

【提示】 此二条说明胚胎的形成,是依赖父母配合的精气。

【注释】 两神相搏,是指男女双方的媾合,阴阳二体相合而构成有生命的形体。精,是指先天之精,这"精"字,可以理解为精子、受精卵,这是构成人体的原始物质,没有精的作用,没有父母双方媾合的功能,便无生命的可言。由于是禀受于父母,故属于先天。

【原文】《素问·上古天真论》:"女子七岁肾气盛,齿更发长。二七而天癸至,任脉通,太冲脉盛,月事以时下,故有子。三七肾气平均,故真牙生而长极。四七筋骨坚,发长极,身体盛壮。五七阳明脉衰,面始焦,发始堕。六七三阳脉衰于上,面皆焦,发始白。七七任脉虚,太冲脉衰少,天癸竭,地道不通,故形坏而无子也。"

【提示】 说明妇女生长发育和衰老的过程及肾气的盛衰对生殖的密切关系。

【注释】 "女子七岁",女子为阴,阴中必有阳;阳之中数七,故一七而阴血升,二七而阴血溢。"肾气盛",张景岳:"人之初生,先以肾始。女至七岁,肾气稍盛,肾主骨,齿者骨之余,故齿更;肾为经血之脏,发者血之余,故发长。"女子到了七周岁左右,先天之肾气得到后天水谷精气之滋养而开始旺盛;肾主骨,齿是骨之余,乳齿逐渐变换为恒齿;肾之华在发,故此时头发浓长而乌黑。天癸是促使生殖功能发育的一种物质,是男女到达青春发育期所产生与生殖有密切关系的一种物质。马玄台注释说:"天癸者,阴精也,盖肾属水,癸亦属水,有先天之气蓄积而生,故谓阴精为天癸也。"《景岳全书·阴阳》:"元阴者,即无形之水,以长以立,天癸是也,强弱系之,故曰元精。"王孟英引俞东扶之说云:"血与精之外,别有一物所谓天癸者。"可见,天癸是肉眼看不见而客观存在体内的体液,其作用关系到人体生长发育和体质强弱,与现代医学所言内分泌的功能有相似的地方。冲脉为血海,任主胞胎。冲脉起于气街(曲骨旁开二寸),并少阴之经,挟脐上行,任脉起于中级之下,以上毛发,循腹里,上关元。从冲任二脉之起点,循行践线及作用,与卵巢、子宫所在之位置、功能颇相似。《灵枢·五音五味篇》:"宦者去其宗筋,伤其冲脉……其有天宦者……其任冲不盛、宗筋不成,有气无血,唇口不荣,故须不生。"宦者去其外肾(睾丸、阳具),天宦则外肾不发育,由于损伤冲脉,任冲二脉气不盛,可见冲任二脉是直接主生殖器官的功能,肾主生殖,冲任之本在肾,故冲任是与生殖系统有密切关系。

总之,女子自七到二七之年,是天癸至,任脉通,太冲脉盛的生长发育时期(图7-3-1)。

$$肾气盛\to 天癸至\begin{Bmatrix}男:精气溢泻\\女:月事以时下\end{Bmatrix}阴阳和合\to 有子$$

图 7-3-1

"肾气平均"。张志聪:"平,足也;均,和也;极,止也。至真牙生而筋骨所长,以至于根矣。"意思是说,人体发育到最高限度的时候,在一定时期内保持均等的状态。从三七到四七之年,是妇女身体发育盛壮时期,也是比较适合婚配生育的时期,所以提倡男女青年晚婚,是我国良好的传统。

从五七到七七,是"任脉虚,太冲脉衰少,天癸竭"的衰老时期。"阳明脉衰"阳明胃多气多血之经,手足阳明脉皆行于面部,张景岳:"女为阴体,不足于阳,故其衰也,自阳明始。""三阳脉衰",三阳,指太阳、阳明、少阳而言。三阳脉经皆上于头面,所以有"头为诸阳之会"之说,今三阳脉皆衰于上,气血不荣,所以颜面憔悴,头发斑白、脱落等。

一切事物的发展,都有它一定的自然规律,人体由生长发育而壮盛,由壮盛而转向衰老,以至于死亡,这是循着自然规律的程序而进行的,女子从七岁开始到二十八岁左右,是身体发育极盛的时期,在这时期保持一段均等的状态。到了三十五岁以后,逐渐开始衰退,颜面不荣;到了七七之年,"任脉虚,太冲脉衰少,天癸竭"的衰老阶段,便是"地道不通,形坏而无子"了。当然,个别肾气有余是例外,这里是指一般而言(图7-3-2)。

$$肾气衰\to 天癸竭\begin{Bmatrix}男:精少\\女:地道不通\end{Bmatrix}形坏\to 无子$$

图 7-3-2

总之,《内经》这段原文,描述妇女的生长发育而至衰老的过程,段落分明,也符合实际情况,所以一直为后人所遵崇。

【原文】 《素问·上古天真论》:"其有年已老而有子者,何也?此其天寿过度,气脉常通,而肾气有余也。此虽有子,男子不过尽八八,女子不过尽七七,而天地之精气皆竭矣。"

【提示】 指出年老尚能生育的原因。

【注释】 "天寿",就是天赋的精力;"天地之精气"这里的"天地"二字,是指男女而言,也就是说"天地之精气"，即是男女之肾气，一般来说，女子的生育年龄，最多在五十岁左右，男子的生育年龄则较长，但最多也不超过六十四岁。因为女子到了"七七"之年，肾气衰退，冲任脉虚，月经便要闭止不行，便无受孕的可能，男子到了六十四岁，精气亏竭，便失去生殖的能力。但由于禀赋不同，加以后天的调养，个别虽超过了生育的年龄，仍然有孕育的可能，其原因是"气脉常通，而肾气有余"。这种人多是平时注意养生的法则，保持气血的畅通，以及精气的充溢，因而年虽老而不衰，故仍然有生育的可能。

【原文】《灵枢·五音五味篇》："妇人无须者，无血气乎？岐伯曰：冲脉任脉，皆起于胞中，上循背里，为经络之海，其浮而外者，循腹右上行，会咽喉，别而络唇口。血气盛则充肤热肉，血独盛者澹渗皮肤，生毫毛。今妇人之生，有余于气，不足于血，以其数脱血也，冲任之脉，不荣口唇，故须不生焉。"

【提示】该节论述妇人无须及有余于气、不足于血的原因。

【注释】胡须、月经、阴毛、腋毛，为男女性征的部分表现。男子有胡须，女子有月经而无胡须，这是男女生理上的差异。妇女的生理特点，其所以形成"有余于气，不足于血"是因为每月要排出月经，月经的主要成分是血，加之育龄期妊娠、分娩、哺乳等都耗散气血。相对来说气有余而血不足了。因为妇女耗伤血液的机会比较多，便影响"冲任之脉，不荣口唇"，所以便不生须了。张景岳："冲任为血之海，须为血之余，血不足，则冲任之脉，不荣于口，故须不生矣。"

【原文】《灵枢·邪客》："辰有十二，人有足十指，茎垂以应之，女子不足二节，以抱人形；天地有阴阳，人有夫妻；……地有四时不生草，人有无子。"

【提示】该节指出妇人的生理特点及不孕的病变。

【注释】该节本来是说明人与自然界的密切关系，但文中却提到妇女的生理特点，从自然界来说，一天有子、丑、寅、卯、辰、巳、午、未、申、酉、戌、亥十二时辰的地支，人身在下部有两足十趾及男子睾丸、阴茎以应之，妇人缺乏阴茎和睾丸，但能怀孕分娩，仍有其生理上的不同构造。在自然界，有阴阳的现象，在人类则有男女两性结为夫妻的关系。由于地质的关系，有些地面四季不生草，而人类因种种的关系，也有终生不能受孕的。

【原文】《素问·五常政大论》："岁有胎孕不育，治之不全，何气使然？岐伯曰：六气五类，有相胜也，同者盛之，异者衰之，此天地之道，生化之常也。"

【提示】该节说明各种动物的胎孕繁殖是受到气化司天在泉的影响。

【注释】"治之不全"，指胎孕和不育有不同的情况。"六气五类"：六气指司天在泉之六气；五类指五行所生的五类动物。即毛、羽、倮、介、鳞五类动物。"同者"指六气与运气同属一类。"异者"指六气与运气不相同。在同一个年份里，各种动物，有的能胎孕繁殖，有的却不能生育。这种不同的情况，是由于六气司天在泉的影响，如果六气与运气相同，则生繁殖，反之则衰微。

该节原文虽着重说明毛、羽、倮、介、鳞五类动物繁殖与自然界的关系，未说及人，但人也是动物，生长在天地气交之中，也会受到司天在泉的气象影响的。

从以上条文的论述，可知道《内经》有关经孕的阐明，主要有以下几方面。

(1) 妇女的生理特殊结构是女子胞。

(2) 生理的特点，是有余于气，不足于血。

(3) 月经的来源，是依靠肾气盛、天癸至、任脉通、太冲脉盛。

(4) 胎孕的形成，主要有两个因素：一是父母精气的充沛（精是生命的原始物质）；二是经血调，阴阳合。

(5) 影响胎孕的因素：一是肾气虚衰；二是禀赋的差异；三是气候的异同。

二、有关病因病机

【原文】《素问·阴阳别论》："二阳之病发心脾，有不得隐曲，女子不月；其传为风消，其传为息贲者，死不治。"

【提示】 该节指出因情欲不遂而引起的女子不月。

【注释】 "二阳"即阳明胃和大肠。"隐曲"曲折难言之情。"风消"因热生风而津液消竭。"息贲"贲，读奔。息贲，是喘息气逆。

《内经》中关于"隐曲"二字的出现有五。除《阴阳别论》之外，《至真要大论》"太阳之胜……阴中乃疡，隐曲不利，互引阴股"，又"湿客下焦，发为濡泻，及为肿隐曲之疾"。《风论》："肾风之状，隐曲不利。"该篇还有："三阴三阳俱搏，心腹满，发尽不得隐曲，五日死。"

由于"隐曲"出处有五，因而历代注家对"不得隐曲"的解释各有不同，归纳起来，可分下列三种。

（1）作情欲不遂解。以张山雷、王一仁、秦伯未等为代表。

（2）作不得大小便解。以杨上善等为代表。

（3）作阳道病解。以王冰、李念莪、高士宗等为代表。对于"不得隐曲"大多数注家之所以认为是阳道病，以张景岳的发言最有代表性。他说"隐曲"二字"本经见者凡五，皆指阳道而言，以类察之，可得其义"。

从该篇文字的文法及病理的变化来看，以第一种的说法较为合理。在文法，下句既称女子不月，上句何不称男子不得隐曲？且该节描写病理的重心，在于心脾；其病因为"不得隐曲"；其初步现象为不月。这样叙述，是合文法的。再从病理来看，注家所谓阳道病，即是阳痿，阳痿不完全由心引起，主要属于肾虚的病变，为男子的常见病，从其转归来说，在临床很少见到"风消"、"息贲"等后果。

对该节的原文，是阳明胃先病，或心脾先病，注家也有两种说法。

（1）胃先病而后影响心脾。以王冰、李念莪为代表。王冰注："肠胃发病，心脾受之。"李念莪注："胃伤而心脾受伤者何也？脾与胃为夫妻，夫伤则妻亦不利也；心与胃为子母，子伤则母亦不免也。"

（2）脾心先病而后影响及胃。以马元台、张景岳为代表。马元台注："此病由心脾所发，正以女子有不得隐曲之事，郁之于心，故心不能生血，血不能养脾，始焉胃有所受，脾不能运化，而继则胃渐不能纳受矣，故知胃病发于心脾也。"张景岳注："盖胃于心，母子也，人之情欲，本以伤心，母伤则客及其子；人之劳倦本以伤脾，藏伤则病连于府，故凡内而伤精，外而伤形，皆能病及于胃，此二阳之病，所以发于心脾也。"

从"二阳之病发心脾，有不得隐曲"来解，以第二种的说法为恰当，因为心病不能生血养脾，则脾不能运化，脾失健运则胃弱不纳，而心之所以发病，是由于"不得隐曲"，也就是精神抑郁、神明失常所致（图7-3-3）。

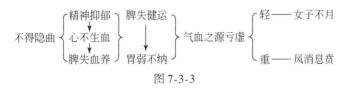

图 7-3-3

总的来说，这节原文，主要告诉人们，心生血而主神明，脾统血而主运化，如七情所伤，精神抑郁，则心不生血，脾不健运，因而导致胃弱不纳，气血之生化无源。经者，血也，气血不足，轻则经闭不行，重则阴虚而生内热，肌肉消瘦，虚火内动刑金，则肺失宣发肃降，故时咳嗽气喘。

【原文】《素问·评热病论》："月事不来者，胞脉闭也，胞脉者属心而络于胞中，今气上迫肺，心气不得下通，故月事不来也。"

【提示】 说明胞脉不通是经闭不行原因之一。

【注释】 妇女经闭不行，有多种的原因，其中胞脉闭塞不通也是重要原因之一。因为胞脉与心相连属而下络于胞宫之中，能主冲任之阴血。今由于水湿之气壅阻，上迫于肺，使肺的宣降失常，以致心气不能下迫胞宫，所以月经闭止不行。

【原文】《素问·骨空论》："任脉为病，男子内结七疝，女子带下瘕聚"，"冲脉为病，逆气里急"，"督脉为病，脊强反折。督脉者，起于少腹以下骨中央。女子入系廷孔，其孔，溺孔之端也。其络循阴器，合篡间，绕篡后，别绕臀，至少阴与巨阳中络者，合少阴上股内后廉，贯脊属肾，与太阳起于目内眦，上额交巅，上入络脑，还出别下项，循肩髆，内夹脊抵腰中，入循膂络肾，与男子循茎下至篡，与女子等，其少腹直上者，贯脐中央，上贯心入喉，上颐环唇，上系两目之下中央。此生病，从少腹上冲心而痛，不得前后，为冲疝，其女子不孕，癃痔、遗溺、嗌干"。

【提示】 该节指出任脉、冲脉、督脉循行的路线及其所主的妇科疾病。

【注释】 七疝，马莳："七疝，乃五脏疝及狐疝、癫疝也。"带下乃泛指带脉以下的各种病变，是妇科的统称。瘕聚，这里总言腹部的癥瘕积聚，即妇科的各种肿瘤包块。廷孔即溺孔。篡间指会阴部。

经络循行路线的用词，经脉由外行于内者谓之"入"。经脉沿着特定的方向或部位循行者谓之"循"。经脉的分歧而行谓之"别"；经脉贯穿通过某器官组织的谓之"贯"；经脉互相交叉谓之"交"。

任冲督三脉的循行路线及其所主的妇科疾病，兹简述如下。

1. 任脉有担任、妊养之意

三阴经脉都会于任脉，故后世有"任脉任一身之阴"、"任为阴脉之海"、"任为妇人生养之本"等说法。

（1）循行路线：起会阴→行胸腹中线→至咽喉上颚→循面入目。

（2）所主妇科病：带下瘕聚。

妇女以阴血为主，任脉主一身之阴经，凡精血津液的调摄，都和任脉的功能有一定的关系，所以任脉的功能失常，便会出现月经不调、闭经、不孕等妇科的病变。

2. 冲脉有冲要之意

凡由下向上为冲，因为本经为十二经之冲要，故有"冲为十二经之海"或"冲为血海"之说。

（1）循行路线：起于气街→并足阴经夹脐上行→胸中而散（根据原文）。

（2）所主妇科病：逆气里急。

该条所主病，仅有"逆气里急"，即是气逆冲上、腹内引急之意，如临床常见的奔豚、冲疝等病。其实，冲脉主血海。女以血为本，冲脉的病变，无不影响到妇科的病变。

3. 督脉有都督、总督之意

因为手足三阴经皆会于督脉大椎，故有"督脉督一身之阳"、"督为阳脉之海"等说法。

（1）循行路线：一由少腹起绕会阴后上贯脊；二与足太阳同起于目内眦上头下项夹脊至腰；三从少腹直上贯脐入喉环唇入目（与任脉相同）。这三种说法，是根据该节而言，目前公认第二种说法为切当。

（2）所主妇科病：其女子不孕。

督脉督一身之阳，督脉的病变，多属阳虚宫寒，寒湿为病，故受孕困难。

【原文】《素问·评热病论》："有病肾风者，面胕疣然壅，害于言……身重难行，月事不来。"

【提示】 该节指出肾病浮肿而导致妇女闭经。

【注释】 胕，音附，马莳："足面也。"疣然壅，王冰："疣然，肿起貌；壅，谓目下壅如卧蚕形也。"由于肾病引起的全身性水肿，言语困难，肢体困重，不易行水，可见肾的亏损程度，经水之源来于肾，肾病则经源枯竭，故经闭不行。

【原文】《素问·奇病论》："人生而有巅疾者，病名为何？安所得之？岐伯曰：病名为胎病，此得之在母腹中时，其母有所大惊、气上而不下，精气并居，故令子发为巅疾也。"

【提示】 该条说明孕妇大惊是初生婴孩癫痫的原因。

【注释】 巅疾即癫痫，因病位于巅顶部，故曰巅疾。胎儿在胞中成长，完全靠母体的精气营养，故孕妇气血的盈亏、精神的喜怒，都直接影响到胎儿。当孕妇在妊娠期中，突然受到大惊，免不了精神紊乱（气上不下），气血失调的精气，对胎儿也有不良的刺激，所以对于胎儿的发育有很大的影响。由于病是在母腹中因母受大惊而得的疾患，故称"胎病"，是属于先天的疾病。

【原文】《素问·气厥论》："胞移热于膀胱，则癃溺血。"

【提示】 该节说明藏府相移的病变。

【注释】 胞，即女子胞。胞宫与膀胱，同居下焦，一前一后，胞宫之邪热转移于膀胱，对膀胱的气化功能失常，可导致小便不利；热邪损伤络脉，便有尿血。

【原文】《素问·脉解篇》："厥阴所谓癥疝，妇人少腹肿者，厥阴者，辰也，三月阳中之阴，邪在中，故曰癥疝少腹肿也。"

【提示】 该节说明妇人癥疝形成的原因。

【注释】 癥疝之义有三：一是指男子睾丸肿大，阴囊胀坠；二是指妇人少腹肿胀重坠；三是指子宫下垂阴户肿胀下坠。该节所指是第二种。疝，《说文解字》云："腹痛也。"凡少腹有形而痛，概可称为疝。辰，景岳云："辰，季春也。"即农三月。三月为阳气方盛，阴气将尽之季节，故曰阳中之阴。厥阴经气主三月，若阴邪积聚于中，注于厥阴经脉则发为癥疝少腹肿之病症。

根据以上条文，女子不月有属于七情所伤、湿阻胞脉的不同原因；奇经的病变，能导致带下瘕聚、不孕；还有在妊娠期中，孕妇受惊而致气血紊乱，因而影响胎儿的生长而出现先天性癫痫。其所论述，符合实际，可见《内经》的理论，是经过临床考验的。

三、有关诊断辨证

【原文】《灵枢·邪气脏腑病形》："肾脉……微涩为不月，沉痔。"

【提示】 该节指出从脉象测知病变。

【注释】 肾脉，即尺部的脉。尺脉出现微涩不利之脉，说明肾气虚弱、血脉空虚不足之象。月经的根源于肾而生于胞宫，肾虚则精气不足，故主女子月经不来；如有痔疾之患，亦多日久不愈，以正虚则康复功能较差。

【原文】《灵枢·五色》："面王以下者，膀胱子处也；……女子在于面王，为膀胱子处之病，散为痛，搏为聚，方员左右，各如其色形。其随而下至胝，为淫，有润如膏状，为暴食不洁。"

【提示】 从人中色泽的变化，诊察妇人疾病的部位和病情的轻重。

【注释】 面王，即鼻头。鼻头以下的部位，主要是指人中而言。从人中色泽形态，可以诊察膀胱、子宫的病变。若色泽散而不聚的，是气滞作病；若色泽聚而不散的，是血凝积聚。积聚的方圆左右，都与病色的形态相似。若病色一直下行，是胞宫到尾骶骨部有病，当下浸淫带浊如膏之物，其诱因可能由于暴食不洁之物所致。

总的来说，人中形态的长短、深浅、宽窄，对诊察疾病有一定的参考价值，需要进一步的观察总结。

【原文】 《素问·阴阳别论》："阴虚阳搏谓之崩。"

【提示】 该节指出阴阳脉不和的病变。

【注释】 血暴出而量多，病势较急，谓之崩。阴脉本不足，阳热复盛，阴脉为阳脉所搏出，导致血热妄行，故发为崩中下血之变。

【原文】 《素问·平人气象论》："妇人手少阴脉动甚者，妊子也。"《素问·阴阳别论》："引搏阳别，谓之有子。"《素问·腹中论》："何以知怀子之旦生也？身有病而无邪脉也。"

【提示】 此三节指出从脉象的变化，可以测知妊娠。

【注释】 手少阴，金元起本作足少阴，今人多以手的尺部脉动甚以测候妊娠，尺部为足少阴肾经之所属，尺部之脉动滑有力，说明胎气盛于下，足为有孕之征。

阴是指尺脉，阳指寸脉，尺脉搏动有力，与寸脉有显著的区别，这是妊娠的脉象。

"身有病"是指有停经、恶阻、下肢微肿，腹部膨大等。"无邪脉"，没有与上述证候相符合的脉象，而且滑数流利，这是妊娠的脉象。

切脉固然是诊断的重要方法，但病情复杂多端，一脉主多病。例如，滑数之脉，与生理的妊娠有关，而血热痰火的病变，亦往往出现滑数之脉。故临证必须四诊合参，全面分析，方不致误。

【原文】 《灵枢·水胀》："肠覃何如？岐伯曰：寒气客于肠外，与卫气相搏，气不得荣，因有所系，癖而内著，恶气乃起，瘜肉乃生。其始生也，大如鸡卵，稍以益大，至其成，如怀子之状，久者离岁，按之则坚，推之则移，月事以时下，此其候也。石瘕如何？岐伯曰：石瘕生于胞中，寒气客于子门，子门闭塞，气不得通，恶血当泻不泻，衃以留止，日以益大，状如怀子，月事不以时下，皆生于女子，可导而下。"

【提示】 该节原文指出肠覃、石瘕形成的原因、病机、症状及两者的鉴别。

【注释】 肠覃，是下腹部的肿物，因其与肠所在的位置相同，概称为肠覃。但其病位在肠外而非在肠内，虽名肠覃，实非肠内之肿瘤。其病变是因寒气与卫气相搏于肠外，阻碍了卫气的营运，于是气血运行不畅，癖积留滞而生瘜肉，由小儿大，初时如鸡蛋，逐渐以大如怀子之状，病情可迁延一年以上，其肿块按之虽坚硬，但推之可以移动。由于病在肠附近而不在子宫，所以月经仍能按时来潮。有人认为该病可能是卵巢囊肿之类的病变。

胞中，此泛指内生殖器的范围。瘕者假也，其病变是由于寒邪之气侵入子门（包括子宫和阴道），导致阴道口、子宫口闭塞，气行不通，恶血当泻而不能泻，停留在内，逐日加大，其形状如怀子样。由于子宫病变，月经不能按时来潮，根据原文描写的症状，有人认为可能是先天性阴道或处女膜闭锁。治之当疏通道路，则血可下。

肠覃和石瘕，均为寒气所犯，共有"状如怀子"。但由于病位不通，其症状则同中有异。前者寒气客于肠外，子宫没有受到影响，故"月事以时下"。后者则寒气客于子门，子宫、阴道受到直接的影响，恶血当泻不能泻，瘀血停留在内，脉道不通，故"月事不以时下"。

以上的条文，有从望诊以察疾病的所在；有从按脉以测知病变的轻重；有从脉象的表现以定妊娠；更有从病因相同，症状类似之中，找出其鉴别的要点。文虽不多，足资后人借鉴。

四、有关治疗原则

【原文】 《素问·六元正纪大论》："妇人重身，毒之何如？岐伯曰：有故无殒，亦无殒也。帝曰：愿闻其故，何谓也？岐伯曰：大积大聚，其可犯也，衰其大半而止，过者死。"

【提示】 该节指出孕妇疾病的治疗原则。

【注释】 "有故无殒，亦无殒也"。王冰："上无殒，言母必全，亦无殒，言子亦不死也。"即是说孕妇患了疾病，就应该用药物治疗，甚至大积大聚，也要攻下药，只要辨证清楚，便不损伤母体，也不损害胎儿。"毒之"，指用峻烈之药治疗。"犯"是攻的意思。总之，有斯病则用斯药，有病则病当之，但对大积大聚之病，只能去病之大半便要停止使用，过用则伤正，甚或导致死亡。但停止使用攻下之剂，并不等不治，而是治的方法有所改变罢了。所谓"大毒治病，十去其六……谷肉果菜，食养尽之"（《素问·五常政大论》），便是这个意思。

【原文】 《素问·奇病论》："人有重身，九月而瘖，此为何也？岐伯曰：胞之络脉绝也。帝曰：何以言之？岐伯曰：胞络者，系于肾，少阴之脉，贯肾系舌本，故不能言。帝曰：治之奈何？岐伯曰：无治也，当十月复。"

【提示】 该节说明孕妇音哑的原因及处理方法。

【注释】 重身，张景岳："妇人怀孕，则身中有身。"瘖，音哑不能出声也。胞之络脉绝之"绝"字，乃隔绝不通之意。张志聪云："妊至九月，胞长已足，设有碍于胞络，即使阻绝而不通。"胞中的络脉连系于肾，少阴肾脉是通过肾而连系于舌根，当怀孕至九月，胎儿长大，阻断了胞络与肾的关系，影响到发音，所以孕妇声哑，不必治疗，俟足月顺产，声音自能复元。否则药石妄投，反有害于胎儿。

从原文的精神，是不须治疗，待其分娩而自然康复。但事实上，一个孕妇突然音哑了，不采取适当的处理，患者是不会同意的。笔者个人在临床中，碰到这样的患者，多采取益气生津之法，如太子参、西青菓、木蝴蝶之类，既能减轻孕妇的音哑，又能照顾到胎儿的安全，虽是权宜之法，必要时仍酌情用之。

【原文】 《素问·腹中论》："有病胸胁支满者，妨于食，病至则先闻腥臊臭，出清液，先唾血，四肢清，目眩，时时前后血，病名为何，何以得之？岐伯曰：病名血枯，此得之年少时，有所大脱血。若醉入房，中气竭，肝伤，故月事衰少不来也。帝曰：治之奈何？复以何术？岐伯曰：以四乌鲗骨一藘茹，二物并合之，丸以雀卵，大小如豆，以五丸为后饭，饮以鲍鱼汁，利肠中，及伤肝也。"

【提示】 该节指出血枯经闭的病因及治法。

【注释】 "出清液"即口泛清水。"乌鲗骨"，一名海螵蛸。《本草纲目》："通经脉，活血行血。""雀卵"即麻雀之卵，功能补精益血，治男子阳痿不起，女子带下血闭。"鲍鱼汁"，《本草纲目》："治女子血枯病伤肝，利肠。"胸胁胀满，饮食不振，发病时先闻到腥臊气味、口泛清水，先吐血，以后逐渐四肢清冷，两目眩晕，大小便时常出血等，这种病病名称为血枯。其起因是在少年时有过大出血病，留下瘀积未净，或者酒醉之后行房，使精气耗竭，肝损伤，以致月经衰少，甚或停止不来。其治疗的方法，可用四分乌鲗骨，一分藘茹（即茜草根），二物合并，用雀卵为丸，制成如小豆大丸药，食前服五丸，鲍鱼汁送下，取其通利肠中和补益受伤的肝。本方诸药配合，具有益气生精、补血养阴、强壮肝肾、活血通经的作用，凡血枯精亏诸症，均可用之。

【原文】 《灵枢·五禁》："何谓五夺？岐伯曰：形肉已夺，是一夺也。大夺血之后，是二夺也。大汗出之后，是三夺也。大泄之后，是四夺也。新产及大血之后，是五夺也。此皆不可泻。"

【提示】 该节说明新产出血是五夺之一，禁用泻法。

【注释】 "夺"与"脱"通，即气血严重耗损之意。久病形体消瘦，虚弱已极，是为一夺；大出血之后，四肢百骸、脏腑经络缺乏濡养，是为二夺；大汗之后，津气两伤，是为三夺；大泄泻之后，气阴耗损，体力陷于衰弱，是为四夺；新产出血或产后出血过多，元气虚极，是为五夺。五夺的病变，都是元气大虚之证，绝对禁用下法。

从以上的论述，《内经》有关妇科的条文虽然不多，但都包括了妇女的解剖生理特点、生长发育以致衰老的过程，对妇产科多种疾病的病因病机、诊断辨证、治疗法则等都有所涉及。人们要很好地理解这些论述，结合后代的发展，则对于妇科的临床、科研、教学都是大有益处。

第四节 《金匮要略》妇人病篇

《金匮要略》是张仲景《伤寒杂病论》中的杂病部分，乃北宋初年（仁宗时），翰林学士王洙在翰林院所存残旧书籍中发现《金匮玉函要略方》，一共有3卷，上卷讲伤寒病，中卷论杂病，下卷记载方剂及妇科的理论和治疗。当时国家召集林亿等对此节本进行校订工作，因上卷的伤寒病部分，已为晋代王叔和编次为《伤寒论》单行本，于是删去上卷而只保留中卷和下卷的杂病和治疗妇人病部分。为了方便临床应用，又把下卷的方剂部分，分别列在各种证候之下，编为上、中、下三卷。同时，并搜集各家方书中转载仲景治疗杂病的方剂及后世一些医家的良方，分类附在每篇之末。因为是节略本，所以名叫做《金匮要略方论》，这就是后世通行的《金匮要略》。

妇人病篇，即是《妇人妊娠病脉证并治》、《妇人产后病脉证并治》、《妇人杂病脉证并治》。这3篇的内容包括妊娠病、月经病、产后病、带下病及妇人杂病，基本上已把妇产科常见的理、法、方、药包罗在内，为后世妇产科书打下良好的基础，一直到今天，仍然指导着临床，是妇产科医务工作者必读之经典著作。

一、妇人妊娠病脉证并治

该篇原文连附录11条，方剂10首，主要论述妇女妊娠期内的正常征象和常见病的辨证治方。内容有妊娠恶阻、妊娠与疾病的鉴别、保胎、妊娠下血、妊娠腹痛、妊娠小便难、妊娠水气等。其中妊娠腹痛和下血，是本篇的重点。

【原文】 师曰：妇人得平脉，阴脉小弱，其人渴，不能食，无寒热，名妊娠，桂枝汤主之。于法六十日当有此证，设有医治逆者，却一月加吐下者，则绝之。

【提示】 该条是论述妊娠恶阻的证治。

【注释】 该条可分为两段，至"桂枝汤主之"为第一段，"于法"以下为第二段。主要是论述妊娠早期反应的脉证并治，同时指出误治的结果和处理的方法。

平脉指脉象和平而无邪脉，即《素问·腹中论》"何以知怀子之且生也？身有病而无邪脉也"之意。

阴脉，自王冰以下，多数解释为尺脉。但广州中医学院罗元恺教授根据《素问·阴阳别论》"脉有阴阳，知阳者知阴，知阴者知阳……三阳在头，三阴在手……谨察阴阳，无与众谋……所谓阴阳者，至者为阳，去者为阴"的理论，认为这里所说的阴脉，可能概指手部的寸口脉和脉象的去落动态。言确有据，但以临床实际而论，初孕之妇，多见尺脉小弱，笔者意见，仍是两者并存。

则绝之，注家有三种解释：一是停止服药，以饮食调养；二是证既不合，不宜再服桂枝汤，应进行辨证论治其病根；三是由于误治而引起吐泻不止，脾肾亏损过甚，气阴两伤，有断绝胎元的可能。以上三种说法，都有道理，应结合临床实际，灵活而裁夺之（图7-4-1）。

脉证 ｛ 妇人行平脉——平和无病脉
阴脉小弱——因血养胎，故尺脉弱
其人呕不能食——阴阳不调，胃气不降

图 7-4-1

鉴别：无寒热——即无外感表证。

【治疗】 调和阴阳，燮理脾胃，方用桂枝汤。

【方解】 方解如图7-4-2所示。

桂枝配芍药——调和阴阳
甘草配大枣——调和脾胃
生姜——调和胃气，降逆止呕

图 7-4-2

一般来说，妊娠六十日，当见恶阻、呕吐不能食等证。如果"设有医治逆者"，治疗不当而损脾胃，伤胃则吐，伤脾则泻，当随证施治，以杜绝病根。

总之，妊娠恶阻的原因：一是气血凝聚养胎，胎气循冲脉上壅，以致胃失和降；二是停痰积饮，郁热壅滞所致。如辨证属于胃气虚寒、阴阳不和而引起的呕吐，当取桂枝汤调和营卫加减治之。如恶阻由于热而引起者，当非所宜，应仿温胆汤之类加减治之。

【原文】 妇人宿有癥病，经断未及三月，而得漏下不止，胎动在脐上者，为癥痼害。妊娠六月动者，前三月经水利时，胎也。下血者，后断三月衃也。所以血不止者，其癥不去故也，当下其癥，桂枝茯苓丸主之。

【提示】 该条主要论述妊娠宿有癥病的鉴别，并提出癥病的证治。

【注释】 该条可分前后两段，由"妇人宿有癥病……为癥痼害"属前段，主要指出癥瘕的证候。妇人平素有癥瘕之患，多是月经不调，如经断2个有余而漏下不止，当考虑是否是胎漏，倘属妊娠，宫体仍在脐下三四指部位，且未能感到胎动，更不会动在脐上。今动在脐上，可能为较大的癥瘕（如卵巢囊肿）阻碍气机，以致气行不畅而悸动，并非妊娠胎动，故曰"为癥痼害"。"妊娠六月动者……其癥不去故也"。此段为妊娠与癥病的鉴别。停经6个月，在停经前3个月经行正常，停经6个月而感到胎动，多是妊娠之征兆。如果停经前3个月，月经就不正常，经断后又淋漓下血达3个月之久，其色晦暗，子宫的胀大，又不与月以长，此时纵然脐上跳动，亦属癥病，而非妊娠。

【治疗】 当下其癥，桂枝茯苓丸主之。

【方解】 方解如图7-4-3所示。

桂枝——通脉行血
茯苓——健脾渗湿
芍药——调和营血
桃仁——活血化瘀

｝破血而不猛烈
祛瘀而不伤正

图 7-4-3

总之，该条病机为癥瘀内阻，血不归经而下血不止，故取桂枝茯苓丸治之，以达到破瘀化癥的目的。以丸剂少量内服，缓消不伤正。

【原文】 妇人怀娠六七月，脉弦发热，其胎愈胀，腹痛恶寒者，少腹如扇，所以然者，子脏开故也，当以附子汤温其脏。

【提示】 该条指出妊娠阳虚寒冷腹痛的证治。

【注释】 妊娠6~7个月,脉象应该滑而略数,按之不绝,今见弦脉,此病脉也。弦脉主寒、主痛,是里阳虚寒的腹痛。阳虚寒不应发热,今发热是阴盛于内,虚阳外浮的表现;下焦阳虚寒甚,不能温养胞胎,故少腹疼痛,少腹阵阵寒冷如扇动之状。总的病机为子脏阳虚寒盛。

【治疗】 温壮肾阳,暖宫安胎。方用附子汤(方未见)。大多数人认为是伤寒论中的附子汤(附子、白术、茯苓、党参、芍药)。

【原文】 师曰:妇人有漏下者,有半产后因续下血不绝者,有妊娠下血者,假令腹痛,为胞阻,胶艾汤主之。

【提示】 该条指出妇人三种下血的证治。

【注释】 胞阻,即是妇人怀孕期间,腹痛下血,以致不能入胞以养胎,影响胎儿的正常发育,所以又称"胞漏"或"漏胎"。妇人阴道的不正常出血,一般是有三种情况:一是月经淋漓不断的漏下;二是半产以后下血不止;三是妊娠胞阻而不因瘀积者。这三种的下血,病因虽有所区别,但三者的病机,皆属冲任脉虚、阴血不能内守所致。

【治疗】 调补冲任,温经止血,方用胶艾汤。

【方解】 方解如图7-4-4所示。

$$\left\{\begin{array}{l}\text{四物汤——补血活血}\\ \text{阿胶、艾草——养血止血}\\ \text{甘 草——调和诸药}\end{array}\right\}\begin{array}{l}\text{补血养血}\\ \text{止漏安胎}\end{array}$$

图7-4-4

该方是妇科常用的重要方剂,凡月经过多、胎漏、产后出血属虚者,均用之。但方中当归、川芎辛温走窜,最易动血,特别是阴虚而虚火内动者,不宜使用。笔者常改用鸡血藤、丹参以代之。

【原文】 妇人怀娠、腹中㽲痛,当归芍药散主之。

【提示】 指出妊娠腹痛的证治。

【注释】 㽲,《说文》作疠,古巧切,音绞,腹中拘急而痛。妊娠之所以腹痛,主要由于血行不畅,其起因一般是有内寒、血虚、血滞、湿阻等。该条是由于肝虚血滞、脾虚湿阻而引起的腹痛病变。

【治疗】 用养血疏肝、健脾利湿之法,方用当归芍药散主之。

【方解】 方中重用芍药敛阴和血以止痛;当归、川芎补血行血;白术、茯苓健脾利湿以安胎;泽泻清除湿浊而不伤阴。散以散之,并以酒佐药力,使脾健运,血得畅通,则痛自止。

【原文】 妊娠呕吐不止,干姜人参半夏丸主之。

【提示】 该条指出妊娠胃寒呕吐的治法。

【注释】 妊娠呕吐,有寒热虚实的不同,症有轻重缓急之分。该条指出"呕吐不止",即是剧吐的重证,病属胃虚寒饮、浊气上逆所致。

【治疗】 温中散寒,和胃降逆,方用干姜人参半夏丸主之。

【方解】 该方重用半夏降逆止呕,干姜温中散寒,并用生姜汁糊丸以加强止呕之功,兼制半夏之毒性,人参益气健脾和胃,全方共奏健脾和胃、散寒祛饮、降逆止呕之效。方中半夏,后世虽有滑胎之说,但半夏得姜之配合,其毒性大减,只要辨证明确,证属寒饮,用之并不犯胎。如证属寒饮而不虚者,可选用小半夏加茯苓汤或橘皮竹茹汤。

【原文】 妊娠小便难,饮食如故,当归贝母苦参丸主之。

【提示】 该条论述妊娠膀胱湿热,小便不利的证治。

【注释】 该条之所以"小便难",实由于孕后血虚,肺气不宣,湿热下注,膀胱气化不利而引起小便频数,排出困难而有痛感的子淋症。"饮食如故",说明病不在上、中焦而在下焦。

【治疗】 养血清肺，解郁利湿，以当归贝母苦参丸主之。

【方解】 当归，养血安胎；贝母，清肺解郁，有开上泄下之功；苦参，清热解毒，能利水通淋。

有注家认为该条之小便难，当是大便难之误。以药测证，言亦有理，盖该方有养血清热、滋润散结之功，凡肠道燥热而引起的大便难，亦可用之。

【原文】 妊娠有水气，身重，小便不利，渐渐恶寒，起即头眩，葵子茯苓散主之。

【提示】 该条论述妊娠水肿的证治。

【注释】 妊娠有水气，身重，小便不利，恶寒头眩等，当后世所谓子肿、子满之证。水渍于肌肤，阳气不能外达，故渐渐恶寒；水气壅阻于内，清阳不升，故起即头眩。总的来说，为胎气壅阻、气化不利、水气内停、阳气被遏之病变。

【治疗】 利水通阳，葵子茯苓散主之。

【方解】 葵子，性味甘寒滑，有通利大小便的作用，能使水气从大小便而出，收效颇捷；茯苓甘淡，健脾渗湿，与葵子同用，一滑一健，可收相互促进的作用。但葵子终归是有滑胎的作用，用之以 3~6g 为佳。

【原文】 妇人妊娠，宜常服当归散主之。

【提示】 该条论述血虚湿热胎动不安的治法。

【注释】 肝藏血而主生发，脾主健运而为气生化之源，妇人妊娠之后，应重视肝脾的调养。妊娠之后，因气血耗损而导致血虚，血虚则生热；脾失健运，则水谷不化精微而为湿留，从而血虚湿热内阻，以致影响到胎儿的正常发育。

【治疗】 养血健脾，清热化湿，当归散主之。

【方解】 当归、芍药养血补肝；川芎养血理气（通气血之滞）；白术健脾除湿，黄芩清热坚阴。胎多因热而动，热去则胎安。

【原文】 妊娠养胎，白术散主之。

【提示】 该条指出脾虚寒湿胎动的治法。

【注释】 "妊娠养胎"是泛指之词，从药测证，该条当有心腹时痛、呕吐清涎、不欲饮食等脾虚寒湿中阻，导致胎动不安之症。

【治疗】 健脾温中，散寒除湿，以白术散主之。

【方解】 白术，健脾燥湿；川芎，和肝理气；蜀椒，温中散寒；牡蛎，除湿利水。白术得川芎相伍，有健脾温血养胎的作用；蜀椒、牡蛎相伍，有镇逆固胎之功。

当归散与白术散皆用白术、川芎调和肝脾，生化气血，同为安胎之剂。但前者以归、芍补血养肝为君，黄芩坚阴清热为佐，凡血虚而有湿热者宜之，后者用白术燥湿补中为君，蜀椒、牡蛎散寒除温为佐，凡气虚而寒湿者用之（图7-4-5）。

```
白术散 ⎫        ⎧ 气虚寒湿，胎动不安 ⎫
        ⎬ 安胎 ⎨                        ⎬ 调理肝脾
当归散 ⎭        ⎩ 血虚湿热，胎动不安 ⎭
```
图 7-4-5

小　　结

该篇是论述妊娠的证治，兹将其主要的内容归纳如下。

妇女的妊娠，本是正常的生理现象，其所以致病的原因，多由于受孕后血聚于冲任以养胎，以致阴血偏虚，血虚则气虚，阴阳失调而发生病变。肾藏精而主蛰，胞宫居下焦，胞脉系于肾，若先天阴血不足，或为房室等所伤，则胎元不固。脾胃为气血生化之源，如脾胃气虚，运化失职，饮食衰少，则影响胎元的形成。此外，情志不舒，肝气郁结，亦能阻碍胎儿的生长发育。

妊娠呕吐，由于脾胃不和、营卫失调者，用桂枝汤以调之；由于胃虚寒饮、呕吐严重者，用干姜人参半夏丸以益气蠲饮、降逆止呕，由于其他原因引起的，应结合后世有关该病的辨证和治疗。

妊娠下血，由于癥病者，属瘀属实，当本"通因通用"之旨，用桂枝茯苓丸下癥以止血；属于冲任脉虚，阳虚不摄血，治宜调补冲任，用胶艾汤温经止血。妊娠下血，多与腹痛并见，胶艾汤既能止血安胎，又能温养以止痛，故为妇科的重要的方剂。

妊娠腹痛，由于阳虚寒盛者，用附子汤温阳祛寒；由于肝滞脾虚，以致肝脾不和者，用当归芍药散舒肝健脾以调之。当归散、白术散同为调和肝脾以安胎之剂，但前者治血虚湿热，后者则治阳虚寒湿。两者病机不同，临床应用，当辨别其偏寒偏热而用之。

妊娠小便异常，由于血虚湿热、气郁化燥而小便难者，用当归贝母苦参丸以清热散结；肠道燥热而大便难者，亦可用之润肠通便；由于气化受阻，水气内停而小便不利者，当用葵子茯苓散通窍利水。

但总的来说，妊娠期的病变，其治疗总的原则，应该是治病安胎并重。在此基础上，分清病变的寒热虚实，或温或寒，或补或泻，有是证而用是药，既要能祛除病邪，恢复健康；又要保护胎元，足月顺产。

二、妇人产后病脉证治

该篇是论述妇人产后的常见疾病。原文共11条，列方5首，其他列在有关篇章之中。产后常见的疾病有：痉病、郁冒、便难、腹痛、中风、虚烦、呕逆、下利等病。但由于产后气血两虚，容易感受外邪，故以产后郁冒、中风作重点论述。其次产后又多虚瘀夹杂，故腹痛亦为主要病证。

在治疗上，应照顾到气血两虚和虚瘀夹杂的特点，根据临床症状，全面分析论述。

【原文】 问曰：新产妇人有三病，一者病痉，二者病郁冒，三者大便难，何谓也？师曰：新产妇血虚，多汗出，喜中风，故令病痉；亡血复汗，寒多，故令郁冒；亡津液，胃燥，故大便难。

【提示】 该条论述产后病痉、病郁冒、大便难形成的机制。

【注释】 痉病、郁冒、大便难，是妇人产后常见的三种病症。病痉以项背强急、四肢拘挛为主证。是由于产后出血过多，以致营卫失调、腠理不固、复又汗出、血汗同源、抗病力弱，更易感染风邪，内则血虚不能濡养筋脉，外则风邪为患，风为阳邪，最易化燥伤筋，故痉挛抽搐乃作。此类痉病，可包括产后破伤风、产后子痫、产褥感染等。郁冒，轻则眩晕，重则昏昏不清为主症。是由于产后出血、多汗、抗病力弱、复感寒邪、郁闭于内、血虚不能上荣精明之府，寒邪之气逆而上冲元神，遂致眩晕昏冒。大便难，以大便干结、排出困难为主症，是由于产后失血、出汗过多、津液耗伤，不能濡润大肠所致。以上三病，虽然临床的表现有所不同，但其病机皆为血虚津伤，故在治疗时，都必须照顾津液的恢复。

【原文】 产妇郁冒，其脉微弱，呕不能食，大便反坚，但头汗出。所以然者，血虚而厥，厥而必冒。冒家欲解，必大汗出。以血虚下厥，孤阳上处，故头汗出。所以产妇喜汗出者，亡阴血虚，阳气独盛，故当汗出，阴阳乃复。大便坚，呕不能食，小柴胡汤主之。

【提示】 该条论述产妇郁冒与大便难兼见的病机和治法，主要是产后感受外邪之郁冒证治。

【注释】 该条可分五段来论述。由"产妇郁冒……但头汗出"为第一段。产后亡血汗多，又感外邪，故"产妇郁冒"；正虚邪实，故"其脉微弱"；胃气虚弱，脾不健运。外邪不解，故"不能食"；亡血多汗，肠胃津液亏竭，故"大便反坚"；头为诸阳之会，外邪有欲解之势；故"但头汗出"。总的来说，此段说明优于产后血虚，血虚则导致阴虚，阴虚则阳气偏盛，因而阳气厥而为郁冒。从"所以然者……必大汗出"为第二段，产后失血过多，血虚则阴竭于下，阳气独行于上，更兼感受外邪，故"血虚而厥，厥而必冒"。由于阴亏损，阳气偏盛，必须全身汗出，才能使其阳气减退，使阴阳达到相对平衡，所以说"冒家欲解，必大汗出"。由"以血虚下厥，独阳上出，故头汗出"为第三段，说明"头汗出"的机制；是由于阴血下厥，则独阳逆上，故头汗出。由"所以产妇喜汗出者……阴阳乃复"为第四段，说明阴虚阳盛，如能全身汗出，则偏盛之阳有去路，因而阳气既不上冲，又能下行，因而"阴阳乃复"。从"大便坚，呕不能食，小柴胡汤主之"为第五段，指出郁冒的治法，从药测证，应有往来寒热、胸胁苦满等证，以表邪未解，里气未和，故以和解少阳之小柴胡汤治之。

【原文】 病解能食，七八日更发热者，此为胃实，大承气汤主之。

【提示】 论郁冒阳明实证的治法。

【注释】 该条承上条而来，上条说"呕不能食"，此条说"病解能食"。也就是说，经过小柴胡汤和解表里之后，胃气已和，故能食。但经过七八日之后，又复发热，此为未尽之余邪与食相结而成为阳明腑实证，如腹满而痛，大便秘结，脉沉实而有力，舌苔干黄等，当用大承气汤苦寒下夺，以荡涤实邪。

【原文】 产后腹中疠痛，当归生姜羊肉汤主之。并治腹中寒疝虚劳不足。

【提示】 该条论述血虚内寒的腹痛证治。

【注释】 产后血虚里寒，筋脉失养，故腹中拘急，绵绵而痛，得温按则舒。

【治疗】 养血温中，散寒止痛，当归生姜羊肉汤主之。

【方解】 当归养血止痛，生姜温中散寒，羊肉为情肉之品，其补虚温中之力甚宏。方即有养血温中、散寒止痛的作用，故寒疝、虚劳不足等亦可用之。

【原文】 产后腹痛，烦满不得卧，枳实芍药散主之。

【提示】 指出产后气血郁滞腹痛的证治。

【注释】 上条病属里虚，产后腹痛，不烦不满；该条属气血郁滞，气机不畅，故腹痛烦满不得卧，所谓"胃不和则卧不安"。

【治疗】 活血理气，以枳实芍药散治之。

【方解】 枳实，炒，行血中气滞；芍药，活血解郁。取大麦粥下之，以顾护胃气。

【原文】 师曰：产后腹痛，法当以枳实芍药散。假令不愈者，此为腹中有干血著脐下，宜下瘀血汤主之。亦主经水不利。

【提示】 该条指出产后瘀血腹痛的证治。

【注释】 "著"即是"着"，可理解为硬实拒按之意。产后腹痛，如属血瘀气滞，则是又痛又胀，用活血理气之枳实芍药散而取效。反之，用之不但不效，而且少腹、小腹疼痛如刺，痛而不胀，虽按之不减，此是干血（瘀血）瘀积于脐下，经脉不通，不通则痛。在临床上，常见于胎盆（盘）残留等。

【治疗】 攻逐瘀血，宜下瘀血汤主之。

【方解】 大黄，荡逐瘀血；桃仁，润燥化瘀；䗪虫，破结逐瘀。全方具有攻下瘀积、活血止痛的作用。以蜜为丸，以制其性猛；以酒煎药丸，取其引药入血分。瘀积经闭者，亦可用之。

【原文】 产后七八日，无太阳证，少腹坚痛，此恶露不尽；不大便，烦躁发热，切脉微实，再倍发热，日晡时烦躁者，不食，食则谵语，至夜即愈，宜大承气汤主之。热在里，结在膀胱也。

【提示】 该条论述产后瘀血内阻及阳明里实的证治。

【注释】 产后七八日，无太阳的表征，但见少腹坚硬疼痛，此为恶露不尽、瘀血停留于子宫的症候，类似上条干血着脐下，可与下瘀血汤治之。

"不大便"至"大承气汤主之"，是说明：产后七八日，没有太阳恶寒发热的表征，反而有大便秘结不通，烦躁发热，说明热结在里，津液耗伤，心神失养。"切脉微实，再倍发热"，由于大便秘结，经脉不利，故脉微实有力；如发热愈甚，则脉沉实有力。"再倍"是加倍之意。阳明旺于申酉之时，故日晡时发热烦躁更重，不能食，食则助长胃热，热邪上扰神明，故"食则谵语"。入夜则阴气复来，阳明气衰，所以谵语即止。在这里要特别注意的是：热入血室是"昼则明了，暮则谵语"，此则"至夜即愈"，一在阳明，一在血室，两者不同，足资鉴别。根据《灵枢·五色》："面王以下者，膀胱子处也。……女子在于面王，为膀胱子处之病。"这里的"热在里，结在膀胱"可理解为热结于子处。

【治疗】 泻热通便，以大承气汤主之。

【方解】 该方为苦寒攻下之峻剂，如大便通而热退，少腹仍硬痛者，可考虑用下瘀血汤，以取其瘀血。亦可参照《伤寒论》"太阳病不解，热结膀胱，其人如狂，血自下，下者愈，其外部解者，尚未可攻；当先解其外，外解已，但少腹急结者，乃可攻之，宜桃核承气汤"（参106条）。

【原文】 产后风续续数十日不解，头微痛，恶寒，时时有热，心下闷，干呕，汗出，虽久，阳旦证续在耳，可与阳旦汤。

【提示】 该条指出产后中风持久不愈的证治。

【注释】 产后风，是指产后外感中风。邪气虽不甚，但由于产后体虚，营卫不和，因而迁延日久，持续数十日不解，自觉轻微头痛、恶寒，时时低热，心闷作呕，汗出等。由于抗病力弱，故缠绵难愈。阳旦证（即桂枝汤证）仍在。尤在泾在《伤寒贯珠集》云："阳旦，桂枝汤别名。"《外台秘要·卷二·伤寒中风方》引古今录验，则桂枝汤加黄芩名阳旦汤。

【治疗】 病程虽然迁延日久，但太阳中风表证仍在，有斯证则用斯药，仍以桂枝汤解表散寒，调和营卫之法治之。产后血虚，常加当归之类。

【原文】 产后中风，发热，面正赤，喘而头痛，竹叶汤主之。

【提示】 该条论述产后阳虚，又感风邪的证治。

【注释】 产后感受风邪，故发热头痛；由于虚阳上越，故面正赤，喘，证属产后正气大虚，复感风寒之邪，形成证虚邪实的局面。

【治疗】 用温阳解表，扶正祛邪之法，以竹叶汤主之。

【方解】 方中之竹叶、桔梗清热宣肺，葛根、桂枝、防风解表祛风；人参、附子补气温阳；甘草、生姜、大枣调和营卫，诸药合用，既解在外之表邪，又能益气温阳，共收祛邪、表里同治之功。

【原文】 妇人乳中虚，烦乱呕逆，安中益气，竹皮大丸主之。

【提示】 该条论述产后虚热烦呕的证治。

【注释】 妇人产后，血液本已耗损，如在哺乳期中，乳汁过多，乳乃血所化，则阴血更加亏虚，血虚则气亦虚，气血不足，以致虚火内扰、胃气上逆、影响心神，故"烦乱呕逆"。证属产后体虚而有虚热。

【治疗】 安中益气为全，佐以清虚热，以竹皮大丸汤主之。

【方解】 方中甘草一味，占全方十三分之七，用以安中，并以枣肉和丸，米饮送服，以加强健脾益气之功，故曰安中益气；竹茹、石膏、白薇占全方十三分之五，能清虚热，佐以桂枝与甘草同用，取辛甘化气而调营卫。

【原文】 产后下利虚极，白头翁加甘草阿胶汤主之。

【提示】 该条论述产后热利伤阴的治法。

【注释】 产后气血两亏，又患热利伤阴，故曰"下利虚极"。这里"虚极"两字，一是指正气更虚，一是指临床症状，即是下利里急后重，频频急下，但所下不多，证属气血亏损，又有湿热蕴结，是本虚标实之变。

【治疗】 用清热燥湿、养血扶正之法，以白头翁加甘草阿胶汤主之。

【方解】 方中之白头翁，取其寒以胜热，苦以燥湿，以除湿热。根据现代药理证明，白头翁、黄连均能抑制阿米巴原虫，秦皮、黄柏能抑制痢疾杆菌，故白头翁汤为治热痢之专方。由于产后阴血亏虚，故加阿胶以滋补养血，甘草缓急和中，又能解毒，全方有清有补；凡饮血不足而热痢者，均可用之。

小　　结

该篇主要论述妇人产后常见的证治。由于产后多气血两虚，加以体弱多汗，腠理不固，是以血虚津伤为特点，所以篇中首先提出病痉、病郁冒、大便难是产后三大证。这三种病症，虽然各有不同的表现，但其病机均是亡血伤津，所以在治疗的总原则，必须照顾阴液，从而达到养血复阴的目的。

产后腹痛，有虚寒、气滞、瘀阻、热结的不同。虚寒的宜养血散寒，用当归生姜羊肉汤；气滞的用枳实芍药散以理气活血；瘀血内阻的用下瘀血汤，以攻下祛瘀；恶露不尽，热结阳明的宜泻热通便，用苦寒下夺的大承气汤。

除此之外，如发热恶寒、头痛，为新产而外感风寒，宜疏风散寒，可用阳旦汤；往来寒热，呕不能食，邪在少阳，用小柴胡汤和解表里；阳虚中风、发热、面正赤，用竹叶汤扶正解表；产后下利虚极，宜补气养血、清热燥湿，用白头翁汤加阿胶、甘草；乳中虚，烦乱呕逆，治宜安中益气，用竹皮大丸。由此可见，既不忘于产后，又不泥于产后，充分体现了辨证论治的精神。

三、妇人杂病脉证并治

该篇主要是论述妇女杂病的病因、证候及治疗。在内容上包括热入血室、梅核气、脏燥、月经病、带下病、漏下、腹痛转胞不得溺、阴寒、阴疮、阴吹等多种疾病。在病因上，提出了以虚、冷、结气为常见。

该篇所谓的"杂病"，即是除了胎产以外而妇科常见的疾病而言。其中以月经病为重点，在治疗上首要调经。当然其中一部分因胎产引起的疾病，要进行辨证论治。

在治法上有内治法和外治法。内治法有汤剂、丸剂、散剂和酒剂；外治法中有针剂、洗剂、阴道给药、肛门纳药等，范围是相当广的。

【原文】 妇人之病，因虚、积冷、结气，为诸经水断绝，至有历年，血寒积结，胞门寒伤，经络凝坚。

在上呕吐涎唾，久成肺痈，形体损分。在中盘结，绕脐寒疝；或两胁疼痛与脏相逢；或结热中，痛在关元，脉数无疮，肌若鱼鳞，时着男子，非止女身。在下未多，经候不匀，令阴掣痛，少腹恶寒；或引腰脊，下根气街，气冲急痛，膝胫痛烦，奄忽眩冒，状如厥癫；或有忧惨，悲伤多嗔；此皆带下，各有病因。

久则羸瘦，体虚多寒；三十六病，千变万端，审脉阴阳，虚实紧弦；行其针药，治危得安；其虽同病，脉各异源；子当辨记，勿谓不然。

【提示】 该条论述杂病的病因、症候和论治的原则，是该篇的总纲。

【注释】 本条词句，与《伤寒论》、《金匮要略》其他文字体例不同，尤其"形体损分"以后文句，更不象仲景语法。因此有人认为，可能为后世注释文字混入。个人意见，不论是仲景原文，还是注家加入，只要对临床有指导意义，都应该很好理解它，研究它。

对于本条原文的理解，仍然分三段来分析。不过对于《金匮要略选读》中第一段的点句，个人的看法略有出入，应该为"妇人之病，因虚，积冷、结气，为诸经水断绝，至有历年，血寒积结胞门，寒伤经络"。这一段说明妇人杂病的病因是"虚、积冷、结气"，也指出症状是"经水断绝。""虚"，是气虚血少，正气不足；积冷，久积冷气，沉寒痼疾；结气，七情所伤，气机郁结。气血贵乎充盈，气机以调达为贵，血脉喜温而恶寒，得温则畅通，遇寒则凝涩。虚则经源不足；积冷则血气凝结，胞门闭塞；结气则气机不畅，经脉不利，故三者一有所患，则导致月经不调，甚或经闭不行。所谓"至有历年，血寒积结胞门，寒伤经络"，便是妇人由于虚、冷、结气而致"诸经水断绝"的病理演变过程。

第二段是说明虚、冷、结气在上、中、下三焦的病变情况。虚冷结气在上焦，就会影响于肺，肺失宣发，因而咳嗽、吐涎沫等，寒邪日久化热，损伤肺络，就会形成肺痈，热灼阴液，气阴两伤，形体消瘦。虚冷结气在中焦，首先影响到脾和肝及其相连的脐，但由于人的体质不同，其病变有热化或寒化之分，如病从寒化，可以形成绕脐痛的寒疝症候；两胁为肝所属，肝木脾土有乘侮的关系，寒邪凝结中焦，则脾失健运，肝不疏泄，故腹痛、两胁疼痛等。邪从热化，则灼伤阴血，可形成瘀血，瘀积则血脉不畅，影响冲任，所以少腹、小腹疼痛。这里"痛在关元"，应理解为少腹、小腹。脉数有热，热灼血分，往往肉腐生疮。但此病虽在血分，主要耗伤营血，尚无肉腐之患，故无疮疡之变。不过既然营血耗损，不能外荣，所以皮肤干燥，状如鱼鳞，这些病变，男女都可发生，"非止女子"。虚、冷、结气在下焦，主要是妇女的经带病变。影响冲任，在阴主血的功能失调，则"经候不匀"。虚冷相搏，结于冲任下焦，则有前引掣痛，或少腹、小腹冷痛等。腰为肾之外府，气街为阳明经穴，冲脉隶属阳明，其时则牵引腰背及气街急痛，肾主骨，腰腿为肾所属；肝主筋，诸筋皆属于节，故两腿膝胫，亦有痛烦之感。除此之外，妇女的病变，常常有奄忽眩冒，神志失常，类似厥癫的症状，这些多与"或有忧惨，悲伤多嗔"的神志不舒有关。或见于"七七"之年，肾气逐渐衰退，阴阳不调，经行将断之妇女。这一类的经带病变，都有一定的致病因素，并非是有鬼神作祟。

第三段是说明妇人杂病的论治原则。妇人带下或月经的疾病，如治疗不当、迁延日久，则形体羸瘦，脉虚多寒，三十六病，千变万化，由此而起。作为医者，应该审明脉象的阴阳，辨别疾病的寒热虚实，然后在治疗上，或针刺，或用汤药，务必要做到药能对症，以期药到病除。尤其是病同而脉象不同的疾病，更应详加审察，以免治疗上的错误。

妇人杂病总纲概括如图7-4-6所示。

关于三十六病，《诸病源候论·带下三十六疾候》："诸方说三十六疾者，是十二癥、九痛、七害、五伤、三固，谓之三十六疾也。十二癥者，是所下之物，一者如膏，二者如青血，三者如紫汁，四者如赤皮，五者如脓痂，六者如豆汁，七者如葵羹，八者如凝血，九者如清血，血似水，十者如米汁，十一者如月浣，十二者，经度不应期也。九痛者，一者阴中痛伤，二者阴中淋痛，三者小便即痛，四者寒中冷痛，五者月水来腹痛，六者气满并痛，七者汁出，阴中如虫啮痛，八者胁下皮痛，九者腰痛。七害者，一者害食，二者害气，三者害冷，四者害劳，五者害房，六者害妊，七者害睡。五伤者，一者穷孔痛，二者中寒热痛，三者小腹急牢痛，四者藏不仁，五者子门不正，引背痛。三固者，一者月水闭塞不通，其余二固者，文阙不载，而张仲景所说，三十六种疾皆由于冷热劳损而挟带下起于阴内，条目混漫，与诸方不同。"

【原文】 妇人中风，七八日续来寒热，发作有时，经水适断，此为热入血室，其血必结，故使如疟状，发作有时，小柴胡汤主之。

【提示】 该条论述热入血室的证治。

【注释】 自此以下，一共四条，均是论述热入血室的证治。

血室，有指冲脉者，有指肝者，有指胞宫者，三者均有一定的理由，但以胞宫之说为切当。

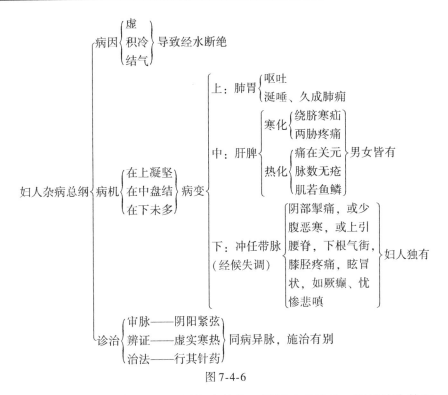

图 7-4-6

在月经期间（包括时来适断之际），抵抗力较差，情绪又多波动，容易感染外邪，邪与血相结，其证候与一般外感见证不同。

妇女外感中风之后，又见发热恶寒，适在月经期间，经水忽然中断，即不当止而止，是由于邪热之邪陷入血室，邪与血相结所致。症见如疟状，有寒热往来，说明邪结未深，正气尚能抗邪外出。故后世医家，多主张加入赤芍、丹皮、桃仁等血分之药。

【原文】　妇人伤寒发热，经水适来，昼日明了，暮则谵语，如见鬼状者，此为热入血室。治之无犯胃气及上二焦，必自愈。

【提示】　该条论述热入血室的证候及治禁。

【注释】　该条同为热入血室，但上条为"经水适断"，此为"经水适来"，说明邪热虽未与血相结，故经水能继续通行。不过由于血分之热特重，故"昼日明了"，血属阴，夜属阴，血分热重，故"暮则谵语"。

该条的重点，应与承气汤证之谵语相鉴别，承气汤之谵语，"产后七八日，不大便，食则谵语，至夜即愈"，此则经水适来，昼则明了，暮则谵语。一则产后胃象实，病在阳分；一则经水未潮，病在阴分。在治疗上，亦可参照小柴胡汤之法。由于病情既不单纯于表，也不属于阳阴，所以在治疗时，发表攻里者非所宜，文中"治之无犯胃气及上二焦，必自愈"中的"必自愈"三字，应当活看，在临床时，可选用清热凉血之品治之。

【原文】　妇人中风，发热风寒，经水适来，得之七八日，热除脉迟，身凉和，胸胁满，如结胸状，谵语者，此为经入血室也，当刺期门，随其实而取之。

【提示】　该条论述热入血室，表证已罢的证治。

【注释】　妇人感受外邪，发热恶寒，经水适来，外邪得乘虚而入血室。经过七八日，由于正邪斗争的结果，表证已解而出现脉迟、身凉无外热之征。但由于邪热尚结于血室，肝为藏血之脏，与血室有密切的关系，因而导致肝的经脉不利，故胸胁满痛如结胸，血热上扰神明，故谵语乃作。

病的重点是在肝，所以治疗是针刺肝经募穴期门，以泄其实而清瘀热。

在这里要特别提出，该条应与结胸证相鉴别。结胸证由于表热内陷与胸中之水饮结聚，出现心下痛、按之硬满等，故宜用大陷胸汤、丸之大黄、芒硝、甘遂、葶苈、杏仁以功下痰水，或小陷胸汤之黄连、半夏、瓜蒌实以消除痰热。该条虽有胸胁满痛，但不如结胸证心下硬痛之甚。轻重不同，原因亦异。一则病位在胸，一则病位在血室，病位病机不同，故不能用攻下法。

【原文】 阳明病，下血谵语者，此为热入血室，但头汗出，当刺期门，随其实而泻之，濈然汗出者愈。

【提示】 该条论述阳明病热入血室的证治。

【注释】 该条亦当有经水适来适断的情况，其所以不列者，因上三条已一再指出，故省略。阳明病，当是阳明胃象实的发热。下血，指阴道下血；谵语，为热入血室，热与血结的证候，头为诸阳之会，阳明热盛于上，故头汗出。证属热邪内陷血室，故当刺期门以泻其实热，使全身汗出而解。

以上四条，都是论述经水适来或适断，感受外邪，邪热乘虚陷入血室，邪热与血相结而为病，其临床表现虽然有所不同，但均为邪热内陷，故治疗之法，都以泻热为主。在此基础上，辨别血结的轻重，采取不同的方法，如血未结者，宜清热凉血；血已结者，当在清热凉血之中，酌加活血化瘀之品。

【原文】 妇人咽中如有炙脔，半夏厚朴汤主之。

【提示】 该条论述梅核气的证治。

【注释】 肉切成块名脔，炙脔，即烤肉块。情志郁结，气滞痰凝，上阻咽喉而致病，故咽中梗阻，有异物之感，吐之不出，吞之不下，但饮食无碍，后人称之"梅核气"。

【治疗】 理气化痰、开结化痰为法，以半夏厚朴汤治之。

【方解】 方中之厚朴、半夏理气化痰，生姜和胃降逆；茯苓化痰利湿；苏叶宣气解郁，全方有开结化痰、行气降逆之功。

【原文】 妇人脏躁，喜悲伤欲哭，象如神灵所作，数欠伸，甘麦大枣汤主之。

【提示】 该病论述脏躁的证治。

【注释】 该病多见于妇女月经前后发病，故曰"妇人脏躁"。由于情志抑郁，或思虑过度，以致肝郁化火伤阴，内脏阴液不足而发病。心之志为喜，肺之志为忧，心肺阴虚，魂魄神志不宁，故"喜悲伤欲哭"；脾统血，肝藏血，肝脾之阴受损，主思谋虑失常，故"象如神灵所作，数欠伸"。

【治疗】 病的表现在于脏阴不足而躁动不安，本《内经》"肝苦急，急食甘以缓之"。用甘麦大枣汤主之。

【方解】 方中重用甘草以和中缓急；小麦养心而安心神；大枣甘润补脾；全方有甘润补脾柔肝、养心宁神之功。

【原文】 妇人吐涎沫，医反下之，心下即痞，当先治其吐涎沫，小青龙汤主之；涎沫止，乃治痞，泻心汤主之。

【提示】 该条论述上焦寒饮误下成痞的治法。

【注释】 吐涎沫，为上焦有寒饮之证，治应温散其寒水。今反误下，引邪内陷而成痞。证属误治，仍宜分清先后以治之，如上焦之寒饮未清，仍宜先温散上焦之寒饮；俟寒饮已除，再治误下成痞之证。治有先后，不可不分。

【治疗】 先治上焦寒饮，以小青龙汤散寒化饮治之，待涎沫止，寒饮消，再用泻心汤以治痞（健胃消痞）。

【原文】 问曰：妇人年五十所，病下利数十日不止，暮即发热，少腹里急，腹满，手掌烦热，唇口干燥，何也？师曰：此病属带下。何以故？曾经半产，瘀血在少腹不去。何以知之？其证唇口干燥，故知之。当以温经汤主之。

【提示】 该条论述妇人绝经期冲任虚寒兼有瘀血而引起崩漏的证治。

【注释】 "妇人年五十所",即是五十岁左右的更年期。"病下利数十日不止",《医宗金鉴》当作下血,"利"字可能是传抄之误。妇女到了更年期,冲任两脉皆虚,月经应该闭止不行,今反下血数十日不止,是属于崩漏。其原因是曾经有小产,少腹、小腹有残余的瘀血停留,故少腹满痛;血瘀内阻,营卫不利,故"暮即发热,少腹里急,腹满,手掌烦热,唇口干燥"。该证为虚瘀并见,冲任虚寒而兼有瘀血的崩漏。

【治疗】 温养血脉为主,以温经汤主之。

【方解】 方中吴茱萸、生姜、桂枝温经散寒以暖血;阿胶、当归、川芎、芍药、丹皮养血和营以祛瘀;麦冬、半夏润燥降逆;甘草、人参补益中气,诸药同用,可收温补冲任、养血祛瘀的作用。该方为妇科常用的方剂,凡阳虚宫寒的月经不调、痛经、不孕等均可化裁而用之。

【原文】 带下经水不利,少腹满痛,经一月再见者,土瓜根散主之。

【提示】 该条论述因瘀血而导致月经不调的证治。

【注释】 此条所指的"带下",是妇科病的通称。"经水不利",即是月经不调,"经一月再见者",足为明证。"少腹满痛",说明瘀血内阻、经脉不利,是瘀血引起的月经不调。

【治疗】 用活血化瘀之法,以土瓜根散治之。

【方解】 方中之土瓜根味苦气寒,能治瘀血闭经、乳汁不通等,目前临床少用,䗪虫活血祛瘀,桂枝、芍药温经和血。临床应用,常加当归、川芎养血活血,香附、延胡索行气止痛。

【原文】 妇人陷经漏下黑不解,胶姜汤主之。

【提示】 该条论述陷经漏下的证治。

【注释】 陷经,即是经气下陷、下血不止之意。妇人经来,淋漓不断,谓之经漏。今下血色黑不止,必是崩漏无疑。但色黑有寒热虚瘀之分,在临床时应当详辨。

【治疗】 胶姜汤,林亿认为是胶艾汤之误。以药测证,该条属于阳虚不摄血,故以胶艾汤温补冲任治之。

【原文】 妇人少腹满如敦状,小便微难而不渴,生后者,此为水与血俱结在血室也,大黄甘遂汤主之。

【提示】 该条论述妇人血与水俱结血室的证治。

【注释】 生后,即是产后。该条应属产后篇而错移于此。产后小腹胀满如土敦状,小便微难,口不渴,为水与血俱结于血室的证候。少腹硬满疼痛,有蓄水与蓄血之分,苦满而小便自利,则为蓄血;满而小便不利,口渴则为蓄水。该条小便难而不渴,且在产后,是水与血俱结于血室,与蓄血、蓄水均不同。

【治疗】 用破瘀逐水之法,以大黄甘遂汤主之。

【方解】 方中甘遂逐水,大黄下瘀。产后阴血亏虚,故于攻下之中,加入和血养阴之阿胶。

【原文】 妇人经水不利下,抵当汤主之。

【提示】 该条论述经水不利属于瘀实的证治。

【注释】 经水不利下,包括月经过期不来,或经水排不畅,或量少而血块多,且有少腹、小腹疼痛等症,乃瘀血内阻、经脉不通所致。

【治疗】 用活血逐瘀、泻下通经之法,用抵当汤治之。

【方解】 方中之水蛭、虻虫祛瘀;大黄、桃仁泻下。该方为祛瘀之峻剂,除了经闭不行之外,还应具备少腹硬满疼痛、大便色黑、脉沉涩等瘀血的症状,方可用之。

【原文】 妇人经水闭不利,脏坚癖不止、中有干血、下白物,矾石丸主之。

【提示】 该条论述经闭不行而有带下的证治。

【注释】 脏,泛指子宫、阴道。"妇人经水闭不利,脏有坚癖、中有干血",说明是胞宫内有干血，郁滞不通，是类似下瘀血汤证。干血不去，郁久化湿生热，腐化而成带下，治宜先去胞宫的湿热，然后活血逐瘀以通经。

【治疗】 第一步先用矾石丸为坐药，纳入阴中，以除湿而止白带。烧矾石，即今之枯矾，有收敛燥湿的作用，杏仁苦甘辛温，润肠祛湿。白带止之后，第二步应用逐瘀通经之法，可考虑抵当汤或下瘀血汤之类。

【原文】 妇人六十二种风，及腹中血气刺痛，红蓝花酒主之。

【提示】 该条论述风邪与血相结刺痛的治法。

【注释】 妇人六十二风，无法可考，可理解为泛指一切风邪病毒而言。妇人新产之后，风邪之毒乘虚入胞宫，与血气相搏，形成气滞血瘀，经脉不利，故腹中刺痛。

【治疗】 用活血祛瘀、通脉止痛之法，以红蓝花酒主之。

【方解】 红蓝花，即红花，能祛瘀止痛；酒能入血行血。即是"治风先治血，血行风自灭"之意。

【原文】 妇人诸疾痛，当归芍药散主之。

【提示】 该条论述妇人腹中诸痛的治法。

【注释】 妇人以血为主，其腹痛的原因，虽然有虚实寒热的不同，但均与血有关，其中尤以气滞血瘀为多见。由于当归芍药散能通调气血、祛除水湿，有健脾柔肝的作用，故妇人腹中诸痛多用之化裁以为治（参照妊娠篇）。

妇人月经不调，经行疼痛，且平时带下绵绵者，此属经带并病，以此方治之，甚为相宜。

【原文】 妇人腹中痛，小建中汤主之。

【提示】 该条论述妇人虚寒腹痛的治法。

【注释】 该条叙证简略，仅有"腹中痛"一词。应参照《虚劳篇》："虚劳里急、悸、衄、腹中痛，梦失精，四肢酸疼，手足烦热，咽干口燥，小建中汤主之。"从药测证，应是腹痛喜按，心悸虚烦，面色无华，舌质淡红，脉涩而弦等症。故取小建中汤温中和营、缓急止痛。本方为桂枝倍芍药，加饴糖而成。倍芍药旨在缓急，饴糖所以建中，临床缺此味者，即失其健中之意义。

以上三条，旨是论述妇人腹痛，但病机不同，治则有别。红蓝花酒证为血凝气滞，故治以活血行气为主；当归芍药散证为血滞湿阻，故治以理血除湿；小建中汤证为脾胃虚寒，故治以建中而和脾胃。

【原文】 问曰：妇人病饮食如故，烦热不得卧，而反倚息者何也？师曰：此名转胞，不得溺也，以胞系了戾，故致此病，但利小便而愈，宜肾气丸主之。

【提示】 该条论述妇人转胞的证治。

【注释】 "胞"与"脬"相同，即膀胱；"以胞系了戾"，即膀胱的气化失常。由于病不在胃，故"饮食如故"，病由于肾气虚弱、膀胱气化失司所致，故"转胞不得溺"，水气不化，虚阳上浮，故"烦热"；水气不得下行，浊邪上逆，扰乱神明，故"倚息不得卧"。症由膀胱气化失常，不得小便而起，治宜振奋肾气，使膀胱气化正常，小便通利，则其病自愈。

按语 在《金匮要略》中肾气丸的应用有五，一是治脚气上入，少腹不仁；二是虚劳腰痛，少腹拘急，小便不利；三是治短气微饮，当从小便去者；四是治男子消渴，小便反多，以饮一斗，小便一斗者；五是该条治妇人烦热不得卧，但饮食如故之转胞不得溺者。以上五种病，其症状虽然不同，但病机皆属于肾阳虚衰，气化功能减退，故均可用肾气丸主之。

【原文】 蛇床子散方，温阴中坐药。

【提示】 该条论述阴冷寒湿带下的外治法。

【注释】 肾为元阳之根，肝脉络阴器，肝肾内寄相火，肝肾虚寒，则妇人阴寒，水湿不化，则为带下、色白质稀，阴痒，治宜温经散寒。坐药，即纳入阴中之药。

【治疗】 证属阴冷寒湿，故取蛇床子之苦辛温，温肝肾而助元阳，从而收到燥湿杀虫之功。当然，除了坐药外治之外，也可以内服附子汤、桂附八味丸之类以温肾健脾、化湿止带，则其疗效较捷。

【原文】 少阴脉滑而数者，阴中即生疮，阴中蚀疮烂者，狼牙汤洗之。

【提示】 该条论述下焦湿热而阴中生疮的证治。

【注释】 少阴脉主肾，肾开窍于二阴。少阴脉滑而数，主下焦湿热，湿热之邪聚于前阴，郁积腐蚀生疮，糜烂痒痛，带浊淋沥。

【治疗】 清热燥湿，杀虫止痒，以苦寒之狼牙汤浸洗外部。该方为最早用药外洗阴道之方，是后世妇科冲洗阴道疗法的先河。

按语 狼牙汤、矾石丸、蛇床子三方，均为妇人白带治疗之方，同为外用而有杀虫止痒的作用，但三者同中有异，狼牙汤与矾石丸为清热燥湿之剂，主治下焦湿热之证。蛇床子散为苦温燥湿之剂，以主治下焦寒湿为宜。狼牙汤证有疮痛，故用洗药；矾石丸、蛇床子散无疮痛，故用坐药。

【原文】 胃气下泄，阴吹而正宣，此谷气之实也，膏发煎导之。

【提示】 该条论述阴吹病因和证治。

【注释】 "阴吹而正宣"，即前阴发出类似矢气的声音，其声连续多次。是由于大便燥结，腑气不通，浊气下泄阴道所致。"胃气下泄"，可以理解为浊气下泄。该病与饮食习惯、卫生条件有一定的关系。又阴道直肠有瘘管，或排便不畅，亦易发本病，故曰"谷气之实也"。

【治疗】 证由大便不通、浊气下泄阴道而起，故用润导大便之法，以猪膏发导之。

按语 本病的发生，有燥结便秘者，有湿热混浊者，有肝肾阴虚者。笔者常用芍药甘草汤加黄精、何首乌之类治肝肾阴虚而虚风内动阴吹的患者，往往收到预期的疗效。

小　结

该篇是论述妇人杂病，其原因主要有虚、积冷、结气三方面；其证状有上、中、下之分；论治的原则要审阴阳，分寒热，根据不同的特点，按法治疗。这是第一条的精神，也可以说相当于全篇的总纲。

该篇的内容，有热入血室、经脉不利、带下、漏下、腹痛、脏躁、转胞、阴吹、阴疮等多种疾病。但讨论的重点，应当是经水不利、带下、漏下等三证。热入血室，属于月经方面的疾患，与外感发热有关。辨证的关键在于血结与否。治疗的方法，有用小柴胡汤以和解表里，有刺期门以泻肝胆之热。

热入血室的成因、证治归纳如图 7-4-7 所示。

```
         ┌成因————经行期间外感，热入血室
         │       ┌热结浅，邪踞少阳，寒热如疟——小柴胡汤
热入血室 ┤症状及治疗┤热结深——热除脉迟身凉
         │       │胸胁满谵语——刺期门
         │       └无少阳症状，发热，昼明了，夜谵语，经行未断者——热可随下或自愈
         └治禁————禁用汗吐下（无犯胃气及上二焦）
```
图 7-4-7

月经不调、经闭、漏下，是妇科常见病，由瘀血而引起月经不调，宜活血通瘀，用土瓜散；由于瘀血内阻而经闭不行，治宜逐瘀下血，用抵当汤；由于水与血俱结于血室的经闭，小便微难，治宜逐水破结，用大黄甘遂汤；由于冲任虚寒、瘀血内阻而漏血不止的，治宜温经养血祛瘀，用温经汤；漏下色黑而属虚寒的，治宜养血止血，用胶姜汤（胶艾汤）。

经期腹痛，有虚瘀之分，由于夹风邪而瘀血内阻，治宜活血止痛，用红蓝花酒；由于血行不畅，兼夹水湿，治宜通调气血，祛除水湿，用当归芍药散；由于中气虚寒，治宜养血温中，用小建中汤。

带下病的成因，有湿热和寒湿之分，在治疗上可用矾石丸或蛇床子散等外治法；阴中生疮，多由湿热引起，常兼带下的病变，可用苦寒之狼牙汤洗涤治疗。

梅核气、脏躁，皆与情志刺激有关，前者为痰气郁结，治宜理气化痰，用半夏厚朴汤治之。后者为气郁化火、脏阴不足，治宜滋养心脾、润燥缓急，以甘麦大枣汤治之。

肾阳虚弱、膀胱气化失司而导致的转胞，用肾气丸温肾行水；燥结便秘而导致的阴吹，用膏发煎润通为治。

总之，该篇是指胎产以外的疾病而言。但有些疾病是胎产引起，同样，妇科的杂病亦可导致胎产的病变，如月经不调、痛经，常常导致不孕。

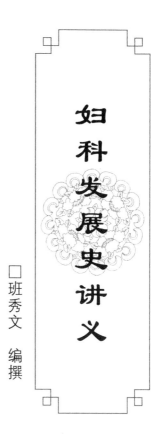

妇科发展史讲义

□ 班秀文 编撰

前　言

　　历史，在广义来说，是泛指一切事物发展的全过程，包括有社会史和自然史。医学史主要是属于自然史的范畴，一般有通史与专科史之分。前者运用辩证唯物主义和历史唯物主义观点，阐明医学的实践与理论在发展过程中的相互关系，以及各个历史时期的时代背景、社会制度、政治经济、科学文化等与医学成就的内在联系，从而正确理解医学发展的过程和规律。后者则侧重于本学科的性质特点，研究除有关本学科的起源、形成、发展规律等之外，还要阐明与有关学科的内在联系，以便能更全面地理解本学科在整个医学领域中的地位和作用。

　　中国医药学，具有悠久的历史，它是我国各族人民在生产、生活以及同疾病斗争实践中的经验总结，有独特而完整的理论体系和丰富多彩的治疗内容，是我国宝贵文化遗产的重要组成部分。妇科学是祖国医学的重要组成部分，它有月经、带下、妊娠、分娩、哺乳等不同的生理和病理理论及其独特的治疗方法，在妇女的保健中起着极重要的作用。妇科发展史的任务是在探讨其发展过程中的规律，进而找出妇女生理、病理的理论及其治疗的宝贵经验，明确妇科是"伟大宝库"中的珍贵部分，树立发掘、整理提高的信心。

　　本讲义为我院 86 级硕士研究生而编写的教材，其主要内容有妇产科医药的起源、早期有关妇科的记载、妇科理论体系的初步形成、理论和实践的充实、理论和实践进一步提高、理论和实践的全面发展、在逆流中缓慢前进、枯木逢春花灿烂共八章。从远古到公元 1986 年，对妇科的发展过程，作了扼要地介绍。

　　对医学史的分期问题，有人主张以社会制度来划分，而原始社会、封建社会、半封建半殖民地、社会主义社会等。这种分期的方法，有它的优越性，也有不足处。所以本讲义仍仿《中国医学史》以发展不同的时期、不同的特点来划分，则内容集中，有利于教学。

　　由于缺乏系统的资料，加上个人水平有限，时间仓促，在编写的过程中，难免禾稗不分，希望读者本着"旁观者清"的原则，指出其不足之处，以便今后修改。

班秀文
1986 年 10 月

《妇科发展史讲义》目录

第一节　妇科的起源 ……………… (661)
　一、婚姻的演变 …………………… (661)
　二、有关妇科药的记载 …………… (661)
　三、最早的剖宫产手术 …………… (662)
　小结 ………………………………… (662)
第二节　早期有关妇产科的记载 … (662)
　一、病名的出现和临产的顺逆 …… (662)
　二、注意晚婚和胎教 ……………… (663)
　三、种子药和避孕药 ……………… (663)
　小结 ………………………………… (664)
第三节　妇科理论体系的初步形成 … (664)
　一、《内经》和《难经》对妇科的
　　　贡献 …………………………… (664)
　二、辨证施治的《金匮要略》妇科
　　　三篇 …………………………… (665)
　三、产科的检查和催产术 ………… (665)
　四、妇幼保健 ……………………… (666)
　五、带下医和女医的出现 ………… (666)
　小结 ………………………………… (667)
第四节　理论和实践的充实 ……… (667)
　一、妇科理论的创新和提高 ……… (667)
　二、胚胎的形成过程和妊妇的宜忌
　　　………………………………… (669)
　三、难产的原因和"人工流产"的
　　　适应证 ………………………… (670)
　四、临产的注意及产后的保健 …… (670)
　小结 ………………………………… (670)

第五节　理论和实践进一步提高 … (671)
　一、妇产科的确立和专著的问世
　　　………………………………… (671)
　二、金元四大医家对妇产科的贡献
　　　………………………………… (672)
　三、妇科名方的创立 ……………… (673)
　小结 ………………………………… (674)
第六节　理论和实践的全面发展 … (674)
　一、妇人科与女科 ………………… (675)
　二、理论的充实和实践的发展 …… (675)
　三、先天不孕的原因 ……………… (676)
　四、主要的妇产科专著 …………… (676)
　小结 ………………………………… (679)
第七节　在逆流中缓慢前进 ……… (680)
　一、两种医学的形成及其影响 …… (680)
　二、对待中医药两种不同的措施
　　　………………………………… (680)
　三、在困境中奋勇前进 …………… (681)
　小结 ………………………………… (682)
第八节　枯木逢春花灿烂 ………… (683)
　一、人才的培养和妇产科的设置
　　　………………………………… (683)
　二、妇产科专著的出版 …………… (683)
　三、诊疗技术的提高 ……………… (684)
　四、计划生育和避孕药 …………… (684)
　五、学术活动 ……………………… (684)
　小结 ………………………………… (684)

第一节 妇科的起源
（远古～公元前21世纪）

在宋明之前，我国虽然无医史专书，但散在有关史籍之中。如司马迁《史记》和《后汉书》有《郭玉传》，《三国志》有《华佗传》，《晋书》有《葛洪传》，《旧唐书》有《孙思邈传》等有关医药和医史人物的叙述。可见，有了人类就有医学，因为医药知识是人们对疾病发生和治疗过程的逐渐认识，通过长期的生活和生产实践而形成的结晶。

一、婚姻的演变

根据考古的发掘，在距今约一百七十万年前，我们的祖先就在伟大祖国的土地上生活着、劳动着。由于工具的原始、环境的险恶，决定了原始人只能"群生群处"的谋生。在漫长原始群的时代，人们日则采集、捕猎为生，夜则构木为巢或穴居野处，在婚配上是杂交杂生。到了大约一二万年前，由于生产工具的改进，生产力的显著提高，我们的祖先进入了原始氏族社会，开始按性别和年龄进行社会分工，男子以狩猎为主，妇女多从事采集工作，较男子的狩猎更稳定，是人们生活的可靠来源，加之交互群婚所带来的所谓"民知其母，不知其父"（《庄子·盗跖》）的特定血缘关系，致使妇女在氏族中占有重要的地位，受到人们普遍尊敬，为母系氏族社会时期。

大约公元前三千年，到了氏族社会后期，在生产发展的基础上，人们开始定居，原始的农业和畜牧业取代了采集的狩猎经济，男子在农业生产中发挥主要作用。在婚姻制度上也逐渐从交互群婚向着相对固定的对偶婚制过渡。这时，男子在家庭和社会的地位发生了重大的变化，妇女则随着往昔优越地位逐渐消失而退居从属地位，是母系氏族社会最终转化为父系氏族社会。

在原始的氏族社会，人兽杂处，是"古者禽兽多而人民少"（《庄子·盗跖》）的险恶艰难环境。人们既受毒蛇猛兽的残害，又为各种疾病所折磨。人们为了生存，一方面和猛兽搏斗，一方面在生活中探索治疗疾病的方法。因此，医药开始萌芽，尤其是婚姻制度的变化，由群婚到对偶制。人们为了繁衍后代，更注意有关孕育的吉凶顺逆问题。

二、有关妇科药的记载

人类在长期的生活、生产实践中，对疾病的危害，逐渐有所认识。因而对疾病的防治，有了初期的措施，以砭石、木刺治病。在药物方面则有"神农尝百草，始有医药"（《纲鉴易知录》）的记述。在此时期，虽然无见有关妇产科的记载，但是从神农"尝百草之滋味，水泉之甘苦，令民知所避就，当此之时，一日而遇七十毒"（《淮南子·修务训》）的传说，到以后非一时、一地、一人之作，秦汉时托名的《神农本草经》的内容，其中所载的365种药，大部分的品种，仍为今天临床所常用，不少药为妇产科疾病治疗所必需。如当归、茺蔚子治血调经；蛇床子、车前子治带下阴痒；桑寄生、阿胶养血安胎；紫石英、淫羊藿治宫寒不孕等。由此可见，妇科药的发现，同样是源远流长的。因为相传神农氏是农业和医药的创始人，此书既托名"神农"，从其内容所见的药物分析，足可致信。

三、最早的剖宫产手术

原始氏族时代，人类由于繁殖生存的需要，有关产科的发展，较其他科领先。如《史记·楚世家》记载，楚五先祖陆终的妻子"坼剖而产焉"。《说文解字》："坼，裂也。"这是说陆终妻成功地进行了剖宫产。陆终是我国远古帝喾时代火正（官职名）祝融的儿子。按我国古代史学家所纪年代推算，帝喾执政年代在公元前2436年～公元前2367年。《诗经·大雅·生民》中有"诞弥厥月，先生如达。不坼不副，无灾无害"的句子，都可作为印证。说明我国很早便有关于分娩时的剖宫产手术。

小　　结

在漫长群聚群生的原始社会，我们的祖先通过长期的生活和生产实践，劳动工具在不断改进，生产在不断提高，从采集、狩猎为主要生活而进入农业的原始氏族社会。由于生产劳动的需要，开始男女性别的社会分工，经济地位不断地变化，尤其是婚姻制度从群婚制到对偶制，男子在家庭经济占主要地位，妇女则退居从属地位，因而母系氏族社会变为父系氏族社会。

人类在长期的实践中，初步积累了一些能治疗疾病的药物和方法药；同时，由于对偶制的婚姻，家庭相对地定居，为了保证人类的繁殖，胎孕生育更引起人们的注意。所以到了父系氏族时代，便有剖宫产的出现。

第二节　早期有关妇产科的记载
（夏～春秋　公元前21世纪～公元前476年）

从原始社会过渡到奴隶社会，经历了夏（公元前21世纪～公元前16世纪）、商（公元前16世纪～公元前11世纪）、西周（公元前11世纪～公元前771年）三代及春秋时期（公元前770年～公元前476年）。在这个漫长的时期，广大劳动人民用自己的血汗创造了比原始社会更先进的生产力和科学文化。大规模农业生产的出现、各种手工业的兴起、城市的逐渐形成、文字的产生和发展等，都为医药知识的不断积累与提高创造了条件。

一、病名的出现和临产的顺逆

甲骨文是我国目前发观最早的一种古文字。根据殷墟出土的甲骨，记载有二十多种疾病的名称，其中有疾育（产科病），也有一些生理解剖，如乳房、哺乳、男性生殖器、男与女之别等之叙述。兹录甲骨文辞中有关于妇产科病二则如下所述。

(1)"乙丑卜，贞帚（妇）爵育子亡疾"，贞是卜，妇爵是殷王武丁妃，其意是乙丑这天占卦，卜向武丁妃子妇爵生产是否有病发生。

(2)"贞，子母其毓（育）不井（死）"。这母字读毋字，其意是后妃所孕的幼子。不育，或不致于死。

以占卜方法来推测孕妇临产的安全与否，当然是愚昧无知、也是无用的，但从此也可见对妇女的孕产，已经引起人们的重视。正由于人们对分娩的重视，所以对难产的处理，也有记载，如《史记》之"修己背坼而生禹，简狄胸剖而生契"（《史记·楚世家》）。尽管这些剖宫产手术，也可能还不很完善，但在临产重危之际，有应急的方法，也是非常可贵。

到了西周时代，人们通过长期的观察，对疾病的认识有所提高。如在《诗经》、《尚书》、《周易》等古典著作中，不仅对内科疾病如热病、昏迷、浮肿等有所了解，而且对妇产科病的顺产、逆产、不孕等亦有初步的认识。

二、注意晚婚和胎教

在原始的氏族社会，人们的婚姻是由群婚而进入对偶制。到了夏、商、周时期，由于广大人民的辛勤劳动，社会的产品日益增长，丰富了人们的物质文化生活，人们开始提倡讲究卫生、预防疾病、维护健康。在婚姻制度上，提出一些合理的主张，如"三十而有室，女子二十而嫁"（《礼记》），"男三十而娶，女二十而嫁"、"礼不娶同姓"（《周礼》）。这些提倡晚婚和近亲不婚的主张，都是难得可贵的。尤其是已认识到近亲结婚对民族健康繁衍的危害性，如《左传》说："男女同姓，其生不蕃。"

在反对近亲结婚的问题上，有人根据《太平寰宇记》贵州风俗条载"诸夷率同一姓……居止接近，葬同一坟，谓之合骨，非有戚属，大墓至百余棺。凡合骨者则去婚，异穴则聘"的记述，推测居住在黔桂边区的壮族人民，在氏族社会后期，便主张同姓氏的不通婚。如《壮族简史》说："壮族社会曾经普遍存在过氏族、部落组织。例如居住在一起的同一个姓氏（氏族的残余）的人死了要理葬在一起，称为合骨。凡合骨的人们生前不通婚。"人们由群婚群生到对偶婚姻，进而提倡晚婚、同姓氏不通婚等的主张。这对于维护妇婴的健康，保证人类的繁衍昌盛，都起着极为重要的作用。

在提倡晚婚和反对近亲通婚的同时，对妇女在怀娠期间的摄生问题，已引起人们的注意，如《列女传》说："太任（周文王之母）有娠，目不视恶色，耳不听淫声，口不出敖言。"这一方面说明精神情绪和不良环境对孕妇与胎儿的影响，另一方面也说明怀孕妇女必须精神安谧，注意孕期胎教，才能保证胎儿的正常生长发育。

三、种子药和避孕药

《山海经》是我国现存的一部古老书籍，记载的药物有一百四十六种。其中有种子药和避孕药如下所述。

1. 种子药

（1）"䴅鸟（鸟类），食之宜子"（中山经）。
（2）"鹿蜀（兽类），佩之宜子孙"（南山经）。

2. 避孕药

（1）"菁蓉（草类），食之使人无子"（西山经）。
（2）黄棘（木类），服之不字"（中山经）。"字"，据《山海经》原注，即"生"也。

由于年代久远，已无法查考"鹿蜀"、"菁蓉"究竟是什么药，但从它所说的作用来看，可以肯定在当时已经发现了避孕药及治不育症的药物。除此之外，主要记载民间歌谣与朝庙乐章的西周作品《诗经》，也记载了许多动植物药，其中的益母草、茜根、菟丝子等为妇科的常用药。

小　　结

在夏到春秋这段时期，生产力提高，文化科学进步，因而卫生保健、防病治病等问题，已引起人们的重视。其中在妇产科方面，有顺产、逆产、不孕等病名；妇女在临产时的顺逆吉凶，尤为人们所关注。对妊娠的妇女，要避免情志上的不良刺激，保证胎儿的正常发育，是优生的萌芽。

男女的婚配，提倡晚婚，反对同姓通婚，是保证人类素质的最好方法。由于对产科有较清楚的认识，因而发现妇科多种常用药和种子药、避孕药等。这些药物（如益母草）一直到今天，仍然医道同仁所乐用。

第三节　妇科理论体系的初步形成
（战国～三国　公元前475年～公元265年）

从公元前475年进入战国时期，经过秦始皇并吞了韩、赵、魏、楚、燕、齐六国，结束了八百多年割据称雄的局面，建立了中国历史上第一个中央集权专制的大国。以后秦灭汉兴，社会由大乱转入安定，生产力普遍提高，农工商业发展，经济繁荣，为祖国医药学的继续推进，提供了有利条件。

一、《内经》和《难经》对妇科的贡献

《黄帝内经》是我国古代劳动人民在长期生活、生产，以及与疾病作斗争中积累起来的经验总结。尽管它的成书年代有所争议（有说成书于春秋战国时期，有说是秦、汉时期的作品，其至还有人断定成书于东汉或魏、晋、南北朝时期），但多数认为非一时一人之手笔，大约是战国至秦汉时期，经过很多医家的长期搜集、整理、综合而成，内容极为丰富而珍贵。其中对妇科的生理、病理、辨证、治则等都有所论述，同时在十三个处方中列出了治疗妇科病的第一张方剂"乌鲗骨蘆茹丸"。这个方子，是以乌鲗骨（海螵蛸）四份，蘆茹（茜根）一份，加雀卵为丸，再用鲍鱼汁送服，有通血脉、益精气的功能。

在生理上，《内经》对月经和胎孕的来源、形成、有无等问题，明确地指出："女子七岁，肾气盛，齿更发长；二七而天癸至，任脉通，太冲脉盛，月事以时下，故有子。"这里一方面强调肾气和冲任脉通盛是月经、胎孕的根本，另一方面又指出肾之所以起到这样的作用，主要依赖"受五脏六腑之精而藏之"的功能，因而"五脏盛，乃能泻"，保持开合施泄，促进人体的正常生长发育。

在病因病理上，则强调寒、热、湿之邪，七情过极而导致的"隐曲、惊恐"。如"二阳之病发心脾，有不得隐曲，女子不月"。房室不慎，以致奇经八脉损伤，都可导致疾病的发生。

在辨证诊断上，既重视四诊并用，尤重色脉，所谓"善诊者，察色按脉，先别阴阳"。在妇女方面，更重视望诊和切脉的应用，例如，对胎孕和病变的判断，"阴搏阳别，谓之有子"、"妇人手少阴脉动甚者，妊子也"、"身有病而无邪脉也"、"肾脉微涩，为不月"等有关切诊的记载。

在望诊方面，很重视对人中的观察，如说"女子在于面王、为膀胱子处之病，散为痛，搏为聚"。人中为任脉、督脉阴阳交会之处。从人中的长短、深浅、宽窄及色泽的变化，对于诊察子宫的大小、位置及其他的生殖疾病，也是有一定参考的价值。

《内经》对具体疾病的辨证是不多，但对肠覃和石瘕的鉴别，却是精审而确切，两者均为寒

邪所犯而引起的瘀血停滞病变，其有"状如怀子"的共同症状。但前者"寒气客于肠外"，子宫受到的影响不大，故"月事以时下"。后者是"寒气客于子门"，直接危害到子宫，故"月事不以时下"。

在论治用药，一是疏通血脉，调理气血，"疏其血气，令其调达，而致和平"。二是论证用药，"有故无殒"，"妇人重身，毒之何如？有故无殒，亦无殒也，大积大聚，其可犯也"。

《难经》是我国重要古典医籍之一，内容以阐明《内经》要旨为主。对于脏腑、经络、病机、诊断及针刺疗法等，都作了精要的叙述。为四诊确立奠定了基础。由于该书对奇经八脉病变的阐明，明确提出妇科病有带下、瘕聚等病变。

二、辨证施治的《金匮要略》妇科三篇

《黄帝内经》的问世，标志着医学理论体系的初步形成。妇科学也进一步的发展，在著作方面，出现了妇科的专著。根据《汉书·艺文志》、《隋书·经籍志》记载，妇科的专门著述有《妇人婴儿方》、《范氏疗妇人方》、《徐文伯疗妇人瘕》、《疗妇人产后杂方》等。据推算为我国最早的妇科专著。但可惜原书都散佚，在现在的祖国医学书籍中，有专篇论妇科的，要算后汉张仲景《金匮要略》妇科三篇为最早。此书本是论述内伤杂病为主的书，一共25篇（23～25篇为杂疗方和食物禁忌。所载方剂，多见于后世方书，多属验方性质，一般版本多不载入，目前多见有二十二篇），其中第二十至二十二篇，专论妇人的妊娠、产后及杂病等。

《妇人妊娠病脉证并治》是专论妇女妊娠的疾病。其中有妊娠诊断、妊娠宿有癥病、妊娠呕吐、妊娠腹痛、妊娠出血、妊娠水肿等的辨证论治。同时，对于安胎养胎的方法，亦举例加以论述。由于妊娠腹痛和下血，最能影响胎儿，甚至导致流产，所以篇中对腹痛和下血的论述，不仅详细，而且具体。

《妇人产后病脉证并治》专论妇人产后常见的疾病。由于产后气血多虚，抗病力弱，容易感受外邪，所以篇中首先提出产后痉病、郁冒、大便难为新产三病。其次论述产后腹痛、中风、虚烦、呕逆、下利等病。篇中以产后郁冒、产后中风、产后腹痛为重点论述。在论治方面，既照顾气血两虚的产后特点，又根据临床证候，全面综合分析。在遣方用药方面，既不忘于产后，又不拘泥于产后，有斯病则用斯药，药以对症为贵。

《妇人杂病脉证并治》论述妇人杂病的病因、证候及治法。在内容上，包括热入血室、梅核气、脏躁、经水不利、带下、漏下、腹痛、转胞、阴吹、阴痒十种疾病。引起这些疾病的原因，归纳有虚、冷、结气三方面。以调经论治为重点，因为月经正常，则经水不利、带下、漏下、腹痛等不会发生。在治疗方法上，有内法与外治之分。内治有汤剂、丸剂、散剂、酒剂；外治法有坐药、洗剂、润导等，是《金匮要略》治疗方法最多、最全面的一篇。

《金匮要略》妇科三篇，对妇科疾病的病因病机、辨证论治、立法遣方都是系统而全面的论述。这些珍贵的经验总结，直至科学昌盛的今天，仍然能指导临床，人们应该很好地继承和发扬。

三、产科的检查和催产术

1975年12月，我国考古学界在湖北省云梦县睡虎地发掘了十二座战国末期至秦代的墓葬，其中11号墓出土了大量秦代竹简。定名为《睡虎地秦墓竹简》中的《封诊式·出子》记载："爰书：某里士五妻告曰：'甲怀子六月矣，自昼与同里大女子丙斗。甲与丙相挣，丙债挤甲。里人公士丁救，别丙、甲。甲到室即病腹痛，自宵子变出。今甲裹把子来诣自告，告丙。'即令令史某前往执丙。即诊婴儿男女、生发及保之状。有令隶妾数字者，诊甲前血出及痛状。有讯甲室人甲到

室居处及复痛子出状。丞乙爱书：令令史某、隶臣某诊甲所诣子，已前以布巾裹，如音血（衃）血状，大如手，不可智子。即置盎水中榣之，音（衃）血子也。其头、身、臂、手指、股以下到足、足指类人，而不可智目、耳、鼻、男女。出水中有音（衃）血状。其一式曰：令隶妾数字者某某诊甲，皆言甲前旁有乾血，今尚血出而少，非朔事殹（也）。某赏（尝）怀子而变，其前及血出如甲。"这段竹简的记载，虽然是因殴斗久伤的诉讼案件，执法机关调查的过程，但从中可得出四方面的情况：一是流产的原因，是殴斗外伤而引起；二是检查流产妇人受伤及出血的情况；三是辨别"血块"是否是胎儿；四是确定流产出血与月经的不同。这些材料与医学有关，是很珍贵的。

与张仲景同时著名的医学家华佗（生于公元141～203年）精通内、外、妇、儿、针灸各科，尤以外科著称，对妇科也有很大的贡献。据《后汉书·华佗传》云："有李将军者，妻病甚，呼佗视脉。佗曰：'伤身而胎不去。'将军言：'闻实份身，胎已去矣。'佗曰：'案脉，胎未去也'。将军以为不然。妻稍差，百余日复动，更呼佗。佗曰：'脉理如前，是两胎，先生者去血多，故儿不得出也；胎既已死，血脉不复归，必燥著母脊。'乃为下针，并令进汤。妇因欲产而不通。佗曰：'死胎枯燥，执不自生。'使人探之，果得死胎，人形可识，但其色已黑。"从这一段话的记载，可见华佗善用药物、针灸治疗妇科的疾病，并且已能采用手术探知胎死腹中而进行催产了。

四、妇幼保健

由于科学文化的提高、医疗制度的建立，人民对维护健康的要求日益迫切，促进了医药的发展。妇女在婚姻的选择上，把健康列为条件之一。如《淮南子》有"嫁女不嫁消渴病人"之说。这虽然是指消渴患者的一句话，但人们可以了解到人们对配偶的选择，重视健康的身体，少生、优生已引起人们的注意。如《论衡·气寿篇》说："妇人疏字者子活，数乳者子死。"婚配对偶体质的健壮或虚弱、产育的疏密，直接影响到妇女的健康，影响到民族繁衍昌盛。妇婴的保健是非常重要的，我们的祖先对此能够有所认识，是正确而可贵的。

五、带下医和女医的出现

根据《史记·扁鹊仓公列传》的记载："扁鹊名闻天下，过邯郸，闻贵妇人，即为带下医。"扁鹊精通内、外、妇、儿各科，能根据各地疾病的情况和群众的需要而诊医。他到邯郸时，听说当地很重观妇女，便充当"带下医"。所谓"带下医"，宋代妇产科名家陈自明曾作解释："何以名为带下？……脉有数经，名字不同，奇经八脉，有带在腰，如带之状。其病生于带脉之下。"明代王肯堂肯定地说："妇人有白带者，乃第一等病，令人不能产育，宜急治之，此扁鹊之过邯郸闻妇人贵，所以专为带下医也。"可见当时对妇产科疾病的研究和治疗已很重视。带下医，即相当于现代从事妇产科业务的医生。所以扁鹊不仅是我国历史上第一个有正式传记的医学家，也是首先从事妇产科专业的医家。

汉代对医事制度已逐步建立，对宫妃医事有女医、女侍医的设置。《史记·酷吏列传》记载："义纵者，河东人也。为少年时，尝与张次公俱攻剽为群盗。纵有姊姁，以医幸王太后。王太后问：'有子兄弟为官者乎？'姊曰：'有弟无行，不可。'太后乃告上，拜义姁弟纵为中郎，补上党郡中令……而张次公亦为郎，以勇悍从军，敢深入，有功为岸头侯。"在男尊女卑的封建社会里，义姁能"以医幸王太后"而在汉武帝面前取得信任，这足以说明她医术的高明，是妇科先驱者之一。《汉书·宣帝纪》载，本始四年"女侍医淳于衍进药杀共哀后"。由此可见，我国很早便有从事妇产科专业的医生。

小　结

　　从战国至三国的七百多年间，我国的政治、经济、科学文化得到了很大的发展。在此基础上，医学方面发生了质的飞跃，从积累实践经验，上升到理论总结阶段。《黄帝内经》和《难经》的产生，标志着医学理论体系的初步形成；张仲景《伤寒杂病论》的问世，在临床医学上确立了辨证论治的原则。其中《内经》对妇产科的生理、病理、辨证、治则作了系统的论述，在病名上提出闭经（不月）、带下、不孕、瘕聚等。《金匮要略》妇科三篇，对妇女的月经、带下、胎孕、产后等病变，从理、法、方、药作了系统的叙述，是现存最早的妇科专篇。

　　由于医事制度的建立，医学的分科，医学家扁鹊过邯郸为"带下医"，为广大妇女解除痛苦，在宫妃则有女医、乳医之设立。

　　医学的进步，促进妇产科的发展，对外伤引起流产的检查及死胎催产等技术，都有所提高。由于人们对医药知识的求知，对妇婴保健的重视，因而把健康列为选择配偶条件之一，注意少生、优生，重视胎教。防止不良刺激对胎儿的影响。

　　先秦两汉时期，是我国医学发展的关键性时期，著名的医学家为妇科作出很大的贡献。扁鹊首先从事"带下医"妇产科专业；华佗对产科的诊断辨证及死胎的催产术等，有卓越的见解；张仲景的妇科三篇，为妇科疾病的辨证论治奠定了理论基础。

第四节　理论和实践的充实
（晋～五代 公元265～960年）

　　从两晋经隋唐至五代将近七百年间，我国封建社会处于上升时期，社会经多次变动。其中既有战事连绵、政局动荡的南北朝和五代，也有政权集中、全国统一、社会相对稳定的隋唐时期。

　　公元265年司马炎废曹自立为帝。280年灭吴，建立统一政权，史称西晋。仅仅短暂二十年的安静，就爆发了"八王之乱"。接着五胡侵华，北方分裂成十六国，晋政权被迫南迁，史称东晋。在晋政权南迁的时候，我国文化中心，乃由黄河流域转到长江流域，因此医学中亦增加长江流域人民与疾病作斗争的宝贵经验，同时由于造纸工业的进步，又直接促进医药的推广。

一、妇科理论的创新和提高

　　晋初王叔和，对脉学很有研究，著有《脉经》十卷，是比较完整的脉学专著。其中对妇女的生理、病理等提出新的见解。

　　（1）月经方面：一般来说，正常的月经周期是一月一次。而王氏通过临床的观察，发现月经有三月一来的"居经"，一年一次的"避年"。

　　（2）对妇女特有脉象的阐明：《内经》对妊娠的脉象是"妇人手少阴脉动甚者，妊子也"（《素问·平人气象论》）。王氏在此基础上，对受孕之脉及将要临产之脉，都有所发挥。他在《脉经·平妊娠分别男女将产诸证》中说："三都脉沉浮正等，按之无绝者，有娠也……妇人怀娠离经，其脉浮，设腹痛引腰脊，为今欲生也，但离经者不病也。又法妇人欲生，其脉离经，夜半觉日中则生也。"王氏这些细致的叙述，都是经过临床观察而得出的经验总结，是信而有征。

　　（3）对疾病的观察和预后：王氏对疾病临床症状的观察，也非常细致，例如，对崩症，《素问·阴阳别论》说："阴虚阳搏谓之崩。"《内经》对崩症的论述，只有病机而略于症状。王氏则根据出血色泽的不同，有"五崩"之分。他说"白崩者，形如涕；赤崩者，形如绛津；黄崩者，形如烂瓜；青崩者，形如蓝色；黑崩者，形如败血也"（《脉经·平郁冒五崩漏下经闭不利腹中诸病证》）。崩症确有青、白、黄、赤、黑的不同。但往往混杂相兼，故后人有"五色带"之说。王氏并记一病例的预后，他说："有一妇人，年六十许，经水常自下，设久得病利，小腹坚满为难治。"这类似子宫癌的体征，说明对该病的预后不良，已经有所认识。

从以上三方面来看，可见王叔和不仅是《伤寒论》和脉学的功臣，而且也是对妇科有贡献的医家。

南齐褚澄著有《褚氏遗书》一卷，其中记有"求嗣"一门，说出无嗣的疾病原因，应考虑夫妇双方，并载有多种求子方药，尤其是论述精血化生之理，提倡节欲和晚婚。他说"精未通而御女以通其精，则五体有不满之处，异日有难状之疾……合男子多则液枯虚人，产乳众则血枯杀人"（《精血》）；"合男女必当其年，男虽十六而精通，必三十而娶，女虽十四而天癸至，必二十而嫁，皆欲阴阳气完实而交合，则交而孕，孕而育，育而子坚壮强寿。今未笄之女，天癸始至，已近男色，阴气早泄，未完而伤，未实而动，是以交而不孕，孕而不育，育而子脆不寿"（《求子》）。从这几段话，可见褚氏对节欲、晚婚是很重视的。只有"当其年"、"阴阳气完实"才能进行交合，则合而能孕，分娩子女健康强壮。反之，过于早婚，不注意节欲，则犯"未完而伤，未实而动"，则气血亏损，百病丛生，纵然能生子女，亦是羸弱不堪。褚氏这些思想，实际上是适合晚婚、少生、优生的要求，是十分可贵的。

公元589年，隋王朝南北统一以后，初期实行一些优抚农民、促进生产的政策。这些政策的贯彻，既巩固隋朝的政权，又促进科学文化和医学的发展。以巢元方为首，集体编纂的病因病理学《诸病源候论》，全书共五十卷，其中三十七~四十四卷论述妇科疾病。前四卷专论妇科杂病，共有月水不利、月水不断、月水来腹痛、月水不通、崩中漏下、带下、阴痛、阴疮、阴挺下脱等一百四十一论。后四卷则为妊娠病、将产、难产、产后病等，共一百二十二论。每一候论都分析病因病理，详而不杂，简而能明。例如，《月水不调候》说："妇人月水不调，由劳伤气血，致体虚受风冷。风冷之气，客于胞内，伤冲脉、任脉，损手太阳、少阴之经也。冲任之脉，皆起于胞内，为经络之海。手太阳小肠之经，手少阴心之经，此二经为表里，主上为乳汁，下为月水。然则月水亦是经脉之余。若冷热调和，则冲任脉气盛，太阳少阴所主之血宣流，以时而下。若寒温乖适，经脉则虚，有风冷乘之，邪搏于血，或寒或温，寒则血结，温则血消，故月水乍多乍少，为不调也。"这段话不仅点出病因病理，而且点出病位之所在及有关的经脉，层次分明，言之有理。又如《阴挺出下脱候》说："胞络伤损，子脏虚冷，气下冲则令阴挺出，谓之下脱。亦有因产而用力偃气，而阴下脱者。"对阴挺的病因，论述扼要，符合临床实际。

公元7世纪的唐朝时代，我国文化已发展至一个鼎盛时期，其中建立了新的医学制度，设立了太医署，开办比较完备的医科学校，又修撰医药书籍，不下数十百种。不少是兼论妇产科的疾病和治疗，比较著名的有《备急千金要方》和《外台秘要》两书。

《备急千金要方》是唐代著名医学家孙思邈所撰，他认为人命重于千金，故以千金为书名。全书系统地总结唐代以前的医学成就，内容丰富，是各种医方的大成。全书共三十卷，专论妇产科方面的有三卷，列于首卷，以示重要，其内容可归纳如下。

（1）指出妇产科的重要性，应该是独立的专科。他说："夫妇人之别有方者，以其胎妊生产崩伤之异故也……十四已上，阴气浮溢，百想经心，内伤五脏，外损姿颜，月水去留，前后交互，瘀血停凝，中道断绝，其中伤堕，不可具论矣。生熟五脏，虚实交错，恶血内漏，气脉损竭，或饮食无度，损伤非一，或疮痍未愈，便合阴阳……所以妇人别立方也。"从妇女病因病机的不同，强调成立妇女专科的必要。

（2）广泛地讨论赤白带下、崩中漏下、求子种子、养胎禁食、临产注意、产后护理等问题，其中有不少的独到见解。

（3）明确指出不孕症有"全不产"（原发性）、"断绪"（继发性）之分。同时指出不孕症有妇女的原因，也有男子的病变。他认为"凡人无子者，当为夫妻俱有五劳七伤，虚羸百病所致，故有绝嗣之患。夫治之法，男服七子散，女服紫石门冬丸，及坐药荡胞汤，无不有子也"（《求子》）。

（4）重视灸法对不孕症和绝育的应用。例如，"子脏闭塞，不受精，疼，灸胞门（在关元左边二寸）五十壮"，"妇人绝嗣不生，胞门闭塞，灸关元三十壮报之"，"妇人欲断产，灸右踝上一寸三壮，即断"。这些灸法的功效如何，固然有待于研究，加以观察总结，但重视灸法的应用，是可以肯定的，足为后人借鉴。

《外台秘要》是唐代王焘编撰，全书四十卷，分一千一百零四门，是搜集东汉到唐代诸家的方书而成。其广泛而不庞杂，临床各科编排合理，先论后方，次序井然，为我国现存的唐代以前医药大成书籍之一。其中三十三卷、三十四卷为妇产科之方，凡八十五门，四百八十余方，主要是妊娠病及临产、产后病的治疗，如子痫、横产、胞衣不出等，同时也汇集附录《小品方》、《备急千金要方》的堕胎方和断产方。

公元9世纪唐代大中初年（公元853～854年），昝殷撰著《产宝》一书，是我国第一本产科专著。全书共三卷，分四十一门，计二百六十余方。上卷讨论妊娠疾患，体例与《备急千金要方》相似。此书曾经遗失，（从日本《医方类聚》等书录出）重印刊行，即现在的《经效产宝》。

在这里还要一提的是魏、晋、南北朝时期问世的《小品方》。其中卷七论述有养胎法、治妊娠胎动不安、安胎当归汤、治"漏胞"方、妊娠恶阻方、妊娠子痫方、疗逆产方、疗产后胞衣不出方及疗妊娠得病或疗羸人欲去胎方等，内容很丰富，对唐代《备急千金要方》有很大的影响，尤其是强调早婚晚婚对身体健康和胎儿的影响。如云："古时妇人病易治者，晚嫁肾气立，少病，不甚有伤故也。今时嫁早，肾根未立，而产伤肾故也。是以今世少妇有病必难治也。早嫁早产虽无病亦夭也。"

二、胚胎的形成过程和妊妇的宜忌

北齐徐之才的《逐月养胎法》一卷，详细叙述胎儿逐月发育的情况及孕妇的卫生知识，并提出分经逐月养胎的理论。他提出："妊娠一月名始胚。饮食精熟，酸美受御，宜食大麦，毋食腥辛。是谓才正。妊娠一月，足厥阴脉养，不可针灸其经……妊娠二月名始膏。无食辛臊，居必静处，男子勿劳，百节皆痛。是为胎始结。妊娠二月，足少阳脉养，不可针灸其经……妊娠三月名始胞。当此之时，未有定象，见物而化……欲子美好，数视璧玉。欲子贤良，端坐清虚。是谓外象而内感也。妊娠三月，手心主脉养，不可针灸其经……妊娠四月，始受水精，以成血脉。食宜稻粳，羹宜鱼雁。是谓盛血气，以通耳目而行经络。妊娠四月，手少阳脉养，不可针灸其经……妊娠五月，始受火精，以成其气。卧必晏起，沐浴洗衣，深其居处，原其衣服。朝吸天光，以避寒殃。其食稻麦，其羹牛羊，和以茱萸，调以五味。是谓养气以定五脏。妊娠五月，足太阴脉养，不可针灸其经……妊娠六月，始受金精，以成其筋。身欲微劳，无得静处，出游于野……以养其力，以坚背膂。妊娠六月，足阳明脉养，不可针灸其经……妊娠七月，始受木精，以成其骨。劳身摇肢，无使定止。动作屈伸，以运血气。居处必燥，饮食避寒。常食稻粳，以密腠理。是谓养骨而坚齿。妊娠七月，手太阴脉养，不可针灸其经……妊娠八月，始受土精，以成肤革。和心静息，无使气极。是谓密腠理而光泽颜色。妊娠八月，手阳明脉养，不可针灸其经……妊娠九月，始受石精，以成皮毛。六腑百节，莫不毕备。饮醴食甘，缓带自持而待之。是谓养毛发、致才力。妊娠九月，足少阴脉养，不可针灸其经……妊娠十月，五脏俱备，六腑齐通，纳天地气于丹田。

故使关节、人神皆备,但俟时而生。"徐氏在当时的历史条件下,能如此细致地观察胎儿发育的情况,且基本符合实际,是难能可贵的。对于"分经养胎"之说,虽有所争论,但从某一方面来说,仍然有研究的价值。在妊娠的前四个月,为肝胆、包络、三焦水火之气温养胎元生长的时期,此时用药慎忌温燥,甚或要用黄芩之类的苦寒,所谓"胎前宜凉",多指妊娠的前半期而言。妊娠后六个月,为脾胃、肺、大肠、肾、膀胱,土、金、水主令濡养之时,寒湿之气易伤胎元,此时用药以甘温为佳,所谓"白术为安胎圣药",可能亦指此而言。所以只要能综合分析,很好结合"分伍养胎"之说,则安胎保胎之功,自能实现。

三、难产的原因和"人工流产"的适应证

《诸病源候论》对于引起难产的原因和人工流产的适应证,都有精要的论述。如《产难候》说:"产难者,或先因漏胎去血脏燥,或子脏宿挟疾病,或触禁忌,或始觉腹痛,产时未到便即惊动,秽露早下,致子道干涩,产妇力疲,皆令难产也。"这里明确指出引起难产的原因有多方面,但总的来说,是由于气血的亏虚,不能载运胎儿所致。

对于人工流产的适应证,在《妊娠欲去胎候》中说:"此谓妊娠之人羸瘦,或挟疾病,既不能养胎,兼害妊妇,故去之。"这里指出所以要人工流产的原因,是由孕妇体弱有病,对胎儿、对孕妇都不利。这当然和今天为了计划生育,控制人口而进行的人工流产,是不能相提并论,但在封建的社会里,"不孝有三,无后为大"的束缚下,能够对人工流产有所认识,也是很可贵的。

在习惯性流产方面,亦有认识。如在《妊娠数堕胎候》说:"阳施阴化,故得有胎,荣卫和调,则经养周足,故胎得安,而能成长。若血气虚损者,子脏为风冷所居,则血气不足,故不能养胎,所以致胎数堕,候其妊娠,而恒腰痛者,喜堕胎也。"这里指出"血气虚损"、"子脏为风冷所居"而导致习惯性流产,虽然不全面,但既有内因的不足,又有外邪所犯,也是符合临床实际。

四、临产的注意及产后的保健

《备急千金要方》关于临产的注意事项,说得相当精细"凡欲产时,特忌多人瞻视,惟得二三人在傍,待产讫,乃可告语诸人也。若人众看之,无不难产耳。凡产妇第一不得匆匆忙怕,旁人极须稳审,皆不得预缓预急及忧悒,忧悒则难产。若腹痛眼中生火,此儿回转,未即生也。几出讫……勿令母看视秽污"(《难产第五》)。这里应注意的事项,既有产妇本身,也有亲属和产护人员。若是注意周详,气血调和,神志稳定,则顺产而生。否则神志紊乱,气血不和,往往有难产之患。

新产妇的产后调理如何,直接与恢复健康有密切的关系,所以《备急千金要方》也有扼要的论述。其云"凡产妇慎食热药、热面,食常识此。饮食当如人肌温温也"(《产难第五》);"凡产后满百日,乃可合会,不尔至死,虚羸百病滋长,慎之"(《虚损第十》)。产后多虚且瘀,既有气血耗伤的一面,又有离经之瘀,抵抗力弱,稍一不慎,则百病丛生,所以《备急千金要方》提出产后慎饮食、慎药饵、慎房事,确是宝贵的经验。

小 结

从魏晋到隋唐,是我国医学理论、药物学、方剂学、诊断学及临床各科全面发展的时期,因而也促进妇产科学的发展和提高。

晋王叔和所著的《脉经》，指出月经有一月一次之外，还有三个月一潮的"居经"和一年一行的"避年"；对妊脉以"三部浮沉正等，按之无绝者"为依据；对崩症的辨别，根据青黄赤白黑色泽的不同而有"五崩"之分。

南齐褚澄著的《褚氏遗书》指出无嗣的原因，应该考虑男女双方；并提倡节欲、晚婚，对优生进一步的认识。

北齐徐之才的"逐月养胎法"，虽然有所争议，但仍有研究参考的价值。

隋朝巢元方著的《诸病源候论》，是我国第一部病因病理学著作，其中三十七～四十四卷论述妇女的经、带、胎、产诸病。尤其是指出数堕胎（习惯性流产）、难产的原因和人工流产的适应证，更是扼要精明。全书每一候论都有病因病理，详而不杂，简而能明。

唐代孙思邈编撰的《备急千金要方》和王焘的《外台秘要》，对妇产科作了全面的论述。《备急千金要方》首先指出妇产科的重要性，应该独立成科；广泛讨论赤白带下、崩中漏下、求子、安胎、临产、产后等问题；尤其是明确指出不孕症有"全不产"（原发性不孕）和"断绪"（继发性不孕）之分；在治法上重视灸法对不孕症和绝育的应用。

公元九世纪唐代大中初年（公元853～854年），昝殷撰著的《产宝》一书，是我国第一本产科专书。全书共三卷，讨论妊娠疾患、安胎、饮食宜忌、难产及产后疾患等。

总而言之，从两晋至五代的七百年间，是我国医学内容广泛而丰富，承先启下的全面发展时期。因而对妇产科的理论和临床的开拓与提高，都起到促进推动的作用，它为宋元之时期的妇产科的进一步发展提高打下了较为坚实的基础。

第五节　理论和实践进一步提高
（宋～元　公元960～1368年）

赵匡胤（宋太祖）发动政变，结束了五代十国的割据局面，建立了比唐代更为彻底的中央集权的大宋帝国。宋代分南北两宋，从公元960年由宋太祖赵匡胤建立，至公元1127年政权南迁的这段时间，史称北宋，建都汴梁（开封）；公元1127～1279年，宋廷失去淮河以北，被迫迁都临安（杭州），形成宋金对峙一百多年的局面，历史上称为南宋。

两宋时期，农、工、商业都很发达。尤其是活字印刷的发明，对文化的传播和普及，更起了一定推动作用，对医书的出版也起促进作用。

一、妇产科的确立和专著的问世

宋代的医学，继承隋唐医学而更加精细。在医学的分科上，更为显著。在唐代仅设有体疗（内科）、疮痛（外科）、少小（小儿科）、耳目口齿、针和咒禁六种，到宋代则增为九科。根据《元丰备对》（1078～1085年）所载："大医局九科学生额300人，大方脉（内科）120人、风科（神经精神病科）80人、小方脉（小儿科）20人、疮肿兼折伤（外科）20人、产科10人、眼科20人、口齿兼咽喉10人、针兼灸10人、金镞兼书禁科（军阵外科、祝由科）10人。"这是政府官方首先提出产科独立为一科的开始。

由于产科能独立成科，因而出版了不少的妇产科专著。如李师圣、郭稽中所编纂的《产育宝庆集》，是一部产科书籍，被收载在《永乐大典》内。朱瑞章的《卫生家宝产科备要》、薛仲轩的《坤元是宝》、齐仲甫的《女科百问》、无名氏的《产宝诸方》等，都是综合当时妇产科知识编辑而成。其中以元符年间（1078年）杨子建所著的《十产论》和南宋时陈自明所撰的《妇人大全良方》（1237年）的贡献和影响最大。

1.《十产论》是第一部助产专书

《十产论》是杨子建所著的助产专书。它记载了正产（正常的足月分娩）、伤产（受孕未满月而痛如欲产，为试月，并不是真产，漫然用力，则为伤产）、催产（正产之候毕见而难产，用药催生，为催产）、冻产（冬产血凝不生）、热产（过热血沸、令人昏晕）、横产（肩产式，手或肩先露）、倒产（足产式）、偏产（额产式，左额角或右额角先露）、碍产（脐带产式，脐带绊肩）、坐产（臀产式）、盘肠产（临产母肠先出，然后儿生）等不同情况的叙述。既有胎位不正，也有孕妇临产用力不当及气候过寒过热等的不同因素。对胎位不正的转正手法，作了详细的论述。例如，肩产式转胎法："凡推儿之法，先推儿身令直上，渐渐通以中指摩其肩，推其上而正，渐渐引指攀其耳而正之。须是产母仰卧，然后推儿直上。候其身正，门路皆顺，煎催生药一盏，令产母吃了，方可使母用力，令儿下生。"总之，《十产论》对临产的常或异都作了确切的记载，其处理异常的方法，是符合实际的要求，所以说它是助产的专书。

2.《妇人大全良方》是第一本妇产科理论与临床相结合的专著

《妇人大全良方》是妇产科著名医学家陈自明撰于1237年。全书共二十四卷，共分调经、众疾、求嗣、胎教、妊娠、坐月、产难、产后八门。每门下列数十病证，计载二百六十余论，先论后方。前三门，论妇科方面的调经、众疾、求嗣诸疾。调经门，分别记载有关月经生理及其异常的诸种证候和治疗。众疾门载有瘰疬（结核）引起闭经等一般常见的妇科疾病。求嗣门指劳伤血气、经血闭涩、崩漏带下三者可导致不育。后五门为产科，有胎教、候胎、妊娠疾病、难产、产后。胎教门共8论，叙述了妊娠各期胎儿的发育状态。候胎门共6论，对妊娠诊断提出了验法："妇人经脉不行已经三月，欲验有胎。川芎为末，空心浓煎艾汤调下二钱，腹内微动则有胎。"根据实验室药理实验，少量川芎有刺激受孕子宫收缩增强的作用。可见以川芎实验胎动，是简而易行的可靠方法。同时，又指出妊娠期间禁忌的药物，主要有子宫平滑肌的兴奋药，如牛膝、三棱、干漆；有刺激性的泻药，如大戟、巴豆、牵牛子、芫花及有催吐作用的藜芦等。妊娠门共50论，首先叙述一般孕期的卫生，主张调节饮食，注意清洁与休息，适当户外活动，以取充足阳光，然后再指出妊娠期所特有的疾病。产难门共7论，所载各种难产大致与《十产论》内容相似，对通过产道时的状态及转正胎位的手法都有所描述。产后门共70论。讨论了产褥期的护理问题及产后感染的疾病，并详细记载了乳房的疾病。

总之，《妇人大全良方》论理精详、条目清晰、内容繁而不杂、简而有要，且编次井然、科学合理，书中对经、孕、产、带诸病的治疗，既取前贤之名方，又载自家之经验方，基本是宋以前妇产科方面的经验总结，在中医学术上占有重要的地位，对当时及后世影响都很大，所以明代王肯堂之《女科准绳》、武之望之《济阴纲目》均以此为蓝本。

二、金元四大医家对妇产科的贡献

1115年，女真领袖完颜阿骨打称帝建国，国号大金。公元1127年女真族出兵灭亡北宋，占领黄河流域。从此宋金南北对峙一百多年。13世纪初叶，蒙古族兴起，到1234年灭了金国，占据中国北部。从1127年起到1279年止，前后152年当中，兵荒马乱，人民生活极不安定，医学停滞不前。

1271年忽必烈定国号为元，1279年蒙古族灭南宋，统治中国近90年。由于连年用兵，到处干戈，人民饥寒交迫，疫疠流行，医药便为统治阶级及人民群众迫切需要，因此医学又被重视起来。

金元医学承受唐宋的余绪。由于宋代的妇产科医学曾获得高度的发展，所以元代的医学十三科中，仍然把产科列为重要的一科。当时著名的金元四大家，对妇产科都有所发挥和贡献。

刘完素（1120—1200），即刘河间，是金元著名的医学家，为金元四大家之一，他是以火热立论，用药多偏寒凉，对妇产科方面，主要有以下的论述。

（1）在病因，认为白带是属于湿热郁结。"下部任脉湿热甚者，津液涌溢而为带下"，纠正了当时概认白带偏寒的偏见。

（2）在治疗上，以泻火为主，但又要结合不同的年龄和不同的气候。他提出："如女子不月，先泄心火，血自下也"，"妇人童幼天癸未行之间，皆属少阴；天癸既行，皆从厥阴论之；天癸已绝，乃属太阴经也"。后人根据他这些理论，少女侧重治肾，中年着重治肝，绝经期着重治脾。在用药上，刘氏主张结合气候："大抵产病天行，以增损柴胡，杂证加添四物。"在四物汤的应用上，他主张"春倍川芎，夏倍芍药，秋倍地黄，冬倍当归……春防风四物，夏黄芩四物，秋天门冬四物，冬桂枝四物。此四时常服随证用之也"。

张从正（1156—1228），即张子和主张祛邪务尽，攻邪从速，善用汗、吐、下三法以攻邪。他对妇产科疾病的辨证和治疗，也有很大的发挥。他提出："凡看妇人病，入门先问经期"，"凡看妇病，当先问娠"，"凡治妇病，不可轻用破气行血之药，恐有娠在疑似之间也"，"凡看产后病，须问恶露多少有无，此妇科要诀也"。这些理论都很宝贵，可见张氏虽然以攻邪著称，但在妇科的临证上，他还是很审慎的。

李杲（1180—1251），字明之，自号东垣老人为金元四大家之一。他以"内伤脾胃，百病由生"为论点，提出补脾升阳、益气补血的主张，对妇科病的治法，具有重要的指导作用。如他论经漏："皆由脾胃有亏，下陷于肾，与相火相合，湿热下迫，经漏不止……宜大补脾胃而升举血气。"对产后用药，主张以补血为首要。他说："妇人分娩及半产（流产）、漏下，昏冒不省，瞑目无所知觉，盖因血暴亡，有形血去，则心神无所养。心与心包者，得血则安，亡血则危……亡血补血，又何疑焉？今当补而升举之，心得血而养，神不昏矣。"

朱震亨（1281—1358），字彦修，号丹溪翁金元四大家之一。他的论点是"阳常有余，阴常不足"；力主戒色欲以存阴精，善用滋阴泻火之法，治病以气、血、痰为主。他对妇科病的治法，强调胎前应清热养血，以黄芩、白术为安胎的圣药；产后的疾病，治之以补虚为主。"产后无得令虚，当大补气血为先。虽有杂症，以末治之。一切病多是血虚，皆不可发表……"。

总而言之，刘、张、李、朱四大家，虽然不是妇科专家，但由于他们在医学上有较高的造诣，因而他们对妇科的理论及治疗等问题都有所发挥和贡献。这些宝贵的经验，是值得人们学习和应用的。

三、妇科名方的创立

在宋的一代，不仅有《十产论》、《妇人大全良方》等妇产科专著，而且在综合性的医籍中，如《太平圣惠方》、《太平惠民和剂局方》、《圣济总录》、《本事方》、《三因极-病证方论》等都有专篇论述妇产科的疾病，其中以《太平惠民和剂局方》的论述最精辟、影响最大。

《太平惠民和剂局方》是 1107~1110 年间，太医局奉朝廷之命，广泛搜集民间确验临床之方，后由陈师文和裴宗元等进行选定、编辑成书。书几十卷，书中所载方，都是经过反复试验有效后才选收入册。因此，该书不仅在两宋盛行二百余年，而且对后世的影响极大。如补气的四君子汤、补血四物汤，双补气血的十全大补丸，健脾渗湿的参苓白术散，温化水湿的平胃散，解表和中的藿香正气散，辛温宣肺的三拗汤，宣肺理气的华盖散，泻火通便的凉膈散，疏肝解郁的逍遥散，凉开的至宝丹、紫雪丹，温开的苏合香丸等，迄今仍为临床所常用。其中四物汤与逍遥散两方，可以说是妇产科不可少之方。其效验之确切，素为医者所公认。

1. 四物汤是根据《金匮要略》的当归芍药散衍化而来

书中记载："调益荣卫，滋养气血，治冲任虚损，月水不调，脐腹绞痛，崩中漏下，血瘕块硬，发歇疼痛，妊娠宿冷，将期失宜，胎动不安，血下不止，及产后乘虚，风寒内搏，恶露不下，结生瘕聚，少腹坚痛，时作寒热。"简而言之，妇女经、带、胎、产诸疾及虚瘀杂症，均可用之加减治疗。故清代柯琴有云："四物具生长收藏之用，故能使荣气安行经隧也。"妇女以血为本，该方为治血的宗剂。治妇产科疾病不离于血，故该方为治妇产科疾病群方之魁。

2. 逍遥散是由《伤寒论》四逆散演化而来

书中载有："治血虚劳倦，五心烦热，肢体疼痛，头目昏重，心慌颊赤，口燥咽干，发热盗汗，减食嗜卧，及血热相搏，月水不调，脐腹胀痛，寒热如疟。又治室女血弱阴虚，荣卫不和，痰嗽潮热，肌体羸瘦，渐成骨蒸。"该方有疏肝养血、扶脾解郁之功，凡是由于七情过极，以及气机不畅而导致经行异常，经行不畅而导致经行异常、经行疼痛，或经带并病，妊娠腹痛等诸症，均可用本方加减治之。气血之失调，经、带、胎、产之所以病变，其原因虽多，郁则为其首要，故以本方为治疗之重要方剂。

小　　结

在宋、金、元时期，由于连年用兵，战事频繁，多种疾病流行。人民为解除疾病的痛苦，迫切需要医学，加上印刷技术的发展，因而促进了医学的进步，在我国医学史上，成为承先启后、继往开来的局面。

在此时期，由于印刷术的广泛应用，为多种医籍的印刷，创造了有利的条件。许多妇产科专著相继出版，其中以杨子建的《十产论》和陈自明的《妇人大全良方》的影响最大。前者为我国第一本助产专书，内容贴切而实用；后者则继《金匮要略》妇科三篇之后经、带、胎、产俱全的妇产科巨著，对当时或后世有很大的影响。如明代王肯堂之《女科准绳》、武之望之《济阴纲目》均以此为蓝本。号称金元四大家之刘完素、张子和、李东垣、朱丹溪，虽然有主寒凉、主攻邪、主补土、主滋阴之不同学术观点，但他们都对妇产科作出了重要的贡献。由于南宋偏安于江南，社会经济和科学文化发展较快，丹溪生于鱼米之乡的江南，因而对妇产科疾病的论治，作出了很大的贡献。

第六节　理论和实践的全面发展
（明～清·鸦片战争前　公元1368～1840年）

从明朝到清代鸦片战争前，是我国封建社会的后期。在这个时期的初期，明、清的统治阶级在政治上、经济上实行某些的改良措施，明代中期资本主义开始萌芽，使当时的社会生产力大大的发展，推动了包括医学在内的文化科学的进步。

1368年，朱元璋利用元末农民起义的大好形势，推翻了元朝的统治，建立了明朝政权。工商业形势大好，尤其是手工业的成就，超过以前任何朝代，加之造船业的发达，推动文化科学的交流，推动医学的发展。但是，到了明代后期，由于皇室贵族和官僚地主的大量掠夺与兼并，广大农民和城市贫民遭到残酷的剥削，因而各地农民纷纷起义。1644年3月，李自成率领农民军攻占了北京，结束了明朝的统治。在此期间，满族贵族统治者勾结汉族官僚吴三桂，乘机于同年5月攻入北京，建立了封建专制的清朝。

一、妇人科与女科

明代的医学分科，同样也是分成十三科，即是大方脉（内科）、小方脉（小儿科）、妇人（妇产科）、疮疡（外科）、针灸、眼、口齿、接骨、伤寒、咽喉、金（伤科）、按摩、祝由各科，和元代十三科所不同的，除将伤寒列为专科之外，并把产科扩充为妇人科，包括妇科和产科。

清代的医学制度，原分十一种。后将痘疹归属于小方脉，咽喉与口齿并为一科，成为大方脉、小方脉、伤寒科、妇人科、疮疡科、针灸科、眼科、咽喉科、正骨科九科。妇人科与明代相同，包括产科在内，通称女科。女科的范围，根据傅青主的分类，可包括调经、种子、崩漏、带下、妊娠、小产、临产、产后等部分。

由于妇科与女科的名称沿用已久，一直到目前为止，在中医界，凡是提到妇科或女科，都包括产科的生理、病理及辨证论治、遣方用药等在内。

二、理论的充实和实践的发展

在明、清时期，妇产科的理论进一步的充实，在实践中不断地提高。其表现如下所述。

1. 月经方面

李时珍的《本草纲目》，不仅是一部内容极为丰富的药物巨著，而且对月经的理论分析，也非常透彻。他认为："女子阴类也，以血为主。其血上应太阴，下应海潮。月有盈亏，潮有朝夕。月事一月一行，与之相符，故谓之月水、月信、月经。经者常也，有常轨也。天癸者，天一生水也。邪术家谓之红铅，谬名也。女人之经，一月一行，其常也；或先或后、或通或塞，其病也。复有变常，而古人并未言及者，不可不知。有行期只吐血衄血，或眼耳出血者，是谓逆行；有三月一行者，是谓居经，俗名按季；有一年一行，是谓避年；有一生不行而受胎者，是谓暗经；有受胎之后，月月行经而产子者，是谓盛胎，俗名垢胎；有受胎数月，血忽大下而胎不损者，是谓漏胎。此虽以气血有余不足言，而亦异于常矣。女子二七天癸至，七七天癸绝，其常也。有女子年十二、十三而产子，如《褚记室》所载平江苏达卿女，十二受孕者；有妇五十、六十而产子者，如《辽史》所载亟普妻六十余，生二男一女者，此又异常之尤者也。学医者之于此类，恐亦宜留心焉。"李氏对月经的这段论述，其内容有三：一是取月亮的圆缺变化，说明月经的盈与亏；二是点出月经的正常有月信、月水、月经之外，还有倒经、居经、避经、暗经、盛胎、漏胎的不同，除居经、避年曾为晋王叔和所说之外，余均为李氏首论；三是室女早孕、老妇有生，间亦有之，可见李氏的观察很细致。

2. 关于妊娠期限的推算

李梴的《医学入门》是以通俗易懂、便于记诵的医学入门参考书，其中对妊娠期限的推算，提出了一个简便的方法：以三九二十七日为一月计算，十个月共270日，胎儿发育成熟，就要"瓜熟蒂落"，临盆分娩。这个所谓"十月怀胎"的推算方法，和现在所提的40周推算，基本相同，所以说是相当正确的。

3. 重视半产（小产）的论述

王肯堂对半产（小产）非常重视。他在《女科证治准绳·胎堕后为半产》中说："夫妊娠日月未足，胎气未全而产者，谓之半产，盖由妊妇冲任气虚，不能滋养于胎，胎气不固。或攧扑闪坠，致气血损动，或因热病温疟之类，皆令半产……或因忧恐悲哀暴怒。"这里明确地指出，小产的原因有冲任气虚、外感六淫、七情过极、跌扑损伤等多方面。所以对小产的调养，尤为重要。他说："小产不可轻视，将养十倍于正常可也。又云：半产即肌肉腐烂，补其虚损，生其肌肉，益其气血，去其风邪，养其脏气，将养过于正产十倍，无不平复，宜审之。"全面地叙述小产的病因、病机，并指出调养平复的原则，是很可贵的。

三、先天不孕的原因

不孕症的原因，有男女双方的，有先天生理缺陷，有后天病变或其他原因的。在明万全著的《广嗣纪要·择配》中有："一曰螺，阴户外纹如螺蛳样，旋入内；二曰文，阴户小如箸头大，只可通，难交合，名曰石女；三曰鼓，花头绷急似无孔；四曰角，花头尖削似角；五曰脉，或经脉未及十四而先来，或十五六始至，或不调，或全无。此五种无花之器，不能配合太阳，焉能结仙胎也哉。"明确指出螺、纹、鼓、角、脉*的"五不女"为先天的生理缺陷而引起的先天性不孕。当然，这些缺陷在医学外科手术发达的今天，已大部分能够很好地解决。但是值得注意的，这虽然说是先天生理缺陷而引起的不孕，另一方面，也说明当时已重视局部检查，才能得到这些不孕的原因。

四、主要的妇产科专著

从14世纪中叶至19世纪中叶的明清时代，妇产科的专著有所发展，兹择要介绍如下。

《广嗣纪要》为明代万全（密斋）所著。他对妇女的生育问题，有独特的见解。"求子之道，男子贵清心寡欲以养其精；女子贵乎平心定意以养其血"（《寡欲篇》）。在《择配篇》中，说明女子先天生理缺陷导致不孕的有五种，即是螺、纹、鼓、角、脉。还编有《妇人秘科》一书，强调调经专以理气补心脾为主；胎产专以清补脾为主；产后专以大补气血行滞为主。对经、胎、产病的论述较为清晰，在医界有一定的影响。

《女科撮要》为明代薛己（立斋）所撰。全书有上、下二卷。上卷是论经、带诸疾及妇人乳痈、阴疮等杂病。下卷论胎、产诸病。每病后附有验案可供参阅。薛氏对妇女病的治疗，总以肝脾为主，兼顾肾水、命门而重后天脾胃，用药擅长温补。例如，对"小产"论曰："治法宜补形气、生新血、祛瘀。"对交骨不开、阴门不闭、子宫不收三症，认为"皆元气不足"等。

《女科证治准绳》是《证治准绳》的妇科部份。为明代王肯堂所编，于公元1607年辑成。此书以宋代陈自明之《妇人大全良方》为蓝本，采集前人各家之说，加以发挥。其中突出陈、薛二氏之说，所谓"务存陈氏之旧而删其偏驳"、"至薛氏之说，则尽收之，取其以养正为主，且简而易守"。全书内容丰富，分有治法通论、调经门、杂症门、胎前门、产后门，每门为若干证，证后有方，为临床医生参考之书。

---

* 螺、纹、鼓、角、脉：王士雄认为，螺乃骡字之讹，骡形之人，交骨如环，不能开坼，如受孕，必以产厄亡；纹则阴窍屈曲，如纹之盘旋，碍于交合，俗谓之实女是也；鼓者，阴户有皮鞔如鼓，仅有小窍通溺而已；角则阴中有物，兴至亦有能举者，名曰二阴人，俗云雌雄人是也；脉则终身不行经者，理难孕育（沈尧封《女科辑要·求子》之王士雄按）。

《产鉴》是明万历年间（1618 年）王化贞所著，是妇产科专书之一。全书分上、中、下三卷。上卷详述妊娠和产前病证的治疗；中卷详细论述临产须知和分娩过程中各种异常情况的处理及临产的知识；下卷详细论述产后诸症的治疗和调补。全书内容丰富而精辟，言词简洁，论断扼要，疗法方药切当。共阐述产科常见病七十三种，是产科中一本好书。

《妇人规》二卷，是明代张景岳《景岳全书》中的妇产科专篇。是张氏晚年的著作。内容分为总论、经脉、胎孕、产育、产后、带浊遗精、乳病、子嗣、癥瘕、前阴十类。在该书中，张氏的妇科思想，主要归纳如下。

1. 妇女的生理特点

在于冲任、脾胃、心、阴血。"盖天癸者，言后天之阴气，阴气足而月事通，是即所为月经也。正以女体属阴……故月经之本，所重在冲脉，所重在胃气，所重在心脾生化之源耳"（《妇人规·经脉之本》）。

（1）妇科疾病，着重调经。"女人以血为主，血旺则经调而子嗣……故治妇人之病，当以经血为先"（《妇人规·经脉诸脏病因》）。

（2）调经重脾肾。"调经之要，贵在补脾肾以资血之源，养肾气以安血之室"（《妇人规·经不调》）；"四脏相移，必归脾肾"（《妇人规·经脉诸脏病因》）；"阳邪之至，害必归阴；五脏之伤，穷必及肾，此源流之必然，即治疗之要着"（《妇人规·经脉诸脏病因》）。

2. 重视辨证论治

"盖胎气不安，必有所因，或虚或实，或寒或热，皆能为胎气之病，去其所病，便是安胎之法。故安胎之方不可执，亦不可泥其月数，但当随证随经。因其病而药之，乃为至善。若谓白术、黄芩乃安胎之圣药，执而用之，鲜有不误矣"（《妇人规·安胎》）；"宜凉则凉，宜补则补，惟以安之，因之为主治"（《妇人规·妊娠猝然下血》）；"凡产后气血俱去，诚多虚证。然有虚者，有不虚者，有全实者，凡此三者，俱当随证随人，辨其虚实，以常法治疗。不得执有诚心，概行大补，以致助邪。此辨之不可不慎也（《妇人规·论产后大补气血》）"；"若腹痛血多腰痠下坠，势有难留者，无如决津煎、五物煎，助其血而落之，最为妥善"（《妇人规·胎动欲坠》）。

3. 明确反对早婚，主张孕妇节欲、小动

4. 必要时实行人工流产

"有如人临产艰危，或病甚不胜产育者，则下胎断产之法，有不得已亦不可废也"（《妇人规·下胎断产》）。

5. 指明生化汤为钱氏之方

另编有《妇人规古方》收集了 186 方，以供参考用，写明生化汤是钱氏之方。

《济阴纲目》成书于 1620 年，为明代武之望辑著。该书以明代王肯堂《女科准绳》为蓝本，重加编次，略有损益。全书共十四卷，分调经、经闭、血崩、赤白带下、虚劳、积聚、癥瘕、求子、浮肿、前阴诸疾、胎前、临产、产后、乳病十四门。

该书既集百家之精华，汇诸书之奥旨，又结合自己临床经验而著成。对诸病的病因、施治，既论述其常法，又有临床施治的通权达变。例如，卷一《调经门·热入血室》，既载小柴胡汤、刺期门等治之常法，又兼取许学士、寇宗奭、薛立斋等医家的变法。如小柴胡汤加生地，小柴胡汤加官桂、干姜，香砂六君子汤等皆可应用。正如清代汪淇所言："《济阴纲目》一书……一病之

中，三致意焉；一方之设，细详释焉。得其隐微，能尽其变，使人阅之，一团生气浮于纸上，讵非活人之书哉！"可见该书是集妇产科之大成，论述精辟，治验丰富，别具匠心，纲领醒目，为妇产科之重要专著，不愧是《济阴纲目》之称。

《达生篇》为清代署名亟斋居士所撰，刊行于1715年。内容主要论述胎前、临产、产后调理方法，难产救活之方，文字通俗易懂，流行甚广。

该篇在"原引"、"大意"说明编撰之宗旨在于"以言其理"，也即是说妇女分娩是正常的生理及该篇的重点内容之外，并分有上卷、中卷、下卷三部分。上卷有原生、临产、宜忌、试病、验案等。在"临产"提出"六字真言"："一曰睡，二曰忍痛，三曰慢临盆。"是"养神惜力"之言。中卷有保胎、饮食、小产、胎死腹中、胞衣不下、乳少、格言、原方等。在"保胎"中强调绝欲与节欲，饮食则要求"宜淡泊，不宜肥浓；宜轻清，不宜重浊；宜甘平，不宜辛热。"在"小产"引薛立斋之言："小产重于大产，盖大产如果熟自脱，小产如破其皮壳，断其根蒂也。"对生男生女，亦有正确的认识："连胎生女，此亦人之常。""原方"即是录古人有名的处方，如保胎神效方、生化汤、加味川芎汤等。卷下主要是附方，有千金不易牡丹、治产后肉线方、保胎无忧散、胞衣不下方、三朝方等，并附小儿方多首。

《女科经纶》为清代肖慎斋所著，刊行于公元1684年（清康熙二十三年）。全书共八卷，搜集历代有关妇科的证治和理论，摘录其精要。分有月经、嗣育、胎前、胎后、崩淋、带下、杂症七门，共列病一百六十三种，引录各家论述七千余条，并作按语，有补充，也有批判。凡症候寒热、虚实，都有条不紊地叙述，详于论治，而略于方剂，目的在于使学者掌握要则，以便有所准绳。肖氏强调月经、胎产、崩淋、带下为重点，全书有论而无方，是理论为主的参考书。

《医宗金鉴·妇科心法》是《医宗金鉴》卷四十四至四十九女科部分，内容分调经、经闭、崩漏、带下、癥瘕、积痞疝癖疝诸证、嗣育、胎前、生育、产后、乳证、前阴诸证、杂证十三门。在每一大类及每一证中，均有病因病机、症状、诊断、治疗、方药等的论述，是简明易学而实用的妇产科书。

《妇科玉尺》为清代医学家沈金鳌的代表著作之一。作者采集前人之说，参以己见，相互考订而成书。全书内容有六卷，分为求嗣、月经、胎前、小产、临产、产后、带下、崩漏、妇女杂病九篇。每篇先作综合叙述，概要地说明该门的证候，次列理法方药，以为临床之用。

《沈氏女科辑要》为清代沈又彭（尧封）编著。全书分上下卷，共八十节。对妇女的经、带、胎、产的生理、病理及辨证施治方面，作了较全面而系统的论述。书中各节，首先选录历代医家的有关论述，明晰源流，释疑辨惑；其次阐明作者的观点，尤能重实践，发前人所未发；最后附录方药和医案，以便临床运用。因此，王孟英称之"世罕传本"，为之续按。张山雷则认为是书"大有取之不尽，用之不竭之妙"，以之授课，能"示女科之涯略"。可见该书是一本学验俱丰的妇产科专著，对于临床、教学、科研均有重要参考价值。

《傅青主女科》，简称《女科》，为明末清初傅山所作，约成书于公元17世纪，初刊于公元1827年（清道光七年）。

全书有上、下二卷。上卷分有带下、血崩、鬼胎（相当于葡萄胎或畸胎瘤之类）、调经、种子共五类。下卷分有妊娠、小产、难产、正产、产后共五类。两卷七十七条、八十症、八十三方。每一症均先叙述别人理解，然后提出个人看法。例如，对血崩昏暗："妇人有时血崩，两目黑暗，昏晕在地，不省人事者，人莫不谓火盛动血者，然此火非实火，乃虚火耳。世人一见血崩，往往用补涩之品。虽亦能取效于一时，但不用补阴之药，则虚火易于冲出，恐随止随发，以致经年累月不能痊愈者有之。"在理论之后，并立方施治，方后又有说明，方剂均属自行创造。

总结该书主要的论点，如下所述。

（1）妇科疾病，主要在肝、脾、肾、气血和冲、任、督、带的失常。

（2）注重分型论治（图8-6-1）。

$$\text{带下病}\begin{cases}\text{白带（脾虚湿重）}——\text{完带汤}\\\text{青带（肝经湿热）}——\text{加减逍遥散}\\\text{黄带（肾火盛而脾虚）}——\text{易黄汤}\\\text{黑带（下焦火热盛）}——\text{利火汤}\\\text{赤带（肝热脾湿）}——\text{清肝止淋汤}\end{cases}\text{五带即是五种类型}$$

$$\text{血崩}\begin{cases}\text{血崩昏暗（气阴两虚）}——\text{固本止崩汤}\\\text{郁结血崩（肝气郁结）}——\text{平肝开郁止血汤}\\\text{内跌血崩（血瘀）}——\text{逐瘀止血汤}\\\text{大热血崩（血海大热）}——\text{清海丸}\end{cases}$$

图 8-6-1

"是止崩之药，不可独用，必须于补阴之中行止崩之法，方用固本止崩汤（大熟地、白术、黄芪、人参、当归、黑姜）……盖血崩而至于黑暗昏晕，则血已尽去，仅存一线之气，以为护持。若不急补其气以生血，而先补其血而遗气，则有形之血，恐不能遽生，而无形之气，必且至尽散，此所以不先补血而先补气也。然单补气则血又不易生，单补血而不补火，则血又必凝滞，而不能随气而速生。况黑姜引血归经，是补中又有收敛之妙，所以同补气补血之药并用之耳"。

血热之崩，治法"必须滋阴降火，以清血海和子宫"，方用清海丸（熟地、淮山药、山茱萸、丹皮、五味子、沙参、麦冬、白术、白芍、龙骨、地骨皮、桑叶、玄参、石斛）。

（3）重视气血，攻补并用：产后篇分上、下卷，有产后总论、产前后方宜忌、产后诸症治法，共五十五症。速补编三症，共五十八症。在产后编中，特别重视气血的调养，注意攻补兼施。如加参生化汤，最是明证。

总之，傅氏对女科的经、带、胎、产多种症候，论述多有发明。辨证详细，用药纯和，处方平正，而且文字浅显易懂，是学习、研究妇科必读之书。

《胎产心法》为清代阎纯玺所撰，成书于1730年。全书分上、中、下三卷。上卷论胎前病，载医论与病证三十条。中卷论产验事宜。下卷论产后病四十一条。共收录方剂一百余首。书中对保胎、胎漏、子肿、子痫论治精详；对保产、保生、催生、难产、横产、死胎、下胎的处理较为恰当；对产后血晕、厥证、血崩、脱证、卒中等病的治疗得法。

总之，从胎产、临产到产后，论病中肯简明，制方多平正不偏，适合临床应用。

小 结

明、清初期，由于统治阶级采取了一些缓和阶级矛盾的措施，因而促进了生产力的发展；在明代中期，资本主义开始萌芽，加之造船业的发达，更推动文化科学的交流，医学得到相应的发展。

明代的医学分为十三种，并扩充产科为妇科，即是包括妇科和产科两部分。到清代，又将妇科、产科统称为女科。

明代大医药学家李时珍对月经的理论进一步的发挥，月经除了正常有月水、月信之外，还有倒经、居经、避年、暗经、盛胎、漏胎等特殊的名称和证候；对半产的原因，指出有外感六淫、七情过极、跌仆损伤、冲任气虚等方面。李梴的妊期推算，以每月27日的十月怀胎推算方法符合实际。万全的清心寡欲及螺、纹、鼓、角、脉的先天不孕原因，是科学的。此时期的妇产科专著最多。王肯堂的《女科准绳》、武之望的《济阴纲目》以宋代陈自明《妇人大全良方》为蓝本，加以编次和扩充，为妇科的推广和流传，作出了很大的贡献。张景岳的《妇人规》对妇科的理论和临床，都有所创见。如"调经之要，贵在补脾肾以资血之源，养肾气以安血之室"的论述，很符合临床实际。

清代因袭明代的医学制度，也设置妇人科，把妇科和产科统称为女科。此时期也有不少的妇产科专著，如肖慎斋的《女科经纶》、沈尧封的《女科辑要》、《傅青主女科》、阎诚玺的《胎产心法》、亟斋居士的《达生篇》等。这些妇产科专著，在理论和实用方面对妇科的发展都起到推动的作用。

第七节　在逆流中缓慢前进
（鸦片战争～中华人民共和国成立前公元 1840～1949 年）

1840 年鸦片战争以后，由于帝国主义的侵略，我国的社会经济发生了急剧的变化，由封建帝国逐步变成了一个半殖民地、半封建的社会。因而包括医药在内的文化科学发展，随之缓慢而落后了。

一、两种医学的形成及其影响

在鸦片战争以前，我国只有以辨证论治为灵魂的祖国医学，它是我国人民长期与疾病作斗争的经验总结。但是 1840 年以后，帝国主义根据不平等条约，不仅在经济上进行掠夺，而且在文化上进行侵略，以期奴役我国人民。在文化侵略之中，西洋医学随即而入，办诊所、办医院、办学校，因而逐渐形成西洋医学与传统医学理论体系不同的两种医学。

西洋医学是一门科学，它的传入客观上为我国带来了新的科学、知识，促进了我国医学的发展，为人民的保健事业起了重要的作用，因而引起中医界的普遍重视。一些高瞻远瞩的中医，承认西方医学有其长处，应该取其所长，以补己之所短，不论从办学校的课程设置，或诊疗疾病，都取西医所长。例如，在课程设置，有妇产科的独立讲授；在治疗疾病，既要辨证论治，在必要和可能的情况下，又结合西医的检查方法。这虽然是少数中医的认识，但在旧中国制度的束缚下，也是很可贵的。

二、对待中医药两种不同的措施

由于西方医学的传入，一些直接或间接受过帝国主义奴化教育、民族虚无主义思想严重的人，对我国传统文化一概加以鄙视，对中国医药学同样也抱以否定的态度。认为医学没有中西医之分，只有新旧之别，只有玄学医学与科学医学的分别，主张全盘西化，把中国医药学当作封建文化的一部分来反对。这些论点为反动阶级消灭中医提供了思想基础。

北洋军阀政府，崇洋媚外，卖国求荣，他们极力鼓吹民族虚无主义、扬西抑中，妄图消灭中医。1912 年，北洋政府教育总长汪大燮竭力主张废弃中医中药，拒绝将中医列入医学教育计划，使祖国医学遭到了严重的摧残。1929 年国民党政府在南京召开了中央卫生委员会，会议通过了余云岫提出的"废止旧医以扫除医事卫生之障碍案"。提案声称："旧医一日不除，民众思想一日不变，新医事业一日不能向上，卫生行政一日不能进展。"可见提案的凶蛮和无耻。后来在全国中医界的极力反对，以及全国人民的大力声援下，这个荒谬的提案，才未能得逞。但一些拿握卫生行政大权的人仍然极尽压制中医、排斥中医之能事，不准中医学校立案，不许中医开设医院，采取种种卑劣手段限制中医发展，致使祖国医药学遭到严重的摧残，到新中国成立前夕，中医界一直在危困之中。

与满清统治和国民党政府截然相反的太平天国和中国共产党领导下的革命根据地，对祖国医药采取重用、保护的政策。太平天国的医事设施，有中医、草医，也有西医、中西汇通，把中西医摆在同等的地位，并把中医李俊良封为"国医"，尤其是天国政府明令禁止蓄婢、缠足、娼妓、溺婴等迫害妇女的封建陋习，因而妇女的保健得到了应有的重视。中国共产党历来非常重视中医药在卫生保健事业的作用，早在1927年10月在井岗山茨坪成立第一所红军后方医院，全院仅有3名医生，其中有2名是中医，后来发展到50多名。在延安的时代，毛主席对中医工作又作了一系列的指示，因而不论是在陕甘宁边区、或在老解放区、或抗日根据地，凡是共产党领导下的地方，就有中医的疗法，都能为广大人民服务，为广大妇女解除痛苦。

由此可见，从太平天国的农民政权到中国共产党领导下的无产阶级政权，都实行保护中医药措施，并重视中医药人员在卫生保健事业中的作用。这符合劳动人民的利益，符合民族的根本利益，得到了全国人民的爱戴和拥护。

三、在困境中奋勇前进

由于帝国主义的经济和文化的侵略，近百年来，尤其自北洋军阀时期开始，反动政府就不断采取种种排斥、限制、消灭中医的措施，把消灭中医作为他们崇洋卖国的一项政策，使中医药学的发展遇到了严重的阻力，处于岌岌可危的境地。但是由于中医药有数千年的悠久历史，在广大群众中有深厚的基础，受到了城乡广大人民的欢迎和信任。尤其是辽阔的农村和中、小城市的群众，主要是依靠中医、中药防治疾病。人民需求中医药，加上中医界许多著名医家的奋发图强，为保存和发展中国医药学，仍然力争建立学校，创办刊物，编著医书等。因此，尽管处境困难重重，尚能继续发展，当然这种发展很缓慢，成就也是有限的。

1. 创建中医学校，设置妇产科

在反动政府妄图消灭中医的压力下，一些热爱中医事业的有识之士，为了保存和发展中国医药学，奋力创办中医院校。在上海有上海国医学院、中国医学院、新中国医学院、上海中医学院、上海中医专科学校、复兴中医专科学校，在广州有广东中医专科学校、光汉中医专门学校，在北京有北京国医学院、华北国医学院，在汉口有湖北国医专门学校，在长沙有湖南国医专门学校，在南昌有江西中医专科学校，在福州有福州中医专门学校、福州中医学社，在厦门有厦门中医专门学校，以上学校，均是私人集资创办的。至于省立的学校，有广东省立国医学院、山西省立中医专门学校、广西省立南宁医药研究所、广西省立南宁中医高级职业学校等。这些学校，不论是私立或公立，都有比较完整的课程设置和教学计划，其中妇产科列为四大学科（内、外、妇、儿）之一，对妇产科理论的探讨和诊疗技术提高，都起到积极的作用。尤其值得提出的是，上海一度创办女子中医专科学校，这对于妇产科的发展，起了巨大的推动作用。由于学校的建立，培养了一批中医药人才，成为新中国成立后继承发扬中医药的骨干力量。但是这些学校由于经费困难，设备简陋，师资力量不足，以致培养出人并不多，不能满足社会的需要，加上反动政府的摧残迫害，致使中医到解放前夕，已是后继乏人、乏术的境地。

2. 妇产科的专著

在西方医学的分科影响下，中医界对中医书籍编著的分科，也非常的重视。以妇产科专著而言，较著名的有潘霨的《女科要略》（1877年）、单南山的《胎产指南》（1856年）、严鸿志的《女科精华》（1920年）、张山雷的《女科辑要笺正》（1922年）、恽铁樵的《妇科大略》（1924

年)、时逸人《中国妇科学》(1931年)、陈景崎的《女科入门》(1934年)等,其中以潘霨的《女科要略》影响较大。他在吸取前人经验的基础上,按调经、安胎、临产及产后四节,系统而简要地论述了妇产科常见病的证治,尤其是调经一门,论述尤详,他认为"妇人一科,专以月事为主……",对妇科病的治疗,重视脾胃的调理。

除了以上的妇产科专著之外,在所有的中医药杂志或其他综合性的医籍中,都有关妇产科理论的探讨及诊治的经验等的论述,如张锡纯的《医学衷中参西录》的妇科部分,有独特的见解,他的寿胎丸能治肾虚胎漏、滑胎,为医界同仁所公认。

3. 辨证与辨病的进展

中医治病向来辨证与辨病相结合。例如,内科的黄疸病,证则有阴黄、阳黄等之分;外科的疮疡,则有痈、疽之别;妇科的带下病,证则有寒湿、湿热的不同;小儿惊风,亦有急、慢、虚、实之异,这些辨病与辨证的结合为立法、选药、遣方提供了可靠的依据,是长期以来的实践经验总结,是很宝贵的。但是也不可否认,由于疾病的发生是错综复杂的,仅仅依靠前人的辨病方法,在实践中已感到有所不足,加上西方医药的传入,其辨病的精细,已为国人所瞩目。因此,一些善于接受新事物,敢于创新的医界同仁,主张走中西汇通的道路,尤其是20世纪20~30年代,有人提出"中西合璧"的主张,认为中、西医各有所长,亦各有所短,应该扬长弃短,共同发展我国医学。在辨病上,不仅辨中医的病,也要辨西医的病。只有这样,才能更详细地了解病变的所在,更有利于辨证论治,提高治疗的效果。例如,阴痒一症,不仅要辨别它是湿热下注或肝肾阴虚,而且要辨别它的炎症如何,是滴虫性或霉菌性,然后结合全身的具体情况,采取有针对性的治疗。

由于历史条件的限制,这种辨证与辨病的进展,仅仅被大、中城市的少数医界同仁所认识、所掌握,因而其进展也很缓慢。

小　　结

公元1840年以后,我国沦为任人欺凌、灾难深重的半殖民地、半封建社会。帝国主义的文化侵略,西方医学的传入、北洋军阀和国民党政府采取排斥、限制和消灭中医中药的措施,使中国医学受到严重的摧残。但由于中国医药学有数千年的悠久历史,有广大劳动人民群众防病治病需要为基础,有中医界同仁的共同努力,不论在创办中医学校、发行中医书籍和杂志、积累各种临证经验等,都取得一定的成就。同样,妇产科在理论研究、临证疗效、经验积累、专著编著等方面,也取得一定的成绩。

西方医学的传入,它作为一门科学技术在我国传播和发展,客观上丰富了我国医学的内容,在防病治病的卫生保健中起着极为重要的作用,但由于人们认识程度的不同,加上一些民族虚无主义的人从中挑拨离间,以致形成中、西医对立的局面。

洪、杨领导的农民政权及中国共产党领导下的革命根据地,很重视中医中药的作用,把中、西医摆在同等的地位,因而医药卫生取得了突出的成绩,为人民和军队的健康,为革命的胜利作出了贡献。

妇产科作为四大科之一,在西方医学的影响下,在教育上,注意设置妇产科专科;在临床实践中,重视辨病与辨证相结合,不但辨中医的病,也要辨西医的病;不但要四诊、八纲,也要有关西医的检查方法,把辨病与辨证更好地结合起来,从而提高治疗的效果。

总而言之,近百年来,我国的医药的发展,碰到种种的阻力,其所以在逆流中能缓慢地前进,取得有限的成绩,与中医界同仁自觉地奋发图强,以及广大人民的同情和支持是分不开的。

第八节　枯木逢春花灿烂
（公元 1949~1986 年）

中国人民经过前仆后继长期的革命艰苦斗争，彻底推翻了压在中国人民头上的三座大山，于 1949 年伟大的中华人民共和国成立，从此人民生活展开美好的新篇章。党根据广大人民的要求，从国家民族的利益出发，制定执行发掘继承、整理发扬祖国医药学的中医政策，中医药人员受到党和国家的重视，受到广大人民群众爱护和支持。中医工作空前蓬勃地发展，显出了青春的活力，为人民的保健事业，作出新的贡献。

一、人才的培养和妇产科的设置

中医药人才的数量、质量如何，是关系到中国医药学的继承与发扬的成败的大问题。因此，党非常重视人才的培养提高，其途径有三：一是创办中医进修院校，对现职的中医药人员给予进修的机会，时间是半年到一年；二是鼓励治学严谨，学验俱丰的名老中医带徒，必须把宝贵的经验继承下来；三是开办高、中级的中医院校，为培养能继承、能发扬的新生力量而努力。至 1986 年，全国已有中医院校 24 所和 1 所针灸学院，担负着培养德、智、体全面发展的高级中医人才。

在院校的开办中，教育和卫生行政部门，都明确提出培养的目标、课程设置、教学计划等问题。其中均有妇产科的设置，要求学生不仅能牢固地掌握中医妇产科的基本理论，熟练地运用辨证论治处理妇产科常见病和多发病，而且还要学西医妇产科的基本知识和检查方法，从而毕业的学生，既能辨证，又能辨病，既能根据邪正的盛衰虚实，采取治本为主或标本并治的综合疗法，又能找出病灶的所在，有针对性地进行局部疗法，提高妇产科的诊疗效果。

二、妇产科专著的出版

新中国以来，中医的出版事业蓬勃发展。以中医刊物来说，至 1986 年，平均每个省（区）至少有一份以上，这些杂志虽然有月刊、双月刊、季刊或不定期等之分，但从其内容来看，大部分每一期都有关于妇产科的理论探讨，或临床经验的交流，尤其是决定 1986 年下半年创刊的《中医妇科杂志》，它是全国性的妇产科刊物，为广大从事妇科专业的同仁提供了相互学习、共同提高的园地，也是传播妇产科防治疾病知识的不可少的方法。

在妇产科专著的出版方面，据不完全统计，有北京中医医院、北京中医学校合编的《刘奉五妇科经验》、徐荣斋的《妇科知要》、广州中医学院妇产科教研室编的《罗元恺医著选》，哈荔田著《哈荔田妇科医案医话选》，刘云鹏著的《妇科经验》，黄惠卿编著的《妇科证治验录》，朱南孙等整理的《朱小南妇科经验选》，韩百灵著的《百灵妇科》，王渭川著的《王渭川妇科治疗经验》，周凤梧、李广文编的《实用中医妇科学》，张达旭编著的《中医妇科临床经验选》等。这些书都是长期的临床经验总结，有理论的阐明，有病案的验证，从不同的角度促进了妇产科学的发展。除此之外，全国各院校根据不同的班次，编写的妇产科讲义，更不胜枚举。有些是由内部交流，有的公开发行，这些讲义对妇产科理论的探讨和疾病的防治，都作出了很大的贡献。

三、诊疗技术的提高

新中国成立后，在党的中医政策的光辉照耀下，各卫生医疗机构有中医的设置，不仅综合医院有中医科，还有省（区）、地、县中医院，以及教学、科研机构。广大中医进入医疗、教学、科研工作，在工作实践中，能系统观察疗效，总结病种。由于在较大的中医院或中医院校，开设独立的妇产科，这更有利于理论的研究、临床经验的总结。例如，中药治疗宫外孕，已取得较好的成绩，为非手术治疗闯出了一条新的途径，输卵管梗塞引起的不孕症，通过中医的四诊八纲辨证和西医的通水、通气、照影等的检查，提高了辨证与辨病结合的能力，为遣药选方提供了可靠的依据，因而该病的疗效不断地提高。

四、计划生育和避孕药

我国的国民经济是有计划按比例发展的，为了实现四个现代化的宏伟目标，使我国人民能过着美好的日子，对人口的要求，也要有计划地增长。毛主席、周总理等中央领导同志，一向都很关心计划生育工作，并作出许多具体的指示，明确地指出了中国人口的发展方向。人类要很好控制自己，做到有计划地增长，才能符合国家民族的根本利益。在计划生育的过程中，西医同志作出了特大的贡献，我们中医界的同志，由于技术条件的限制，对于计划生育的贡献是不多，但由于和西医同志们在一起工作，一部分中医同志已初步掌握有关计划生育的知识和技术操作。尤其是促进对中药避孕的研究，避孕方的搜集整理、临床验证等一系列工作的进行，已取得可喜的苗头。相信不久的将来，中药在避孕方面一定有所突破，为计划生育多加一条途径。

五、学术活动

在中华全国中医学会的领导下，1982年7月在山西太原召开第一次全国妇科学术交流会，在会上并推选哈荔田为首的七人小组，进行有关成立全国妇科学术团体的筹备工作。于1984年11月在天津市正式成立全国妇科委员会，并划有华东、中南、西南、华北、东北等片的相应组织，以利推动学术交流。本着交流多样，以实效为前提，各片均先后召开1~2次的学术交流。全国性第三次妇科学术交流，于1986年12月在福建省福州市召开。尤其应该提出的，在1986年6月，由中华医学会、中华全国中医学会联合组织的国际妇科会议在天津召开。其实中医治疗痛经、不孕症、更年期综合征等学术交流，为中医妇产科学术的对外传播，作出了贡献。

除了全国性的学术交流及分片的学术交流之外，各省、市、自治区的妇科委员会，根据自己的特点，也采取多种形式的交流，促进学术的争鸣，在理论上或诊疗上，都获得了共同提高的机会。

小 结

党和国家历来十分重视中医药学在人民保健事业中的地位和作用。因而妇产科也同其他各科一样，自新中国成立以来，有计划地培养从事妇产科专业的人才，医疗质量在日益提高；有关妇产科专著和妇产科杂志，正在向国内外发行，影响越来越大；有各级群众组织的学术团体，定期或不定期召开学术交流会议，集中各地妇科人员，发扬"百家争鸣"的精神，各抒己见，学术讨论气氛浓厚，推动学术不断地向前发展。尤其是自党十一届三中全会以来，中医事业正在加快步伐，在医疗、教学、科研领域取得新的成绩。妇产科是四大科之一，同样在防治疾病、计划生育及理论的探讨方面，取得新的成就，正如山花灿烂吐芳芬。

主要参考资料

甄志亚．1984．中国医学史．上海：上海科学技术出版社

司马迁．1982．史记．北京：中华书局

班固．1982．汉书．北京：中华书局

袁珂．1980．山海经校注．上海：上海古籍出版社

袁愈荌，唐莫光．1982．诗经全译．贵阳：贵州人民出版社

曹础基．1982．庄子浅注．北京：中华书局

刘安，高诱．1936．淮南子．上海：中华书局

阮元．1980．十三经注疏．北京：中华书局

刘向．1922．刘向古列女传．上海：商务印书馆

范晔．1975．后汉书．北京：中华书局

魏征．1973．经籍志．北京：中华书局

房玄龄．1974．葛洪传．北京：中华书局

贾静涛．1984．中国古代法医学史．北京：群众出版社

赵璞珊．1983．中国古代医学．北京：中华书局

崇文书局．1984．百子全书．杭州：浙江人民出版社

陈邦贤．1952．中国医学史．北京：商务印书馆

贾得道．1979．中国医学史略．太原：山西人民出版社

崔秀汉．1983．中国医史医籍选要．延吉：延边人民出版社

俞慎初．1983．中国医学简史．福州：福建科学技术出版社

《壮族简史》编写组编．1980．壮族简史（中国少数民族简史丛书）．南宁：广西人民出版社

班秀文．1985．妇科讲义（基础理论部分）．南宁：广西中医学院

李涛．1956．中国妇产科史大纲（自远古到鸦片战争以前的发展史）．中华妇产科杂志，（1）：23-24

高德明．1957．祖国妇产科医学的发展和成就．浙江中医杂志，（2）：59-64

李安域．1957．祖国医学关于妇产科方面的记载．上海中医杂志，（1）：45-48

车人达．1981．祖国医学史中若干记录的考证．中华医史杂志，11（2）：82-83

班秀文．1985．试探《内经》有关妇科的论述．广西中医药，8（3）：1-3，13

附录一　班秀文传略

班秀文（1920—2014），字壮，壮族，首届国医大师，广西中医药大学终身教授，全国优秀教师，享受国务院特殊津贴专家，中华中医药学会终身理事，首批全国老中医药专家学术经验继承工作指导老师，中华中医药学会终身成就奖获得者。

（一）铭记祖训，立志学医

1920年1月，班秀文出生于隆安县雁江乡长安村那料屯一个殷实的壮族家庭。祖父是亦医亦农的乡村医生，擅长治疗蛇伤、跌打刀伤等疾病，行医数十里，疗效显著，在当地享有较高名望。自班秀文记事起，祖父就经常带着他到山间水边、田头地尾去认药、采药，并要求他长大后刻苦勤学、学医济世。在祖父的熏陶与感染下，班秀文从小就对医学产生了浓厚兴趣，立下了以医立业、用医济人的崇高志向。

然而，天有不测风云。在班秀文7岁那年，当地温疫流行，班家突遭变故，祖父和父亲因先后患急性热病在一个月内相继离世。为埋葬祖父和父亲，母亲将家里的田产和房屋变卖。从此，家境陷入极度贫寒，生活维艰，一家人不得不各奔东西。母亲带着妹妹到果德县（今属平果县）一户人家做活，班秀文则去隆安县的一个远房姨妈家当起了放牛娃。在这段苦难岁月里，年幼的他牢记祖父遗训，一边放牛，一边跟别人学文识字。在12岁那年，班秀文回到母亲身边，并在亲朋的接济下直接进入小学三年级接受正规教育。在学校里，班秀文成绩优秀，名列前茅，多次享受免交学费的待遇，两年后以全县第一名入读果德县高级小学，并以优异成绩毕业。由于家贫，班秀文放弃了读中学的机会，受聘于一所初级小学，成为一名教员。

1937年，广西省立南宁医药研究所在果德县招考两名公费本科生。班秀文怀着强烈的学医愿望，以同等学历报名参加考试，被学校录取。在三年学医生活中，他勤奋学习，寒暑不辍，奠定了坚实的中医理论和临床基础，并深得名医刘惠宁、刘六桥等教师的喜爱，受其真传。

1940年秋，班秀文从南宁医药研究所毕业，被分配到凌云县东和乡医务所当所长兼医生，负责三个乡镇的防疫治病工作，练就了用针灸和草药治病的本领。后因对国民党统治当局不关心人民疾苦、漠视民众健康的作风强烈不满，他愤然辞职还乡，先后在果德县中学医务室、县立医务所和县卫生院等单位任职。1946年，班秀文辞职在果德县城悬壶开业，并先后兼任果德县马头乡中心校义务校医、看守所医士、邮局义务局医。他凭借几年临床实践所得的医疗知识，加上对病人不分贵贱一视同仁的态度，受到群众赞颂，成为当地颇有名望的医生，25岁时被推选为县中医师公会理事长。

新中国成立后，班秀文迎来了事业发展的春天。20世纪50年代，先后到广西省百色医士学校、桂西民族卫生学校等校学习，参加中南区防疫人员训练班、广西省针灸疗法训练班，主要是学习西医知识。1952年被分配到广西民族卫生工作队任组长、医士；1953年初，调入广西省百色区疟疾防治站，任抗疟治疗组组长；1955年，奉调百色地区人民医院工作，负责筹办中医科。多年基层工作的磨砺，其学识和医术有了长足的进步，影响力已不局限在当地。1957年，调到广西中医学院前身——广西省立南宁中医学校从事中医教学和医疗工作，开始迈向黄金时代。

青年时期，班秀文行医足迹遍布桂西南地区。在行医实践中，他目睹了壮乡劳动妇女辛苦操持、艰难负载的生活状况以及常患经带胎产疾病的痛苦，感受十分深刻。于是，他下定决心，立志用自己的医术帮助各民族姐妹解除病困痛苦，数十年来一直潜心于妇科病的研究和诊治，终于成为一代享誉海内外的名医。

（二）潜心学术，专精妇科

在 70 余年的从医从教生涯中，班秀文十分重视对中医经典著作的学习，直至白发斑斑，仍手不释卷。他认为，中医之源，本于《黄帝内经》、《难经》、《伤寒论》、《金匮要略》等医学经典，故为医者，一定要熟读经典，溯本穷源。在长期的医疗实践中，班秀文练就了对内、妇、儿各科疑难杂症手到病除的功夫，屡起沉疴。特别是在中医妇科方面，造诣尤其精深，倍受同行称道，在社会上和医学界享有较高的知名度。

在妇科诊治方面，班秀文善于辨证论治，崇尚肝肾之说，喜用花类药品，善治血证、不孕不育症等疾患。他将《伤寒论》六经辨证原则创造性地运用到妇科临床，善于正用、借用、变用经方，例如用附子汤治疗寒湿带下、苓桂术甘汤治疗痰湿眩晕、芍药甘草汤加味治疗妇女顽固阴痒、当归芍药散治经带胎产诸疾等，都收到良好效果。对后世医家著作，班秀文择善而从，既崇尚张景岳补肝肾的理论，又吸收李东垣补脾胃的精华，对各家学说，各取所长，兼收并蓄，为己所用。同时他还注意吸收现代医学理论，进行中西汇通的尝试。1982 年班秀文写作《六经辨证在妇科病的运用》论文，结合丰富的临床实践，探讨六经辨证在妇科诊治中的具体运用，开创六经辨证在妇科治疗上的先河，将《伤寒论》理法方药在妇科领域的应用向前推进了一大步。该文发表后，立即受到国内外中医学者的重视，并被日本东洋出版社摘要出版，在国际上产生了较大影响。

在繁重的医教研等工作之余，班秀文勤于记录自己的医疗经验与心得，留下了十分丰富的论著。历年来在国内外共发表学术论文 100 余篇，著有《班秀文妇科医论医案选》、《壮族医药》、《妇科奇难病论治》、《壮乡医话》、《班秀文临床经验辑要》等专著，主编《中医基本理论》、《妇科讲义》、《中医妇科发展史讲义》等教材，记录整理了 30 多本自己的临床医案。他的论著和医案，被《不孕症名医秘验绝技》、《古今名医妇科医案赏析》、《名中医治疗难治性妇科病奇方妙法》、《现代名中医不孕不育诊治绝技》、《不孕不育症名家医案导读》等专书广泛引用，在行业内有广泛影响。其中《班秀文妇科医论医案选》一书，被同行誉为"在全国学术界颇有影响，为中医妇产科领域增添了宝贵的财富"。

（三）悉心传承，泽被后学

到广西中医学院工作后，班秀文坚持在教学与医疗一线辛勤耕耘，先后讲授过《中医诊断学》、《中医内科学》、《伤寒论》、《金匮要略》、《温病学》、《中医妇科学》、《中医基础理论》、《内经》、《中医各家学说》等 10 多门课程，长期担任中医医史文献学科的学术带头人。在教学工作中，他注意教学方法，旁征博引，使医学理论和临床案例相结合，讲授深入浅出，备受学生好评。1978 年晋升为副教授，1982 年晋升为教授，1979～1984 年任广西中医学院教务处副处长。

从 1985 年招收广西中医学院第一批硕士研究生起，班秀文共培养了 17 名硕士研究生。1990 年，班秀文被国家人事部、卫生部、国家中医药管理局确认为第一批全国老中医药专家学术经验继承工作指导老师。1991 年，又被确定为广西壮族自治区第一批老中医药专家学术经验继承工作指导老师，培养出一批如李莉、卢慧玲、钟以林等优秀的学术继承人。班秀文十分重视对学生的医德教育，经常教导弟子：做医生要有割股之心，细心体察民疾，不图名利；对待病人不论是贵贱贫富，一视同仁，以病人的痛苦当作自己的痛苦；不论病情的轻重，都认真负责，细心辨证。

作为知名的中医专家，班秀文在发展本民族——壮族医药事业上倾注了大量心血，并身先士卒，开创了现代壮医药教育先河。1984 年，他创建壮族医药研究室，任教研室主任，并直接指导我国第一家壮医门诊部的筹建和诊疗工作。1985年9月，他招收我国第一批少数民族医药史（壮医方向）硕士研究生，是广西中医学院首批硕士研究生导师。1985年11月，广西民族医药研究所成立，班秀文担任顾问。在班秀文的带领下，著名的壮医药专家黄谨明、黄汉儒等人接过壮医药研究的重担继续前行，在挖掘整理壮医药理论、开展壮医药临床和发展壮医药教育等方面攻克一个个难关，取得了令人瞩目的成绩。

（四）关注中医，献身中医

在做好本职工作的同时，班秀文也十分关心国家发展，积极参与社会建设。对发展中医事业，他更是满腔热忱。他利用各种机会，向国家和主管部门建言献策，为中医和基层卫生事业的发展争取良好的社会环境。1979年，他当选为广西壮族自治区第四届政协委员，多次提出促进壮医药事业发展的建议。1983年，他当选为第六届全国人民代表大会代表后，先后提出关于"降低乡村医生晋升标准，发展乡村中医药"、"创办中药种植场，保证中药的供应，以利人民健康"等提案。

1985年，班秀文应《全国名中医谱》之约，写作《我的历程》一文，针对当时的中医工作受到各种阻折，出现后继乏人甚至乏术的现象，他旗帜鲜明地提出以下建议：从国家卫生部到地方卫生行政部门，必须加强对中医的领导，要选择热爱中医、熟悉中医业务的人来管理中医；中医院校的课程设置，必须突出中医特色，继承和创新并行；中医科研必须以中医理论为主，但在中医临床实践的基础上，要注意结合现代科学手段；对于跟师学习或自学成才掌握了一定中医技术的人员，既要严格考核，加强管理，又要注意培养提高，以适应社会建设的需要。

因在中医药和民族医药领域所作的突出贡献，班秀文得到了业界的普遍认可，曾先后担任多个学术职务，获得许多荣誉。1979年以来，他两次当选为中华全国中医药学会理事；1986年以后，两次当选为广西民族医药协会副会长；1989年，他先后被授予"广西壮族自治区优秀教师"和"全国优秀教师"荣誉称号；1992年，获得国务院政府特殊津贴。此外，班秀文还曾担任全国中医妇科专业委员会委员、中华医史学会理事、广西科协常委、广西中医药学会副会长、广西中医妇科委员会主任委员、澳大利亚自然疗法学院客座教授和《广西中医药》杂志主编等职。2009年，被国家人力资源和社会保障部、卫生部、国家中医药管理局联合授予"国医大师"荣誉称号，成为中医一代宗师。

附录二 班秀文年谱大事记

1920年1月10日	出生于广西隆安县雁江乡长安村那料屯，为班家长子，乳名叫"以年"。祖父为当地有名望的民间医生，父母均为农民。
1927年	祖父和父亲在1个月内先后病逝。母亲被迫变卖那料屯的田地和房屋办理丧事。随后举家迁居广西果德县（今广西平果县，下同）马头乡驮岭村祖屋。
1928年7月至1932年6月	母亲将其寄养在广西隆安县留德乡忐（拉）埂村姨母家。其间曾取名为"毅"；在放牛中，跟随梁伯认字，开始"牛鞭启蒙"。
1932年7月	返回广西果德县。
1932年8月至1936年12月	先直接就读初级小学三年级，取名"秀伦"；后考入高级小学，改名"秀文"，毕业于广西果德县立第一小学校。
1937年3~6月	在广西果德县马头乡驮湾村学校任教员。
1937年8月至1940年7月	在广西省立南宁医药研究所本科班就读并毕业。
1940年9月至1941年5月	由政府分配到广西凌云县东和乡医务所任所长兼医师。
1941年6~11月	在广西果德县家乡行医和务农。
1941年12月至1942年2月	在广西果德县参议会任书记（雇员），负责文字抄写和图书保管的工作。
1942年3~11月	在广西果德县县立国民中学任校医、教务组员。
1942年12月至1943年3月	在家乡行医、务农。
1943年4~6月	在广西果德县立医务所担任医师兼管理员。
1943年7~11月	在家乡行医、务农。
1943年12月至1944年7月	任广西果德县乐尧乡中心学校教导主任。
1944年8月至1945年7月	在广西果德县卫生院任卫生稽查员、卫生助理员。
1945年6月至1951年3月	任果德县中医师公会常务理事。
1945年8月至1946年8月	在广西果德县立中学担任校医兼文牍员。
1946年9月至1950年8月	在广西果德县城开设诊所，挂牌行医。
1947年2月至1949年12月	兼任广西果德县马头乡中心学校义务校医。
1948年1~3月	兼任广西果德县看守所医士。
1848年8月至1950年9月	兼任广西果德县邮局义务局医。
1950年9月至1951年2月	在广西百色县解放街挂牌行医，任百色县中医师公会会员。
1951年3月	返回家乡广西果德县。
1951年6月至1952年7月	参加广西省百色医士学校学习并肄业。
1952年4~6月	参加百色专区防疫队，任第四分队副队长。
1952年7~8月	参加中南区防疫人员训练班修业并结业。
1952年9~12月	参加广西省民族卫生工作队，任组长、医士。

1953 年 1 月至 1955 年 11 月	广西省百色区疟疾防治站，任抗疟治疗组组长。
1953 年 9 月至 1955 年 2 月	在桂西民族卫生学校学习并毕业。
1953 年 9 月	由广西省人民政府卫生厅颁发"临时中医师证书"。
1954 年 5~7 月	在广西省针灸疗法训练班学习并结业。
1955 年 4 月	在《中医杂志》第 4 号发表首篇学术论文《针灸治疗疟疾的初步观察报告》。
1955 年 8~11 月	参加修复田隆公路卫生工作组，任负责人。
1955 年 11 月至 1957 年 8 月	调入广西省百色地区人民医院，筹备中医科，任内科医师。
1955 年 12 月	在《中医杂志》第 12 号发表第二篇学术论文《针灸治愈回归热二例的介绍》。
1956 年 5 月	荣获广西百色地委理论学习乙等奖。
1956 年 7~8 月	任百色地区中等学校医务人员针灸疗法训练班教师。
1956 年 11 月	任广西抗疟人员训练班（第二期）教师。
1957 年 9 月	调入广西省中医学校（广西中医学院前身），任教师。
1958 年 5 月至 1959 年 7 月	参加南京中医学院第二期中医教学研究班学习并结业。其间，担任该院中医进修班、中药进修班温病学的部分教学任务（卫气营血辨证、辨舌验齿、湿热痢），参与编写《内经教学参考资料》、《伤寒论教学参考资料》、《温病学教学参考资料》、《金匮要略教学参考资料》等书；参加南京中医学院讲师团，先后到南京军区总医院、八一医院讲授中医基础理论部分内容（脏象、治则）；获教学成绩优异奖。
1963 年 1 月	获广西中医专科学校先进工作者甲等奖。
1965 年 10 月至 1966 年 5 月	参加北京中医学院《内经》研究班，研讨第二版《内经讲义》教学，参加《中医基本理论讲义》教材的编写。
1971 年 7 月	参加广西中医学院合浦临床实践教学分队，与该院首批工农兵学员三连学员赴广西合浦县人民医院，开展教学和临床工作。
1974 年 2 月	主编的《中医基本理论》（1974 年春西学中班讲稿）在广西中医学院刻印，作为该院西学中班的教材使用。
1978 年 8 月	晋升为副教授。
1978 年 10 月	任中华医学会广西分会中医学会副会长、南宁分会中医学会副理事长。
1979 年 5 月	当选为中华全国中医学会第一届理事会理事。
1979 年 11 月	中华全国中医学会广西分会成立，当选第一届理事会副会长。
1979 年 11 月至 1984 年 8 月	任广西中医学院教务处副处长。
1979 年 12 月至 1983 年 4 月	当选为政协广西壮族自治区第四届委员会委员。
1980 年 5 月至 1984 年 11 月	当选为南宁市城北区第五届人民代表大会代表。
1981 年 10 月至 1987 年 5 月	任广西中医学院各家学说、医史、金匮教研室主任。
1981 年 11 月	论文《略谈治肾与治经的关系》被评为南宁市中医学会 1979~1981 年度叁等学术论文。
1981 年 12 月	当选广西壮族自治区科协第一届委员会委员、常务委员。
1982 年 6 月	晋升为教授。
1982 年 7 月至 1984 年 11 月	任中华全国中医学会南宁分会理事长。

1982年10月	参加中华全国中医学会仲景学说讨论会，发表学术论文《六经辨证在妇科病的运用》。
1982年12月	被评为广西中医学院先进工作者。
1983年5月	学术论文《六经辨证在妇科病的运用》被收入日本东洋学术出版社出版的《伤寒论医学的继承和发展》专题论文集中。当选为第六届全国人民代表大会代表；被评广西中医学院第二个文明礼貌月先进。
1983年7月	被国家民委、劳动人事部、中国科协授予"少数民族地区长期从事科技工作者"荣誉证书。
1983年10月	被聘为南阳张仲景研究会顾问。
1984年3月	被评为广西中医学院、南宁市城北区第三个文明礼貌月先进。
1984年5月	参加六届全国人大二次会议，提出"创办中药种植场，保证中药的供应，以利人民健康"建议（第1080号）。
1984年6月	担任广西中医学院壮医研究室主任。
1984年7月	收到国家医药管理局"对六届全国人大二次会议第1080号建议的答复"的信函。
1984年8月	当选为广西高等教育学会第一届理事会理事。收到农业渔业部"对六届全国人大二次会议第1080号建议的答复"的信函。
1984年11月	当选为中华医史学会理事、中华全国中医学会妇科委员会委员。
1984年11月至1989年10月	任中华全国中医学会广西分会妇科委员会主任委员。
1985年2月	当选为中华全国中医学会第二届理事会理事；被张仲景国医大学聘为名誉教授。
1985年5月	被聘为广西科学技术进步奖评审委员会中医评审组成员。
1985年6月	主编的《妇科讲义（基础理论部分）》在广西中医学院刻印，作为该院第一期中医妇科进修班的教材使用；被聘为广西民族医药研究所顾问。
1985年8月	当选为中华医学会广西分会第四届理事会理事。
1985年9月	被评为广西中医学院优秀教师、广西中医学院先进个人，聘为广西中医学院首批硕士研究生导师；由广西壮族自治区政府颁发"二十五年教龄荣誉证书"。
1985年12月	被评为广西中医学院先进个人。
1986年4月	广西教育厅根据国家教委会（86）教师管字008号文件，批准班秀文等同志晋升为教授，晋升时间从1982年6月26日算起。
1986年8月	当选为中华全国中医学会南宁分会名誉理事长。
1986年10月	编撰的《妇科发展史讲义》在广西中医学院刊印，作为该院硕士研究生教材使用。
1986年11月	当选为中华全国中医学会广西分会常务理事、副会长；论文《六经辨证在妇科病的运用》被评为南宁市中医学会1982~1985年度壹等学术论文。
1986年12月	当选为广西民族医药协会副会长。

1987年4月	被聘为广西高等学校出版专业技术高级职务评审委员会委员。
1987年5月至2008年6月	先后被聘为《广西中医药》杂志第二届、第三届、第四届编辑委员会副主任委员，第五届、第六届、第七届编辑委员会顾问
1987年7月	被聘为广西壮族自治区科学技术协会学术工作委员会委员。
1987年11月	首部专著《班秀文妇科医论医案选》由人民卫生出版社出版。
1988年4月至1992年4月	任《广西中医药》杂志主编。
1988年6月	被批准成为中国共产党预备党员。
1988年9月	学术论文《壮族医学的防治特点》与《调补肝肾在妇科病的临床应用》被广西科技协会评为1986~1987年度优秀论文。
1988年11月	黄现璠、黄增庆、张一民编著的《壮族通史》由广西民族出版社出版。其中"壮族医药"部分由班秀文、钟以林、黄冬玲编写。
1988年12月	学术论文《壮族医药学的防治特点》荣获1986~1987年度中华医学会广西分会优秀学术论文奖。
1989年1月	任《实用中医学》编委会顾问兼编审。
1989年6月	专著《妇科奇难病论治》由广西科学技术出版社出版；被广西壮族自治区卫生厅聘为《广西乡村医生中西医学复习考试题解》编审委员会顾问；按期转为中国共产党正式党员。
1989年8月	被授予广西壮族自治区优秀教师荣誉称号。
1989年9月	被评为全国优秀教师并授予优秀教师奖章。
1989年11月	当选为广西民族医药协会第二届理事会副会长。
1990年3月	被聘为广西高校教师职务高级评审委员会委员、广西高校教师职务评审医学组成员。
1990年6月	退休，仍保留原已获得的教授称号；荣获"广西中医学院思想政治工作优秀工作者"。
1990年9月	出访澳大利亚，被澳大利亚自然疗法学院聘为客座教授。
1990年11月	被中华人民共和国人事部、卫生部和国家中医药管理局确定为"继承老中医药专家学术经验指导老师"。
1990年12月	《班秀文妇科医论医案选》被评为"广西中医学院科研成果奖"。
1991年1月	被广西壮族自治区人事厅、卫生厅、科干局确定为广西继承老中医药专家学术经验指导老师，配备钟以林、李莉、卢慧玲为学术继承人。
1991年4月	由于在第二届理事会任期中工作成绩显著，被中华全国中医学会广西分会授予荣誉证书，同时被聘为该会第三届理事会学术顾问；入选《中国当代名人录》。
1992年2月	专著《壮乡医话》定稿并交出版社，后因故未出版。
1992年5月	被聘为《新编医古文注释》编委会顾问。
1992年10月	荣获国务院颁发的政府特殊津贴与证书。
1992年11月	学术论文《壮医对不孕症的饮食疗法》在第三届广西民族医药学术交流会上宣读。
1993年2月	学术论文《试论妇科节育手术后诸症的病机与治疗》在中南片

	中医妇科学术会议上大会交流。
1993 年 9 月	被聘为山西省科技出版社《中华效方汇海》编委会顾问。
1994 年 8 月	被广西壮族自治区桂西制药厂聘为常年技术顾问。
1994 年 11 月	荣获中华人民共和国人事部、卫生部和国家中医药管理局联合颁发的"继承老中医药专家学术经验指导老师荣誉证书"。
1995 年 6 月	学术论文《试述子宫肌瘤的治疗》在"全国中医妇科学术交流大会"上交流,并被收入《中医妇科理论与临床》一书。
1997 年 1 月	被聘为《中国中医药最新研创大全》总编委会特聘顾问。
1999 年 9 月	被聘为广西中医学院第二附属医院国医堂坐堂专家。
2000 年 8 月	专著《班秀文临床经验辑要》由中国医药科技出版社出版。
2002 年 11 月	任广西中医药学会第五届理事会学术顾问。
2003 年 9 月	被中华中医药学会授予"中华中医药学会终身理事"。
2004 年 8 月	荣获广西中医学院第一附属医院仁爱分院五周年"仁爱贡献奖"。
2005 年 11 月	被聘为广西民族医药协会学术顾问。
2006 年 12 月	被中华中医药学会授予首届中医药传承特别贡献奖。
2008 年 10 月	被广西壮族自治区卫生厅授予广西全国老中医药专家学术经验继承优秀指导老师。
2009 年 5 月	被中华人民共和国人力资源和社会保障部、卫生部、国家中医药管理局评为全国国医大师。
2009 年 6 月	被中华中医药学会授予终身成就奖。
2010 年 1 月	28 日,国医大师班秀文教授学术思想及临床经验研讨会暨广西中医妇科分会换届选举会在广西中医学院隆重举行。
2010 年 2 月	1 日上午,国医大师班秀文表彰大会暨九十寿辰祝贺仪式在南宁荔园山庄举行。广西壮族自治区党委书记、自治区人大常委会主任郭声琨发来贺信。自治区主席马飚出席讲话,并为班秀文颁发国医大师证书、奖章与奖金。自治区副主席李康主持仪式。自治区政府秘书长王跃飞,区政府办公厅、各有关厅局、广西中医学院、广西医科大学、广西卫生干部管理学院负责人,区直卫生、中医药民族医药机构、市级中医医疗机构、驻邕全国名老中医、自治区名(老)中医、广西中医学院师生代表、班秀文教授家属及其学生弟子代表等 230 多人参加仪式。当天上午还在广西中医学院举行了国医大师班秀文研究中心及其学术思想研究所、妇科疑难杂症临床研究基地、不孕不育临床研究基地成立揭牌仪式。自治区政府副主席李康,卫生厅厅长李国坚、副厅长甘霖,人力资源和社会保障厅韦刚强副厅长,广西中医学院领导等出席揭牌仪式。
2010 年 11 月	2 日,被国家中医药管理局确定为 2010 年全国老中医药专家传承工作建设项目专家(国中医药人教发〔2010〕59 号)。6 日,由广西壮族自治区卫生厅与广西中医学院等单位联合拍摄的电影《国医》开机仪式在广西中医学院隆重举行。电影《国医》以"国医大师"班秀文教授为原型,融入广西老一代中医药民族医药专家的人生事迹进行创作,由赵宁宇先生担任

	总导演、卢奇先生担任主演。
2011年11月	班秀文文献陈列室在广西中医药大学建成。
2012年1月	《班秀文医学文集》由科学出版社出版。
2012年2月	被广西卫生厅、人力资源和社会保障厅授予首批"桂派中医大师"。
2014年4月14日	在广西南宁逝世,享年95岁。